本套丛书被国家新闻出版广电总局评为：
向全国推荐优秀古籍整理图书

□明清名医全书大成

汪昂医学全书

主　　编　项长生
副 主 编　汪幼一
编　　委　徐子杭　洪　军　叶九斤
　　　　　方　琦　江国庆　项　鸿

中国中医药出版社
·北　京·

图书在版编目（CIP）数据

汪昂医学全书/项长生主编．—2版．—北京：中国中医药出版社，2015.1（2020.6重印）

（明清名医全书大成）

ISBN 978－7－5132－2070－5

Ⅰ.①汪…　Ⅱ.①项…　Ⅲ.①中国医药学－古籍－中国－清代

Ⅳ.①R2－52

中国版本图书馆CIP数据核字（2014）第229710号

中国中医药出版社出版

北京经济技术开发区科创十三街31号院二区8号楼

邮政编码　100176

传真　010 64405750

山东临沂新华印刷物流集团有限责任公司印刷

各地新华书店经销

*

开本787×1092　1/16　印张32.25　字数807千字

2015年1月第2版　2020年6月第4次印刷

书　号　ISBN 978－7－5132－2070－5

*

定价　148.00元

网址　www.cptcm.com

明清名医全书大成丛书编委会

前　言

《明清名医全书大成》系列丛书是集明清30位医学名家医学著作而成。中医药学是一个伟大的宝库，其学术源远流长，发展到明清时期，已日臻成熟，在继承前代成就的基础上，并有许多发展，是中医的鼎盛时期。突出表现在：名医辈出，学派林立，在基础学科和临床各科方面取得了很大成就，特别是本草学和临床学尤为突出。同时著书立说很活跃，医学著作大量面世，对继承发扬中医药学起到了巨大的推动作用。

本草学在明代的发展达到了空前的高峰，其著述之多，内容之丰，观点之新，思想之成熟，都是历代难以与之媲美的。尤其是明代李时珍的《本草纲目》被誉为“天下第一药典”。全书52卷、62目，载药1892种，附本草实物考察图谱1110幅，附方万余首。他“奋编摩之志，僭纂述之权”，“书考八百余家”，“剪繁去复，绳谬补遗，析族区类，振纲分目”，在药物分类、鉴定、生药、药性、方剂、炮制、编写体例等许多方面均有很大贡献，其刊行以来，受到国内外医药界的青睐，在中国药学史上起到了继往开来的作用，多种译本流传于世界诸多国家，其成就已远远超出医药学的范围，曾被英国生物学家达尔文誉为“中国的百科全书”。除时珍之卓越贡献之外，还有缪希雍的《神农本草经疏》，是对《神农本草经》的阐发和注释，与其一生药学经验的总结，详明药理及病忌、药忌，为明代本草注疏药理之先。更有清代张璐的《本经逢原》，其药物分类舍弃《神农本草经》三品窠臼，而遵《本草纲目》按自然属性划分，体例以药物性味为先，次以主治、发明，内容广泛，旁征博引，参以个人体会。全书以《神农本草经》为主，引申发明，凡性味效用，诸家治法以及药用真伪优劣的鉴别，都明确而扼要地作了叙述，使“学人左右逢源，不逾炎黄绳墨”而“足以为上工”也。另外，尚有薛己的《本草约言》，汪昂的《本草备要》，徐灵胎之《神农本草经百种录》，陈修园之《神农本草经读》，张志聪之《本草崇原》等，这些书也都各具特点，流传甚广。

明清时期基础理论的研究仍以《内经》以来所形成的自发唯物论和朴素辩

证法理论体系为基础，不断地总结医疗实践经验，有所发明，有所创造，从不同方面丰富和发展了中医学的理论。如明代的张景岳等十分强调命门在人体的重要作用，把命门看成是人体脏腑生理功能的动力，并受朱震亨相火论的影响，把命门、相火联系起来，在临床上对后世医学有相当影响。清代叶天士、吴鞠通、王孟英等对温热病发生、发展规律的探讨，以及对卫气营血辨证和三焦辨证的创立等。关于人体解剖生理的认识：有些医家对脑的功能有新的记述。如李时珍有“脑为元神之府”，汪昂记有“人之记性在脑”，喻嘉言有“脑之上为天门，身中万神集会之所”等记述，对于中医学理论体系的丰富和发展，都作出了很大的贡献。

临床各科在明清时期得到了很大发展，因此时医学十分注意临床观察，临床经验丰富。很多医家都非常重视辨证论治及四诊八纲，如李时珍的《濒湖脉学》，是这一时期重要的脉学著作，该书以歌诀形式叙述介绍了27种脉象，便于学习、理解、诵读和记忆，流传甚广。孙一奎在《赤水玄珠·凡例》中概括地指出：“凡证不拘大小轻重，俱有寒热、虚实、表里、气血八个字。苟能于此八个字认得真切，岂必无古方可循?”张景岳在《景岳全书》中强调以阴阳为总纲，以表里、虚实、寒热为六变。他使中医基础理论和临床实践结合得更加紧密，形成了理、法、方、药的完整理论体系。

内科医著明清时期很多。薛立斋的《内科摘要》一书，首开中医“内科”书名之先河。也正式明确中医内科的概念，使内科病证的诊治有了很大提高。具有代表性的著作有王肯堂的《证治准绳》，张景岳的《景岳全书》等。从学术理论方面，以温补学派的出现和争论为其特点。其主要倡导者有薛立斋、孙一奎、张景岳、李中梓等，主要观点是重视脾肾。薛立斋注重脾肾虚损证，重视肾中水火和脾胃的关系，因而脾肾并举，注重温补。温补派的中坚张景岳的《类经附翼》《景岳全书》，原宗朱震亨说，后转而尊崇张元素和李杲，反对朱说，力倡“阳非有余,’阴常不足”。极力主张温补肾阳在养生和临床上的重要性。李中梓则在薛立斋、张景岳的影响下，既重视脾胃，也重滋阴养阳。温补之说，成为明清时期临床医学发展上的一大特点。

温病学派的兴起是明清时期医学的突出成就之一。叶天士的《温热论》，创温病卫气营血由表入里的传变规律，开卫气营血辨证论治法则。吴鞠通的《温病条辨》，乃继承叶氏温病学说，但提出了温病的传变为“三焦由上及下，由浅入深”之说，成为温病三焦辨证的起始。其他如王孟英的《温热经纬》等著作都丰富了温病学说。

骨伤科、外科在明清时期也有了一定的发展。这一时期外科闻名的医家和医学专著空前增多。如薛立斋的《外科枢要》，汪石山的《外科理例》等，记述外科病证，论述外科证治，各有特点。骨伤科有王肯堂的《疡医证治准绳》，是继《普济方》之后对骨伤科方药诊治的进一步系统归纳。

妇产科在明清时期发展很快，成就比较显著。如万密斋的《广嗣纪要》对影响生育的男女生殖器畸形、损伤，以及妊娠等做了记述。薛立斋在《保婴撮要》中强调妇科疾病之养正，记述有烧灼断脐法，以预防脐风；王肯堂的《女科证治准绳》收录和综合前人对妇产科的论述。武之望的《济阴纲目》列述了经、带、胎、产等项，纲目分明，选方宾用。

儿科在明清时期内容较前更加充实，专著明显增多。如万密斋的《全幼心鉴》《幼科发挥》《育婴秘诀》《广嗣纪要》《痘疹世医心法》等儿科专著，继承了钱乙之说，强调小儿肝常有余，脾常不足的特点，治疗重视调补脾胃，除药物外，还注意推拿等法。王肯堂的《幼科证治准绳》综合历代儿科知识，采集各家论述，对麻痘、热症等多种小儿疾病论述颇详，流传甚广。

眼、耳鼻咽喉及口腔科在这一时期也有一定的进展。如王肯堂的《证治准绳》论述眼疾171症，详述证治，是对眼病知识的较好汇集。薛立斋的《口齿类要》记述口、齿、舌、唇、喉部的疾患，注重辨证治疗，简明扼要，介绍医方604首，为现存以口齿科为名的最早专书之一。

气功及养生方面，在此期也较为重视，出现了不少有影响、有特色的养生学专著。如万密斋的《养生四要》。张景岳在《类经·摄生》中也阐发了《内经》的有关养生论述，对养神和养形做了精辟论述，富有唯物辩证精神。另如叶天士在《临证指南医案》中记述300例老年病的验案，强调颐养功夫，寒温调摄和戒烟酒等。

清朝末年，西方医学开始传入中国，因此，西医学术对中医学术产生很大影响，在临床上中西医病名相对照，并以此指导临床诊治，中西医汇通学派形成。如其代表人物唐容川，立足中西医汇通，发扬祖国医学，精研中医理论，遵古而不泥古，建立了治疗血证的完整体系。

综上所述，明清时期名医辈出，医学确有辉煌成就，在中医药学发展的长河中占有重要的位置，这就是我们编辑出版《明清名医全书大成》之目的所在。

全书共收录了30位医家，集成30册医学全书，其中明代13位，清代17

位。收录原则为成名于明清时期（1368～1911）的著名医家，其医学著作在两部以上（包括两部）；每位医家医学全书的收书原则：医家的全部医学著作；医家对中医经典著作（《内经》《难经》《神农本草经》《伤寒论》《金匮要略》）的注疏；其弟子或后人整理的医案。整理本着搞清版本源流、校注少而精，做到一文必求其确。整理重点在学术思想研究部分，力求通过学术思想研究达到继承发扬的目的。

本书为新闻出版署“九五”重点图书之一，在论证和编写过程中，得到了马继兴、张灿玾、李今庸、郭霭春、李经纬、余瀛鳌、史常永等审定委员的指导和帮助，在此表示衷心感谢。本书30位主编均为全国文献整理方面有名望的学科带头人，经过几年努力编撰而成。虽几经修改，但因种种原因，如此之宏篇巨著错误之处在所难免，敬请各位同仁指正。

编著者

1999年5月于北京

内容提要

此次编写校注出版《明清名医全书大成·汪昂医学全书》，所收编的汪氏医学著作为：《黄帝内经素问灵枢类纂约注》、《医方集解》、《本草备要》、《汤头歌诀》、《经络歌诀》等。

《黄帝内经素问灵枢类纂约注》，书分上、中、下三卷，类列藏象、经络、病机、脉要、诊候、运气、审治、生死、杂论九类。经删繁辨误，使历代注《内经》之内容更为语简义明，而名“约注”。学者以为，汪氏类列编排之法颇合中医学以脏腑经络为辨证施治规律，故皆认为汪氏所辑此书阅读起来更有条理。加之论理精切，识见独步，颇为读者所欢迎。

《医方集解》书分六卷，列类二十一门，采集正方三百七十余首，附方四百九十有奇，末附《急救良方》、《勿药元诠》。每方先述适应症候，次为方药组成和应用之法，再次为方义方解，及附方加减。有关诸方应用之病原，脉候、脏腑、经络、药性、治法、历世名家论述及用方已见无不备述。《急救良方》系急救应用方法；《勿药元诠》系列述古来养生之法。近代方书中，以汪氏此编，列述精审，引见切要，学者称便，故应用最多，流传最广。

《本草备要》，书分八卷，及“药性总义”一篇，内容分草、木、果、谷菜、金石水土、禽兽、鳞介鱼虫、人、日食菜物等部。共收常用药物478种，续增日食菜物54种，对各味药物的性味、归经、主治、禁忌、产地、采集、收贮、畏恶、炮制等均有论述。特别是引述历代名家精论，及验案、奇案、疑案、验方、秘方，及对有关药物之辨误、辨疑、质疑等。通书考校精详，评议肯切，内容完备，应用切要，便于临证实用，自问世而后，为诸家所推许。

《汤头歌诀》一卷，章节一如《医方集解》，一歌之出，对方剂应用之理、法、方、药囊括无余，方义明析，言简意赅，音韵流畅，颇切诗章词意，为医家临症必备之书。

《经络歌诀》一卷，乃李东垣《医宗起儒》书中载经络歌诀十二首，因其词句韵律未尽谐畅，汪氏为之增润，复加奇经八脉歌诀四首，补其未备，详其所缺，注释而成。针灸运气学者视为宝篆。

汪氏诸书，因著述严谨，采集精到，论理中肯，便于实用而为医家所认定。其对理论研究，临床应用，均不失为一部意义精深的参考书。

校注说明

明末清初新安休宁著名中医学家，医学教育家汪昂（1615—1699），字讱菴，晚号浒湾老人。凡以他署名的中医文献有13种之多，它们是：

(1)《黄帝素问灵枢类纂约注》（简称《素灵类纂》）三卷

(2)《本草备要》八卷

(3)《医方集解》六卷

(4)《汤头歌括》、《经络歌诀》合一卷

(5)《勿药元诠》

(6)《本草易读》四卷

(7)《汤头钱数抉微》一卷

(8)《经络图说》一卷

(9)《续增日用菜物》二卷

(10)《方症联珠》

(11)《新增汤头歌括》

(12)《经络穴道歌》

(13)《脉草经络五种会编》（后人汇编本）

此13种之中；历来所公认而流传极广的作品，是前五种。也是此次收编的汪氏医学文献书目。

一、底本及主校本的选择。

1、《黄帝内经素问灵枢类纂约注》（或称《素问灵枢类纂约注》或《素灵类纂》）：

该书早期刻本是清·康熙二十八年己巳（1689）宝仁堂刊本，以后有乾隆二十三年戊寅（1758）天德堂及杏园藏版。嗣后嘉庆二十二年丁丑（1817）令德堂重刻。再是嘉庆宏德堂刊刻。直至解放后1958年上海科技卫生出版社铅印发行，自该书问世至今计有27种版本。

此次编写、校注工作，以乾隆二十三年（1758）戊寅夏月杏园藏版为底本，以清·光绪六年庚辰（1880）紫文阁刻本作主校本，以明·万历辛丑（1601）新安吴勉学《医统正脉全书·黄帝内经素问》（24卷本）、北京人民卫生出版社1979年6月1日版《黄帝内经素问》（明·顾从德堂影印本校点）及1979年10月1版《灵枢经》（明赵府居敬堂影印本校点）为参校本，进行校勘、注释工作。

2、《本草备要》

该书早期刊本是清·康熙三十三年甲戌（1694）保阳文富堂刻本（八卷本）。继之是康熙三十三年刊本（书见首都图书馆）。尚有日本享保十四年（1729，即清·雍正七年）植村藤治郎等刊本。此后，清·乾隆五年庚申（1740）天德堂刊刻，乾隆四十六年（1793）文苑堂藏版。下及道光、咸丰、同治、光绪以及民国，直到解放后1954年建文书局铅印发行，计有68种版本。

此次编写校注工作，以清光绪七年（1881）扫叶山房藏版为底本，以光绪庚子（1900）新化三味堂重订绣谷堂胡氏《重刻本草医方合编》为主校本，以近年重庆大学出版社出版之民国谢观、董丰培评校《全图本草备要》为参校本，进行校点注释工作。原插图未予录入。

3、《医方集解》

该书早期刊本是清·康熙二十一年壬戌（1682）石渠阁藏版三槐堂梓行（三卷本）。继之是康熙二十一年宏道堂刊刻，再是康熙四十三年甲申（1704）刻本，至乾隆间，有庚申（1740）绣谷胡氏松云草堂刊本（六卷本），又乾隆五十六年辛亥（1791）刻本及绿荫堂刊本。下及嘉庆、道光、咸丰、同治、光绪、宣统，逮至民国及解放后，1958年上海科技卫生出版社铅印本发行，前后达50余种版本。

此次编写校注工作，以清·乾隆间两仪堂刊本为底本，以光绪间三味堂重订绣谷胡氏《本草医方合编》为主校本，以1958年上海科技卫生出版社铅印本为参校本进行校注工作。

4、《勿药元诠》之梓行均附于《医方集解》之后，故与《医方集解》一并校点。

5、《汤头歌括》、《经络歌诀》

《汤头歌括》最早期板本是清·康熙三十三年甲戌（1694）刊本。尚有日本享保九年（1724）大坂大野木市兵卫刊本，继有同治八年己巳（1867）醉六堂刊本。续有光绪二年丙子（1876）墨润堂刻本，嗣后有学库山房、鸿润书林等29种版本问世。

此次整理是以清三十三年甲戌（1694）刊本为底本，以浒湾桂华楼藏版版本为主校本，以人民卫生出版社1962年9月第一版《汤头歌诀白话解》为参校本进行整理。

二、关于正文标点。

1、凡选定底本，标准为校勘无误，刊刻工整，与原版本脉络一致，且是名刻家作品。

2、版本所引书名，均加以书名号。若泛言“经云”、“本草云”，“经”与“本草”不加书名号，但原文中所指“经云”或“本草云”而后所述内容确系《内经》《伤寒论》《神农本草经》之原文，且引用规范，与原文一致等，则“经”、或“本草”则用以书名号。

3、凡正文中书名与篇名同时引用时，则书名、篇名加书名号，而书名与篇名间用圆点隔开，如《素问·至真要大论》，《灵枢·天年篇》等。

4、凡正文中的引文，均以冒号表示，不加引号，凡属按语之类，亦以冒号表示，不加引号。

5、凡正文中的症状，则用逗号以示间隔，而文中出现系列性名词则以顿号表示名词间之分列。

6、凡正文中方剂组成之中药之间空一格，药物炮制、剂量间均用逗号隔开，末尾不用句号。

三、关于校注情况

1、在主校本与参校本与底本进行整理校勘过程中，在认定体例，理清目录前提下，凡讹误，衍文，脱文之处，其有校改均出注说明。其中通假、借用、避讳等，或有地方性语言，也出注说明。

2、力求保持底本原貌，其中底本与校本内容或字句不同，而以底本意义为优者，悉遵原本。其中底本与校本内容或字句出入，而难定其优劣，则不动原文，出注说明。

3、正文中之繁体字，异形字，及明显错别字等，则径直改为通行简体字，或径改。

4、凡原本中之古今字，或生僻字，与校注正文时必须保存者，则出注保存。

5、凡因原版版式改动，方位词“左”、“右”均改为“上”、“下”。

6、凡原本总目仅载卷目的内容，而卷目下未见篇目者；或篇目明载，而卷目不见者，皆勘查补入。尚有有目无文者，则存其目，而书“其文未载”；其间有文无目者，则补其目。

四、本书在编写校注过程中，黄志英、张贵才等同志给予大力支持，钱秀红、吴玉珍等均协助校对清样及进行了有关工作。在此，一并志谢。值得提出的是：此书在完稿之后，曾得到南京江苏文史研究馆金成生老前辈的指教，特谨致谢忱！

因为水平所限，在编写校注过程中，本书错误或漏校之处在所难免，望阅者诸君鉴而教之。

项长生　汪幼一

1999 年 2 月　于黄山

全 书 总 目

素问灵枢类纂约注

素问灵枢类纂约注序

延禧堂医书成，家讱菴先生命予序其后。予病谫陋，愧未能也。会孙云韶太史致书于元①，有“良医良相”之誉，予为推广其说而言曰：医之与相，功诚相埒，非臆说也。粤②稽盛世，择揆定辅，调燮阴阳，保合太和，建久安长，治之谟于③，以泽被民生，功留奕世，史册朗然。迨至末纪，竟同伐异，营私害公，以致民生憔悴，盗贼繁兴，谁之咎也？唯医亦然，高明之家，审阴阳，详虚实，培元气于未衰，起沉疴于将毙，著书立说，流传后世，如张仲景、刘河间、朱丹溪、李东垣诸书，至今家弦户诵。若夫庸流，阴阳不知，虚实罔审，南辕北辙，药石妄投，语云“学医人费”，良可慨也。

予兄讱菴先生，英质异授，积学深功，少攻制举宗工，来④国士之知，长多著述，海内其大儒之慕，缘以沧桑，遂甘泉石。每曰：帖括浮名，雕虫小技，纵邀虚誉，无裨实功，唯医一道，福庇最长乙于是博采群书，遐稽经册，集前人之长，成一家之说，《素灵类纂》，第一函也。去其奥僻，采其菁英，分门别类，既不患于寻求约注明解，又复昭其意义，岐黄一书顿开生面矣。第二函曰《医方集解》，加减分经络，治一病必究其病之由来，用一药必详其药之用力，丝分缕析，纲举目张，兼之药于未病之前，治病有弗药之用，真有方而具无方之妙也。第三函曰《本草备要》，字无泛设，括千百于一二，言中意有旁通，藏众多于尠少，幅内理必宗于前贤，意不让其浮夸，以云“备要”，诚备要矣。读此三书，真良医良相之有同功，而寿国寿世之无异辙矣。予于是振铎而告世曰：寿国者，主持国事，留心民瘼，奠金瓯以巩固，奉玉烛以长调，相之任也；寿世者，春台侑物，池水生尘，民无夭⑤札之年，国多台耇⑥之老，医之责也。生其时者优游化日，永享太平，含哺鼓腹，仰答圣天子笃念民生日昃⑦不遑之至意，讵不盛哉！则此三书，其为郅隆之世之一助也，又奚疑焉。

时乾隆二十三年夏愚弟桓⑧拜序

---

① 元：作者自称其名讳。

② 粤：助词，与曰通，用于句首或句中。如《史记·周纪》“粤詹雒伊，毋远天室。”

③ 于：吁的省笔。如《诗·周南》：“于嗟麟兮。”

④ 来：此处似作“招致”解，如《吕氏春秋·不侵》：“不足以来士矣。”

⑤ 夭：原板作“天”，笔误，径改。

⑥ 台耇：台，此似指尊贵者，或对人之尊称之词。耇，似指黄耇，谓老人。如《诗·小雅。南山有台》：“乐只君子，遐不黄耇耇。”

⑦ 日昃：日，原板作“曰”，笔误，太阳开始偏西，即未时，下午两点钟左右。如《易。离》：“日昃之离，何可久也。”

⑧ 桓：序言作者自称其名，为诩菴先生堂弟。据《休宁县志》：汪桓，字菁华，清·康熙戊辰进士。

叙 言

医学之有《素问》《灵枢》，犹吾儒之有六经《语》《孟》也。病机之变，万有不齐，悉范围之，不外是焉。古之宗工，与今之能手，师承其说，以之济世寿民，其功不可究殚。顾吾儒率专精制举，以是为方伎而莫之或习，即涉猎亦未尝及之。愚谓先王制六经，凡以为民也，有诗、书、礼、乐以正其德，复有刑政以防其淫，其间不顺于轨[①]者，虽杀之而罔或焉。然其要则归于生之而已。至于夭厉为灾，疾痛愁苦，坐视其转[②]，死而莫救，而礼、乐、刑、政之用于是乎或穷[③]。是以[④]上古圣人作为医术，用以斡旋气运，调剂群众，使物不疵疠，民不夭扎，举世之所特赖，日用之所必需，其功用直与礼、乐、刑、政相为表里，顾安得以为方伎之书而忽之与？况其书理致渊深，包举宏博，上穷苍龄七政之精，下察风水五方之宜，中列人身赅存之数，与夫阴阳之阖辟，五行之胜复，可以验政治之得失，补造化之不齐，非深于性命之旨者，其孰能与于斯乎！第全书浩衍，又随问条答，不便观览，虽岐黄专家，尚望洋意沮，况于学士大夫乎？

余衡泌之人，无事弃日，不揣固陋，窃欲比类而分次之。偶见滑伯仁有《素问钞》一编，其用意颇与余同，然而割裂全文，更为穿贯，虽分门类而凌躐错杂，遂失原书之面目，得无疑误后学而获罪先圣也乎？又谓两经从未有合编者，特为珠联，以愚意条析，分为九类，虽有删节，段落仍旧。下注出于某篇，不敢谬为参错，其存者要以适用而止，且参酌诸注，务令简明，使读者了然心目，聊取反约之意，以就正于有道云尔。

时康熙己巳夏日讱菴汪昂题于延禧堂

---

① 轨：原本作“转”，紫文阁藏板作“轨”，据文意，似从紫文阁板为长。

② 转：意为迁徙，转移。此处有不测、死亡之义。如《左传·昭公十九年》：“劳罢死转，忘寝与食。”又《孟子·梁惠王》下：“凶年饥岁，君之民老弱转乎沟壑，壮者散而之四方者，几千人矣。”

③ 穷：似作研究或寻根究源解，如《易。说卦》：“穷理尽性，以至于命。”

④ 以：此似作用、使用、运用解。如《书·立政》：“继自今立政，其勿以憸人。”

凡　　例

《素问》、《灵枢》各八十一篇，其中病证、脉候、脏腑、经络、针灸、方药，错见杂出，读之茫无津涯，难以得其寂会。本集除针灸之法不录，余者分为九篇，以类相从，用便观览，于各篇之中，复有前后条贯，数仍不离乎九也。

《素问》在唐有王启玄之注，为注释之开山。注内有补经文所未及者，可谓有功先圣。然年世久远，间有讹缺，风气未开，复有略而无注者，至明万历间，而有马元台、吴鹤皋二注，事属再起，宜令经旨益明，而马注舛谬颇多，又有随文敷衍，有注犹之无注者，友訾王注，逢疑则默，亦不知量之过也。吴注间有阐发，补前注所未备，然多改经文，亦觉嫌于轻擅。余之所见者，三书而已。及书已成，复见张隐菴《素问集注》刻于康熙庚戌，皆其同人所注，尽屏旧文，多创臆解，恐亦以私意测度圣人者也。集中遵各注者十之七，增鄙见者十之三，或节其繁芜，或辨其谬误，或畅其文义，或详其未悉，或置为缺疑，务令语简义明，故名《约注》。阅三十年，而书始就，诚不自知其无，当唯高明之家教之。

《灵枢》从前无注，其文字古奥，名数繁多，观者蹙颠颦眉，医家率废而不读，至明始有马元台之注。其疏经络穴道，颇为详明，可谓有功后学，虽其中间有出入，然以从来畏难之书，而能力开擅坫，以视《素问注》则过之远矣。

《素问》治兼诸法，文悉义详，故说理之文多。《灵枢》耑重针灸，故说数之文多。本集以《素问》为主，而《灵枢》副之，其《素问》与《灵枢》同者，皆用《素问》而不用《灵枢》。至于针灸之法，与医药不同，本集不暇旁及，故概删而不录，然《素问》所引经文，多出《灵枢》，则《灵枢》在前，而《素问》居后，踵事增华，故文义为尤详也。

《素问》所言五运六气，弘深奥渺，《灵枢》所言经络穴道，缕析丝分，诚秘笈之灵文，非神圣其孰能知之？本集义取纂要，不能多录，欲深造者，当于全书而究心焉。

本集所引王注，乃唐大仆启玄子王冰注也。新校正，乃宋秘书林亿诸人所雠校之文也。马注，明玄台子马莳注也。吴注明鹤皋吴崑注也。张注，乃国朝武林隐菴张志聪等所注也。

一篇之中精义、要义用“○”，病症、脉形用“△”。

目　录

素问灵枢类纂约注·卷上[1]

脏象第一

【素】心者，君主之官也，神明出焉。肺者，相傅之官，治节出焉。分布阴阳[2]，主行荣卫，如调元赞化，故曰“相傅”。风痹痿辟躄之人，心欲动而手足不随者，以肺病而失其治节故也。肝者，将军之官，谋虑出焉。肝藏血，故善谋虑。胆者，中正之官，决断出焉。膻中者，臣使之官，喜乐出焉。两乳之中名膻中，为气海。气舒则喜乐，不舒则悲愁。按《素问》本篇有膻中而无心包络。《灵枢·经脉篇》有心包络而无膻中。心包又名心主，居心之下，代心行事，其所生病亦与心同。臣使二字，正与君主相对。《灵枢·胀论》曰：膻中者，心主之宫城也。脾胃者，仓廪之官，五味出焉。大肠者，传导之官，变化出焉。小肠者，受盛之官，化物出焉。小肠居胃之下，受盛糟粕，传入大肠。肾者，作强之官，伎巧出焉。肾藏精，故多伎巧。三焦者，决读之官，水道出焉。引导阴阳，开通秘塞，上焦不治，水溢高原；中焦不治，水停中脘；下焦不治，水蓄膀胱。〇腔内上中下空处为三焦。马氏乃分割右肾为三焦，欠是。膀胱者，州都之官，津液藏焉，气化则能出矣。膀胱不能化气，则小便不通。凡此十二官者，不得相失也。故主明则下安，以此养生则寿；主不明则十二宫危，使道闭塞而不通，形乃大伤。《灵兰秘典论》

【素】东方生风，风生木，木生酸，酸生肝，肝生筋，筋生心。肝主目，其在天为立，在人为道，在地为化。化生五味，道生智，玄生神。《五运行大论》多“化生气”句。神在天为风，在地为木，在体为筋，在脏为肝。《五运行大论》：其性为暄，其德为和，其用为动，其化为荣，其虫毛，其政为散，其令宣发，其变摧拉。在色为苍，在音为角，在声为呼，在变动为握。木曰“曲直”，之变也是为搐搦，在窍为目，《解精微论》又曰：心者，五藏之专精也；目者，其窍也。在味为酸，在志为怒。怒伤肝，悲胜怒。风伤筋，燥胜风。酸伤筋，酸能收缩。辛胜酸。皆五行相克。

南方生热，热生火、火生苦，苦生心，心生血，血生脾。心主舌，其在天为热，在地为火，在体为脉，在脏为心。《五运行大论》多“在气为患，其性为暑，其德为湿，其用为燥，其化为茂，其虫羽，其政为明，其令郁蒸，其变火烁。在色为赤，在音为征，在声为笑，在变动为忧。心有余则喜，不足则忧。在窍为舌，

---

① 素问灵枢类纂约注：原有《黄帝素问灵枢合纂》或《素灵类纂》，皆异名同书。

② 分布阴阳……故曰“相傅”：据明·万历辛丑（1601）吴勉学刊本《黄帝内经素问》勘对，此十七字非正经原文。

舌为心苗。《素问·金匮真言》又曰：南方色赤，入通手心。[1] 开窍于耳。昂按：耳为肾窍，然舌无窍，故心亦寄窍于耳，是以夜卧闻声，而心知也。在味为苦，在志为喜。喜伤心，大喜坠阳。恐胜喜。热伤气，即"壮火食气"之义。寒胜热。苦伤气，咸胜苦。

中央生湿，湿生土，土生甘，甘生脾，脾生肉，肉生肺。脾主口，其在天为湿。在地为土，在体为肉，在脏为脾。《五运行人论》多"在气为充，其性静廉，其德为濡，其用为化，其化为盈。其虫倮，其政为谧，其令云雨，其动变注。"在色为黄，在音为宫，在声为歌，在变动为哕。新校正云：王注"哕"作"噫"，非也。按杨上善云，"哕，气忤也。"即呃逆也。在窍为口，在味为甘，在志为思。思伤脾，怒胜思。湿伤肉，风胜湿。如物之湿，风吹即干，亦木克土之义。甘伤肉，酸胜甘。

西方生燥，燥生金，金生辛，辛生肺，肺生皮毛，在脏为肺。《五运行大论》多"在气为成，其性为凉，其德为清，其用为固，其化为敛，其虫介，其政为劲，其令雾露，其变肃杀。在色为白，在音为商，在声为哭，在变动为咳。咳嗽。在窍为鼻，在味为辛，在志为忧。忧伤肺，喜胜忧。热伤皮毛，寒胜热。火素作燥，伤皮毛，热胜燥。辛伤皮毛，苦胜辛。

北方生寒，寒生水，水生咸，咸生肾。肾生骨髓，髓生肝。肾主耳，其在天为寒，在地为水，在体为骨，在脏为肾。《五运行大论》多"在气为坚，其性为凛，其德为寒，其化为肃，其虫鳞，其政为静，其变凝冽。"在色为黑，在音为羽，在声为呻。呻吟　在变动为慄，在窍为耳，在味为咸，在志为恐。恐伤肾，思胜恐。寒伤血，寒则血凝。燥胜寒，咸伤血，咸能渗津。其胜咸[2]。　《阴阳应象大论》《五运行大论》亦有此段，而文尤详，故加录于注中。

【素】脑、髓、骨、脉、胆、女子胞，此六者地气之所生也。皆藏于阴而象于地，故藏而不泻，名曰"奇恒之府"。王注殊于六腑。胃、大肠、小肠、三焦、膀胱，此五者，天气之所生也。其气象天，故泻而不藏，此受五藏浊气，名曰"传化之府"。此不能久留，输泻者也。魄门亦为五脏使，即肛门，大肠通肺，故曰"魄门"。水谷不得久藏。所谓五脏者，藏精气而泻也，故满而不能实；六腑者，传化物而不藏，故实而不能满也。《五脏别论》

【素】心藏神，肺藏魄，并精而出入者，为魄。肝藏魂，随神而往来者，为魂。脾藏意，心有所忆谓之意，故思虑过则伤脾。肾藏志，意之所存谓之志，故淫欲多则损志。是谓五脏所藏。

心为汗，肺为涕，肝为泪，脾为涎，肾为唾，是谓"五液"。心恶热，肺恶寒，肝恶风，脾恶湿，肾恶燥，是谓"五恶"。《宣明五气论》《灵枢》同。

【素】心者，生之本，神之变也。其华在面，其充在血脉。肺者，气之本，魄之处也，其华在毛，其充在皮。肾者主蛰，封藏之本，精之处也，其华在发，其充在骨。肝者，罢同疲极之本，魂之居也，肝主筋，筋主运动，故疲劳。其华在

---

① 人通手心：明顾从德本《黄帝内经素问》作"人通于心"。

② 其胜咸：明·顾从德堂刊本《黄帝内经素问》作"甘胜咸"。

爪，爪者，筋之余。其充在筋，以生血气。肝属春，属本，为生发之本，故经文加此句。世医动言伐肝，益未究《内经》之旨耳。脾、胃、大肠、小肠、三焦、膀胱者，六府。仓廪之本，营之居也，营出中焦。名曰“器”，能化糟粕。转味而入出者也，其华在唇四白，其充在肌。凡十一脏，取决于胆也。　《六节藏象论》

【素】肝生于左，肺藏于右。肺虽为五脏华盖，而其用　右。心部于表，心属阳，应南方，居鬲上，部署视听言动各事，故曰表。肾治于里，肾主封藏。脾为之使，运行水谷，溉灌脏腑。胃为之市。容受百物，如贸易之市。鬲肓之上，中有父母。心下鬲上为肓。心为阳，主血；肺为阴，主气，父母之象。七节之傍，中有小心。旁者，两者也。中者，命门也。昂按：心者性之郛；肾者命之根，两肾之间，一点真阳，乃生身之根蒂，义取命门，盖以此也。中有相火，能代心君行事，故曰小心。杨上善云：脊有二十一节，肾在下第七之旁。吴鹤皋亦主其说。盖心君无为，吾人一日动作云为，皆命门之相火也。马注云：心在五椎之下，心下有包络，属手厥阴，自五椎之下而推之，则心包当垂至第七节而止，故曰“七节之傍中有小心”。若依此解，“傍”字似无着落。　《刺禁论》

【灵】何谓德、气、生、精、神、魂、魄、心、意、志、思、智、虑？曰：天之在我者，德也；地之在我者，气也；德流气薄而生者也。初一作“故”。生之来谓之精，《易》曰：男女媾精，万物化生。两精相搏谓之神，阴阳合撰而神生焉。随神往来者谓之魂，魂属阳，肝藏魂，人之知觉属魂。并精而出入者谓之魄。魄属阴，肺藏魄，人运动属魄。所以任物者谓之心。《素问》曰：心者君主之官也，神明出焉。以下数端皆心之用也。非心，孰能任之？心有所忆谓之意，意之所存谓之志。专在于是则为志。因志而存变谓之思，图谋以成此志，则有思。因思而远慕谓之虑。因虑而处物谓之智。《本神》

【灵】两神相搏[①]阴阳夫妇。合而成形，常先身生是谓精。上焦开发，宣五谷味，薰肤充身泽毛，若雾露之溉，溉灌。是谓气。腠理发泄，汗出溱溱，是谓津。谷入气满，淖泽注于骨，骨属屈伸，泄泽，补益脑髓，皮肤润泽，是谓液。《五癃精液别》曰：三焦出气，以温肌肉，充皮肤，为其津。其流而不行者，为液。中焦受气取汁，变化而赤，是谓血。壅遏营气，约束也。令无所避，是谓脉。精脱者耳聋，肾衰。气脱者目不明。清阳上升[②]。津脱者，腠理开，汗大泄。如油如珠者，谓之“绝汗”。液脱者，骨属屈伸不利，筋失所养。色夭，脑髓消，胫痠，耳数鸣。血脱者，色白，夭然不泽，其脉空虚。脉为血府。　《决气》

【灵】人之血气精神者，所以奉生而周于性命者也；经脉者，所以行血气而营阴阳，濡筋骨，利关节者也；卫气者，所以温分肉，充皮肤，肥腠理，司开合者也；志意者，所以御精神，收魂魄，适寒温，和喜怒者也。是故血和则经脉流行，营复阴阳，筋骨劲强，关节清利矣。志意和则精神专直，魂魄不散，悔怒不起，五

① 搏：一本作“抟”。抟，聚也。似以“抟”解而义见长。

② 清阳上升：清阳上升之“上”字，似为“不”字之误。

脏不受邪矣。圣贤养德养身之要语。寒温和则六腑化谷，风痹不作，经脉通利，肢节得安矣。此人之常平也。五脏者，所以藏精神血气魂魄者也；六腑者，所以化水谷而行津液者也。《本藏》

【灵】人有髓海，有血海，有气海，有水谷之海，凡此四者，以应四海也。胃者，水谷之海。其输穴俞上在气街，本经穴，即气冲，腹下夹脐相去四寸，动脉应手。《素问》曰：乃冲脉所起。《灵枢》曰：冲脉起于肾下，出于气街。下至三里。本经穴，在膝下三寸；下巨虚在上廉下三寸。膻中者，为气之海。《五味篇》：谷始入于胃，其精微者，先出于胃之两焦，以溉五脏，别出两行营卫之道，其大气之抟而不行者，积于胸中，命曰气海。“两行营卫”，谓行中焦生“营”，行下焦生“卫”也。大气即“宗气”也。其输上在柱骨之上下，督脉天柱骨，项后发际颈大筋外廉陷中。前在于人迎。结喉旁动脉，属胃经。脑为髓之海，其输上在于其盖，督脉经顶后百会穴。下在风府。一名舌本。督脉经，项后入发一寸五分大筋中。《海论》

【灵】夫胸腹，脏腑之郭也。膻中者，心主之宫城也。胃者，太仓也。咽喉、小肠者，传送也。胃之五窍者，闾里门户也。胃有五窍、廉泉、玉英者，津液之道也。廉泉在颔下，结喉上。舌本阴维任脉之会。玉英即玉堂，在紫宫下一寸六分，俱任经。故五脏六腑者，各有界畔。《胀论》

【灵】明堂者，鼻也。阙者，眉间也。庭者，颜也。颜，额也。蕃者，颊侧也。蔽者，耳门也。《五阅五使篇》：脉出于气口，色见于明堂。五色更出，以应五时。五官已辨，阙庭必张，乃立明堂。明堂广大。蕃蔽见外，方壁高基，引垂居外，五色乃治；平抟广大，寿中百岁。五官不辨，阙庭不张，小其明堂，蕃蔽不见，又埤其墙，墙下无基，垂角去外，如是者，虽平常，殆，况加疾乎？〇面之地部为基，耳为蔽为墙。《五色》

【灵】腰脊者，身之大关节也。肢胫者，人之管以趋翔也。茎垂者，阴器。身中之机，阴精之候，津液之道也。便溺所出。《刺节真邪》

【灵】天圆地方，人头圆，足方以应之。天有日月，人有两目；地有九州，人有九窍；天有风雨，人有喜怒；天有雷电，人有声音；天有四时，人有四肢；天有五音，人有五脏；天有六律，人有六腑；天有冬夏，人有寒热；天有十日，人有手十指；辰有十二，人有足十指茎垂、阴茎以应之。女子不足二节，无茎垂与睾丸。以抱人形。天有阴阳，人有夫妻；岁有三百六十五日，人有三百六十节；地有高山，人有肩膝；地有深谷，人有腋腘；肩臂下隐处为腋，膝下曲处为腘。地有十二经水，人有十二经脉；《经水篇》：足太阳合清水，足少阳合渭水，足阳明合海水，足太阴合湖水，足少阴合汝水，足厥阴合渑水，手太阳合淮水，手少阳合漯水，手阳明合江水，手太阳合河水，手少阴合济水，手心主合漳水。地有泉脉，人有卫气；地有草蓂，人有毫毛；天有昼夜，人有卧起；天有列星，人有牙齿；地有小山，人有小节；地有山石，人有高骨；地有林木，人有募筋；地有聚邑，人有䐃肉；岁有十二月，人有十二节；地有四时不生草，人有无子。此人与天地相应

者也。《邪客》

【素】人皮应天，无所不包。肉应地，肉属脾土。脉应人，内营外卫。筋应时，声应音。阴阳合气应律，齿面目应星，出入气应风，九窍三百六十五络应野。　《针解篇》

【素】天气通于肺，鼻受无形之天气，风、寒、暑、湿、燥、热也。地气通于嗌，口受有形之地气，臊、焦、香、腥、腐也。风气通于肝，肝木属风，雷气通于心，象火有声。谷气通于脾，虚能受纳。雨气通于肾。肾为水脏。六经为川，流通。肠胃为海，容受。九窍为水注之气。清明之气，上升头面；阴浊之气，下归二阴，象水流注。以天地为之阴阳：阳之汗，以天地之雨名之；阳之气，以天地之疾风名之。暴气象雷，逆气象阳。《阴阳应象大论》

【素】诸脉者，皆属于目；脉为血府，故久视伤血。《灵枢·口问篇》：目者，宗脉之所聚也。按：膀胱脉起目内眦，胃脉系目系，胆脉起目锐眦，小肠、三焦脉至目锐眦，心脉系目系，肝脉连目系也。诸髓者，皆属于脑；脑为髓海。诸经者皆属于节；节有三百六十五会，而筋络其间，故久行伤筋。诸血者，皆属于心；心生血，为血海。诸气者，皆属于肺。肺藏气。此四肢八谿之朝夕也。吴注即潮义，每肢有二谿。故人卧血归于肝，肝藏血，动则运，静则藏。肝受血而能视，目为肝窍。足受血而能步，掌受血而能握，指受血而能摄。血能养筋，滑利关节。卧出而风吹之，血凝于肤者为痹，顽痹。凝于脉者为泣涩，凝于足者为厥逆冷。此三者，血行而不得反其空，孔，经隧也。故为痹厥也。人有大谷十二分，小迴三百五十四名。大经所会为大谷。十二分，十二经之部分也。小络所会为小谿，穴有三百六十五，除十二俞，止三百五十三名，肝俞、肾俞、厥阴俞、胆俞、胃俞、三焦俞、大肠俞，膀胱俞也。　《五藏生成篇》

【灵】受谷者浊，受气者清，清者注阴，浊者注阳。浊而清者上出于咽，清而浊者则下行。清浊相干命曰“乱气”。夫阴清而阳浊，浊者有清，清者有浊。《本经》俱言“阳清阴浊”，此言“阴清阳浊”者，盖以脏阴而腑阳，脏清而腑浊也。清者上注于肺，浊者下走于胃，胃之清气，浊中有清，上出于口。肺之浊气，清中有清。下注于经，内积于海。气血诸海。手太阳小肠　独受阳之浊，手太阴肺　独受阴之清。其清者，上走空窍；耳目口鼻。其浊者，下行诸经。诸阴皆清，足太阴脾独受其浊。　《阴阳清浊》

【灵】五脏六腑之精气，皆上注于目而为之精，精之窠音科。为眼，骨之精为瞳子，肾　筋之精为黑眼，肝。血之精为络，心。其窠气之精为白眼，肺。肌肉之精为约束，脾。裹撷筋骨血气之精而与脉并为系，上属于脑，后出于项中。故邪中于项，因逢其身之虚，其人深，则随眼系以人于脑，则脑转[①]脑转则引目系急，目系急则目眩以转矣，精散则视歧[②]，视岐见两物。目者五脏六腑之精也，营卫魂魄之所常营也，神气之所生也。故神劳则魂魄散，志意乱，是故瞳子黑眼法于阴，

---

① 则脑转：据赵府居敬堂本《灵枢》，“则脑转”三字前有“人于脑”三字。

② 精散则视歧：同赵府居敬堂本，此句前有“邪其精，其精所中不相比也，则精散”十四字。

白眼赤眼法于阳也，故阴阳合搏[①]，而精明也。目者，心使也。心者，神之舍也。故精神乱而不转，卒然见[②]非常处，精神魂魄，散不相得，故曰惑也。《大惑论》

【灵】手面与身形也，天寒则裂地凌冰，或手足懈堕，然而其面不衣，何也？曰：十二经脉，三百六十五络，其血气皆上于面而走空同孔。窍，其精阳气上走于目而为睛，其别气走于耳而为听，其宗气上出于鼻而为臭，即气也。其浊气出于胃，走唇舌而为味，其气之津液皆上熏于面，而皮又厚，其肉坚，故天热甚寒，"天"当作"大"。不能胜之也。《邪气脏腑病形》《难经》曰：头者，诸阴之会也，诸阴脉皆至颈胸中而还，独诸阳脉皆上至头耳，故令面耐寒也。

【素】天不足西北，故人右耳目不如左明也；地不满东南，故人左手足不如右强也。东方阳也，阳者其精并于上，则上明而下虚，故使耳目聪明而手足不便也。西方阴也，阴者其精并于下，则下盛而上虚，故其耳目不聪明而手足使[③]也。故俱感于邪，其在上则右甚，在下则左甚，此天地阴阳所不能全也。《阴阳应象大论》

【素】平旦至日中，天之阳，阳中之阳也；日中至黄昏，天之阳，阳中之阴也；合夜至鸡鸣，天之阴，阴中之阴也；鸡鸣至平旦，天之阴，阴中之阳也，故人亦应之。夫言人之阴阳，则外为阳，内为阴。言人身之阴阳，则背为阳，腹为阴。言脏腑中阴阳，五脏皆为阴，六腑皆为阳。故背为阳，阳中之阳心也，阳中之阴肺也；腹为阴，阴中之阴肾也，阴中之阳肝也，阴中之至阴脾也。此皆阴阳表里，内外雌雄相输应也，故以应天之阴阳也。《金匮真言论》

【灵】胃欲寒饮，恶热。肠欲热饮。恶寒。《杂病篇》：齿痛不恶清饮，取足阳明；恶清饮，取手阳明。《师传》[④]

经络第二

【灵】人始生，先成精，精成而脑髓生。骨为干，脉为营，筋为刚，肉为墙，皮肤坚而毛发长，谷入于胃，脉道以通，血气乃行。经脉者，所以能决死生，处百病，调虚实，不可不通。

肺手太阴之脉，起于中焦，中脘下络大肠，肺与大肠为表里。还循胃口，胃之上脘。上膈，人心下有膈膜，遮隔浊气，不使上薰心肺。属肺。从肺系即喉咙。横出腋下，肩下胁下曰腋。下循臑内，肩肘之间为臑。音柔。行少阴心主，心包。之前，下肘中，臑尽处为肘。循臂内上骨上廉，肘以下为臂。入寸口，关前动脉为寸口。上鱼，循鱼际，掌骨之前，大指之后，肉隆起处统谓之鱼。鱼际其间，穴名。出大指之端，至少商穴而止。《经别篇》又云：上出缺盆，循喉咙。其支者，从腕后臂骨尽处为腕。直出次指内廉出其端。从腕后列缺穴，交手阳明经，以至商阳穴。是动则病肺胀满膨膨而喘矣，缺盆中痛，肩下横骨陷中，阳明胃穴。甚则交两手而瞀，音茂，迷乱也。此为臂厥。是

① 搏：居敬堂本《灵枢》作"傅"，似以"搏"字而义见长。
② 见：紫文阁刻本《素问灵枢类纂约注》作"则"，居敬堂本《灵枢》作"见"。此以义从居敬堂本改。
③ 使：侣仙堂藏版《黄帝素问直解》作"便"。
④ 师传：此处应是语出"师传篇"。

主肺所生病者，咳，上气，喘，本经病。渴，金不生水。烦心，心脉上肺。胸满，脉贯膈，布肺中，臑臂内前廉痛。脉循臑臂。厥，臂厥。掌中热。心包部分脉行少阴心主之前。气盛有余，则肩背痛。昔为手太阴部分，一作臂。风寒，汗出中风，小便数而欠。肺热则便数而短，为母病及子。气虚则肩背痛。一作臂寒，畏寒。少气不足以息，本经病。溺色变。母邪及子。

大肠手阳明之脉，起于大指次指之端，大指之第二指，即食指也。循指上廉，出合谷两骨之间，合谷俗名虎口，本经穴。上入两筋之中，阳谿穴。循臂上廉入肘外廉，上臑外前廉，上肩，出髃音鱼。骨之前廉，肩髃骨，又穴名，在肩端两骨间。上出天柱骨之会上，天柱骨，膀胱经，至此会于大椎，下入缺盆，足阳明穴，肩下横骨陷中，络肺，大肠与肺为表里。下膈，属大肠；其支者，从缺盆上颈，贯颊，入下齿中，还出挟口，交人中，左之右，右之左，上挟鼻孔。至迎香穴而终。《经别篇》又云：循喉咙。本篇后又云：其别者入耳，合于宗脉。是动则病齿痛，脉入齿缝。头[1]肿，脉上颈。是主津液所生病者，大肠主津液。目黄，大肠内热。口干，无津。鼽鼻流清涕衄、鼻血。喉痹，金燥。肩前臑痛，大指次指痛不用。不能举用，皆脉所过。气有余则当脉所过者热肿，虚则寒慄不复。

胃足阳明之脉，起于鼻之交頞中山根。旁约一作纳。太阳之脉，睛明之分，下循鼻外，上入齿中，上齿。还出挟口，环唇，下交承浆，下唇陷中，足阳明脉之会。却循颐后下廉，下为顉，[2] 顉，下为颐。出大迎，顉，前本经穴。循颊车，耳下曲颊端。上耳前，过客主人，足少阳经穴，在耳前起骨。循发际，至额颅。发际下为额颅。其支者，从大迎前下人迎，一名五会，结喉旁一寸五分，动脉可以候五脏气。循喉咙，本篇又云：上络头项，下络喉咙。入缺盆，肩下横骨陷中。下膈，属胃，络脾。相为表里。昂按：此乃正经，何以反属支脉？其直者，从缺盆下乳内廉，下挟脐，入气街中。即气冲本经穴，在归来下一寸动脉。《卫气篇》云：胸气有街，腹气有街，头气有冲，胫气有街。街，犹路也。其支者，起于胃口，下循腹里，下至气街中而合。与前脉相合。以下髀关，抵伏兔，股内为髀，髀前膝上六寸，起肉处为伏兔，伏兔后为髀关，下膝膑中，挟膝筋中为膑。下循胫外廉，下足跗，足面。入中指[3]内间。其支者，下廉三寸而别，下入中指外间。其支者，别跗上，入大指间，出其端，至厉兑穴而终，以交手太阴。昂按：此亦正经，何以又属支脉？《经别篇》又云：上通于心，循咽出口，上頞䪼，还系目系。是动则病洒洒振寒，《疟论》曰：阳明虚则寒慄，鼓颔。善呻，数欠，颜黑，土克水。病至则恶人与火。《阳明脉解篇》：阳明气血盛，热甚则恶人与火。闻木声则惕然而惊，心欲动，阳明土恶木也。独闭户塞牖而处，《素问。脉解篇》：阴阳相薄也，阳尽而阴盛，故欲独闭户牖而处也。甚则欲上高而歌，弃衣而走。《阳阴脉解篇》：四肢者，诸阳之本也，阳盛则四肢实，实则能登高也，热盛于身，故弃衣而走也。贲响腹胀，脉循腹里，水火相激，故有声及胀。是为骭厥，胫骨为骭。是主血所生病者，血分。狂疟温淫汗出，阳明法多汗。

---

① 头：居敬堂本《灵枢》作“颈”。

② 顉：疑即“颔”，“顉”，查《辞海》与《康熙字典》无此字，义待考。

③ 指：应作“趾”，居敬堂《灵枢》亦作“指”。故此未改。

䪼衄，胃热上行。口㖞唇胗，疹，同唇疡也。“脉挟口环唇，头肿”。脉循颐出大迎。喉痹，脉循喉咙。大腹水肿，胃衰土不制水。膝膑肿痛，脉下膝膑。循膺、膺，霤，乳、乳中、乳根者皆本经穴。气街、股、伏兔、骭外廉、足跗上皆痛，中指不用。皆经脉所过，气盛则身以前皆热。阳明行身之前。其有余于胃，则消谷善饥，火盛中消。溺色黄，胃热下入膀胱。气不足身以前皆寒慄，胃中寒则胀满。寒胀。

脾足太阴之脉，起于大指之端，足大指隐白穴。循指内侧白肉际，过核骨后，俗名孤拐骨，足跟后两傍起骨也。上内踝前廉，胫两傍内外曰踝。上踹内，踹音短。《玉篇》曰：足跟也。一作腨，音善，又名腓，足肚也。循胫骨内，交出厥阴之前，足厥阴脉。上膝股内前廉，入腹，属脾，络胃，相为表里，上膈，挟咽，连舌本，散舌下。其支者，复从胃别上膈，注心中。五脏皆入心中。是动则病舌本强，连舌本，食则呕，胃脘痛，络胃，腹胀善噫，即嗳，《口问篇》：寒气客于胃，厥逆从下上散，复出于胃，故噫。得后与气，大便出屁。则快然如衰，病衰。身体皆重，脾主肉，是主脾所生病者，舌本痛，体不能动摇，即主肢体重而甚者。食不下，脾主食。烦心，脉注心中。心下急痛，即胃脘痛，溏，便溏。瘕，泄，瘕积泄泻。水闭，黄疸，湿热不得泄。黄，脾色。不能卧，胃不和则卧不安。强立，股膝内肿，脾主四肢，脉行股膝。厥，足大指不用。经脉所起。

心手少阴之脉，起于心中，出属心系，心系上与肺通，由肺叶而下，曲折向后贯脊髓，通于肾。盖五脏皆通于心，而心亦通五脏。下膈，络小肠。小肠与心为表里。其支者，从心系，上挟咽，系目系。《经别篇》又云：走喉咙，出于面，合目内眦。本篇又云：别脉，系舌本。其直者，复从心系却上肺，下出腋下，极泉穴。下循臑内后廉，行太阴肺。心主心包。之后，下肘内，循臂内后廉，抵掌后锐骨之端，入掌内后廉循小指之内，出其端。至少冲穴而终，以交于手太阳。伯仁曰：心为君主，尊于他脏，故其交经授受不假支别，是动则病嗌干，挟咽。心痛，渴而欲饮，心火。是为臂厥。脉循臑臂。是主心所生病者，目黄，系目系，合目眦。胁痛，脉出胁下。臑臂内后廉痛，脉循臑臂后廉。厥，掌中热痛。心主包络，所属病同。

小肠手太阳之脉，起于小指之端，手小指少泽穴，接少阴心经，循手外侧，上腕，臂骨尽处为腕。出踝中，腕下兑骨为踝。直上循臂骨下廉，出肘内侧两筋之间。上循臑臂外后廉，出肩解，脊两旁为膂，膂上两角为肩解。绕肩胛，肩解下成片骨。交肩上，上会大椎，乃左右相交于肩上，入缺盆。络心，循咽下膈，抵胃，属小肠。小肠与心为表里。其支者，从缺盆循颈上颊，至目锐眦，目外角为锐眦。却入耳中，至本经听宫穴而终。其支者，别颊上䪼目下为䪼。抵鼻，至目内眦，内角。斜络于颧。而交足太阳经。是动则病嗌痛，颔肿，不可以顾。挟咽循颈，肩似拔，臑似折。出肩循膈。是主液所生病者，小肠主液。耳聋，脉入听宫。目黄，脉至目眦。颊肿，上颊。颈、颔、肩、臑、肘、外后廉痛。

膀胱足太阳之脉，起于目内眦，睛明穴，为手足太阳、少阳、阴明五脉之会。上额，交颠[①]，顶百会穴。其支者，从巅至耳上角。其直者，从巅入络脑，还出别

---

① 颠：居敬堂本《灵枢》作“巅”。颠通巅。顶也。

下项，脑后为项，两旁为颈，前为喉。循肩髆内，肩后之下为髆。挟脊，行脊骨两旁，第一行相去各一寸五分。抵腰中，尻上横骨为腰。入循膂，挟脊肉为膂。《经别篇》又云：循膂，当心入散[①]。络肾，属膀胱。相为表里。其支者，从腰中下挟脊，贯臀，入腘中；脊中行上、次、中、下髎等处，膝后曲处为腘。其支者，从髆内左右别下，贯胛，挟脊内，脊两旁第二行，相去各三寸，自天柱而下从髆左右下贯髀膂，历尻臀，至髀枢。股外为髀，捷骨下为髀枢。循髀外，从后廉下合腘中，与前入腘者合。以下贯腨内，足肚，出外踝之后，循京骨，本经穴，足外侧赤白肉际，至小指外侧。至阴穴。以交足少阴肾经。是动则病冲头痛，上额交颠络脑。目似脱、项如拔、脉起目眦下项。脊痛，腰似折，挟背抵腰。髀不可以曲，脉过髀枢。腘如结，腨如裂，入腘贯腨。是为踝厥。脉行外踝。是主筋所生病者，主筋义未详，按太阳病多痉急，如上症，皆风伤筋也。痔，脉入肛。疟，太阳疟狂。癫疾，《癫狂篇》亦有刺太阳经者。头囟项痛，目黄，泪出，皆脉所过。鼽衄，清涕曰鼽衄，鼻血曰衄。太阳经气不能循经，上冲脑，下为鼽衄。项、背、腰、尻、腘、踹、脚皆痛，小指不用。足小指皆经脉所过。

肾足少阴之脉，起于小指之下，邪走足心，涌泉穴。出于然谷之下，本经穴，足踝前大骨陷中。循内踝之后，别人跟中，后跟。以上腨内，足肚。出腘内廉，膝后曲处。上股内后廉，贯脊，会于督脉长强穴，属肾络膀胱。相为表里，《经别篇》又云：当十四椎，出属带脉。其直者，从肾上贯肝膈，入肺中，循喉咙，挟舌本；络于横骨，终于会厌。其支者，从肺出络心，注胸中。胸之膻中，以交手厥阴心包经。是动则病饥不欲食，虚火盛则饥，脾弱则不饮食。面如漆柴，肾色黑柴，瘦也。咳吐则有血，脉入肺，故咳，唾中有血，为肾损。喝喝而喘，肾气上奔。坐而欲起，阴虚不宁。目䀮䀮[②]如无所见，瞳子属肾，水亏故也。心如悬，若饥状。脉络心。气不足则善恐，恐为肾志。心惕惕，如人将捕之，是为骨厥。肾主骨。是主肾所生病者，口热舌干，咽肿，俱肾火。上气，肾水溢于皮肤而肿，嗌干及痛，循喉咙挟舌本。烦心，心痛，脉络心。黄疸，肾水反乘脾土，或为女劳疸。肠澼，《素问·大奇论》：肾脉小沉搏，为肠澼下血。脊股内后廉痛，经脉行足之后。痿骨痿。厥，下不足则厥而上。嗜卧，少阴病但欲寐。足下热而痛。脉起足心涌泉。

心主手厥阴心包络之脉，起于胸中，出，属心包络，居心之下。下膈，历络三焦。三焦心包相表里。《邪客篇》曰：入于胸中，内络于心肺。其支者，从胸中出胁，下腋三寸，天池穴自此至中冲，皆本经穴。上抵腋下，循臑内，天泉穴。行太阴肺少阴心之间，二经中间。入肘中，曲泽穴，肘内廉陷中。下臂，行两筋之间，大陵穴，掌后两筋间横纹陷中。入掌中，劳宫穴。循中指，出其端；中冲穴。其支者，别[③]掌中，循小指次指，出其端。小指之次指，无名指也。至此，交手少阳之三焦。《经别篇》又云：循喉咙出耳后。是动则病手心热，臂肘挛急，腋肿，甚则胸胁支满，皆经脉所过。心中憺憺大动，

---

① 散：居敬堂本《灵枢》亦作“散”，疑为“肾”字之误。

② 䀮䀮：紫文阁本作“𥆧𥆧”，居敬堂本《灵枢》作“䀮䀮”。从后者为是。

③ 别：紫文阁本作“另”，今从居敬堂本《灵枢》，仍作“别”。

心主上承心君，故病略同。面赤，赤为心色。目黄，目为心使。喜笑不休。心有余则笑不休。是主脉所生病者，心主脉。烦心，心痛，掌中热。本经病。

三焦手少阳之脉，起于小指次指之端，无名指关冲穴。上出两指之间，循手表腕，臂骨尽处为腕，循本经阳池穴。出臂外两骨之间，天井穴。上贯肘，臑尽处为肘。循臑外，上肩，膊下对腋为臑。而交出足少阳：后，胆经。人缺盆，肩下横骨陷中。布膻中，上焦两乳中间。散落心包，下膈，循属三焦。与心包相表里。其支者，从膻中上出缺盆，上项，系耳后，直上出耳上角以屈，下颊，至䪼；目下为䪼。其支者，从耳后入耳中，出走耳前，过客主人前，足少阳穴，耳前上廉，起骨，交颊。至目锐眦。而交足少阳胆经。是动则病耳聋，浑浑焞焞，脉入耳中。嗌肿，喉痹。少阳相火。是主气所生病者，气分、三焦、心包，皆主相火。汗出，火蒸为汗。目锐眦痛，颊肿[①]耳后、肩、臑、肘、臂外皆痛，小指次指不用。皆经脉所过。

胆足少阳之脉，起于目锐眦，瞳子髎穴，去眦五分。上抵头角，下耳后，循颈行手少阳之前，三焦。至肩上，却交出手少阳之后，人缺盆。其支者，从耳后入耳中，过小肠听宫穴。出走耳前，至目锐眦后；瞳子髎之分。其支者，别锐眦，下大迎，胃经穴，在颔前一寸三分动脉陷中。合于手少阳，三焦。抵于䪼，下加颊车，下颈，合缺盆，与前入者相合。以下胸中，贯膈，络肝，属胆，相为表里。循胁里，腋下为胁，又名胠。出气街，出气冲、毛际两旁动脉。绕毛际，曲骨之外为毛际。横人髀厌中；即髀枢。其直者，从缺盆下腋，循胸，过季胁，胁骨之下为季胁，即肝经章门穴。下合髀厌中，以下循髀阳，循髀外，行太阴阳明之间。出膝外廉，下外辅骨之前，髀骨为辅骨。直下，抵绝骨之端。外踝上为绝骨。下出外踝之前，循足跗上，足面。入小指次指之间；足第四指窍阴穴而终。《经别篇》又云：上肝贯心，以上挟咽，出颐颔中，散于面，系目系。其支者，别跗上，人大指之间，循大指歧骨内，出其端，足大指本节后为歧骨。还贯爪甲，出三毛。大指抓甲后为三毛，以交于足厥阴肝经。是动则病口苦。胆味为苦，火赤作苦。善太息，木气不舒。心胁痛不能转侧。脉贯心胁，为肝胆往来之道，盖太阳行身后，阳明行身前，少阳行身侧也。甚则面微有尘，体无膏泽。木郁不能敷荣。足外反热，出膝外廉，外辅骨外踝。是为阳厥。少阳气逆。是主骨所生病者，骨病未泽。按：全元起云：少阳者，肝之表，肝主筋，筋会于骨是少阳之经气所荣故云。头痛，脉上头角，故偏头痛属少阳病。颔痛，脉加颊车。目锐眦痛，脉起锐眦。缺盆中肿痛，胁下肿，经脉所过。马刀侠瘿。颈项胁腋所生疮疡，少阳部分坚而不溃。汗出，少阳相火。振寒，疟。少阳居半表半里，故疟病寒热，必属少阳，胸、胁、肋、髀、膝、外至胫、绝骨、外踝前，及诸节皆痛，皆经脉所过。按：少阳行身侧，故本篇多用“外”字。

肝足厥阴之脉，起于大指撮毛之际，大敦穴 上循足跗上廉，去内踝一寸，中封穴 上踝八寸，交出太阴脾之后，上腘内廉，循股阴，股内之阴包、五里、阴廉穴。人毛中，过阴器，入阴毛中，左右环绕阴器。抵小腹，挟胃，属肝，络胆。相为表里，上贯膈，布胁肋，循喉咙之后，上入颃颡，《咽颡篇》后又曰：脉络于舌

① 肿：居敬堂本《灵枢》作：“痛”。

本。连目系，上出额，与督脉会于巅。顶上百会穴。其支者，从目系下颊里，环唇内；行任脉之外，交十环唇口。其支者，复从肝，别贯膈，上注肺。行中焦中脘之分，以交于太阴经。是动则病腰痛，肝肾为子母之脏，腰痛为母病及子。不可以挽仰。木曰曲直，筋病故然。丈夫㿗疝，脉络阴器。妇人少腹肿，脉抵小腹，妇人亦有疝，但不名疝而名瘕。甚则嗌干，脉循喉。面尘，脱色。本病不能生荣。是肝不能所生病者，本缺“主”字，胸满，脉上贯膈。呕逆，木火冲胃。飧泄，木盛克土。狐疝，脉环阴器。遗溺，肝虚，闭癃。肝火。　《经脉篇》

【素】任脉者，任、冲、督皆奇经八脉之一。起于中极之下，脐下四寸，穴名中极。任脉在中极下，始于二阴之交。会阴之穴，任由会阴而行腹，督由会阴而行背。以上毛际，循腹里，中极穴。上关元，脐下三寸穴名。至咽喉，上颐，循承浆而络于齿龈。循面人目。入目下而络于承泣。

冲脉者，起于气街，足阳明经穴，在毛际两旁。并少阴之经，肾经，《灵枢·动输篇》：冲脉与肾之大络，起于肾下，出于气街。〇《难经》、《甲乙经》并作阳明经。挟脐上行，至胸中而散。任脉当脐中而上，冲脉挟脐旁而上。〇《灵枢·五音五味篇》：冲脉、任脉皆起于胞中，上循背里，为经络之海。其浮而外者，循腹右上行，会于咽喉，别而络唇口。血气盛，则充肤热肉；血独盛，则淡渗皮肤，生毫毛。

任脉为病，男子内结七疝，女子带下瘕聚。七疝：寒、水、筋、血、气、狐、癞、也。又《灵》、《素》有心疝、肺疝、肝疝、脾疝、肾疝，及厥疝、冲疝、溃疝、癫疝、狐疝。是则五脏皆有疝，不独肾脉也。带下、瘕聚即妇人之疝。冲脉为病，逆气里急。冲任行腹里，故病在内，气有余故逆，血不足故急。督脉为病，脊强反折。督脉行背，故病在脊。冲、任、督之脉，一源而三，皆起于胞中，故《经》亦有谓冲脉为督脉者。古图经有以任脉循背者谓之督，自少腹直上者谓之任，亦谓之督也。今人率以行身背者为督，行身前者为任，从中起者为冲也。

督脉者，总督一身之阳。起于少腹以下骨中央，女子人系廷孔，阴廷之孔，即窍漏也。其孔，溺孔之端也。其络循阴器，络女子之阴器。合篡间，二阴之间。绕篡后，肛门之后。别绕臀，至少阴肾经。与巨阳太阳膀胱。中络者，合少阴上股内后廉，贯脊属肾，督脉之绕臀者，与太阳、少阴相合而行。与太阳起于目内眦，上额交巅上，入络脑，还出别下项，循肩髆内，侠脊抵腰中，人循膂络肾；此督脉并太阳而行者。其男子循茎，男子阴器。下至篡，与女子等；其少腹直上者，贯脐中央，上贯心入喉，上颐环唇，上系两目之下中央。此督脉并任脉而行者。王注云：由此观之，三脉异名而同体也。此生病，从少腹上冲心而痛，其气冲上。[①] 不得前后，大小便。为冲疝。此督脉为病，同于冲脉者。其在女子不孕，冲为血海，任主胞胎，二经病，故不孕。癃、痔、遗尿、嗌干。此督脉为病。同于冲任者，以期循喉咙，下循阴器，合篡间，绕篡后，故然也。所谓任者，女子得之以任养也。冲者，气上冲也；督者，督领经脉之海也。　《骨空论》

---

① 其气冲上：明顾从德刻本《重广补注黄帝内经素问》无此四字。当为夹注小字。

【灵】跻脉者，奇经八脉有阳跻、阴跻。少阴之别，阴跻为足少阴肾之别脉。起于然骨之后，足内踝大骨之下照海穴。上内踝之上，直上循阴股人阴，上循胸里，人缺盆，上出人迎之前，胃经穴，颈旁侠喉动脉。人烦，颧也。属目内眦，睛明穴合于太阳、阳跻而上行，阳脉始于膀胱经之申脉穴，足外踝下陷中。气并相还二气相并周旋。则为濡，润泽。目气不荣则目不合。 《脉度》

【灵】脾之大络名曰大包，出润液腋下穴。属胆经。下三寸，布胸胁。实则身尽痛，虚则百节尽皆纵。《经脉》本篇又曰：手太阴之别曰列缺，手少阴之别曰通里，手心主之别曰内关，手太阳之别曰支正，手阳明之别曰偏历，手少阳之别曰外关，足太阳之别曰飞扬，足少阳之别曰光明，足阳明之别曰大钟，足厥阴之别曰蠡沟，任脉之别曰尾翳，督脉之别曰长强，合脾之大包名十五络。

【素】胃之大络名曰虚里，贯膈络肺，出于乳下，其动应衣，脉宗气也。宗，尊也，主也。土为物母，为十二经脉之宗。盛喘数绝者则病在中；结而横有积矣；绝，不至，曰死。乳之下，其动应衣，宗气泄也，动甚气泄。 《平人气象论》

【素】圣人南面而立，前曰广明，后曰太冲，王注曰：南方火位，阳气盛大，故曰大明。在人则心脏在南，故谓前。太冲即冲脉，在下在北，故曰后，少阴肾脉与之合而盛大也。太冲之地，名曰少阴，少阴之上，名曰太阳，督脏为阴，脉行足小指之下，膀胱腑为阳脉，行足小指外侧，相为表里。太阳根起于至阴，穴在足小指外侧。结于命门，《灵枢》曰：目也，即睛明穴。名曰阴中之阳。中身而上，名曰广明，广明之下，名曰太阴，腰以上为天，腰以下为地。广明，心脏下。即太阴脾脏也。太阴之前，名曰阳明，阳明胃脉行太阴脾脉之前，相为表里。阳明根起于厉兑，穴在足大指次指之端。名曰阴中之阳。厥阴之表，名曰少阳。胆脉行肝脉之分外，肝脉行胆脉之位内，相为表里。少阳根起于窍阴，穴在足小指次指之端。名曰阴中之少阳。是故三阳之离合也，吴注：行表行里谓之离，阴阳配偶谓之合。太阳为开，阳明为合，少阳为枢。太阳在表，敷布阳气。阳明在表之里，收纳阳气。少阳在表里之间，转输阳气。《灵枢》三句同。三经者。不得相失也，搏而勿浮，命曰一阳。吴注：搏手冲和，无复三阳之别。外者为阳，内者为阴，阳脉行表，阴脉行里。然则中为阴，阴主内。其冲在下，名曰太阴，脾脉在冲脉之上。太阴根起于隐白，穴在足大指端。名曰阴中之阳。太阴之后，名曰少阴，肾脉行脾之后。少阴根起于涌泉，穴在足心。名曰阴中之少阴。少阴之前，名曰厥阴，厥阴肝脉，上踝八寸，交出太阴脾经之后，始行少阴肾经之前，前此则否。厥阴根起于大敦，穴在足大指三毛中。阴之绝阳，厥阴主十月，为阳之尽。是故三阴之离合也，太阴为开，厥阴为合，少阴为枢。太阴为至阴，敷布阴气；厥阴阴之尽，受纳阴气。肾气不充，则开合失常。故为枢。三经者，不得相失也，搏而勿沉，命曰一阴。阴阳数之可千，推之可万，然其要则本之一阴一阳，张子所谓“一故神，两故化”也。 《阴阳离合论》

【素】阳明，两阳合明也。三月辰主左足阳明，四月巳主右足阳明，为两阳合

明[①]。厥阴，两阴交尽也。九月戌主右足厥阴，十月亥主左足厥阴，为两阴交尽。[①]《至真要大论》

【素】三阳为交。[②] 三阳，太阳也，总督诸阳。二阳为卫，二阳，阳明也，御邪扶生。一阳为纪。一阳，少阳也，纲纪形气。三阴为母，三阴，太阴也，育养资生。二阴为雌，二阴，少阴也，为牝脏。一阴为独使，二阴，厥阴也，善谋虑，为使。　《阴阳类论》

【灵】营气之道，内谷为宝。气之清者为营，成于水，合所化精微之气。谷入于胃，乃传之肺，脾为传精于肺。流溢于中，布散于外，肺为传，相为布散于中外。精专者行于经隧，精之专者化为营，循行正经之隧道。常营无已，终而复始，是谓天地之纪。故气从太阴出[③]营气之行，每日从手太阴肺始。注手阳明，大肠经。上行注足阳明，胃经，下行至跗上，足面，注大指间，与太阴合，足大指隐白穴，合足太阴。上行抵髀。股髀内廉。从脾注心中，循手少阴心出腋下臂，注小指，手小指心经少泽穴。合手太阳，至小指外侧，合小肠经。上行乘腋出䪼内，目下。注目内眦。睛明穴，足太阳膀胱经。上巅，下项，合足太阳膀胱经循脊，下尻，脊骨尽处。下行注小指之端，足小指，膀胱经至阴穴。循足心，斜趋足心，肾经涌泉穴，注足少阴，上行注肾，从肾注心，手厥阴心包经。外散于胸中。循心主脉即心包络出腋下臂，出两筋之间，心包经大陵穴。入掌中，劳宫穴。出中指之端，中冲穴，心包经尽处。还注小指次指之端，手第四指关冲穴，属手少阳三焦经，合手少阳[④]三焦上行注膻中，两乳中间。散于三焦，从三焦注胆，出胁注足少阳，胆经。下行至跗上，足面。复从跗注大指间，足厥阴肝经，大敦穴。合足厥阴，上行至肝，至此而终。从肝上注肺，复行肺经。上循喉咙，入颃颡之窍，咽颡，究于畜门[⑤]未详。新校正云：疑即贲门。其支别者，上额，循巅，下项中，循脊入骶，音邸。脊骨尽处。是督脉也，络阴器，上过毛中，入脐中，上循腹里，入缺盆，马注：此任脉也。下注肺中，复出太阴。终而复始。此营气之所行也，逆顺之常也。顺行逆行，皆合常数。　《营卫》

【灵】人受气于谷，谷入于胃。以传与肺，五脏六腑，皆以受气。胃升精于肺，肺散精于脏腑。其清者为营，浊者为卫，《素问》曰：营者，水谷之精气；卫者，水谷之悍气。营在脉中，阴性精专，随宗气以行经遂之中。卫在脉外，阳性慓悍滑利，不入于脉而自行于皮肤分肉之间。《卫气篇》曰：其浮气之不循经者，为卫气；其精气之行于经营，为营气。营周不休，五十而复大会，阴阳相贯，如环无端。卫气行于阴二十五度，行于阳二十五度，分为昼夜，故气至阳起，至阴而止。故曰：日中而阳陇如陇高起。为重阳，夜半而阴陇为重阴。故太阴主内，太

---

① “两阳合明”、“两阴交尽”：此引《灵枢·系日月论》有关经文注解，可参看《灵枢》“阴阳系日月第四十一”。

② 三阳为交：明顾从德本《重广补注黄帝内经素问·阴阳类论》作“三阳为父”，意谓“督济群小，言高尊也”。

③ 出：原本“出”字置下旬“注手阳明”前，今据明·顾刻本乙正。

④ 合手少阳：原本为“手太阳”，据明·顾从德本改。

⑤ 究于畜门：究。穷也，极也。畜，养也，积也。此或指营气出循而终返水谷之海，即阳明胃口等部位。

阳主外，各行二十五度，分为昼夜。夜半为阴陇，夜半后而为阴衰，平旦阴尽而阳受气矣。日中为阳陇，日西而阳衰，日入阳尽而阴受气矣。夜半而大会，阴阳交会。万民皆卧，命日合阴。平旦阴尽而阳受气，如是无已，与天地同纪。《营卫生会》

【灵】阳主昼，阴主夜。故卫气之行，一日一夜五十周在，昼日行于阳二十五周，夜行于阴二十五周，①是故平旦阴尽阳气出于目，睛明穴，太阳经。目张则气上行于头，循项下足太阳膀胱经始循背下至小指之端。足小指至阴穴，其散者，在头而散者，别于目锐眦，下手太阳，小肠经。下至手小指之间外侧，本经少泽穴。其散者，别于目锐眦，下足少阳，胆经之瞳子髎，注小指次指之间，足第四指之窍阴穴。以上循手少阳之分，三焦经侧下至小指之间，小指次指之端，即无名指之关冲穴，别者以上至耳前，合于颔脉，注足阳明，胃经以下行至跗上，入五指当作次。之间。本经厉兑穴。其散者，从耳下下手阳明，大肠经之迎香穴，在鼻旁，入大指当作次者。之间，本经商阳穴。入掌中。其至于足也，入足心，少阴肾经涌泉穴，交于阴。出内踝下，行阴分，复会于目，夜行阴分，至明日复会于足太阳睛明穴。故为一周。一日一夜，水下百刻而五十度毕。……阳尽于阴，阴受气矣。其始于阴，常从足少阴注于肾，气行于阴则寐，故“少阴病但欲寐”。肾注于心，手少阴心注于肺，手太阴肺主于肝，足厥阴肝注于脾，足太阴脾复注于肾为周，阴分有五脏，而缺手厥阴心包经。按《邪客篇》言：少阴脉曰：诸邪之在心者，皆在于心包络，其余脉出入屈折，行之疾徐，皆如手少阴心主之脉行也。……人气行于阴脏一周，……亦如阳行之二十五周，而复合于目。又自睛明穴起。《卫气行》

【灵】营出于中焦，中脘穴为中焦，胃中谷气传化精微为血。卫出下焦，脐下一寸阴交穴为下焦，其阳气上升为卫气。愿闻三焦之所出。曰：上焦出于胃上口，上焦即膻中，宗气积焉，胃口上脘当其分。并咽上喉咙司呼吸。以上贯膈，而布胸中，即膻中之分。走腋，循太阴之分而行，手太阴肺经，还至阳明，行手阳明大肠。上至舌，下足阳明，胃经又行脾、行心、行小肠、膀胱、肾、心包、三焦、胆、肝，复行于手太阴肺。常与营俱行二十五度，行于阴亦二十五度一周也。故五十度而复大会于手太阴矣。此言上焦宗气与营气同行经隧之中。中焦亦并胃中，胃之中脘。出上焦之后，之下，此所受气者，泌糟粕，泌别糟粕下行。蒸津液。蒸腾津液上行。化其精微，上注于肺脉，乃化而为血，以奉生身，莫贵于此，故独得行于经隧，命日营气。所谓“营出中焦”也。

曰：夫血之与气。异名同类，何谓也？曰：营卫者，精气也。水谷之精气。血者，神气也。精能生神，神无所丽，必依精血。故血之与气异名同类焉。故夺血者无汗，夺汗者无血。故人有两死而无两生。汗者，心之液，即血也，凡脱血者，无再发其汗。发汗者，无再去其血，若两伤之，则有两死而无两生矣也。下焦者，别回肠，大肠。注于膀胱，而渗入焉。故水谷者，常并居于胃中，成糟粕，而俱下于大肠而成下焦，三停分之，此居下焉，

① 夜行于阴二十五周：明顾刻本《灵枢》此句之后有“周于五脏”四字。

渗而俱下，济泌别汁，循下焦而渗入膀胱焉。其浊气下行则为二便，其清气升于上中二焦者，则为卫气而流行于六阴六阳也。帝曰：善。

上焦如雾，如雾之氤氲。中焦如沤，如沤之上浮，下焦如渎，如渎之蓄密。按：本节仅言下焦如渎，而未及卫出于下焦。此之谓也。昂按："此岐黄所说三焦在上中下三空处，古人所谓"有名无形"者是也。马玄台乃云：此不得为三焦而割右肾以为三焦之腑，窃谓五脏六腑各有定位，肾居五脏之一，本有两枚，焉得割其右者，另为一腑乎？于三焦三字之义何以称焉？　《营卫生会》

【灵】脉行之逆顺奈何？有自上而上者，有自下而上者。曰：手之三阴，从脏走手。为顺。手太阴肺从中府而走大指之少商；少阴心从极泉而走手小指之少冲；厥阴心包从天池而走手中指之中冲。手之三阳，从手走头。为顺。手阳明大肠从手四指商阳而走头。为顺。手阳明大肠从手四指商阳而走头之迎香；太阳小肠从手小指少泽而走头之听宫；少阳三焦从手四指关冲而走头之丝竹空。足之三阳，从头走足。为顺。足太阳膀胱从头睛明而走足小指之至阴；阳明胃从头头维而走足次指之厉兑，少阳胆从头瞳子髎走足四指之窍阴。足之三阴，从足走腹。为顺。足太阴脾从足大指隐白而走腹之大包；少阴肾从足心涌泉而走腹之俞府；厥阴肝从足大指大敦而走腹之期门。若如此转行者，则为逆行也。少阴之脉独下行何也？足之三阴从足手腹，独少阴肾脉下行，与肝、脾直行者别。曰：夫冲脉者，五脏六腑之海也，五脏六腑皆禀焉。冲为血海，故脏腑皆禀气。其上者，出于颃颡，咽颡。渗诸阳，灌诸精。自下冲上故目冲。其下者，复有下行者。注少阴之大络，肾之大络名大钟穴。肾脉下行者，正以冲脉，入肾之络与之并行也。出于气街，冲脉起于肾下，出于阳明气冲穴，即气街。循阴股内廉，入腘中，膝后曲处。伏行骭一作骱。骨内，下至内踝之后，属而别。其下者，并于少阴之经，渗三阴；肝、脾、肾。其前者，伏行出跗属，下循跗，入大指间，循足面下涌泉，入足大指。渗诸络而温肌肉。冲脉上灌下渗，如是所以为脏腑之海，而肾脉因之下行也。　《逆顺肥瘦》

【灵】手少阴之脉，独无腧，何也？无治病之俞穴。曰：少阴，心脉也。心者，五脏六腑之大主也，精神之所舍也，其脏坚固，邪弗能容也。心为君主，不易受邪。容之则心伤，心伤则神去，神去则死矣。邪中于心则立死。故诸邪之在于心者，皆在于心之包络，包络者，心主之脉也，故独无俞焉。包络同于心主之脉，故即以心主名之。少阴独无腧者，不病乎？曰：其外经病经络。而脏不病，心脏。故独取其经于掌后锐骨之端。治其络者，独取掌后锐骨。本经之神门穴而已。其余脉出入屈折，其行之疾徐，皆如手少阴心主之脉行也。故治手少阴者，即治心包络经。按：《九针篇》云：阳中之太阳，心也。其原出于大陵，大陵系心包经穴，以心包代君行事，故不目本经之神门，而日心包之大陵，在掌后两筋间横纹陷中。《邪客》

【素】春气在经脉，木气疏通。夏气在孙络，火气充满。长夏气在肌肉，土主肌肉。秋气在皮肤，肺主皮肤。其气轻清。冬气在骨髓中。肾主骨髓，其气深沉。　《四时刺逆从论》

【素】夫人之常数，太阳常多血少气，少阳常少血多气，阳明常多气多血，少阴常少血多气，厥阴常多血少气，太阴常多气少血。张注：人之脏腑，雌雄相合，自有常数。阳有余则阴不足，阴有余则阳不足。故太阳多血少气，则少阴少血多气；少阳少血多气，则厥阴多血少气，惟阳明气血皆多，盖水谷之海，血气之所以生也。按：《灵枢·五音五味篇》：厥阴常多气少血，太阴常多血少气，与此不同，当以《素问》为正。足太阳与少阴为表里，膀胱、肾，少阳与厥阴为表里，胆、肝。阳明与太阴为表里，胃、脾，手太阳与少阴为表里，小肠、心。少阳与心主为表里。三焦、心包。阳明与太阴为表里。大肠、肺。凡腑皆属阳，主表，脏皆属阴，主里。一阴一阳，一腑一脏，相为配合。《血气形志篇》

【灵】五脏五腧，腧、穴也。五者，井、荥、俞、经、合也。五五二十五俞，六腑六俞，六府多原俞。六六三十六俞，经脉十二，络脉十五，五脏六腑，加心包为十二经，经有十二络穴，再加督之长强，肝之尾翳，脾之大包，为十五络。凡二十七气以上下，所出为井，如水始出，为井穴，肺少商，心少冲，肝大敦，脾隐白，肾涌泉，心包中冲，为木；大肠商阳，小肠少泽，胆窍阴，胃厉兑，膀胱至阴，三焦关冲，为金。所溜流为荥，流如小水为荥穴。肺鱼际，心少府，肝行间，脾大都，肾然谷，心包劳宫，为火；大肠二间，小肠前谷，胆侠谿，胃内庭，膀胱通谷，三焦液门，为水。所注为输，一作腧，从此而注为输穴。肺太渊，心神门，肝太冲，脾太白，肾太谿，心包大陵，为土；大肠三间，小肠后谿，胆临泣，胃陷谷，膀胱束骨，三焦中渚，为水。○此下六腑多原穴：大肠合谷，小肠腕骨，胆丘墟，胃冲阳，膀胱京骨，三焦阳池。所行为经，又从而为经穴：肺经渠，心灵道，肝中封，脾商丘，肾复溜，心包间使，为金；大肠阳间，小肠阳谷，胆阳辅，胃解间，膀胱昆仑，三焦支沟，为火。所人为合，从此会合为穴：肺尺泽，心少海，肝曲泉，脾阴陵泉，肾阴谷，心包曲泽，为水；大肠曲泉，小肠少海，胆阳陵泉，胃三里，膀胱委中，三焦天井，为土。二十七气所行，皆在一腧也，节之交，三百六十五会，所言节者，神气之所游行出入也，非皮肉筋骨也。欲行针者，当守其神，欲守神者，当知其节。○此言刺法，然经穴所过，凡医皆当知之，故次于此。《九针十二原》

【素】天有宿度，地有经水，地有十二水。人有经脉。十二经脉。天地温和，则经水安静；天寒地冻，则经水凝泣；涩。天暑地热，则经水沸溢；卒风暴起，则经水波涌而陇起。夫邪之入于脉也，寒则血凝泣，暑则气淖泽。虚邪因而入客，亦如经水之得风也。经水之动脉，其至也亦时陇起，其行于脉中循循然，其至寸口中手也，时大时小，大则邪至，小则平，其行无常处，在阴与阳，不可为度。《离合真邪论》

素问灵枢类纂约注·卷中

病机第三

【素】五气更立，五行之气。各有所胜，盛虚之变，此其常也。春胜长夏，夏十八日为长夏，木克土。长夏胜冬，土克水。冬胜夏，水克火。夏胜秋，火克金。秋胜春，金克木。所谓得五行时之胜，五行皆以生时为胜。各以气命其脏。如春气与属肝之类。求其至也，皆归始春，至气至也。吴注：春为四时之长，其气不合于时则五脏更相克，胜邪僻多矣。《玉机真脏论》：春脉者肝也，东方木也，万物之所始生也。未至而至，此谓太过，则薄所不胜，而乘所胜也，命日气淫。气有余则侮所不胜，而乘其所胜。如木气有余则反侮金，而乘脾土之类是也。至而不至，此谓不及，则所胜妄行，而所生受病，所不胜薄之也，命日气迫。气不足则已所胜者，无所畏而妄行；生已者，遇妄行之克而受病。已所不胜者乘之，而贼薄我。如：木不足，不能制土，土无所畏而妄行，生我之水被土凌而生病，已所不胜之金，乘之而薄我也。　《六节脏象论》

【素】夫邪气之客于身也，以胜相加，邪气感人，皆以气胜相凌。如：木病由金胜，土病由木胜之类。至其所生而愈，已所生者，如肝病愈于夏，心病愈于长夏之类。至其所不胜而甚，克已者，如肝病甚于秋，心病甚于冬之类。至其所生而持，生已者，如肝病持于冬，心病持于春之类。自得其位而起。逢已之王，如肝病起于春，心病起于夏之类。必先定五脏之脉，如弦、钩、软、毛、石之类。乃可言间甚之时，死生之期也。皆以生克为断。　《脏气法时论》

【素】阴阳者，天地之道也，万物之纲纪，变化之父母，生杀之本始，神明之府也，治病必求其本。必先明于阴阳，凡人之脏腑气血，气之风寒暑湿，病之表里上下，脉之迟数浮沉，药之温平寒热，皆不外阴阳二义。故积阳为天，积阴为地。阴静阳躁，阳生阴长，阳杀阴藏。《天元纪大论》曰：天以阳生阴长，地以阳杀阴藏。新校正云：干阳也，位戌亥，九月十月万物之收杀也，孰谓无阳杀之理哉！阳化气，阴成形。寒极生热，热极生寒。阴阳之理，极则变生。即大《易》“老变而少不变”之义。寒气生浊，热气生清。清气在下，则生飧泄；浊气在上，则生䐜音嗔胀。此阴阳反作，病之逆从也。阴阳相反，清浊易位，则为逆，顺则为从矣。故清阳为天，浊阴为地；地气上为云，天气下为雨；雨出地气，云出天气。天地相交，雪行雨施，而后能生化万物。以人言之，饮食入胃，游溢精气，上输于脾，脾气散精，上归于肺，是地气上为云也。肺行下降之令，通调水道，下输膀胱，水精四布，是“天气下为雨”也。《六微旨大论》云：升已而降，降者谓地，是“雨出地气”也。降已而升，升者谓天，是“云出天气”也，此皆上下相输应也，故互言之。故清阳出上窍，耳、目、口、鼻。浊阴出下窍；前后三阴。清阳发腠理，阳主外。浊阴走五脏；阴主内。清阳实四肢，四肢为诸阳之本。浊阴归六腑。传化五谷。

水为阴，火为阳。人身之水火。阳为气，阴为味。味归形，形归气。气归精，精归化。王注：形食味，故味归形。气生形，故形归气。精食气，故气归精。化生精，故精归化。精食气，形食味。气和精生，味和形长。化生精，气生形。神能生精，气能生形。味伤形，气伤精。味太过则偏胜，故伤形。“气有余便是火”，故伤精。精化为气，气伤于味。食伤则气息。阴味出下窍，便溺。阳气出上窍，精神。味厚者为阴，薄为阴之阳；气厚者为阳，薄为阳之阴。味厚则泄，纯阴下降，故能泻火。薄则通。薄但通利，不至大泄。气薄则发泄，能发汗升散。厚则发热。气厚纯阳能补阳。壮火之气衰，少火之气壮。壮已必衰，少已则壮。壮火食气，气食少火；壮火散气，少火生气。火即气也。火壮则能耗散元气，故曰“气食少火”。盖人身赖此火以有生，亦因此火而致病，但可使之和平，而不可使之亢盛，以亢则必致害耳。马注：乃以此段解作药味，反訾王注为不明，引东垣《用药法象》以实之，而曰用气味太厚之药，壮火之品，则吾人之气不能当之而反衰矣。是桂、附永无可用之期也，有是理乎？叛经背道，贻误后学，不可不辨也。气味辛甘发散为阳，酸苦涌泄为阴。此处加“气味”二字别之，则上文专言气而不言味可知矣，安得以壮火属之药味乎？辛散甘缓，故发散为阳；酸收苦泄，故涌泄为阴。

阴胜则阳病，阳胜则阴病。阳胜则热，阴胜则寒。重寒则热，重热则寒。物极则反。

寒伤形，寒由形感。热伤气。热则气泄，亦犹壮火食气之义。

气伤痛，形伤肿。故先痛而后肿者，气伤形也；先肿而后痛者，形伤气也。

风胜则动，眩运搐搦。热胜则肿，痈疡痤疿。燥胜则干，津液枯涸，皮肤皱揭。寒胜则浮，寒变为热，神气乃浮。湿胜则濡泻。土不能防水，而水反侮土。

天有四时五行，以生长收藏，以生寒、暑、燥、湿、风；外感五邪，水寒、火暑、金燥、土湿、木风。人有五脏化五气，以生喜、怒、悲、忧、恐。内伤五邪，心喜、肝怒、肺悲、脾忧、肾恐。故喜怒伤气，寒暑伤形；暴怒伤阴，暴喜伤阳。厥气上行，满脉去形。逆气上行，能满溢于经络，而令神气离形。喜怒不节，内伤。寒暑过度，外感。生乃不固。故重阴必阳，重阳必阴。阴证反似阳，阳证反似阴。

故曰：冬伤于寒，春必病温；寒毒最为杀厉，伏藏内里，至春变为温病，至夏变为热病。春伤于风，夏生飧泄。风木克土。夏伤于暑，秋必痎疟；暑热伏藏，复感秋风，必为寒热之疟。秋伤于湿，冬生咳嗽，王注：秋湿既多，冬水复王，寒湿相搏，故嗽。喻嘉言改作秋伤于燥，多事。

故曰：天地者，万物之上下也；阴阳者，血气之男女也；左右者，阴阳之道路也；水火者，阴阳之征兆也；阴阳者，万物之能始也。资始成能。

故曰：阴在内，阳之守也；为阳营守。阳在外，阴之使也。为捍。阳胜则身热，腠理闭，喘粗，腠理不开而气并于鼻，故喘粗。为之俯仰，不安之貌。汗不

出阳胜　而腠理闭，故无汗。面热[①]，齿干，阳明热盛。以烦冤，腹满死，热胀，内外合邪，故死。能作耐冬不能夏；夏为火令，冬尚可耐。阴胜则身寒汗出，阴胜多汗，阳虚不能卫外。身常清，冷。数慄而寒，寒则厥，四肢逆冷。厥则腹满死，寒胀，能夏不能冬。冬为水令。　《阴阳应象大论》

【素】阴阳异位，更实更虚，更逆更从，或从内，或从外，所从不同，故病异名也。阳者，天气也，主外；阴者，地气也，主内。阴阳异位。故阳道实，阴道虚。更实更虚。吴鹤皋加"阴道实，阳道虚"句。故犯贼风虚邪者，阳受之。食饮不节，起居不时者，阴受之。外感阳受，内伤阴受，所谓从内从外。阳受之则人六腑，阴受之则人五脏。腑属阳，脏属阴。人六腑则身热不时卧，上为喘呼；人五脏则䐜满闭塞，下为飧泄，久为肠澼。便血下痢。故喉主天气，咽主地气。肺系属喉，司呼吸，受气于鼻。胃系属咽，纳水谷，受气于口。故阳受风气，风为阳邪。阴受湿气。湿为阴邪。故阴气从足上行至头，而下行从臂至指端；阳气从手上行至头，而下行至足。《灵枢》曰：手三阴，从脏走手；手三阳，从手走头；足三阳，从头走足；足三阴，从足走腹。所谓逆从，更从也。故曰：阳病者，上行极而下；阴病者，下行极而上。故伤于风者，上先受之；风为天气，极则下行。伤于湿者，下先受之。湿为地气，极则上行。《太阴阳明论》

【素】阴虚则外寒，阳受气于上焦，以温皮肤分肉之间，今寒气在外，则上焦不通，上焦不通，则寒气独留于外，故寒慄。阳虚之人，无以卫外，虽不感邪，亦必畏寒。阴虚生内热。有所劳倦，形气衰少，谷气不盛，形劳，气虚，食少，此内伤之症。上焦不行，下脘不通，胃气热，虚而生热。热气熏胸中，故内热。阴虚之人，水不能制火，则内热自生。阳盛生外热，上焦不通利，则皮肤致密，腠理闭塞，玄府汗孔也。不通，卫气不得泄越，故外热。此令人外感伤寒之症。阴盛生内寒，厥气上逆，寒气积于胸中而不泻，不泻则温气去，寒独留，则血凝泣，涩凝则脉不通，其脉盛大以涩，故中寒。昂按：阴盛中寒，血涩之人，何以反得盛大之脉？《调经论篇》[②]

【素】阳气者，若天与日，失其所则折寿而不彰。故天运当以日光明。人之有阳，犹天有日。是故阳因而上，卫外者也。因于寒，欲如运枢，如枢运动，则寒气散。起居如惊，神气乃浮。经曰：寒胜则浮。盖寒变为热，令人起居惊扰，而神气浮越。

因于暑，汗，暑多挟湿，挟虚，故多汗。烦则喘喝，静则多言。暑先入心，而热熏肺，故烦喘多言。体若燔炭，汗出而散。暑症无甚热，不宜汗。若热如燔炭，必汗以散之。

因于湿，首如裹。头目昏重，如物裹之。湿热不攘，大筋緛音软。短，小筋弛长，更短为拘，弛长为痿。筋受热则缩而短，故拘急；受湿则弛而长，故痿躄。

因于气，为肿，气伤形而为肿。四维相代，阳气乃坏。王注：筋骨血肉，更代

① 面热：明顾刻本作"而热。"。
② 《调经论篇》：汪氏于该篇所引"阴虚则外寒"、"阴虚生内热"、"阳盛生外热"、"阴盛生内寒"均黄、岐问对。此则省文引述。

而坏。马注：四维，四肢也。按《至真要大论》：彼春之暖。为夏之暑；彼秋之忿，为冬之怒。谨按“四维斤候皆归”则四维乃四时也。二句总结上文四段，言感此邪者，更厉寒暑之代谢，则阳气尽坏矣，非单指因气而言也。

阳气者，烦劳则张，精绝，气张于外，精绝于中。辟积于夏，如衣襞积。使人煎厥。煎烦厥逆。目盲不可以视，耳闭不可以听，精绝所致。溃溃乎若坏都，汩汩乎不容止。

阳气者，大怒则形气绝岁，常行之经气阻绝，不周于形体。而血菀郁同于上。使人薄厥。有升无降而厥逆。有伤于筋，纵，其若不容，纵缓不能为容止。汗出偏沮，使人偏枯。沮，止也。偏，不遍也。阳气不能周于一身，无汗之处，必有半身不隧之患。汗出见湿，乃生痤痱。痤，痔也；痱，风疹也。高同膏粱之变，足能也。生大丁。受如持虚。王注：如持虚器以受邪毒。吴注：初起之时，不觉其重，劳汗当风，寒薄为皶，粉刺，郁乃痤。久则为痤。

阳气者，精则养神，柔则养筋。开合不得，寒气从之，乃生大偻。身形拘急，俯偻。吴注：此阳气受伤，不能养筋也。陷脉为瘘，漏也，音闾，亦音漏。寒气陷入血中，而疡漏。留连肉腠，俞气化薄，传为善畏，及为惊骇。寒气留连于肉腠之间。由俞穴传化而薄于脏腑，则为恐畏惊骇。此阳气被伤，不能养神也。营气不从顺①，逆于肉理，乃生痈肿。营血逆于肉之条理，热聚为痈。魄汗未尽，形弱而气烁，穴俞以闭，发为风疟。汗未止而为风暑之气所烁，闭于穴俞，则发为风疟，故下文接言风。

故风者，百病之始也。清静则肉腠闭拒，虽有大风苛毒，莫之能害，此因时之序也。

故阳气者，一日而主外，卫气昼行于阳二十五度。平旦人气生，日中而阳气隆，日西而阳气已虚，气门乃闭，气门谓玄府，即汗孔。是故暮而收拒，阴气藏，宜收敛，无扰筋骨，无见雾露，反此三时，旦、中、暮。形乃困薄。

风客淫气，风之客邪，淫乱于气。精乃亡，邪伤肝也。风气通于肝，风能生热，故伤精。因而饱食，筋脉横解，肠游为痔。风木克制脾土，而为肠风、血痔之症。

因而大饮则气逆。饮多则肺布叶举，故气逆。因而强力，用力过度，或入房太甚，肾气乃伤，高骨乃坏。腰间命门穴上，有骨高起。

凡阴阳之要，阳密乃固。两者不和，若春无秋，若冬无夏，因而和之，是谓圣度。故阳强不能密，阴气乃绝；无阳则阴无从生。阴平阳秘，精神乃治；阴阳离决，精气乃绝。《生气通天论》

【素】五气所病：心为噫，嗳同。《脉解篇》云：上走心为噫者，阴盛而上走于阳明，阳明络属心也。肺为咳，肺属金，邪中之，则有声。肝为语，肝属木，木欲舒，故为语。脾为吞，坤土翕受为吞。肾为欠、为嚏，阴阳相引，故呵欠。人之阳气和利，备于心，出于鼻，而为嚏。盖肾络上通于肺也。胃为气逆、为哕、为恐。哕，气牾也，俗作呃忒。寒盛气逆，故哕。肾志为恐，土下克水，故恐。大肠、小肠为泄，二经虚则泄利。下焦溢为水，不能蓄蓄，溢而为水。膀胱不利为癃，不约为遗溺，热实则隆闭，虚寒则遗溺。胆为怒，刚决善怒。是谓五病。

① 营气不从顺：明·顾刻本此句无“顺”字。

五精所并：精并于心则喜，并于肺则悲，并于肝则忧，并于脾则畏，并于肾则恐，是谓五并，虚而相并者也。

五病所发：阴病发于骨，骨属少阴。阳病发于血，阳动阴静，阳乘阴而发于血。阴病发于肉，肉属太阴。阳病发于冬，阳不能敌阴。阴病发于夏，阴不能胜阳。是谓五发。

五邪所乱：邪入于阳则狂，火盛狂颠。邪入于阴则痹，痹者，闭也。搏阳则为巅疾，头为六阳之会，邪搏阳分则为巅顶之疾，搏阴阳为瘖，三阴脉连舌循喉，邪搏之，则不能言。搏，《灵枢》俱作转。阳入之阴则静，阳邪传入阴分则静。阴出之阳则怒，阴邪传出阳分则怒。是谓五乱。

五劳所伤：久视伤血，目得血而能视，久卧伤气，久坐伤肉，久立伤骨，久行伤筋，是谓五劳所伤。　《宣明五气篇》《灵枢·九针论》并同

【素】春善病鼽衄，春病在头。鼻水曰鼽，鼻血曰衄。仲夏善病胸胁，长夏善病洞泄寒中，秋善病风疟，冬善病痹厥。《金匮真言论》

【素】神有余则笑不休，心藏神，心在声为笑，在志为喜。神不足则悲。气有余则喘咳上气，肺藏气。不足则息利少气。《灵枢·本神篇》作鼻息不利，少气。血有余则怒，肝藏血，在志为怒。不足则恐。形有余则腹胀，脾藏形。泾溲不利，土克水。不足则四肢不用。脾主四肢，虚则四肢不随人用。志有余则腹胀飧泄，肾藏志，为胃之关，故或胀或泻。不足则厥。《厥论》：阳气衰于下，则为寒厥；阴气衰于下则为热厥。

帝曰：余已闻虚实之形，不知其何以生？曰：气血以并，阴阳相倾，血为阴，气为阳。气乱于卫，血逆于经，血气离居，一实一虚。并则分离，阴阳不交。血并于阴，气并于阳，故为惊狂；血并于阳，气并于阴，乃为炅中。热中。血并于上，气并于下，心烦惋，善怒；马注：惋，当作悗，读为闷。血并于下，气并于上，乱而善忘。按：《灵枢·大惑论》：上气不足，下气有余，肠胃实而心肺虚，虚则营卫留于下，久之不以时上，故善忘。

血气者，喜温而恶寒，寒则泣涩不能流，温则消而去之，是故气之所并为血虚。有阳无阴。血之所并为气虚。有阴无阳。有者为实，无者为虚，故气并则无血，血并则无气，今血与气相失，故为虚焉。络之与孙脉，俱输于经，血与气并，则为实焉。血之与气，并走于上，则为大厥，下不足，故并走于上而厥逆。厥则暴死。气复反则生，不反则死。

夫邪之生也，或生于阴，或生于阳。其生于阳者，得之风雨寒暑；外感阳受。其生于阴者，得之饮食居处，阴阳喜怒。内伤阴受。

风雨之伤人也，先客于皮肤，传入于孙络，孙络满则传入于络脉，络脉满则输于大经脉。《皮部论》曰：百病之始生也，必先于皮毛。邪中之，则腠理开，开则入客于络脉，络脉满则注于络脉，经脉满则舍于脏腑也。血气与邪并客于分腠之间，其脉坚大，故曰实。实者外坚充满，不可按之，按之则痛。

寒湿之中人也，皮肤不收，金元起曰：不仁也。《甲乙》、《太素》无不字。肌肉坚紧，荣血泣，卫气去，故日虚。虚者聂辟，聂皱襞积。气不足，按之则气足以温之，故快然而不痛。　《调经论》

【灵】风雨寒热，外感之邪，不得虚，

邪不能独伤人。卒然逢疾风暴雨而不病者，盖无虚，故邪不能独伤人。此必因虚邪之风，天有八方虚实之风，实风主长养万物，虚风伤人，主杀主害。与其身形，人有身形虚实之别。两虚相得，乃客其形。两实相逢，众人肉坚，其中虚邪也，因于天时，与其身形，参以虚实，大病及成。气有定舍，因处为名，因邪所舍之处属某经，则名为某病。上下中外，分为三员。马注：人身自从言之，则以上中下三部；自横言之，则以在表在里，在半表半里为三部，故病有中上、中下、中表、中里之异。是故虚邪之中人也，始于皮肤，在表。皮肤缓则腠理开，开则邪从毛发人，入则抵深，深则毛发立，竖。毛发立则淅然，寒貌。故皮肤痛。留而不去，则传舍于络脉，在络之时，痛于肌肉，其痛之时息，大经乃代。络邪传经。留而不去，传舍于经，在经之时，洒淅喜惊，外则恶寒，内则善惊。留而不去，传舍于输六经之俞穴。在输之时，六经不通四肢，邪气阻隔。则肢节痛，腰脊乃强。留而不去，传舍于伏冲之脉。《岁露篇》论疟曰：入脊内，注于伏冲之脉。《素问》又作"伏膂之脉。王注：谓膂筋之间，肾脉之伏行者也。巢元方作"伏冲"。谓冲脉之上行者也。体重身痛①。留而不去，传舍于肠胃，经邪入府。贲奔响腹胀，多寒则肠鸣飧泄，食不化，多热则溏出糜。便溏如糜。留而不去传舍于肠胃之外，膜原之间，皮里膜外，留着于脉，稽留而不去，息而成积。邪气淫佚，不可胜论。

起居不节，用力过度，则络脉伤。阳络伤三阳之络。则血外溢，血外溢则衄血；鼻血，衄，女六切。阴络伤三阴之络。则血内溢，血内溢则后血。便血，肠胃之络伤，则血溢于肠外，肠外有寒，汁沫与血相搏，则并合凝聚不得散。而积成矣。　《百病始生》

【素】风者百病之长也。今风寒客于人，使人毫毛毕直，皮肤闭而为热，当是之时，可汗而发也；或痹不仁，肿痛，风寒伤形则肿，伤气则痛。当是之时，可汤熨及火灸刺而去之。汤药、蒸熨、火灸、针刺四法。弗治，病人舍于肺，名日肺痹，阳入之阴则痹，发咳，上气；弗治，肺即传 而行之肝，金克木。病名曰肝痹，一名曰厥，王注：肝脉通胆，善怒，气逆故厥。胁痛出食，肝气逆，故食入反出。当是之时，可按按摩导引。若刺耳；弗治，肝传之脾，木克土。病名曰脾风，木盛生风。发瘅。王注：黄瘅。腹中热，烦心出黄，便出色黄。当此之时，可按，可药，可浴；弗治，脾传之肾，土克水，病名曰疝瘕，少腹冤热而痛，出白，便出色白，淫浊之类。一名曰蛊，如虫侵饮。当此之时，可按可药；弗治，肾传之心，水克火。病筋脉相引而急，病名日黄②，音异，《灵枢》曰：心脉急甚，为黄疭。肾水不生，心虚血燥，不能荣筋也。当此之时，可灸可药；弗治，满十日，法当死。肾因传之心，心即复反传而行之肺，再传，火又克金。发寒热，法当三岁死。此亦言其大较耳。吴鹤皋改"三岁"作"三崂"，欠理。此病之次也。然其卒发者，不必治于传。卒暴之病，不必依传次治。或其传化有不以次者。忧恐悲喜怒，令不得以其次，五志之火，触发无常。故令人有大病矣。风寒为外感。五志为内伤，故病加重。因而喜大虚则肾气乘矣，喜为心志，肾因虚而乘之。怒则肝气乘矣，肝乘

---

① 体重身痛：明·顾刻本《灵枢》体重身痛四字前有"在伏冲之时"五字。

② 黄：明·顾刻本作"瘈"。

脾。悲则肺气乘矣，肺乘肝，恐则脾气乘矣，脾乘肾。忧则心气乘矣。心乘肺。此其通也。内伤不次之道。　《玉机真脏论》

【灵】邪气之中人也，无有常，中于阴则溜流于府，中于阳则溜于经。……中于面则下阳明，手足阳明经。中于项则下太阳，手足太阳经。中于颊则下少阳，手足少阳经。其中于膺背两胁者亦中其经。三阳经分。中于阴者，常从臂胻始。手经手臂，足经足胻。此故伤其脏乎？曰：身之中于风也，不必动脏。故邪入于阴经，则其脏气实，邪气入而不能客[1]，故还之于府。故中阴溜府。

愁忧恐惧则伤心，形寒寒饮则伤肺。以其两寒相感，中外皆伤，故气逆而上行。形寒伤外，饮寒伤内。《素问·咳论》云："其寒饮食入胃则肺寒，肺寒则外内合邪。"与此文义正同。今惟知形寒为外伤寒。而不知饮冷为内伤寒，论为阴证，非也。凡饮冷者，当从阳证论治，不得便指阴证也。若房事饮冷而患伤寒，亦有在三阳经者，当从阳证论治，不得便指为阴证也。世医不明，妄以热剂投入，杀人多矣，特揭出以告人。气逆上行，故有发热、头痛诸证。

有所堕坠，恶血留内，若有所大怒，气上而不下，积于胁下，则伤肝。肝藏血，胁为肝经部分，故血多积于两胁。有所击仆，若醉入房，汗出当风，则伤脾。有所用力举重，若入房过度，汗出浴水，则伤肾。

愿闻六腑之病。曰：面热者，足阳明病，胃脉上面。鱼络血者，手阳明病，按《脉经篇》，手大指后肉隆起处名鱼际，其间穴名属太阴肺经。大肠经无鱼络之名，"血"字亦未译是何病。两跗之上，脉陷竖者。足面之脉，或陷或竖。足阳明病，此胃脉也。大肠病者，肠中切痛而鸣濯濯，肠中水火相激，《四时气篇》曰：腹中常鸣，气上冲胸，喘，邪在大肠。冬日重感于寒即泄，当脐而痛，大肠部位当脐。不能久立，与胃同侯。胃脉入膝膑，下足跗，故不能久立。大肠、胃同属阳明燥金。胃病者，腹䐜胀，胃脘当心而痛，上肢支两胁，胁为肝部，土反侮木。膈咽不通，食饮不下。《四时气篇》曰：膈塞不通，邪在胃脘。在上脘则仰刺而去之，在下脘则散而去之。小肠病者，小腹痛，腰脊控睾而痛。《四时气篇》曰：小肠连睾，系属于脊，贯肝肺，络心系。气盛则厥逆上冲肠胃，熏肝，散于肓，结于脐。睾音皋，肾丸也。当耳前热，若寒甚。脉上颊，入耳中，故或热或寒。若独肩上热甚。脉绕肩胛，交肩上。三焦病者，腹气满，小腹尤坚，脉交膻中，络心包，下膈，属三焦。不得小便，窘。三焦为决渎之官，水道出焉。《本输篇》曰：三焦并太阳之正，入络膀胱，约下焦，实则闭癃，虚则遗溺。溢则水留，即为胀。外为水肿，内作鼓胀。膀胱病者，小腹偏肿而痛，以手按之，即欲小便而不得，膀胱主小便。肩上热。脉循肩髆。胆病者，善太息，木气不舒，口苦，呕宿汁。《四时气篇》曰：胆液泄则口苦，胃气逆则呕苦。心下澹澹，恐人将捕之，胆虚。嗌中介介然，少阳相火。数唾。胆病善呕，数呕亦喜呕之类，胆中有邪故也。　《邪气脏腑病形》

【灵】肺气通于鼻，肺和则鼻能和臭香矣；心气通于舌，舌为心苗。心和则舌能知五味矣；肝气通于目，肝和则目能辨

---

① 客：原本作"容"，据顾刻本改。

五色矣；脾气通于口，脾和则口能知五谷矣；口舌难分，共为一窍。肾气通于耳，肾和则耳能闻五音矣。五脏不和，则七窍不通，一脏各司一窍。六腑不和，则留为痈。故邪在腑则阳脉不和，阳脉不和则气留之，腑阳脏阴，气阳血阴，留滞也。气留之则阳气盛矣。

阳气大盛，则阴脉不利，阴脉不利则血留之，血留之则阴气盛矣。阴气太盛则阳气弗能荣也，故曰“关”。马注：关，六阳不得入内。阳气大盛，则阴气弗能荣也，故日“格”。马注：格，六阴不得出外。阴阳俱盛，不得相荣，故日“关格”，关格者，不得尽期而死也。马注曰：《难经·三十七难》误以六阴脉盛为格，六阳脉盛为关，致后不曰脉体，而指为膈症，误之误也。

昂按：关格二字，字面虽殊，而意义则一，《难经》虽颠倒，疑无伤也。如《素问·脉要精微论》：“阴阳不相应，病名曰关格。”是明以关格属之病矣。又仲景《平脉篇》：“下微本大者，则为关格不通，不得尿。”又曰：“趺阳脉伏而涩，伏则吐逆，水谷不化；涩则食不则入，名曰“关格。”是仲景亦以关格为病症，而二字之义，《内经》与仲景均未当细分也，又《难经·第三难》曰：关之前者，阳之动也，遂上鱼为滥，为外关内格，此阴乘之脉也。关以后者，阴之动也，遂入尺为覆，为内关外格，此阳乘之脉也。是亦以溢、覆言脉，而以关格言病也。今马氏既訾《难经》，复以仲景、东垣、丹溪为非是，而指关格为脉体，不亦併①皆《内经》乎？又曰：关为阳不得入，格为阴不得出。是两脉共为一病矣，于义亦难分也。　《脉度》

【素】气实形实，气虚形虚，此其常也，反此者病。脉实血实，脉虚血虚，此其常也，反此者病。如何而反？气虚身热，此谓反也。此上缺“气盛身寒，此谓反也”句。谷入多而气少，此谓反也。谷不入而气多，此谓反也。脉盛血少，此谓反也，脉少血多，此谓反也。

气盛身寒，得之伤寒。“身寒”字，当指初感之寒言，非谓身体寒冷也，《热论》曰：人之伤于寒也，则为病热。气虚身热，得之伤暑。暑热伤气。谷入多而气少者，得之有所脱血，湿居下也。脱血则阴虚阳盛，故胃燥善消。湿居下则中气不运，故气少。谷入少而气多者，邪在胃与肺也。邪在胃则食少，邪在肺则气多，谓喘壅也。脉小血多者，饮中热也。吴注：有痰饮者，脉来弦小；中有热者，出血必多。按：《灵》、《素》皆无痰字，惟此处有饮字。脉大血少者，脉有风气，水浆不入也。有风故脉大，水浆不入则血无藉以生。

夫实者，气人也；虚者，气出也。邪入故实，正出故虚。气实者热也，气虚者寒也。邪盛故热，正虚故寒。　《刺志论》

【素】肝病者，两胁下痛引小腹，肝脉布胁肋，抵小腹。令人善怒，实则善怒。虚则目𥆨𥆨无所见，耳无所闻，血虚。善恐，如人将捕之，魂不安，又肝虚胆亦虚。气逆则头痛，厥阴与督脉会于巅。耳聋不聪，肝与胆相表里，胆脉入耳中。颊肿。脉下颊里。

心病者，胸中痛，胁支满，胁下痛，少阴心别脉，厥阴心主脉，皆循胸出胁。膺胸也。背肩甲间痛，两臂内痛，心脉循臂内，小肠脉循臂，绕肩胛，交肩上。虚

① 併：通屏，排斥，抛弃也。

则胸腹大，胁下与腰相引而痛。手心主脉，起胸中、下膈，络三焦。支者循胸出胁。少阴心脉下膈，络小肠，故皆引痛。

脾病者，身重，善肌肉痿，脾主肌肉，肉痿故身重，肌，一作“饥”。足不收行，善黄[①]脚下痛，脾主四肢，脉起于足。虚则腹满肠鸣，《灵枢》云：中气不足，腹为之善满，肠为之苦鸣。飧泄食不化。

肺病者，喘咳逆气，肩背痛。汗出，肺主皮毛，气逆于上，则痛连肩背而汗出。尻阴股膝髀腨音善，足肚，胻足皆痛，肺为肾母，母病子亦受邪，气逆于下，故下部皆痛。虚则少气不能报息，气不相续。耳聋嗌干。肺络会耳中，肾脉入肺中，循喉咙。肺虚则肾气不能上润，故耳聋嗌干。

肾病者，腹大胫肿，肾脉循足上膈，贯肝膈。喘咳，脉入肺中，身重，骨痿故重。寝汗出，憎风，肾属阴，阴虚故寝而盗汗出，腠理不固，故憎风，虚则胸中痛，脉注胸中。大腹、小腹痛，清厥，足冷气逆。意不乐。肾中真阳不舒。《脏气法时论》

【素】是以头痛巅疾，下虚上实，下正气虚，上邪气实。过在足少阴、巨阳，甚则入肾。肾与膀胱相表里，膀胱脉交巅上，肾虚不能行巨阳之气，其气逆而上行，故头痛巅疾，甚则乘肾虚而经邪入脏矣。徇蒙招尤，徇蒙，目徇物而蒙昧也；尤，过也。王注：徇，疾也。吴注：改徇为瞚，未确。目冥耳聋，下实上虚，过在足少阳、厥阴，胆与肝相表里，胆脉起目锐眦，入耳中，目为肝窍，肝脉连目系。今肝胆在下而火实，耳目在上而血虚，故冥聋。甚则入肝。经邪入脏。腹满䐜胀，支鬲胠胁，胁上为胠。支络于鬲胠胁。下厥上冒，下逆冷，上昏冒。过在足太阴、阳明。脾与胃相表里，脾脉入腹，上鬲，胃脉下鬲循腹里。咳嗽上气，厥气逆在胸中，过在手阳明、太阴。大肠与肺相表里，肺脉络大肠上鬲，大肠脉络肺下鬲，又肺主咳主气。心烦头痛，病在鬲中，过在手巨阳、少阴。小肠与心相表里，小肠脉络心下鬲。其支者循颈上颊，心脉下鬲络小肠。　《五脏生成论》

【素】二阳之病发心脾，有不得隐曲，女子不月。二阳，足阳明胃，手阳明大肠也。隐曲，隐蔽委曲之事也。心生血，脾统血。胃为水谷之海，大肠为传送之官，血之所以资生者也。二经病，则心脾之精血衰少，故男为房事不利，女为月事不下也。《厥论》曰：前阴者，宗筋之所聚，太阴、阳明之所合也。《痿论》曰：阴阳总宗筋之会，而阳明为长，故胃病则阳事衰也。其传为风消，其传为息贲者，死不治。脾病不已，风木乘虚克之，故肌肉日消；心病不已，火邪乘肺，故气息奔迫。

三阳为病发寒热，下为痈肿，及为痿厥腨痟。三阳，手太阳小肠，足太阳膀胱也。[②] 腨，音善，足肚也。痟，音渊，酸痛也。膀胱水化，小肠火化，故发寒热。寒热郁结，则为肿为痈。热胜则痿，寒胜则厥。或不痿厥则为酸痛。其传为索泽，小肠膀胱 津液，津枯而色泽消索。其传为癫疝。邪传入肝，而见症于小肠膀胱，则为癫疝。

一阳发病，少气，善咳，善泄，一阳手三阳三焦，足少阳胆也。二经者皆有相火，壮火食气，故少气。火邪乘肺故咳。大肠燥金受克，故泄也。其传为心掣，其

---

① 黄明・顾刻本《重广补注黄帝内经素问》作“瘼”。
② 足太阳膀胱也：读至此，文气似有未完，待索。

传为隔。火邪乘心故掣；三焦火盛，食入还出，故隔。

二阳一阴病，主惊骇，背痛，善噫，善欠，各日风厥。二阳大肠胃也，一阴心包肝也。风火相搏故惊骇。按：四经皆与背无涉。而云背痛未详。心为噫，阳明络属心，故善噫。阴阳相引故欠，肝木干胃上故厥。

二阴一阳发病，善胀，心满善气。二阴心肾也，一阳三焦胆也。心肾俱病则水火不交，胆、三焦俱病，则上下不通，故胀满善气，善气，气逆也。

三阳三阴发病，为偏枯痿，四肢不举。三阳，小肠膀胱；三阴脾肺也。小肠行手主液。膀胱行足主筋。脾主四肢，肺行诸气，四经并病故然。

二阳结谓之消。胃、大肠热结，则消谷善饥，所谓"瘅成为消中"也。三阳结谓之隔，小肠主液，膀胱主津，二经热结，故隔塞不便，一作隔症，饭食不下。三阴结谓之水。肺不能行下降之令，使水精四布，脾失其运行之职，而无以制防，遂令阴气停凝而为水。一阴一阳结谓之喉痹。肝、胆、心包、三焦皆有相火，脉循喉侠咽，故喉痹。

阴搏阳别，谓之有子。以下阴阳指尺寸言，尺脉搏手，异于寸口，阴中别有阳也。

阴阳虚，肠死。尺寸俱虚，下痢不止，故死。阳加于阴谓之汗。阳气搏阴，蒸而为汗。

阴虚阳搏谓之崩。阴虚而阳火搏之，能逼血妄行。　《阴阳别论》

【灵】胃中热，则消谷，令人悬心善饥，脐以上皮热；肠中热，则出黄如麋，脐以下皮寒。胃中寒，则腹胀；肠中寒，则肠鸣飧泄。胃中寒肠中热，则胀而且泄；胃中热肠中寒，则疾饥，胃热。小腹痛胀。肠寒。　《师传》

【素】太阳所谓肿，腰脽痛者，脽，臀也。寅，太阳也。太阳为三阳，寅月亦为三阳。正月阳气出在上，而阴气盛，阳未得其次也，故肿腰脽痛也。病偏虚为跛者，足不能履。正月阳气冻解地气而出也，冬寒颇有不足者，故偏虚为跛也。所谓强上头项强急。引背者，阳气太上而争，故强上也。所谓耳鸣者，阳气万物盛上而跃也。太阳耳鸣属外感，非肾虚。所谓甚则狂巅疾者，或狂，或头痛。阳尽在上，而阴气从下，下虚上实也。正月三阴三阳平等，今尽出在上，则下虚上实也。故有颠狂脑痛之病，所谓浮为聋者，皆在气也。膀胱脉至耳上角，气逆故聋。所谓人中为瘖者，太阳与少阳为表里，表邪传里，则瘖不能言。阳盛已衰也，如下文夺于内事，故阳虚不能言。内夺而厥，则为瘖俳，俳，当作痱，手足发也。内夺，房劳也。下虚故厥逆四肢不收。肾脉侠舌本，故瘖。此肾虚也。

少阴不至者，厥也。肾虚，故少阴之脉不至，少阴不能行巨阳之气，故厥。

少阳所谓心胁痛者。少阳脉循胸胁。言少阳盛也。盛者，心之所衰也。心属君火无为，用少阳相火而表著。九月阳气尽而阴气盛，故心胁痛也。火暮于戌，阴盛故痛。所谓不可反侧者，阴气藏物也，物藏则不动也。

阳明所谓洒洒振寒者，阳明者午也，五月盛阳之阴也，五阳一阴。阳盛阴气加之，故洒洒振寒也。所谓胫肿而股不收者，……阳者衰于五月，而一阴气上，与阳始争故也。胃脉下髀关，抵伏兔，入膝膑，循胫，下足跗。所谓上喘而为水者，阴气下而复上，上则邪客于脏腑间，故为水也。脏一云“肺”，谓邪在肺，不能通调水道。邪一云“脾”，谓脾不能为胃行其津液。邪腑，胃腑也。肺伤故上喘少气。所谓胸痛少气者，水气在脏腑也。水者阴气也，阴气在中，故胸痛少气也。此下仍有“甚则厥，恶人与火”一段，与《阳明脉解篇》同见后。

太阴所谓胀者，太阴子也，十一月万物气皆藏于中，故日病胀。所谓上走心为噫者。阴盛而上走于阳明，阳明络属心也。噫，俗作嗳。太阴之气从阳明上出于心则为噫。《灵枢》说噫，见后《口问篇》。所谓食则呕者，万物盛满而上溢也。十二月阴气下衰而阳气且出，故曰得后与气则快然如衰也。后，大便；气，嗳气；衰，病衰也。噫为气上散，后为气下通。

少阴所谓腰痛者，少阴者肾也，腰为肾府。十月万物阳气皆伤故也。所谓呕咳上气喘者。阴气在下，阳气在上，诸阳气浮，无所依从也。肾脉贯膈入肺，十月阳气潜藏而反上浮，故有呕咳气喘之症，所谓色色[①]不能久立久坐，起则目䀮䀮无所见者，万物阴阳不定，未有主也。所谓少气善怒者，阳气不治，则阳气不得出，肝气当治而未得，故善怒，名曰煎厥。冬阳不治，肾水不能生肝木，木气不舒。故煎烦厥逆而善怒。所谓恐如人将捕之者，阴气少，阳气人，阴阳相薄，故恐也。恐为肾志，阴虚而阳薄之。所谓恶闻食臭气也者，胃无气也。肾命相为不足以生胃土，放胃气败。所谓面黑如地色者，秋气内夺，故变于色也。秋金不能生肾水。所谓咳则有血者，阳脉伤也。阳气未盛于上而脉满，满则咳，故血见于鼻也。阳未盛而脉满，是盛阳上攻。肾脉入肺中故咳，鼻为肺窍故出血。

厥阴所谓㿗疝，妇人少腹肿者，厥阴脉络阴器，抵小腹。厥阴者辰也，三月阳中之阴，邪在中攻也。阴邪伏于阳中。所谓甚则嗌干热中者，阴阳相薄而热，故嗌干也。三月五阳与一阴相薄，厥阴脉循喉咙。　《脉解篇》

【素】足阳明之脉病，恶人与火，钟鼓不动，闻木音而惊何也？阳明者胃脉也，胃者土也，故闻木音而惊者，土恶木也。阳明主内，其脉血气盛，阳明多气多血。邪客之则热，热甚则恶火。阳明厥则喘胃热伤肺。而惋，热郁而不能安。惋则恶人，或喘而死，或喘而生者何也？厥逆连腑则死，连经则生。经邪浅脏邪深。病甚则弃衣而走，登高而歌，或至不食数日，踰垣上屋，所上之处，皆非其素所能也，病反能者何也？四肢者，诸阳之本也，阳盛则四肢实，实则能登高也。热盛于身，故弃衣欲走也。阳盛则使人妄言，骂詈不避亲疏，而不欲食也。　《阳明脉解篇》

【素】脾病而四肢不用，何也？痿躄不为人用。四肢禀气于胃，胃为水谷之海，而不得至经，必因于脾，乃得禀也。脾传水谷精气，四肢乃得禀受。张注：畅于四肢，坤之德也。今脾病不能为胃行其津液，四肢不得禀水谷气，气日以衰，脉道不利，筋骨肌肉，皆无气以生，故不用焉。

脾不主时何也？脾者土也，治中央，常以四时长四脏，各十八日寄治，不得独主于时也。四季之月，土王各十八日。脾脏者，常著彰著。胃土之精也，土者生万物而法天地，故上下至头足，不得主时也。土贯五行，无所不治。

---

① 色色：《太素·脉经病解卷八》作“邑邑”。

脾与胃以膜相连耳，而能为之行其津液何也？足太阴者三阴也，肝为一阴，肾为二阴，脾为三阴。其脉贯胃、属脾、络嗌，故太阴为之行气于三阴。脾为胃也，三阴太、少、厥也。阳明者表也，为脾之表。五脏六腑之海也，亦为之行气于三阳。胃为脾也，三阳太、少、阳明也。脏腑各因其经，脾经而受气于阳明，胃故为胃行其津液。四肢不得禀水谷气，日以益衰，阴道不利，筋骨肌肉，肝主筋，肾主骨，肺主肌，脾主肉，无气以生，故不用焉。《太阴阳明论》

【素】肾何以主水？肾者至阴也，至阴者盛水也，肺者太阴也，少阴者冬脉也，故其本在肾，其末在肺，皆积水也。肺肾为子母之脏，肺生水，肾主水，故二脏皆能积水。肾脉入肺中，肾气上逆，则水客肺中而为病，故云肾本肺标。

肾何以能聚水而生病？肾者胃之关也，前阴利水，后阴利谷。关门不利，故聚水而从其类也。膀胱为肾之府，不能化气，则关闭而水积肾属阴，而体为坎，故水从而聚之也。上下溢于皮肤，故为胕肿。

肾者牝脏也，地气上者属于肾，而生水液也，故曰至阴。勇而劳甚则肾汗出，肾汗出逢于风，内不得入于脏腑，外不得越于皮肤，客于玄府，行于皮里，传为胕肿，名日风水。吴注：水因风得，故名风水。所以治水，必兼风药，若但腹中坚胀，而身不肿，病名蛊胀，与此不同。所谓玄府者，汗空孔同也，故水病下为胕肿大腹，上为喘呼，不得卧者，标本俱病，肾本肺标，故肺为喘呼，肾为水肿，肺为逆不得卧。水气上逆。《水热穴论》

【素】肾移寒于脾，肾伤于寒而传之脾，薄其胜己，旧作“肝”，误。痈肿少气。寒变为热而痈肿，脾不能运而少气。脾移寒于肝、薄其胜己，痈肿筋挛。肝主血，寒则凝而为之肿。肝主筋。寒则变缩。肝移寒于心，传于所生。狂，隔中。神为寒薄，木火相扇故狂；寒结于中，故隔塞不通。心移寒于肺，乘其所胜，肺消，肺消者饮一溲二，死不治。此为上消，心火铄金，肺不能主气，有降无升，故饮一溲二。未至死，此甚犹可治者。

昂按：痈肿、狂、隔、肺消之症，多属火热，而经文俱云“移寒”，若作热解，则下文又有移热一段，诸注随症训释，或言热，或言寒，语虽不一，义实难移。窃谓“移寒”，寒字当作受病之始。言如隔塞多属热结，若云隔症无有寒隔，痈肿间有寒疡，然属热者多，与狂颠、肺消均当作寒久变热解，于义始通。若下文移肾涌水，则始终均属阴寒也。

肺移寒于肾，传于所生。为涌水，涌水者按腹不坚，水气客于大肠，疾行则鸣，濯濯如囊裹浆，水之病也。肺生水，大肠为肺之腑，肾至阴为水脏，肾本肺标，故聚水为病。脾移热于肝，薄其胜己。则为惊衄。肝藏血而主惊，肝脉与督脉会于巅，血随火溢，上脑而出于鼻则衄。肝移热于心，传于所生。则死。心为君主，不易受邪。况肝气燥烈，木火相燔，故死。心移热于肺，乘其所胜。传为鬲消。此与上文移寒意同。但鬲消为中消，且未至饮一溲二之甚耳，或曰膈症、消中为二病。肺移热于肾，传于所生，传为柔痓。气骨皆热，则髓不生，故骨强而为痓，筋痿而为弛也。肾移热于脾，薄其胜己。传为虚，肠澼死。水反制土，脾肾俱虚，下痢不禁，故死。胞移热于膀胱，以下六腑相移。则癃，溺血。膀胱者，胞之室，热则癃闭。《正理论》曰：热在下焦则溺血。

膀胱移热于小肠，鬲肠不便，上为口糜。膀胱上口连于小肠，小肠脉循咽下鬲。热结鬲、肠，故下不得便，逆上而为口疮。小肠移热于大肠，为虑伏。瘕，为沉。津血结而为瘕。沉，深意，一云疝字之误。大肠移热于胃，善食而瘦，又谓之食㑊。虽食亦瘦，中消之类。胃移热于胆，亦曰食㑊。胆移热于脑，则辛頞山根为頞，鼻頞辛辣。鼻渊。鼻渊者，浊涕下不止也。《解精微论》脑渗为涕。传为衄衊血。衄衊，汗血，瞑目，目昏。故得之气厥也。皆为气逆然。　《气厥论》

【灵】真头痛，头痛甚，脑尽痛，手足寒至节，死不治。头半寒痛，先取手少阳、阳明。此言刺法，偏头痛属少阳病，以脉行头侧也。

厥心痛，与背相控，善黄，黄，瘛。如从后触其心。伛偻者，肾心痛也。腹胀胸满，心尤痛甚，胃心痛也。痛如以锥刺其心，心痛甚者，脾心痛也。色苍苍如死状，终日不得太息，肝心痛也二卧若徒居，心痛，间动作，痛益甚，色不变，肺心痛也。

真心痛，手足清冷，一作青。至节，心痛甚，旦发夕死，夕发旦死。心君不易受邪。　《厥病》

【素】颈脉动结喉旁人迎脉。喘疾咳，曰水。水溢于肺，故头脉上鼓而喘咳。目裹眼胞属脾。微肿如卧蚕起之状，曰水。《评热病论》：水者，阴也，目下亦阴也，腹者至阴之所居，故水在腹者，必使目下肿也。溺黄赤安卧者，嗜卧。黄疸。已食如饥者，胃疸。谷疸。面肿曰风。面为诸阳之会，风属阳，上先受之，故肿不专于上也。足胫肿曰水。目黄者曰黄疸。湿热上蒸。　《平人气象论》

【素】人身非常温也，非常热也，为之热而烦满者，何也？阴气少而阳气胜也。

人身非衣寒也，中非有寒气出，寒从中生者何？是人多痹气也，气不流通。阳气少，阴气多，故身寒如从水中出。

人有四肢热，逢风寒如炙如火者，何也？是人者阴气虚，阳气盛，四肢者阳也，两阳相得，而阴气虚少，少火不能灭盛火，而阳独治，独治者，不能生长也，独胜而止耳。孤阳不长，殆能为病。逢风而如炙如火者，是人当肉烁也。风火相扇，能消烁肌肉。

人身有寒，汤火不能热，厚衣不能温，然不冻栗，是为何病？是人者，素肾气胜，以水为事，欲盛房劳。太阳膀胱气衰，肾脂枯不长，一水不能胜两火，肾者水也。而生于骨，肾不生则髓不能满，故寒甚至骨也。所以不能冻慄者，肝一阳也，心二阳也，肝木生火，心为君火，肾孤脏也，一水不能胜二火，故不能冻傈，病名曰骨痹，冻慄为外寒，此为骨痹。是人当挛节也。髓枯则筋缩，故挛节。

人之肉苛者，麻木不仁，虽近衣絮，犹尚苛也，荣气虚，卫气实也。实为偏胜，过犹不及。荣气虚则不仁，不知痛痒。口气虚则不用，手足不随人用。荣卫俱虚，则不仁且不用，肉如故也，人身与志不相有，日死。

人有逆气，不得卧而息有音者，是阳明之重也，足三阳者下行，足三阳从头走足。今逆而上行故息有音也。阳明者，胃脉也，胃者，六腑之海，其气亦下行，阳明逆，不得从其道，故不得卧也，《下经》曰：胃不和则卧不安，此之谓也。夫起居如故而息有音者，此肺之络脉逆也。肺主气，同呼吸。络脉不得随经上下，故留经而不行，络逆不能行于别经。络脉之病人也微，故起居如故而息有音也。夫不得卧，卧而喘者，是水气之客也，夫客者，循津液而流也，肾者水脏，主津液，主卧与喘也。肺主气，肾纳气，肾脉入肺中，故主喘，夜卧则气行于阴，然必自少阴始，故主卧。《逆调论》

【灵】人目不瞑不卧出者，何气使然？曰：五谷入于胃也，其糟粕、津液、宗气分为三隧。糟粕入大小肠为一隧。故宗气积于胸中，膻中气海。出于喉咙。以贯心脉，而行呼吸焉。营气者，泌其津液，注之于脉，化以为血，以荣四末，内注五脏六腑，以应刻数焉。宗气合荣气行脉中为一隧，应漏水百刻。卫气者，出其悍气之慓疾，而先行于四末，分肉皮肤之间，而不休者也。卫行脉外不一隧。昼日行于阳，夜行于阴，常从足少阴之分。其行阴也，必自足少阴始。间行于五脏六腑，今厥气逆邪。客于五脏六腑，则卫气独卫其外，行于阳不得人于阴。行于阳则阳气盛，阳气盛则阳跻陷，阳鱼之脉。不得入于阴，阴虚，故目不瞑。《大惑论》作"阳气满则阳埆盛"。盛字是又曰卫气留于阴，不得行于阳，则阴气盛，阴气盛则阴跻满阳气虚，故目闭也。治之奈何？饮以半夏汤一剂，阴阳已通，其卧立至。以千里长流水扬万遍，取五升，以秫米一升，半夏五合，煮为升半，饮一小杯，稍益以知为度，覆杯则卧，汗出则已矣。按：半夏能和胃而通阴阳，今人率以为燥而不敢用，误矣。《邪客》

【素】有病温者，汗出辄复热，而脉躁疾不为汗衰，狂言不能食，病名阴阳交，王注：阴阳之气不分别。张注：汗乃阴液，外出之阳，阳热不从汗解，复入之阴，名阴阳交。又按《五运行大论》"尺寸反者死"、"阴阳交者死"，盖言脉也。交者死也。人所以汗出者，皆生于谷，谷生于精，今邪气交争于骨肉而得汗者，是邪却而精胜也，精胜则当能食而不复热。复热者邪气也，汗者精气也，今汗出而辄复热者，是邪胜也，不能食者，精无俾也，无所俾倚。病而留者，留邪不退。其寿可立而倾也。

且夫《热论》曰：汗出而脉倘躁盛者死。《灵枢·热病论》：热病已得汗而脉尚躁盛，此阴脉之极也，死。其得汗而脉静者生。热病脉尚盛，躁而不得汗者，此阳脉之极也，死。脉盛躁得汗，静者生。今脉与汗应，此胜其病也。邪盛正衰。狂言者是失志，肾藏志，精衰故失志。失志者死。今见三死，汗出复热，脉躁疾，狂言不能食。不见一生，虽愈必死也。

有病身热，汗出烦满，不为汗解，此为何病？汗出而身热者风也，风邪未退。汗出而烦满不解者厥也，病名日风厥。巨阳太阳主气，故先之受邪，少阴与其为表里也，得热则上从之，从之则厥也。太阳主表，故先受邪。阳邪传入少阴之里，少阴经气随太阳而逆上。

劳风法在肺下，肾劳因风而得，故名劳风。肾脉入肺，受风邪在肺下。使人强上瞑视，头项强，好闭目。唾出若涕，肾为唾，肺为涕，肾热薰肺故然。恶风而振寒，阳气内伐，不能卫外，故内发热而外恶寒。咳出青黄涕，其状如脓，大如弹丸，蕴热所结。从口中若鼻中出，不出则伤肺，伤肺则死也。

有病肾风者，面胕庞然，头面足胕庞然而肿。壅害于言，肾脉循喉咙，挟舌本。可刺否？曰：虚不当刺。不当刺而刺，后五日其气必至。至必少气时热，从胸背上至头，汗出手热，口干苦渴，小便黄，目下肿，腹中鸣，身重难以行，月事不来，烦而不能食，不能正偃，正偃则咳，病名日风水。

邪之所凑，其气必虚。阴虚者阳必凑之，少阴气虚，太阳之热凑之。故少气时热而汗出也。小便黄者，少腹中有热也。热邪传入膀胱之府。不能正偃者，胃中不和也，胃不和则卧不安。正偃则咳甚，上迫肺也。肾中水气上迫于肺。《水热穴论》：本在肾，末在肺。《示从容论》：咳嗽烦闷者，是肾气之逆也。

诸有水气者，微肿先见于目下也。水者阴也，目下亦阴也，腹者至阴之所居，背为阳，腹为阴。故水在腹者，必使目下肿也。真气上逆，故口苦舌干，卧不得正偃，正偃则咳出清水也。诸水病者，故不得卧，卧则惊，惊则咳甚也。腹中鸣者，病本于胃也，薄脾则烦不能食，食不下者，胃脘膈也。身重难以行者，胃脉在足也。他脉亦有行足者，然胃主润宗筋，宗筋主束骨而利机关也。月事不来者，胞脉闭也。胞脉者属心而络于胞中，今气上迫肺，气即火也。心气不得下通，心主血，故月事不来也。　《评热病论》

【素】有病心腹满，旦食则不能暮食，名为鼓胀。虚胀如鼓，亦各蛊胀。治之以鸡矢醴，一剂知，药病相知，二剂已。其方用羯鸡矢干者，入合炒香，以无灰酒三碗煎至一半，滤渣，五更热饮则腹鸣，辰巳时行黑水二三次，次日觉足面渐有皱纹，又饮一次，渐皱至膝上则愈矣。吴鹤皋曰：朝宽暮急，病在营血。鸡矢秽物从阴化，可入营血，又气悍能杀虫。又说羽虫无肺，故无前阴。其矢中之白者，精也。又云：醴乃热谷之精，能补中土而行营卫。

有病胸胁支满者，妨于食，病至则先闻腥臊胀臭，肝气臊，肺气腥，臭气也。出清液，鼻流清涕，肺虚。先唾血，肝肾虚，四肢清，冷也，脾虚。目眩，肝血不足。时时前后血，二便便血。病名血枯。此得之年少之时，有所大脱血，若醉入房中，气竭肝伤，故月事衰少不来也。肾主闭藏，肝司疏泄，酒色无节，故男为精血衰少，女为月事不来。

病有少腹盛，上下左右皆有根，病名曰伏梁。此脏之阴气，诸注皆云与心积伏梁不同。昂按：《脉要精微论》以少腹有形为心疝，亦与此不同。裹大脓血，居肠胃之外，冲、带二脉部分。不可治，治之每切按之致死。此下则因阴前后二阴必下脓血。上则迫胃脘，生膈，“生”当作“出”。侠《太素》作“吏”。胃脘内痈。此本有大脓血在肠胃之外也。此久病也，难治。居脐上为逆。居脐下为从，勿动及[①]夺。脐下去心稍远，犹可渐攻。

人有身体髀股胻皆肿，环脐而痛，病名伏梁，王注谓：亦冲脉为病。冲脉并少阴之经。侠脐，上行髀股胻，皆其经脉所过。此风根也。其气溢于大肠，而着于肓，肓之原在脐下，故环脐而痛也。腔中空掖处，名膏肓之原，出于脖胦，一名气海，一名下肓，故日脐下。不可动之，动之则为水溺涩之病。动之，以毒药攻之也。当渐施升散之法。此段与《奇病论》同。　《腹中论》

【素】人有重身，怀妊。九月而惊[②]，瘂也。九月足少阴脉养胎。此胞之络脉绝也。为胎所碍，而脉阻绝。胞络者，系于肾；少阴之脉，贯肾系舌本，故不能言。

① 及：明·顾刻本《重广补注黄帝内经素问》作“亟”。屡次也。

② 惊：明·顾刻本作“瘖”。

无治也，当十月复。十月分娩，则阻者通。

人有病头痛，以数岁不已，此当有所犯大寒，内至骨髓，髓者，以脑为主，脑为髓海。脑逆，寒气上逆。故令头痛齿亦痛，齿为骨余。病名曰厥逆。

有病口甘者，此五气之溢也，五味之气。名曰脾瘅。热也。夫五味入口，藏于胃，脾为之行其精气，津液在脾，故令人口甘也，脾在味为甘。此肥美之所发也，此人必数食甘美而多肥也，肥者令人内热。甘者令人中满，故其气上溢，转为消渴。久则成消渴病。治之以兰，兰草。除陈气也。陈郁之气。

有病口苦者，名曰胆瘅。胆热。夫肝者，中之将也，取决于胆，咽为之使，胆脉挟咽，肝脉循喉。此人者，数谋虑不决，故胆虚，肝主谋虑，胆主决断，虚，故不决。气上溢，胆热上逆。而口为之苦。吴鹤皋改胆虚作"胆嘘"，欠通。气溢即嘘字之义。

有癃者，一日数十溲，此不足也，身热如炭，头[①]膺如格，人迎躁盛，经曰：人迎者，胃脉也。喘息气逆，此有余也。

太阴脉微细如发者，此不足也，病在太阴，右手气口，太阴肺脉反细，病有余而脉不足，是脉与病相反也。其盛在胃，左寸口人迎躁盛，热如炭，头膺格，所谓三盛，病在阳明也。颇在肺，喘息气逆，偏颇在肺。病名曰厥，死不治。此所谓得五有余，身如炭，头膺格，人迎盛，喘息，气逆。二不足，溲数，脉微。外得五有余，内得二不足，此其身不表不里，亦正死明矣。欲泻则里虚，欲补则表盛。

人生而有病巅疾者，此得之在母腹中时，其母有所大惊，气上而不下，精气并居，故令子发的巅疾也。王注作首之疾。昂按：病由惊起，巅当作癫，若云巅顶，不知是何病也。《奇病论》

【素】人病胃脘痛者，当候胃脉，沉细者气逆，右关阳明多血多气，不当沉细。逆者人迎甚盛，甚盛则热，右关胃本脉沉细，而左寸人迎反盛，所谓三盛，病在阳明也。人迎者胃脉也。王注：结喉旁，人迎穴动脉属胃经，今作左寸口脉。逆而盛，则热聚于胃口而不行，故胃脘为痈也。

人之不得偃卧者何也？肺者脏之盖也，《灵枢·九针篇》：五脏之应天者肺，肺者五脏六腑之盖也。肺气盛则脉大，脉大则不得偃卧。肺火盛则喘促奔迫。

有病怒狂者，生于阳也，治之奈何？夺其食即已。夫食入于阴，长气于阳，故夺其食即已。《病能论》

【灵】夫百病之始生也，皆生于风雨寒暑，阴阳喜怒，饮食居处，大惊卒恐。则血气分离，阴阳破散，经络厥绝，脉道不通，阴阳相逆，卫气稽留，经脉虚空，血气不次，乃失其常。

人之欠者，俗名呵欠。何气使然？卫气昼日行于阳，夜半则行于阴，阴者主液[②]，夜者卧。阳者主上，阴者主下。故阴气积于下，阳气未尽，夜卧之余，阳气未尽得上。阳引而上，阴引而下，阴阳相引，故数欠。阳气尽，阴气盛，则目瞑；阴气尽，而阳气盛，则寤矣。

人之哕者，何气使然？《说文》曰：哕，气牾也[③]也。辨者谓是呃逆。东垣以哕为干呕之甚者，人或非之。按《素问

---

① 头：明·顾刻本作"颈"。
② 液：明·赵府居敬堂刊本《灵枢》作"夜"。
③ 牾：通忤，逆也。

·宝命全形篇》曰：病深者，其声哕。哕主声言，则非呕吐明矣。古方书无“呃”字，或作咳逆，俗名呃忒。谷入于胃，胃气上注于肺。今有故寒气与新谷气。俱还入于胃，新故相乱，真邪相攻，气关相逆，复出于胃，故为哕。昂按：呃逆有实有虚，有寒有热，病原病候，种种不同，此特言总一端耳。若以哕作呕吐，则呃逆亦病中要症，二经岂漫无一字及之哉！

人之噫者何气使然？俗作嗳，气阻而嗳以通之。寒气客于胃，厥逆从下上散，复出于胃，故为噫。经曰：心为噫。阳明络属心，阴气盛而上走阳明故噫。

人之嚏者何气使然？阳气和利，满于心，出于鼻，故为嚏。鼻为肺窍，心脉入肺，嚏则肺气通。

人之而泣涕出者，何气使然？心者，五脏六腑之主也。目者，宗脉之所聚也。耳目皆宗脉所聚。上液之道也。液上升之道路。口鼻者，气之门户也。故悲哀愁忧则心动，心动则五脏六腑皆摇，摇则宗脉感，感则液道开，开，故泣涕出焉。液者，所以灌精濡空孔窍者也，故上液之道开则泣。泣不止则液竭，液竭则精不灌。精不灌则目无所见矣，故命曰夺精。《素问》言泣涕，见后《解精微论》。

人之太息者何气使然？忧思则心系急，急则气道约，约则不利，故太息以伸出之。

人之涎下者何气使然？饮食者，皆入于胃，胃中有热则虫动，虫动则胃缓，胃缓则廉泉开，故涎下。廉泉，舌本穴，名阴维，任脉之会。昂按：风中舌本，则舌纵难言。廉泉开而流涎沫，此云虫动，尚有未该。

人之耳中鸣者，何气使然？耳目[1]宗脉之所聚也。此论他书不载，仅见于此。昂按：人夜卧之时，五官皆不用事，惟耳能听，岂非以宗脉所聚，故能有所警觉也乎。又人在母腹中，仅一血胚，闻雷霆火爆之声，则惊而跳，此时五官未备，而闻性已与外物相通，故《楞严》二十五园通独重耳根。孔子亦言：六十而耳顺。则耳之于诸官也明矣。故胃中空则宗脉虚，虚不溜，流　脉有所竭者故耳鸣。即下文“上气不足，耳为之若鸣”之义。

人之自啮舌者，何气使然？此厥逆走上，火气上逆。脉气使然也。使然一作“辈至”。少阴气至则洁舌，舌为手少阴心之窍。少阳气至则啮颊，手少阳三焦脉下颊，足少阳胆脉加颊车。阳明气至则啮唇矣。手阳明大肠脉侠口，足阳明胃脉环唇。故邪之所在，皆为不足。故上气不足，脑为之不满，耳为之若鸣，头为之苦倾，目为之眩。中气不足，溲便为之变，按：《内经》无遗精、白浊之文，但书云白，溲白，白淫。溲便变。又云水液浑浊。皆属于热。肠为之苦鸣。下气不足，则乃为痿厥心悗。《字汇》：愧，废忘也。音门，上声。《口问》

【灵】人之善忘者何气使然？上气不足，下气有余，肠胃实而心肺虚，虚则营卫留于下，久之不以时上，故善忘也。《素问·调经论》：血并于下，气并于上，乱而善忘。

人之善饥而不嗜食者，何气使然？饥当嗜食。精气併于脾，热气留于胃，胃热则消谷，谷消故善饥。胃气逆上，则胃脘寒，故不嗜食也。上脘热故善消谷，中寒故不嗜食。　《大惑论》

【灵】人之卒然忧恚，而言无音者，何道之塞？曰：喉咙者，气之所以上下者

① 目：明·赵府居敬堂刻本作“者”字。

也。气喉管在前，通于肺。会厌者，音声之户也。气喉之蔽，以掩饮食，使不错入气喉。口唇者，音声之扇也。舌者，音声之机也。悬雍垂者，上腭。音声之关也。颃颡者，颃颈也，又咽也。分气之所泄也。横骨者，未详。神气之所使，主发舌者也，故人之鼻洞涕出不收者，颃颡不开，分气失也。气无所分。是故厌小而疾薄，则发气疾，其开合利。其出气易；其厌大而厚，则开合难，其气出迟，故重言也。人卒然无音者，寒气客于厌，则厌不能发，发不能下，至其开合不致，故无音。《忧恚无言论》

【素】诊得心脉而急，病名心疝，诸急为寒，寒气积而为疝。少腹当有形也。心为牡脏，《金匮真言》：阳中之阳心也。小肠为之使，故日少腹当有形也。心君不易受邪，故脏病而见形于腑。

胃脉病形何如？胃脉实则胀，虚则泻。

病成而变何谓？风成为寒热，《生气通天论》：因于露风，乃生寒热。瘅成为消中，邪热在胃，则善食而饥。厥成为巅疾，脏气下虚，厥逆而上，则巅顶眩运，忽然颠仆。久风为飧泻，肝风贼胃土，则食不化而泄利，脉风成为疠，音癞。脉为血府，受风邪久则血肉瘀坏而为癞。病之变化，不可胜数。不特此数端。

诸痈肿筋挛骨痛，此寒气之肿，八风之变也。此皆风寒为病。《灵枢·九宫八风篇》：风从南方来，名大弱风，伤人内舍于心，外在于脉。从西南方来，名谋风，伤人内舍于脾，外在于肌。从西方来，名刚风，伤人内舍于肺，外在于皮肤。从西北方来，名折风，伤人内舍于小肠，外在于手太阳脉。从北方来，名大刚风，伤人内舍于肾，外在于骨与肩背之膂筋。从东北方来，名凶风，伤人内舍于大肠，外在于两胁腋骨下及肢节。从东方来，名婴儿风，伤人内舍于肝，外在于筋纽。从东南方来，名弱风，伤人内舍于胃，外在于肌肉。《脉要精微论》

【灵】足之阳明，手之太阳，筋急则口目为僻，眦急不能卒视。《本篇》云：足阳明之筋，上颈挟口，腹筋急，引缺盆及颊，卒口僻急者，目不合，热则筋纵，目不开。寒则急，引颊[1]移口。手太阳之筋属目外眦，应耳中鸣痛引颔，目瞑良久乃得视。《经筋篇》

【灵】手屈而不伸者，其病在筋，筋挛。伸而不屈者，其病在骨，胃瘅[2]。

【灵】人有八虚，各何以候？曰：以候五脏。肺心有邪，其气留于两肘；肺脉自胸之中府，入肘之侠白等穴。心脉自腋之极泉，行肘之少海等穴。肝有邪，其气流于两腋；肝脉布胁肋，行腋下期门等穴。此独作流，余皆留字。脾有邪，其气留于两髀；脾脉上膝股内前廉。《经筋篇》：上循阴股，结于髀。肾有邪，其气留于两腘。膝后曲处。肾脉上出腘出内廉。凡此八虚者，皆机关之室，真气之所以过，血络之所游，邪气恶血，固不得住留，住留则伤经络骨节，机关不得屈伸，故病挛也。《邪客》。

【灵】诊目痛，赤脉从上下者，太阳病；从下上者，阳明病；火热则有赤脉。《经筋篇》：太阳为“目上纲”，阳明为“目下纲”。从外走内者，少阳病。少阳脉

① 颊：赵居敬堂刊本作“颈”。
② 瘅：疑作“痹”。

行目外眦，瞳子之分。婴儿病，其头毛皆逆上者，必死。血不能濡，如草木将死，枝叶先枯也。【《论疾诊尺》】

【素】阴盛则梦涉大水恐惧，阳盛则梦大火燔灼，阴阳俱盛则梦相杀毁伤；阴阳交争。上盛则梦飞，下盛则梦坠；甚饱则梦予，甚饥则梦取；按：饥饱梦饮食者多，亦犹便急而梦溺也。人之心劳者梦作苦；足酸者梦急行，亦其类也。肝气盛则梦怒，肺气盛则梦哭。肝志为怒，肺志为悲，此皆病梦也。《药广论》：梦，为相为因。尚未昼，梦之变。凡人之梦，病梦为多也。《灵枢·淫邪发梦篇》与此略同。本篇下文仍有一段，于义无当。故删之。《方盛衰论》亦有说梦一段，不录。《脉要精微论》

【灵】五脏身有五部：伏兔一；足阳明胃经穴，膝上六寸起肉，一曰膝盖上七寸，以左右各三指，按捺，上有肉起如兔状。腓二，腓者腨也；足肚，一名腨肠，足太阳膀胱经。背三，中督脉，左右四行，皆膀胱经脉。五脏之腧四；心、肝、脾、肺、肾五俞，皆膀胱经穴，膀胱虽主表，而十二俞内，通于五脏六腑。项五。亦督脉足太阳经。比五部有痈疽者，死。昂按：阳毒发起者尚可治，若阴毒不起者，断难治也。　《寒热病》

【灵·胀论】夫胀者，皆在于脏腑之外，排脏腑而郭胸胁，胀皮肤。……营气循脉，卫气逆，为脉胀；卫气并脉循分为肤胀。马注：营气阴性精专，随宗脉行，不能为胀，惟卫气逆行，并脉循分肉，能为脉胀、肤胀。心胀者，烦心短气，卧不安；肺胀者，虚满而喘咳；肝胀者，胁下满而痛引小腹；脾胀者，善哕，四肢烦悗，体重不能胜衣，卧不安；肾胀者，腹满引背央央然，腰髀痛；胃胀者，腹满，胃脘痛，鼻闻焦臭，心为焦，火气也。妨于食，大便难；大肠胀者，肠鸣而痛濯濯，冬日重感于寒，则飧泄不化；小肠胀，少腹䐜胀，引腰而痛；膀胱胀者，少腹满而气癃；淋闭。三焦胀者，气满于皮肤中，轻轻然而不坚；胆胀者，胁下痛胀，口中苦，善太息。

【灵·水胀篇】[①] 水与肤胀、鼓胀、肠覃、石瘕、石水，何以别之？曰：

水始起也，目巢上微肿，如新卧起之状，其颈脉动，时咳，阴股间寒，足胫肿，腹乃大，其水已成矣。以手按其腹，随手而走，如裹水之状，此其侯也。《五癃津液别论》曰：阴阳气道不通，四海闭塞，三焦不泻，津液不化，水谷并于肠胃之中，别于廻肠，留于下焦，不得入膀胱，则下焦胀，水溢则为水胀。

肤胀者，寒气客于皮肤之间，鼟鼟然不坚，腹大身尽肿，皮厚，按其腹，窅而不起，腹色不变，此其候也。

鼓胀何如？腹胀身皆大，大与肤胀等也，色苍黄，腹筋起，此其候也。以腹筋起与腹胀异。

肠覃何如？寒气客于肠外，与卫气相搏，气不得营，因有所系，癖而内着，恶气乃起，瘜肉乃生。其始生也，大如鸡卵，稍以益大，至其成，如怀子之状，久者离岁，历岁。按之则坚，推之则移，月事以时下。覃客肠外为气病，故月事时下。

石瘕生于胞中，寒气客于子门，子门闭塞，气不得通，恶血当泻不泻，衃[②]

---

① 灵·水胀篇：原本无“灵”字，据上体例增人。
② 衃：明·赵府居敬堂刊本作“衃”，凝血也。

以留止，梂音胚。凝血也。日以益大，状如怀子，月事不以时下，瘕在胞中为血痛，故月事不下。皆生于女子，可导而下。

石水。经无明文。

【素·热论】今夫热病者，皆伤寒之类也。冬月感风寒而即发者，为正伤寒，或寒毒郁积于内，至春变为温病，至夏变为热病，然其始皆自伤寒致之，故曰“伤寒之类”。或愈或死，其死皆以六、七日之间，其愈皆以十日以上者何也？曰：巨阳者，诸阳之属也，太阳为诸阳之所宗属。其脉连于风府，故为诸阳主气也。风府，督脉穴，在脑后，督脉总督诸阳。

人之伤于寒也，则为热病，寒气怫郁，反发为热。热虽盛不死。热盛为在表，为阳证。其两感于寒而病者，必不免于死。一阴一阳，一脏一腑，表里俱病故死。

伤寒一日，巨阳受之，太阳主表，伤寒必由表传里，若郁久而成温病，则又有自内达外者。故头项痛，腰脊强。太阳脉从巅络脑，下项挟脊抵腰。

二日阳明受之，传入阳明，为表之里。阳明主肉，其脉扶鼻，起鼻頞，循鼻外。络于目，《经别篇》：阳明系目系。故身热目痛而鼻干，金燥故干。不得卧也。阳明主胃，胃不和则卧不安。

三日少阳受之，传入少阳，为半表半里。少阳主胆，其脉循胁络于耳，故胸胁痛而耳聋。

三阳经络皆受其病，而未入于脏者，故可汗而已。邪在三阳之络，尚属表，故宜汗。此脏字非五脏，乃三阴经也。马注：以三阴属五脏，故亦谓之脏。

四日太阳受之，阳邪传阴而入里，太阴脉布胃中，终于嗌，故腹满而嗌干。

五日少阴受之，少阴脉贯肾，络于肺，系舌本，故口燥舌干而渴。阳邪虽入里阴而皆为热症。

六日厥阴受之，厥用脉循阴器而络于肝，故烦满而囊缩。《灵枢·经筋篇》：厥阴筋循阴股，结于阴器，伤于内则不起，伤于寒则阴缩入，伤于热则挺纵不收。昂按：阴症忌用寒药，然舌卷囊缩有寒极而缩者，宜用四逆、吴萸，火灸葱熨等法。又有阳明之热，陷入厥阴，阳明主润宗筋，宗筋为热所攻，弗荣而急，亦致舌卷囊缩。此为热极，宜大承气以泻阳救阴，不可不知。

三阴三阳，五腑六腑皆受病，荣卫不行，五脏不通，则死矣。《内经》言伤寒，分足经而不列手经，仲景《伤寒论》宗之，遂有“伤寒传足不传手”之说。昂按：仲景分经虽主于足，至其用药亦未当遣手经也。先正以麻黄、挂枝皆肺经药，承气、白虎亦三焦、大肠之药，至泻心汤则明言泻心矣。刘草窗曰：足太阳少阴属水，水得寒而冰；足阳明、太阴属土，土得寒而坼；足少阳、厥阴属木，木得寒而凋。故寒喜伤之。手六经则属火与金，火得寒而愈烈，金得寒而愈刚。故寒不能伤。创论新异。世多奇之。一阳子何东辨之曰：刘子将人身营卫经络上下截断，下一段受病，上段无干，失血气周流，瞬息罔间之旨矣。《内经》云：五脏六腑皆受病，谓五脏六腑而无手六经可乎？《经》又云：人之伤寒则为热病。既曰热，则无“水冰、土坼、木凋”之说，而有“金烁、火亢”之征矣。且列手经受病甚晰。见《医方集解》。

其不两感于寒者，七日巨阳病衰，头痛少愈。此亦七日来复之义。马注曰：世有“再传经”说，本篇及《伤寒论》原无此义，乃成无已注释之谬也。阳表阴里，自太阳以至厥阴，犹入户升堂以入室矣，厥阴复传太阳，尚有数经隔之，岂有远出而传之之理？本篇“衰”字最妙，谓初感之邪尚未尽衰，则可断非再出而传太阳也。

八日阳明病衰，身热少愈。

九日少阳病衰，耳聋微闻。

十日太阴病衰，腹减如故，则思食。

十一日少阴病衰，渴止不满，舌干已而嚏。嚏为阳气和利。

十二日厥阴病衰，囊纵，少腹微下，大气皆去，病日已矣。

治之各通其脏脉，病日衰已矣。其未满三日者，可汗而已；其未满三日者，可泄而已。此言表里之大凡也。伤寒有循经传者，有越经传者，有表里传里，有传二三经而止者，有始终止在一经者，故有八九日之而仍在表，有二三日即已传里，又有不由表而直中里首，可汗可泄，当审证察脉，不可执泥。王注：易日过多，但有表症而脉大浮数，犹宜发汗。日数虽少，即有里症，而脉沉细数，犹宜下之。

热病已愈，时有所遗者遗邪。何也？热甚而强食之，故有所遗也。若此者，皆病已衰而热有所藏，余热未尽。因其谷气相搏，两热相合，故有所遗也。脾胃尚弱，不能消谷。病热少愈，食肉则复，肉甚于谷，故病复。多食则遗，此其禁也。

两感于寒者，病一日，则巨阳与少阴俱病，则头痛，口干而烦满；二日则阳明与太阴俱病，则腹满身热，不欲食，谵言；三日则少阳与厥阴俱病，则耳聋囊缩而厥，水浆不入不知人，六日死。

五脏已伤，六腑不通，荣卫不行，如是之后，三日乃死何也？曰：阳明者，十二经脉之长也，其血气盛，阳明多血多气。故不知人，三日其气乃尽，故死矣。胃气绝乃死。

凡病伤寒而成温者，先夏至日者为病温，后夏至日者为病暑，暑当与汗皆出，勿止。

【素·疟论】夫痎疟皆生于风，王注：疟犹老也。杨上善云：此经或云疙痁。或但云疟，不必以日发，间日以定疟也。其畜作有时者，何也？曰：疟之始发也，先起于毫毛，伸欠毫毛属表，伸欠为阴阳相引。乃作，寒慄鼓颔，腰脊俱痛，寒去则内外皆热，头痛如破，渴欲冷饮。

何气使然？曰：阴阳上下交争，虚实更作，阴阳相移也。阳病者，上行极而下；阴病者，下行极而上。阳虚生外寒，阴盛生内寒；阳盛生外热，阴虚生内热。故有交争更作，相移之患。阳并于阴则阴实而阳虚，阳明虚则寒慄鼓颔也；阳明胃脉循颇，出大迎，循颊里。巨阳虚则腰背头项痛；太阳经脉所过，按疟邪居半表半里，属少阳经。本篇言阳明、太阳而不及少阳，下文又曰三阳俱虚，盖太阳为开，阳明为合，少阳为枢也。又说太阳寒水，行身后为表；阳明燥金，行身前为表之里，邪在于中，近后膀胱水则寒，近前阳明燥金则热也。三阳俱虚，则阴气胜，阴气胜则骨寒而痛，阴主骨，寒主痛。寒生于内，故中外皆寒。阳虚外寒，阴盛内寒。阳盛则外热，阴虚则内热，外内皆热，阴寒既极，则复并出之阳，阳实阴虚，故外内皆热。则喘而渴，热伤气故喘，热伤津故渴。故欲冷饮也。此皆得之夏伤于暑，暑邪。热气盛，藏于皮肤之内，肠胃之外，此营气之所舍也，表之内，里之外，营气之所居，热伤营气，遇卫气应乃作。此指暑气。令人汗空孔疏，腠理开，因得秋气，汗出遇风，风邪。及得之以浴，水气湿邪。舍于皮肤之内，与卫气并居，邪伤于卫。卫气者，昼行于阳，六阳经。夜行于阴，六阴经。此气得阳而外出，得阴而内薄，外出故热，内薄故寒。内外相搏，疟邪居半表半里，致内外相搏。是以日作。一日一发。

其气邪气。之舍深，内薄于阴，阳气独发，阴邪内著，阴与阳争不得出，是以间日而作也。人有慓悍之气。行于大经之隧为卫气，邪气感人，藏于分肉，不与大经之气会遇则不发。邪气出于分肉，流于大经，邪正相遇，不能相容而交争则发矣。邪入于阳则感浅而道近，故日作。邪入于阴则感深而道远，阴邪与卫气相争，不能与卫气俱行，故间日作。

其作日晏与其日早者，何气使然？曰：邪气客于风府，循膂而下，脊两膀为膂，夹脊而下行至尾骶骨。卫气一日一夜大会于风府，督穴在项后，入发际一寸，项骨有三椎，其下乃是大椎，又名百劳。大椎以下，至尾骶有二十一节，共二十四节，云应二十四气。疟一日行一节，其明日日下一节，故其作也晏，阳邪传入阴分，则作日晏。此先客于脊背也，每至于风府，则腠理开，开则邪气入，入则病作，以此日作稍晏[1]也。日下一节，则上会风府也益迟。其出于风府，日下一节，二十五日下至骶骨，脊骨尽处。二十六日入于脊内，复行上脊。注于伏膂之脉。王注：谓膂筋之间，肾脉之伏行者也。《甲乙经》作太冲之脉，巢元方作伏冲，谓冲脉之上行者也。按：冲脉入肾之络，亦与肾脉并行。张注作伏冲、膂筋二脉。其气上行，九日出于缺盆之中，足阳明穴，肩下横骨陷中。其气日高，故作益早也。阴分传出阳分，则作日早，病易愈矣。其间日发者，由邪气内薄于五藏，疟有经疟、脏疟，邪深者则入脏。横连募原也，鬲膜之原。其道远，其气深，其行迟，不能与卫气俱行，不得皆出，故间日乃作也。

卫气日下一节，其气之发也，不当风府，其日作者奈何？曰：虚实不同，邪中异所，则不得当其风府也。故邪中于头项者，气至头项而病；中于背者，气至背而病；中于腰脊者，气至腰脊而病；中于手足者，气至手足而病。卫气之所在，与邪气相合，则病作。故风无常府，卫气之所发，必开其腠理，邪气之所合，则其府也。

夫风风疟之与疟也，相似同类，而风独常在，疟得有时而休者何也？曰：风气留其处，故常在；疟气随经络沉以内薄，故卫气应乃作。昂按：卫为阳主表，疟疾虽有陷入阴经者，然必待卫气应乃作，是为阴中有阳，故虽甚而不至于杀人也。《灵枢·岁露论》与此篇略同。

疟先寒面后热者何也？夏伤于大暑，其汗大出，腠理开，因遇夏气凄沧之水寒，《甲乙》、《太素》并作小寒，阴邪。风者阳气也，阳邪。先伤于寒而后作于风，故先寒而后热也，病以时作，名曰寒疟。

先热而后寒者何也？此先伤于风，而后伤于寒，故先热而后寒也，亦以时作，名曰温疟，其但热而不寒，阴气先绝，阳气独发，则少气烦冤，手足热而欲呕，名曰瘅疟。

温疟者，得之冬中于风，寒气藏于骨髓之中，至春则阳气大发，邪气不能自出，因遇大暑，脑髓烁，肌肉消，腠理发泄，或有所用力，邪气与汗皆出，此病藏于肾，经其气先从内出之于外也。昂按：此即春温之症，寒气积久自内达外，非犹伤寒之由表传里也。王安道曰：每见治温

---

① 晏：明顾刻本《黄帝内经素问》晏字前尚有一“益”字。

热病，误攻其里，亦无大害，误发其表，变不可言，此足明其热之自内达外矣。如是者，阴虚而阳盛，阳盛则热矣，衰则气复反人，人则阳虚，阳虚则寒矣，故先热而后寒，名日温疟。

瘅疟者，肺素有热，气盛于身，厥逆上冲，中气实而不外泄，因有所用力，腠理开，风寒舍于皮肤之内，分肉之间而发，发则阳气盛，阳气盛而不衰，则病矣。其气邪气　不及于阴，故但热而不寒，气内藏于心。昂按：此病当是肺瘅、心瘅之类，与前脾瘅、胆瘅同，瘅，热也。而外舍于分肉之间，令人消烁脱一作肌。肉，故命日瘅疟。李士材曰：温疟舍于肾，瘅疟舍于肺与心，温疟即伤寒也。故《伤寒论》有温疟一症，瘅疟则火盛乘金，阴虚阳亢，两者皆非真疟也。

夫疟之始发也，阳气并于阴，当是之时，阳虚而阴盛，外无气，故先寒慄也。阳气逆极，则复出之阳，阳与阴复并于外，则阴虚而阳实，故先热而渴。王注：阴盛则胃寒，故战慄；阳盛则胃热，故欲饮。夫疟气者，并于阳则阳胜，并于阴则阴胜，阴胜则寒，阳胜则热。疟者风寒之气不常也，病极则复，发已则复如平人，如后文极则阴阳俱衰也。至病之发也，至字有连上句，读者言寒热复至，今从王氏。如火之热，如风雨不可当也，故经言曰：方其盛时必毁，方盛而泻之，必毁伤真气。因其衰也，事必大昌，此之谓也。

夫疟之未发也，阴未并阳，阳未并阴，因而调之，真气得安，邪气乃亡，故工不能治其已发，为其气逆也。疟正发时，不可服药，若服药，则寒药助寒，热药助热，反增其病。

疟气者，必更盛更虚，当气之所在也。病在阳则热而脉躁，在阴则寒而脉静，极则阴阳俱衰，卫气相离，故得休；卫气集则复病也。

时有间二日，或至数日发，或渴、或不渴何也？其间日者，邪气与卫气客于六腑，而有时相失不能相得，故休数日乃作也。

疟者，阴阳更胜也，或甚或不甚，故或渴或不渴。阳盛则渴，阴盛则不渴。

疟之且发也，阴阳之且移也，必从四末始也。手足十指为三阴三阳经脉所从起，故后《刺疟篇》曰：诸疟而脉不见，刺十指间出血，血出必已。

以其秋病者寒甚，秋气凛烈。以冬病者寒不甚，阳气内藏。以春病者恶风，阳方升而腠理开。以夏病者多汗。气热而津外泄。

【素·刺疟篇】[①] 足太阳之症，令人腰痛头重，寒从背起，经脉所过。先寒后热，熇熇暍暍音竭。然，热貌。热止汗出难已。

足少阳之疟，令人身体解㑊，寒不甚，热不甚。即解㑊也。恶见人，胆木盛刚克胃土。胃热甚则恶人。见人心惕惕然，胆虚。热多汗出甚。

足阳明之疟，令人先寒洒淅，洒淅寒甚，阳虚生外寒。久乃热，热去汗出，喜见日月光、火气乃快然。阳明多血多气，热盛则恶人与火，今反喜之者，胃虚故也。

足太阴之疟，令人不乐，好太息，脾不运而气不舒。不嗜食，多寒热，脾虚恶寒，胃虚恶热，故疟疾又谓之脾寒。汗出病至则善呕，脾脉络胃挟咽。呕已乃衰。

足少阴之疟，令人呕吐甚，肾脉贯膈入肺，循喉咙。多寒热，热多寒少，水衰

① 素·刺疟篇：原本篇目前无“素”字，据《内经》补。

火王。欲闭户牖而处，其病难已。阳明胃脉病，欲独闭户牖而处，今胃病见肾中，为土刑于水，故难已。

足厥阴之疟，令人腰痛，小便不利，如癃状，癃闭，厥阴脉环阴器，抵小腹。非癃也，数便意恐惧，气不足，肝气有余则怒，不足则恐。腹中悒悒。木气不舒。昂按：伤寒言足经而不及手经，本篇论疟亦言足而不及手经，岂疟邪亦传足不传手乎？抑足经可以该手经？篇后言腑疟仅胃腑，而不及他腑，又岂以胃为六腑之长乎？

肺疟者，令人心寒，肺为心盖，脉入心中，邪反乘其胜已。寒甚热，肺主皮毛主表，亦能作寒作热。热间善惊，肝主惊。而金克木。如有所见者。心气不足，肺邪有余。

心疟者，令人烦心，甚欲得清水，反寒多不甚热。寒多不甚热，而嗜水未详。按《太素》云：欲得清水反寒多，寒不甚，热甚也。

肝疟者，令人色苍苍然，太息，本气不舒。其状若死者。生气不荣。

脾疟者，令人寒，脾虚恶寒。腹中痛，热则肠中鸣，火气冲击。鸣已汗出。热蒸为汗。

肾疟者，令人洒洒然，寒意。腰脊痛，腰为肾府，膀胱与肾相表里，脉贯腰脊。宛转大便难，肾主二便。目眴眴然，水亏。手足寒。阳虚。

胃疟者，令人且将病也，善饥而不能食，胃热故善饥，脾虚故不能食。食而支满腹大。脉循腹里。

诸疟而脉不见，刺十指间出血，血出必已。刺井穴，脉始出处。

【素·咳论】肺之令人咳何也？肺属金而主气，其变动为咳。曰：五脏六腑皆令人咳，非独肺也。张注：五脏六腑之邪，皆能上归于肺而为咳也。皮毛者，肺之合也，皮毛先受邪气，邪气以从其合也。共寒饮食入胃，皮毛受寒为外伤寒，食寒饮冷为内伤寒，今人惟知外伤寒，而不知有内伤寒。讹为阴症者是也，不读《内经》乌能知此？从肺脉上至于肺则肺寒，肺恶寒。肺寒则外内合邪，因而客之，则为肺咳。五脏各以其时受病，非其时各传以与之。时，王月也，非其时则各传与肺而作咳。昂按：心、小肠、肝、胆、三焦之火，脾、肾、膀胱之湿，胃、大肠之燥，传入于肺皆能作咳，不独风寒也。马注：作肺传邪于五脏而咳。李士材宗之。谬观篇首，肺之令人咳，篇后关于肺二语，则咳之必由于肺明矣。时感于寒则受病，微则为咳，凡伤风寒，以咳嗽者为轻。甚者为泄、为痛。寒邪入里，则为泄为痛。不传于肺而不作咳矣。乘秋则肺先受邪，乘春则肝先受之，乘夏则心先受之，乘至阴四季则脾先受之，乘冬则肾先受之。张注：言先受者，谓次则传及于肺作咳也。昂按：若不传则各为本脏之病，若移邪于他脏，则又为他病矣。

肺咳之状，咳而喘息有音，肺藏气而主喘主音。甚则唾血。肺络伤则唾血，此本经自病。

心咳之状，咳则心痛，喉中介介如梗状，甚则咽肿喉痛。此五脏移邪。心脉挟咽，火旺克金。

肝咳之状，咳则两胁下痛，肝脉布胁肋，上注肺。甚则不可以转，转则两胠即胁下满。

脾咳之状，咳则右胁下痛，脾主右，阴阴引肩背，俞在肩背。甚则不可以动，动则咳剧。

肾咳之状，咳则腰背相引而痛，肾脉入肺贯脊，腰为肾府。甚则咳涎。脾为涎，肾为唾，涎唾相近。马注：东垣治五脏咳，肺用麻黄汤，心用桔梗汤，肝用小柴胡汤，脾用升麻汤，肾用麻黄附子细辛汤。虽未必尽中，姑备采择。

五脏之久咳，乃移于六腑。脾咳不已，则胃受之，胃咳之状，咳而呕，胃寒则呕。呕甚则长虫出。

肝咳不已，则胆受之，胆咳之状，则呕胆汁。肺咳不已，则大肠受之，大肠咳状，咳而遗矢。《甲乙》作矢。大肠为传导之官，寒入则遗矢。

心咳不已，则小肠受之，小肠咳状，咳而失气，气与咳俱失。气下奔而出屁。

肾咳不已，则膀胱受之，膀胱咳状，咳而遗溺。

久咳不已，则三焦受之，三焦咳状，咳而腹满。不欲饮食，上中二焦。脉循胃口。此皆聚于胃，胃为五脏六腑之海。关于肺，昂按：肺主气又属金，主声，故咳必由于肺也。凡伤风寒而咳嗽者为轻，以肺主皮毛而在表也。若风寒伤经络脏腑，而不传于肺则不咳，不咳者重，如真伤寒类伤寒之属是也。又有久病火热伤肺，而为咳痰咳血，声哑声嘶者，此病久，传变之咳，亦重症也。使人多涕唾，凡咳嗽必多涕唾。而面浮肿，气逆也。气逆故咳而面亦肿。马注：东垣治六腑咳，胃用乌梅丸；胆用黄芩加半夏生姜汤；大肠用赤石脂禹余粮汤、桃花汤，不止，用猪苓汤分水；小肠用芍药甘草汤；膀胱用茯苓甘草汤；三焦用钱氏异功散。

【素·举痛论】举痛者，举风痛而为言也，吴鹤皋改作卒，亦有痛而不卒者又何以说焉？

经脉流行不止，环周不休，寒气入经而稽迟，泣涩而不行，客于脉外则血少，客于脉中则气不通，故卒然而痛。其痛或卒或而止者，或痛甚不休者，或痛甚不可按者，或按之而痛止者，或按之无益者，或喘动应手者，或心与背相引而痛者，或胁肋与少腹相引而痛者，或腹痛引阴股者，或痛宿昔而成积者，或卒然痛死不知人，有少间复生者，或痛而呕者，或腹痛而后泄者，或痛而闭不通者。

寒气客于脉外则脉寒，脉寒则缩踡，缩踡则脉绌急，逢寒则急。绌急则外引小络，故卒然而痛，得炅则痛立止，炅，音炯，热也。热则血气行而寒邪散。因重中于寒，则痛久矣。

寒气客于经脉之中，与炅气相薄则脉满，脉满则痛而不可按也。

寒气客于肠胃之间，膜原之下，鬲之膜，肓之原。血不得散，寒则血凝。小络急引故痛。按之则血气散，故按之痛止。

寒气客于挟脊之脉，督脉。则深按之不能及，故按之无益也。

寒气客于冲脉，冲脉起于关元，穴在脐下三寸，其本起于肾下，由关元而上。随腹直上，会于咽喉。寒气客则脉不通，脉不通则气因之，故喘动应手矣。冲脉与少阴肾脉并行，少阴之气因之上满，故喘动应手。

寒气客于背俞之脉，背之心俞。则脉泣，脉泣则血虚，血虚则痛，其俞注于心，心主血，背俞属膀胱经，凡五脏六腑之俞皆属膀胱经，而内通于脏腑。故相引而痛。按之则热气至，热气至则痛止矣。

寒气客于厥阴之脉，厥阴之脉者，络阴器，系于肝，寒气客于脉中则血泣脉急，故胁肋与少腹相引痛矣。肝脉布胁肋，抵小腹。厥气客于阴股，厥阴脉循阴股。寒气上及少腹，血泣在下相引，故腹痛引阴股。

寒气客于小肠膜原之间，络血之中，血泣不能注于大经，血气稽留不得行，故宿昔而成积矣。按：此即今之小肠气也。

寒气客于五脏，厥逆上泄，呕吐。阴气竭，阳气未入，故卒然痛死不知人，气复返则生矣。

寒气客于肠胃，厥逆上出，故痛而呕也。此为寒呕，亦有胃热上冲而呕者。

寒气客于小肠，小肠不得成聚，故后泄腹痛矣。小肠为受盛之官，寒客之故不能成聚，传入大肠而泄也。热气 于小肠，肠中痛、瘅热焦渴，则坚干不得出，热伤津。故痛而闭，不通矣。通则不痛，痛则不通。

视其五色，黄赤为热，白为寒，青黑为痛。

百病生于气也。怒则气上，喜则气缓，悲则气消，恐则气下，寒则气收，炅则气泄，惊则气乱，劳则气耗，思则气结，九气不同，何病之生？曰：

怒则气逆，甚则呕血，火逼血，随气而上升。乃飧泄，木上盛克土，故下为飧泄。故气上矣。

喜则气和志达，荣卫通利，故气缓矣。和缓。

悲则心系急，肺布叶举，肺叶随心系而开布张举。而上焦不通，荣卫不散，上焦宗气不得布散于荣卫。热气在中，则气消矣。热伤气。

恐则精却，恐伤肾，故精气却退。却则上焦闭，闭则气还，还则下焦胀，不能上行还而为胀。故气不行矣。新校正云："气不行"当作"气下行"。

寒则腠理闭，气不行，故气收矣。王注：腠谓津液渗泄之所。理谓文理逢会之中。昂按：凡伤寒必卫气闭拒。故治寒疾者，多用发散之剂。

炅则腠理开，荣卫通，汗大泄，故气泄矣。

惊则心无所倚，神无所归，虑无所定，故气乱矣。

劳则喘息汗出，外内皆越，越其常度。故气耗矣。

思则心有所存，神有所归，正气留而不行，故气结矣。志之所至，气亦至焉。

【素·风沦】风之伤人也，或为寒热，或为热中，或为寒中，或为疠癞风，或为偏枯，或为风也，下文诸风。其病各异。其名不同，或内至五脏六腑，愿闻其说。曰：

风气藏于皮肤之间，内不得通，外不得泄，此风邪初感于表，玄府封闭，故内不得通，外不得泄。昂按：寒邪有饮冷而内伤者，风邪则俱从外入。风者善行而数变，腠理开则洒然寒，闭则热而闷，风内郁而为热。其寒也则衰饮食，胃中寒则食少。其热也则消肌肉，热入内则肉消。故使人怢音突。慄寒意。而不能食，名曰寒热。

风气与阳明入胃，循脉而上至目内眦，其人肥则风气不得外泄，则为热中而目黄；风内郁而为热为黄。人瘦则外而寒，则为寒中 腠理疏而外泄，故中寒。而泣出。多泪。

风气与太阳俱入，行诸脉俞，脏腑十二俞穴皆在眦而属太阳经。散于分肉之间，卫气行处。与卫气相干，其道不利。风气与卫气相搏。为所持阻。故使肌肉愤䐜音嗔 而有疡，疮痈。卫气有所凝而不行，故其肉有不仁也。卫气久不流通则肉顽痹，不知痛痒。

疠者，有荣气热胕，腐同：荣行脉中，风入营血变为热，而血肉腐坏。其气不清，故使其鼻柱坏鼻为呼吸出入之处。而色败，皮肤疡溃。风寒客于脉而不去，名曰疠风，或名曰寒热。王注：始为寒热，成为疠风。

以春甲乙属木。伤于风者为肝风；以夏丙丁属火。伤于风者为心风；以季夏戊己属土。伤于邪者为脾风；以秋庚辛属金。中于邪者为肺风；以冬壬癸属水。中于邪者为肾风。

风中五脏六腑之俞，穴俞。亦为脏腑之风，故有中经、中腑、中脏之来。各入其门户所中，则为偏风。或左或右，或上或下，偏中一处则为偏枯。

风气循风府而上，脑后穴名。则为脑风。风入系头，则为目风眼寒。眼当畏寒。目在前而系在脑后，故曰系头。《灵枢·终始篇》：足太阳有通顶入脑者，正属目，本名目眼系，头目苦痛取之。饮酒中风，则为漏风。入房汗出中风，则为内风。令人遗精、咳血、寝汗、骨蒸。新沐中风，则为首风。久风人中，则为肠风便血飧泄。食不化而泄泻。外在腠理，则为泄风。多汗。

故风者，百病之长也，至其变化，乃为他病也，无常方，然致有风气也。致有风气诸病。

肺风之状，多汗恶风，伤寒无汗，伤风有汗。故伤风皆有汗恶风，汗出皮腠疏，故恶风，色皏音烹，上声。然白，时咳短气，本经病。昼日则差，暮则甚。暮则阳气入里，风内应之，故甚。或日昼则肺垂而顺，夜则偏壅。诊在眉上，其色白。眉上阙庭之部。《灵枢·五色篇》：阙中者，肺也。

心风之状，多汗、恶风，焦绝善怒吓，赤色，病甚则言不可快，心脉挟咽喉而主舌，风中之故难言。诊在口，唇其色赤。

肝风之状，多汗恶风，善悲，悲为肺志，金来克木，色微苍，嗌干，脉循喉咙。善怒，肝志怒。时憎女子，肝脉络阴器而主筋，肝衰则恶色。凡阳痿者，皆筋衰也。诊在目下，其色青。

脾风之状，多汗恶风，身体怠惰，四肢不欲动，脾主四肢。色薄微黄，不嗜食，诊在鼻上，其色黄。鼻居中央，主土。

肾风之状，多汗恶风，面庞然浮肿，肾在水则面肿，有风面亦肿。《平人气象论》：面肿曰风。脊痛　肾脉贯脊。不能正立，骨衰。其色炲，音台，黑色。隐曲不利，肾精衰则不能交接。诊在肌上，精衰则肌不泽。其色黑。

胃风之状，颈多汗恶风，胃脉从颐循喉咙。下缺盆。食饮不下，鬲塞不通，胃脉下鬲属胃，络脾。腹善满，脉循腹里。失衣则䐜胀，外寒则胀。食寒则泄，诊形瘦而腹大。

首风之状，头面多汗恶风，当先风一日则病甚，人身阳气外应于风。头痛不可以出内，至其风日则病少愈。

漏风之状，或多汗，常不可单衣，汗多腠疏，故常畏寒。马注：作畏热，虽衣亦欲却之。昂按：既云畏热，下何以又恶风乎？食则汗出，甚则身汗，喘息恶风，衣常濡，口干善渴，外多汗则中干。不能劳事，漏风，即酒风也。《病能论》有夹身热解堕，汗出如浴，恶风少气，病名酒风。

泄风之状，多汗，汗出泄衣上，口中干，上渍，其风不能劳事，身尽痛则寒。有“风”改“痛”。汗多亡阳故寒。

按：《素问》、《风论》、《痹论》、《痿论》分为三篇，病原不同，治法亦异，今世多混同论治，故丹溪著论辨之。又按：中风大法有四：一曰偏枯，半身不遂也；二曰风痱，身无痛痒，四肢不收也；三曰风癔，奄忽不知人也；四曰风痹，诸痹类风状，大抵风、痹、痿、厥四症多有相似之处。

又按：《灵枢·寿夭刚柔篇》：病在阳者曰风病，在阴者曰痹，阴阳俱病曰风痹。病有形而不痛者，阳之类；无形而痛者，阴之类也。

【素·痹论】风、寒、湿三气杂至，合而为痹也。合中有分，分中有合。其风气胜者为行痹，三气各以一气主痹，合中有分。风者，善行数变，故走易不定为行痹，俗谓之流火①。寒气胜者为痛痹，阴寒为痛。湿气胜者为着痹也。着而不移。

其有五者何也？以冬遇此者为骨痹，肾主骨，此指风、寒、湿也。《灵枢·长刺节论》：② 骨重不可举，骨髓酸痛名骨痹。以春遇此者为筋痹，肝主筋。《长刺节论》：筋挛骨痛不可以行，名筋痹。以夏遇此者为脉痹，心主脉。以至阴四季遇此者为肌痹，脾主肌肉。《长刺节论》：肌肤尽痛名曰肌痹。以秋遇此者为皮痹。肺主皮。

内舍五脏六腑，何气使然？曰：五脏皆有合，病久而不去者，内舍于其合也。如肝合筋，心合脉等，凡病皆然，久而内舍，则为脏腑之痹矣。故骨痹不已，复感于邪，内舍于肾。经邪入脏，下同。筋痹不已，复感于邪，内舍于肝。脉痹不已，复感于邪，内舍于心。肌痹不已，复感于邪，内舍于脾，皮痹不已，复感于邪，内舍于肺。

所谓痹者，各以其时，气王之月。重感于风寒湿之气也。

肺痹者，烦满 王海藏曰：烦出于肺，盖心火旺则金燥也。喘而呕。肺主气故喘，循胃口故呕。

心痹者，脉不通，心主脉。烦则心下鼓，火扰故烦，血不足则心下鼓动。暴上气而喘，心脉上肺，火盛克金，故上气而喘。嗌干心脉循咽。善噫，心为噫，厥气上则恐。肾志恐。肾水上逆而凌心。

肝痹者，夜卧则惊，肝主惊，寐则神藏于肝。多饮数小便，上为引如怀。肝脉环阴器，抵小腹，故便数，痛引小腹，状如怀妊。

肾痹者，善胀，肾者胃之关，关门不利故胀。尻以代踵，脊以代头，尻，苦高，臀也。肾脉起足下，足不能行而以尻代之；肾脉贯脊，头反下而脊高，皆踡屈之状也。

脾痹者，四肢解堕，脾主四肢。发咳呕汁，上为大塞。脾脉络胃，上鬲挟咽，故呕咳而上焦隔塞。

肠痹者，数饮而出不得，肠中有热，故多饮而小便复难。中气喘争，时发飧泄。邪正奔喘交争，时或通利，则又为飧泄。

胞痹者，少腹膀胱按之内痛，若沃以汤，涩于小便，膀胱在少腹之内，胞在膀胱之内，胞受风寒湿气，郁而为热故然。上为清涕。精室与髓海相通，小便既涩，太阳经气不得下行，故上塞其脑，而为清涕。

阴气者，静则神藏，躁则消亡。五脏皆属阴而藏神。王注：此言五脏受邪而为痹也。饮食自倍，肠胃乃伤。王注：此言六腑受邪而为痹也。脏以躁动致伤，腑以饮食见损。

淫气气妄行而过者。喘急，痹聚在肺；淫气忧思，痹聚在心；淫气遗溺，痹聚在肾；淫气竭乏，阴血枯竭。痹聚在肝；淫气肌绝，肌气阻绝，不知痛痒，痹聚在脾。

---

① 流火：此非中医外科所述丝虫病引起之流火，乃地方俗称之病名。

② 《灵枢·长刺节论》：当是《素问》一书篇名。

诸痹不已，亦益内也。即前内合数条。

其风气胜者，其人易已也。风为阳邪，寒湿为阳邪。其人脏者死，一脏痹，则五脏不能流通，故死。其留连筋骨间者痛久，其留皮肤间者易已。

六腑亦各有俞，俞穴。王注：谓膀胱经六俞，内通六腑。马注：凡六腑之穴，皆可入邪。风寒湿气中其俞，而食饮以应之，饮食失节。循俞而入，各舍其腑也。六腑痹。昂按：六腑前文只列肠痹、胞痹，三焦有名无形，胆附于肝，胃为脏腑之海，故不复别言痹也。

痹，或痛、或不痛，或不仁，或寒、或热、或燥、或湿，何也？曰：痛者，寒气多也，有寒故痛也。阴寒凝聚而作痛。其不痛不仁者，病久入深，营卫之行涩，气血不足。经络时疏空疏。故不痛。《素问》作“不通”，疑误。《甲乙经》作“不痛”，今从之。不痛者重。皮肤不营，无血充养。故为不仁。顽痹麻木，其寒者，阳气少，阴气多，与病相益，故寒也；本感寒湿，而阴气复益之。其热者，阳气多，阴气少，病气胜，阳遭阴，故为痹热。风为阳邪，卫气又胜，阴不能胜阳。其多汗而濡者，此其逢湿甚也，阳气少，阴气盛，两气相感，阴气湿气。故汗出而濡也。

痹病不痛何也？痹在于骨则重，在于脉则凝而不流，在于筋则屈不伸，在于肉则不仁，在皮则寒，故具此五者，故不痛也。痛则血气犹能周流，五者为血气不足，皆重于痛，故不复作痛，诸解欠明。

凡痹之类，逢寒则急，寒则筋急，急字《素问》作“虫”。王注：虫行皮中。《甲乙经》作急，今从之。逢热则纵。热则筋弛。故《痿论》，专言热。

营卫之气，亦令人痹乎？曰：营者，水谷之精气也，和调于五脏，六阴经。洒陈于六腑，六阳经。乃能人于脉也。《正理论》曰：谷入于胃，脉道乃行，水入于经，其血乃成。故循脉上下，贯五脏，络六腑也。荣行脉中。

卫者，水谷之悍气也，其气慓疾滑利，不能入于脉也。卫生脉外。故循皮肤之中，分肉之间之间，肉之腠理，薰于肓膜，膏肓膈膜。散于胸腹。此卫气所行之处。《灵枢·本藏篇》：卫气者，所以温分肉，充皮肤，肥腠理，司开合者也。逆其气则病，二气有所阻逆。从顺也。其气则愈，不与风寒湿气合，故不为痹。

【素·痿论】肺热叶焦，则皮毛虚弱急薄，着则生痿躄也。肺主皮毛，传精布气，肺热叶焦，则不能输精于皮毛，故虚弱急薄，皮肤燥着而痿图不能行，犹木皮剥则不能行津于枝干而枯也。

心气热，则下脉厥而上，心热盛则火独光，肾脉下行者，随火厥逆而上。上则下脉虚。虚则生脉痿，心主脉。枢折挈，枢纽之间，如折如挈。胫纵而不任地也。

肝气热，则胆泄口苦，胆为肝之府，热则胆汁溢。筋膜干，筋膜干则筋急而挛，发为筋痿。肝主筋。

脾气热，则胃干而渴，不能为胃行其津液。肌肉不仁，不知痛痒。发为肉痿。脾主肉。

肾气热，则腰脊不举，腰为肾府，肾脉贯脊。骨枯而髓减，发为骨痿。肾主骨。

何以得之？曰：肺者，脏之长也，为心之盖也，有所失亡，所求不得，则发肺鸣，心志不遂，火上炎而烁肺，金受火克，故喘息有音也。鸣则肺热叶焦，故五脏因肺热叶焦，发为痿躄也。肺者相傅之官，为气之主，治节出焉。人身之运动皆由于肺，肺热叶焦则气无所主，而失其治节，故痿躄而手足不随也。悲哀太甚，则胞络绝，绝则阳气内动，胞络属心，而络于胞中，悲则心系急，肺布叶举，胞络阻绝，卫气不得外出而内动。发则心下崩，数溲溺 血也。故大经空虚，亡血故虚。发为肌痹，传为脉痿。先为肌肉顽痹，次为脉痿，胫不任地。

思想无穷，所愿不得，意淫于外，妄想。人房太甚，宗筋弛纵，发为筋痿，及为白淫。白物淫溢而下，浊带之类。生于肝，肝主筋，使内也。房劳。

有渐于湿，渐渍水湿。以水为事，好饮酒浆。若有所留，水湿留着，居处有湿，肌肉濡渍，痹而不仁，发为肉痿，得之湿地也。地之湿气感则害皮肉筋脉。

有所远行劳倦，逢大热而渴，渴则阳气内伐，内伐则热舍于肾，肾者水脏也，今水不胜火，则骨枯而髓虚，故足不任身，发为骨痿。生于大热也。肾恶燥。

肺热者，色白而毛败；心热者，色赤而络脉溢；肝热者，色苍而爪枯，爪者筋之余。脾热者，色黄而肉蠕音茹动；肾热者色黑而齿槁。齿者骨之余。

治痿者独取阳明，何也？阳明者，五脏六腑之海，胃为水谷之海，主闰润宗筋，阴毛横骨上下之竖筋，络胸膜，经腹背，上头项，下髋臀。宗筋主束骨而利机关也。冲脉者，经脉之海也，受十二经之血，为血海。主渗灌谿谷，肉之大会为谷，小会为谿。与阳明合于宗筋，冲脉循腹，挟脐旁五分而上，阳明脉挟肋旁一寸五分而上，宗筋脉于中。阴阳三阴三阳总宗筋之会，会于气街，阴毛两旁动脉处，而阳明为之长，皆属于带脉，而络于督脉。带脉起于季肋，周回一身，如束带然。阳明与带脉相属而复络于督脉。故阳明虚，则宗筋纵，带脉不引。故阳明虚，则宗筋纵，带脉不引，故足痿不用也。不为人用。

【素·厥论】阳气衰于下，则为寒厥；阴气衰于下，则为热厥。下不足则厥逆而上。

热厥之为热也，必起于足下者，何也？阳气起于足五指之表，足三阳脉。阴脉者，集于足下而聚于足心，足三阴脉。故阳气胜，则足下热也。阴不足。

寒厥之为寒也，必从五指而上于膝者，何也？阴气起于足五指之里，足三阴脉。集于膝下而聚于膝上，故阴气胜，则从五指至膝上寒，其寒也，不从外，皆从内也。阴盛生内寒，不由外感。

寒厥何失而然？前阴者，宗筋所聚，太阴、阳明之所合也。脾胃之脉皆辅宗筋。《甲乙经》作厥阴者，众筋之所聚，亦自一说。春夏则阳气多而阴气少，秋冬则阴气盛而阳气衰，此人者质壮，以秋冬无于所用，多欲夺阴。下气上争不能复，不能归经。精气溢下，阴精下泄。邪气因从之而上也，气因于中，寒从内发，即前不从外之意。张注：言人之气出中焦，水谷所生亦通。阳气衰，不能渗营其经络，阳气日损，阴气独在，故手足为之寒也。

热厥何如而然也？酒入胃中，则络脉满而经脉虚，脾主为胃行其津液者也，阴气虚则阳气入，阳主卫外，阴虚则阳内伐，所谓阴不足则阳凑之也。阳气人则胃不和，胃不和则精气竭，不能生精生气。精气竭则不营其四肢也。此亦独取阳明之义。此人必数醉若饱以入房，气聚于脾中不得散，酒气与谷气相薄，热盛于中，故热偏于身，内热而溺赤也。夫酒气盛而慓悍，肾气日衰，耗其阴精。阳气独胜，故手足为之热也。

厥，或腹满，或暴不知人，或至半

日，远至一日乃知人者，何也？阳气盛于上则下虚，下虚则腹胀满，寒盛则胀。阳气盛于上，则下气重上，而邪气逆，逆则阳气乱，阳气乱则不知人也。热盛则不知人。

巨阳之厥，则肿首头重，足不能行，脉上巅下腘贯腨。发为眴仆。上重下轻。

阳明之厥，则癫疾欲走呼，腹满不得卧，面赤而热，妄见妄言。昂按：阳明多血多气，详本症病皆有余，与湿而厥者不同。

少阳之厥，则暴聋颊肿而热，胁痛，䯒足骨。不可以运。皆经脉所过。

太阴之厥，则腹满膜胀，后不利，不饮食，食则呕，不得卧。皆脾病兼胃。

少阴之厥，则口干溺赤，肾热。满心痛。脉络注心胸中。

厥阴之厥，则少腹肿痛，脉抵小腹。腹胀，肝主胀。为木盛克土，泾溲不利，肝火。好卧屈膝、筋衰。阴缩肿，胻内热。脉络阴器，上腘内廉。

【灵】夫百病者，多以旦慧昼安，夕加夜甚，何也？曰：春生夏长，秋收冬藏，是气之常也，人亦应之。以一日分为四时，朝则为春，日中为夏，日入为秋，夜半为冬。朝则人气始生，病气衰，故旦慧；日中人气长，长则胜邪，故安；夕则人气始衰，邪气始生，故加；夜半人气入脏，邪气独居于身，故甚也。

其时有反者何也？是不应四时之气，独主其病者，一脏独主其病，故不能应一日分四时之气。是必以脏气之所不胜时者甚，如脾病不能胜旦之木，肺病不能胜昼之火，肝病不能胜夕之金，心病不能胜夜之水，故至其时反加甚也。以其所胜时者起也。如肺气能胜旦之木，肾气能胜昼之火，心气能胜夕之金，脾气能胜夜之水箩至其所胜之时，则慧且安，不能拘于“旦慧昼安，夕加夜甚”之说也。《顺气一日分为四时》

素问灵枢类纂约注·卷下

脉要第四

【素】人一呼脉再动，一吸脉亦再动，呼吸定息脉五动，闰以太息，命曰平人。《灵枢·脉度》、《五十营》等篇：人身脉长一十六丈二尺，一呼脉行三寸，一吸脉行三寸，昼夜一万三千五百息。气行五十营，漏水下百刻，凡行八百一十丈，即一十六丈二尺而积之也。《难经》曰：呼出心与肺，吸入肾与肝，呼吸之间，脾受谷味也。其脉在中，是五动，亦以应五脏也。平人者，不病也，常以不病调病人，医不病，故为病人平息以调之为法。

人一呼脉一动，一吸脉一动，曰少气。《脉诀》以为败脉，《难经》以为离经脉，正气衰也。人一呼脉三动，一吸脉三动而躁，躁，动，《脉诀》为数脉。尺热曰温病，尺为阴位，寸为阳位，阴阳俱热，故为病温。尺不热脉滑曰病风，脉涩曰痹。滑为阳盛，涩为血少。

人一呼脉四动以上曰死。一息八至，《脉诀》以为脱脉，《难经》以为夺精。脉四动以上则九至矣，为死脉。脉绝不至曰死，乍疏乍数曰死。

平人之常气禀于胃，胃者平人之常气也。人无胃气曰逆，逆者死。

春胃微弦曰平，弦多胃少曰肝病，但弦无胃曰死。胃而有毛曰秋病，毛为肺脉，为金克木。毛甚曰今病，即病。脏真散于肝，肝藏筋膜之气也。

夏胃微钩曰平，钩多胃少曰心病，但钩无胃曰死。胃而有石曰冬病，木克火。石甚曰今病。脏真通于心，心藏四脉之气也。

长夏胃微耎音软。弱曰平，弱多胃少曰脾病，但代无胃曰死。动而中止曰代。软弱有石曰冬病，为水反侮土，次其胜克，当作弦脉。弱甚曰今病。藏真濡于脾，脾藏肌肉之气也。

秋胃微毛曰平，毛多胃少曰肺病，但毛无胃曰死。毛而有弦曰春病，为木反侮金。吴注：虽曰我克者为微邪，然木气泄，至春无以生荣，故病。次其胜克当为钩脉。弦甚曰今病。脏真高于肺，以行营卫阴阳也。肺为傅相，营卫阴阳皆赖之以分布。

冬胃微石曰平，石多胃少曰肾病，但石无胃曰死。石而有钩曰夏病，为火极侮水，次其脏克。钩当云冥弱。钩甚曰今病。脏真下于肾，肾藏骨髓之气也。

夫平心脉来，累累如连珠，如循琅玕，美玉。曰心平，夏以胃气为本。病心脉来，喘喘连属，喘喘则有不足之意。其中微曲曰心病。死心脉来，前曲后居，停滞。如操带钩曰心死。

平肺脉来，厌厌聂聂，如落榆荚曰肺平，秋以胃气为本。病肺脉来，不上不下，如循鸡羽曰肺病。王注：中坚傍虚。吴注：涩难。死肺脉来，如物之浮，如风吹毛曰肺死。

平肝脉来，耎弱招招，如揭长竿末

稍曰肝平，长而耎。春以胃气为本。病肝脉来，盈实而滑，如循长竿曰肝病。长而不软。死肝脉来，急益劲，如张新弓弦曰肝死。

平脾脉来，和柔相离，如鸡践地曰脾平，长夏以胃气为本。病脾脉来，实而盈数，如鸡举足曰脾病，践地，形其轻缓；举足，形其拳实。死脾脉来，锐坚如鸟之喙，如鸟之距，如屋之漏，如水之流，曰脾死。

平肾脉来，喘喘累累如钩，按之而坚曰肾平，冬为石脉，坚亦石意也。钩为心脉，肾中带钩，为水火阴阳相济。冬以胃气为本。病肾脉来，如引葛，按之益坚曰肾病。死肾脉来，发如夺索，辟辟如弹石，曰肾死。　《平人气象论》

【素】春脉如弦，春脉者肝也，东方木也，万物之所以始生也，故其气来，软弱轻虚而滑，端直以长，故曰弦，反此者病。其气来实而强，此谓太过，病在外；其气来不实而微，此谓不及，病在中。有余为外感，不足为内伤。太过则令人善忘，当作"善怒"，《气交变大论》：木太过则忽忽善怒。忽忽眩冒而巅疾；眩，目转也；冒，瞀闷也。厥阴与督脉会于巅。其不及则令人胸痛引背，《金匮》曰：胸痛引背而阴弦也。下则两胁胠满。肝脉贯膈布胁肋。

夏脉如钩，心也，南言方火也，万物之所以盛长也，故其气来盛去衰，故曰钩，反此者病。其气来盛去亦盛，此谓太过，病在外；其气来不盛去反盛，此谓不及，病在中。太过则令人身热而肤痛，为浸淫；阳有余故身热不得越；热，故肤痛浸淫，蒸热不已也。其不及则令人烦心，不足故内烦。上见咳唾，下为气泄。心脉上肺，故咳唾；络小肠，故气泄。

秋脉如浮，秋脉者肺也，西方金也，万物之所以收成也，故其气来，轻虚以浮，来急去散，故曰浮，反此者病。其气来毛而中央坚，两傍虚，此谓太过，病在外；其气为毛而微，此谓不及，病在中。太过则令人逆气而背痛，肺系属背。愠愠然；其不及则令人喘，呼吸少气而咳，上气见血，咳血。下闻病音。呻吟。

冬脉如营，有营守乎中之象。冬脉者肾也，北方水也，万物之所以合藏也，故其气来沉以搏，故曰营，反此者病。其气来如弹石者，此谓太过，病在外；其去如数者，数疾。此谓不及，病在中。太过则令人解㑊，寒不寒，热不热，弱不弱，壮不壮。脊脉痛肾脉贯脊。而少气不欲言；吴注：人之声音修长为出于肾。其不及则令人心悬如病饥，肾水不能济心火，𦝫中清。侠脊两傍空软处，名𦝫清，冷也。肾外当𦝫。脊中痛，少腹满，小便变。络膀胱。

脾脉者，土也，孤脏以灌四傍者也。善者不可得见，恶者可见。脾有功于四脏，善则四脏之善，脾病则四脏亦病矣。其来如水之流者，此谓太过，病在外；如鸟之喙者，此谓不及，病在中。太过则令人四肢不举，脾主四肢，湿胜故不举。其不及则令人九窍不通，不能灌溉五脏，故九窍不通。名曰重强。脏气皆不和顺。

真肝脉至，即真脏脉。中外急，如循刀刃责责然，如按琴瑟弦，色青白不泽，毛折乃死。卫气败绝。

真心脉至，坚而搏，如循薏苡子，累累然，色赤黑不泽，毛折乃死。

真肺脉至，大而虚，如以毛羽中人肤，色白赤不泽，毛折乃死。

真肾脉至，搏而绝，如指弹石辟辟然，色黑黄不泽，毛折乃死。

真脾脉至，弱而乍数乍疏，色黄青不

泽，毛折乃死。

见真脏曰死，何也？五脏者，皆禀气于胃，胃者五脏之本也。脏气者，不能自致于手太阴，肺必因于胃气，乃至于手太阴也。脉必先会于手太阴，而后能行于诸经。故五脏各以其肘，自为而至于手太阴也。弦、钩、毛、石等，因时各为其状，而至于手太阴寸部。所谓“肺朝百脉”也。故邪气胜者，精气衰也，故病甚者，胃气不能与之俱至于手太阴，故真脏之气独见，独见者，病胜脏也，故曰死。《玉机真脏论》

【素】脉有阴阳，知阳者知阴，知阴者知阳。王注：深知则备识其变易。凡阳有五，五五二十五阳。阴阳和之脉也，五脏心、肝、脾、肺、肾，形为弦、钩、耎、毛、石五脉，当王之时，各形本脉，一脉之中，又各兼五脉，无过不及者，皆为阳脉也。所谓阴者，真脏也，见则为败，败必死也。真脏，即前“真肝脉至”之类。脏者藏也，脏真见而不藏，全失阳和之气，为阴脉也。所谓阳者，胃脘之阳也。有胃气则脉和缓，为阳脉；无胃气则为阴脉。王注解作人迎胃脉，在结喉傍，动脉应手处，左小常以候脏，右大常以候腑。于经文似觉欠贯。别于阳者，脉虽病而有胃气者。知病处也；某脉不和，则知病在某处。别于阴者，真脏阴脉。知死生之期。阴阳生克，推而知之。《阴阳别论》

【素】脉从阴阳，病易已；脉逆阴阳，病难已。左人迎为阳，春夏洪大为顺，沉细为逆。右气口为阴，秋冬沉细为顺，洪大为逆。男子左大为顺，女子右大为顺。凡外感症，阳病见阳脉为顺，阳病见阴脉为逆；阴病见阳脉为顺。内伤证，阳病见阳脉为顺，阳病见阴脉为逆；阴病见阴脉为顺，阴病见阳脉亦为逆。脉得四时之顺，曰病无他；如春弦夏钩等是也。脉反四时及不间脏，曰难已。春得肺脉，夏得肾脉，为反四时间脏，如肝病乘土当传脾，乃不传脾而传心，则间其所胜之脏，而传于所生之脏矣。《难经》所谓“间脏者生”是也。

脉有逆从四时，未有脏形当王之时，本脏之脉求未至。春夏而脉瘦，《玉机真脏论》作“沉涩”。秋冬而脉浮大，命曰逆四时也。风热而脉静，伤风热者，脉宜浮大，泄而脱血脉实，脉宜沉细而反实大。病在中脉虚，内伤病而脉无力。病在外脉涩坚者，外感病脉宜浮滑而反涩坚，皆难治。按《玉机真脏论》“病在中脉实坚，病在外，脉不实坚者，皆难治”。与此相反。新校正云：此得而彼误。命曰反四时也。与反四时者相类。《平人气象论》

【素】五邪所见：春得秋脉，夏得冬脉，长夏得春脉，秋得夏脉，皆五行相克。名曰阴出之阳。病善怒，不治。新校正：阴出之阳，病善怒。疑错简。吴注云：谓真脏阴脉出于阳和，脉之上再加善怒，则东方生，生之本死矣。《宣明五气论》

【素】春不沉，夏不弦，冬不涩，秋不数，是谓四塞。吴注：言脉虽待时而至，亦不可绝类而至，若春至而全无冬脉，夏至而全无春脉，已虽专王，而早绝其母气，是五脏不相贯通也。……参见曰病，复见曰病，未去而去曰病，去而不去曰病。吴注：一部而参见诸部，此乘侮交至也。既见于本部，复见于他部，此淫气太过也。未去而去为本气不足，来气有

余；去而不去为本气有余，来气不足。王注：复见谓再见已衰已死之气也。《至真要大论》

【灵】**经脉为里**，如手太阴肺经自中府至少商，乃直行于经隧五里者也。**支而横者为络**，如肺经之列缺穴，横行于手阳明大肠经者，为络脉也。**络之别者为孙**。络之歧者，犹子又生孙也。《脉度》

【灵】**经脉者，常不可见也，其虚实也，以气口知之**。十二经脉伏行分肉之间，深而不见必诊气口寸脉，然后知其虚实，故诊脉者，必以气口为主也。**脉之见者，皆络脉也**。络脉如肺列缺、大肠偏历之类，其脉常动，不必于气口知之。**凡诊络脉，脉色青则寒且痛，赤则有热。鱼际络赤**，鱼际亦肺经穴。**其暴黑者，留久痹也。其有赤、有黑、有青者，寒热气也。其青短者，少气也**。《经脉》

【素】**气口何以独为五脏主？**气口即寸脉，亦曰脉口，可以候气之盛衰，故名气口。若分言之，则左为人迎，右为气口。曰：**胃者，水谷之海，六腑之大源也**。言脉虽见于气口，而实本之于脾胃。**五味入口，藏于胃，以养五脏气，气口太阴也**。脾为足太阴，为胃行其津液，以传于肺，而肺气口亦手太阴也。**是以五脏六腑之气味，皆出于胃，变见于气口**。气味由胃传肺，肺为转输于诸经，故诸经之脉皆变见于此。**故五气入鼻，藏于心肺**，五味入口入于腑，五气入鼻入于脏，惟心肺居膈上，故先受之。**心肺有病，而鼻为之不利也**。《五脏别论》

【素】**食气入胃**，此段专言食。**散精于肝，淫气于筋**。肝主筋，其精淫溢入肝以养筋。

食气人胃，浊气归心，淫精于脉。谷肉皆粗浊之物，其气上归于心，其精微者，则淫入于脉，心主脉，即血也。**脉气流经，经气归于肺，肺朝百脉，输精于皮毛**。脉气流行于十二经，十二经之气皆归于肺，肺居高而为百脉之朝会，乃转输精气布散于皮毛，如木之行津，必由于皮也。**毛脉合精，行气于腑**。腑，王注作膻中，谓宗气之所聚也。张注作六腑。**腑精神明，留于四脏**，六脏之精气神明，上输于肺，以养心、肝、脾、肾四脏。**气归于权衡，权衡以平**，肺主治节，分布气化，使四脏安全，三焦均平，上下中外各得其所也。**气口成寸，以决死生**。此脉所由来也。气口亦名寸口，百脉之大要会也。马注：上鱼际相去一寸故名成寸。张注：分尺为寸也。按：脉前为寸，后为尺，中为关。此云："成寸"，盖兼关尺而言之也。医者由此察脉，知病以决人之死生也。

饮入于胃，此段专言饮，与上文食之相对，故此下有"通调水道，水精四布"之义。东垣、丹溪改作"饮食入胃"，后人宗之，失经旨矣。**游溢精气，上输于脾。脾气散精，上归于肺**，脾主为胃行其津液，所谓上焦如雾，中焦如沤也。**通调水道，下输膀胱**。肺行下降之令，转输而入膀胱，所谓下焦如渎也。**水精四布，五经并行，合于四时脉道之行**，因时而呈其状。**五脏阴阳**，《礼记》：饮以养阳，食以养阴。此合饮食而言之也。**揆度以为常也**。《病能论》：揆者，言切求其脉理也；度者，得其病处以四时度之也。医者因此揆而度之，以知病情，为常法也。《经脉别论》

【素】**夫脉者，血之府也**。荣行脉中，《刺志论》曰：脉实血实，脉虚血虚。长则气治，长为气足。短则气病，短为不足。数则烦心，数疾为热。大为病进，大为邪盛。上盛寸口。则气高，下盛尺中。马注谓“寸下”，即关也。盖以属中部。昂按：肾亦有胀。则气胀，肾者胃之关，关门不利则胀。代则气衰，动而中止曰代。细则气少，涩则心痛，涩为血少。浑浑革至如涌泉，《甲乙》、《脉经》皆作“浑浑革革至如涌泉”。病进而色弊，绵绵其去如弦绝，死。脉微而复绝。《脉要精微论》

【素】何谓虚实？曰：邪气盛则实，精气夺则虚。虚实何如？曰：气虚者肺虚也，肺主气。气逆者足寒也。上盛下虚。非其时则生，非相克之时，当其时则死。遇相克之时。余脏皆如此。

所谓重实者，言大热病，气热，脉满，是谓重实。经络皆实，是寸脉急而尺缓也，寸急为阳经实，尺缓为阴络实。王注：阴分主络，阳分主经。滑则从，涩则逆也。故五脏骨肉滑利，可以长久也。凡物死同枯涩。络气不足，经气有余，脉口热寸口。而尺寒也。秋冬为逆，春夏为从，治主病者。春夏阳气高，故脉口宜热，尺中宜寒。当察其何经何络所主而治之。经虚脉满者，尺脉满，脉口寒涩也。此春夏死，秋冬生也。秋冬阳气下，故尺中宜热，脉口宜寒。

何谓重虚？曰：脉气上虚尺虚，是谓重虚。寸尺皆虚。如此者，滑则生，涩则死也。

肠澼便血如何？肠风下痢皆名肠澼。此问似专指下痢，观下文可见便血、纯血也，为热伤血分。身热则死，寒则生。肠澼下白沫，何如？非脓非血而下白沫，为热伤气分。脉沉则生，脉浮则死。浮为阴证见阳脉，大抵痢疾忌身热脉浮。

肠咪下脓血何如？赤白相兼，气血俱伤。脉悬绝则死，滑大则生。滑为阴血，大为阳气。

癫疾何如？脉搏大滑，久自已；阳证得阳脉。脉小坚急，死不治。阳证得阴脉。癫疾之脉，虚实何如？虚则可治，实则死。实为邪盛。

消瘅胃热消谷善饥。虚实如何？脉实大，病久可治；血气尚盛。脉悬小坚，病久不可治。《通评虚实论》

【素】寸口之脉中手短者，曰头痛。中手长者，曰足胫痛。王注：短为阳不足，故病在头；长为阴太过，故病在足。寸口脉中手促上击者，曰肩背痛。阳盛于上。

寸口脉沉而坚者，曰病在中。浮而盛者，曰病在外。

寸口脉沉而横，日胁下有积，腹中有横积痛。

寸口脉沉而喘，日寒热。沉为阴，喘为阳，当寒热往来。脉盛滑坚者，曰病在外；脉小实而坚者，日病在内。脉小弱以涩，谓之久病。小弱为气虚，涩为血虚。脉滑浮而疾者，谓之新病。气足阳盛。

脉急者，曰疝瘕少腹痛。急为寒为痛。脉滑曰风。滑为阳脉，风亦阳邪。脉涩曰痹。涩为无血故痹。缓而滑曰热中。胃热。盛而紧曰胀。紧为寒胀。

尺脉缓涩，谓之解㑊。张注：懈堕。安卧脉盛，谓之脱血。安卧脉应微而反盛，血去而气无所主。尺涩脉滑，谓之多汗。血少而阳有余。尺寒脉细，谓之后泄。肾主二便，虚寒则不能禁固。尺粗常热者，谓之热中。王注：中谓下焦。《平人气象论》

【素】心脉搏坚而长，当病舌卷不能

言；脉击手曰搏，舌为心苗，心火盛故然。其软而散者，当消环自已。王注：诸脉软散，为气实血虚。消谓消散，环谓环周。张注：消谓消渴。非。

肺脉搏坚而长，当病唾血；血随火而逆上。其软而散者，当病灌汗，至令一作今。不复散发也。脉虚多汗将惧亡阳，不能更在发散。马注：作一散之则病已。非。

肝脉搏坚而长，色不青，当病坠堕搏[1]坠堕搏击所伤，色不应脉，病在外伤。因血在胁下，令人喘逆；肝主胁，损伤血积胁下，上薰于肺，则喘逆。其软而散，色泽者，当病溢饮。溢饮者渴暴多饮，而易入肌皮肠胃之外也。血虚中湿，水液不消。

胃脉搏坚而长，其色赤，常病折髀；胃脉下髀，故髀如折。其软而散者，当病食痹。胃虚故痹闷难消。

脾脉搏坚而长，其色黄，当病少气；脾不和肺无所养，故少气。其软而散，色不泽者，当病足胕肿，若水状也。脾主四肢，脉下足跖，脾虚不运故肿。

肾脉搏坚而长，其色黄而赤者，当病折腰；王注：色黄而赤，是心脾与肾。腰为肾府，故如折。其软而散者，当病少血，至令一作今，不复也。

粗大者，阴不足，阳有余，为热中也。来疾去徐，上实下虚，上实故来疾，下虚故去迟。为厥、巅疾；邪气上实，为眴仆及巅顶之疾。来徐去疾，上虚下实，为恶风也。故中恶风者，阳气受也。风为阳邪，上虚故先受。

有脉俱沉细数者，少阴厥也。沉细为肾脉，数为热。王注：尺脉不当见数，沉细而数当为热厥。沉细数散者，寒热也。沉细为阴，数散为阳，当病寒热。浮而散者，为眴仆，浮为虚，散为无神，故眴仆。

诸浮不躁者，虽浮而未至躁。皆在阳，则为热；浮为阳，浮而不躁为阳中之阴，其病在足阳经。其有躁者在手。若兼躁则火上升，为阳中之阳，病在手经矣。躁即浮之甚也。诸细而沉者，皆在阴，则为骨痛；沉细为阴脉，阴主骨主痛。其有静者在足。静，沉之甚也，则病在下部足阴经矣。

数动一代者，病在阳之脉也，泄及便脓血。代为气衰，然有积者亦脉代，故主泄便血。马注：数字读作入声，数为热，故便血。非。

涩者，阳气有余也；滑者，阴气有余也。阳气有余，为身热无汗；气多血少。阴气有余，为多汗身寒；阳虚阴虚。阴阳有余，则无汗而寒。阳有余故汗；阴有余故身寒。《脉要精微论》

【素】心脉满大，痫瘈筋挛。痫瘈音酣异。大盛生风，而眩仆抽掣也。肝脉小急，痫瘈筋挛，血虚故小，受寒故急，血虚火盛为痫，瘈急为筋挛。肝脉惊暴，驰惊暴乱。有所惊骇，脉不至若喑，不治自已。惊骇则脉阻而气壅，故不能言，气复自已。

肾脉小急，肝脉小急，心脉小急不鼓，皆为瘕。小急为虚寒，不鼓为血不流，故内凝为瘕。

肾肝并沉为石水。沉为在里，小腹坚胀如石

并浮为风水。浮为在表，畜水冒风，发为浮肿。并虚为死。肾为五脏六根，肝为生发之主。并小弦欲惊。弦小为虚。

肾脉大急沉，肝脉大急沉，皆为疝。

---

① 坠堕搏：明顾刻《内经》作“坠若搏”。此依汪氏。

瘕、疝皆为寒气之所结聚，脉大为虚，急为寒，沉为在里，故前小急者为瘕，此大急沉者，亦为疝也。

心脉搏，滑急为心疝，《脉要精微论》：心脉急为心疝，有形在于少腹，其气上搏于心。肺脉沉搏为肺疝。肺脉当浮，今沉而搏，为寒气薄于脏。

三阳急为瘕，三阴急为疝，三阳太阳膀胱，三阴大阴脾也。王注：受寒血聚为瘕，气聚为疝。马注：二病皆气血相兼。二阴急为痫厥，二阳急为惊。二阴少阴肾，二阳阳明胃也。皆为寒。

脾脉外鼓沉，为肠游，久自已。吴注：沉为在里，外鼓有出表之象。肝脉小缓，为肠游，易治。缓为脾脉，脾乘肝为微邪，小缓为肝渐和。肾脉小搏沉，为肠澼，下血，小为阴气不足，搏为阳热乘之，沉为在下，故下血。血温身热者死。凡下痢、下血、下沫，皆名肠澼，俱忌身热。心肝游亦下血，心生血，肝藏血，移热于肠而溅。二脏同病者可治。木火相生。其脉小沉涩为肠游，心、肝二脉小而沉涩亦为寒澼。其身热者死。阴气内绝，虚阳外脱。

胃脉沉鼓涩，沉不当鼓，鼓不当涩，是血虚而有火也。胃外鼓大，是阳盛而阴不足也。心脉小坚急，小为血虚，坚为不和，急为寒盛。皆膈偏枯。人身前齐鸠尾后，齐十一椎有膈膜。所以遮盖浊气，使不上熏心肺，今膈有病，则膈拒饮食，故即以膈名病也。偏枯者，半身不遂，血气不能周通，胃病则不能纳谷，心病则不能生血，故为膈症偏枯也。男子发左，女子发右，不喑、舌转，可治。少阴之脉挟舌本，邪未入肾犹可治。

脉至而搏，血衄身热者死。鼻血曰衄，亡血阴虚，脉最忌搏，身最忌热。

脉来悬钩浮，为常脉。为邪在表，乃衄家之常脉。《大奇论》

【灵】诸病皆有逆顺，可得闻乎？腹胀、身热、脉大，是一逆也；腹鸣而满，四肢清冷泄，其脉大，是二逆也；衄而不止，脉大，是三逆也；皆为阴证见阳脉。咳且溲小便。血脱形，其脉小劲，小不宜劲。是四逆也；咳脱形，身热，脉小以疾，小不宜疾。是谓五逆也。如是者，不过十五日而死矣。

其腹大胀，四末清，脱形，泄甚，是一逆也；腹胀便血，其脉大，时绝，是二逆也；咳上。溲血，下。形肉脱，外。脉搏，内。是三逆也；呕血，胸满引前，脉小而疾，虚火盛。是四逆也；咳呕，上。腹胀，中。且飧泄，下。其脉绝，是五逆也。如是者，不及一时而死矣。《玉版》

【灵】何谓五逆？热病脉静，阳症见阴脉，汗已出，脉盛躁，病不为汗衰。是一逆也；病泄，脉洪大，是二逆也；着痹不移，䐃肉破，身热，脉编绝，是三逆也；淫而夺形，身热，色夭然白，及后下血衃，凝血。血衃重笃，是谓四逆也；寒热夺形，脉坚搏，真脏脉见。是谓五逆也。《五禁》

【灵】诸急者脉急。多寒；缓者多热；按热当属数。大者多气少血；小者气血皆少；滑者阳气盛，微有热；涩者多血少气，按涩当为血少。微有寒；诸小者，阴阳形气俱不足。《邪气脏腑病形》

【灵】一日一夜五十营，昼行阳二十五度，夜行阴二十五度。以营五脏之精，不应数者，名曰狂生。犹言幸生。所谓五十营者，五脏皆受气，持其脉口，数其至也。五十动而不一代者，五脏皆受气；动而中止为代。四十动一代者，一脏无气；三十动一代者，二脏无气；二十动一代者，三脏元气；十动一代者，四脏无气，不满十动一代者，五脏无气，予之短期。知其将死。　《根结》

【素】脉从而病反者，其诊何如？曰：脉至而从，按之不鼓，诸阳皆然。此阳盛格阴之证也，内热盛而脉反不鼓，是阳盛极，格阴于外，非真寒也。王注：此作非热也，不作非寒也。似与经文颠倒。诸阴之反，其脉如何？曰：脉至而从，按之鼓甚而盛也。此阴盛格阳之症也。内寒而脉反鼓甚，是阴盛极格阳于外，非真热也。二症最为惑人，医者慎之。　《至真要大论》

【素】人迎一盛病在少阳，二盛病在太阳，三盛病在阳明，左手寸口脉名人迎，主手足六阳经腑病。四盛以上为格阳。一盛，人迎大于气口一倍也。仲景云：格则吐逆。王注：阳盛之格，格拒食不得入。东垣云：格者，甚寒之气。马注：格，六阴在内，使不得出。

寸口一盛，病在厥阴，二盛病在少阴，三盛病在太阴，四盛以上为关阴。右手寸脉为寸口，主手足六经脏病。一盛，寸口大于人迎一倍也。仲景云，关则不得小便。王注：阴盛之极，关闭，溲不得通。东垣云：关者，甚热之气。马注：关，六阳在外，使不得入。

人迎与寸口俱盛四倍以上为关格，关格之脉羸，不能极于天地之精气，则死矣。

新校正云；羸得作盈，乃盛极也，非弱也。

《灵枢·禁服篇》：寸口主中，人迎主外，两者相应，俱往俱来若引绳，大小齐等。春夏人迎微大，秋冬寸口微大，名曰平人。

又《终始篇》：人迎一盛病在足少阳，一盛而躁病在手少阳。人迎二盛病在足太阳，二盛而躁病在手太阳。人迎三盛病在足阳明，三盛而躁病在于手阳明。人迎四盛，且大且数，名目溢阳，溢阳为外格。

脉口一盛，病在足厥阴；一盛而躁在手心主。脉口二盛，病在足太阴；二盛而躁在手太阴。脉口三盛，病在足太阴；三盛而躁在手太阴。脉口四盛，且大且数者。名溢阴，溢阴为内关，内关不通，死不治。人迎与太阴脉口俱盛四倍以上命曰关格，关格者，与之短期。

王冰《素问注》言足经而不及手经。仲景、东垣、丹溪皆以关格为病证，马玄台非之，而以关格为脉体。

昂谓：若以为病症，当不止于膈食、便闭二证；若以为脉体，则《内经》、《脉经》及诸家经论并无所依据，且有是脉者必有是病，马氏何不实指其病为何等乎？　《六节脏象论》

【素】何以知怀子之且生也？身有病而无邪脉也。病字，王注解作经闭。昂按：妇人怀子，多有呕恶、头痛诸病，然形虽病而脉不病，若经闭，其常耳，非病也。　《腹中论》

【素】妇人手少阴脉动甚者，妊子也。王解作有子，马注解作男妊。昂按：此当指欲娩身时而言也。手少阴言手中之少阴，乃肾脉，非心脉也。《平人气象论》

【灵】经脉十二，而手太阴、足少阴、阳明，独动不休何也？肺之太渊，肾之太豁，胃之人迎，皆动不休。按：胃之动脉，马注作足之冲阳；然下文并未说到足上，惟云“上冲头并下人迎，别走阳明”，似当以人迎为是。曰：**是明胃脉也。**先明胃脉方知肺脉，故脉中有胃气者生。**胃为五脏六腑之海，其清气上注于肺，**受水谷而化精微之气，以上注于肺。**肺气从太阴而行之，**此营气也，营行脉中，从手太阴始而遍行于五脏六腑。**其行也，以息往来，故人一呼脉再动，一吸亦再动，呼吸不已，故动而不止。**十二经脉皆会于寸口，故动而不休。即手太阴肺之太渊穴也。注：掌后陷中。《九针篇》曰：阳中之少阴肺也，其原出于太渊。

足之阳明何因而动？曰：胃气上注于肺，此前段行于肺之营气。**其悍气上冲头者，**此言胃中慓悍之卫气。**循咽，上走空窍，循眼系，人络脑，**循足太阳膀胱经睛明穴，上络于脑。**出顑**[①]，同颔。**下客主人，**足少阳胆经穴耳，前起骨上廉。**循牙车，**即颊，重胃经。**合阳明，**阳明胃经。**并下人迎，**胃经穴，挟结喉两傍一寸五分动脉。**此胃气别走于阳明者也。**胃府之气循三阳而别，走阳明之经，此虽为卫气，实本胃内之气而行。**故阴阳上下，其动也若一。**或行于阴，或行于阳，或升于上，或降于下，而形为弦、钩、毛、石等脉，虽各不同，然其合于时，应于脏，其动也则若一矣。

故阳病而阳脉小者为逆；阳症脉宜浮大，小为阳症见阴脉。**阴病而阴脉大者为逆。**阴症脉宜沉细，大为阴症见阳脉。**故阴阳俱静俱动，若引绳相倾者病。**言阴阳动静常如引绳平等，所谓脉有胃气者生也，若相倾则病矣。马注：作引绳以相倾。谬。

足少阴何因而动？曰；冲脉者，十二经之海也，与少阴之大络，足少阴肾。**起于肾下，出于气街，**即阳明胃经气冲穴，侠脐相去四寸，动脉应手。**循阴股内廉，邪**[②]**入腘中，**膝后曲处。**循胫骨内廉，并少阴之经，**肾经。**下入内踝之后，入足下；其别者，邪入踝，**胫两旁。**出属跗上，**足面。**人大指之间，**肾脉并行者作小指。**注诸络，以温足经，此脉之常动者也。**

按：诸篇俱言冲脉上冲，惟此篇及《顺逆肥瘦论》言：冲脉并肾脉下行。马注云：由此观之，肺脉之动不休者，以营气随肺气而行诸经，诸经之脉朝于肺也。胃脉之动不休者，以卫气由胃循三阳而行不已也。肾脉之动不休者，以与冲脉并行，灌诸络而行不已也。　《动输》

【素】论言人迎与寸口相应，若引绳小大齐等，命曰平。见《灵枢·禁服篇》：**阴之所在，寸口如何？**王注：阴之所在，脉沉不应，引绳齐等，其候颇乖。张注：阴，手、足少阴也。**曰：视岁南北，可知之矣，**甲乙二岁为南政，余八岁为北政。五运以甲乙土运为尊，六气以少阴君火为菓[③]。张注：五运之中惟少阴不司气化。

北政之岁，少阴在泉，则寸口不应；北政而北以定其上下，则尺主司天，寸主在泉，少阴在泉则寸口不应。不以尺为主而以寸主者，从君而不从臣也。**厥阴在泉，则右不应；**少阴间气在右故。**太阴在泉，则左不应。**少阴间气在左故。

南政之岁，少阴司天，则寸口不应；南政而南以定其上下，则寸主司天，尺主在泉，少阴司天则寸口不应。**厥阴司天，**

---

① 顑澒：明·赵府居敬堂刊本《灵枢》作“顑”。
② 邪：通“斜”。《汉书、五七上《司马相如传·子虚同赋：“邪与肃顺为邻，右以汤谷为界。”
③ 菓检诸书，无此字。疑为皋字之误。

则右不应；太阴司天，则左不应。左右与前义同。

诸不应者，反其诊则见矣。王注：不应皆为脉沉，仰手而沉，覆其手则沉为细为大也。马注：诸不应者，即南北二政而相反以诊之，则南政主在寸者，北政主在尺；南政主在尺者，北政主在寸。其脉自明矣。凡左右二间，其相反与尺寸同。吴注：反变也，诊候也，诸不应者，岁运经候之常也。今乃见其，其候变也。变则不应者斯应矣。

尺候如何？曰：北政之岁，三阴在下。则寸不应；三阴在上，则尺不应。司天曰上，在泉曰下。南政之岁，三阴在天，则寸不应；三阴在泉，则尺不应。左右同。吴注：惟少阴所在则不应，以少阴君也，有端拱无为之象，然善则不见，恶者可见，犹无道而失君象。　《至真要大论》

【素】脉至浮合，浮合如数，一息十至以上，是经气予不足也，微见九十日死。

脉至如火薪然，瞥瞥不定。是心精之予夺也，草干而死。

脉至如散叶，是肝气予虚也，木叶落而死。

脉至如省客，省问之客，倏去倏来。省客者，脉塞而鼓，是肾气予不足也，悬去枣华而死。枣华于夏。

脉至如泥丸，是胃精予不足也，榆荚落而死。深。

脉至如横格，是胆气予不足也，禾熟而死。

脉至如弦缕，是胞精予不足也，病善言，下霜而死，不言可治。王注：胞脉系于肾，肾脉侠舌本，胞气不足当不能言，今仅善言，是真气内绝而外出也。

脉至如交漆，交当作纹。交漆者，左右傍至也，微见三十日死。

脉至如涌泉，有出无入。浮鼓肌中，太阳气予不足也，少气，味韭英而死。气不足而口无味，长夏韭英。马注：以其气为何，味韭英而死，为句谬。

脉至如颓土之状，按之不得，是肌气予不足也，五色先见黑白，垒发死。瘾疹见于肌上。

脉至如悬雍，人土名悬雍。悬雍者，浮揣切之益大，是十二俞之予不足也。皆有十二经之俞穴。水凝而死。

脉至如偃刀，偃刀者，浮之小急，按之坚大急，五脏菀郁热熟，寒热独并于肾也，如此其人不得坐，立青而死。

脉至如丸滑不直手，不直手者，按之不可得也，是大肠予不足也，枣叶生而死。初夏。

脉至如华者，虚弱之意。令人善恐，不欲坐卧，行立常听，小肠脉入耳中。是小肠气予不足也，季秋而死。此篇脉名脉状，不必强解，以意会之可也。　《大奇论》

脉要第五

诊，非独脉也，有自言脉者，有自言证者，有自言形者，有自言色者，有自言声者。经中五过四失皆言诊也，故分诊候另为一门。

此篇皆出《素问》，故文上不加别识。

诊法常以平旦，阴气未动，阳气未散，饮食未进，经脉未盛，络脉调匀，气血未乱，故乃可诊有过之脉。过，差也，即病也。切脉动静，脉诊。而视精明，精气神明，神诊。王注：作目眦睛明穴，未确。察五色，色诊。观五脏有余不足，六腑强弱，证诊。形之盛衰，形诊。以此参伍，决死生之分。

万物之外，六合之内，天地之变，阴阳之应，彼春之暖，为夏之暑，阳生而之盛。彼秋之忿，为冬之怒，阴少而至壮。四变之动，脉与之上下，脉因时变。以春应中规，园滑。夏应中矩，方大。秋应中衡，涩毛。冬应中权。沉石。……阴阳有时，与脉为期，期而相失，知脉所分，分之有期，故知死时。脉与时不相应，与脏不相应者，皆曰相失，分其生克之期，曰“则可以知死时”矣。微妙在脉，不可不察，察之有纪，从阴阳始，始之有经，从五行生，生之有度，四时为宜，补泻勿失，与天地如一，得一之情，以知死生，是故声合五音，色合五行，脉合阴阳。

持脉有道，虚静为保。心欲虚，神欲静。春日浮，如鱼之游在波；夏日在肤；泛泛乎万物有余；秋日下肤，蛰虫将去；阳气渐降，如虫之欲蛰藏。冬日在骨，蛰虫周密，君子居室。知内者按而纪之，内而在脏在腑。知外者终而始之。外而在表在经。此六者，持脉大法。四时表里必须明辨。王注：知外谓知色象，似与持脉不合。

尺内两傍，则季胁也，胁骨尽处名季胁，季胁近肾，尺主之。尺外以候肾，尺里以候腹。少腹。王注：外谓外侧，里谓内侧。李士材曰：外谓前半部，里谓后半部。中附上，中部关脉。左外以候肝，内以候鬲；左手关脉，鬲谓鬲中。右外以候胃，内以候脾。右手关脉。上附上，上部寸脉。右外以候肺，内以候胸中；右手寸脉。左外以候心，内以候膻中。左手寸脉。前以候前，后以候后。关前以候前，关后以候后。吴注：前指候前，后指候后。亦此义也。上竟上者，由尺至寸。胸喉中事也；下竟下者，自寸至尺。少腹腰股膝胫足中事也。此《内经》诊法也。

吴注曰：尺外以候肾，内以候腹。小肠膀胱居少腹也；左外以候肝，内以候鬲，不及胆者，寄于肝也；左外以候心，内以候膻中，膻中即心包也。

高阳生以大小肠列于寸，三焦配于左尺，命门列于右尺，而膻中则不与焉，特以心与小肠为表里，肺与大肠为表里耳，不知经络虽为表里，而大小肠皆在下焦，焉能越中焦而见脉于寸上乎？滑伯仁以左尺主小肠、膀胱、前阴之病，右尺主大肠、后阴之病，可称只眼。

又《灵枢》云：宗气出于上焦，营气出于中焦，卫气出于下焦。上焦在于膻中，中焦在于中脘，下焦在脐下阴交，故寸主上焦，以候胸中；关主中焦，以候鬲中；尺主下焦，以候腹中。此定论也。今列三焦于右尺，不亦妄乎？又肾虽一脏，而有左右两枚，命门穴在督脉第七椎两肾之间，一阳居二阴之中，所以成乎坎也。《内经》并无命门之经，何以循经而见脉于寸口乎？

推而外之，内而不外，有心腹积也。吴注：浮取之而脉沉，为病在里。推而内之，外而一内，身有热也。沉取之而脉浮，为病在表。推而上之，上而不下，腰足清也。上部盛而下无阳气，升而不降，故腰足冷。推而下之，下而不上，头项痛也。下部盛而上无阳，气降而不升，故头项痛。《甲乙经》作推而上之，下而不上；推而下之，上而不下。文尤顺而义同。

昂按：此即《五常政大论》所谓上取下取，内取外取，以求其过是也。

按之至骨，脉气少者，腰脊痛而身有痹也。脉少血少，故有腰脊痛，不仁不用等病。　《脉要精微论》

诊病之始，五绝为纪。以五脏之脉为生死之纲纪。欲知其始，先建其母。始，病源也；母，应时主气也。所谓五决者，五脉也。

夫脉之小、大、滑、涩、浮、沉，可以指别；五脏之象，可以类推；五脏相音，相，犹色也。可以意识；五色微诊，可以目察。能合色脉，可以万全。

赤，色赤。脉之至也。喘脉来喘急。而坚，诊曰有积气在中，时害于食，名曰心痹。心肺脏高，故皆言喘，喘为心气不足，坚为病气有余。痹者，脏气不宣行也。得之外疾思虑而心虚，故邪从之。

白，脉之至也。喘而浮，上虚下实，惊，有积气在胸中，喘而虚，名曰肺痹，寒热。金火相战。得之醉而使内也。酒味辛热，助火克金。加之使内则肾气虚，虚心盗母气以自养，肺金益衰而不能行气，故气积于胸中也。

青，脉之至也，长而左右弹，长而弹手，为弦紧为寒。有积气在心下，支嘎胠。支于胠胁。肝主胁，胁近心，故日心下。名日肝痹。得之寒湿，与疝同法，脉络阴器，故疝亦属肝病。腰痛，足清，头痛。肝脉所过。阴脉者，下行极而上，故头痛。

黄，脉之至也，大而虚，有积气在腹中，有厥气，名日厥疝，王注：若肾气逆上，则为厥疝，不上则但为脾积，女子同法。女子亦有疝，但不名疝而名瘕。得之疾使四肢汗出当风。脾主四肢，风木克土。

黑，脉之至也，上坚而大，上字未译。马注：尺脉之上，坚而且大。有积气在少腹与阴，阴器。名日肾痹。得之沐浴清水而卧。湿气趋下，必归于肾。《五脏生成论》

天地之至数，合于人形气血，通决死生，为之奈何？曰：天地之至数，始于一，终于九焉。九为青数之极。一者天，二者地，三者人，因而三之，三三者九，以应九野。故人有三部，部有三候，以决死生，以处百病，以调虚实，而除邪疾。

上部天，两额之动脉；额两傍动脉。王注：足少阳脉气所在。上部地，两颊之动脉；鼻之两傍，近巨髎之分动脉，足阳明脉气所行。上部人，耳前之动脉。耳前陷中动脉，手少阳脉气所行。

中部天，手太阴也；谓肺也，寸口中经渠穴动脉。中部地，手阳明也；谓大肠手大指次指歧骨间合谷之分动脉。中部人，手少阴也。谓心掌后锐骨之下，神门之分动脉。

下部天，足厥阴也；谓肝脉毛际外，羊矢下一寸半陷中，五里之分阴股中动脉。女子取太冲，在足大指本节后二寸陷中。下部地，足少阴也；谓肾脉足内踝后跟骨上陷中，太豀之分动脉。下部人，足太阴也。谓脾脉足鱼腹上越两筋间，阴股内箕门之分动脉。

故下部之天以候肝，地以候肾，人以候脾胃之气；中部天以候肺，地以候胸中之气，肠胃，人以候心；上部天以候头角之气，地以候口齿之气，人以候耳目之气。三而成天，三而成地，三而成人，三而三之，合则为九，九九为九野，九野为九脏，故神脏五，形脏四，合为九脏。王注：肝藏魂，肺藏魄，心藏神，脾藏意，肾藏志，是谓神脏五；一头角，二耳目，三口齿，四胸中，是谓形脏四。张注：形脏四，谓胃、大小肠、膀胱，藏有形之物也。胆无出无入，三焦有名无形，皆不藏有形者也。于理亦通，但于本文欠贯。马注：古人诊脉，凡头面、手足之动脉，无不诊之，犹《伤寒论》多以趺阳脉言之也。其九候法亦以三部中有天、地、人，与后世之浮、中、沉不同也。

必先度其形之肥瘦，大抵肥人脉沉，瘦人脉浮。调其之虚实，肥人血实气虚，瘦人气实血虚。实则泻之，虚则补之。此言刺法统肥瘦而言。必先去其血脉，刺去留邪。而后调之，无问其病，以平为期。

形盛脉细，少气不足以息者危；形瘦脉大，胸中多气喘喘者死。形气不相得。形气相得者生。参伍不调者病。三部九候皆相失者死。……目内陷者死。诸脉皆属于目。

察九候独小者病，九部之中一部独小不同。独大者病，独疾者病，独迟者病，独热者病，独寒者病，独陷下者吴注：沉伏。病。此九候中又有七诊之法。

九候之脉，皆沉细悬绝者为阴，主冬，故以夜半死；盛躁喘数者为阳，主夏，故以日中死；寒热病者，以平旦死；吴注：寒死夜半，热死日中。平旦为阴阳交会之中。热中及热病者，以日中死；火王于午。病风者，以日夕死；风属卯木，日入申酉属金，金克木。病水者，以夜半死；水主亥子。其脉乍疏乍数、乍迟乍疾者，日乘四季死。辰、戌、丑、未土日脾绝故也。

形肉已脱，九候虽调，犹死。七诊虽见，九候皆从者，不死。所言不死者，风气之病及经月之病，似七诊之病而非也，故言不死。风病之脉有独大独疾者，经血不足有独小独迟者。若有七诊之病，其脉候亦败者死矣，必发哕噫。胃为哕，垢逆也；心为噫，气也。《三部九候论》

色多青则痛，多黑则痹，黄赤则热，多白则寒，五色音见则寒热也。【《皮部论》】

人之居处、动静、勇怯，脉亦为之变乎？曰：凡人之惊恐、恚劳、动静，皆为变也。是以夜行则喘出于肾，淫气病肺。子病及母。有所堕恐，喘出于肝，淫气害脾。木邪克土。有所惊恐，喘出于肺，淫气伤心。惊则气乱，神无所依，故喘出肺而伤心。度水跌仆，喘出于肾与骨。水通肾。当是之时，勇者气行则已。怯者则着而为病也。

故曰：诊病之道，观之勇怯、骨肉、皮肤、能知其情，以为诊法也。

故饮食饱甚，汗出于胃；惊而夺精，汗出于心；持重远行，汗出于肾；疾走恐惧，汗出于肝；摇体劳苦，汗出于脾。

故春秋冬夏，四时阴阳生，病起于过用，此为常也。《经脉别论》

凡未诊病者，必问尝贵后贱，虽不中邪，病从内生，名曰脱营。心志不乐，营血不生。尝富后贫，名日失精。富则高粱，贫则藜藿，精液不生。五气留连，病有所并。医工诊之，不在脏腑，不变躯形，内无可求，外无可验。诊之而疑，不知病名。身体日减，气虚无精，病深无气，洒洒然恶寒之貌。时惊，病深者，以其外耗于卫，内夺于营。王注：血为忧煎，气随悲减。良工所失，不知病情，此治之一过也。

凡欲诊病者，必问饮食居处，暴乐暴苦，始乐后苦，皆伤精气，精气竭绝，形体毁沮。暴怒伤阴，暴喜伤阳，厥气上行，满脉去形。逆气上行，满于经络，使神神气离散。愚医治之，不知补泻，不知病情，精华日脱，邪气乃并，此治之二过也。

善为脉者，必以此类奇恒，《病能论》：奇恒者，言奇病也。从容知之，为工而不知道，此诊之不足贵，此治之三过也。

诊有三常，必问贵贱，封君败伤，失势。及欲侯王，妄念。故旧也。贵脱势，虽不中邪，精神内伤，身心败之。始富后贫，虽不伤邪，皮焦筋屈，痿躄为挛。不得志而气血伤，筋骨挛。医不能严，不能动神，外力柔弱，委曲随顺。乱至失常，病不能移，此治之四过也。

凡诊者，必知终始，有知余绪，吴注：始病、今病以及余事。切脉问名。当合男女。王注：男阳气多，左大为顺；女阴气多，右大为顺。离绝菀郁结，犹恐喜怒，王注：离，间其亲爱也；绝，断其所怀也；菀，思虑郁积也；结，怫郁不解也。忧则志苦，恐则气下。喜则惮散，怒则逆乱。五脏空虚，血气离守，工不能知，何术之语？尝富大伤，斩筋绝脉，身体复行，今泽不息。身虽复旧而色泽尚欠滋息。故旧也。伤败结，留薄归阳，王注：谓阳经及六腑。张注：由阴伤而及于阳。脓积寒炅。内积脓血，外为寒热。粗工治之，极刺阴阳，不别阴阳而妄刺之。身体解散，四肢转筋，死日有期，医不能明，此治之五过也。

故曰：圣人之治病也，必知天地阴阳，四时经纪，五脏六腑，雌雄表里，刺灸砭石，毒药所主，从容人事，以明经道。贵贱贫富，各异品理，问年少长，勇怯之理，审于分部，知病本始，八正九候，诊必副矣。《八正神明论》：八正者，所以候八风之虚邪，以时至得也。九候，前篇。　《疏五过论》

运气第六

按：运气一书，后有信其说者，有不信其说者，愚伏读其书，析理渊深，措辞奇伟，上穷天文，下察地气，中究人事，孰能创是鸿篇乎？所以历百世而咸宗之，率不可废也。今量取其精要说理者，至其图说错综，纤悉言数者，不能尽录。欲深造者，当统观其全书可也。

夫五运阴阳者，天地之道也，金、木、水、火、土为五运，风、寒、暑、湿、燥、火为六气。万物之纲纪，变化之父母，生杀之本始，神明之府也。可不通乎？故物生谓之化，物极谓之变；阴阳不测谓之神，神用无方谓之圣。夫变化之为用也。在天为玄，在人为道，在地为化；化生五味，道生智，玄生神。神在天为风，在地为木；在天为热，在地为为火；在天为湿，在地为土；在天为燥，在地为金；在天为寒，在地为水；故在天为气，在地成形，形气相感而化生万物矣。

然天地者，万物之上下也；左右者，阴阳之道路也；阳左旋，阴右旋。水火者，阴阳之征兆也；火阳水阴。金木者，生成之终始也。春木发生，秋金成实。气有多少，形有盛衰，上下相召，而损益彰矣。太过不及，昭然可见。

何谓气有多少？形有盛衰？曰：阴阳之气，各有多少，故曰三阴三阳也。王注：太阴为正阴，太阳为正阳，次少者为少阴，少阳又次少者，为厥阴、阳明也。形有盛衰，谓五行之治，各有太过不及也。故其始者，有余而往，不足随之；不足而往，有余从之。言盈亏无常，不足即伏于有余之中，所以有胜复之相乘也。知迎知随，气可与期。运有盛衰，气有虚实，更相迎随，以司岁也。

甲己之岁，土运统之；甲己化土。乙庚之岁，金运统之；乙庚化金。丙辛之岁，水运统之；丙辛化水。丁壬之岁，木运统之；丁壬化木。戊癸之岁，火运统之。戊癸化火。

子午之岁，上见少阴；上谓司天，少

阴司天，则阳明在泉。丑未之岁，上见太阴；太阴司天，太阳在泉。寅申之岁，上见少阳；少阳司天，厥阴在泉。卯酉之岁。上见阳明；阳明司天，少阴在泉。辰戌之岁，上见太阳；太阳司天，太阴在泉。巳亥之岁，上见厥阴。厥阴司天，少阳在泉。少阴所谓标也，厥阴所谓终也。自子午少阴始，至巳亥厥阴终。

厥阴之上，风气主之；风木。少阴之上，热气主之；热火。太阴之上，湿气主之；湿土。少阳之上，相火主之；火热。阳明之上，燥气主之；燥金。太阳之上，寒气主之。寒水。所谓本也，六气为三阴三阳之本。《六微旨大论》：言天者，求之本。是谓六元。是真元一气化而为六也。

应天为天符，如木运之岁，上见厥阴；火运之岁，上见少阳。岁运与司天相合，故曰天符。承岁为岁直，如木运临寅卯，火运临巳午，运气与地支年辰相直，故曰岁直，亦曰岁会。三合为治。如火运之岁，上见少阴，年辰临午，即戊午岁也；土运之岁，上见少阴，年辰临丑未，即巳丑、巳未岁也；金运之岁，上见阳明，则年辰临酉，即乙酉岁也。天气、运气、年辰俱会，故曰三合。《天元纪大论》，运气书，凡七篇俱见下。马注：《六节脏象论》但论五运，不及六气，但论主时，不及治岁。《天元纪大论》①

夫变化之用，天垂象，地成形，七曜纬虚，日月五星。五行丽地。地者，所以载生成之形类也。虚者，所以列应天之精气也。形气之动，犹根本之与枝叶也，仰观其象，虽远可知也。太过、不及可观象而知之。

地为人之下，太虚之中者也。

帝曰：凭乎？有凭着否？曰：大气举之也。燥以干之，暑以蒸之，风以动之，湿以润之，寒以坚之，火以温之。故风寒在下，燥热在上，湿气在中，火游行其间，寒暑六人，此句者解未确。

昂按：寒暑二字乃省文。盖兼六气而言者也。张注：是之皆入于地中，故今有形之地，受无形之虚气而化生万物也。又按：此即乾坤专任六子即成万物之义。

故令虚而化生也。化生万物，赖此六气，惟亢害然后为病，故下文言其太过。故燥胜则地干，暑胜则地热，风胜同地动，山崩地震。湿胜则地泥，寒胜则地裂，火胜则地固矣。犹土得火而或瓦埴，此六入而太过者也。

天地之气，何以候之？曰：天地之气，胜复之作，不形于诊也。《脉法》曰：天地之变，无以脉诊。此之谓也。言司天在泉，胜复之气，皆岁运主之，不形于脉中。王注：当以形症观察之。

五气更立，各有所先，应运之气。非其位则邪，水居火位，金居木位之类，当其位则正。水位。气相得则微，子居母位，母居子位。不相得则甚。胜己者与己所胜者。气有余，则制己所胜，而侮所不胜；如木既克土而反侮金之类。其不及，则己所不胜侮而乘之，己所胜轻而侮之。如金既克木而土反凌木之类。侮反受邪，始于侮彼求胜，终则己反受邪。侮而受邪，寡于畏也。畏谓克制也。五行之气，必有所畏惮，乃能守位，即下文承、制之义。《五运行大论》

愿闻地理之应六节气位何如？曰：显明之右，君火之位也；日出显明，卯地之右，属东南方，时应春分六步，退行至东北止。君火之右，退行一步，相火治之；复行一步，土气治之；复行一步，金气治

① 《天元纪大》：原本无此，居经文补。

之；复行一步；水气治之；复行一步，木气治之；复行一步，君火治之。地之四方，分为六步，一岁之中，更治时令，以应天外六节气位之治。相火之下，水气承之；夏相火之极，水气承之，从微渐化，至冬而著，下同。水位之下，土气承之；土位之下，风气承之；风木，风位之下。金气承之；金位之下，火气承之；君火之下，阴精承之。马注：其说与阴阳水胎于午，金胎于卯略同。皆循环相承以为胎也。

亢则害，承乃制。六气各专一令，专令者，常太过，故各有所承以制其过，不使亢甚为害也。制则生化，外列盛衰；外列即“损益彰矣”之义。按古文作“制生则化”言。有制之者生于其间，则亢害者可化为和平，如：甲已化土，乙庚化金之化也。后人改作“制则生化”，似可不必。害则败乱，生化大病。

此段言运气有“生克”，而又有“制化”也。盖五行之理不独贵在“相生”而犹妙于“相克”，有克之者以制其太过，则亢害者可化为和平，而盛衰之故，然外列而可见。若之任亢害，必至于败乱，而生化之原，由此大病矣。盖生克者，运气之常数。而制之化之又所以转五运而调六气也。圣人作经，参赞化育，义专在此数句，实为全经之要义。王氏略而不注，林氏、河间引证纷然，求明而反晦。惟马注云：六位之气过极，则必害作，承气乃生于下，制之使不过也。只照本文解，反觉明白直捷。

盛衰何如？曰：非其位则邪，当其位则正。邪则变甚，正则微。

何谓当位？曰：木运临卯，丁卯岁。火运临午，戊午岁。土运临四季，甲辰、甲戌、己丑、己未岁。金运临酉，乙酉岁。水运临子，丙子岁。所谓岁会，气之平也。天干之化运与地支之主岁相合，为岁会。

非位何如？曰：岁不与会也。则有过、不及之气矣。土运之岁，上见太阴；已丑、已未岁，上谓司天。火运之岁，上见少阳、戊寅、戊申岁。少阴；戊子、戊午岁。金运之岁，上见阳明；乙卯、乙酉岁。木运之岁，上见厥阴；丁巳、丁亥岁。水运之岁，上见太阳。丙辰、丙戌岁。天之与会也，故曰天符。司天与运气相会。

天符、岁会何如？曰：太一天符之会也。天符岁中之已丑、巳未、戊午、乙酉，乃天符、岁会相同，又名太乙天符。太一者，至尊无二之称，即《天元纪大论》所谓“三合为治”，一者天会，二者岁会。三者运会。其贵贱何如？曰：天符为执法，岁位为行令，太一天符为贵人。

邪之中也奈何？中执法首，其病速而危；中行令者，其病徐而持；中贵人者，其病暴而死。谓以天符、岁会、太一之日得病。

六气应五行之变何如？位有终始，气有初中，上下不同，求之亦异也。张注：位有终始者，谓厥阴风木主初气，君相二火主二气、三气，太阴湿土主四气，阳明燥金主五气，太阳寒水主六气。此主时之五行，守定位而不移者也。气有初中者，谓加临之六气始于地之初气，而终于天之中气也。上下不同者，谓客气加于上，主气主于下，应各不同也。

求之奈何？曰：天气始于甲，天干。地气始于子，地支。子甲相合，命曰岁立。从甲子岁始，注之有六十甲子。谨顺其时，气可与期。先立其岁，以候其时，则加临之气可期而定矣。

言天者求之本，风、寒、暑、湿、燥、火，六元本气。言地者求之位，三阴三阳，五行之步位。言人者求之气交。

何谓气交？曰：上下之位，气交之中，人之成也。故曰：天枢之上，天气主之；天枢之下，地气主之；气交之分，人气从之。万物由之，此之谓也。天枢，脐旁穴名，胃经。

初中何也？初者，地气也，中者天气也。王注：初之气，天用事，则地气上腾于太虚之内。气之中，地主之，则天气下降于地气之中。气之升降，天地之更用也。升已而降，降者谓天；降已而升，升者谓地。天气下降，气流于地，地气上升，气腾于天，故高下相召，升降相因，而变作矣。因是而有胜复之变。

夫物之生，从于化，物之极，由乎变，变化之相薄，成败之所由也。故气有往复，用有迟速，四者之有，而化而变，风之来也。化则正风生，变则邪风生。

成败倚伏生乎动，动而不已，则变作矣。

出入废，则神机化灭；升降息，则气立孤危。《五常政大论》：根于中者，命曰神机，神去则机息；根于外者，命曰气立，气止则化绝。故非出入。则无以生、长、壮、老、已；非升降。则无以生、长、化、收、藏。是以升降出入，无器不有。有情、无情皆有四者。故器者，生化之宇，凡有形者，皆谓之器。器散则分之，生化息矣。人之生也有涯，故器散而分，则阳归于天，阴反于地，而生化息矣。故无不出人，无不升降。化有小大，小物大物。期有远近，小年大年。四者之有，升降出入。而贵常守，反常则灾害至矣。

故曰：无形无患，《道德》中粹语。此之谓也。

有不生化乎？与道合同，惟真人也。经以合道，真人为至，非圣，其孰能与于此？ 《六微旨大论》

平气何如而名？木曰敷和。火曰升明，土曰备化，金曰审平，水曰静顺。

其不及奈何？木曰委和，火曰伏明，土曰卑监，金曰从革，水曰涸流。

太过何谓？木曰发生，火曰赫曦，土曰敦阜，金曰坚成，水曰流衍。

不恒其德，恃己而凌化他位。则所胜来复，所胜者，必来复仇。政恒其理，则所胜同化。若不肆威刑，政理和恒，则胜己与己所胜者皆同治化。由是言之，则医道与治道亦有相会通者矣。

故气主有所制，五运主气各有克制。岁立有所生，每岁年辰各有生化。地气制己胜。在泉之气制己所胜者。天气制胜己，吴注：司天在上，义不可胜，故制胜己。天制色，天虚，故制色之盛衰。地制形，地实，故制形之盛衰。五类衰盛，各随其气之所宜也。五类，毛、羽、鳞、介、倮也，倮虫属土，毛虫属木，羽虫属火，鳞虫属水，介虫属金。各随气运生克以为成耗也。故有胎孕不育，治之不全。此气之常也，虽治之，亦不能全此气化之常，非治之过。所谓中根也。凡血气之属，中必有根，成耗之理，皆根于中。在人则两肾中间。命门之元阳也。根于外者亦五，如五味五色之类，凡有生而无知者。故生化之别，有五气、五味、五色、五类、五宜也。

根于中者，命曰神机，神去则机息；禀乎天者，以神为主，神为机发之本。根于外者，命曰气立，气止则化绝。禀于地者，以气为主，气为生化之源。故各有制，各有胜，各有生，各有成。

故曰：不知年之所加，五运六气之加临。气之同异，主客胜复之同异。不足以言生化也。《五常政大论》

六气分治，司天地者，其至何如？曰：厥阴司天，其化以风；少阴司天，其化以热；太阴司天，其化以湿；少阴司天，其化以火；阳明司天，其化以燥；太阴司天，其化以寒。以所临脏位，命其病者也。王注：肝木位东方，心火位南方，脾土位中央及四维，肺金位西方，肾水位北方，是五脏定位。然五运御六气所至，气相得则和，不相得则病，故先以六气所临，后言五脏之病也。

地化奈何？在泉地化。曰：司天同候，同气皆然。虽易位而治法皆同。

间气何谓？曰：司左司右者，是谓间气也。六有六气，以一气司天，一气在泉。余气曰一为司天左间，一为右间；一为在泉左间，一为右间。《五运行大论》：诸上见厥阴，左少阴，右太阳；见少阴，左太阴，右厥阴；见太阴，左少阳，右少阴；见少阳，左阳明，右太阴；见阳明，左太阳，‘右少阳；见太阳，左厥阴，右阳明。所谓面北而命其位也。诸厥阴等在泉，左右间气亦同，所谓面南而命其位也。

何以异之？主气者纪岁，间气者纪步也。司天、在泉主一岁之气，间气分主四时之气，以一岁分为六步。周流循环更治时令，以应六节气位之治。每步治六十日，余八十七刻半，积六步而成岁，则三百六十五日有奇也。《六微首大论》：君火之右，退行一步，相火治之；复行一步，土气治之；复行一步，金气治之；复行一步，水气治之；复行一步，木气治之；复行一步，君火治之。六气循天右转，以应六节也。

岁厥阴在泉，寅申之年。风淫所胜，民病洒洒振寒，伤风故寒。善呻数欠，《甲乙经》作胃病。心痛支满，两胁里急，肝病。饮食不下，鬲咽不通，食则呕，腹胀肝病。善噫风木于心。得后与气，大便嗳气。则快然如衰，木气得畅。身体皆重，厥阴主筋，筋弱则身重。大要风木肝脾土为病。

岁少阴在泉，卯酉之年。热淫所胜，民病腹中常鸣，气上冲胸，喘火克肺、大肠金。不能久立，骨病。寒热皮肤痛，火热乘肺。目瞑少阴病，但欲寐。齿痛火乘阳明。𩓐肿，目下曰𩓐，少阴有水气。恶寒发热如疟，金火相战。少腹中痛，腹大。热在中下二焦。

岁太阴在泉，辰戌之年。湿气所胜，至阴之交，民病饮积，心痛耳聋，吴注：火遇湿则畏，窍遇湿则障。嗌肿喉痹，阴病血见，湿变热而动血，又脾虚不能统血。少腹痛肿，不得小便，病冲头痛，土克膀胱水，太阳经气不能下行，故上冲头痛。目似脱，项似拔，腰似折，髀不可以回，腘如结，腨口别。膝后为腘，足肚为腨，皆膀胱经脉所为，为湿土伤太阳寒水。

岁少阳在泉，乙亥之年。火淫所胜，寒热更至。民病注泄赤白，火甚则水来复，故寒热便至，热伤血，泄亦；伤气，泄白。少腹痛，溺赤，甚则血便。少阴同候。少阴热淫与火淫同。

岁阳明在泉，子午之年。燥淫所胜，民病喜呕，呕有苦，舍乘甲胆故呕苦。善太息，心胁痛，不能反侧，甚则嗌干面尘，身无膏泽，皆燥之故。足外反热。《灵枢》：以诸症为少阳胆病，嗌干面尘为厥阴肝病，皆金胜木也。

岁太阳在泉，丑未之年。寒淫所胜，民病少腹控睾音皋，肾子。引腰脊，上冲心痛，水上凌火。血见，嗌痛颔仲。《灵枢》：以嗌痛颔肿为小肠病，皆水克火也。

厥阴司天，乙亥之年。风淫所胜，民

病胃脘当心而痛，胃土受病。上支两胁，木盛肝病，鬲咽不通，饮食不下，舌本强，脾脉连舌本。食则呕，冷泄腹胀，溏泄，瘕，脾不运而成瘕。病本于脾，皆木胜而土病。冲阳绝，死不治。足上动脉，胃之气。

少阴司天，子午之年。热淫所胜，民病胸中烦热，嗌干，少阴火。右胠满，主右胁。皮肤痛，肺主皮肤，热不得越而痛。寒热咳喘，唾血，血泄，火克大肠，鼽衄，鼻流清涕曰鼽，音求；鼻血曰衄，音女六切。鼻为肺窍。嚏呕，溺色变，肺热。甚则疮疡胕肿，肺主皮肤故疮疡，肺不能通调水道故胕肿。肩背臂臑及缺盆中痛，肺脉所过。心痛，心脉上肺。肺䐜，音嗔，胀也。腹大满膨膨而喘咳，病本于肺。皆火盛克金。尺泽绝，死不治。肘内廉大纹中动脉，肺之气也。

太阴司天，丑未之年。湿淫所胜，胕肿，肾为土克，不能行水。骨痛，肾主骨。阴痹，阴痹者按之不得知，腰脊头项痛，肾主督脉。时眩下元不足。大便难，肾病乏液。阴气不用，不举。饥不欲食，胃热消谷善饥，脾虚又不欲食。咳唾有血，肾损。心如悬，水不济火。病本于肾。皆土胜克水。太谿绝，死不治。足内踝后跟骨上动脉，肾之气也。

少阳司天，寅申之年。火淫所胜，民病头痛，发热恶寒而疟，少阳居半表半里，故寒热相并为疟。热上皮肤痛，肺主皮毛。色变黄赤，传而为水，肺不能通调水道，少阳相火冲逆而上，水随火溢，散于阴络而为水肿。故本篇又云：诸病胕肿，皆属于火也。身面胕肿，腹满仰息，泄注赤白，疮疡热传肌肤，咳唾血，烦心，烦出于肺，火克金也。胸中热，甚则鼽衄，病本于肺。皆火胜过金。天府绝，死不治。腋下三寸，臂臑内廉动脉，肺之气也。

明阳司天，卯酉之年。燥淫所胜，筋骨内变，民病左胠胁痛，肝居左。清寒于中，感而疟，疟乃肝胆之邪。大凉革候，咳，腹中鸣，凉气内伐。注泻鹜溏，如鸭类之溏，名木敛生，菀郁于下，木之生气不得畅达，故有下文诸症。心胁暴痛，不可反侧，嗌干面尘，腰痛，丈夫㿗疝，妇人少腹痛，目昧眦疡，疮痤痈，病本于肝，皆金胜而木病。太冲绝，死不治。足大指本节后二寸动脉，肝之气也。

太阳司天，辰戌之年。寒淫所胜，血变于中，发为痈疡，诸痛痒疮，皆属心火。民病厥心痛，呕血血泄，鼽衄，善悲，心主喜乐，不足则悲。时眩仆。运火炎烈，王注：若乘火运而炎烈。马注：以时眩仆运为句，火类烈为句。

昂按：既云眩仆，何必又加运字乎？

胸腹满，手热，心色脉行手心。肘挛，腋肿，心澹澹大动，水上凌火。胸胁胃脘不安，面赤目黄，善噫，心为嗳。嗌干，甚则色炲，音台，黑色，象水。渴而欲饮，病本于心。皆水胜而病。神门绝，死不治。手掌后锐骨之端动脉，心之气也。

身半以三，其气三矣，天之分也，天气主之。身半以下，其气三矣，地之分也，地气主之。马注：少阴君火应心、小肠，阳明燥金应心肺、大肠，少阳相火应心包、三焦，为天之分。太阴湿土应脾、胃，厥阴风木应肝、胆。太阳寒水应肾、膀胱，为地之分。

昂按：天气三，谓司天及左右二间气也。本篇后又云：初气终三气，天气主之，四气尽终气，地气主之，亦上下各三气也。若大肠、小肠皆在下部，何以能应身半以上之天气乎？以名命气，以气命处，而言其病。半，所谓天枢也。天枢穴在脐两旁，为身上下之分，以厥阴、阳明等名而命其气，以气属某经某腑某脏而命其处，合气与处而言其属某病也。故上胜而下俱病者。以地名之；下胜而上俱病者，以天名之。王注：彼气既胜，此未能复行，无所进退而怫郁，上胜下病，地气郁也，以地名之；下胜上病，天气寒也，以天名之。《六元正纪大论》“上胜则天气降而下，下胜则地气迁而上”是也。所谓胜至，报气屈伏而未发也，胜气已至，而报复之气伏而未发。复至则不以天地异名，皆如复气为法也。病有天地异名，而治胜复之法则无异。

胜复之动，时有常乎？气有必乎？曰：时有常位，而气无必也。时位有常，气之发动难定。初气终三气，天气主之，胜之常也。司天主上半岁。四气尽终气，地气主之，复之常也。在泉主下半岁，如上半岁之木火胜，则下半岁之金水来复。有胜则复，无胜则否。所以气不可必。

复已而胜何如？曰：胜至则复。无常数，衰乃止耳。王注：胜微则复微，胜甚则复甚，无有定数，至其衰谢则胜复皆自止也。复已而胜，不复则害，此伤生也。有胜而不能复，是真气伤败而生意尽矣。言胜之不可无复也。

复而反病何也？居非其位，不相得也。大复其胜，则主胜之，故反病也。王注：舍已宫观，适于他邦，己力已衰，主不相得。怨随其后，故力极而复，主反袭之，反自病也。所谓火燥热也。王注：少阳火也，阳明燥也。少阴热也。少阴少阳在泉为火居水位，阳明司天为金居火位，金复其胜则火主胜之，火复其胜则水主胜之。马注：此正居非其位，气不相得，大复其胜，则主反胜之。惟火、燥、热三气乃尔也。　《至真要大论》

天地之数，起于上而终于下，起于司天而终于在泉。岁半之前，天气主之，大寒至小暑，司天主之。岁半之后，地气主之。大暑至小寒，在泉主之，上下交互，气交主之。上下之中，又有互体。

春气始于下，秋气始于上，夏气始于中，由中而长。冬气始于标。由标而敛于本。故至高之地，冬气常在，至下之地，春气常在。西北高燥故多寒，东南低湿故常温。《五常政大论》曰：崇高则阴气治之，污下则阳气治之。

少阴所至，俱主岁气言。为里急，为支痛，支格而痛。为䐜软戾，厥阴主筋，寒则急，热则驰。为胁痛、呕泄，木邪克土。病之常也。

厥阴所至，为疡胗，心火。身热，为惊惑，恶寒战慄，谵妄，妄言妄见。为悲妄，皆心气不足。衄衊，为语笑，皆心火。病之常也。

太阴所至，为积饮否隔，湿土为病。为傍满，为中满，脾土不运。霍乱吐下，中宫不和，为重胕肿，湿胜。病之常也。

少阳所至，为嚏呕，为疮疡，为惊躁，胆主惊，瞀昧、暴病，皆火邪。为喉痹，相火。耳鸣呕涌，为暴泄，火泄。瞤，肉动；黄，抽掣。暴死皆火病也。病之常也。

太阳所至，为屈伸不利，为腰痛，脉行腰脊头项，故不利而痛。为寝汗，梦中溢汗，表益。痉，头项强直，乃屈伸不利甚者。为流泄，禁止，流泄象水，禁止象寒。病之常也。

此段病形，分经并合，不依原文，因于文理无碍，用以便人观览也。

气高则高，气下则下，气后则后，气前则前，气中则中，气外则外，位之常也。王注：手阴阳位高，足阴阳位下，太阳行身后，阳明行身前，太阴、少阴、厥阴在中，少阳行身侧，各随其位以言病象。

故风胜则动，热胜则肿，燥胜则干，寒胜则浮，湿且则濡泄，甚则水闭胕肿，随气所在，以言其变耳。察大气胜复所在。以言病变也。《六元正纪大论》

岁木太过，风气流行，脾土受邪。民病飧泄，食减，体重烦，肠鸣，腹支满。皆木盛克土。上应岁星。木盛则木星光明。甚则忽忽善怒，眩冒巅疾。反胁痛而吐甚。肝实自病，金来为母复仇，木又制平金了也。上应太白星，金星光明。

岁火太过，炎暑流行，金肺受邪。民病疟，金火相战。少气壮火食气。咳喘，火气乘肺。血溢血出上窍。血泄，血出二便。注下，火入大肠而泄。嗌燥火尖肺系。耳聋耳为肾窍，火盛则水耗。中热胸中。肩背热。背者胸中之府。上应荧惑星。火星光明。甚则胸中痛，胁支满，胁痛。膺背肩胛间痛，两臂内痛，皆心主经脉所过。《脏气法时论》言心病与此同。身热骨痛为浸淫。《玉机真脏论》作“身热肤痛”，肺主皮肤。上应辰星。水星为母复仇。

岁土太过，雨湿流行，肾水受邪。民病腹痛，湿胜。清厥足逆冷。意不乐，脾不运行。体重，湿胜。烦冤。《脏气法时论》：肾病者身重，肾虚者大小腹痛，清厥意不乐。上应镇星。土星。甚则肌肉萎，土主肌肉。足萎不收，行善黄，脚下痛。胃脉在足。饮水饮发中满，土不制水。食减，四肢不举，脾主四肢。腹满溏泄，肠鸣，反下甚，皆本经自病。上应岁星。木复仇而刑土。

岁金太过，燥气流行，肝木受邪。民病两胁下少腹痛，肝脉布胁抵小腹。目赤痛，眦疡目为肝窍。耳无所闻。肝藏血，耳得血而能听。《脏气法时论》：肝虚则目䀮䀮无所见，耳无所闻。肃杀而甚，则体重，肝主筋，筋衰则身重。烦冤，胸痛引背，两胁满且痛行少腹。《玉机真脏论》：肝脉不及则胸痛引背。下则两胁胠满。上应太白星。金星克木。甚则喘咳逆气，肩背痛，尻阴股膝髀腨䯒足皆病，火来复仇而金反病，下部皆痛，母病及子也。《脏气法时论》言肺病同。上应荧惑星。收气峻，生气下，病反暴痛，胠胁不可反侧，金盛刑木。咳逆甚而血溢，肺经自病。上应太白星。金星。

岁水太过，寒气流行，邪害心火。民病身热烦心躁悸，躁，烦甚也；悸，心动也。火属于水则躁，火畏水则悸。阴厥阴盛厥逆。上中下寒[1]外热内寒。谵妄妄言妄见。心痛，上应辰星。水星。甚则腹大胫肿，喘咳，肾脉起足下，贯鬲入肺。寝汗出憎风。阴盛阳虚。《脏气法时论》言肾病同。上应镇星。土复仇而乘水。湿气土变物，病反腹满，肠鸣溏泻，食不化，土气未复，反见脾病。渴而妄冒、脾不能行津液而渴，火被湿郁而妄冒。上应荧惑、辰星。火星减耀，水星明莹。

〇按：五运、六气，太过、不及，胜复淫郁经文，言之至为详悉，本集不能多录，然大旨略同。故量取数段，可概其余矣。

岁运太过，畏星失色而兼其母，借母气以自助。不及则色兼其所不胜。为所凌侮而兼其色。《气交变大论》

木得金而伐，火得水而灭，土得木而达。昂按：木树根于土，是土为生木之母，何以木反克土乎？盖土竭其膏液以营

① 上中下寒：明顾刻本《重广补注黄帝内经素向》作“上下中寒”。

养乎木，若或克之耳，使土而无木，则无花叶之菁葱，无果谷之成熟，人民无所资养，天地黯淡无章，不过顽然垒块而已，土何水之有焉？木者，所以疏土之气，又以成土之德也，故经文独言达，而不同于伐、灭、缺、绝四条也。赵养葵曰：世人皆言木克土，而余独作木以培土。其有会于斯旨也欤？金得火而缺，水得土而绝，万物尽然，不可胜竭。《宝命全形论》

审治第七

诸风掉眩，皆属于肝；风木动摇。诸寒收引，皆属于肾；寒性缩急。诸气膹郁，皆属于肺；肺主气。诸湿肿满，皆属于脾；脾不运行。诸痛痒疮，皆属于心。火微则痒，火甚则痛。诸厥固泄，皆属于下；吴注：下谓肾也，兼水火之司，阴精水衰，则有热厥；命门火衰，则有寒厥。肾开窍于二阴，水衰火实，则二便不通而为固；火衰水实，则二便不禁而为泄。诸痿喘呕，皆属于上；上谓肺也，肺主气，肺热叶焦，则诸脏无所禀气，故有肺痿，及筋、脉、骨、肉诸痿。喘呕亦属上焦。诸热瞀音茂。瘛，昏乱抽掣。皆属于火；诸禁㥵。鼓慄，如丧神守，皆属于火；内热而外反寒，盖火性干燥，内热既甚，卫外之阳皆凑入内，热外反鼓痉也。诸逆冲上，皆属于火；诸躁狂越，皆属于火；诸病胕肿，热盛于内，水随火溢。痛酸惊骇，皆属于火；诸胀腹大，皆属于热；热郁于内，为热胀，亦有寒郁而生寒胀者。东垣曰：大坻热胀少寒胀多，故立中满分消丸治热胀，中满分消汤治寒胀。诸病有声，肠鸣。鼓之如鼓，鼓胀。皆属于热；李士材曰：二病多有属寒者。诸转反戾，转筋之类。水液浑浊，小便。皆属于热；诸呕吐酸，暴注下迫，火泻里急。皆属于热；诸痉项强，皆属于湿；湿甚则兼风木之化。诸暴强直，皆属于风；风性劲急，二证相类，而一属湿，一属风。诸病水液、澄彻清冷，吐、溺。皆属于寒。

故大要曰：谨守病机，各司其属，有者求之，或有热、有湿、有风、有寒。无者求之，或无水，或无火，或非热、或非寒。盛者责之，虚者责之。河间著《原病式》，用病机十九条。而未及十六字，似属缺典。必先五胜，五行胜气。疏其血气，令其调达，而致和平，此之谓也。此段次序稍易，以火从火，以热从热，用便观觉。因于大义无害，故敢尔也。

昂按：病机十九条，而火居其五，热居其四，可见诸病火热为多，盖风、寒、暑、湿皆能为火为热也。宇宙间天地万物，皆赖此阳火以生发之本，若无此火，则天地或几乎息矣。巢子所谓“火传不知其尽”，而释氏相宗亦以煅与常并举也，但平则为恩，亢则为害，生杀之机，互相倚伏，凡物皆然。故火能生人，而亦能杀人也。

诸气在泉，司天略同，稍有异者，译本注中，经文在泉每居司天之前。风淫于内，治以辛凉，佐以苦甘，旧本无甘字，司天有甘字。以甘缓之，以辛散之，金能胜木，故治以辛凉，辛过甚恐伤气，故佐以苦甘。甘胜辛，甘益气也。木性急，故甘以缓之，木喜条达，故辛以散之。司天多“酸以泻之”，无“辛散”句。

热淫于内，治以咸寒，佐以甘苦，以酸收之，以苦发之。水胜火，故治以咸寒；甘胜咸，佐之所以防其过也；心苦缓，故以酸收之；热郁于内，故以苦发之。司天无“苦发”句。

湿淫于内，治以苦热，佐以酸淡，司天作酸辛，又云“湿上甚而热，治以苦温，佐以甘辛，以汗为故而止”。以苦燥之，以淡泄之。苦热能燥湿，酸木能制土，淡能利水。吴注：使酸而非淡，则味厚滋湿矣，泄渗与汗也。

火淫于内，治以咸冷，佐以苦辛，司天作苦甘，相火畏火也，故治以咸冷，苦能泄热，辛能散能润。以酸收之，以苦发之。与治热淫同。

燥淫于内，治以苦温，佐以甘辛，司天在作酸辛。以苦下之。火能胜金，故治以苦温，甘辛能润燥，燥热内结，以苦泻之可也。

寒淫于内，治以甘热，佐以苦辛，司天作"平以辛热，佐以甘苦"。以咸泻之，以辛润之，以苦坚之。土能制水，热能胜寒，故治以甘热。苦而辛亦热品也，伤寒内热者，以咸泻之；肾苦燥，以辛润之；肾欲坚，以苦坚之。

治诸胜复，寒者热之，热者寒之，温者清凉之，清者温之，散者收之，抑郁者散之，燥者润之，急者缓之，坚者耎软。之，脆者坚之，衰则补之，强者泻之，各安其气，必清必静，则病气衰去，归其所宗，此治之大体也。

气之胜也，微者随之，甚者制之。气之复也，和者平之，暴者夺之。皆随胜气，胜复之气。安其屈伏，屈伏之气。无问其数，以平为期，此其道也。

寒者热之，热者寒之，微者逆之，甚者从之，王注：微者，犹人火也，可以湿伏，可以水折；甚者犹龙火也，激则愈焰。当类其性而散之。按：此与上文微者随之，甚者制之相反，而多有其妙。

坚者削之，客者除之，劳者温之温养。结者散之，留者攻之，燥者濡之，急者缓之，散者收之，损者益之，逸者行之，惊者平之，上之吐下之，泻。摩之浴之，薄之渐磨。劫之，开之发之，适事为故。

何谓逆从？申明上文逆之、从之二义。曰：逆者正治，从者反治，以寒治热，以热治寒，逆病气者谓之正治。以寒治热，而佐以热药，以热治寒而佐以寒药。顺病气者谓之反治。从少从多，观其事也。视病之轻重，为药之多少。

反治何谓？反治为治法立。〇故再三辨证。曰：热因寒用，寒因热用，塞因塞用，通因通用。必伏其所主，所主之病。而先其所因。所因之法。其始则同，其终则异，可使破积，可使溃坚，可使气和，可使必已。王、林注曰：势因寒用者，如大寒内结，以热攻除，寒甚格热不得，前则以热药冷服，下嗌之后，冷体既消，热胜便发，情且不违，而致大益，是热因寒用之例也。寒因热用者，如大热在中，以寒攻治则不入，以热攻治则病增，乃以寒药热服，入腹之后，热气既消，寒性遂行，情且协和，而病以减。是寒因热用之例也。《五常政大论》"治热以寒温而行之，治寒以热凉而行之。"既此义也。塞因塞用者，如下焦虚乏，中焦气壅，胠胁满盛，欲散满则益虚其下，欲补下则满甚于中，病人告急，不救其虚，且攻其满，药入则减，药过依然，故中满下虚，其病益甚，不知疏启其中，峻补其下，少服则资壅，多服则宣通，下虚既实，中满自除，此塞因塞用也。通因通用者，如大热内结，注泻不止，以热涩之，结复未除；以寒下之，结散利止。此通因通用也。其积实久泻，以热下之。同此法。

平气何如？曰：谨察阴阳所在而调之，以平为期。正者正治，反者反治。王注：阴病阳不病，阳病阴不病，是为正病，则以寒治热，以热治寒，正治也。如阴位见阳脉，阳位见阴脉，是谓反病，则以寒治寒，以热治热，此反治也。

论言治寒以热，治热以寒，方士不能

废绳墨而更其道也。有病热者，寒之而热；有病寒者，热之而寒；二者皆在，新病复起，寒热二症皆在，因服寒热之药反增新病。奈何治？欲依栎格则病势不除，若废绳墨则更无新法。曰：诸寒之而热者取之阴，热之而寒者取之阳，所谓求其属也。王注：言益火之源以消阴翳，壮水之主以制阳光，故日求其属也。又曰：脏腑之源有寒热温凉之主，取心者不必齐以热，取肾者不必齐以寒；但益心之阳寒亦通行，强肾之阴热之犹可。观斯之故，或治热以热，治寒以寒，万举万全，孰知其意。

服寒而反热，服热而反寒，其故河也？曰：治其王气，是以反也。气当王之时而复补助之。马注：假如小寒之气温以和之，大寒之气热以取之，甚寒之气则下夺之，夺之不已则逆折之，折之不尽则求其属以衰之。小热之气凉以和之，大热之气寒以取之，甚热之气则汗发之，发之不尽则逆制之，制之不尽则求其属以衰之。

病之中外何如？曰：从内之外者，调其内；皆先治其本，后治其标。从外之内者，治其外；从内之外而盛于外者，先调其内而后治其外；从外之内而盛于内者，先治其外而后调其内；中外不相及，则治主病。中不出外，外不入中，则治其病。

五味阴阳之用何如？辛甘发散为阳，酸苦涌泄涌吐泄下。为阴，咸味涌泄为阴，淡味渗泄为阳。利小便。六者或收，酸或散，辛或缓，甘或急，咸苦或燥，苦或润，辛或痾，咸或坚，苦以所利而行之，调其气，使其平也。　《至真要大论》

补上下者，从之；治上下者，逆之。王注：上下谓司天、在泉也，气不及则顺其味以和之，气太过则逆其味以折之。以所在寒热盛衰而调之。地有寒热异宜，人有盛衰异质。故曰：上取涌吐，一曰头而胸喉。下取，泄利，一曰少腹胫足，一曰二便通塞。内取药饵，一曰切脉虚实，一曰沉以候里。外取形色，一曰按摩针灸，一曰渍形为汗，一曰浮以候表。以求其过。

能耐毒者，以厚药，不胜毒者，以薄药。视其人之强弱。

气反者，病在上，取之下；通其下而上病愈。病在下。取之上；升其上而下病愈。病在中，傍取之。病在中而经脉行于左右，针灸熨药而旁取之。《灵枢·终始篇》：病在上者下取之，病在下者高取之，病在头者取之足，病在腰者取之腘。此言刺法，然药饵亦有此理。李东垣曰：《灵枢》曰：头有疾取之足，谓阳病取阴也；足有疾取之上，是阴病取阳也；中有疾旁取之。中者，脾胃也，旁者，少阳甲胆也。胆风木也，东方春也。胃中谷气者，便是风化也。胃风而成泄泻，宜助甲胆，风胜以克之，又是升阳助清气，上行之法也。

治热以寒，温而行之；热服。治寒以热，凉而行之；热药凉服，二者为反治。治温以清，冷而行之；清药冷服。治清以温，热而行之。温药热服，二者为正治。故消之，削之，吐之，下之，补之，泻之，久新同法。

病有久新，方有大小，有毒无毒，药之有毒无毒者。固宜常制度矣。大毒治病。十去其六；过之则伤正气。常毒治病，十去其七；小毒治病，十去其八；无毒治病，十去其九。张子和曰：凡药皆毒也，虽苦参、甘草不可不谓之毒，久服必偏胜为害。谷肉果菜，食养尽之。饮食调养，以尽病邪。《脏气法时论》：毒药攻邪，五谷为养，五果为助，五畜为益，五菜为充。无使过之，伤其正也。不尽，行复如法。余邪未尽，复行前法。

必先岁气，无伐天和。必察岁运时令之气，逆之则伤天和。无盛盛，无虚虚，当泻而补为盛盛，当补而泻为虚虚。而遗人夭殃。无致邪，无失正，助邪气，伐正气。绝人长命。

天不足西北，左寒而右凉；地不满东南，右热而左温。其故何也？曰：阴阳之气，高下之理，太少一作大小。之异也。东南方，阳也。阳者，其精降于下，故右热而左温。阳生于东而盛于南，故东温而南热。西北方，阴也。阴者，其精奉于上，故左寒而右凉。阴生于西而盛于北，故西凉而北寒。是以地有高下，气有温凉。高者气寒，下者气热，故适寒凉者胀，感阴寒而成胀。之温热者疮感湿。热而生疮。下之则胀已，汗之则疮已，此腠理开闭之常，太少之异耳。

阴精所奉其人寿，阳精所降其人夭。西北之气，散而寒之，东南之气，收而温之，所谓同病异治也。王注：西北人腠理密而食热，故宜散宜寒；东南人腠理疏而食冷，故宜收宜温。吴注：西北气寒，寒固于外则热郁于内，故宜散其外寒，清其内热；东南气热，热则气泄于外，寒生于内，故宜收其外泄，温其内寒。是以有病同而治异者，此天气与地宜不同也。

故曰：气寒气凉，治以寒凉，行水渍之；药治其内，汤渍其外。气温气热，治以温热。二义解者俱欠明确，岂即上文所谓西北散而寒之，东南收而温之之意乎？强其内守，必同其气，即气寒气凉，治以寒凉之义。可使平也，假者反之。或有反此为治者，乃假借之，以为反治也。《五常政大论》

木郁达之，宣吐。火郁发之，升散。土郁夺之，泻下。金郁泄之，解表利小便。水郁折之，制其冲逆。然调其气，过者折之，以其畏也，所谓泻之。过，太过也，折之以其所畏，即泻之是也。王注：咸泻肾，酸泻肝，辛泻肺，甘泻脾，苦泻心。

必折其郁气，先资其化源，吴注：如寒水司天则火受郁，火失其养则资其木也。抑其运气，主运胜气。扶其不胜，无使过暴而生其疾。

论言：热无犯热，寒无犯寒，时热病，热无犯热药；时寒病，寒无犯寒药。余欲不远寒，不远热奈何？曰：发表不远热，攻里不远寒。吴注：发表利用热，夏日发表不远热也；攻里利用寒，冬月攻里不远寒也。

热无犯热，寒无犯寒。及胜其主则可犯，以平为期，而不可过，是谓邪气反胜者。邪气胜主气，如夏应热而反寒甚，则可以热犯热，余准此。

故曰：无失天信，无失气宜，无翼其胜，无赞其复，是谓至治。吴注：天信，春温，夏热，秋凉，冬寒也。气宜，治温以清，治热以寒也。翼胜，赞复，禁助邪也。

妇人重身，怀妊。毒之何如？可用毒药否？曰：有故无殒，亦无殒也。有故，如下文大积大聚是也。内既有故，则毒药百病当之，故母与胎皆无患也。其故何谓也？大积大聚，其可犯也，衰其大半而止，过者死。积聚必须攻以毒药，太过则真气被伤。《六元正纪论》

有在标病[1]求之于标，有其在本而求之于本，有其在本而求之于标，有其在本而求之于本。故治有取标而得者，有取本

---

① 病：明·顾刻本无“病”字

而得者，有逆取而得者，有从取而得者。

治反为逆，治得为从。大小不利，谓二便，《灵枢》有便字。治其标；大小利，治其本；病发而有余，本而标之，先治其本，后治其标；病发而不足，标而本之，先治其标，后治其本。谨察间甚，以意调之。　《标本病传论》《灵枢·病本篇》略同

凡治病，察其形气色泽、脉之盛衰，病之新故，乃治之，无后其时，形气相得，形盛气盛，形虚气虚。谓之可治。色泽以浮，谓之易已；脉从四时，谓之可治；春弦、夏钩、秋浮、冬营。脉弱以滑。是有胃气，命曰易治。取之以时，合于时令，又勿后时。形气相失，谓之难治；形盛气虚，形虚气盛。色夭不泽，谓之难已；脉实以坚，邪盛。谓之益甚；脉逆四时，为不可治。所谓逆四时者，春得肺脉，夏得肾脉，秋得心脉，冬得脾脉，皆五行相克。其至皆悬绝沉涩者，命曰逆四时。　《玉机真脏论》

善治者治皮毛，邪在表而浅。其次治肌肤，其次治筋脉，其次治六腑，其次治五脏。治五脏者，半死半生也。邪入脏则深且重矣。故天之邪气感，六气八风。则害人五脏；水谷之寒热感，饮食不节，寒热失时。则害于六腑；地之湿气感则害皮肉筋脉。湿自下受，先入皮肉，湿流关节则伤筋脉。

善诊者，察色按脉，先别阴阳；脉症声色各有阴阳。审清浊而知部分；脏腑有病，皆形于身面之部分，可以观气色而得之。视喘息、听音声而知所苦；观权衡规矩而知病所主。言脉，春应中规，夏应中矩，秋应中，冬应中权。按尺寸，观浮、沉、滑、涩，而知病所生。。以治无过，以诊则不失矣！

故曰：病之始起也，可刺而已；其盛，可待衰而已。

故因其轻而扬之，汗而散之，不使传变。因其重而减之，病之重者，药难猝去，当以渐而减之，即衰其半之意。因其衰而彰之。正气偏衰，济而彰之。

形不足者，温之以气；精不足者，补之以味。气以养阳，味以养阴，一句即彰之之义。其高者，因而越之；升之吐之。其下者，引而竭之；利其二便。中满者，泻之于内；实满者，以下药泻之；虚满者，补之即所以泻之。其有邪者，渍形以为汗；如用桃枝煎汤液以蒸浴之，汗难出者，每用此法。其在皮者，汗而发之；其慓悍者，按而收之；按摩收引。其实者，散而泻之。表实散之，里实泻之，阴病治阴，阴病治阳，吴注：即本篇从阴引阳，从阳引阴，以右治左，以左治右之义。吴注：济所不胜。定其血气，各守其乡。血实宜决之；行之。气虚宜掣引之。导实济虚。　《阴阳应象大论》

毒药攻邪，攻邪则用毒药。苏子瞻曰：药能治病，不能养人；食能养人，不能治病。五谷为养，稻、麻、豆、麦、黍。五果为助，枣、杏、桃、李、栗。五畜为益，牛、羊、犬、豕、鸡。五菜为充，葵、藿、葱、薤、韭。气味合而服之，以补益精气。此五者，有辛、酸、甘、苦、咸，前五物应五行，各具一味。各有所利，或散辛。或收，酸。或缓甘或急，苦。或坚苦或耎，咸。四时五脏，病随五味所宜也。

肝苦急，肝者，怒生之气，又血燥则肝急。急食甘以缓之。

心苦缓，缓为心虚，则神气散逸。急食酸以收之。

脾苦湿，湿则不运。急食苦以燥之。

肺苦气上逆、火盛克金。急食苦以泄之。

肾苦燥，肾脂枯则燥。急食辛以润之。

开腠理，致津液，通气也。三语有专主辛润解者。昂谓：当通结上文。

肝欲散，急食辛以散之，用辛补之，酸泻之。木喜条达，故以散为补，收为泻。

心欲耎火脏炎燥。急食咸以耎之。用咸补之，甘泻之，心属火，咸属水，水能克火而云补者，取既济之义也。心苦缓，故以甘为泻。

脾欲缓，土德和缓。急食甘以缓之，用苦泻之，甘补之。

肺欲收，急食酸以收之，用酸补之，辛泻之。辛散酸收。

肾欲坚，坚固则无狂荡之患。急食苦以坚之，用苦补之，苦能坚肾，咸泻之。咸能软坚。能渗津，故云泻。然咸为肾本味，故补肾药用咸为引。《五脏生成论》曰：肾欲咸。未可专言泻也。甘能伤肾，土克水也。　《脏气法时论》

五味所禁：辛走气，气病无多食辛；《灵枢·五味论》：辛入胃，其气入于上焦，上焦者，受气而营诸阳者也。辛与气俱行，故辛入而与汗俱出。咸走血，渗津。血病无多食咸；《灵枢》曰：血与相得则凝，凝则胃中汗注之，注之则胃中渴，渴则咽路焦，故舌本干而善渴。苦走骨，骨病无多食苦；甘走肉，肉病无多食甘，骨得苦则阴益甚，重而难举；肉得甘则壅气，霜肿益甚。《灵枢》二义无当，故不录。酸走筋，筋病无多食酸。《灵枢》曰：酸气清以收，膀胱得酸则缩踡，约而不通，水道不行，故癃。阴者，积筋之所终也，故酸入而起筋矣。　《宣明五气论》

多食咸，则脉泣涩而色变；脉即血也，心合脉，水克火。多食苦，则皮槁而毛拔；肺合皮毛，火克金。多食辛，则筋急而爪枯；肝合筋，爪者筋之余，为金克木。按：肝喜散，故辛能补肝，惟多则为害。多食酸，则肉胝胎而唇揭；脾合肉，其华在唇。木克土。胝音支，皮厚也。多食甘，则骨痛而发落。肾合骨，其华在发，土克水。此五味所伤也。　《五脏生成论》

阴之所生，本在五味；味能养阴。阴之五宫，伤在五味。味过于酸，肝气以津，酸能生津。脾气乃绝；木克土。味过于咸，大骨气劳，短肌，入骨，能软缩肌肤。心气抑；水克火，然《脏气法时论》又云咸补心。味过于甘，心气喘满，甘性留滞。色黑，肾气不衡；平也，土克水。味过于苦，脾气不濡，胃气乃厚；苦能燥脾而厚胃、火生土也。王注：同马注。厚字解作胀字，已觉欠理，而治之复用芩、连苦剂，不自相矛盾乎？味过于辛，筋脉沮弛，精神乃央。新校正：央，殃也，古文通用。辛润故弛，辛散故殃也。马注解作中央，尤觉欠理。昂按：酸、咸、甘、辛言其害，而不及其利也，味苦言其利而未及其害也，故不拘一例，不必穿凿强解。《生气通天论》

热中、消中，多饮数溲为热中，多食数溲为消中。不可服高膏同。梁肥甘之味。芳草辛香之品。石药。英乳之类。石药发逯癫同。芳草发狂，多喜曰癫，多怒曰狂。夫芳草之气美，石药之气悍，二者其气急疾坚劲，夫热气慓悍，药气亦然，内热既盛，药后助之，二者相遇，恐内伤脾。《腹中论》

凡刺之法，必候日月星辰四时八正八节正气以候八风。之气，气定乃刺之。是故天温日明，则人血淖液，而卫气浮，故血量泻，气易行；天寒日阴，则人血凝泣，而卫气沉。月始生，则血气始精，卫气始行；月郭满，月之四围为郭。则血气实，肌肉坚；月部空，则肌肉减，经络虚，卫气去，形独居。是以天寒无刺，天温无凝，血淖而气易行。月生无泻，月满无补，月郭空无治，是谓得时而调之。此言刺法，然人身血气如是，不可不知。《八正神明论》

圣人不治已病治未病，不治已乱治未乱，夫病已成而后药之，乱已成而后治之，譬犹渴而穿井，斗而铸兵，一作锥。不亦晚乎！　《四气调神大论》

拘于鬼神者，不可与言至德；恶于针石者，不可与言至巧；病不可治者，病必不治，治之无功矣。病不许治，即病症也。　《五脏别论》

【灵】形肉已夺，是一夺也；大夺血之后，是二夺也；大汗出之后，是三夺也；大泄之后，是四夺也；新产及大血之后，是五夺也。此皆不可泻。　《五禁》

生死第八

【素】五脏受气病气。于其所生，我所生者。传之于其所胜，我所克者。气舍于其气生，生我者。经曰：至其所生而持。死于其所不胜。克我者，病之且死，必先传行至其所不胜，病乃死。此言气之逆行也，故死。五脏顺行则生。

肝受气于心，我生者，子盛极乘其母，故为逆行。传之于脾，我克者，木克土。气舍于肾，生我者，水生木，然脾传肾，为土克水。至肺而死。克我者，金克木，下同。

心受气于脾，传之于肺，气舍于肝，至肾而死。

脾受气于肺，传之于肾，气舍于心。至肝而死。

肺受气于肾，传之于肝，气舍于脾，至心而死。

肾受气于肝，传之于心，气舍于脾，至脾而死。

此皆逆死也，逆行。一日一夜五分之，此所以占死生之早暮也。朝甲乙寅卯，昼丙丁巳午，四季戊巳、辰戌、丑未，脯庚辛申酉，夜壬癸亥子。《甲乙》生字作者，王氏改者作生。

五实死，五虚死。脉盛，心实。皮热，肺实。腹胀，脾实。前后不通，肾实。闷瞀，肝实。此谓五实。脉细，心虚。皮寒，肺虚。气少，肝虚，泄利前后，肾虚。饮食不入，脾虚。此谓五虚。

其时有生者，何也？浆粥入胃，泄注止，则虚者活。身汗得后利，则实者活，此其候也。

大骨枯稿，肾衰。大肉陷下，脾衰。胸中气满，喘息不便，肺衰。其气动形，气不相续，还求极气，故耸肩而动形。期六月死。真脏脉见，乃与之期日。死日。

急虚身中卒至，卒急中于虚邪，身闪仆。五脏绝闭，脉道不通，气不往来，譬于堕溺，不可为期。暴死之候与堕溺同。

《玉机真脏论》

【素】五脏者，中之守也，王注：五神安守之所。中盛脏满，气胜伤恐者，声如从室中言，是中气之湿也。腹中气盛，肺脏充满，气胜息高，伤于忧恐，故声不发扬，湿土刑肾则恐。言而微，终日乃复言者，此夺气也。

衣被不敛，言语善恶不避亲疏者，此神明之乱也。

仓廪不藏者，是门户不要也。仓廪，脾胃。胃之下口为幽门，大小肠之变为阑门，肛门为魄门。

水泉不止者，是膀胱不藏也。

得守者生，失守者死。

夫五脏者，身之强也。

头者，精明之府，头倾视身，精神将夺矣。

背者，胸中之府，脏腑之俞，皆属于背。背曲肩随，府将坏矣。

腰者，肾之府，转摇不能，肾将惫矣。

膝者，筋之府，屈伸不能，行则偻附，筋将惫矣。

骨者，髓之府，不能久立，行则振掉，骨将惫矣。

得强则生，失强则死。

夫精明五色者，气之华也，赤欲如白裹朱，不欲如赭；白欲如鹅羽，不欲如盐；青欲如苍碧之泽，不欲如蓝；黄欲如罗裹雄黄，不欲如黄土；黑欲如重漆色，不欲如地苍。五色精微象见矣，其寿不久也。《脉要精微论》

【素】色见青如草兹者死，黄如枳实者死，黑如炲音苔，烟煤。者死，赤如衃血败血凝聚。者死，白如枯骨者死，此五色之见，死也。

青如翠羽者生，赤如鸡冠者生，黄如蟹腹者生，白如豕膏者生，黑如乌羽者生，此五色之见，生也。《五脏生成论》

【素】太阳之脉，其终也，戴眼，上视。反折，身反向后。瘛疭，音炽纵，手足抽掣也。足太阳起目内眦，上额交巅，下循肩膊，挟脊抵腰。手太阳交肩循项，出目锐眦，故戴眼反折。足太阳起足，手太阳起于手，故胭瘛。其色白，绝汗乃出，如珠不流。出则死矣。小肠主液，膀胱者，津液藏焉，津液外脱则血内亡。《灵枢》曰：阴阳相离，则腠理发泄，绝汗乃出。

少阳终者，耳聋，手足少阳脉皆入耳。百节皆纵，甲木主筋，筋痿故纵。目环绝系，绝系一日半死，手足少阴脉皆出目锐眦，故环视，目系属心，未绝则止，视已绝则环视矣。色先青，白乃死矣。金克木。

阳明终者，口目动作，足阳明挟口交人中，足阳明挟口环唇系目系。善惊，妄言，足阳明胃病，闻木音而惊，骂詈不避亲疏。色黄，其上下经盛，不仁，则终矣。阳明主肌肉，不仁为肉绝。

少阴终者，面黑，心之华在面，黑为肾色。齿长而垢，肾主骨，齿者骨之余。牙龈显露故长。腹胀闭，上下不通而终矣。肾开窍于二阴，下闭故上腹，如是则心肾不交，上下否膈而死矣。

太阴终者，腹胀闭，不得息，善噫善呕，呕则逆，逆则面赤，不逆则上下不通，不通则面黑，皮毛焦而终矣。吴注：足太阴脾主行气于三阴，手太阴肺主治节而降下，二经病则升降之令不行，故胀闭；升降难，故不得息而噫呕以通之，苦不呕逆，则上下不通；上实克木，故面黑；肺主皮毛，故焦。

厥阴终者，中热嗌干，善溺心烦，甚则舌卷卵上缩而终矣。手厥阴心包脉，起胸中，属心包。足厥阴肝脉，循喉咙，入颃颡，故中热嗌干而心烦。肝脉环阴器，故善溺，甚则囊缩而舌卷也，舌为心苗。

《灵枢·经脉篇》：肝者，筋之合，聚于阴而脉络于舌本。 《经要经终篇》《灵枢·终始篇》与此同。

【素】脉不往来者死，皮肤著者死，血液枯亡。瞳子高者，太阳不戴眼者[①]，太阳已绝，此决死生之要也。《三部九候论》

【灵】手太阴气绝，肺。则皮毛焦。太阴者，行气温于皮毛者也，故气不荣则皮毛焦，皮毛焦则津液去皮节，津液去皮节者，则爪枯毛析，毛析者则毛先死，丙笃丁死，火胜金也。

手少阴气绝，心。则脉不通，脉不通则血不流，血不流则毛色不泽，故其面黑如漆紫者[②]，血先死，壬笃癸死，水胜火也。

足太阴气绝者，脾。则脉血不荣肌肉。唇舌者肌肉之本也，脉不荣则肌肉软，肌肉软则舌痿人中满，人中满则唇反，唇反者肉先死，甲笃乙死，木胜土也。

足少阴气绝，肾。则骨枯，少阴者冬脉也，伏行而濡骨髓者也。故骨不濡而肉不能着也。骨肉不相亲则肉软却，肉软却故齿长而垢发无泽，发无泽者骨先死，戊笃己死，土胜水也。

足厥阴气绝则筋绝，厥阴者肝脉也，肝者筋之合也。筋者聚于阴气，当作器，而脉络于舌本也，故筋弗荣筋急，筋急则引舌与卵，故唇青舌卷卵缩则筋先死，庚笃辛死，金胜木也。

五阴气俱绝，则目系转，转则目远。五阴属五脏，目受五脏之专精。目远者，为志先死，志先死则远一日半死矣。

六阳气绝，六腑 则阴与阳相离，离则腠理发泄，绝汗乃出，故旦占夕死，夕占旦死。《经脉篇》

【素】肝见庚辛死，心见壬癸死，脾见甲乙死，肺见丙丁死，肾见戊己死。五行相克，死于其所不胜。是谓真脏见，皆死。 《平人气象论》

【灵】三虚者，其死暴疾也；得三实者，邪不能伤人也。年盛、月满、时和。乘年之衰，岁气不足则外邪凑之，如火不足则外有寒邪，土不足则外有风邪也。逢月之空，本篇曰：月满则海水西盛，人血气积，肌肉充，皮肤缴，毛发坚，虽遇贼风，入浅不深。月郭空，则海水东盛，人气血盛，其卫气去，形独居，肌肉减，皮肤纵，腠理开，遇贼风则其入深，其病人也卒暴。失时之和，如夏应热而反寒，冬应寒而反温。因为贼风所伤。本经《九宫八风篇》有大弱风、谋风、刚风、折风、大刚风、凶风、婴儿风、弱风，谓之八风之邪，圣人避风，如避矢石焉。是谓三虚。《素问·至真要大论》：乘年之虚，则邪甚也，失时之和亦邪甚也。遇月之空，亦邪甚也。重感于邪，则病危矣。《岁露篇》

杂论第九

【素】上古之人，其知道者，法于阴阳，和于术数，养生之法。食饮有节，起居有常，不妄作劳，故能神与形俱，神去其形则死。而尽终其天年，度百岁乃去。今时之人不然也。以酒为浆，以妄为常，醉以入房，以欲竭其精，以耗散其真，不

① 太阳不戴眼者：明·顾刻本作“太阳不足，戴眼者”

② 漆紫者：明·顾刻本作“漆柴者”。

知持满，持满，恐倾之意。不时御神，务快其心，逆于生乐。纵嗜欲之心，逆生养之乐。起居无节，故半百而衰也。

夫上古圣人之教下也，皆谓虚邪贼风，避之有时，恬淡虚无，真气从之。即老氏“恍忽有象，杳冥有精”之义。精神内守，病安从来？

女子七岁，王注：老阳之数穷于九。女子少阴，故以少阳之数合之。肾气盛，齿更发长。肾主骨，为精血之府。齿者，骨之余，发者血之余。二七而天癸至，经水属北方壬癸。任脉通，太冲脉盛，月事以时下，故有子。冲为血海，任主胞胎。二经相资，故能有子。经水一月一至，其行有常，故曰经水，亦曰月水，愆期则有病。男子冲、任脉盛，则上荣而生髭须；女子冲、任脉盛，则下行而为月水，故无须也。三七，肾气平均，故真牙生而长极，牙之最后生者，人生之长，至此而止。四七，筋骨坚，发长极，身体盛壮。五七，阳明脉衰，面始焦，发始堕。足阳明之脉，起于鼻交頞中，下循鼻外，上入齿中，还出侠口，环唇，下交承浆，循颐后，出大迎，循颊车，上耳前，过客主人，循发际，至额颅。手阳明之脉，上颈。贯颊，入下齿中，还出挟目之脉，皆营于面，故焦，发堕。六七，三阳脉衰于上，面皆焦，发始白。三阳之脉俱上头面。七七任脉虚，太冲脉衰少，天癸竭，地道不通，至此而经水断。故形坏而无子也。女子气有余而血不足。以其数脱泄之也。

丈夫八岁，王注：老阴之数尽于十，男子为少阳，故以少阴之数合之。《易》曰：天九地十，即其数也。肾气实，发长齿更。二八，肾气盛，天癸至，阳精，精气溢泻，阴阳和，故能有子。三八，肾气平均，筋骨劲强，故真牙生而长极。四八，筋骨隆盛，肌肉满壮。五八，肾气衰，发堕齿槁。六八，阳气衰竭于上，面焦，发鬓颁白。七八，肝气衰，筋不能动，天癸竭，精少，肾脏衰，形体皆极。八八，则齿发去。卦气已尽。

肾者主水，受五脏六府之精而藏之，故五脏盛，乃能泻。今五脏皆衰，筋骨解堕，天癸尽矣。故发鬓白，身体重，行步不正而无子耳。

有其年已老而有子者，何也？此其天寿过度，气脉常通，而肾气有余也。此虽有子，男不过尽八八，女不过尽七七，而天地之精气皆竭矣。王注：生子之寿，不过此数，焉云非？　《上古天真论》

【素】[①] 春三月，此谓发陈，天地俱生，万物以荣，天地交，万物通。夜卧早起，广步于庭，被[②]发缓形，以使志生，生而勿杀，予而勿夺，赏而勿罚，此春气之应，养生之道也。逆之则伤肝，夏为寒变，奉长者少。火为木子，寒变则木不能生火，无以奉夏之长令。

夏三月，此谓蕃秀，天地气交，万物华实，夜卧早起，无厌于日，厌，足也。无过行日中，而伤暑，与冬必待日光相反。使志无怒，使华英成秀，使气得泄，若有所爱在外，顺阳而主外。此夏气之应，养生之道也。逆之则伤心，秋为痎疟，奉收者少。无气以奉秋收之令。冬至重病。水又克火。

秋三月，此谓容平，万物容状平定。天气以急，地气以明，早卧早起，与鸡俱兴，使志安宁，以缓秋刑，收瘧神气，使秋气平，无外其志，使肺气清，此秋气之应，养收之道也，逆之则伤肺，冬为飧

---

① 素：原本未标此字，据原本体例补。

② 被：一本作“彼”。

泄，奉藏者少。无气以奉冬藏之令。

冬三月，此谓闭藏，水冰地坼，无扰乎阳，阳气潜藏。早卧晚起，必待日光，使志若伏若匿，若有私意，若已有得，去寒就温，无泄皮肤，使气亟夺，戒勿妄汗，故泄阳气。此冬气之应，养藏之道也。逆之则伤肾，春为痿厥，奉生者少。无气以奉春生之令。　《四气调神大论》

【素】天食人以五气，吴注：五气非独臊、焦、香、腐、腥也，风、寒、暑、湿、燥，分主五脏受之，而不无不害，则皆养人矣。地食人以五味。五气入鼻，鼻受无形之天气。藏于心肺，上使五色修明，音声能彰，心荣颜色，肺发音声。五味入口，口受有形之地气。藏于肠胃，味有所藏，以养五气，气和而生，津液相成，神乃自生。积精生神。　《六节脏象论》

【灵】水谷入于口，输于肠胃，其液别为五，天寒衣薄则为溺与气，前溺后气。天热衣厚则为汗，悲哀气并则为泣，中热胃缓则为唾。邪气内逆则气为之闭塞而不行，则为水胀，愿闻其道。曰：水谷皆人于口，其味有五，各注其海，分注五脏。津液各走其道，故三焦出气，宗气出上焦，营气出中焦，五气出下焦。以温肌肉，充皮肤，为其津；其流而不行者，为液。

天暑衣厚则腠理开，故汗出；寒留于分肉之间，聚沫则为痛。天寒则腠理闭，气湿不行，不行于肌表，故下流为溺。水下流于膀胱则为溺与气。

五脏六腑一心为之主，耳为之听，目为之候，肺为之相，肝为之将，脾为之卫，肾为之主外。肾为作强之官。《师传篇》：肾者，主为外，使之远听，视耳好恶，以知其性。

故五脏六腑之津液，尽上渗于目，心悲气并，则心系急则肺举，肺举则液上溢。夫心系与肺，不能常举，乍上乍下，故咳而泣出矣。

中热，则胃中消谷，消谷则虫上下作，肠胃充郭，宽意。故胃缓，胃缓则气逆，故唾出。　《五癃津液别论》

【素】问：不知水所从生，津所从出也？曰：夫心者，五脏之专精也，五脏各有其精，而心专之。目者其窍也，目为肝窍，然能辨别事物，故又为心窍。华色者其荣也，是以人之有德也，则气和于目，有亡忧知于色。是以悲哀则泣下，泣下，水所由生。

水宗者，积水也。积水者，至阴也。至阴者，肾之精也。宗精之水所以不出者，精持之也。辅之裹之，故水不行也。

夫水之精为志，火之精为神，水火相感。神志俱悲，是以目之水生也。故谚曰：心悲名日志悲。志与心精，共凑于目也。

泣涕者脑也，脑者阴也，髓者骨之充也，故脑渗为涕。志者骨之主也，是以水流而涕从之者，其行类也。脑与髓海，与肾流通。

夫泣不出者，哭不悲也。不泣者，神不慈也。神不慈则志不悲，阴阳相持，泣安能独来？夫志悲者惋，惋则冲阴，冲阴则志去目，志去则神不守精，精神去目，涕泣出也。

且子独不诵夫经言乎，“厥则目无所见”。夫人厥则阳气并于上，阴气并于下，阳并于上，则火独光也；阴并于下，则足寒。足寒则胀也。夫一水不能胜五火，五脏之火。故目眦盲。是以冲风，泣下而不止。

夫风之中目也，阳气内守于精，是火气燔目，故见风则泣下也。内有火气，则冲于风。夫火疾风生乃能雨，此之类也。《解精微论》

【灵】妇人无须者，无血气乎？曰：冲脉、任脉皆起于胞中，上循背里，此又言冲、任循背，按《素问·骨空论》言：任脉，循腹里上关元。冲脉，挟脐上行，至胸中而散。督脉贯脊。然三脉同源，经文多有参错言者。为经络之海。其浮而外者，循腹右上行，会于咽喉，别而络唇口。血气盛则充肤热肉，血独盛则淡渗皮肤，生毫毛，今妇人之生，有余于气，不足于血，以其数脱血也。冲、任之脉，不荣口唇，故须不生焉。

士人有伤于阴，阴气绝而不起，然其须不去，宦者独去，何也？曰：宦者去其宗筋，阴器。伤其冲脉，血泻不复，皮肤内结，不荣口唇[1]，故须不生焉。其有天宦者，天生阳气不举，不能御妇。未尝被伤，不脱于血，然其须不生，其故何也？曰：此天之所不足，其冲任不盛，宗筋不成，有气无血，唇口不荣，故须不生。《五音五味篇》

① 不荣口唇：明·赵府居敬堂刊本作“唇口不荣”。

医方集解

自　　序

孔子曰：能近取譬，可谓仁之方也已。夫仁为心性之学，尚不可以无方，况于百家众艺，可以无方而能善此乎？诸艺之中，医为尤重，以其为生人之司命，而圣人之所必慎者也。窃尝思之：凡病必有证，证者证也，有斯病必形斯候者也。证必有脉，脉者脏腑、经络、寒热、虚实所由分也。有与证相符者，有与证不相符者，必参验确而后可施治者也。察脉辨证，而立方焉。

方者，一定不可易之名，有是病者必主是药，非可移游彼此用之为尝试者也。方之祖，始于仲景，后人触类而扩充之，不可计殚，然皆不能越仲景之范围。盖前人作法，后人因焉。创始者难为力，后起者易为功，取古人已验之成规，而斟酌用之，为效不既易乎！然而执方医病而病不能瘳，甚或反以杀人者，又何以说焉？则以脉候未辨，药性未明，惑于似而反失其真，知有方而不知方之解故也。

方之有解，始于陈无择，无择慨仲景之书，后人罕识，爰取《伤寒论》而训诂之，诠证释方，使观者有所循入。诚哉仲景之功臣，而后学之先导矣。厥后名贤辈出，谓当踵事增华，析微阐奥，使古方时方大明于世，宁不愉快！夫何著方者日益多，注方者不再见，岂金针不度欤？抑工于医者未必工于文词，不能达意。遂置而不讲欤？迄明，始有吴鹤皋集《医方考》，文义清疏，同人脍炙，是以梨枣再易，岂为空谷足音，故见之而易喜欤？然吴氏但一家之言，其于致远钩深，或未彻尽，兹特博采广搜，网罗群书，精穷奥蕴，或同或异，各存所见，以备参稽，使探宝者不止一藏。尝鼎者不仅一脔，庶几病者观之得以印证，用者据之不致径庭，宁非卫生之一助欤！

或曰善师者不阵，得鱼者忘筌，运用之妙，在于一心，何以方为？余曰：般倕不弃规矩，师旷不废六律，夫《易》之为书，变动不居，然亦有变易、不易二义，故曰“蓍之德园而神，卦之德方以智”。夫卦诚方矣，岂方智之中遂无园神之妙也哉！吾愿读吾书者，取是方而园用之，斯真为得方之解也已。

康熙壬戌岁阳月休宁讱庵汪昂题于延禧堂

凡　例

——古今方书，至为繁夥，然于方前第注治某病某病，而未尝发明受病之因，及病在某经某络也；一方之中，第注用某药某药，亦未尝发明药之气味功能人某经某络，所以能治某病之故也。方书徒设，庸医浅术，视之懵如，乃拘执死方以治活病，其不至于误世殃人者几希矣！及宋陈无择始将仲景之书先释病情，次明药性，使观者知其绪端，渐得解会，其嘉惠后人之心，可谓切至。而世犹以循文训释讥之，不知仲景之书，文浅义深，至为难读，其良法奥旨，虽非陈氏所能彻尽，然不读陈氏之训解，又安能入仲景之门庭乎？自陈氏而后，历年数百，竟未有继踵而释方书者，即如《金匮玉函》，犹然晦味，又况《千金》、《外台》，以及后贤之制剂也哉！及明兴，始有吴鹤皋之《医方考》，分病列方，词旨明爽，海内盛行。兹仿陈氏、吴氏遗意而扩充之，采辑古方，先详受病之由，次解用药之意，而又博采硕论名言，分别宜用忌用，惟求义明，不厌词繁，颇竭苦心，不知有当世好否也。

——《医方考》因病分门，病分二十门，方凡七百首，然每证不过数方，嫌于方少，一方而二三见，又觉解多，如五积散、逍遥散，皆未人选，不无缺略。兹集门分二十有一，正方三百有奇，附方之数过之，虽未足以尽医疗之目，苟能触类引伸，而医疗之大法，用之亦已不究矣。

——本集所载，皆中正和平，诸书所共取，人世所常用之方。即间有一二厉剂，亦攻坚泻热所必需者，犹然布帛菽粟之味也。至于药味幽僻，采治艰难，及治奇证怪病者，概不选录；又方虽出自古人，而非今人所常用者，亦不选录。

——古人立方，分两多而药味寡，譬如劲兵，专走一路，则足以破垒擒王矣。后世无前人之朗识，分两减而药味渐多，譬犹广设攻围，以庶几于一遇也，然品类太繁，攻治必杂，能无宜于此不宜于彼者乎。兹集药过二十味以上者，概不选录。

——仲景《伤寒论》，前人印定眼目，自陈无择而外，鲜所发明。陶节庵虽著《伤寒六书》，参合后贤之治法，尽更仲景之方名，究未尝有片言只字发挥仲景一证一方者，又变前法，不复分经论治，仲景之书奥渺难穷，节庵之书，显浅易读，世人奉为蓍蔡，故识见愈卑猥也。近世如方中行、喻嘉言、程郊倩辈，各著伤寒论辨，虽有偏驳，未能尽合经意，然间有一二新义，为从前所未发者，故多录之，不敢重古而非今也。

——仲景《伤寒》诸方，为古今方书之祖，故注释尤加详悉，观者幸无以其繁而厌之。

——正方之后系以附方，一则篇章省约，一则便于披寻，且以示前人用药加减之法也。

——时丁衰晚，洞垣窥脏之技世不再睹，而村间市井，稍能诵药性，读《回春》

者，辄尔悬壶，草菅人命，恬不为怪。古云“学医人费”，岂不信然！余窃悯之。故著《本草备要》一书，字笺句释，使知药品有性情，施用有宜忌，复著是集，辨证论方，使知受病有源因，治疗有轨则，庶几平居读之，可使心理开明，临病考之，不致攻补误用，脱遇庸劣之手，既可据证以校方；设处穷僻之乡，不难检方以用药，岂非卫生之善道，笥箧之要编也乎？高明之家，以为然否？

——医书浩瀚，泛览为难。岐黄之家，尚艰博涉。文墨之士，奚暇旁通。若非篇章简要，词理通明，则智士不乐披寻，浅人复难解了。读方不得其解，治疗安所取裁？是用裒合诸家，会集众说，由博返约，用便搜求，实从前未有之书，亦医林不可不有之书也。第昂藏书既寡，见闻不多，集中采用，不满数十家，又恐注释太繁，观者易倦。其中篇章漫衍，不能尽录者，不得不稍为删节，非敢轻肆，以限于尺幅也。然出自某人某书，必仍存其名集，至于古今相沿之语，相袭之方，不知始自何人，而不可废者，皆采录之；或文法未畅者，亦僭为删润；间有窃附鄙见者，必加“昂按”二字。至每方之正解，有全用昔人者，有出自心裁者，然作述相半，未敢师心自用也。

——古人治疗，识见高明，而用意深远，其处方用药，多有非后人所易测识者，有上病下取，下病上取者；有阴病治阳，阳病治阴者；又有隔二隔三之治者。况余不业岐黄，又学无师授，寡见鲜闻，尤称固陋，安能尽洞古人立方之本意哉！今姑就方书所载，及愚心所通晓者，采辑成书，至于古方不得其解者尚多，不敢妄加逆臆，以取罪先贤，贻误后世也。

——《纲目》、《准绳》二书，有采用前人而不著其名氏者，不能推原所自，则以“纲目曰”、“准绳曰”三字概之。

——集中所分门类，盖以治病之道，当治于未病，故先补养；及既受病，则有汗、吐、下三法，故次发表、涌吐、攻里；若表证未除，里证复急者，当表里交治，故次发表攻里；又有病在半表半里，及在表而不宜汗，在里不宜下者，法当和解，故次和解；然人之一身，以气血为主，故次理气、理血；若受病之因，多本于六因，故次风、寒、暑、湿、燥、火；古云“百病皆由痰起”，故次除痰；若饮食不节，能致积滞，故次消导；又滑则气脱，故次收涩；虫能作病，故次杀虫；至于眼目、痈疡、妇人，各有专科，然兹集所以便用，故每科略取数方，以备采择。末附《急救良方》，以应仓卒；再附《勿药元诠》于卷终，使知谨疾摄生之要，无非欲跻斯世于仁寿而已。

——本集虽名《方解》，然而病源脉候，脏腑经络，药性治法，罔不毕备，诚医学之全书，岐黄之捷径也。读者倘能细心玩索，自有深造逢源之妙。若厌其繁多，而倦于披阅，则作者苦心，无以表见于世矣。

——服药节度，有食前、食后之分，古今相传，罔敢或异，愚意窃谓不然。凡人饮食入腹，皆受纳于胃中，胃气散精于脾，脾复传精于肺，肺主治节，然后分布于五脏六腑，是胃乃人身分金之炉也。未有药不入胃，而能即至于六经者也。况肺为华盖，叶皆下垂，以受饮食之薰蒸，药入胃脘，疾趋而下，安能停止？若有停留，则为哽为噎，未闻心药饮至心间，而即可入心；肺药饮至肺间，而即能入肺者也。若上膈之药，食后服之，胃中先为别食所填塞，须待前食化完，方能及后药，是欲速而反缓矣。且经脉在肉理之中，药之糟粕如何能到？其到者不过气味耳。若云上膈之药须令在上，下膈之药须令在下，则治头之药必须人头，治足之药必须入足乎？此理之显明易见者。但此法相传已久，集中一仍其旧，不敢擅改，然不能无疑，附记于此，以质明者。

——十二经络，手太阴肺、手少阴心、手厥阴心包、手太阳小肠、手少阳三焦、手阳明大肠，足太阴脾、足少阴肾、足厥阴肝、足太阳膀胱、足少阳胆、足阳明胃，附此以备参考。

讱庵汪昂识

目　　录

四卷

医方集解·一卷

补养之剂

补者，补其所不足也；养者，栽培之，将护之，使得生遂条达，而不受戕贼之患也。人之气禀，罕得其平，有偏于阳而阴不足者，有偏于阴而阳不足者，故必假药以滋助之，而又须优游安舒，假之岁月，使气血归于和平，乃能形神俱茂，而疾病不生也。经曰：圣人不治已病治未病，不治已乱治未乱，夫病已成而后药之，乱已成而后治之，譬犹渴而穿井，斗而铸兵，不亦晚乎？故先补养，然补养非旦夕可效，故以丸剂居前，汤剂居后。

六味地黄丸

补真阴，除百病。钱氏仲阳因仲景八味丸减去桂、附，以治小儿，以小儿纯阳，故减桂、附，今用通治大小证。

治肝肾不足，真阴亏损，精血枯竭，憔悴羸弱，腰痛足酸，自汗盗汗，水泛为痰。仲景曰：气虚有痰，宜肾气丸补而逐之。丹溪曰：久病阴火上升，津液生痰不生血，宜补血以制相火，其痰自除。**发热咳嗽，**肾虚则移热于肺而咳嗽。按之至骨，其热烙手，骨困不任为肾热。**头晕目眩，**《直指方》云：淫欲过度，肾气不能归元，此气虚头晕也；吐衄崩漏，脾不摄血，致血妄行，此血虚头晕。**耳鸣耳聋，遗精便血，消渴淋沥，失血失音，舌燥喉痛虚火牙痛，足跟作痛，下部疮疡等证。**诸证皆由肾水不足，虚火上炎所致。详注分见各门。

地黄砂仁酒拌，九蒸九晒，八两　**山茱肉**酒润　**山药**四两　**茯苓**乳拌　**丹皮**　**泽泻**三两

蜜丸，空心盐汤下，冬酒下。

钱氏加减法：血虚阴衰，熟地为君；精滑头昏，山茱为君；小便或多或少，或赤或白，茯苓为君；小便淋沥，泽泻为君；心虚火盛，及有瘀血，丹皮为君；脾胃虚弱，皮肤干涩，山药为君；言为君者，其分用八两，地黄只用臣分两。

此足少阴、厥阴药也。熟地滋阴补肾，生血生精；山茱温肝逐风，涩精秘气；牡丹泻君相之伏火，凉血退热；李时珍曰：伏火即阴火也，阴火即相火也。世人专以黄柏治相火，不知丹皮之功更胜也。丹者南方火色，牡而非牝，属阳，故能入肾，泻阴火，退无汗之骨蒸。**山药清虚热于肺脾，补脾固肾；**能涩精。**茯苓渗脾中湿热，而通肾交心；泽泻泻膀胱水邪，而聪耳明目。**解见后注。**六经备治，而功专肾肝；寒燥不偏，而补兼气血。苟能常服，其功未易殚述也。**或谓肾气丸为补水之剂，以熟地大补精血故也，不知精血足则真阳自生，况山药、茱萸皆能涩精固气。气者火也，水中之火，乃为真阳，此剂水火兼补，不寒不燥，至平淡，至神奇也。或曰：肾气丸实补肝药也，肾为肝母，子虚则补母之义。古云：肝肾之病，同一治也。

昂按：肾气丸熟地温而丹皮凉，山药

涩而茯苓渗，山茱收而泽泻泻，补肾而兼补脾，有补而必有泻，相和相济，以成平补之功，乃平淡之精奇，所以为古今不易之良方也。即有加减，不过一二味，极三四味而止。今人多拣《本草》补药，任意加入，有补无泻，且客倍于主，责成不专，而六味之功反退处于虚位，失制方之本旨矣，此后世庸师之误也。

李士材曰：用此方者有四失：地黄非怀庆则力薄；蒸晒非九次则不熟；或疑地黄之滞而减之，则君主弱；或恶泽泻之泻而减之，则使力薄。顾归咎于药之无功，毋乃愚乎！

按：泽泻《本经》云：聪耳明目。为其能渗下焦之湿热也。湿热既除，则清气上行，故养五脏，起阴气，补虚损，止头旋，有聪耳明目之功，是以古方用之。今人多以昏目疑之。盖服之太多，则肾水过利而目昏。若古方配合，多寡适宜，未易增减也。

本方煎服，名六味地黄汤，治同。

赵养葵作《医贯》，专用此汤大剂治病，且云：即以伤寒口渴言之，邪热入于胃府，消耗津液，故渴，恐胃汁干，急下之以存津液；其次者，但云欲饮水者，不可不与，不可多与，别无治法。纵有治者，徒知以芩、连、栀、柏、麦冬、五味、花粉，甚则石膏、知母。此皆有形之水，以沃无形之火，安能滋肾肝之真阴乎？若以六味地黄大剂服之，其渴立愈，何至传至少阴而成燥、实、坚之证乎！

昂按：以地黄汤治伤寒，亦赵氏之创见也。

本方加附子、肉桂各一两，名“桂附八味丸。”崔氏。治相火不足，虚羸少气。王冰所谓“益火之原，以消阴翳”也，尺脉弱者宜之。

李士材曰：肾有两枚，皆属于水。初无水火之别，仙经曰：两肾一般无二样，中间一点是阳精。两肾中间，穴名命门，相火所居也，一阳生于二阴之间，所以成乎坎而位于北也。

李时珍曰：命门为藏精系胞之物，其体非脂非肉，白膜裹之，在脊骨第七节两肾中央，系著于脊，下通二肾，上通心、肺，贯脑，为生命之原，相火之主，精气之府，人物皆有之，生人生物，皆由此出。《内经》所谓“七节之旁，中有小心”是也。以相火能代心君行事，故曰“小心”。

昂按：男女媾精，皆禀此命火以结胎。人之穷通寿夭，皆根于此，乃先天无形之火，所以主云为而应万事，蒸糟粕而化精微者也。无此真阳之火，则神机灭息，生气消亡矣。惟附子、肉桂，能入肾命之间而补之，故加入六味丸中，为补火之剂。有肾虚火不归经，大热烦渴，目赤唇裂，舌上生刺，喉如烟火，足心如烙，脉洪大无伦，按之微弱者，宜十全大补汤吞八味丸。或问：燥热如此，复投桂、附，不以火济火乎？曰：心包相火附于命门，男以藏精，女以系胞，因嗜欲竭之，火无所附，故厥而上炎，且火从肾出，是水中之火也。火可以水折，水中之火不可以水折，桂、附与火同气而味辛，能开腠理，致津液，通气道，据其窟宅而招之，同气相求，火必下降矣。然则桂、附者，固治相火之正药欤？八味丸用泽泻，寇宗奭谓其“接引桂、附，归就肾经”。李时珍曰：非接引也，茯苓、泽泻，皆取其泻膀胱之邪气也。古人用补药必兼泻邪，邪去则补药得力，一阖一辟，此乃玄妙。后世不知此理，专一于补，必致偏胜之害矣。汉武帝病消渴，曾服此丸。喻嘉言曰：下消之证，饮水一斗，小便亦一斗，故用此以折其水，使不顺趋。夫肾水下趋则消，肾水不上腾则渴，舍此安从治哉？《金匮》又用此方治脚气上入少腹不仁，又治妇人转胞，小便不通，更其名为肾气丸，盖取其收摄肾气归元之义。

本方加黄柏、知母各二两，名“知柏八味丸”。治阴虚火动，骨痿髓枯。王冰所谓“壮水之主，以制阳光”也，尺脉旺者宜之。

此以补天一所生之水也。朱丹溪曰：君火者，心火也，人火也，可以水灭，可以直折，黄连之属可以制之；相火者，天火也，龙雷之火也，阴火也，不可以水湿折之，当从其类而伏之，惟黄柏之属可以降之。

按：知柏八味丸，与桂附八味丸，寒热相反，而服之者皆能有功，缘人之气禀不同，故补阴补阳，各有攸当。药者，原为补偏救弊而设也。《医贯》曰：左尺脉虚细数者，是肾之真阴不足，宜六味丸以补阴；右尺脉沉细数者，是命之相火不足，宜八味丸以补阳；至于两尺微弱，是阴阳俱虚，宜十补丸。此皆滋先天化源。自世之补阴者，率用知、柏，反戕脾胃，多致不起，不能无憾，故特表而出之。又曰：王节斋云：凡酒色过度，损伤肺肾真阴者，不可过服参、芪，服多者死。盖恐阳旺而阴消也。自此说行而世之治阴虚咳嗽者，视参、芪如砒霜，以知、柏为灵丹，使患此证者，百无一生，良可悲也。盖病起房劳，真阴亏损，阴虚火上故咳，当先以六味丸之类补其真阴，使水升火降，随以参、芪救肺之品，补肾之母，使金水相生，则病易愈矣。世之用寒凉者，固不足齿，间有知用参、芪者，不知先壮水以制火，而遽投参、芪以补阳，反使阳火旺而金益受伤，此不知后先之著者也。

本方加桂一两，名“七味地黄丸”，引无根之火降而归元；本方加五味三两，名“都气丸”，治劳嗽。益肺之源以生肾水。再加桂亦治消渴。

本方加五味二两，麦冬三两，名“八仙长寿丸”，再加紫河车一具，并治虚损劳热。河车名混沌皮，本人之血气所生，故能大补气血。

本方加杜仲姜炒、牛膝酒洗各二两，治肾虚腰膝酸痛；本方去泽泻，加益智仁三两，盐酒炒，治小便频数。益智辛热，涩精固气。

本方用熟地二两，山药、山茱、丹皮、归尾、五味、柴胡各五钱，茯神、泽泻各二钱半，蜜丸，朱砂为衣，名“益阴肾气丸”，即明目地黄丸。东垣。治肾虚目昏。加柴胡者，所以升阳于上也。

桂附八味丸，加车前、牛膝，名“肾气丸”，《金匮》。治蛊胀。别见湿门。

七宝美髯丹

补肝肾。　邵应节

治气血不足，羸弱，周痹，肾虚无子，消渴，淋沥，遗精，崩带，痈疮，痔肿等证。周痹，周身痿痹也，由气血不足。无子由肾冷精衰。消渴淋沥，由水不制火。遗精由心肾不交。崩带疮痔，由营血不调。

何首乌大者赤白各一斤，去皮切片，黑豆拌，九蒸九晒　白茯苓乳拌　牛膝酒浸，同首乌第七次蒸至第九次　当归酒洗　枸杞酒浸　菟丝子酒浸、蒸各半斤　破故纸黑芝麻拌炒四两净

蜜丸，盐汤或酒下，并忌铁器。

此足少阴、厥阴药也。何首乌涩精固气，补肝坚肾为君；茯苓交心肾而渗脾湿；牛膝强筋骨而益下焦；当归辛温以养血；枸杞甘寒而补水；菟丝子益三阴而强卫气；补骨脂助命火而暖丹田。此皆固本之药，使荣卫调适，水火相交，则气血太和，而诸疾自已也。何首乌流传虽久，服

者尚寡。明嘉靖间，方士邵应节进此方，世宗服之，连生皇子，遂盛行于世。

昂按：地黄、何首乌皆君药也，故六味丸以地黄为君，七宝丹以何首乌为君，各有配合，未可同类而共施也，即有加减，当各依本方随病而施损益。今人多以何首乌加入地黄丸中，合两方为一方，是一药二君，安所适从乎？失制方之本旨矣。

还少丹

阴阳平补。杨氏

治脾肾虚寒，血气羸乏，不思饮食，发热盗汗，遗精白浊，肌体瘦弱，牙齿浮痛等证。肾为先天之根本，脾为后天之根本，二本有伤，则见上项诸证，故未老而先衰。二本既固，则老可还少矣。

熟地黄二两　山药　牛膝酒浸　枸杞酒浸，两半　山茱肉　茯苓乳拌　杜仲姜汁炒断丝　远志去心　五味子炒　楮实酒蒸　小茴香炒　巴戟天酒浸　肉苁蓉酒浸，一两　石菖蒲五钱

加枣肉蜜丸，盐汤或酒下。

一方茯苓换茯神，加川续断，名“打老儿丸”。妇人年过百岁，打其老儿子，不肯服此丸。

此手足少阴、足太阴药也。两肾中间有命火，乃先天之真阳，人之日用云为，皆此火也。此火衰微，则无以熏蒸脾胃，饮食减少，而精气日衰矣。

苁蓉、巴戟能入肾经血分，茴香能入肾经气分，同补命门相火之不足。火旺则土强而脾能健运矣。熟地、枸杞，补水之药，水足则有以济火，而不亢不害矣。杜仲、牛膝，补腰膝以助肾，茯苓、山药，渗湿热以助脾，山茱、五味，生肺液而固精，远志、菖蒲，通心气以交肾。遗精、白浊，由于心肾不交。大枣补气益血，润肺强脾；楮实助阳补虚，充肌壮骨。此水火平调，脾肾交补之剂也。

丹溪去楮实，更名滋阴大补丸。此阴阳平补之剂，而曰“滋阴”者，肾为阴脏也。

黑地黄丸

健脾补肾。

治脾肾不足，房室虚损，形瘦无力，面色青黄。此脾肾两伤之证。亦治血虚久痔。气不摄血则妄行，湿热下流则成痔，洁古曰：此治血虚久痔之圣药。

苍术油浸　熟地黄一斤　五味子半斤　干姜春冬一两，秋七钱，夏五钱

枣肉丸，米饮或酒下。

此足太阴、少阴药也。喻嘉言曰：此方以苍术为君，地黄为臣，五味为佐，干姜为使。治脾肾两脏之虚，而去脾湿，除肾燥，两擅其长。超超元箸，视后人之脾肾双补，药味庞杂者，相去不已远耶？

虎潜丸

补阴。

治精血不足，筋骨痿弱，足不任地，及骨蒸劳热。肝主筋，血不足则筋痿；肾主骨，精不足则骨痿，故步履为艰也。人之一身，阳常有余，阴常不足，骨蒸劳热，本乎阴虚。

黄柏盐酒炒　知母盐酒炒　熟地黄三两　虎胫骨酥炙，一两　龟板酥炙，四两　琐阳酒润　当归酒洗，两半　牛膝酒蒸　白芍酒炒　陈皮盐水润，二两

羯羊肉酒煮烂，捣丸，盐汤下。冬加干姜一两。丹溪加干姜、白术、茯苓、甘草、五味、菟丝、紫河车，名“补益丸”，治痿。一方加龙骨，名“龙虎济阴丹”，治遗泄。

此足少阴药也。黄柏、知母、熟地，

所以壮肾水而滋阴；当归、芍药、牛膝，所以补肝虚而养血；牛膝又能引诸药下行，以壮筋骨。盖肝肾同一治也。龟得阴气最厚，故以补阴而为君；虎得阴气最强，故以健骨而为佐。用胫骨者，虎虽死犹立不仆，其气力皆在前胫，故用以入足，从其类也。琐阳益精壮阳，养筋润燥，然数者皆血药，故又加陈皮以利气，加干姜以通阳。羊肉甘热属火而大补，亦以味补精，以形补形之义，使气血交通，阴阳相济也。名虎潜者，虎，阴类，潜藏也。一名补阴丸，盖补阴所以称阳也。凡阳胜者不必泻阳，只补其阴以配阳，使水火均平，自无偏胜之患也。

天真丸

补气血。

治一切亡血过多，形槁肢羸，饮食不进，肠胃滑泄，津液枯竭，久服生血益气，暖胃驻颜。

精羊肉七斤，去筋膜脂皮，批开，入下药末　肉苁蓉　山药湿者十两　当归十二两，酒洗　天冬去心一斤

为末，安羊肉内缚定，用无灰酒四瓶，煮令酒干，入水二斗，煮烂，再入后药。

黄芪五两　人参三两　白术二两

为末，糯米饭作饼，焙干，和丸，温酒下。如难丸，用蒸饼杵丸。

此手足太阴药也。喻嘉言曰：此方可谓长于用补矣。人参、羊肉同功，十剂曰"补可去弱"，人参、羊肉之属是也。人参补气，羊肉补形。而苁蓉、山药为男子之佳珍，合之当归养荣，黄芪益卫，天冬保肺，白术健脾，而其制法尤精，允为补方之首。

三才封髓丹

补脾肺肾。　《拔萃》

降心火；益肾水，滋阴养血，润而不燥。

天门冬　熟地黄二两　人参一两　黄柏酒炒三两　砂仁两半　甘草炙七钱半

面糊丸，用苁蓉五钱，切片，酒一大盏，浸一宿，次日煎汤送下。

此手足太阴、足少阴药也。天冬以补肺生水，人参以补脾益气，熟地以补肾滋阴。以药有天地人之名，而补亦在上中下之分。使天地位育，参赞居中，故曰"三才"也。喻嘉言曰：加黄柏以入肾滋阴，砂仁以入脾行滞，甘草以少变天冬、黄柏之苦，俾合人参建立中气，以伸参两之权，殊非好为增益成方之比也。

本方除后三味等分煎，名"三才汤"，治脾肺虚劳咳嗽；本方除前三味，名"凤髓丹"，治心火旺盛，肾精不固，易于施泄。

大造丸

肺肾虚损。　吴球

治虚损劳伤，咳嗽潮热。

虚损：一损肺，皮槁毛落；二损心，血液衰少；三损脾，饮食不为肌肤；四损肝，筋缓不自收持；五损肾，骨痿不起于床。五劳者，志劳，思劳，心劳，忧劳，瘦劳也。七伤者，大饱伤脾；大怒伤肝；强力举重，久坐湿地伤肾；形寒饮冷伤肺；忧愁思虑伤心；风雨寒暑伤形；大恐不节伤志也。

肺为气所出入之道，内有所伤，五脏之邪上逆于肺，则咳嗽。潮热者，如潮水之有本，昼热夜静者为阳盛，昼静夜热者为阴虚。《难经》云：损其肺者益其气，损其心者调其荣，损其脾者调其饮食，损

其肝者缓其中，损其肾者益其精。

紫河车一具 败龟板二两，童便浸三日，酥炙黄 黄柏盐酒炒 杜仲酥炙两半 牛膝酒浸 天冬去心 麦冬去心 人参一两 地黄二两，茯苓、砂仁六钱同煮去之

夏加五味子酒米糊丸，盐汤下，冬酒下，女人去龟版，加当归。乳煮糊丸。

此手太阴、足少阴药也。河车本血气所生，大补气血为君；败龟板阴气最全，黄柏禀阴气最厚，滋阴补水为臣。杜仲润肾补腰；腰者肾之府。牛膝强筋壮骨；地黄养阴退热，制以茯苓、砂仁，入少阴而益肾精；二冬降火清金；合之人参、五味，能生脉而补肺气。大要以金水为生化之原，合补之以成大造之功也。

补天丸

肾损。 丹溪

治气血衰弱，六脉细数虚劳之证。

紫河车一具 黄柏酒炒 龟板酥炙三两 杜仲姜汁炒 牛膝酒浸二两 陈皮一两

冬加干姜五钱，夏加炒五味一两。酒糊为丸。此即前方加陈皮而除肺家药。

此足少阴药也。黄柏、龟板，滋肾之药；杜仲、牛膝，腰膝之药；皆以补肾而强阴也。河车名曰混沌皮，用气血以补气血，假后天以济先天，故曰“补天”。加陈皮者，于补血之中而兼调其气也。冬月寒水用事，故加干姜以助阳；夏月火旺烁金，故加五味以保肺。

人参固本丸

肺劳。

治肺劳虚热。肺主气，气者人身之根本也。肺气既虚，火又克之，则成肺劳而发热，有咳嗽、咯血、肺痿诸证也。

人参二两 天冬炒 生地黄 熟地黄四两

蜜丸。

此手太阴、足少阴药也。肺主气，而气根于丹田。肾部。故肺肾为子母之脏，必水能制火，而后火不刑金也。二冬清肺热，二地益肾水。人参大补元气，气者水之母也，且人参之用，无所不宜。以气药引之则补阳，以血药引之亦补阴也。

参乳丸

气血交补。

大补气血。

人参末 人乳粉

等分蜜丸。

顿乳取粉法：取无病年少妇人乳，用银瓢或锡瓢，倾乳少许，浮滚水上顿，再浮冷水上立乾，刮取粉用，如摊粉皮法。

按：人乳乃阴血所化，服之润燥降火，益血补虚，所谓“以人补人”也。然能湿脾、滑肠、腻膈。久服亦有不相宜者，惟制为粉，则有益无损。须用一妇人之乳为佳，乳杂则其气杂，又须旋用，经久则油膻。

此手足太阴、足厥阴药也。人参大补元气，人乳本血液化成，用之以交补气血，实平淡之神奇也。

天王补心丹

补心。终南宣律师课诵劳心，梦天王授以此方，故名。

治思虑过度，心血不足，怔忡健忘，心口多汗，大便或秘或溏，口舌生疮等证。

心也者，君主之官也，神明出焉。思虑过度，耗其心血，则神明伤而成心劳，故怔忡健忘也。汗者，心之液，心烦热故多汗；心主血，血不足故大便燥而秘；或时溏者，心火不能生脾土也。舌者心之苗，虚火上炎，故口舌生疮。怔忡者，心

惕惕然动，不自安也。丹溪曰：怔忡大概属血虚与痰。经曰：血并于下，气并于上，乱而善忘。又曰：盛怒伤志，志伤善忘。又曰：静则神藏，躁则消亡。人不耐于事物之扰，扰其血气之阴者将竭，故失其清明之体而善忘也。夫药固有安心养血之功，不若宁神静虑，返观内守为尤胜也。

生地四两，酒洗　人参　元参炒　茯苓一用茯神　桔梗　远志炒，五钱　酸枣仁炒　柏子仁炒，研去油　天冬炒　麦冬炒　当归酒洗　五味子一两，炒

蜜丸，弹子大，朱砂为衣，临卧灯心汤下一丸，或噙含化。一方有石菖蒲四钱。菖蒲辛香，开心除痰。无五味子，一方有甘草。

此手少阴药也。生地、元参，北方之药，补水所以制火，取既济之义也。丹参、当归，所以生心血，血生于气。人参、茯苓，所以益心气。人参合麦冬、五味，又为生脉散，盖心主血脉，肺为心之华盖而朝百脉，百脉皆朝于肺。补肺生脉，脉即血也。所以使天气下降也。天气下降，地气上腾，万物乃生。天冬苦入心而寒泻火，与麦冬同为滋水润燥之剂。远志、枣仁、柏仁，所以养心神，而枣仁、五味，酸以收之，又以敛心气之耗散也。桔梗清肺利膈，取其载药上浮而归于心，故以为使。朱砂色赤入心，寒泻热而重宁神。读书之人，所当常服。

孔圣枕中丹

补心肾。　《千金》

治读书善忘，久服令人聪明。读书易忘者，心血不足，而痰与火乱其神明也。

败龟板酥炙　龙骨研末，入鸡腹煮一宿　远志　九节菖蒲　各等分。

为末，每服酒调一钱，日三服。

此手足少阴药也。龟者，介虫之长，阴物之至灵者也；龙者，鳞虫之长，阳物之至灵者也。借二物之阴阳，以补吾身之阴阳，假二物之灵气，以助吾心之灵气也。又人之精与志，皆藏于肾，肾精不足，则志气衰，不能上通于心，故迷惑善忘也。远志苦泄热而辛散郁，能通肾气上达于心，强志益智；菖蒲辛散肝而香舒脾，能开心孔而利九窍，去湿除痰。菖蒲为水草之精英，神仙之灵药。又龟能补肾，元武龟蛇属肾，肾藏志。龙能镇肝，青龙属肝，肝藏魂。使痰火散而心肝宁，则聪明开而记忆强矣。

大补阴丸

补阴。　丹溪

治水亏火炎，耳鸣耳聋，咳逆虚热。耳为肾窍，耳鸣耳聋，皆属肾虚，水不制火，木挟火势冲逆而上，则为咳逆，即今之“呃忒”也。肾脉洪大，不能受峻补者。

黄柏盐、酒炒　知母盐水炒四两　熟地黄酒蒸　败龟板酥炙六两

猪脊髓和蜜丸，盐汤下。

此足少阴药也。四者皆滋阴补肾之药。补肾水即所以降火，所谓“壮水之主，以制阳光”是也。加脊髓者，取其能通肾命，以骨入骨，以髓补髓也。人身肾命，系于脊骨。

滋肾丸

补水。又名通关丸。　东垣

治肾虚蒸热，脚膝无力，阴痿阴汗，冲脉上冲而喘，及下焦邪热，口不渴而小便秘。肾中有水有火，水不足则火独治，故虚热。肝肾虚而湿热壅于下焦，故脚膝无力，阴痿阴汗。冲脉起于三阴之交，直冲而上至胸，水不制火，故气逆上而喘，

便秘不渴，解见后。

黄柏酒炒二两　知母酒炒一两　桂一钱

蜜丸。

此足少阴药也。水不胜火，法当"壮水以制阳光"。黄柏苦寒微辛，泻膀胱相火，补肾水不足，入肾经血分；知母辛苦寒滑，上清肺金而降火，下润肾燥而滋阴，入肾经气分。故二药每相须而行，为补水之良剂。肉桂辛热，假之反佐，为少阴引径，寒因热用也。

李东垣曰：经曰：气口大于人迎四倍，名曰"关"，关则不得小便；人迎大于气口四倍，名曰"格"，格则吐逆。关者甚热之气，格者甚寒之气，是关无出之由，格无入之理也。小便者，足太阳膀胱所主，生于肺金。肺中伏热，水不能生，是绝小便之源也。渴而小便不通者，肺气不得降是也。故用清燥金之正化，气薄淡渗之药，泻火而清肺，滋水之化源也。若热在下焦而不渴，是绝其流而溺不泄也。须用气味俱厚，阴中之阴之药治之。王善夫病小便不通，渐成中满，腹坚如石，腿裂出水，夜不得眠，不能饮食，请余诊治。归而至旦不寐，因记《素问》云："无阳则阴无以生，无阴则阳无以化。"又云："膀胱者，州都之官，津液藏焉，气化则能出矣。"此病癃秘，是无阴则阳无以化也。此因膏粱积热，损伤肾水，火又逆上而为呕哕，内关、外格之症悉具，死在旦夕矣。遂处北方大苦寒之剂，黄柏、知母各一两，桂一钱为引。

须臾，前阴如刀刺火烧，溺如瀑泉，肿胀遂消。此证一在上焦气分而渴，一在下焦血分而不渴，二者之殊，至易辩耳。又云：凡病在下焦皆不渴，血中有湿，故不渴也。若膀胱阳虚，阴无以化，又当用八味肾气丸。

按：消渴证以渴为主，而分气血，故血分亦有渴者；淋证以淋为主，而分气血，故血分有不渴者。

本方去桂，名"疗肾滋本丸"，治肾虚目昏。本方去桂加黄连，名"黄柏滋肾丸"，治上热下冷，水衰心烦。上热下冷，阳极似阴也。单黄柏一味，名"大补丸"，治肾、膀胱虚热；气虚者用四君子汤下。血虚者四物汤下。腰股痛而足心热，为末，姜汁酒调服，名"潜行散"，治痛风、腰以下湿热流注。

斑龙丸

补阳。

治虚损，理百病，驻颜益寿。

鹿角胶　鹿角霜　菟丝子　柏子仁　熟地黄

等分为末，酒化胶为丸。一方加补骨脂。一方加鹿茸、肉苁蓉、阳起石、附子、黄芪、当归、枣仁炒、辰砂，亦名"斑龙丸"。此峻补气血之剂，阳虚者宜之。若真阴亏损，虚火上乘者，不可轻投，恐反涸其水。

此手足少阴药也。鹿角胶、霜，菟丝、熟地，皆肾经血分药也，大补精髓。柏子仁入心而养心气，又能入肾而润肾燥，使心肾相交。心志旺而神魂安，精髓充而筋骨壮，去病益寿，不亦宜乎。

鹿一名斑龙，睡时以首向尾，善通督脉，是以多寿。头为六阳之会，茸角钟于鹿首，岂寻常含血之属所以拟哉！成都道上尝货斑龙丸歌曰：

尾间不禁沧海竭，九转灵丹都谩说；

惟有斑龙顶上珠，能补玉堂关下穴。

龟鹿二仙膏

补气血。

治瘦弱少气，梦遗泄精，目视不明，精极之证。五劳之外，又有六极，谓气极、血极、精极、筋极、骨极、肌极也。精生气，气生神，精极则无以生气。故瘦弱少气；气弱则不能生神，故目眊不明；精气不固，水不能制火，故遗泄而精愈耗也。

鹿角十斤　龟板五斤　枸杞二斤　人参一斤

先将鹿角、龟板，锯截刮净，水浸，桑火熬炼成胶，再将人参、枸杞熬膏和入，每晨酒服三钱。

此足少阴药也。龟为介虫之长，得阴气最全。介虫阴类。鹿角遇夏至即解，禀纯阳之性，阴生即解。且不两月，长至一二十斤，骨之速生，无过于此者。人身惟骨难长。故能峻补气血，两者皆用气血以补气血，所谓补之以其类也。人参大补元气，枸杞滋阴助阳，此血气阴阳交补之剂。气足则精固不遗，血足则视听明了，久服可以益寿，岂第已疾而已哉！

李时珍曰：龟、鹿皆灵而寿，龟首常藏向腹，能通任脉，故取其甲以补心、补肾、补血，以养阴也。鹿首常返向尾，能通督脉，故取其角，以补命、补精、补气，以养阳也。

补火丸

补肾命火。

治冷劳气血枯竭，肉瘠齿落，肢倦言微。

吴鹤皋曰：凡人之身，有真火焉，寄于右肾，行于三焦，出入于甲胆，听命于天君。所以温百骸，养脏腑，充九窍者，皆此火也，为万物之父，故曰“天”，非此火不能生物，人非此火不能有生，此火一息，犹万物无父，故其肉衰而瘠，血衰而枯，骨衰而齿落，筋衰而肢倦，气衰而言微矣。

石硫黄一斤　猪大肠二尺

将硫黄为末，实猪肠中，烂煮三时，取出去皮，蒸饼为丸，如梧子大，每服十丸，日渐加之。

此足少阴、命门药也。硫黄火之精也，亦号将军，大黄至寒，亦号将军。故用之以补火。以其大热有毒，故用猪肠烂煮以解之。庸俗之人，忌而罕用，盖不知其有破邪归正，返滞还清，消阴回阳，化魄生魂之力也。

吴鹤皋曰：戴元礼有言曰：诸凉药皆滞，惟黄连寒而不滞；诸热药皆燥，惟硫黄热而不燥。昔仁和吏早衰服之，年至九十。他如范文正公之金液丹，《得效》之玉真丸，《和济》之来复丹、半硫丸、灵砂丹，《百选》之二气丹，《活人》之返阳丹，阳氏之紫霞丹，皆用之。但所主各有攸当耳。

昂按：人有真阳虚衰，桂、附所不能补者，非硫黄不能补之。今人以为燥毒，弃而不用，不知硫黄性虽燥而疏利，与燥涩者不同。本草称为救危妙药，道家以之服食，尊之为金液丹，固人所可长服者。且硝与磺，一阴一阳，然皆同类之物。今人惟知用芒硝，而不敢用硫黄，可见今人之不逮古人矣。

附：

金液丹　硫黄十两，研末，瓷盆盛，水和赤石脂封口，盐泥固济，日干，地内埋一小罐，盛水令满，安盆在内，用泥固济，慢火养七日七夜，加顶火一斤，煅，取出，研末，蒸饼丸，水饮下。治久寒锢冷，劳伤虚损，伤寒阴证，小儿慢惊。

玉真丸　生硫黄二两，生硝石、石膏、半夏各一两，姜汁糊丸。姜汤或米饮下，每四十丸。治肾厥头痛。

来复丹　太阴元精石、舶上硫黄、硝石各一两。硝黄同微炒，不可火大。柳条搅，结成砂子。五灵脂去砂石、青皮、陈皮各一两。醋糊丸，米饮下。治伏暑泄泻，身热脉弱。《玉机微义》曰：硝石性寒，佐以陈皮，其性疏快。硫黄能利人，若作暖药止泻，误矣。此由啖食生冷，或冒暑热，中脘开结，挥霍变乱。此药通利三焦，分理阴阳，服之甚验。若因暑火湿热者勿用。

半硫丸 半夏、硫黄等分，生姜糊丸。治老人虚秘冷秘。

灵砂丹 水银三两，硫黄一两，炼成研末，糯米糊丸。治诸虚锢冷。

二气丹 硝石、硫黄等分为末，石器炒成砂，再研糯米糊丸，梧子大。每服四十丸，井水下。治伏暑伤冷，二气交错，中脘痞结，或呕或泄，霍乱厥逆。

返阴丹 治阴毒伤寒，心神烦躁，四肢逆冷。硫黄五两、硝石、太阴元精石，各一两。附子炮、干姜炮、桂心各五钱。用铁铫先铺元精末一半，次铺硝石末一半，中间下硫黄末，又著硝石一半，盖硫黄，再以元精末盖上，用小盏合著炭三斤，烧令得所，勿令烟出。研末和前药末饭丸，梧子大。每服十五至二十丸，艾汤下，汗出为度。

《本事方》破阴丹 治阴中伏阳，烦躁，六脉沉伏。硫黄、水银各一两，陈皮、青皮各五钱，先将硫黄入铫熔开，次下水银，铁杖搅匀，令无星，细研糊丸。每服三十丸。如烦躁，冷盐汤下；阴证，艾汤下。

《伤寒百问》方 硫黄五钱，艾汤调下，治身冷脉微，厥而烦躁，令卧汗出而愈。

黑锡丹 黑铅、硫黄各二两，将锡熔化，渐入硫黄，候结成片，倾地上出火毒，研至无声为度。治阴阳不升降，上盛下虚，头目眩运。

唐郑相国方

补肺肾。

治虚寒喘嗽，腰脚酸痛。肺虚气乏而痰多则喘嗽。肾虚则腰脚酸痛。

破故纸十两，酒蒸为末 胡桃肉二十两，去皮烂研

蜜调如饴。每晨酒服一大匙。不能饮者，熟水调。忌芸苔、羊肉。芸苔，菜也。

此手太阴、足少阴药也。破故纸属火，入心包、命门，能补相火以通君火，暖丹田，壮元阳。胡桃属木，能通命门，利三焦，温肺润肠，补养气血，有木火相生之妙。气足则肺不虚寒，血足则肾不枯燥，久服利益甚多，不独上疗喘嗽，下强腰脚而已也。

古云：黄柏无知母，破故纸无胡桃，犹水母之无虾也。李时珍曰：命门在两肾中央，为性命之原，相火之主。肾、命相通，藏精而恶燥。胡桃状颇相类，皮汁青黑，故入北方，佐破故纸润燥而调血，使精气内充，血脉通调，诸疾自然愈矣。

本方加杜仲一斤，生姜炒蒜四两，名“青娥丸”，治肾虚腰痛。经曰：腰者肾之府，转移不能，肾将惫矣。再加牛膝酒浸 黄柏盐水炒 川萆薢童便浸 蜜丸，治同。

本方加杜仲、胡卢巴、小茴香、萆薢，名“喝起丸”，治小肠气痛引腰。

二至丸

补肾。

补腰膝，壮筋骨，强阴肾，乌髭发，价廉而功大。

冬青子即女贞实，冬至日采，不拘多少，阴干，蜜酒拌蒸，过一夜，粗袋擦去皮，晒干为末，瓦罐收贮，或先熬干，旱莲膏旋配用。

旱莲草夏至日采，不拘多少，捣汁熬膏，和前药为丸。

临卧酒服。

一方加桑椹干为丸，或桑椹熬膏和入。

此足少阴药也。女贞甘平，少阴之精，隆冬不凋，其色青黑，益肝补肾；旱莲甘寒，汁黑入肾补精。故能益下而荣上，强业而黑发也。

李时珍曰：女贞上品妙药，古方罕用，何哉？

扶桑丸

除风湿润五脏。　胡僧

除风湿，起羸尫，驻容颜，乌髭发，却病延年。

嫩桑叶去蒂，洗净，暴干，一斤为末　巨胜子即黑脂麻，淘净四两　白蜜一斤

将脂麻擂碎熬浓汁，和蜜，炼至滴水成珠，入桑叶末为丸。

一方桑叶为末，脂麻蒸捣等分，蜜丸。早盐汤，晚酒下。

此足少阴、手足阳明药也。桑乃箕星之精，其木利关节，养津液。故凡熬药，俱用桑柴。其叶甘寒，入手足阳明，凉血燥湿而除风。巨胜甘平，色黑，益肾补肝，润腑脏，填精髓。陶宏景曰：八谷之中，惟此为良。夫风湿去则筋骨强，精髓充则容颜泽。却病乌髭，不亦宜乎！

歌曰：

扶桑扶桑高入云，　海东日出气氤氲；

沧海变田几亿载，　此树遗根今尚存；

结子如丹忽如漆，　绿叶英英翠可扪；

真人采窃天地气，　留与红霞共吐吞；

濯磨入鼎即灵药，　芝术区区未可群；

餐松已有人仙去，　我今朝夕从此君；

叶兮叶兮愿玉汝，　绿阴里面有桃津。

参苓白术散

补脾。

治脾胃虚弱，饮食不消，或吐或泻。土为万物之母，脾土受伤，则失其健运之职，故饮食不消，兼寒则呕吐，兼湿则濡泄也。饮食既少，众脏无以禀气，则虚羸日甚，诸病丛生矣。

人参　白术土炒　茯苓　甘草炙　山药炒　扁豆炒　薏仁炒　莲肉炒，去心　陈皮　砂仁　桔梗

为末，每三钱，枣汤或米饮调服。

此足太阴、阳明药也。治脾胃者，补其虚，除其湿，行其滞，调其气而已。人参、白术、茯苓、甘草、山药、薏仁、扁豆、莲肉，皆补脾之药也，然茯苓、山药、薏仁理脾而兼能渗湿；砂仁、陈皮调气行滞之品也，然合参、术、苓、草，暖胃而又能补中；陈皮、砂仁入补药则补。桔梗苦甘入肺，能载诸药上浮，又能通天气于地道，肺和则天气下降。使气得升降而益和，且以保肺防燥药之上僭也。

妙香散

遗精，惊悸。　王荆公

治梦遗失精，惊悸郁结。肾主藏精，心主藏神，邪火旺行，心肾不交，上实下虚，则梦中遗失；心虚神扰，故多惊悸忧思。气滞则成郁结。

山药二两，姜汁炒　人参　黄芪　远志炒　茯苓　茯神一两　桔梗三钱　甘草二钱　木香二钱五分　麝香一钱　辰砂二钱，另研

为末，每服二钱，酒下。

此手足少阴药也。心，君火也，君火一动，相火随之，相火寄于肝胆，肾之阴虚则精不藏，肝之阳强则气不固。阳即邪火也。故精脱而成梦矣。

《准绳》曰：病之初起，亦有不在肝肾，而在心肺脾胃之不足者，然必传于肝肾而精乃走也。又曰：心肾是水火之脏，法天地，施生化成之道，故藏精神，为五脏之宗主，若由他脏而致肾之泄者，必察四属以求其治。大抵精自心而泄者，则血脉空虚，本纵不收；自肺而泄者，则皮槁毛焦，喘急不利；自脾而泄者，色黄肉消，四肢懈怠；自肝而泄者，筋痿色青；自肾而泄者，色黑髓空而骨坠，即脉亦可辨也。

朱丹溪曰：主闭藏者肾也，司疏泄者肝也，二脏皆有相火，而其系上属于心。心，君火也，为物所感，则易于动，心动则相火翕然随之。虽不交会，精亦暗流而渗漏矣。所以，圣贤只是教人收心养性，其旨深矣。

山药益阴清热，兼能涩精，故以为君。人参、黄芪所以固其气，远志、二茯所以宁其神。神宁气固，则精自守其位矣。且二茯下行利水，又以泄肾中之邪火也。桔梗清肺散滞，木香疏肝和脾，行气故疏肝，肝疏则木不克土而脾和。丹砂镇心安神，麝香通窍解郁，二药又能辟邪，亦所以治其邪感也。加甘草者，用以交和乎中，犹黄婆之媒婴姹也。黄婆，脾也；婴儿、姹女，心、肾也。

是方不用固涩之剂，但安神正气，使精与神气相依而自固矣。以其安神利气，故亦治惊悸郁结。

娄全善曰：详古治梦遗方，属郁滞者居大半。庸医不知其郁，但用涩剂固脱，愈涩愈郁，其病反甚矣。

玉屏风散

补表。

治自汗不止，气虚表弱，易感风寒。

阳也者，卫外而为固也。阳虚不能卫外，故津液不固而易泄，且畏风也。此与伤风自汗不同，彼责之邪实，此责之表虚，故补散各异。

黄芪炙　防风一两　白术炒，二两

为末，每服三钱。

此足太阳、手足太阴药也。黄芪补气，专固肌表，故以为君；白术益脾，脾主肌肉，故以为臣；防风去风，为风药卒徒，而黄芪畏之，故以为使。以其益卫固表，故曰玉屏风。

李东垣曰：黄芪得防风而功益大，取其相畏而相使也。《准绳》曰：卒中偏枯之证，未有不因真气不周而病者。故黄芪为必用之君药，防风为必用之臣药。黄芪助真气者也，防风载黄芪助真气，以周于身者也，亦有治风之功焉。许胤宗治王太后中风口禁，煎二药熏之而愈，况服之乎！

前药等分煎，名黄芪汤。洁古用代桂枝汤，治春夏发热有汗，脉微弱，恶风寒者。恶风甚，加桂枝。又用川芎、苍术、羌活等分，名川芎汤，以代麻黄汤，治秋冬发热无汗恶风寒者。恶寒甚加麻黄。

四君子汤

补阳益气。

治一切阳虚气弱，脾衰肺损，饮食少思，体瘦面黄，皮聚毛落，脉来细软。

脾者，万物之母也。肺者，气之母也。脾胃一虚，肺气先绝。脾不健运，故饮食少思。饮食减少则营卫无所资养。脾主肌肉，故体瘦面黄。肺主皮毛，故皮聚毛落。脾肺皆虚，故脉来细软也。

人参　白术土炒　茯苓二钱　甘草一钱

姜三片，枣二枚，煎。

此手足太阴、足阳明药也。人参甘温，大补元气，为君；白术苦温，燥脾补气，为臣；茯苓甘淡，渗湿泻热，为佐；甘草甘平，和中益土，为使也。气足脾运，饮食倍进，则余脏受荫，而色泽身强矣。再加陈皮以理气散逆，半夏以燥湿除痰，名曰“六君”，以其皆中和之品，故曰君子也。

本方加陈皮，名“异功散”。钱氏　调理脾胃。再加半夏，名“六君子汤”，治气虚有痰，脾虚鼓胀。以补剂治胀满，《内经》所谓“塞因塞用”也。再加香附、砂仁，名“香砂六君子汤”，治虚寒胃痛，或腹痛泄泻。

六君子加麦冬、竹沥，治四肢不举。脾主四肢。

六君子加柴胡、葛根、黄芩、白芍，名“十味人参散”，治虚热、潮热，身体倦怠。

六君子加乌梅、草果等分，姜枣煎，名“四兽饮”。《三因》和四脏以补脾，故名。治五脏气虚，七情兼并，结聚痰饮，与卫气相搏，发为疟疾，亦治瘴疟。

本方加黄芪、山药，亦名“六君子汤”，为病后调理助脾进食之剂。

本方加生姜、酸枣仁炒，治振、悸不得眠。胡洽居士。

本方加竹沥、姜汁，治半身不遂，在右者属气虚，亦治痰厥暴死。

本方加木香、藿香、干葛，名“七味白术散”，钱氏。治脾虚肌热，泄泻，虚热作渴。人参、白术、干葛皆能生津。

杨仁斋再加五味子、柴胡，治消渴不能食。

本方除人参，加白芍，名“三白汤”，治虚烦，或泄或渴，为调理内伤外感之奇方。

本方除茯苓，加干姜，名“四顺汤”，亦可蜜丸，治阴症脉沉无热，不欲见光，腹痛不和。如阴阳未辨，姑与服之，若阳厥便发热，若阴证则无热。

本方加山药、扁豆，姜、枣煎，名“六神散”陈无择　治小儿表热去后又发热者。世医到此，尽不能晓，或再用凉药，或再解表，或谓不治。此表里俱虚，气不归元，而阳浮于外，所以再热，非热证也。宜用此汤加粳米煎，和其胃气，则收阳归内，而身凉矣。热甚者，加升麻、知母，名“银白汤”。

四君合四物名“八珍汤”。治心肺虚损，气血两虚。心主血，肺主气，四君补气，四物补血。及胃损饮食不为肌肤。血气充然后肌肉长。

若伤之重者，真阴内竭，虚阳外鼓，诸症蜂起，则于四君四物之中，又加黄芪以助阳固表，加肉桂以引火归元，名“十全大补汤”。《金匮》曰：虚者十补，勿一泻之。此汤是也。

十全大补去川芎，加陈皮，名“温经益元散”。节庵　治汗后头眩心悸，筋惕肉瞤，或汗出不止，及下后下利不止，身体疼痛。大阳宜汗，汗多则亡阳，故有眩悸、瞤惕之证；阳明宜下，下多则亡阴，故有下利身痛之证。

十全大补加防风为君，再加羌活、附子、杜仲、牛膝，名大防风汤，治鹤膝风。

四物汤

补阴益血。见《血门》。

补中益气汤

补中升阳。见《气门》。

升阳益胃汤

升阳益胃。东垣

治脾胃虚弱，怠惰嗜卧，时值秋燥令行，湿热方退，体重节痛，口苦舌干，心不思食，食不知味，大便不调，小便频数，兼见肺病，洒淅恶寒，惨惨不乐，乃阳气不升也。

阳受气于胸中。《经》曰：阳气者，若天与日。清阳失位，则浊阴上干，脾虚不运，而怠惰嗜卧也。体重节痛，湿盛而阴邪胜也。口苦舌干，阴火上炎也。不嗜食，不知味，胃气虚衰也。大便不调，湿胜也。小便频数，膀胱有热也。洒淅恶寒，阳虚也。惨惨不乐，膻中阳气不舒也，《经》曰：膻中者，臣使之官，喜乐出焉。在两乳中间。

黄芪二两 人参 甘草炙 半夏一两，脉涩者用 白芍炒 羌活 独活 防风五钱，以其秋旺故以辛温泻之 陈皮四钱，留白 白术土炒 茯苓小便利，不渴者，勿用 泽泻不淋，勿用 柴胡三钱 黄连二钱

每三钱①，姜枣煎。

又补中益气汤加炒曲、黄芩，亦名“益胃升阳汤”，治妇人经候凝结，血块暴下，脾虚水泻。

此足太阴、阳明药也。六君子助阳益胃，补脾胃之上药也。参、术、苓、草、陈皮、半夏。加黄芪以补肺而固卫，芍药以敛阴而调荣，羌活、独活、防风、柴胡以除湿痛羌活除百节之痛。而升清阳，茯苓、泽泻以泻湿热而降浊阴，少佐黄连以退阴火。补中有散，发中有收，使气足阳升，则正旺而邪服矣。

东垣曰：此治肺之脾胃虚也。何故？秋旺用参、术、芍药之类，反补脾，为脾胃虚，则肺俱受病，故因时而补，易为力也。又曰：余病脾胃久衰，一日体重，肢节疼痛，大便泄下，小便闭塞。默思《内经》云“在下者，因而竭之”，是先利小便也。又治诸泻小便不利者，先分利之。治湿不利小便，非其治也。当用淡渗之剂。又思圣人之法，虽布在方策，其未尽者，以意求之。今寒湿客邪自外入里而甚暴，若用淡渗以利之，病虽即已，是降之又降，复益其阴，而重竭其阳也。治以升阳风药，是为宜耳。羌活、独活、升麻、柴胡各一钱，防风、炙甘草各五分，一剂而愈。大法寒湿之胜，风以平之，又曰‘下者举之’。圣人之法，举一可知百矣。

东垣又曰：药中但犯泽泻、猪苓、茯苓、木通、灯草淡味渗泄之类，皆从时令之旺气，以泻脾胃之外邪，而补金水之不足也。或小便已数，肝肾不受邪者而误用之，必大泻真阴，竭绝肾水，先损其两目也。又曰：《灵枢》云：头有疾，取之足，谓阳病取阴也；足有疾，取之上，是阴病取阳也；中有疾，旁取之。中者，脾胃也，旁者少阳甲胆也。甲胆，风木也，东方春也。胃中谷气者，便是风化也。胃中湿胜而成泄泻，宜助甲胆风胜以克之，又是升阳助清气上升之法也。

补脾胃泻阴火升阳汤

补脾，升阳，泻火。 东垣

治饮食伤胃，劳倦伤脾，火邪乘之而生大热。右关脉缓弱，或弦，或浮数。右关缓弱，脾虚也；弦，木克土也；浮数，热也。东垣曰：湿热相合，阳气日虚，不能上升，脾胃之气，下流肝肾，是有秋冬而无春夏也，惟泻阴火，伸阳气，用味薄风药升发，则阴不病，阳气生矣。

黄芪 苍术泔浸，炒 甘草炙 羌活一

---

① 每三钱：原本如此，疑汤剂作散剂调服。下同。

两 升麻八钱 柴胡两半 黄连酒炒，五钱 黄芩炒 人参七钱 石膏少许，长夏微用，过时去之。

每服三钱，或五钱。

此足太阴、阳明、少阳药也。柴胡、升麻、羌活，助阳益胃以升清气；人参、苍术、黄芪、甘草，益气除湿以补脾胃；黄芩、黄连、石膏，凉心清胃以泻阴火。

李东垣曰：胃乃脾之刚，脾乃胃之柔。饮食不节，则胃先病，脾无所禀而后病；劳倦则脾先病，不能为胃行气而后病。胃为十二经之海，脾胃既虚，十二经之邪不一而出。假令不能食而肌肉削，此本病也，右关脉缓而弱，本脉也。或本脉中兼见弦脉，证中或见四肢满闭、淋溲、便难、转筋一二证，此肝之脾胃病也，当加风药以泻之。脉中兼见洪大，证中或见肌热烦热、面赤、肉消一二证，此心之脾胃病也，当加泻心火之药。脉中兼见浮涩，证中或见短气、气上喘嗽、痰盛、皮涩一二证，此肺之脾胃病也，当加泻肺及补气之药。脉中兼见沉细，证中或见善欠、善恐一二证，此肾之脾胃病也，当加泻肾水之浮，及泻阴火之药。所以言此者，欲人知百病皆从脾胃生也，处方者当从此法加时令药。

归脾汤

引血归脾。 见《血门》。

养心汤

补心。 见《血门》。

人参养荣汤

补血。 见《血门》。

补肺汤

补肺止嗽。

治肺虚咳嗽。

有声无痰曰咳。盖伤于肺气；有痰无声曰嗽，盖动于脾湿也；有声有痰曰咳嗽，有因风、因火、因痰、因湿、因食、因虚之异。此为肺虚不能生肾水，水不制火，虚火上炎而咳嗽也。咳嗽脉浮为客邪，宜发散；脉实为内热，宜清利；脉濡散为肺虚，宜温补。久嗽曾经解外，以致肺胃俱虚，饮食不进，宜温中助胃，兼治嗽药。

人参 黄芪蜜炙 五味子炒 紫菀一钱 桑白皮蜜炙 熟地黄二钱

入蜜少许和服

此手太阴、足少阴药也。肺虚而用参芪者，脾为肺母，气为水母也。虚则补其母。用熟地者，肾为肺子，子虚必盗母气以自养，故用肾药先滋其水，且熟地亦化痰之妙品也。丹溪曰：补水以制相火，其痰自除。咳则气伤，五味酸温，能敛肺气；咳由火盛，桑皮甘寒，能泻肺火；紫菀辛能润肺，温能补虚。合之而名曰“补肺”，盖金旺水生，咳嗽自止矣！

此治肺虚咳嗽，若实火嗽者禁用。刘宗厚曰：因劳而嗽，则非嗽，为本也。故此汤与《金匮》肾气丸为少阴例药。《仁斋直指》曰：肺出气也，肾纳气也，肺为气主，肾为气本。凡咳嗽暴重，自觉气从脐下逆上者，此肾虚不能收气归元，当用地黄丸、安肾丸，毋徒从事于肺，此虚则补子之义也。《医贯》曰：五行惟肺肾二脏，母病而子受邪，何则？肺主气，肺有热。气得热而上蒸，不能下生于肾，而肾受伤矣。肾伤则肺益病，盖母藏子宫，子隐母胎。凡人肺金之气，夜卧则归藏于肾水之中，因肺受心火之邪，欲下避水中，而肾水干枯，火无可容之地，因是复上而为病矣。

补肺阿胶散

补肺清火。 钱乙

治肺虚有火，嗽无泽液而气哽者。火盛则津枯，津枯则气梗。

阿胶蛤粉炒，两半 马兜铃焙 甘草炙 牛蒡子炒香，一两 杏仁去皮尖，七钱 糯米一两

此手太阴药也。马兜铃清热降火，兜铃象肺，故入肺。牛蒡子利膈滑痰，润肺解热，故治火嗽。杏仁润燥散风，降气止咳，阿胶清肺滋肾，益血补阴。气顺则不哽，液补则津生，阿胶补血液。火退而嗽宁矣。土为金母，故加甘草、粳米以益脾胃。

李时珍曰：补肺阿胶散，用马兜铃，非取其补肺，取其清热降气而肺自安也。其中阿胶、糯米，乃补肺之正药。

昂按：清热降气，泻之即所以补之也，若专一于补，适以助火而益嗽也。

生脉散

保肺复脉。见《暑门》。

百合固金汤

保肺。赵蕺庵

治肺伤咽痛，喘嗽痰血。肺金受伤，则肾水之源绝。肾脉挟咽，虚火上炎，故咽痛，火上熏肺故喘嗽。痰因火生，血因火逼。

生地黄二钱 熟地黄三钱 麦冬钱半 百合 芍药炒 当归 贝母 生甘草一钱 元参 桔梗八分

此手太阴、足少阴药也。肺肾为子母之脏，故补肺者，多兼滋肾。金不生水，火炎水干，故以二地助肾滋水退热为君；百合保肺安神，麦冬清热润燥，元参助二地以生水，贝母散肺郁而除痰，归、芍养血兼以平肝，肝火盛则克金，甘、桔清金，成功上部。载诸药而上浮。皆以甘寒培元清本，不欲以苦寒伤生发之气也。

李士材曰：蕺庵此方殊有卓见，然土为金母，清金之后，亟宜顾母，否则金终不可足也。《医贯》曰：咳嗽吐血，未必成瘵也，服四物、知柏之类不已，则瘵成矣；胸满膨胀，悒悒不快，未必成胀也，服山查、神曲之类不止，则胀成矣；面目浮肿，小便秘涩，未必成水也，服渗利之药不止，则水成矣；气滞膈塞，未必成噎也，服青皮、枳壳宽快之药不止，则噎成矣。

紫菀汤

肺劳气极。 海藏

治肺伤气极，劳热久嗽，吐痰吐血，气极，六极之一也。肺主气，元气虚则阴火盛。壮火食气，故成气极。火炎肺系，故久嗽不已，甚则逼血上行也。及肺痿变痈。

紫菀洗净，炒 阿胶蛤粉炒成珠 知母 贝母一钱 桔梗 人参 茯苓 甘草五分 五味子十二粒

食后服。一方加莲肉。

此手太阴药也。劳而久嗽，肺虚可知。即有热证，皆虚火也。海藏以保肺为君，故用紫菀、阿胶；二药润肺补虚，消痰止嗽。以清火为臣，故用知母、贝母；二药辛寒，润燥消痰。以参、苓为佐者，扶土所以生金；以甘、桔为使者，载药上行脾肺；桔梗载诸药上行而能清肺，甘草辅人参补脾。五味子滋肾家不足之水，收肺家耗散之金，久嗽者所必收也。

秦艽扶羸汤

肺劳。 《直指》

治肺痿骨蒸，或寒或热成劳，咳嗽声

嗄不出，体虚自汗，四肢倦怠。

肺痿有火热伤肺而得之者，有肺气虚寒而得之者。骨蒸，骨里蒸蒸然热，阴虚也。咳嗽，阴火乘肺也。或寒或热，阴阳不和也。声嗄，火郁在肺也。自汗倦怠，心脾虚而卫气不充也。

柴胡二钱　秦艽　人参　当归　鳖甲炙　地骨皮钱半　紫菀　半夏　甘草炙，一钱

加姜、枣煎。

此手太阴、足少阳药也。柴胡、秦艽，散表邪兼清里热；柴胡解肌热，秦艽退骨蒸。鳖甲、地骨，滋阴血而退骨蒸。地骨皮凉血，退有汗骨蒸。参、草补气，当归和血，紫菀理痰嗽，润肺除痰。半夏发音声。肺属金，声之所从出也，有物实之则金不鸣，燥湿除痰，则金清而声自开矣。有声嘶而哑者，是肺已损也，难治。表里交治，气血兼调，为扶羸良剂。

透肌解热，柴胡、秦艽、干葛为要剂，故骨蒸方中多用之。寇宗奭曰：柴胡，《本经》并无一字治劳。甄权、《大明》并言"补虚劳"。医家执而用之；贻害无穷。李时珍曰：劳有五，若劳在肝、胆、心，心包有热，或少阳经寒热，则柴胡乃手足厥阴、少阳必用之药；劳在脾胃有热，或阳气下陷，则柴胡为退热升清必用之药；惟劳在肺肾者不可用耳。寇氏一概摒斥，殊非通论。

昂按：杨氏此方，用柴胡为君，则肺劳亦有用之者矣。大抵柴胡能退热升清，宣畅气血。昔孙琳治劳疟而曰'热有在皮肤，在脏腑，在骨髓。在骨髓者，非柴胡不除。'则柴胡亦有退骨蒸之力矣，况有滋补之药以辅之乎？《直指方》又云：柴胡之退热，不及黄芩。李时珍曰：黄芩之退热，乃'寒能胜热'，折火之本也。柴胡之退热，乃'苦以发之'，散火之标也。

黄芪鳖甲散

劳热。　谦甫

治男女虚劳客热，五心烦热，四肢怠惰，咳嗽咽干，自汗食少，或日晡发热。五心：心窝、手心、足心也。脾主四肢，五心烦热，是心火陷于脾土之中，宜升发火郁。四肢倦怠，脾虚也。咳嗽，肺火也。咽干，肾水不足，相火上炎也。自汗，阳虚也。食少，脾胃弱也。日西潮热，肺虚也。

黄芪蜜炙　鳖甲炙　天冬五钱　秦艽　柴胡　地骨皮　茯苓三钱　桑白皮　紫菀　半夏　芍药　生地黄　知母　甘草炙，三钱半　人参　桔梗　肉桂一钱半

每一两加姜煎。此即前方减当归，加黄芪、茯苓、生地、芍药、天冬、知母、桑皮、桔梗、肉桂。《卫生》减桂、芍、地骨，名"人参黄芪散"，治同。

此手足太阴、足少阳药也。鳖甲、天冬、芍、地、知母，滋肾水而泻肺肝之火，以养阴也；地黄、知母滋肾水，天冬泻肺火，鳖甲、芍药泻肝火。黄芪、人参、桂、苓、甘草，固卫气而补脾肺之虚，以助阳也；桑皮、桔梗以泻肺热；半夏、紫菀以理痰嗽；紫菀润肺止嗽，半夏化痰利咽，故《金匮》治喉痹咽痛，皆用半夏，盖辛能散，亦能润也。秦艽、地骨，以散内热而除蒸，柴胡以解肌热而升阳。此表里气血交治之剂也。

秦艽鳖甲散

风劳。谦甫

治风劳骨蒸，午后壮热，咳嗽、肌瘦、颊赤、盗汗。脉来细数。

风，阳邪也。在表则表热，在里则里热，附骨则骨热，午后甚者，阴虚也。风火相搏，则咳嗽。蒸久血枯则肌瘦。虚火

上炎则颊赤，睡而汗出曰盗汗，阴虚也。脉细为虚，脉数为热。

鳖甲一两，炙 秦艽 知母 当归五钱 柴胡 地骨皮一两 乌梅一个 青蒿五叶 汗多倍黄芪

此足少阳、厥阴药也。风生热而热生风，非柴胡、秦艽不能驱风邪使外出。鳖阴类，用甲者，骨以及骨之义。乌梅酸涩，能引诸药入骨而敛热。青蒿苦寒，能从诸药入肌而解热。柴胡、青蒿，皆感少阳生发之气。凡苦寒之药，多伤脾胃，惟青蒿清芬入脾，独宜于血虚有热之人。知母滋阴，当归和血，地骨散表邪兼清里热，又止汗除蒸之上品也。

益气聪明汤

聪耳明目。 东垣

治内障目昏，耳鸣耳聋。

五脏皆禀气于脾胃，以达于九窍。烦劳伤中，使冲和之气不能上升，故目昏而耳聋也。

李东垣曰：医不理脾胃及养血安神，治标不治本，是不明理也。

黄芪 人参五钱 葛根 蔓荆子三钱 白芍 黄柏二钱，如有热烦乱，春月渐加，夏倍之。如脾虚去之，热减少用 升麻钱半 炙甘草一钱

每四钱，临卧服。五更再服。

此足太阴、阳明、少阴、厥阴药也。十二经脉清阳之气，皆上于头面而走空窍，因饮食劳役，脾胃受伤，心火太盛，则百脉沸腾，邪害空窍矣。参、芪甘温以补脾胃，甘草甘缓以和脾胃，干葛、升麻、蔓荆轻扬升发，能入阳明，鼓舞胃气，上行头目。中气既足，清阳上升，则九窍通利，耳聪而目明矣。白芍敛阴和血，黄柏补肾生水。盖目为肝窍，耳为肾窍，故又用二者，平肝滋肾也。

羊肉汤

亡阳失血。 韩祇和

治伤寒汗下太过，亡阳失血，恶人踡卧，时战如疟，及产脱血虚。

韩祇和曰：若止救逆，效必迟矣，与羊肉汤，为效甚速，病人色虽见阳，是热客上焦，中下二焦阴气已盛，若调得下焦有阳，则上焦阳气下降丹田，知所归宿矣。

当归 白芍 牡蛎煅，一两 龙骨煅，五钱 生姜二两 附子炮，二两 桂枝七钱半

每服一两，羊肉四两，加葱白煮服。

此足少阴药也。当归、芍药以补其阴，附子、姜、桂以复其阳，龙骨、牡蛎以收其脱，羊肉大补以生其气血。

医方集解·二卷

发表之剂

发者，升之散之汗之也。表者，对里而言也。三阳为表，三阴为里。而太阳为表之表，阳明为表之里，少阳为半表半里也。邪之伤人，先中于表，以渐而入于里，始自太阳，以及阳明、少阳，乃入阴经，由太阴、少阴以及厥阴，六经乃尽也。治病者当及其在表而汗之散之，使不至于传经入里，则病易已矣。若表邪未尽而遂下之，则表邪乘虚入里；或误补之，则内邪雍闭不出，变成坏证者多矣。《经》曰：善治者治皮毛，其次治肌肤，其次治筋脉，其次治六腑，其次治五脏。治五脏者，半死半生也。

麻黄汤

寒伤营，发表。 仲景

治伤寒太阳证，邪气在表，发热，头痛，身痛，腰痛，骨节痛，项背强，恶寒恶风。但有一毫头痛恶寒，尚为在表。**无汗而喘，脉浮而紧。**

寒邪外束，阳不得越，故郁而为热。经曰：人之伤寒，则为病热。寒初中人，必先在表，即足太阳寒水之经。太阳为诸阳主气，乃一身纲维。本经之脉，起目眦，上脑下项，循肩，挟脊，抵腰，行于身后，故所过之处，无不痛也。恶寒者，虽无风而恶寒；恶风者，当风而始恶之。故恶寒必兼恶风。恶寒有阴阳之分，恶风惟属阳经。故三阴无恶风之证。风为阳邪，寒为阴邪也。

《原病式》曰：身热恶寒，热在表也。热在表而浅，邪畏正，故病热而反恶寒。或言为寒在表，及热在皮肤，寒在骨髓者，误也。凡人之伤风、暑、湿，皆有汗，惟伤寒独不汗出，寒能涩血。又表实也，气上逆故喘，邪在表故脉浮。伤寒脉紧而伤风脉缓者，寒劲急而风缓散也。

喻嘉言曰：冬伤寒，春伤温，夏秋伤暑伤湿，此四时正病也。然夏秋亦有伤寒，冬春亦有伤暑伤湿，乃四时之客病，所谓异气也。冬春正病，有汗为伤风，无汗为伤寒；即夏秋正病，有汗为伤暑、湿，无汗仍为伤寒。

亦治太阳阳明合病，喘而胸满。

表邪雍盛，阳气不得宣发，故逆而作喘。若心下满，腹病为实，宜下之。此胸中满，胸中去表犹近，非里实，虽有阳明，然与太阳合病尚为在表，宜汗不宜下。经云：阳明病，脉浮无汗而喘者，发汗则愈，宜麻黄汤。又曰：阳明病，应发汗，反下之，此为大逆。

或问：两经合病，当用两经之药，何以偏用麻黄汤耶？盖邪自太阳而来，仍当提出太阳，不欲其陷入阳明，故不用葛根也。

亦治哮证。

哮喘由风寒客于背俞，复感于寒而作此汤，散寒利肺。病哮喘者，虽服麻黄而不作汗。

麻黄去节、三两 桂枝二两 杏仁七十枚，去皮尖 甘草一两，炙用

先煮麻黄数沸，去沫，内诸药，煎热服，复取微汗，中病即止，不必尽剂，无汗再服。

凡用麻黄，去节，醋汤略泡，晒干备用，庶免太发，冬月生用。伤寒初感，始于太阳，故以发汗为先，汗出则愈。《活人》云：凡发汗，病证仍在者，三日内可二三汗之，令腰以下周遍为度。

王海藏云：表证当汗；脉浮，急汗之；脉沉，缓汗之。里证当下；脉浮，缓下之；脉沉急下之。三阳，汗当急而下当缓；三阴，汗当缓而下当急。

按：汗，有大汗解表，微汗解肌之殊；下，有急下，少与微和渗利之别。

此足太阳药也。麻黄中空，辛温气薄，肺家专药而走太阳，能开腠散寒。皮腠，肺之所主，寒从此入，仍从此出。桂枝辛温，能引营分之邪，达之肌表。桂入营血，能解肌，营卫和，始能作汗。杏仁苦甘，散寒而降气；甘草甘平，发散而和中。经曰‘寒淫于内，治以甘热，佐以苦辛’是已。

喻嘉言曰：麻黄发汗，其力最猛，故以桂枝监之，甘草和之。用杏仁润下以止喘逆，正如驭马防其放逸耳。

李士材曰：古云‘冬不用麻黄，夏不用桂枝’，盖以冬主闭藏，不应疏泄；夏令炎热，不宜辛温。《经》所谓‘必先岁气，毋伐天和’是也。又云‘夏月不用麻黄’，两说相反何耶？或舍时从证，或舍证从时，临时变通，存乎其人耳。

李时珍曰：仲景治伤寒，无汗用麻黄，有汗用桂枝，未有究其精微者。津液为汗，汗即血也。在营则为血，在卫则为汗。寒伤营，营血内涩，不能外通于卫，卫气闭固，津液不行，故无汗发热而恶寒；风伤卫，卫气外泄，不能内护于营，营气虚弱，津液不固，故有汗发热而恶风。然风寒皆由皮毛而入，皮毛肺之合也，证虽属太阳，然面赤怫郁，咳嗽有痰，喘而胸满，非肺病乎？盖皮毛外闭，则邪热内攻，故用麻黄、甘草，同桂枝引出营分之邪，达之肌表，佐以杏仁泄肺而利气。汗后无大热而喘者，加石膏。《活人书》“夏至后加石膏、知母”是皆泄肺火之药。是麻黄汤虽太阳发汗重剂，实散肺经火郁之药。腠理不密，则津液外泄而肺气虚。虚则补其母，故用桂枝同甘草外散风邪以救表，内伐肝木以防脾，佐以芍药泻木而固脾，使以姜、枣行脾之津液而和营卫。下后微喘者，加厚朴、杏仁以利肺气也。汗后脉沉迟者，加人参以益肺气也。《活人书》加黄芩为阳旦汤，以泄肺热也。是桂枝汤虽太阳解肌轻证，实为理脾救肺之药也。先正云：桂、麻汤皆肺药。

王履曰：伤寒即病者谓之伤寒，不即病者谓之温暑。其原不殊，故一称为伤寒；其类则殊，施治不得相混。仲景之书，专为即病之伤寒设，不兼为不即病之温暑设也。今人或以伤寒法治温暑，不过借用耳。三阴伤寒，寒证十居七八，若温暑但一于热耳。后人误为通治，遂疑诸热剂不敢用，是未悟仲景立麻黄、桂枝汤之有所主有其时矣。苟知非治温暑之剂，则群疑冰释矣。又曰：伤寒即发于冬寒之时，寒邪在表，开其腠理，非辛温不能散之，此麻黄桂枝等剂所以必用也。温病热病，发于暄热之时，郁热自内达外，无寒在表，故非辛凉、苦寒、苦酸之剂不能解之，此桂枝、麻黄等所以不可用。而后人所处冰解散、大黄汤、千金汤、防风通圣之类，兼治内外者之所以可用也。

未即病之伤寒，有恶风、恶寒之证

者，风寒在表，表气受伤也；后发之温热病，有恶风恶寒之证者，必重感风寒，而表气亦受伤也。若无新中之风寒，则无恶风恶寒之证。故仲景曰：太阳病，发热而渴，不恶寒者，为温病。温病如此，则知热病亦如此。而不渴恶寒者，非温热病矣。或有不因新中风寒，亦见恶风恶寒之证者，盖因表虚热达于表而伤表气，所谓‘卫虚则恶风，营虚则恶寒’耳。非‘伤风恶风，伤寒恶寒’也。

温病热病，亦有先见表证，而后传里者，盖郁热自内达外，外不得泄，还复入里，而成可攻之证，非如伤寒从表而始也。每见世人治温热病，误攻其里，亦无大害；误发其表，变不可言。此足明其热之自内达外矣。间有误攻致害者，乃春夏暴寒所中之疫证，邪纯在表未入于里，不可与温病、热病同论。

夫秋冬伤寒，真伤寒也；春夏伤寒，寒疫也。与温病、热病自是两途，岂可同治？况伤寒直中阴经，与太阳虽伤，不及郁热。即传阴经为寒证而当温者，又与温病热病大不同，其可混治乎？不恶寒，则病非外来；渴，则热自内达外。经曰：从春分后至秋分前，天有暴寒者，皆为时行寒疫，亦属外感。

一阳子曰：伤寒传足不传手。非穷理之言也。草窗刘子指足经所属水、土、木，水遇寒而涸冰，土遇寒而坼裂，木遇寒而凋枯。故寒善伤之。手经所属金与火，金遇寒而愈坚，火体极热，寒不能袭，故寒不能伤。昧者奇之，将人身营卫经络上下截断，不相联络，失血气周流，瞬息罔间之旨矣。夫寒邪袭人，必先皮毛灼热，鼻塞息粗。肺主皮毛，是手太阴肺辛金先受病矣。海藏有伤寒自皮毛入之语，先师有桂、麻、羌、芎之设，虽太阳表之表之剂，然汗法舍皮毛何自而解？更衣悖常，结闭、溏泄，手阳明大肠庚金病矣，先师有硝、黄、朴、实之用，虽兼正阳三阴里之里之剂，然下法舍大肠何自而通？刘子谓‘金遇寒而愈坚’，信乎？阳气怫郁，舌胎言妄，手少阴心丁火病矣。先师有泻心数法。亢极动血，上下烦蒸，手厥阴心包火，手少阳三焦火病矣。治有三黄、柴、芩数条。小便癃秘，手太阳小肠丙火病矣，治有五苓、导赤之例。刘子谓‘火热寒不能伤’，信乎？经又云：人之伤寒，则为病热。既云病热，则无水冰、土坼、木枯之说，而有金烁火亢之征矣。刘子何人，敢恃管见惑世诬人哉！何东号一阳子。

《机要》云：有厥阴经下利不止，脉沉而迟，手足厥逆，唾涕脓血，此难治，宜麻黄汤、小续命汤汗之。此有表邪宿于内，当表而愈。

张子和曰：飧泄以风为根，风非泻汗不出。有病此者，腹中雷鸣，水谷不分，小便滞涩，服涩药、温药不效，灸中脘脐下数壮，燥热转甚，津液枯渴。延余视之。脉浮大而长，身表微热，用桂枝、麻黄汤，加姜枣煎。连进三大剂，汗出终日，至旦而愈。次以胃风汤和其脏腑，食进而安。

经曰：春伤于风，夏必飧泄。故可汗而愈。

按：风属木，脾属土，木克土故泄也。

附：

大黄汤：大黄两半，芒硝、大腹皮、木通、甘草各一两，桂心七钱半，桃仁廿一枚，治阳毒伤寒未解，热在内，恍惚如狂。

破棺千金汤：苦参一两，酒煮取吐。治天行热毒垂死。

冰解散、防风通圣散：见《表里门》。

本方除桂枝，加石膏，名“麻黄杏仁甘草石膏汤”仲景。治汗下后不可更行桂枝汤，汗出而喘，无大热者。

或问：发汗后不可更行桂枝汤，桂枝既不可行，麻黄可行耶？无大热，石膏可行耶？喻嘉言曰：治伤寒先分营卫，桂、麻二汤断无混用之理。此证太阳之邪虽从汗解，然肺中热邪未尽，所以热虽少止，喘仍不止，故用麻黄发肺邪，杏仁下肺气，甘草缓肺急，石膏清肺热，既以治足太阳之药通治手太阴经也。倘误行桂枝，宁不壅塞肺气而吐痈脓乎！

亦治温疟先热后寒。

本方加白术，名“麻黄加术汤”。《金匮》。治湿家身体烦痛，宜发汗。

本方去桂枝、杏仁，加附子，名“麻黄附子汤”。《金匮》。治脉沉虚胀者，为气水，属少阴。发其汗即止。

本方除桂枝、杏仁，名“甘草麻黄汤”。《金匮》。治里水。一身面目黄肿，脉沉，小便不利。重复取汗。

本方去桂，用麻黄不去节、杏仁不去皮尖、甘草生用，名“三拗汤”。《局方》。治感冒风寒，咳嗽鼻塞。麻黄留节，发中有收。杏仁留尖，取其发；连皮，取其涩。甘草生用，补中有发也。

忌汗诸证

仲景曰：阳盛阴虚，下之则愈，汗之则死。

阴盛阳虚，汗之则愈，下之则死。

脉浮紧者，当身痛，宜汗之。

假令尺脉迟者，不可发汗，以营弱血少故也。

咽燥喉干者，不可发汗，津液不足也。

咳而小便利，若失小便者，不可发汗。发汗则四肢厥冷，肺肾虚冷也。

下利虽有表证，不可发汗，汗出必胀满，走津液而胃虚也。

淋家不可发汗，发汗必便血。亡耗津液，反增客热也。

衄家、亡血家，不可发汗，发汗则阴阳俱虚。

《针经》曰：夺血者无汗，夺汗者无血。

王海藏曰：仲景言衄家不可发汗，盖为脉微也。若浮紧者，麻黄汤；浮缓者，桂枝汤。

《活人》云：脉微者，黄芩芍药汤、犀角地黄汤。①

疮家，虽伤寒身痛，不可发汗，发汗则痓。表虚热聚，故生疮。汗之则表益虚，热愈甚而生风，故变痓。

少阴病，脉沉细数，病为在里，不可发汗。

少阴病，但厥无汗而强发之，必动其血。或从口鼻，或从目出，是名‘下厥上竭’，难治。

脉动数微弱者，不可发汗。

脉沉迟为在里，反发其汗，则津液越出，大便难。

表虚里实，必谵语，汗家重发汗，必恍惚心乱。汗者心之液，心亡血液故乱。

腹中上下左右有动气者，不可发汗。

伤寒伤风辨

伤寒郁而后能发热，伤风即能发热。

伤寒无汗，伤风有汗。

伤寒无涕，伤风有涕。

伤寒手足微厥，伤风手足背皆温。

伤寒脉紧，伤风脉缓。

---

① 犀角地黄汤：原文如此。

阴阳表里辨

阳证之表，发热恶寒，头痛，脊强，便清，不渴，手足温和；阴证之表，无热恶寒，面惨息冷，手足厥逆。

阳证之里，唇焦舌燥，烦渴掀衣，扬手掷足，大便秘结，小便赤涩，爪甲红活，身轻易于转侧，脉浮洪数；阴证之里，不渴，踡卧，引衣自盖，唇紫舌卷，大便滑泄，小便清白，爪甲青黑，身重难于转侧，脉沉细数。惟腹痛与呕，阴阳里证皆有之。

三阳经又有阴阳表里之分：

太阳以热在皮肤，头痛项强，在经为表，麻黄汤、桂枝汤、九味羌活汤；以口渴尿赤，热入膀胱，在腑为里，五苓散。

阳明以热在肌肉，目痛不眠，在经为表，葛根解肌汤；以口渴，背寒，为热渐入里，白虎加参汤；若自汗狂谵，热已入胃腑，为全入里，调胃承气汤。

少阳以胸胁之间为半表半里，表多，小柴胡汤；里多热盛者，黄芩汤。

以上皆发热。

太阳恶寒，阳明自汗，少阳多呕，皆三阳证也。

大抵阳证多得之风、寒、暑、湿，邪生于太阳也；阴证多得之饮食、起居、七情，邪生于少阴也。故曰伤寒内伤者，十居八九也。

桂枝汤

风伤卫，解肌。仲景

治太阳中风，阳浮而阴弱，发热头痛，自汗，恶风恶寒，鼻鸣干呕。

关前为阳，卫亦阳，阳以候卫；关后为阴，营亦阴，阴以候营。

阳脉浮者，卫中风也；阴脉弱者，营气弱也。

伤于风者，头先受之，故头痛。

经曰：阳浮者热自发，阴弱者汗自出。风并于卫，营弱卫强，故发热自汗也；卫虚则恶风；营虚则恶寒；自汗则皮腠疏，故恶风复恶寒也。

恶寒虽属表，亦有虚实之分：无汗恶寒为表实，宜发汗；汗出恶寒为表虚，宜解肌。

鼻鸣干呕者，风壅气逆，故鼻有音而作呕也。

喻嘉言曰：风寒并举，义重恶风。恶风未有不恶寒者，所以伤寒亦互云恶风。后人谓“伤寒恶寒，伤风恶风”，误矣。

及阳明病脉迟，汗出多，微恶寒者，表未解也，可发汗。脉迟汗多属阳明证。以微恶寒尚兼太阳，仍当从外解肌，断其入胃腑之路。

桂枝　芍药　生姜三两　甘草二两，炙　大枣十二枚

热服，须臾啜稀热粥，以助药力。温复，取微似汗，不可令如水淋漓，汗出病差，停后服。服一剂尽，病证犹在者，更作服。

此足太阳药也。仲景以发汗为重，解肌为轻。中风不可大汗，汗过则反动营血。虽有表邪，只可解肌，故以桂枝汤少和之也。经曰：风淫所胜，平以辛凉，佐以苦甘，以甘缓之，以酸收之。桂枝辛甘发散为阳，臣以芍药之酸收，佐以甘草之甘平，不令走泄阴气也。姜辛温能散，散寒止呕。枣甘温能和。此不专于发散，又以行脾之津液而和营卫者也。麻黄汤专于发散，故不用姜、枣，而津液得通矣。

庞安时曰：若无汗，小便数，或手足逆，身冷，不恶寒，反恶热者，慎不可用。又自汗小便数者，不可服。自汗为阳虚，小便数为下焦虚寒。初病表里俱虚，病不在表，服此重汗，竭其津液，是虚虚

也。

经曰：脉浮紧，发热，汗不出者，不可与。脉紧为伤寒，与之则表益实而汗愈难出矣。

《伤寒例》曰：桂枝下咽，阳盛则毙；承气入胃，阴盛则亡。

周扬俊曰：风既伤卫，则卫气疏，不能内护于营，而汗自出矣。汗者血之液也，苟非用血药，以桂枝和营散邪，以芍药护营固里，则不但外邪不出，且入而为里患矣。然后知和营则外邪出，邪出则卫自密，更不必用固表之药，而汗自止矣。

仲景曰：病尝自汗出者，此为营气和。营气和者外不谐，以卫气不共营气和谐故耳，以营行脉中，卫行脉外，复发其汗，营卫和则愈，宜桂枝汤。

王好古曰：或问：桂枝止烦出汗，仲景治伤寒数处，皆用桂枝汤，又曰'无汗不得用桂枝'，'汗多者桂枝甘草汤'。此又能闭汗也，二义相通否乎？曰：仲景云：太阳病，发热汗出者，此为营弱卫强。阴虚阳必凑之，故用桂枝发其汗。此乃调其营气则卫气自和，风邪无所容，遂自汗而解。非若麻黄能开腠理发出其汗也。汗多用桂枝者，以之调和营卫，则邪从汗出，而汗自止，非桂枝能闭汗孔也。

李东垣曰：仲景治表虚，制此汤用桂枝为君，桂枝辛热发散，体轻助阳，芍药、甘草佐之。若腹中急痛，乃制小建中汤，以芍药为君，芍药酸寒，主收补中；桂枝甘草佐之。一治表虚，一治里虚。又曰：以桂枝易肉桂，治感寒腹痛之神药。如中热腹痛，去桂加黄芩。

许叔微曰：仲景一百一十三方，桂枝独冠其首，今人全不用，何也？

昂按：仲景治伤寒，用麻黄、桂枝，而全不用羌活、防风，是古人亦有所未备也。故洁古制羌活汤、黄芪汤、川芎汤；海藏制神术散、白术汤，皆用羌活、防风以代之。黄芪川芎汤，附《补门》。神术、白术汤见后。

本方加白术、川芎、羌活、防风、饴糖，名"疏邪实表汤"，节庵。治同。陶氏制此以白术为君，以代桂枝汤。

喻嘉言曰：坐令外感内伤混同论治矣。

昂按：节庵之君白术，亦仿洁古之黄芪汤，海藏之白术汤而来。

又按：节庵所著《伤寒六书》，尽易仲景原方，参合后贤治法，以代桂枝、麻黄、葛根、青龙等剂，在后人诚为便用。故世之嗜节庵者，胜于仲景，以节庵为捷径，以仲景为畏途。节庵之书行，而仲景之书晦。如节庵者，可谓洁古、海藏辈之功臣，而在长沙实为操莽也。本集采节庵方论颇多，然不能无遗议者。以节庵之功罪，不妨互见于世也。

本方去芍药、生姜，名"桂枝甘草汤"。仲景。治发汗过多，叉手冒心，心下悸，欲得按者。

汗多则亡阳而耗血，故心虚悸而叉手自冒也。桂枝益气固表，甘草补中助阳。

本方加附子，名"桂枝加附子汤"。仲景。治太阳病发汗，遂漏不止，恶风，小便难，四肢微急。

汗多亡阳，无以卫外，故恶风汗多，则便自少。兼膀胱无阳，不能化气，故便难。汗多则无液以养筋，兼有风入而增其劲，故四肢微急，与桂枝汤以和营卫，加附子以助元阳。

本方去芍药加附子，名"桂枝附子汤"。仲景。治伤寒八九日，风湿相搏，身体痛烦，不能转侧，不呕不渴，脉浮虚而涩。

八九日，再经之时，邪多在里，而复身体痛烦者，风湿相搏也。烦，风也；

痛，湿也；不呕不吐，里无邪也。故知为风湿相搏。脉浮，风也；涩，湿也；浮而涩，知寒湿但在经。与桂枝汤以解表风，加附子以散寒湿。

本方加芍药，生姜各一两，人参三两，名“桂枝新加汤”。仲景。治伤寒汗后身痛，脉来沉迟。

沉迟，汗后血虚也。正气虚矣，外邪岂能出乎？与桂枝汤以解未尽之邪，加芍药、人参敛阴以益营血。

本方减甘草一半，加芍药一倍，名“桂枝加芍药汤”。仲景。治太阳误下，腹痛属太阴证。

表证未罢而误下，表邪乘虚而入里，当作结胸，则仍属太阳经。今不胸满而腹满，是邪已入太阴经，然但腹满时痛，尚非大实之痛，故但用桂枝以安太阳，倍芍药以和太阴。

本方加大黄，名“桂枝加大黄汤”。仲景。治表证误下，大实痛者。别见《表里门》。

本方去桂加茯苓、白术，名“桂枝去桂加茯苓白术汤”。仲景。治服桂枝汤，或下之，仍头项强痛，发热无汗，心满微痛，小便不利。

表证未退，复增满痛，便私邪已内陷，故去桂枝表药不用，而用芍药、甘草以除痛；生姜以散满祛寒；白术、茯苓以生津导水；合姜、枣以和胃安内，即所以攘外也。

本方加厚朴、杏仁，名“桂枝加厚朴杏仁汤”。仲景。治太阳病下之微喘，表未解也。桂枝汤以解表，杏、朴以下逆气。

本方去芍药、生姜，加茯苓，名“茯苓桂枝甘草大枣汤”。仲景。甘澜水煎。治汗后脐下悸，欲作奔豚。

汗后脐下悸者，心虚而肾气发动也。肾积名“奔豚”，肾气逆欲上凌心，故用茯苓发肾邪，桂枝治奔豚，甘草、大枣助脾而平肾，益土以制水。甘澜水者，用瓢扬万遍，水性成而重扬之，则甘而轻，取其不助肾气也。

本方合麻黄汤，名“桂麻各半汤”。仲景。治太阳证如疟状，热多寒少。寒多为病进，热多为病退。阳胜阴也。

本方二分，合麻黄汤一分，名桂枝二麻黄一汤。仲景。治太阳病已大汗，形如疟，日再发。再发者为轻。

本方二分合越婢一分，名“桂枝二越婢一汤”。仲景。治太阳病，发热恶寒，热多寒少，脉微弱者。此无阳也，不可发汗。

喻嘉言曰：此风多寒少之证。无阳二字，仲景言之不一，后人置为阙疑。不知乃亡津液之通称也，故以发汗为戒。然非汗，风寒终不解，故服桂枝之二以治风，越婢之一以治寒，方为合法。方中行曰：此即桂枝、麻黄之合剂，乃大青龙以芍药易杏仁之变制耳。

本方倍芍药，加饴糖，名“小建中汤”。仲景。再加黄芪，名“黄芪建中汤”。《金匮》。并见《寒门》。除饴糖，名“桂枝加黄芪汤”。《金匮》。昂按：小建中以饴糖为君，除饴糖即不名建中矣。今人用建中者，绝不用饴糖，何欤？治黄汗发热，两胫自冷，身痛身重，腰上有汗，腰下无汗，小便不利。此阳通而阴不通，上下痞膈，故用黄芪以固阳，桂枝以通阴，阴阳通，营卫和，则正汗出，小便利。而诸症悉通矣。小建中加当归，名“当归建中汤”。《千金》。治妇人产后虚羸不足，腹中痛，引腰背，小腹拘急。寒伤血分。若崩伤不止，加地黄、阿胶。

本方除甘草，加黄芪三两，名“桂枝五物汤”《金匮》。治血痹。身体不仁，如风痹状。

本方加栝蒌根，名“栝蒌桂枝汤”。《金匮》。治太阳证备，身强几几，脉反沉迟。此为痉。

庞安时曰：栝蒌根不主项强几几，其意以肺热不令移于肾也。加于桂枝汤中则可。以彻热荣筋，调和营卫矣。“几”字无钩，音殊，羽短难飞之状。

本方加龙骨、牡蛎，名“桂枝加龙骨牡蛎汤”。《金匮》。治男子失精，女子梦交。桂枝、生姜之辛以润之，甘草、大枣之甘以补之，芍药之酸以收之，龙骨、牡蛎之涩以固之。

本方加葛根、麻黄，名“葛根汤”。见后。

大青龙汤

风寒两解。　仲景

治太阳中风，脉浮紧，身疼痛，发热恶寒，不汗出而烦躁。

成氏曰：此中风见寒脉也。浮为风，风伤卫；紧为寒，寒伤营。营卫俱病，故发热恶寒，身痛也。烦，为阳为风；躁，为阴为寒。风寒两伤，营卫俱实，故不出汗而烦躁也。仲景又曰：若脉微弱，汗出恶风，不可服此，服之，则厥逆，筋惕肉润，此为逆也。

按：此即少阴过汗亡阳之证，故仲景更立真武汤以救其误。

又治伤寒脉浮数，身不痛，但重，乍有轻时，无少阴证者。

成氏曰：此伤寒见风脉也。伤寒者身痛，此风胜，故不痛；中风者身重，此兼寒，故有轻时；风寒外甚，故不吐利厥逆，无少阴里证也。

昂按：成注非也。此汤必脉浮紧、浮数，烦躁无汗，方可服之。仲景恐少阴烦躁，误服此则逆，故加“无少阴证”一句。大法太阳烦躁宜汗，阳明烦躁宜下，阴证烦躁宜温。

麻黄六两　桂枝　甘草二两，炙　杏仁四十枚，去皮尖　石膏鸡子大块　生姜三两　大枣十二枚

先煮麻黄去沫，内诸药，煎一服，汗者止后服。

此足太阳药也。成氏曰：桂枝主中风，麻黄主伤寒，今风寒两伤，欲以桂枝解肌驱风，而不能已其寒；欲以麻黄发汗散寒，而不能去其风。仲景所以处青龙而两解也。麻黄甘温，桂枝辛热，寒伤营以甘缓之，风伤卫以辛散之，故以麻黄为君，桂枝为臣。甘草甘平，杏仁甘苦，佐麻黄以发表；大枣甘温，生姜辛温，佐桂枝以解肌。姜、枣又能行脾之津液而和营卫。营卫、阴阳俱伤，则非轻剂所能独解，必须重轻之剂同散之，乃得阴阳之邪俱已，营卫俱和。石膏辛甘微寒，质重而又专达肌表，为使也。

风寒外盛，人身之阳必郁而为热，石膏体重泻热，气轻解肌，故云重轻之剂。足太阳膀胱经，表病也，而表有营卫之不同，病有风寒之各异。仲景治分三证：桂枝解肌驱风，麻黄发汗散寒，青龙风寒两解，各分疆界，鼎足三大纲也。

按：大青龙为发汗之重剂。陶节庵曰：此汤险峻，须风寒俱甚，又加烦躁，乃可与之。喻嘉言曰：解肌兼发汗，义取青龙者，龙兴而云升雨降，郁热顿除，烦躁乃解，匪龙之为灵，何以得此乎？青龙汤为太阳无汗而设，与麻黄证何异？因兼烦躁一证，烦为风，躁为寒，非此法不解也。然不汗出之烦躁，与发汗后之烦躁迥别，下后之烦躁与未下之烦躁亦殊，若少阴烦躁而误服此，则有亡阳之变矣。又曰：石膏一物，入甘温队中则为青龙，从清凉同气则为白虎。夫风寒皆伤，宜从辛

甘发散矣。而表里又俱热，则温热不可用，欲并风寒表里之热而俱解之，故立白虎一法，以辅青龙之不逮也。

按：烦躁有在表者，此证不汗出而烦躁是也；有在里者，不大便而烦躁是也；有阳虚者，汗下后病不去而烦躁是也；有阴盛者，少阴病吐利、厥逆、烦躁，欲死是也。内热曰烦，为有根之火；外热曰躁，为无根之火。故但躁不烦，及先躁后烦者，皆不治。

小青龙汤

行水发汗。　仲景

治伤寒表不解，心下有水气，干呕，发热而咳，或噎、或喘、或渴、或利、或小便不利，少腹满，短气不得卧。

发热恶寒，头痛身痛，属太阳表证。仲景书中，凡有里证兼表证者，则以“表不解”三字该之。内有水饮，则水寒相搏，水留胃中，故干呕而噎；水寒射肺，故咳而喘；水停则气不化，津不生，故渴；水渍肠间，故下利；水蓄下焦，故小便不利而少腹满。短气者，气促不能相续，与喘不同，有实、有虚、有表、有里。此为水停心下，亦令短气。水气内渍，所传不一，故有或为之证。

《金匮》云：平人无寒热，短气不足以息者，实也。又云：膈上有留饮，其人短气而渴。丹溪治许白云脾疼、腹痛而短气，大吐下之，二十日吐胶痰一桶而安。

麻黄去节　**桂枝**　**芍药**酒炒　**细辛**　**甘草**炙　**干姜**三两　**半夏**　**五味子**半升

渴去半夏，加花粉；半夏温燥；花粉苦寒，去热生津。**喘去麻黄，加杏仁**；喘为气逆，麻黄发阳，杏仁降气。**形肿亦去麻黄**；喘呼形肿，水气标本之病，故并去之。**噎去麻黄、加附子**；经曰：水寒相搏则噎。附子温经散寒。**小便秘去麻黄，加茯苓**。便秘忌发汗，宜渗利。

此足太阳药也。表不解，故以麻黄发汗为君，桂枝、甘草佐之，解表为佐；咳喘，肺气逆也，故用芍药酸寒，五味酸温以收之；经曰：肺欲收，急食酸以收之。发汗以散邪水，收敛以固真水。**水停心下则肾躁，细辛、干姜辛温，能润肾而行水**；经曰：肾苦燥，急食辛以润之。细辛又为少阴肾经表药。**半夏辛温，能收逆气，散水饮，为使也。外发汗，内行水，则表里之邪散矣。**

此证为水寒相搏而伤肺，若寒从外出，而水不内消，必贻异日之患。《金匮》曰：病溢饮者，当发其汗，大小青龙汤并主之。

程郊倩曰：水气之渴，与白虎汤中之渴，不特寒热有殊，亦且燥湿各异。《金匮》云：先渴后呕者，水停心下，小青龙汤主之。不治渴而专治水，水去而渴自止矣。

李时珍曰：仲景治伤寒太阳证，表未解，心下有水而咳，干呕发热，或呕或利，小青龙汤主之。表已解，有时头痛恶寒，心下有水，干呕，痛引两胁，或喘或咳，十枣汤主之。盖青龙散表邪，使水从汗出。《内经》所谓“开鬼门”也。十枣汤逐里邪，使水从二便出，《内经》所谓“洁净府”，“去陈莝”法也。

本方加石膏，名“小青龙加石膏汤”。《金匮》。**治肺胀咳而上气，烦躁而喘，心下有水，脉浮。**此去水饮散风寒之重剂。

葛根汤

发汗兼解肌。　仲景

治太阳病，项背几几，音殊。**无汗恶风。**

鸟之短羽者，动则引颈几几然，状病人项背难舒之貌也。无汗恶风，中风而表实也。阳明脉上颈而合于太阳，恐将传阳明，故加葛根以断之。此证又名“刚痓”，乃风寒伤筋，故拘急而强直也。《金匮》治之，亦主此汤。刚痓无汗，柔痓有汗。

仲景又曰：太阳发汗不彻，烦躁短气者，亦宜此汤，更发其汗。经曰：何以知汗出不彻？以脉涩故也。

按：伤寒失于汗下而短气为实，汗下后短气者为虚。表实宜发汗，表虚宜解肌。

亦治太阳、阳明合病，下利。

伤寒有并病，有合病。本经未解，传入他经，有催并之义，为并病。二经三经同受邪者，为合病。合病者，邪气甚也。太阳、阳明合病，其证头痛腰痛，肌热鼻干，目痛，脉浮大而长。头、腰，太阳也；肌、目、鼻，阳明也；浮大，太阳也；脉长，阳明也。阳经合病，必自下利；邪并于阳，则阳实而阴虚。阳外实而不主里，则里虚，故下利。

吴鹤皋曰：庸医便为伤寒漏底不治。与此汤以散经中表邪，则阳不实而阴气平，利不治而自止矣。

按：葛根能引胃中清阳上行，故凡下利多用之。

赵嗣真曰：合病者，二阳经或三阳经同病不传者也。并病者，一经先受病，又过一经，病之传者也。如太阳、阳明，若并而未尽，是传未过，仲景所谓‘太阳证不罢，面赤阳气怫郁在表，不得越，烦躁短气是也，犹当汗之，以各半汤。’若并之已尽，是谓传过，仲景所谓‘太阳证罢，潮热，手足汗出，大便硬而谵语是也，法当下之，以承气汤。’是知传则入腑，不传则不入腑。并病传变，有如此。仲景治太阳、阳明合病，主葛根汤；太阳、少阳合病，主黄芩汤；少阳、阳明合病，主承气汤。三阴有两感而无合病。

《此事难知》云：足太阳为诸阳之首，故多传变。太阳传阳明，水传土也，谓之‘微邪’，又谓‘巡经得度传’；太阳传少阳，谓之‘越经传’；太阳传太阴，谓之‘误下传’；太阳传少阴，谓‘表里传’。水胜火，火胜水，此南北二方之变，顷刻害人，辨之不早，必成不救。太阳传厥阴，谓之‘首尾传’。三阴不至于首，唯厥阴与督脉上行，与太阳相接，又名‘巡经得度传’，灾变至重，不为不多矣。

葛根四两　**麻黄**　**生姜**三两　**桂枝**　**芍药**　**甘草**二两，炙　**大枣**十二枚

此足太阳药也。成氏曰：轻可去实，葛根麻黄之属是也。此中风表实，故加二物于桂枝汤中。

仲景以有汗、无汗定伤风、伤寒之别。有汗为伤风，用桂枝加葛根汤，不用麻黄；无汗为伤寒，用此汤。

张元素曰：二汤加葛根，所以断太阳入阳明之路，非太阳药也。苦太阳初病，便服升、葛，是反引邪气入阳明也。

周扬俊曰：不去麻黄，复加葛根，大开肌肉之药，不虑大汗无制乎？故以桂枝监之，且以芍药收之。

喻嘉言曰：仲景于太阳带阳明证，其风伤卫，则桂枝汤中加葛根；寒伤营，则麻黄汤中加葛根。太阳带少阳证，其风伤卫，则桂枝汤中加柴胡；寒伤营，则麻黄汤中加柴胡。合、并之病亦然。则阳明以葛根为主药，少阳以柴胡为主药矣。乃少阳经专用小柴胡汤，而阳明经全不用葛根汤何耶？此有二义：太阳而略兼阳明，则以方来之阳明为重，故加葛根；阳明而尚兼太阳，则以未罢之太阳为重，故不加葛根，恐葛根大开肌肉，则津液尽从外泄耳。小儿布痘见点之时亦忌之。今人知忌升麻，而恣用葛根，儿命遭枉者多矣。又曰：《金匮》论痓病，于风木主事之时，

已申不可汗、下之戒。夫妄下损阴，则筋失所养而痉；妄汗则亡阳，则脉失所养而拘急。及遇无汗之刚痉，又不得不用葛根汤取其微汗。至于下法，全不示戒，且云可与大承气汤。况身内之阴，此外热所耗，容有不得不下之证，但十中不得一二，终非可训之定法。略举其端，听用者之裁酌耳。

本方除麻黄，名“桂枝加葛根汤”。仲景。治前证汗出恶风者。

本方加半夏，名“葛根加半夏汤”。仲景。治太阳、阳明合病，不下利，但呕。

此又以利、不利辨伤寒、伤风之不同也。寒为阴，阴性下行，里气不和，故利而不呕；风为阳，阳性上行，里气逆而不下，故呕而不利，加半夏以下逆气。

本方加黄芩，名“葛根解肌汤”。治发热恶寒，头痛项强、伤寒、温病。

麻黄附子细辛汤

少阴表证　仲景

治伤寒少阴证，始得之反发热，脉沉者。

少阴证，脉微细，但欲寐是也。太阳膀胱与少阴肾相为表里，肾虚故太阳之邪直入而脉沉，余邪未尽入里而表热。此证谓之表里相传，非两感也。

麻黄　细辛二两　附子一枚，炮

先煮麻黄去沫，内诸药煎。

此足少阴药也。太阳证发热，脉当浮，今反沉；少阴证脉沉，当无热，今发热，故曰反也。热为邪在表，当汗；脉沉属阴，又当温。故以附子温少阴之经，以麻黄散太阳之寒而发汗，以细辛肾经表药，联属其间，是汗剂之重者。

赵嗣真曰：仲景太阳篇云：病发热头痛，脉反沉，身体疼痛，当救其里，宜四逆汤。少阴篇云：少阴病，始得之反发热，脉沉者，麻黄附子细辛汤。均是‘发热脉沉’，以其头痛，故属太阳阳证，脉当浮而反不能泽，以里久虚寒，正气衰微，又身体疼痛，故宜救里，使正气内强，逼邪外出。而干姜、附子，亦能出汗而散。假令里不虚寒而脉浮，则正属太阳麻黄证矣。均是脉沉发热，以无头痛，故名少阴病。阴病当无热，今反热，寒邪在表，未全传里，但皮肤郁闭为热，故用麻黄、细辛以发表，熟附子以温少阴之经。假使寒邪入里，外必无热，当见吐利、厥逆等证，而正属少阴四逆汤证矣。

由此观之，表邪浮浅，发热之反犹轻；正气衰微，脉沉之反为重。此四逆汤不为不重于麻黄附子细辛汤矣。又可见熟附配麻黄，发中有补；生附配干姜，补中有发。仲景之旨微矣。

按：伤寒传入三阴，尚有在经表证，如太阴有桂枝加芍药汤，少阴有麻黄附子细辛汤，厥阴有当归四逆汤之类，皆阴经表药也。

又按：少阴虽有‘反热’而无‘头痛”，厥阴虽有‘头痛’而无‘身热’，且痛不如阳经之甚，若‘身热’、‘头痛’全者，则属阳证。

《医贯》曰：有头痛连脑者，此系少阴伤寒，宜麻黄附子细辛汤。不可不知。

喻嘉言曰：仲景太阳经但有桂枝加附子法，并无麻黄加附子法。太阳无“脉微恶寒”之证，不当用附子。若见‘脉微恶寒’，‘吐利烦躁’等证，则亡阳已在顷刻，又不当用麻黄矣。又曰：三阴表证，与三阳迥异。三阴必以温经之药为表，而少阴尤紧关。俾外邪出而真阳不出，方合正法。

经又曰：少阴病吐利，手足不逆冷，反发热者，不死。脉不至者，灸少阴七壮。此又以阳气为主。少阴吐利，法当厥逆，以无阳也。发热为阳气犹存，故不死。

本方去细辛，加甘草，名“麻黄附子甘草汤”。仲景。治少阴病，得之二三日，无证者，当微发汗。

得之二三日，较初得之为缓。无证，无吐逆、厥逆，里证也。用此汤微发汗以散之，是汗剂之轻者。

周扬俊曰：言无里证，则亦有‘反发热’之表在可知也。二方皆治少阴表证。少阴无发汗之法，汗之必至亡阳，惟此二证用之。《金匮》用本方治少阴水证‘少气脉沉’虚胀。

升麻葛根汤

阳明升散。　钱仲阳

治阳明伤寒，中风头痛，身痛，发热恶寒，无汗口渴，目痛鼻干，不得卧，及阳明发斑，欲出不出，寒暄不时，人多疾疫。

三阳皆有头痛，故头痛属表；六经皆有身痛，在阳经则烦痛拘急。风寒在表，故发热恶寒。寒外束，故无汗；热入里，故口渴。阳明脉络鼻侠目，故目痛鼻干。阳明属胃，胃不和，故卧不安。阳邪入胃，里实表虚，故发斑，轻如蚊点为疹，重若锦纹为斑。

升麻三钱　葛根　芍药二钱　甘草一钱，炙

加姜煎。如头痛，加川芎、白芷；川芎为通阴阳血气之使，白芷专治阳明头痛。身痛背强，加羌活、防风；此兼太阳，故加二药。热不退，春加柴胡、黄芩、防风，少阳司令，柴、芩少阳经药。夏加黄芩、石膏；清降火热。头面肿加防风、荆芥、连翘、白芷、川芎、牛蒡、石膏；升散解毒。咽喉加桔梗；清肺利膈咽。斑出不透加紫草茸；音戎。紫草凉血润肠，用茸者，取其初得阳气，触类升发。脉弱加人参；胃虚食少加白术；腹痛倍芍药和之。

此足阳明药也。阳明多气多血，寒邪伤人，则血气为之壅滞。辛能达表，轻可去实，故以升、葛辛轻之品，发散阳明表邪。阳邪盛则阴气虚，故用芍药敛阴和血。又用甘草调其卫气也。云岐子曰：葛根为君，升麻为佐，甘草、芍药以安其中。升麻、甘草升阳解毒，故又治时疫。时疫感之，必先入胃，故用阳明胃药。斑疹已出者勿服，恐重虚其表也。麻痘已见红点，则不可服。阳明为表之里，升麻阳明正药。凡斑疹欲出未出之际，宜服此汤以透其毒，不可妄服寒剂以攻其热，又不可发汗攻下，虚其表里之气。如内热甚，加黄连、犀角、青黛、大青、知母、石膏、黄芩、黄柏、玄参之类。若斑热稍退，潮热谵语，不大便，可用大柴胡加芒硝，调胃承气下之。伤寒未入阳明者勿服，恐反引表邪入阳明也。

柴葛解肌汤

太阳、阳明，节庵制此以代葛根汤。

治太阳、阳明合病，头目、眼眶痛，鼻干不眠，恶寒无汗，脉微洪。

太阳脉起目内眦，上额交巅。阳明脉上至额颅，络于目。风寒上干，故头痛、目痛、眶痛也。恶寒无汗属太阳；鼻干不眠属阳明；脉洪将为热也。节庵曰：此阳明在经之邪，若正腑病，另有治法。

柴胡　葛根　羌活　白芷　黄芩　芍药　桔梗　甘草

加姜、枣，石膏一钱，煎服。无汗恶寒甚者，去黄芩；冬月加麻黄，春月少加；夏月加苏叶。

此足太阳、阳明药也。寒邪在经，羌

活散太阳之邪，用此以代麻黄。芷、葛散阳明之邪，柴胡散少阳之邪。此邪未入少阳，而节庵加用之。寒将为热，故以黄芩、石膏、桔梗清之，三药并泄肺热。以芍药、甘草和之也。

柴胡升麻汤

少阳、阳明。　《局方》

治少阳、阳明合病，伤风壮热恶风，头痛体痛，鼻塞咽干，痰盛咳嗽，唾涕稠粘。及阳气郁遏，元气下陷，时行瘟疫。

刘宗厚曰：伤风一证，仲景与伤寒同论，虽有麻黄、桂枝之分，至于传变之后，亦未尝悉分之也。诸家皆与感冒四气并中风条混治。惟陈无择别立伤风一方，在四淫之首，且依伤寒以太阳为始，分注六经，可谓详密。但风本外邪，诸方例用解表发表，然受病之源，亦有不同。若表虚受风，专用发表之药，必至汗多亡阳之证。若内挟痰热而受风，亦宜内外交治，不可专于解表也。或曰：此云表虚，与伤寒中风表虚同欤？予曰：不同也。彼以太阳中风。而于有汗、无汗分虚实，实者加麻黄，虚者加葛根，俱解表也。此云表虚者，当固守卫气而散风者也。

柴胡　前胡　黄芩六钱　升麻五钱　葛根　桑白皮四钱　荆芥七钱　赤芍　石膏一两

加姜三片，豉二十粒，煎。

此足少阳、阳明药也。阳明而兼少阳，则表里俱不可攻，只宜和解。在经宜和。柴胡平少阳之热，升、葛散阳明之邪，三药皆能升提清阳。前胡消痰下气而解风寒，桑皮泻肺利湿而止痰嗽，荆芥疏风热而清头目，赤芍调营血而散肝邪，黄芩清火于上中二焦，石膏泻热于肺胃之部。风壅为热，故以石膏辛寒为君。加姜、豉者，取其辛散而升发也。

九味羌活汤

解表通剂　即羌活冲和汤　张元素

治伤寒、伤风，憎寒壮热，头痛身痛，项痛脊强，呕吐口渴，太阳无汗。及感冒四时不正之气，温病、热病。

有物有声曰呕，气逆则呕；有物无声曰吐，胃寒则吐，胃热亦吐。邪热在表则不渴，传里则渴。四时不正之气，谓时当热而反大凉，时当寒而反大温，非时而有其气也。冬时伤寒不即病者，至春而变为温病，至夏而发为热病。余证解见前。

羌活　防风　苍术钱半　细辛五分　川芎　白芷　生地黄　黄芩　甘草一钱

加生姜、葱白煎。如风证自汗者，去苍术，发汗。加白术、黄芪；发表而即实表。譬驱寇者随关门也。胸满去地黄，加枳壳、桔梗；喘加杏仁；夏加石膏、知母；汗下兼行加大黄。

此足太阳例药，以代桂枝、麻黄、青龙、各半等汤也。药之辛者属金，于人为义，故能匡正黜邪。羌、防、苍、细、芎、芷，皆辛药也，羌活入足太阳，为拨乱反正之主药；除关节痛，痛甚无汗者倍之。苍术入足太阴，辟恶而去湿；能除湿下气，及安太阳，使邪气不致传足太阴脾。白芷入足阳明，治头痛在额；芎䓖入足厥阴，治头痛在脑；细辛入足少阴，治本经头痛，皆能驱风散寒，行气活血；而又加黄芩入手太阴，以泄气中之热；生地入手太阴，以泄血中之热。黄芩苦寒，生地寒滞，二味苟用于发热之后，则当。若未发热，犹当议减也。防风为风药卒徒，随所引而无不至，治一身尽痛为使；无汗宜倍用。甘草甘平，用以协和诸药也。药备六经，治通四时，用者当随证加减，不可执一。

张元素曰：有汗不得用麻黄，无汗不

得用桂枝，若未瘥，则其变不可言，故立此方，使不犯三阳禁忌，为解表神方。冬可治寒，夏可治热，春可治温，秋可治湿，是诸路之应兵，代麻黄等诚为稳当。但阴虚气弱之人，在所禁耳。

十神汤

感冒时气 《局方》

治时气瘟疫，风寒两感，头痛发热，恶寒无汗，咳嗽，鼻塞声重。

感冒四时不正之气，谓之时气；天灾流行，沿门阖境，传染相似，谓之瘟疫。头痛发热，恶寒无汗，邪在表也；咳嗽，鼻塞声重，风寒两感，故表实而气为之不利也。

按：伤风寒而咳嗽者，其感为轻。

麻黄 葛根 升麻 川芎 白芷 紫苏 甘草 陈皮 香附 赤芍药

等分。加姜、葱白煎。

此阳经外感之通剂也。吴鹤皋曰：古人治风寒，必分六经见证用药。然亦有发热头痛，恶寒鼻塞，而六经之证不甚显者，昂按：前证亦阳经之可辨者。亦总以疏表利气之药主之。是方也，川芎、麻黄、升麻、干葛、白芷、紫苏、陈皮、香附，皆辛香利气之品，故可以解感冒气塞之证。诸药以散表邪，陈皮以导里气。而又加芍药和阴气于发汗之中；加甘草和阳气于疏利之队也。

吴绶曰：此汤用升麻、葛根，能解利阳明瘟疫时气，非正伤寒之药。若太阳伤寒发热用之，则引邪入阳明，传变发斑矣。慎之！

神术散

伤寒无汗 海藏

治内伤冷饮，外感寒邪而无汗者。

内伤冷饮，则寒湿停于中。经曰：其寒饮食入胃则肺寒。肺寒则内外合邪，是伤寒亦有由内而得者，不特外感风寒而已也。寒能涩血故无汗。

亦治刚痉。

太阳纯伤风，伤寒则不发痉。惟先伤风，后伤寒；先伤风，后伤湿，及太阳过汗，湿家过汗，产后血虚破伤风，皆发痉。其证头摇口噤，手足搐搦，项背反张。无汗为刚痉，有汗为柔痉，亦有刚柔不分者，不可纯作风治。宜清热化痰，疏风养血，亦有用大承气者。凡阳痉不厥逆，其厥逆者皆阴痉也。宜附子汤、附子防风散、桂心白术汤。

苍术制 防风二两 甘草一两，炙

加生姜、葱白，煎。

如太阳证发热，恶寒，脉浮紧者，加羌活；浮紧带洪者，是兼阳明，加黄芩；浮紧带弦数者，是兼少阳，加柴胡；妇人加当归。

此足太阳药也。防风辛温升浮，除风胜湿，为太阳主药；苍术甘温辛烈，散寒发汗，辟恶升阳；能升胃中阳气。加甘草者，发中有缓也。

按：神术、白术二汤，乃海藏所制，以代桂枝、麻黄二汤者也。喻嘉言曰：此海藏得意之方，盖不欲无识者轻以麻黄、桂枝之热伤人也，昌明仲景，不得不表扬海藏之功。

本方除苍术，加白术二两，姜三片，不用葱，名“白术汤”。海藏。治前证有汗者。二术主治略同，第有止汗、发汗之异。亦治柔痉。有汗为柔痉。风而兼湿，故多汗。

太无神术散：苍术泔浸、厚朴姜汁炒，各一钱，陈皮去白二钱，甘草炙、藿香、石菖蒲各钱半 治感山岚瘴气，憎寒壮热，一身尽痛，头面肿大，瘴疟时毒。

湿热时毒，感于口鼻，传入阳明，邪

正交争，阴胜则憎寒，阳胜则壮热。流于百节，则一身尽痛。上行头面，则为肿大，名“大头瘟”。苍术辛烈升阳，辟恶、燥湿、解郁；厚朴苦温除湿、散满、化食、厚肠；陈皮理气，通利三焦；甘草和中，匡正脾土。此即平胃散，而重用陈皮为君者也。盖人之一身，以胃气为主，胃气强盛，则客邪不能入，故治外邪必以强胃为先也。加藿香、菖蒲，取其辛香通窍，亦能辟邪而益胃也。吴鹤皋曰：大无此方，但理脾胃，而解瘴之妙自在其中，不愧为丹溪之师矣。

《局方》神术散：苍术二两，川芎、白芷、羌活、藁本、细辛、炙甘草各一两。每服四钱，加姜、葱煎。治伤风头痛无汗，鼻寒声重，及风寒咳嗽，时行泄泻。

头痛、鼻塞、咳嗽，是伤风也。伤风应有汗，若无汗是挟寒也。飧泄下利者，清阳不升，水邪克土，风兼湿也，苍、藁、辛、羌、芎、芷，各走一经，祛风发汗而胜湿，散三阳之邪而能升清者也。加甘草者，缓其中也。

许学士神术散：苍术一斤，脂麻五钱，研酱，枣五十枚，取肉捣丸，治水饮结成澼囊。水饮结成窠囊，非苍术辛烈雄壮不能破之。加脂麻者，润其燥也；用枣肉者，补土以制水也。

九制苍术散：茅山苍术，九蒸九晒为末，治痰饮腹痛。

葱豉汤

太阳发汗　《肘后》

治伤寒初觉头痛身热，脉洪，便当服此。

葱白一握　豉一升

煎服，取汗出。如无汗，加葛根三两。崔氏同。

此足太阳药也。葱通阳而发汗，葱空中，为肺菜。散手太阴、阳明之邪。豉升散而发汗。邪初在表，宜先服此以解散之，免用麻黄汤者之多所顾忌，用代麻黄者之多所纷更也。

本方去淡豉，加生姜，名“连须葱白汤”。《活人》。治同。

人参败毒散

感冒时行　《活人》

治伤寒头痛，憎寒壮热，项强，睛暗，鼻塞声重，风痰咳嗽。及时气疫疠，岚瘴鬼疟，或声如蛙鸣，赤眼口疮，湿毒流注，脚肿腮肿，喉痹毒痢，诸疮斑疹。

风寒在表，则恶寒发热，头痛项强；风寒在肺，则鼻塞声重，痰多咳嗽，声如蛙鸣，俗名蛤蟆瘟，邪气实也。风寒湿热之气，上干则目赤口疮；下流则足肿。伤于阳明则腮肿，结于少阴则喉痹，壅于肠胃则毒痢，注于皮肤则疮疹。

人参　羌活　独活　柴胡　前胡　川芎　枳壳　桔梗　茯苓一两　甘草五钱

每服一两，加姜三片，薄荷少许，煎。

口干舌燥加黄芩；脚气加大黄、苍术；肤痒加蝉蜕。

此足太阳、少阳、手太阴药也。羌活入太阳而理游风；独活入少阴而理伏风，兼能去湿除痛；柴胡散热升清，协川芎和血平肝，以治头痛目昏；前胡、枳壳降气行痰，协桔梗、茯苓以泄肺热而除湿消肿；甘草和里而发表；人参辅正以匡邪。疏导经络，表散邪滞，故曰败毒。

喻嘉言曰：风、湿、热三气门中，推此方为第一。三气合邪，岂易当哉？其气互传，则为疫矣。方中所用皆辛平，更有人参大力者荷正以祛邪。病者日服二三剂，使疫邪不复留，讵不快哉！奈何俗医减去人参，曾与他方有别耶？又曰：伤寒宜用人参，其辨不可不明。盖人受外感之邪，必先汗以驱之。惟元气旺者，外邪始乘药势以出。若素弱之人，药虽外行，气从中馁，轻者半出不出，重者反随元气缩入，发热无休矣。所以虚弱之体，必用人参三五七分，入表药中，少助元气，以为驱邪之主，使邪气得药一涌而出，全非补养衰弱之意也。即和解药中，有人参之大力居间，外邪遇正，自不争而退舍，否则邪气之纵悍，安肯听命和解耶？不知者谓'伤寒无补法'，'邪得补而弥炽'，即痘疹、疟痢，以及中风、中痰、中寒、中暑、痘疽、产后，初时概不敢用，而虚人之遇重病，可生之机，悉置不理矣。古方表汗用五积散、参苏饮、败毒散；和解用小柴胡、白虎汤、竹叶石膏汤等方，皆用人参领内邪外出，乃得速愈，奈何不察耶？外感体虚之人，汗之热不退，下之、和之热亦不退，大热呻吟，津液灼尽，身如枯柴，医者技穷，正为元气已漓，故药不应手耳。倘元气未漓，先用人参三五七分，领药深入驱邪，何至汗、和不应耶？东垣治内伤、外感，用补中益气，加表药一二味，热服而散外邪有功，于古伤寒专科，从仲景至今明贤方书，无不用参，何为今日医家，弃除不用，全失相传宗旨，使体虚之人，百无一活，曾不悟其害之也？盖不当用参而杀人者，是与芪、术、归、桂、姜、附等药同行温补之误；不谓与羌、独、柴、前、芎、半、枳、桔、芩、膏等药同行汗、和之法所致也，安得视等砒、鸩耶？

嘉靖己未，江淮大疫，用败毒散，倍人参，去前胡、独活，服者尽效。万历己卯大疫，用本方复效。崇祯辛巳、壬午，大饥大疫，道馑相望，汗、和药中，惟加人参者多活。更有发斑一证最毒，惟加参于消斑药中，全活甚众。凡饥馑兵荒之年，饮食起居不节，致患时气者，宜用此法。

本方除人参，名"败毒散"，治同。有风热加荆芥、防风，名"荆防败毒散"。亦治肠风下血清鲜。血鲜者为肠风，随感而见也；血瘀者为脏毒，积久而发也。

本方去人参，加连翘、金银花，名"连翘败毒散"，治疮毒；除人参加黄芩，名"败毒加黄芩汤"，治瘟病不恶风寒而渴；除人参加大黄、芒硝，名"硝黄败毒散"，消热毒壅积；败毒散合消风散，名"消风败毒散"，见《风门》。治风毒瘾疹，及风水、皮水在表宜从汗解者。

本方加陈廪米，名"仓廪散"，治噤口痢。乃热毒冲心，食入则吐。单陈廪米煎汤，治痢后大渴，饮水不止。

川芎茶调散

升散风热　《局方》

治诸风上攻，正偏头痛，恶风有汗，憎寒壮热，鼻塞痰盛，头晕目眩。

偏正头痛者，风中于脑，作止无时也。中风故有汗恶风；风邪在表，故憎寒壮热；风寒伤于皮毛，腠理密致，不得泄越，气并于鼻故塞；火升故痰盛；痰热上攻故头晕目眩。

薄荷八钱　川芎　荆芥四钱　羌活　白芷　甘草炙，一钱　防风钱半　细辛一钱

每三钱，食后茶调服。

一方加菊花一钱，僵蚕三分，名"菊花茶调散"，治头目风热。菊花清热明目，僵蚕消风化痰。

此足三阳药也。羌活治太阳头痛，白芷治阳明头痛，川芎治少阳头痛，细辛治少阴头痛，防风为风药卒徒，皆能解表散寒，以风热在上，宜于升散也。头痛必用风药者，以巅顶之上，惟风可到也。薄荷、荆芥，并能消散风热，清利头目，故

以为君，辛香轻清，能入肝经气分，而搜风热，肝风散则头目清明。同诸药上行，以升清阳而散郁火；清阳不升，则浊阴上干，故头痛，加甘草以缓中也；用茶调者，茶能上清头目也。

《汤液》云：茶苦寒下行，如何是清头目？陈嘉谟曰：火下降则上自清矣。凡头痛用羌、防、芎、芷辛温等药，由风木虚，土寡于畏，壅塞而成痛。故用此助肝以升散之也。若服辛散药反甚者，则宜用酸涩，收而降之乃愈。

再造散

阳虚无汗　节庵

治阳虚不能作汗。

陶节庵曰：治头痛项强，发热恶寒无汗，服发汗药一二剂，汗不出者为阳虚，不能作汗，名曰“无阳证”，庸医不识，不论时令，遂以麻黄重药，劫取其汗，误人死者多矣。

人参　黄芪　桂枝　甘草　附子炮　细辛　羌活　防风　川芎　煨姜

枣二枚，加炒芍药一撮煎，夏加黄芩、石膏。

此足太阳药也。经曰：阳之汗，以天之雨名之。太阳病汗之无汗，是邪盛而真阳虚也。故以参、芪、甘草、姜、桂、附子大补其阳；而以羌、防、芎、细发其表邪；加芍药者，于阳中敛阴，散中有收也。

昂按：汗即血也。血和而后能汗，故加芎、芍，亦以调营。节庵曰：人第知参、芪能止汗，而不知其能发汗，以在表药队中，则助表药而能解散也。东垣、丹溪治虚人感冒，多用补中益气加表药，即同此意也。

大羌活汤

两感伤寒　洁古

治两感伤寒。

《内经》曰：伤寒一日，巨阳受之。太阳经脉循腰脊，经头项，故头项痛，腰脊强。二日阳明受之。阳明主肉，其脉侠鼻络于目，故身热而目疼，而鼻干不得卧。三日少阳受之。少阳主胆，其脉循胁络于耳，故胸胁痛而耳聋。四日太阴受之。太阴脉布胃中，络于嗌，故腹满而嗌干。五日少阴受之。少阴脉贯肾，络于肺，系舌本，故口燥舌干而渴。六日厥阳受之。厥阴脉循阴器，络于肝，故烦满而囊缩。两感者，一日则太阳与少阴俱病，有头痛项强者，而又口干烦渴也。二日则阳明与太阴俱病，有身热谵语，而又腹满不饮食也。三日则少阳与厥阴俱病，有胁痛耳聋，而又囊缩厥逆也。此阴阳表里俱病，欲汗之则有里证，欲下之则有表证，故《内经》、仲景皆云“必死”。吴鹤皋曰：易老制此方，意谓传经者皆为阳邪，一于升阳散热，滋阴养脏，则感之浅者，尚或可平也。

羌活　独活　防风　细辛　防已　黄芩　黄连　苍术　白术　甘草炙，三钱　知母　川芎　生地黄一两

每服五钱，热饮。

此阴阳两解之药也。气薄则发泄，故用羌、独、苍、防、芎、细，祛风发表，升散传经之邪；寒能胜热，故用芩、连、知母、生地、防己，清热利湿，滋培受伤之阴。又用白术、甘草以固中州，而和表里之气。升不至峻，寒不至凝，间能回九死于一生也。

仲景书两感无治法。又云：两感病俱作，治有先后。如表证急，当先救表，里证急者，当先救里。李梴曰：表里俱急

者，大羌活汤。阳证体痛而不下利者为表急，先以葛根麻黄解表，后以调胃承气攻里；阴证身痛而下利不止者为里急，先用四逆救里，后以桂枝救表。阴阳未分者，陶氏冲和汤探之。

古法一日太阳少阴，五苓散主之，头痛加羌活、防风，口渴加黄柏、知母；二日阳明太阴，大柴胡汤；三日少阳厥阴，危甚，大承气加川芎、柴胡救之。

刘宗厚曰：伤有兼风兼湿不同，表里俱实俱虚之异，大抵俱虚为多，脉从阳者可治，从阴者难治。

桂枝羌活汤

太阳疟疾　《机要》

治疟疾发在处暑以前，头项痛，脉浮，有汗，恶风。

桂枝　羌活　防风　甘草等分

每服五钱，迎其发而服之。或吐，加半夏曲；无汗，桂枝易麻黄，名“麻黄防风汤”。

按：二汤《机要》以之治疟，实发表通用之剂。

此足太阳药也。疟分六经，故仿仲景伤寒例，以防风、羌活散太阳之邪，而以桂枝、麻黄分主有汗、无汗也。

朱丹溪曰：凡治疟，无汗要有汗，散邪为主，带补；有汗要无汗，扶正为主，带散。

河间曰：疟发寒热大作，此太阳阳明合病，汗出不止，知为热也。阳盛阴虚之证，不治必传入阴经，桂枝芍药汤主之。桂枝三钱，芍药、黄芪、知母、石膏各一两。如寒热转大者，桂枝黄芩汤和之，小柴胡加桂枝、知母、石膏。外邪已罢，内邪未已，用柴胡、大承气等下之。

涌吐之剂

邪在表宜汗，在上焦宜吐，在中焦宜下，此汗、吐、下三法也。若邪在上焦而反下之，则逆其性矣。经曰：其高者因而越之。又曰‘在上者涌之’是也。先贤用此法者最多。今人惟知汗、下，而吐法绝置不用。遇当吐者而不行涌越，使邪气壅结而不散，轻病致重，重病致死者多矣。朱丹溪曰：吐中就有发散之义。张子和曰：诸汗法古方多有之，惟以吐发汗者，世罕知之。故予尝曰，吐法兼汗，以此夫。

瓜蒂散

吐实邪　仲景

治卒中痰迷，涎潮壅盛，颠狂烦乱，人事昏沉，五痫痰壅。及火气上冲，喉不得息，食填太阴，欲吐不出。痰壅上膈，火气上冲，食停上脘，并当用吐法。

伤寒如桂枝证，头不痛，项不强，寸脉微浮，胸中痞硬，气上冲喉不得息者，胸有寒也，当吐之。

汗出恶风，头痛项强，为桂枝证，俱为邪在表。今无头痛项强，而脉微浮，胸痞硬，则不在表而未入里，为邪在胸中。胸中与表相应，故宜吐。

亦治诸黄急黄。

卒然发黄，心满气喘，命在须臾，曰“急黄”。或服此散，或搐鼻，或加丁香。

甜瓜蒂炒黄　赤小豆

共为末，熟水或酸齑水调下，量人虚实服之。吐时须令闭目，紧束肚皮。吐不止者，葱白汤解之。良久不出者，含砂糖一块即吐。

诸亡血虚家，老人，产妇，血虚脉微者，俱不可服。

非尺脉绝者，不宜便服此，恐损胃气。若止胸中窒塞闷乱，以物探之，得吐即止。如探不出，方以此汤吐之。

如头额两太阳痛者，令病人噙水一口，以此散一字，吹入鼻中，出黄水，即愈。

此足太阳、阳明药也。胸中痰食与虚烦者不同，越以瓜蒂之苦，涌以赤小豆之酸，吐去上焦有形之物，则水得舒畅，天地交而万物通矣。当吐而胃弱者，改用参芦。

十剂曰：燥可去湿，桑白皮、赤小豆之属是也。赤豆、瓜蒂，并能行水湿痰涎。头痛胸满，寒热脉紧不大者，并宜此散吐之。

或问：何谓木郁？曰：厥阴、少阳属木，于令为春，乃人身生发之气也。食者，阴物也；脾胃者，坤土也。饮食填塞太阴，则土盛而反侮木，生气不得上升而木郁矣。吐去上焦有形之物，则木得条达，而遂其升生之性矣。

本方除赤豆，名“独圣散”，治太阳中暍，音谒，暑也。身重痛而脉微弱。

夏月伤冷水，水渍皮肤中，郁遏其外出之阳，反中入内，故身热重痛，以瓜蒂搐去胸中之水，则皮中之水自行。

本方除赤豆，加防风、藜芦，名“三圣散”。子和。本方除赤豆，加郁金、韭汁，鹅翎探吐，亦名“三圣散”，治中风风痫，痰厥头痛。

本方除赤豆，加全蝎五分，吐风痰。

本方加淡豉，治伤寒烦闷。

瓜蒂、栀、豉皆吐剂。要知瓜蒂吐痰食宿寒，栀、豉吐虚烦客热。如未经汗下，邪郁胸膈而痞满者，谓之实，宜瓜蒂散，此重剂也。已经汗、吐、下，邪乘虚客胸中而懊憹者，为虚烦，宜栀豉汤，此轻剂也。丹溪用瓜蒂、栀子、苦参、藜芦等剂累吐许白云先生不透，后以附子尖和浆水与之，始得大吐也。

参芦散

吐虚痰

治虚弱人痰涎壅盛。

人参芦研为末，水调下一二钱，或加竹沥和服。竹沥滑痰。

此手太阴、足太阳药也。经曰：在上者因而越之。痰涎上壅，法当涌之。病人虚羸，故以参芦代藜芦，瓜蒂宣犹带补，不致耗伤元气也。

朱丹溪曰：人参补阳中之阴，芦反泻太阴之阳，亦犹麻黄根、节不同。

栀子豉汤

吐虚烦　仲景

治伤寒汗、吐、下后，虚烦不眠，剧者反复颠倒，心下懊憹。及大下后身热不退，心下结痛，或痰在膈中。

汗、吐、下后，正气不足，邪气乘虚结于胸中，故烦热懊侬。烦热者，热而烦扰；懊憹者，懊恼憹闷也。昼动为阳，夜卧主阴，阳热未散，阴气未复，故不得眠。身热去而心结痛者，热尽入里，结为结胸。热不去而结痛者，客热散漫为虚烦，热仍在表，故当越之。

栀子十四枚　淡豉四合

服令微吐。仲景曰：病人粪微溏者，不可与服。

此足太阳、阳明药也。烦为热胜，栀子苦寒，色赤入心，故以为君；淡豉苦能发热，腐能胜焦，肾气为热，心气为焦。豉蒸罯而成，故为腐。助栀子以吐虚烦，故以为臣。酸苦涌泄为阴也，此吐无形之虚烦。若膈有实邪，当用瓜蒂散。

王海藏曰：烦，气也；躁，血也。烦出于肺，躁出于肾，故用栀子治肺烦，香豉治肾躁，亦用作吐药，以邪在上焦，吐之则邪散，经所谓‘在上者因而越之’也。或问：烦躁皆心为之，何谓烦出于肺，躁出于肾？曰：热则烦，热甚则躁。烦为阳，躁为阴，大抵皆心火为病。火旺则金燥而水亏，惟火独在，故肺肾合而为烦躁。

按：大便软者为吐证，大便秘者为下证。若大便微溏者，不可服，以里虚寒在下，若烦非蕴热也。若宿食而烦燥者，栀子大黄汤主之。

本方加甘草，名“栀子甘草豉汤”。仲景。治前证兼少气者。甘以补之。

本方加生姜，名“栀子生姜汤”。仲景。治前证兼呕者。辛以散之。

本方除淡豉，加干姜，名“栀子干姜汤”。仲景。治伤寒误下，身热不去，微烦者。栀子以解热烦，干姜以温误下。

本方除淡豉，加厚朴、枳实，名“栀子厚朴汤”。仲景。治伤寒下后，心烦腹满。栀子涌虚烦，枳、朴泄腹满，亦表里两解之法。

本方加大黄、枳实，名“栀子大黄汤”。仲景。治酒疸发黄，心中懊侬，或热痛。亦治伤寒食复。轻则消导，重乃吐下。

本方加枳实，名“枳实栀子豉汤”。仲景。治伤寒劳复。伤寒新瘥，血平未平，余热未尽，作劳动病者为劳复，伤食者为食复。

本方加薤白，名“豉薤汤”。张文仲。治伤寒下利如烂肉汁，赤滞下，伏气腹痛诸热证。滞下，痢也。栀、豉苦寒，能升能散。薤白辛温，能开胸痹，及大肠气滞。

本方加犀角、大青，名“犀角大青汤”。治斑毒热甚头痛。

稀涎散

中风吐痰

治中风暴仆，痰涎壅盛，气闭不通。先开其关，令微吐稀涎，续进他药。不可令大吐。醒后不可大投药饵。缓缓调治，过恐伤人。

亦治喉痹不能进食。

皂角四挺，去皮弦，炙　白矾一两。

为末，温水调下五分，或加藜芦。藜芦能吐风痰，善通顶，令人嚏。

此足太阴、厥阴药也。吴鹤皋曰：清阳在上，浊阴在下，天冠地履，无暴仆也。若浊邪逆上，则清阳失位而倒置矣，故令人暴仆。所以痰涎壅塞者，风盛气涌使然也。经曰：病发于不足，标而本之，先治其标，后治其本。治不与疏风补虚，而先吐其痰涎。白矾酸苦，能涌泄，咸能软顽痰，故以为君；皂角辛能通窍，咸能去垢，专制风木，故以为使，固夺门之兵也。

师曰：凡吐中风之痰，使咽喉疏通，能进汤药便止。若尽攻其痰，则无液以养筋，令人挛急偏枯，此其禁也。

按：痰不可尽攻，不独中风也。朱丹溪曰：胃气亦赖痰以养，不可尽攻。攻尽则虚而愈剧。

张子和加藜芦、常山、甘草，名“常山散”吐疟痰。甘草合常山必吐。

本方加雄黄、藜芦，名“如圣散”。为末，搐鼻，治缠喉急痹，牙关紧闭。

干霍乱吐方

霍乱　《三因》

治干霍乱欲吐不得吐，欲泻不得泻，腹中大痛者。

霍乱，挥霍拨乱也。外有所感，内有所伤，阴阳乖隔，邪正交争，故上吐下泻，而中绞痛也。邪在上焦则吐，在下焦则泻，在中焦则吐泻交作。此湿霍乱，证轻易治。若不能吐利，邪不得出，壅遏正气，关格阴阳，其死甚速。俗名“搅肠痧”。切勿与谷食，即米汤下喉亦死。

烧盐　热童便

三饮而三吐之。

此足太阴、阳明药也。吐泻不得，邪结中焦。咸能软坚，可破顽痰宿食；炒之则苦，故能涌吐。童便本人身下降之气，引火下行，乃归旧路；味又咸寒，故降火甚速。此由脾土郁极而不得发，以致火热内扰，阴阳不交之患。盐涌于上，溺泄于下，则中通矣。方极简易，而有回生之功，不可忽视。

《准绳》曰：盐调童便，非独用以降阴之不通也。阴既不通，血亦不行，兼用行血药也。

本方单用烧盐，熟水调饮，以指探吐，名“烧盐探吐法”。治伤食痛连胸膈，痞闷不通，手足逆冷，尺脉全无。

食填太阴，抑遏肝胆之气，不得上升，两实相搏，故痛连胸膈。阳气不舒，故手足逆冷，下焦宣绝，故尺脉不至。咸成润下而软坚，能破积聚，又能宣涌，使不化之食从上而出，则塞者通矣。亦“木郁达之”也。

昂按：此即中食之证。有忽然厥逆，口不能言，脚不能举者，名曰“食厥”。若作中风、中气治之，死可立待。宜先以盐吐之，再行消食导气之药。经曰：上部有脉，下部无脉，其人当吐，不吐者死。或曰：食填太阴，胸中痞乱，两尺脉当用事。今反尺脉不见，其理安在？曰：独阳不生，独阴不长。天之用在地下，则万物生长；地之用在天上，则万物收藏。此乃天地交而万物通也。故阳火之根，本于地下；阴水之源，本于天上。五脏主有形之物，物者，阴也。阴者，水也。食塞于上，是绝五脏之源，源绝则水不下流。两尺之绝，此其理也。

《千金》用此法三饮三吐，通治霍乱蛊毒，宿食腹痛，冷气鬼气。且曰：此法大胜用药。凡有此疾，宜先用之。

攻里之剂

邪在表宜汗，邪在里宜下。人之一身，元气周流，不能容纤芥之邪，稍有滞碍，则壅塞经络，隔遏阴阳而为病矣。或寒或热，或气或血，或痰或食，为证不一。轻则消而导之，重必攻而下之，使垢瘀尽去，而后正气可复，譬之寇盗不剿，境内终不得安平也。然攻下之剂，须适事为宜，如邪胜而剂轻则邪不服，邪轻而剂重则伤元气，不可不审也。其攻而不峻者，别见《消导门》。

大承气汤

胃腑大实满　仲景

治伤寒阳明腑证。阳邪入里，胃实不大便，发热谵语，自汗出，不恶寒，痞、满、燥、实、坚全见。杂病三焦大热，脉沉实者。

阳明外证，身热汗出，不恶寒反恶热是也。此为在经，仍当汗散。若热邪已入胃腑，痞、满、燥、实、坚全见者，为当下。实则谵语，乱言无次也；虚则郑声，一语频言也。明阳多血多气，法多自汗。过汗亡液，无水以制火。胃有燥粪，结而不下，故妄见妄言也。燥粪在大肠不在于胃，伤寒传胃不传大肠，然治病必求其本，且胃与大肠同为阳明燥金也。经曰：何缘得阳明病？曰：太阳病若下、若汗、若利小便，此亡津液，胃中干燥，因转属阳明，胃实大便难也。又曰：太阳初病发其汗，汗先出不彻，因转属阳明。阳明证能食为中风，风，阳邪，能消谷；不能食为中寒，寒，阴邪，不能消谷。以此为辨。胸闷不食为痞；胸腹膨胀为满；大便枯少为燥；腹满痛不大便为实；按之鞕硬为坚。

亦治阳明刚痉。

此太阳兼阳明证。其病胸满口噤，卧不著席，挛足齘齿而无汗，谓之刚痉。宜下之者，以阳明主润宗筋，风、寒、湿、热伤阳明胃，津液不行，筋失所养，故以此汤下湿热，行津液。

喻嘉言曰：伤寒腹满可下，胸满不可下。谓热邪尚在表也。此证入里之热，极深极重，阳热既极，阴血立至消亡，宜微下之尚不能胜，必大下之以承领其一线之阴。阴气不尽为阳所劫，因而得生者多矣。既有"下多亡阴"之大戒，复有"急下救阴"之活法，学者深造，端在斯矣。

胃为水谷之海，四旁有病，皆传入胃腑，则不复传他经。如太阳传入胃，则不更传阳明；阳明传入胃，则不传少阳；少阳传入胃，则不传三阴。经曰：阳明居中土也，万物所归，无所复传。

大黄四两，酒洗。王海藏曰：邪气居高，非酒不到。大黄若用生者，则遗高分之邪热，病愈后，变生目赤、喉痹、头肿，膈上热疾也　芒硝三合　厚朴半斤　枳实五枚。

先煎朴、实将熟，内大黄，煮二、三沸，倾碗内，和芒硝服，得利则止。

陶节庵曰：去实热用大黄无枳实不通；温经用附子无干姜不热，发表用麻黄无葱白不发，吐痰用瓜蒂无淡豉不涌，竹沥无姜汁不能行经络，蜜导无皂角不能通秘结。

此正阳、阳明药也。东垣曰：太阳阳明药。热淫于内，治以咸寒，气坚者以咸软之；热盛者以寒消之，故用芒硝之咸寒，以润燥软坚；大黄之苦寒以泻热去瘀，下燥结，泄胃强；枳实、厚朴之苦降泻痞满、实满。经所谓"土郁夺之"也。

阳明属土，大黄治大实，芒硝治大燥大坚，二味治有形血药。厚朴治大满，枳实治痞，二味治无形气药。

然非大实大满，不可轻投，恐有寒中、结胸、痞气之变。

此大、小陷胸汤之所由作也，承顺也。十剂曰：通可去滞，泄可去闭，使滞者利而闭者通，正气得舒，故曰"承气"。仲景曰：欲行大承气，先与小承气。若腹中转矢气者，有燥屎也，可以大承气攻之。若不转矢气者，此但初硬后溏，不可攻之，攻之必胀满不能食也。转矢气，出屁也。又曰：阳明病脉迟，汗多出，微恶寒者，表未解也，可发汗，宜桂枝汤。阳明病，脉浮无汗而喘者，发汗则愈，宜麻黄汤。此断其入阳明之路，仍从外解，则不内攻也。又曰：阳明病，应发汗，医反下之，此为大逆。皆仲景慎于攻下之意也。

喻嘉言曰：阳明以胃实为正，则皆下证也。阳明之邪，其来路则由太阳。凡阳明证见八九，而太阳证有一二未罢，仍从太阳，而不从阳明，可汗而不可下也，其去路则趋少阳。凡阳明证虽见八九，而少阳证略见一二，即从少阳而不从阳明，汗、下两不可用也。惟风寒之邪，已离太阳，未接少阳，恰在阳明界内，亟为攻下，则不再传他经，津液元气，两无亏损矣。庸愚无识，必待七日传经已尽，方敢议下。不知太阳有十余日不解者，若不辨经，而但计日，其误下仍在太阳。至阳明二三日内即显下证，反以计日当面错过。及阳明已入少阳，又以计日妄行攻下，轻者反重，重者死矣。仲景法日数虽多，但有表证而脉浮者，犹宜发汗；日数虽少，若有里证而脉沉者，即宜下之。

昂按：阳明必已入腑，方敢议下，非云界内便属可下。嘉言之言，尚有未当。古人有治恶寒战栗，用大承气下燥屎而愈者。此阳邪入里，热结于里。表虚无阳，故恶寒战栗，此阳盛格阴，乃热病，非寒证，误投热药则死矣。朱丹溪曰：初下痢腹痛，不可用参术，然气虚胃虚者可用，初得之亦可用，大承气、调胃承气下之，看其气病、血病，然后加减用药。尝治叶先生患滞下，后甚逼迫，正合承气证。但气日虚，形虽实而面黄白，此必平昔过食伤胃，宁忍二三日辛苦，遽与参、术、陈、芍药十余帖，至三日后，胃气稍完，与承气二帖而安。苟不先补完胃气之伤，而遂行承气，宁免后患乎？此先补后下例之变者也。

本方加甘草等分，名“三一承气汤”。治大承气证，腹满实痛；调胃证，谵语下利；小承气证，内热不便。一切伤寒杂病，畜热内甚，燥实坚胀。

谓合三承气为一方也。成无己曰：若大承气证，反用小承气，则邪不服；若小承气证，反用大承气，则过伤元气；而腹满不能食，仲景所以分而治之。后人以三药合而为一，云“通治三药之证”，及伤寒杂病内外一切所伤。与仲景之方甚相违戾，失轩岐缓急之旨，使病人暗受其弊，将谁咎哉！

本方加柴胡、黄芩、甘草，入铁锈水三匙，坠热开结，名“六一顺气汤”。节庵谓合三承气、三一承气、大柴胡、大陷胸六方而为一方也。**治潮热自汗，发渴、谵语、狂妄、斑黄、腹满、便实、正阳明腑病。**

本方加人参、甘草、当归、桔梗、姜、枣煎，名“黄龙汤”。治热邪传里，胃有燥屎，心下硬痛，身热口渴、谵语、下利纯清水。

有燥屎何以又下清水？陶节庵曰：此非内寒而利，乃日饮汤药而下渗也，名“热结利”。庸医妄谓“漏底伤寒”，以热药止之，杀人多矣。年老气血虚者去芒硝。

本方去芒硝。加麻仁、杏仁、芍药蜜丸，名“麻仁丸”。仲景。**治趺阳脉浮而涩。浮则胃气强，涩则小便数。浮涩相搏，大便则难，其脾为约。**

趺阳，胃脉也。经曰：饮食入胃，游溢精气，上输于脾。脾气散精，上归于肺。通调水道，下输膀胱。水精四布，五经并行。是脾主为胃行其津液者也。今胃火乘脾约束，津液但输膀胱，致小便数而大便难，约名“脾约”。与此汤润燥通肠。此太阳传入阳明之证。故仲景曰：太阳、阳明，脾约是也。

按：成氏释此证谓“脾弱胃强”。然本文但云“脾约”，未尝云脾弱也。

喻嘉言曰：脾弱即当补矣，何为反用大黄、朴、实乎？此脾土过燥，使肠胃津液枯槁，致中消便难。使脾果弱，非溏则泻，焉能反约少胃中之谷食乎？阳明证中，凡宜攻下者，惟恐邪未入胃，大便弗硬。又恐初硬后溏，未可妄攻。故先与小承气试其转矢气，方可攻之，皆是虑夫脾气之弱也。若脾约证在太阳，即当下矣，何待阳明耶？

朱丹溪曰：此由久病大汗、大下之后，阴血枯槁，内火燔灼，热伤元气，又伤于脾而成。

肺金受火，气无所摄，肺为脾子，肺耗则液亏，金耗则木寡于畏土，欲不伤其可得乎？肺失传送，脾失转输，故大便闭而小便数也。理宜滋养阴血，使火不炽而金化行，木有制而脾土运。津液乃能入胃肠，润而通矣。

此方施之热盛而气实者则安。若热盛而气血不实者，勿胶柱而鼓瑟也。

当下诸证

发汗不解，腹满痛者，急下之。

下利，三部脉皆平，按之心下硬者，急下之。

脉滑而数者，有宿食也，宜下之。《脉经》曰：滑为食病。仲景曰：滑则谷气实。

又曰：寸脉浮大，按之反涩，尺中亦微而涩，知有宿食，宜下之。

伤寒六七日，目中不了了，睛不和，无表里证，大便难，身微热者，此为实也，急下之。《内经》曰：诸脉皆属于目。《针经》曰：热病目不明，热不已者，此肾水将绝，不能照物也。

阳明病，发热汗多者，急下之。汗多则亡津液而内燥，宜急下以存津液。

少阴病，得之二三日，口燥咽干者，急下之。邪入未深，便作口渴，此肾水将干，宜急下以救欲绝之水。

少阴证六七日，腹胀不大便者，急下之。此少阴热邪入胃腑也。土胜则水干，宜急下以救肾水。

少阴病，自利清水，色绝清，心中必痛，口中燥者，急下之。青为肝色。肝邪乘肾故下利；阳邪上攻故口燥。此亦少阴传入阳明腑证也。

厥阴证，舌卷囊缩，宜急下之。此证仲景无治法。按舌卷囊缩，有寒极而缩者，宜附子四逆加吴茱萸汤，并炙关元、气海葱熨等法。又有阳明之热，陷入厥阴经，阳明主润宗筋，宗筋为热所攻，弗荣而急引舌与睾丸，故舌卷囊缩。此为热极，当泻阳以救阴。

以上皆大承气证也。

张兼善曰：胃为水谷之海，四旁有病，皆能传入胃，土燥则肾水干，故阳明与少阴皆有急下之条。证虽不同，其入腑之理则一，故皆用大承气。

有病循衣摸床，两手撮空者，此胃热也。钱仲阳《小儿直诀》云：此肝热也，亦承气汤主之。

娄全善曰：尝治循衣摸床数人，皆用大补气血之剂。惟一人兼振眴，脉代，遂于补剂中加桂二分，亦振止脉和而愈。

按：谵语亦有因气虚阳脱而然者，皆当用参、附补剂。

忌下诸证：

太阳病，外证未解，不可下。

脉浮大，不可下，浮大为在表；恶寒不可下，恶寒为邪在表。

呕多虽有阳明证，不可下。呕为邪在上焦。

阳明病，不能食，攻其热必哕。胃中虚冷故也。

阳明病，应发汗，反下之，此为大逆。

太阳、阳明合病，喘而胸满，不可下，宜麻黄汤。肺气清则胃邪自散。

少阴病，阳虚，尺脉弱涩者，不可下。脉数不可下。数为血虚，为热。下之则热邪入里，血虚为亡阴。

恶水者，不可下。下之则里冷，不嗜食，完谷出。

头痛目黄者，不可下。

虚家不可下，阳微不可下。下之痞硬。

诸四逆厥者，不可下。

小承气汤

胃腑实满　仲景　一名“三物厚朴汤”

治伤寒阳明证，谵语，便硬，潮热而

喘。及杂病上焦痞满不通。

大黄四两　厚朴二两，姜炒　枳实三枚，麸炒

此少阳、阳明药也。邪在上焦则满，在中焦则胀，胃实则潮热。犹潮水之潮，其来有时。阳明燥金主于申酉，故日晡潮热，伤寒潮热为胃实，无虚证。阳邪乘心则狂，故谵语。胃热干肺则喘。故以枳、朴去上焦之痞满，以大黄去胃中之实热。此痞、满、燥、实、坚未全者，故除芒硝，欲其无伤下焦真阴也。

大承气通治三焦，小承气不犯下焦，调胃承气不犯上焦。按阳明证有正阳阳明，有太阳阳明，有少阳阳明。自阳明经传入胃腑，不恶寒，腹满便硬者，宜大承气下之。若汗多发热微恶寒者，为外未解。其热不潮，未可与承气汤。若腹大满不通者，可与小承气，微和胃气，勿令大泄下。谓阳明有在经者，未全入腑，尤宜审慎。

阳明、少阳病，多由太阳传入。成无己曰：自太阳、少阳传入者，众所共知。自三阴传入者鲜或能识，三阴有急下之证多矣。岂非仲景之微旨欤？

经曰：伤寒脉浮缓，手足温者，系在太阴，当发黄。若小便利者，不能发黄，至七八日，大便硬者，阳明病也。程郊倩曰：此证谓之太阴、阳明，阳明为病，本之胃实，不特三阳受邪，能转属阳明，三阴亦能转属阳明。推之少阴三大承气，厥阴一小承气，何非转属阳明之病哉！

《金匮》用本方治支饮胸满，更“厚朴大黄汤”。

本方加羌活，名“三化汤”。《机要》。治中风邪气作实，二便不通。

三化者，使三焦通利，复其传化之常也。加羌活者，证本于风也。然中风多虚，气上逆，无用承气之理。非坚实之体，不可轻投。

调胃承气汤

胃实缓攻　仲景

治伤寒阳明证，不恶寒，反恶热，口渴，便闷，谵语，腹满，中焦燥实。及伤寒吐后腹胀满者。

邪在表，则身热汗出而恶寒。邪已入里，则表证罢，故不恶寒身热汗出而反恶热也。汗多亡津，热又入里，故口渴便闷，无水以制火，内有燥屎，故妄见妄言而谵语。吐后不解，腹胀满者，热入胃也，然满而不痛，不宜急下，少与调胃和之。

阳明病，不吐，不下而心烦者。

吐后烦为内烦，下后烦为虚烦。不吐不下心烦者，胃有郁热也。

亦治渴证，中消，善食而溲。

大黄酒浸　芒硝一两　甘草炙，五钱

少少温服。

此足太阳、阻明药也。东垣曰：正阳阳明药。大黄苦寒，除热荡实；芒硝咸寒，润燥软坚。二物下行甚速，故用甘草甘平以缓之，不致伤胃，故曰“调胃承气”。去枳、朴者，不欲其犯上焦气分也。

《准绳》曰：阳明一证，分为太阳、正阳、少阳三等。按《本草》大黄酒浸入太阳经，酒洗入阳明经。浸久于洗，故能引于至高之分。仲景以调胃承气，收入太阳门，而大黄注曰“酒浸”，汤后曰“少少温服”，曰“当和胃气”，又本汤治“不吐、不下，心烦者”，及“发汗不解，蒸蒸发热者”，“吐后腹胀满者”，是太阳阳明去表未远，其病在上，不当攻下，故宜缓剂调和之也。至正阳阳明，则曰“急下之”，而大承气汤大黄下注曰“酒洗”，洗轻于浸，是微升其走下之性，以治其中也。至少阳阳明，则去正阳而逼太阴，其

分为下，故小承气汤大黄不用酒制。少阳不宜下，故去芒硝，又曰“少与”，曰“微溏之，勿令大泄下”。此仲景之妙法也。

本方加当归、姜、枣煎，名“当归承气汤”。河间 治里热火郁，或皮肤枯燥，或咽燥鼻干，或便溺秘结，或瘀血发狂。

加当归入血分以润燥调营，亦与桃仁承气同意。加姜、枣，引入胃也。

本方除芒硝，名“大黄甘草汤”。《金匮》用治食已即吐。《外台》用治吐水。

《准绳》曰：仲景云‘欲吐者不可下’，又以大黄、甘草治食已即吐何也？曰：欲吐者，其病在上，因而越之可也。而逆之使下，则必抑塞，愦乱而益甚。若已吐不止，有升无降，则当逆而折之，引令下行，无速于大黄者矣。故不禁。丹溪泥之，而曰‘凡呕吐，切不可下’，固矣夫。

本方用大黄二两半，芒硝、甘草各二两，又名“破棺丹”。治多汗、大渴便闭，谵语，阳结之证，及诸疮肿热。

桃仁承气汤

畜血 仲景 见《血门》

大陷胸汤

结胸 仲景

治伤寒下之早，表邪入里，心下满而硬痛，或重汗而复下之，不大便五六日，舌上燥渴，日晡潮热，从心至小腹硬满，痛不可近。或无大热，但头微汗出，脉沉，为水结胸。

按之硬痛者为结胸，硬而不痛者为痞气，不硬不痛，心下满闷为支结。结胸最重，痞次之，支结又次之。

结胸由于下之太早，里之正气为邪所损，表邪乘虚，入结于心胸之间，故石硬而痛，重汗不下，内外皆亡津液，邪热内结，故不大便，而舌上燥渴。邪入阳明，则日晡潮热。

或水饮结于胸胁，但头微汗，余处无汗，水饮不得外泄，非热结也，名“水结胸”。

亦有热已入里，久不攻之，失下而成结胸者。又有心下硬痛，无热证者，为“寒实结胸”。小陷胸及白散主之。

结胸固当下，然脉浮大者，下之则死。犹带表邪，下之重虚，结而又结，故死。

喻嘉言曰：太阳误下之脉，主病皆在阳在表，即有沉紧沉滑之殊，皆不得以里阴名之。按仲景曰：病发于阳而反下之，热入因作结胸；病发于阴而反下之，因作痞。皆以下之太早故也。

成无已曰：发热恶寒者，发于阳也，阳邪入里为结胸；无热恶寒者，发于阴也，阴邪入里为痞。

喻嘉言曰：风为阳，卫亦阳，故病起于阳；寒为阴，营亦阴，故病起于阴。

周扬俊曰：发阳、发阴，二千年来，未有知其解者，果如原注，无热恶寒，则中寒矣，下之有不立毙者乎？如嘉言以寒伤营血为阴，则仲景痞论中中风、伤寒，每每互言，未尝分属也。不知发于阴者，洵是阴证，但是阳经传入之邪，非中阴之谓也。阳经传入，原为热证，至于阴经未有不热深于内者，此所以去“热入”二字，而成千载之疑也。热证由三阴传于胃，已入腑者为可下，若在经而下，则为误下，与三阳在经无异。故曰：阳邪结于阳位，则结在胸；阴邪结于阴位，则在心下或边旁也。阴经误下，何以止成痞？以所结只在阴位，不若阳邪势甚也。按仲景治痞多用寒药，则痞之属热邪可知。

《六书》云：胸膈满者，胸间气塞满

闷也，非心下满。胁满者，胁肋胀满也，非腹中满。盖表邪传里，必先胸以至心腹入胃。"是以胸满多带表证，宜微汗；胁满多带半表半里，宜和胸中。痰实者宜涌之。如结实、燥渴、便秘，宜以此汤下之。

附：白散：巴豆一分，去心皮，炒黑研，贝母、桔梗各三分。治寒实结胸。巴豆辛热以散寒结，贝母苦辛以散痰实，结在胸故以桔梗浮而上之，利膈清表。故病在膈上必吐，病在膈下必利也。

大黄二两　芒硝一升　甘遂一钱，为末

先煮大黄，去滓，内芒硝，煮一二沸，内甘遂末，温服。

此足太阳药也。表邪入里，结于高位，以致三焦俱实，手不可近，证为危急，非常药所能平。故以甘遂苦寒行水，直达为君；芒硝咸寒，软坚为臣；大黄苦寒，荡涤为使。三药致峻，而有起死之功。

《准绳》曰：邪结胸中，处至高之分，宜若可吐，然邪气与胸中阳气相结，不能分解，壅于心下，为硬为痛，非虚烦膈实者所可同，故须攻下也。低者举之，高者陷之，以平为正，故曰"陷胸"也。经又曰：太阳病，脉浮而动数。浮则为风，数则为热，动则为痛，数则为虚，头痛发热，微盗汗出，而反恶寒者，表未解也。医反下之，动数变迟，膈内拒痛，胃中空虚，客气动膈，短气躁烦，心中懊侬，阳气内陷，心下因硬，则为结胸。大陷胸汤主之。

朱丹溪曰：太阳病，在表而攻里，可谓虚矣。原文曰：太阳病，脉浮而动数，今得误下，动数变迟矣。又曰：胃中空虚，又曰："短气躁烦，虚之甚矣。借曰"阳气内陷，心下因硬"，而可迅攻之乎？岂陷胸之力反缓于承气。一下再下，宁不畏其虚乎？前文曰：结胸脉浮大者，下之死。又曰：结胸证悉俱，烦躁者死。今曰"脉浮"，又曰"烦躁"，大陷胸果可用乎？若胃中空虚，客气动膈，心中懊侬者，当以栀子豉汤吐去胸中之邪。

陶节庵曰：结胸乃下早而成，未曾经下者，非结胸也，乃表邪传入胸中，证虽满闷，尚为在表，正属少阳部分，半表半里之间，只须小柴胡加枳、桔以治，未效则以小柴胡对小陷胸一服豁然。若因下早而成者，方用陷胸汤以分浅深，从缓治之，不宜太峻。上焦乃清道至高之分，过下则伤元气也。

崔行功曰：伤寒结胸欲绝，心膈高起，手不可近，用大陷胸汤。不瘥者，此下后虚，逆气已不理，毒复上攻，当用枳实理中丸，先理其气，次调诸疾。用之如神。

《活人》云：误下未成结胸者，急频与理中汤，自然解了。盖理中治中焦故也。胃中虽和，伤寒未退者，宜候日数足，却以承气再下之，盖前药之下未是也。其水结胸者，用小半夏加茯苓汤，小柴胡去枣加牡蛎主之。又有血结胸证，手不可近，漱水不欲咽，善忘如狂，大便黑，小便利，宜犀角地黄汤。

刘心山曰：结胸、痞满，多由痰饮凝结心胸，故陷胸汤加用甘遂、半夏、栝蒌、枳实、旋覆之类，皆为痰饮而设也。

小陷胸汤

小结胸　仲景

治伤寒误下，小结胸正在心下，按之则痛，脉浮滑者。及痰热塞胸。

前证上下俱硬，此则正在心下。前证痛不可近，此则按之则痛。结胸，脉沉紧，或寸浮关沉，或脉浮滑。知热未深，与此汤以除膈上结热。

黄连一两　半夏半升　栝蒌大者一枚。

此足少阳药也。黄连性苦寒以泄热，栝蒌性寒润以涤垢，半夏性辛温以散结。结胸多由痰热结聚，故用三物以除痰去热也。

王海藏曰：大陷胸汤，太阳本药也。大陷胸丸，阳明药也。小陷胸汤，少阳药也。大陷胸汤治热实，大陷胸丸兼喘，小陷胸汤治痞。

大陷胸丸

结胸　仲景

治伤寒结胸项强，如柔痓状。

有汗为柔痓，胸膈实满，故项强而不能俯，项属太阳部位。

大黄八两　芒硝　葶苈炒　杏仁去皮尖，各半升

合研，取如弹丸一枚，别捣甘遂末一钱，白蜜三合，煮服。

此足太阳、阳明药也。大黄性苦寒以泄热，芒硝性咸寒以软坚，杏仁性苦甘以降气，葶苈、甘遂取其行水而直达，白蜜取其润滑而甘缓。

十枣汤

伏饮积痰　仲景

治太阳中风、下利呕逆，表解者乃可攻之。其人漐漐汗出，头痛，心下痞硬，引胁下疼，干呕，短气，汗出不恶寒，表解而里未和，邪热内蓄，有伏饮者。

下利呕逆，里受邪也。汗出不恶寒，表已解也。头痛痞硬引胁下痛，干呕短气，邪热内蓄而有伏饮也。此为水气上逆。呕逆头痛，与表证头痛稍别。

周扬俊曰：此证与结胸颇同，故汤亦与陷胸相仿，表解后攻，与结胸之戒不殊也。

芫花炒黑　甘遂　大戟等分　大枣十枚

先煮枣去滓，内前药末。强人服一钱，虚人五分，或枣肉为丸。病不除者，再服，得快下后，糜粥自养。

此足太阳药也。芫花、大戟，性苦以逐水饮；甘遂苦寒，能直达水气所结之处，以攻决为用。三药过峻，故用大枣之甘以缓之，益土所以胜水，使邪从二便而出也。

十枣汤、小青龙汤主水气干呕，桂枝汤主太阳汗出干呕，姜附汤主少阴下利干呕，吴茱萸汤主厥阴吐涎沫干呕。

王海藏曰：表有水，用小青龙；里有水，用十枣。或问：十枣汤、桂枝去桂加茯苓、白术汤，皆属饮家，俱有头痛项强之证，何也？张兼善曰：太阳经多血少气，病人表热微渴，恣饮水浆，为水多气弱，不能施化，本经血气，因而凝滞，致有头痛项强之患，不须攻表，但宜逐饮，饮尽则自安。

杜壬曰：里未和者，盖痰与燥气壅于中焦，故头痛干呕，汗出短气，是痰膈也，非十枣不能除。但此汤不宜轻用，恐损人于倏忽。

本方除大枣，加大黄、黑丑、轻粉，水丸，名“三花神佑丸”。河间。治壮实人风痰郁热，支体麻痹，走注疼痛，湿热肿满，气血壅滞，不得宣通，及积痰翻胃。服三丸后，转加痛闷，此痰涎壅塞，顿攻不开，再加二丸，快利则止。

加牵牛、大黄，大泻气血之湿；加轻粉无窍不入，以去痰积。虚人不可轻用。

本方各五钱，加黄柏三两，酒炒　大黄煨，两半　粥丸，名“小胃丹”。丹溪。治胸膈肠胃热痰湿痰。

三物备急丸

伤食急痛　《千金》

治食停肠胃，冷热不调，腹胀气急，

痛满欲死。及中恶客忤，卒暴诸病。

食滞肠胃，上焦不行，下脘不能，故痛胀欲死。内实者法宜下之。

巴豆霜　大黄　干姜

等分，蜜丸，小豆大。每服二三丸。中恶口禁者，折齿灌之。崔氏干姜易桂枝，名“备急散”。

此手足阳明药也。大黄苦寒以下热结，巴霜辛热以下寒结，加干姜辛散以宣通之。干姜辛温，开五脏六腑，通四肢关节。三药峻厉，非急莫施，故曰“备急”。

硇砂丸

一切积聚　《本事》

治一切积聚痰饮，心胁引痛。

硇砂　巴豆去油　三棱　干姜　白芷五钱　木香　青皮　胡椒二钱半　大黄　干漆炒，一两　槟榔　肉豆蔻一个

为末，酽醋二升，煮巴豆五七沸，再下三棱、大黄末同煎五七沸，入硇砂熬成膏，和诸药杵丸，绿豆大。每五丸，姜汤下。

此治肉积、气积、血积通剂也。硇砂化肉食，硇砂性大热，能烂五金。《本草》言其能化人心为血，故治膈噎、癥瘕、肉积有殊功。干漆散瘀血，木香、青皮行滞气，三棱破血而行气，肉蔻暖胃而和中，白芷散风而除湿，干姜、胡椒除沉寒痼冷，大黄、巴豆能斩关夺门。方内多辛热有毒之品，用之以破冷攻坚。惟大黄苦寒，假之以荡热去实。盖积聚既深，攻治不得不峻。用醋者，酸以收之也。

《玉机微义》曰：方中因白芷散水行气，故更言治痰饮也。

洁古曰：壮人无积，虚人则有之。皆由脾胃虚弱，气血两衰，四时有感，皆能成积。若遽以磨坚破积之药治之，疾似去而人已衰矣。干漆、硇砂、三棱、大黄、牵牛之类，得药则暂快，药过则依然。气愈消，疾愈大，竟何益哉！故善治者，当先补虚，使气血旺，积自消。如满座皆君子，则小人无容地也。不问何脏，先调其中，使能饮食，是其本也。

木香槟榔丸

积滞泻利　子和

治胸腹积滞，痞满结痛，二便不通，或泻泄下痢，里急后重，食疟实积。

胸腹痞满泻痢，由于饮食留滞湿热郁积而成；二便不通，由于热结；里急后重，由于气滞。按里急后重，有因火热者，火燥物而性急也；有因气滞者，大肠气壅不得宣通也；有因积滞者，肠胃有物结坠也；有气虚者，中气陷下不能升也；有血虚者，津枯肠燥，虚坐努责是也。当分证论治。

脉洪大而实，为里实，宜下。若脉浮大，慎不可下。

木香　槟榔　青皮醋炒　陈皮去白　枳壳炒　黄柏酒炒　黄连茱萸汤炒　三棱醋煮　莪术醋煮五钱　大黄酒浸一两　香附　黑牵牛二两

芒硝水丸，量人虚实服。

一方加当归酒洗。

张子和《儒门事亲》无三棱、枳壳，只十味。《绀珠》无三棱、陈皮，名“木香导气丸”。

此手足阳明药也。湿热在三焦气分，木香、香附行气之药，能通三焦，解六郁；陈皮理上焦肺气；青皮平下焦肝气；泻利多由肝木克脾土。枳壳宽肠而利气；而黑丑、槟榔又下气之最速者也。气行则无痞满后重之患矣。

疟、痢由于湿热郁积，气血不和。黄柏、黄连燥湿清热之药；三棱能破血中气滞；莪术能破气中血滞；大黄、芒硝，血

分之药，能除血中伏热，通行积滞，并为摧坚化痞之峻品。湿热积滞去，则二便调而三焦通泰矣。盖宿垢不净，清阳终不得升，故必假此以推荡之，亦通因通用之意。然非实积，不可轻投。加当归者，润燥和其血也。

《纲目》曰：此戴人经验方也。善治下虚上实，抑火升水，流湿润燥，推陈致新，散郁破结，活血通经。及肺痿喘嗽，胸膈不利，脾湿黄疸，宿食不消，妇人调和气血，小儿惊疳积热，皆可量轻重用之。

滑伯仁曰：肠胃，阳明燥金也；下焦，少阳相火也。后重之用木香、槟榔，行燥金之郁也；癃秘之用知母、黄柏，散相火之炽也。

枳实导滞丸

伤食　东垣

治伤湿热之物，不得施化。痞闷不安，腹内硬痛，积滞泄泻。

大黄一两　枳实麸炒　黄芩酒炒　黄连酒炒　神曲炒五钱　白术土炒　茯苓三钱　泽泻二线

蒸饼为丸。多寡量服。

此足太阴、阳明药也。饮食伤滞，作痛成积，非有以推荡之则不行。积滞不尽，病终不除。故以大黄、枳实攻而下之，而痛泻反止，经所谓通因通用也。伤由湿热，黄芩、黄连佐之以清热，茯苓、泽泻佐之以利湿；积由酒食，神曲蒸窨遏合切　之物，化食解酒，因其同类，温而消之。芩、连、大黄，苦寒太甚，恐伤其胃，故又以白术之甘温，补土而固中也。

倒仓法

陈垢积滞　丹溪

黄牡牛肉肥嫩者二、三十斤

切碎洗净。用长流水桑柴火煮糜烂，滤去滓，取净汁，再入锅中，文武火熬至琥珀色，则成矣。

择一静室，明快不通风者，令病人先一夜不食，坐其中，每饮一钟，少时又饮，积数十钟。病在上者必吐，病在下者必利，病在中者吐而且利。视所出物可尽，病根乃止。连进之，急则逆上而吐多，缓则顺下而利多。视病之上下而为缓急。吐利后必渴，不得与汤。其小便必长，取以饮之，名“轮回酒”。非惟止渴，兼涤余垢。行后，倦卧觉饥，先与米饮，次与稀粥，三日后，方与厚粥，软饭菜羹，调养半月一月，精神焕发，沉疴悉痊矣。

须戒色欲半年一年。戒牛肉数年。

霞天膏：即照前法，每肉十二斤，可熬膏一斤，磁罐盛之。夏月水浸，可留三日。寒天久留。生霉音梅　用重汤煮。人煎剂调服，入丸剂每三分加曲一分，煮糊，或同蜜炼。

此足太阴、手足阳明药也。朱丹溪曰：牛，坤土也；黄，土之色也。以顺为德，而法健为功者，牡之用也。肉，胃之药也；液，无形之物也。积聚久则形质成，依附肠胃，回薄曲折之处，以为窠臼，岂铢两之丸散所能窥其藩牖乎。肉液充满流行，无处不到，如洪水泛涨，浮莝陈朽，皆顺流而下，不得停留。凡属滞碍，一洗而空。泽枯润槁，补虚益损，宁无精神焕发之乐乎？其方传于西域异人，中年后行一二次，亦却疾养寿之一助也。

王纶曰：牛肉补中，非吐下药，借补为泻，以泻为补，亦奇方也。

蜜煎导法

通大便　仲景

治阳明证。自汗，小便利，大便秘者。

胃实自汗，小便复利，此为津液内竭，非热结也。若与下药，则液愈耗矣。虽大便硬不可攻之，宜用外导之法。

蜂蜜

用铜器微火熬，频搅，勿令焦，候凝如饴，捻作挺子，头锐如指，糁皂角末少许，乘热纳谷道中，用手抱住，欲大便时去之。加盐少许亦可。盐能润燥软坚。

此手阳明药也。蜜能润肠，热能行气，皂能通窍。经曰：表解无证者，胃虽实忌攻，故外导而通之，不欲以苦寒伤胃也。

徐忠可曰：此为大便不行，而别无所苦者设也。结胸、痞满、脏结，胃有燥屎，皆有见证。今但自汗，且小便利，是津耗热郁而干燥也。

猪胆导法

通大便　仲景

治证同前。

猪胆一枚

取汁，入醋少许，用竹筒长三四寸，以一半纳谷道中，将胆汁灌入肛中，顷当大便。

此手阳明药也。便秘者属燥属热。自汗者为亡津液，当小便不利，今反利，是热犹未实，故不可攻。猪胆汁寒胜热，滑润燥，苦能降，醋酸善入，故能引入大肠而通之也。

津液枯者宜蜜导，热邪盛者宜胆导。如冷秘者削酱姜亦能导之。海藏法用蜜煎盐相合，或草乌末相合亦可。盖咸能软坚润燥，草乌能化寒消结，可随证阴阳所宜而用之。

表里之剂

病在表者，宜汗宜散；病在里者，宜攻宜清。至于表证未除，里证又急者，仲景复立大柴胡、葛根、黄芩等法，合表里而兼治之。后人师其意，则有防风通圣、参苏、五积诸剂。姑采数方以概其余，善用者审证而消息之可也。

大柴胡汤

少阳阳明解表攻里　仲景

治伤寒发热，汗出不解，阳邪入里，热结在里。

里非三阴之里，乃胃腑也。此为少阳阳明。三阴亦有转入阳明者，如太阴有桂枝加大黄汤，少阴有三大承气，厥阴一小承气，皆兼阳明证也。

心下痞硬，呕而下利，或往来寒热，烦渴谵语，腹满便秘。表证未除，里证又急。脉洪，或沉实弦数者。

表证未除者，发热头痛，胁痛，寒热仍在也。里证又急者，痞硬，燥渴，谵狂，便秘也。脉沉实为在里。弦数者邪在少阳也。洪者邪在阳明也。其呕而下利者，何亦用之？张兼善曰：里虚者便虽难而勿攻，里实者虽吐利而可下，心烦喜呕，里热已甚，结于胃中，故下之则愈。

柴胡八两　半夏半升　黄芩　芍药三两　生姜五两　大枣十二枚，擘　枳实四枚　大黄二两酒浸。

一方无大黄，下注云：若不加大黄，恐不为大柴胡汤也。崔氏去柴胡加前胡，名“大前胡汤”。胡洽云：亦出仲景方，治同。

此足少阳、阳明药也。表证未除，故用柴胡以解表；里证燥实，故用大黄、枳实以攻里。芍药安脾敛阴，能泻肝火，使木不克土。黄芩退热解渴，半夏和胃止呕，姜辛散而枣甘缓，以调营卫而行津液。此表里交治，下剂之缓者也。

周扬俊曰：仲景于太阳入膀胱腑证，则有五苓散；少阳兼阳明腑证，则有大柴胡汤。皆表里两解之法也。

昂按：此乃少阳阳明，故加减小柴胡、小承气而为一方。少阳固不可下，然兼阳明腑证则当下，宜小承气汤，轻则大柴胡汤。或问：大柴胡汤泻也，桂枝人参汤补也，何为皆治下利心下痞硬？张兼善曰：下之早因作痞者，里虚协热而利也，以表里不解，故用桂枝人参解表和里。若伤寒发热，汗出不解，心下痞硬，呕吐而下利者，此为实，故当以大柴胡下之。

陶节庵曰：伤寒邪热传里，须看热气浅深用药，三焦俱伤，则痞、满、燥、实、坚全见，宜大承气汤。邪在中焦，则有燥、实、坚三证，宜调胃承气汤，加甘草和中，去枳、朴者，恐伤上焦氤氲之气也。邪在上焦，则痞而实，宜小承气汤，去芒硝者，恐伤下焦真阴也。若表证未除，里证又急，不得不下者，则用大柴胡汤通表里而缓治之。大承气最紧，小承气次之，调胃承气又次之，大柴胡又次之，盖恐硝性燥急，故不轻用。

柴胡加芒硝汤

少阳阳明解表攻里　仲景

治伤寒十三日不解，胸胁满而呕，日晡潮热，已而微利，此本柴胡证，知医以圆药下之，非其治也。潮热者，实也。先以小柴胡汤以解外，后以加芒硝汤主之。

伤寒十三日，为再传经尽，当解之时，胁满而呕，少阳也。胸满而日晡潮热，阳明也。邪气犹在表里之间也。

小柴胡汤　见《和解门》。加芒硝六两

此少阳、阳明药也。表证误下，邪热乘虚入胃，以致下利而满呕，潮热之证犹在。伤寒潮热为胃实，故宜下。故仍与柴胡汤以解少阳，加芒硝以荡胃热，亦与大柴胡两解同意。

桂枝加大黄汤

太阳太阴解表攻里　仲景

治太阳误下，转属太阴，腹满大实痛者。

腹胀虽属太阴，若里证尚浅，腹满时痛，犹宜和之以桂枝加芍药汤。惟满痛便秘口燥咽干者，方可以此汤下之。

桂枝汤见《发表门》　加大黄一两　芍药三两

此足太阳、太阴药也。误下而作结胸，则邪在上，仍属太阳。今腹满而大实痛，则邪已入太阴。经曰：诸痛为实，痛随利减，故用桂枝以解未尽之表邪，加大黄以下内陷之邪热。

经又曰：太阴病，脉弱，其人续自便利，设当行大黄芍药者，宜减之，以胃气弱，易动故也。仲景之慎于用下也如是。

王海藏曰：腹痛桂枝加芍药，大实痛桂枝加大黄。何为不用芍药加大黄，而于桂枝内加之？要从太阳经治，以太阳为本也。

赵嗣真曰：太阴腹痛有三：有次第传经之邪，有直入本经之邪，有下后内陷之邪。此“腹满时痛”。为下后内陷之邪，宜桂枝加芍药汤。大实痛者，桂枝加大黄汤。设遇本经直入阴邪，腹满实痛，脉沉细者，用此下之，岂不贻结胸之悔耶？

周扬俊曰：大实痛者，有宿食也。非大黄不能除，亦通因通用之意也。

水解散

温疫表里两解　《肘后》

治天行一二日，头痛壮热。

麻黄四两　桂心　甘草炙　白芍二两　大黄　黄芩三两

此足太阳、阳明药也。麻黄能开腠发汗，桂心能引血化汗，黄芩以清上中之热，大黄以泻中下之热，甘草、白芍能调胃而和中。盖天行温疫，郁热自内达外，与伤寒由表传里者不同，故虽一二日之浅，可以汗下兼行，不必同于伤寒之治法也。

防风通圣散

表里俱实　河间

治一切风寒暑湿，饥饱劳役，内外诸邪所伤，气血怫郁，表里三焦俱实，憎寒壮热，头目昏运，目赤睛痛，耳鸣鼻塞，口苦舌干，咽喉不利，唾涕稠粘，咳嗽上气，大便秘结，小便赤涩，疮疡音羊肿毒，折跌损伤，瘀血便血，肠风痔漏，手足瘈疭，惊狂谵妄，丹斑瘾疹。

憎寒壮热，邪在表也；头眩目赤，风热上攻也；耳鸣口苦，邪在少阳也；便秘痔漏，热结大腑也；小便赤涩，热畜膀胱也；疮疡痈肿，气血怫郁也；丹斑瘾疹，风热在胃也；手足瘈疭，惊狂谵妄，肝风胃火也。

防风　荆芥　连翘　麻黄　薄荷　川芎　当归　白芍炒　白术　山栀炒黑　大黄酒蒸　芒硝五钱　黄芩　石膏　桔梗一两　甘草二两　滑石三两

加生姜、葱白煎。自利去硝、黄；自汗去麻黄加桂枝；涎嗽加姜制半夏。

此足太阳、阳明表里、血气药也。防风、荆芥、薄荷、麻黄，轻浮升散，解表散寒，使风热从汗出而散之于上；大黄、芒硝破结通幽，栀子、滑石降火利水，使风热从便出而泄之于下。风淫于内，肺胃受邪，桔梗、石膏清肺泻胃；风之为患，肝木受之，川芎、归、芍和血补肝。黄芩清中上之火，连翘散气聚血凝，甘草缓峻而和中，重用甘草、滑石，亦犹六一利水泻火之意。白术健脾而燥湿。上下分消，表里交治，而能散泻之中，犹寓温养之意。所以汗不伤表，下不伤里也。

本方再加人参补气，熟地益血，黄柏、黄连除热，羌活、独活、天麻、细辛、全蝎祛风。蜜丸弹子大，每服一丸，茶、酒任下，名“祛风至宝丹”。喻嘉言曰：此中风门中不易之专方也。

本方除大黄、芒硝，名“双解散”。

麻黄、防风、荆芥、荷薄、川芎以解表；黄芩、栀子、连翘、石膏、滑石以解里。复有当归、芍药以和血，桔梗、甘草、白术以调气，故曰“双解”。

葛根黄连黄芩汤

太阳阳明解表清里　仲景

治太阳病，桂枝证，医反下之，利遂不止，脉促者，表未解也。喘而汗出者，此汤主之。

发热头痛，恶风自汗，所谓桂枝证也。此邪在表而反下之，虚其肠胃，表邪乘虚入里，遂协热而利不止也。促为阳盛，虽下利而脉促，知表未解，前证仍在也。汗出而喘，为邪气外甚所致；喘而汗出，为里热气逆所致。与此汤散表邪，清里热。脉数而止曰“促”。

葛根半斤　甘草炙　黄芩二两　黄连二两

先煮葛根，内诸药煎。或加姜、枣。

此足太阳、阳明药也。表证尚在，医反误下，邪入阳明之腑，其汗外越，气上奔则喘，下陷则利。故舍桂枝而用葛根，专治阳明之表；葛根能升阳明清气，又为治泻圣药。加芩、连以清里热，甘草以调胃气，不治利而利自止，不治喘而喘自止矣。又太阳表里两解之变法也。

三黄石膏汤

发表清里

治伤寒温毒表里俱热，狂叫欲走，烦燥大渴，面赤鼻干，两目如火，身形拘急，而不得汗。或已经汗下，过经不解，三焦大热，谵狂鼻衄，身目俱黄，六脉洪数，及阳毒发斑。

陶节庵曰：此因热在三焦，闭塞经络津液，营卫不通，遂成此证。

石膏两半　黄芩　黄连　黄柏七钱　栀子三十个　麻黄　淡豉二合

每服一两，姜三片，枣二枚，细茶一撮，煎热服。

此足太阳、手少阳药也。表里之邪俱盛，欲治内则表未除，欲发表则里又急，故以黄芩泻上焦之火，黄连泻中焦之火，黄柏泻下焦之火，栀子通泻三焦之火，而以麻黄、淡豉发散表邪，石膏体重，泻胃火，能解肌，亦表里分消之药也。

五积散

发表温里　《局方》

治少阴伤寒，及外感风寒，内伤生冷，身热无汗，头痛身痛，项背拘急，胸满恶食，呕吐腹痛，寒热往来，脚气肿痛，冷秘寒疝，寒疟，恶寒无汗，妇人经水不调。上证皆寒湿为病也。

白芷　陈皮　厚朴六分　当归　川芎　芍药　茯苓　桔梗二分　苍术　枳壳七分　半夏　麻黄四分　干姜　肉桂重表者用桂枝　甘草三分

加姜、葱煎。

又法除桂、芷、枳壳、陈皮，余药慢火炒，摊冷，入桂、芷同煎，名“熟料五积散”。用炒者，助其温散也。有汗去苍术、麻黄，气虚去枳、桔加人参、白术，腹痛挟气加吴茱萸，胃寒加煨姜，阴证伤寒肢冷虚汗加附子，妇人调经加醋、艾。

此阴阳表里通用之剂也。麻黄、桂枝，所以解表散寒；甘草、芍药，所以和中止痛；苍术、厚朴，平胃土而祛湿；陈皮、半夏，行逆气而除痰；芎、归、姜、芷，入血分而祛寒湿；枳壳、桔梗，利胸膈而清寒热，茯苓泻热利水，宁心益脾。所以为解表、温中、除湿之剂，去痰、消痞、调经之方也。一方统治多病，惟活法者变而通之。

本方能散寒积、食积、气积、血积、痰积，故名五积。

王海藏曰：桂枝、麻黄、芍药、甘草，即各半汤也；苍、朴、陈、草，即平胃也；枳、梗、陈、茯、半，即枳桔半夏等汤也；加芎、归治血，又加干姜，为厚朴散。此数药相合，为解表温中之剂，消痞调经之方。虽为内寒、外感、表里之分所制，实非仲景表里桂枝、麻黄、姜附之的方也。惟在活法变而通之。

陶节庵曰：夫病不身热头痛，初起怕寒，腹痛、呕吐、泄泻、蜷卧，沉默不渴，脉沉迟无力，人皆知为阴证矣。至于发热面赤，烦躁，揭去衣被，脉大，人皆不识，认作阳证，误投寒药，死者多矣。不知阴证不分热与不热，不论脉之沉浮大小，但指下无力，重按全无，便是沉阴。急于五积散一服，通解表里之寒。若内有沉寒，必须姜、附温之。若作热治而用凉药，则渴愈甚而躁愈急。岂得生乎？此取脉不取证也。按伤寒有舍证取脉者，又有舍脉取证者。

本方合人参败毒散，名“五积交加散”。治寒湿身体重痛，腰脚酸痛。

麻黄白术汤

解表清里补中　东垣

治大便不通，小便赤涩，身面俱肿，

色黄，麻木，身重如山，喘促无力，吐痰唾沫，发热时躁，躁已振寒，项额如冰，目中溜火，鼻不闻香，脐有动气，小腹急痛。

东垣曰：此宿有湿热伏于荣血之中，木火乘于阳道，为上盛；短气喘促，为阴火伤气；四肢痿弱，为肾水不足；冬时寒水得令，乘其旺水克火，陵木大胜，必有大复，故见诸证。

青皮　陈皮　黄连酒炒　黄柏酒炒　甘草炙　升麻二分　柴胡　桂枝　人参　黄芪　苍术泔浸　白术土炒　厚朴　猪苓三分　茯苓　泽泻　吴茱萸四分　白豆蔻　炒曲五分　麻黄不去节六分　杏仁四粒，研

分二服。

此足三阳、三阴通治之剂也。前证盖因表里俱伤，阳气抑不得升。故风、火、湿、热郁而为病也。桂枝、麻黄，解表祛风；升麻、柴胡，升阳散火。黄连、黄柏，燥湿清热，而黄柏又能补肾滋阴；蔻、朴、青、陈，利气散满，而青、柴又能平肝，蔻、朴又能温胃。杏仁利肺下气，神曲化滞调中，吴萸暖肾温肝。参、芪、甘草、苍、白二术，补脾益气；二苓、泽泻通利小便，使湿去而热亦行。方内未尝有通大便之药，盖清阳升则浊阴自降矣。

昂按：此方盖合四君、五苓、补中、平胃、麻黄、吴萸解毒而为一方者也。治证既多，故所用表里、寒热、补泻之药俱备。但皆气药而无血药，与五积不同。然乃东垣之方录之，以见治疗之中又有此一种也。

参苏饮

外感内伤　《元戎》

治外感内伤，发热头痛，呕逆咳嗽，痰塞中焦，眩运嘈烦，伤风泄泻，乃伤寒已汗，发热不止。

发热头痛，外感也；咳嗽痰壅，呕逆泄泻，内伤也；已汗而热不止，阴虚也。

人参　紫苏　干葛　前胡　半夏姜汁炒　茯苓七钱半　陈皮去白　甘草　枳壳麸炒　桔梗　木香二钱。

每五钱，加姜、枣煎。

外感多者，去枣，加葱白；肺中有火，去人参，加杏仁、桑白皮；泻肺。泄泻加白术、扁豆、莲肉。炒燥，温，健脾。

此手足太阴药也。风寒宜解表，故用苏、葛、前胡；劳伤宜补中，故用参、苓、甘草。橘、半除痰止呕，枳、桔利膈宽肠，木香行气破滞。使内外俱和，则邪散矣。

溢饮身重注痛者，亦宜此方和解之。

刘宗厚曰：此出少阳柴胡例药，治感冒异气挟痰饮之病。本方云：前胡、葛根，自能解肌；枳壳、橘红辈，自能宽中快膈，毋以性凉为疑。愚观药性非凉，亦是辛平之剂。《元戎》谓参苏饮治一切发热皆效，谓有风药解表，有气药和中，则外感风寒，内积痰饮，并可用也。

合四物，名“茯苓补心汤”，尤能治虚热及吐衄便血。乃虚实表里兼治之剂，然不可过。

本方去人参、前胡，加川芎、柴胡、姜、枣煎，名“芎苏饮”。《澹寮》治伤风寒，外有发热、头痛、恶寒，内有咳嗽、吐痰、气涌。此或肺有实热，故去人参，加川芎，为通阴阳血气之使。

香苏饮

外感内伤　《局方》

治四时感冒，头痛发热，或兼内伤，胸膈满闷，嗳气恶食。

《内经》曰：卑下之地，春气常在。

故东南卑湿之区，风气柔弱，易伤风寒，俗称“感冒”，受邪肤浅之名也。由鼻而入，在于上部，客于皮肤，故无六经形证，惟发热头痛而已。胸满嗳气，恶食，则兼内伤也。轻为感冒，重者为“伤”，又重者为“中”。

香附炒　紫苏二钱　陈皮去白，一钱　甘草七分

加姜、葱煎。伤食加消导药，咳嗽加杏仁、桑皮，有痰加半夏，头痛加川芎、白芷，伤风自汗加桂枝，伤寒无汗加麻黄、干姜，伤风鼻塞头昏加羌活、荆芥，心中卒痛加延胡索，酒一杯。

此手太阴药也。紫苏疏表气而散外寒，香附行里气而消内壅，橘红能兼行表里以佐之，橘红利气，兼能发表散寒，盖气行则寒散，而食亦消矣。甘草和中，亦能解表为使也。

茵陈丸

汗吐下兼行　《外台》

治时气，瘴气、黄病、痃疟、赤白痢等症。

茵陈　栀子　鳖鱼炙　芒硝二两　大黄五两　常山　杏仁炒，三两　巴豆一两，去心皮，炒　豉五合

蜜丸，梧子大，每服一丸。或吐或利，或汗；如不应，再服一丸；不应，可作煎剂投之。老幼量意加减。

此足太阳、太阴、阳明、厥阴药也。栀子、淡豉，栀豉汤也，合常山可以涌吐，合杏仁可以解肌；大黄、芒硝，承气汤也，可以荡热去实，合茵陈可以利湿退黄。三药名茵陈汤，治黄正药。加巴豆，大热以祛脏腑积寒；加鳖甲，滋阴以退血分寒热。此方备汗、吐、下三法，故能统治诸病，居平当预合之，以备缓急，虽云劫剂，实佳方也。

和解之剂

邪在表宜汗，在上宜吐，在里宜下。若在半表半里，则从中治，宜和解。故仲景于少阳证，而以汗、吐、下三者为戒也。昔贤云：或热病脉躁盛而不得汗者，阳脉之极也，死。然有当和解之证，汗之不得汗，和解之力到汗自出而解，慎勿错认作死证也。由是观之，和解之剂，用以分理阴阳，调和营卫，顾不重欤？

小柴胡汤

半表半里　仲景

治伤寒中风少阳证，往来寒热，胸胁痞满，默默不欲食，心烦喜呕，或腹中痛，或胁下痛，或渴、或咳、或利、或悸，小便不利，口苦耳聋，脉弦，或汗后余热不解。及春月时嗽疟发寒热。妇人伤寒，热入血室。

寒为阴，热为阳；里为阴，表为阳。邪客半表半里，阴出与阳争，阴胜则寒；阳入与阴争，阳胜则热。阳不足则先寒，阴不足则先热。

又曰：太阳行身之后，属膀胱寒水，为表；阳明行身之前，属胃，燥金，为表之里。邪在于中，近后膀胱水则寒，近前阳明燥则热也。

寒热有定时者为疟，无定时者为往来寒热，以热在表而浅，邪恶正，故畏寒。寒已复热，此邪未并于表里，故寒热微而无定时也。

半表半里，属足少阳胆脉，行于两胁。手少阳三焦之脉络心包。风邪干之，心气不得宣畅，故烦满。或攻胸胁，故又胸胁痛也。

邪在表则呻吟不安，在里则烦而闷乱。邪自表而方传里，故默默静也。经

曰：阳入之阴则静。邪在表则能食，入里则不能食，今在表里之间，是以不欲食，未至于不能食也。邪在表则不烦不呕，在里则烦呕。表方传里，故心烦喜呕也。

里虚协热，故或渴或利，或腹中痛。里有停饮故悸，而小便不利。

少阳胆脉络于耳，故耳聋。胆气上溢故口苦。胆与肝皆属木，故脉弦。春月时嗽，少阳当令之时也。

血室，冲脉也。男女皆有之。妇人伤寒七八日，邪当传里，值经水适来，则邪不入腑，乘虚而入血室。或经水适断，表邪乘虚亦入血室，热与血搏结而不行，致有寒热如疟，暮则谵语，如见鬼状。在男子则下血谵语，皆为热入血室。妇人伤寒与男子无异，惟热入血室，妊娠、伤寒为不同也。

小柴胡在经主气，在脏主血，故更能入血室。经曰：伤寒、中风，有柴胡证，但见一证便是，不必悉具。又曰：伤寒五、六日，发热而呕，医以他药下之，柴胡证仍在者，复与柴胡汤。必蒸蒸而振，发热汗出而愈。或湿热在半表半里而发黄者，仍与小柴胡汤和其表里。虽杂证不能外也。

亦治伤寒五六日，头汗出，微恶寒，手足冷，心下满，不欲食，大便硬，脉细者，为阳微结。

仲景曰：汗出为阳微，假令纯阴结，不得复有外证。脉虽沉紧，不得为少阴病。所以然者，阴不得有汗。今头有汗，故知非少阴也。按三阴脉皆至颈、胸中而还，不上循头。程郊倩曰：热虽结而不甚也，以有微恶寒之半表在。至于脉沉，虽似里阴，则又有“头汗出”之证以别之。

凡脉细、脉沉、脉紧，皆阳热郁结之证，无关少阴也。可见阳气一结，不但阳证似阴，阳脉亦似阴矣。

柴胡八两　半夏半升　人参　甘草　黄芩　生姜三两　大枣十二枚

呕逆加生姜、陈皮；生姜散逆，陈皮顺气。烦而不呕，去半夏、人参，加栝蒌；以荡郁热。渴者去半夏，加花粉；生津。若不渴，外有微热，去人参，加桂枝，复取微汗；解肌。咳嗽去参、枣、生姜，加五味子、干姜；咳为气逆肺寒，五味敛肺，干姜散寒。戴元礼曰：少阳有嗽无喘，有喘非少阳也；阳明有喘无嗽，有嗽非正阳明也。虚烦加竹叶、粳米；竹叶凉心，粳米和胃。齿燥无津加石膏；齿燥属阳明火，石膏清胃止渴。痰多加栝蒌、贝母；能去热痰。腹痛去黄芩，加芍药；黄芩寒中，芍药合甘草和里。胁下痞硬，去大枣，加牡蛎；大枣甘，令人满，牡蛎咸，能软坚。胁下痛，加青皮、芍药；胁为肝胆之部，痛属肝火，二药平肝。心下悸，小便不利，去黄芩，加茯苓；经曰：太阳证，饮水多，心下必悸，水停心下故悸。水蓄不行，故小便不利。黄芩苦，反坚肾。茯苓淡能利水。本经头痛加川芎；入肝活血，散郁除风。发黄加茵陈。利湿。

此足少阳药也。胆为清净之府，无出无入。其经在半表半里，不可汗、吐、下，法宜和解。

仲景曰：少阳中风，耳聋目赤，胸满而烦，不可吐下，吐下则悸而惊。释曰：邪在半表半里，以吐除烦，吐则伤气，气虚者悸。以下除满，下则亡血，血虚者惊。又曰：伤寒脉弦细，头痛发热者，属少阳，不可汗，汗之则谵语。释曰：汗之亡津液，少阳之邪因之入胃，故谵语。

邪入本经，乃由表而将至里。当彻热发表，迎而夺之，勿令传太阴。柴胡味苦微寒，少阳主药以升阳达表为君；黄芩苦寒，以养阴退热为臣；阳不足则阴凑之，故发寒，用黄芩降阴气，使不陷入阳中，则不寒；阴不足则阳凑之，故发热，用柴胡升阳气，使不陷入阴中，则不热。又曰：柴胡、黄芩之苦寒以退热，半夏、生姜之辛温以退寒。人参、大枣、甘草之甘温以助正气。半夏辛温，能健脾和胃以散逆气而止呕，人参、甘草以补正气而和中，使邪不得复传入里为佐；二药固太阴，使木邪不致克土，然必虚人方可用参。邪在半表半里，则营、卫争，表属卫，里属营。故用姜、枣之辛甘以和营卫为使也。

李时珍曰：少阳证虽在半表半里，而胸膈痞满，实兼心肺上焦之邪；心烦喜呕，默默不欲食，又兼脾胃中焦之证。故用黄芩以治手、足少阳相火。黄芩亦少阳药也。

昂按：半夏止呕，和胃健脾。亦通治烦呕不欲食，寒热间作，脾亦有之，不独少阳也。小柴胡之用半夏，以邪在半表半里，则阴阳争，用半夏和胃而通阴阳也。《灵枢经》用治不眠，亦同此意。而仲景治喉痹咽痛，及大小便秘，皆用半夏，取其辛能润燥，又能散也。丹溪谓半夏能使大便润而小便长。今又专以半夏为除痰之药，稍涉燥证，辄不敢用，而半夏之功用不复见知于世矣。

徐忠可曰：小柴胡能引清气而行阳道，能引胃气上行而行春令，能散诸经血凝气聚。故凡邪在表里混杂者，俱籍之以提出少阳，俾循经而散，以柴、甘、生姜为定药，余则加减随证耳。

陶节庵曰：本经证心下饱闷，未经下者，非结胸也。乃表邪传至胸中，未入于腑，尚为在表，只须小柴胡加枳、桔。不效，就以本方对小陷胸加枳、桔，一服豁然，其效如神。

喻嘉言曰：伤寒分表、里、中三治。表里之邪俱盛，则从中而和之，故有小柴胡之和法，用人参、甘草、半夏、生姜、大枣助脾和中，但带柴胡一味透表，黄芩一味透里。饮入胃中，听胃气之升者，带柴胡出表；胃气之降者，带黄芩入里。一和而表里之邪尽服，未效者加工治之，不相捍格矣。又曰：虚劳发寒热者，乃卫虚则恶寒、营虚则发热耳。缓调营卫，俾不亢战，寒热自止。若误用小柴胡，俾汗多而卫伤于外，便溏而营伤于内，虚热转加，病益甚矣。

吴绶曰：小柴胡为半表半里之剂。太阳经之表热，阳明经之标热，皆不能解也。若夫阳气虚寒，面赤发热，脉沉足冷者，服之立见危殆。及内有虚寒，大便不实，妇人新产发热，皆不可用也。

李士材曰：今人治伤寒，不分阴阳表里，概用此方去参投之，以为平稳，杀人多矣，不独峻剂也。

李东垣曰：若血受病，亦先调气，谓气不调则血不行，气夫血妇也。如妇人经病，先柴胡以行经之表，次四物以行经之里，亦先气而后血也。

本方以前胡代柴胡，名“小前胡汤”。崔氏。治同。胡洽云：亦仲景方。

本方加陈皮、芍药，名“柴胡双解散”节庵。治同

本方加芒硝，名“柴胡加芒硝汤”。仲景。见《表里门》。

本方加桂枝，名“柴胡加桂枝汤”。仲景。治伤寒六、七日，发热，微恶寒，支节烦痛，微呕，心下支结，外证未去者。

伤寒六七日，邪当传里。支结者，胸中支撑而结也。喻嘉言曰：谓结于心之边旁也。呕而支结，为将传里。发热恶寒，骨节烦痛，为外证未除，宜和解。

昂按：此兼太阳，故加桂枝。《脉经》

曰：发汗多，亡阳谵语，不可下，宜此汤和其营卫以通津液，自愈。

本方除黄芩、甘草，加桂枝、茯苓、龙骨、牡蛎、铅丹、大黄，名“柴胡加龙骨牡蛎汤”仲景。治伤寒八九日下之，胸满烦惊，小便不利，谵语，身重不可转侧。

伤寒八九日，过经然后下之，可谓慎矣。孰知外邪未尽，乘虚入里。烦满者，阳热入胸也；惊者，心恶热而神不守也。烦惊虽系乎心，亦因胆虚，为将军之官，失荣而多畏也。小便不利，里虚而津液不行也。谵语，胃热也。身重不可转侧，阳气不营于表也。与柴胡汤以除烦满；加茯苓、龙骨、牡蛎、铅丹，收敛神气而镇惊，而茯苓、牡蛎又能行津液，利小便；加大黄以逐胃热，止谵语；加桂枝以行阳气；合柴胡以散表邪而解身重。因满故去甘草。

按：‘伤寒传足不传手’，其实原无界限。此证邪热干心，神明内乱，故致烦惊谵语。仲景加入心药数种，不专以足经之治治之也。

本方去半夏、人参、姜、枣，加桂枝、干姜、花粉、牡蛎，名“柴胡桂枝干姜汤”。仲景。治伤寒汗下后，胸胁满，微结，小便不利，渴而不呕，但头汗出，往来寒热，心烦者。

头汗，寒热而兼满渴，表里皆有邪，故除人参、半夏，而加桂枝以解太阳，干姜以散满，花粉以生津，牡蛎以软坚。以此和解，复津液而助阳。

亦治疟发寒多热少，或但寒不热。

喻嘉言曰：小柴胡本阴阳两停之方，可从寒热以为进退。此方加姜、桂，则进而从阳；其加芩、连，以退而从阴，可以类推。

李梴曰：伤寒余热未尽，重感六淫之气，变而为疟，治法与杂病不同。寒多热少，或单寒者，太阳邪变也，柴胡桂枝汤；热多寒少，或单热，骨节烦痛者，阳明邪变也，白虎汤加桂；寒热相等，或先热者，少阳邪变也，小柴胡汤，渴者去半夏，加花粉、知母；寒热大作，战栗汗出不散者，太阳、阳明合病也，桂枝石膏汤；服此后疟愈盛者，三阳合病也。恐传入阴经，急用桂枝黄芩汤。如传入阴经，从卯至午，发而呕吐，大便闭者，大柴胡汤下之；从午至酉，发而腹满便闭者，大承气汤下之；从酉至寅，发而欲狂，善忘便黑者，桃仁承气汤微利之。不敢下者，栀子升麻汤，若挟痰食瘴气，治法与杂病略同。

附：桂枝石膏汤，桂枝一钱，黄芩二钱，石膏、知母各三钱。桂枝黄芩汤，即小柴胡加石膏二钱，知母二钱，桂枝五分。李梴曰：二方以桂枝治太阳，白虎治阳明，柴胡治少阳，意甚明显。挟痰合二陈，食积合平胃，溺涩合五苓，便闭合大柴胡，无汗加葛根、苍术，有汗加黄芪、白术，夜发加白芍、桃仁，日久加常山、槟榔吐之。治疟之法尽矣！

本方去半夏，加花粉，名“柴胡去半夏加栝蒌根汤。”《金匮》。治往来寒热而渴，及劳疟。

花粉润燥生津，太阳小便不利而渴，宜五苓。阳明大便不利而渴，宜调胃承气。大柴胡已利而渴，宜白虎。少阳寒热往来而渴，宜此汤。遇劳即发，名劳疟。

本方去柴胡、黄芩，加厚朴，名“厚朴生姜半夏甘草人参汤”。仲景。治发汗后腹胀满者。

凡吐下后胀满者，乃当汗不汗，误与吐下，表邪乘虚入里，“邪气盛则实”之证也。汗后表已解而胀满者，知非里实，缘脾胃气虚，阴气内壅而为胀也，法当补虚散滞。

本方除半夏，加当归、白芍、大黄，名“柴胡饮子”。子和。治肌热蒸热积热，汗后余热，脉洪实弦数。

表为肌热，里为蒸热，壅为积热。

亦治疟疾。

喻嘉言曰：子和法中略施攻补，深中肯綮。

本方加羌活、防风，名“柴胡羌活汤”。治瘟疫少阳证。

本方加桔梗，名“柴胡桔梗汤”，治春嗽。

本方合平胃散，名“柴平汤”，治湿疟身痛，身重。

本方加青黛、姜汁糊丸，名“清镇丸”，洁古。治呕吐、脉弦、头痛及热嗽。

本方一分，加四物二分，名“柴胡四物汤”，治妇人日久虚劳，微有寒热。

本方与四物各半，名“调经汤”。

黄连汤

升降阴阳　仲景

治伤寒胸中有热而欲呕，胃中有寒而腹痛。

成氏曰：湿家下后舌上有胎者，是丹田有热，胸中有寒，是邪气入里而为下热上寒也。此伤寒邪气传里而为下寒上热也。胃中有邪气，使阴不得升而独治于下，为下寒，腹中痛；阳不得降而独治于上，为肺中热，欲呕吐。与此汤以升降阴阳。

黄连炒　干姜炒　桂枝　甘草三两　人参二两　半夏半升　大枣十二枚

此足阳明药也。黄连苦寒泄热以降阳，姜、桂辛温除寒以升阴，人参助正祛邪，半夏和胃止呕，甘草、大枣调中止痛。上中二焦寒热交战，以此和解之。

喻嘉言曰：湿家下之，舌上有胎者，丹田有热，胸中有寒也。仲景亦用此汤何耶？盖伤寒分表里中三治。表里之邪俱盛，则从中而和之，故有小柴胡之和法。至于丹田胸中之邪，在上下而不在表里，即变柴胡为黄连汤，以桂枝代柴胡，以黄连代黄芩，以干姜代生姜，引入胃中，听胃气之上下敷布，故不问下寒上热，上寒下热，皆可治之也。夫表里之邪，则用柴、芩，用生姜之辛以散之；上下之邪，则用桂、连，用干姜之辣以开之。仲景圣法灼然矣。

昂按：上下未有不分表里者，大概上焦属表，中下属里。胸中与太阳为近，故用桂枝。嘉言著眼虽高，而立言尚有未尽。

黄芩汤

太阳少阳两解　仲景

治太阳、少阳合病，自下利者。

合病者，谓有太阳之证，身热头痛脊强，又有少阳之证，耳聋胁痛，呕而口苦，寒热往来也。自利者，不因攻下而泄泻也。自利固多可温，然胃肠有积结，与下焦有客热又非温剂所能止，或分利之，或攻泄之可也。成氏曰：太阳、阳明合病，下利为在表，与葛根汤以汗之；少阳、阳明合病下利，为阳邪入里，与承气汤以下之；此太阳、少阳合病下利，为在半表半里，与黄芩汤以和解之。

黄芩三两　芍药　甘草二两　大枣二十枚

此足太阳、少阳药也。成氏曰：虚而不实者，苦以坚之，酸以收之。黄芩、芍药之苦酸以坚敛肠胃之气；弱而不足者，甘以补之，甘草、大枣味甘以补肠胃之弱。

昂按：二经合病，何以不用二经之药？盖合病而兼下利，是阳邪入里，则所重者在里，故用黄芩以御其热，而以甘、芍、大枣和其太阴，使里气和则外证自解，和解之法，非一端也。仲景之书，一字不苟。此证单言下利，故此方亦单治下利。《机要》用之治热痢腹痛，更名黄芩芍药汤。洁古因之加木香、槟榔、大黄、黄连、归尾、官桂，更名芍药汤，治下痢。仲景此方，遂为万世治痢之祖矣。

本方加半夏半升、生姜三两，名“黄芩加半夏生姜汤”。仲景　治前证兼呕者。呕，胃气逆也，加半夏、生姜以散逆气。《千金》曰：生姜呕家圣药，是散其逆气也。《金匮》曰：呕家用半夏以去其水，水去则呕止，是下其痰饮也。亦治胆府发咳，呕苦水如胆汁。胃气逆则呕苦，胆液溢则口苦。

本方除大枣，名“黄芩芍药汤”。治火升鼻衄及热痢。

《外台》黄芩汤：黄芩、人参、干姜各三两桂枝一两半夏半升大枣十二枚　治干呕下痢

芍药甘草汤

腹痛

治腹中不和而痛。

此阴阳气血不和，肝木乘脾之故也。腹痛有寒、有热、有虚、有实、有食积、有湿痰、有死血、有虫。寒痛者，痛无增减，或兼吐利；热痛者，时痛时止，腹满坚结；实痛者，痛甚胀满，手不可按；虚痛者，按之即止；食痛者，痛甚则利，利后痛减；死血痛者，痛有常处；湿痰痛者，脉滑，痰气阻碍，不得升降；虫痛者，时作时止，面白唇红。大抵胃脘下大腹痛者，多属食积外邪。绕脐痛者，属痰火积热；脐下小腹痛者，属寒，或瘀血，或尿涩。

仲景用治误表发厥，脚挛吐逆，与干姜甘草汤以复其阳。厥愈足温者，更作此汤以和其阴，其脚即伸。

酸甘相合，用补阴血。王海藏曰：稼穑作甘，甘者己也；曲直作酸，酸者甲也。甲己化土。此仲景妙方也。

白芍药　甘草炙，各四两

脉缓伤水，加桂枝、生姜；脉洪伤金，加黄芩、大枣；脉涩伤血，加当归；脉弦伤气，加芍药；脉迟伤寒，加干姜。

此足太阳、阳明药也。气血不和，故腹痛。白芍酸收而苦泄，能行营气；炙草温散而甘缓，能和逆气；又痛为木盛克土，诸痛皆属肝木。白芍能泻肝；甘草能缓肝和脾也。

虞天民曰：白芍不惟治血虚，大能行气，腹痛者营气不和，逆于肉里，得白芍行其营气，又以甘草之甘缓和其逆气。此不治之治，乃所以深治之也。

本方去芍药，加干姜，一两，炮名“甘草干姜汤”。仲景。别见《寒门》。《金匮》用此治肺痿、肺冷、吐涎沫，小便数。以此温之。

本方加附子，名“芍药甘草附子汤”。仲景。别见《寒门》。

本方加黄芩，名“黄芩芍药汤”。《机要》。治热痢，腹痛，后重，身热，脓血稠粘，及鼻衄不止，脉洪数。此即仲景之黄芩汤除大枣。

本方加白术，名“白术芍药汤”，《机要》。治脾湿水泻，身重困弱。

《保命集》曰：泻痢不止，或暴下者，皆太阴受病，故不可离芍药。人不受湿则不痢，故须白术。四时下痢，于白芍、白术内，春加防风，夏加黄芩，秋加厚朴，冬加桂、附，更详外证治之。如身困倦加白术；自汗逆冷，气息微，加桂、附以温之；如里急后重，脓血稠粘，虽在盛冬，于温药内亦加大黄。

栝蒌薤白白酒汤

胸痹 《金匮》

治胸痹喘息，咳唾，胸背痛，短气。

胸中者，心肺之分，故喘息而咳唾。诸阳受气于胸中，转行于背，气痹不行，故胸背为痛而短气。

栝蒌一枚 薤白三两 白酒四斤

此上焦膻中药也。

膻中，两乳中间。经曰：膻中者，臣使之官，喜乐出焉。

喻嘉言曰：胸中阳气如离照当空，旷然无外。设地气一上，则窒塞有加。故知胸痹者，阴气上逆之侯也。仲景微则用薤白、白酒以益其阳，甚则用附子、干姜以消其阴。世医不知胸痹为何病，习用豆寇、木香、诃子、三棱、神曲、麦芽等药，坐耗其胸中之阳，亦相悬矣。

薤叶光滑，露亦难立宁，故曰薤露，其性滑泄，能通气滞，故胸痹下重并用之。

本方加半夏，名栝蒌薤白半夏汤。《金匮》。治胸痹不得卧，心痛彻背，以不得卧，故加半夏。

本方除白酒，加枳实、厚朴、桂枝，名"枳实薤白桂枝汤。"《金匮》。治胸痹气结在胸，胸满胁下逆，抢心。

温胆汤

不眠 《集验》

治胆虚痰热不眠，虚烦惊悸，口苦呕涎。

胆以温为候，虚则寒，寒则不眠。惊悸亦由于胆虚。虚火上溢，故口苦。呕吐多属半表半里少阳胆经之邪。胆虚气郁，致脾生痰涎而烦呕。伤寒病后多有此证。

陈皮去白 半夏姜制 茯苓或用茯神 甘草 枳实麸炒 竹茹

加姜煎，或加枣。《局方》无茯苓。如心虚加人参、枣仁；心内烦热加黄连、麦冬；口燥舌干去半夏，半夏行水耗津。加麦冬、五味、花粉；表热未清加柴胡；内虚大便自利去枳实，加白术；内实心烦，加黑栀子。

此足少阳、阳明药也。橘、半、生姜之辛温，以之导痰止呕，即以之温胆；戴氏云：痰在胆经，神不归舍，亦令人不寐。枳实破滞，茯苓渗湿；甘草和中；竹茹开胃土之郁，清肺金之燥。凉肺金即所以平甲木也。胆为甲木，金能平木。如是则不寒不燥而胆常温矣。

经又曰：胃不和则卧不安。又曰：阳气满不得入于阴，阴气虚故目不得瞑。半夏能和胃而通阴阳。故《内经》用治不眠，二陈非特温胆，亦以和胃也。

温胆汤即二陈加枳实、竹茹。《三因》云：心虚胆怯，气郁生涎，涎与气搏，变生诸证。触事易惊，或梦寐不祥，或短气悸乏，或自汗，并温胆汤主之。呕则以人参代竹茹。

《内经》半夏汤治痰盛不眠，半夏五合，糯米一升，用清水扬万遍煮服，汗出即已。半夏除痰而利小便，糯米益阴而利大肠，使上下通则阴阳和矣。经又曰：诸水病者，故不得卧，卧则惊，惊则咳甚。

《准绳》云：《内经》半夏汤，皆去饮之剂，无饮者勿服。

《金匮》治虚劳虚烦不眠，用酸枣仁汤，枣仁二升，甘草一两，知母、茯苓、川芎各二两。深师加生姜二两。此补肝之剂。经曰：卧则血归于肝。

昂按：《本草》云：枣仁炒用，治胆虚不眠；生用，治胆热好眠。窃谓：胆热必有心烦口苦之证，何以反能好眠乎？温胆汤治不眠，用二陈加竹茹、枳实，二味皆凉药，乃以凉肺经之热，非以温胆之寒也。其以"温胆"名汤者，以胆欲不寒不燥，常温为候耳。“胆热好眠”四字，不能无疑也。

本方加人参、远志、枣仁、熟地，名“十味温胆汤”，治梦遗惊惕。

逍遥散

退热调经　《局方》

治血虚肝燥，骨蒸劳热，咳嗽潮热，往来寒热，口干便涩，月经不调。

骨蒸潮热，肝血虚也；肝火乘肺故咳嗽；邪在少阳故往来寒热；火盛烁金，不能生水，故口渴便秘；肝藏血，肝病故经水不调。

柴胡　当归酒拌　白芍酒炒　白术土炒　茯苓一钱　甘草炙，五分

加煨姜、薄荷煎。

此足少阳、厥阴药也。肝虚则血病，当归、芍药养血而敛阴；木盛则土衰，甘草、白术和中而补土。补土生金，亦以平木。柴胡升阳散热，合芍药以平肝，而使木得条达；木喜条达，故以泻为补，取疏通之义。茯苓清热利湿，助甘、术以益土，而令心气安宁。茯苓能通心肾。生姜暖胃祛痰，调中解郁；薄荷搜肝泻肺，理血消风。疏逆和中，诸证自已。所以有逍遥之名。

有干咳嗽者，丹溪曰：极为难治。此系火郁之证，乃痰郁其火邪在中，用逍遥散以开之，下用补阴之剂可愈。昂按：此即后条《医贯》所言之旨也。

本方加丹皮、栀子，名“八味逍遥散”，薛已。治怒气伤肝，血少目暗。

目为肝窍。经曰：目得血而能视。肝伤血少则目昏。丹皮能泻血中伏火，栀子能泻三焦郁火。故薛氏加之以抑肝气，兼以调经也。

《医贯》曰：古方逍遥散，柴胡、薄荷、当归、芍药、陈皮、甘草、白术、茯神，其加味者，则丹皮、栀子，余以山栀屈曲下行泄水，改用吴茱、炒连。其论五郁曰：东方生木，木者生生之气，即火气也。火附木中，木郁则火亦郁矣。火郁则土自郁，土郁则金郁，金郁则水郁，五行相因，自然之理也。余以一方治木郁，而诸郁皆愈，逍遥散是也。方中柴胡、薄荷二味最妙。盖胆乃甲木少阳之气，其气柔嫩，象草穿地而未伸，此时若被寒风一郁，即软萎遏抑，不能上伸，不上伸则下克脾土，而金水并病矣。惟得温风一吹，郁气始得畅达也。盖木喜风摇，寒即摧萎，温即发生。柴胡、薄荷辛能发散，温能入少阳。古今立方之妙如此。其甚者，方中加吴茱、炒连，即左金丸。黄连清心火，吴茱气臊，肝气亦臊，同气相求，以平肝木。木平则不生心火，火不刑金，而金能制木，不直伐木，而佐金以制木，此左金所以得名也。此法之巧者，然犹未也。继用六味地黄，加柴胡、芍药以滋肾水，俾能生木。逍遥散风以散之也，地黄饮雨以润之也。木有不得其天者乎！此法一立，木火之郁即舒，木不下克土，土亦得滋润，无燥熇之患，金水自能相生。余谓一法可通五法者如此。推而广之，凡寒热往来、恶寒恶热、呕吐、吞酸、嘈杂、胸痛、胁痛、小腹膨胀、头运、盗汗、黄疸、温疫、疝气、飧泄等证，皆对证之方。推之伤寒、伤风、伤湿，除直中外，凡外感者，皆作郁看，以逍遥散加减出入，无不获效。如小柴胡汤、四逆散、羌活汤，大同小异，然不若此方之响应也。倘一服即愈，少顷复发，或频发而愈甚，此必下寒上热之假证，此汤不可复投，当改用温补之剂，如阳虚以四君子汤加温热药，阴虚以六味汤加温热药。玄机之士，不须余赘矣。

又曰：余于冬月正伤寒麻黄、桂枝证

作寒郁治，不恶寒者作火郁治。此余创论也。既曰寒邪，何故入内而反为热？不知即是本身之火，为寒所郁，一步返归一步，久则纯热矣。三黄解毒，解其火也；葛根、升麻，火郁发之也；三承气，土郁夺之也；小柴胡，木郁达之也。此理甚简易。刘守真谓用麻黄、桂枝必加凉药，子和六神通解加石膏于麻黄、苍术中，陶氏谓九味羌活可代三方，皆非也。不若逍遥散真可一方代三方也。火为寒郁，熬煎肾水，至木旺时，无生发滋润之本，故发热而渴，非外感也。余以六味汤滋其水，以柴胡舒其木，活人多矣。

六和汤

调和六气　《局方》

治夏月饮食不调，内伤生冷，外伤暑气，寒热交作，霍乱吐泻。及伏暑烦闷、倦怠嗜卧，口渴，便赤，中酒等证。

风、寒、暑、湿之邪、伤脾则泻，伤胃则吐，伤肺则渴，伤膀胱则溺赤，阴阳相争则寒热交作，或霍乱转筋。脾主四肢，伤则倦息。伤酒亦以温散为治。

砂仁　藿香　厚朴　杏仁　半夏　扁豆　木瓜　人参　白术　赤茯苓　甘草

加姜、枣煎。伤暑加香薷，伤冷加紫苏。一方无白术，一方有苍术。

此足太阴、阳明药也。藿香、砂仁、杏仁、厚朴，香能舒脾，辛能行气，而砂仁、厚朴，兼能化食；木瓜酸能平肝舒筋，肝木乘脾故转筋。木瓜酸能敛肺，助肺金以平肝邪，故治霍乱、转筋。扁豆、赤苓，淡能渗湿清热，而扁豆又能散暑和脾；半夏辛温，散逆而止呕；参、术甘温，补正以匡邪；甘草补中，协和诸药；姜、枣发散而调荣卫，皆所以和之也。或加香薷者，用以祛暑；加紫苏者，用以发表散寒也。

吴鹤皋曰：六和者，和六腑也。脾胃为六腑之总司，先调脾胃，则水精四布，五经并行，百骸九窍，皆太和矣。

昂按：六和者，和六气也。若云和六腑，则五脏又不当和乎？盖风、寒、暑、湿、燥、火之气，夏月感之为多，故用诸药匡正脾胃，以拒诸邪而平调；也。

藿香正气散

外感内伤　《局方》

治外感风寒，内伤饮食，憎寒壮热，头痛呕逆，胸膈满闷，咳嗽气喘。及伤冷、伤湿，疟疾、中暑，霍乱吐泻。凡感岚瘴不正之气者，并宜增减用之。元气虚弱之人慎用。

藿香　紫苏　白芷　大腹皮　茯苓三两　白术土炒　陈皮　半夏曲　厚朴姜制　桔梗二两　甘草一两

每服五钱，加姜、枣煎。一方加木瓜，气脱能收，气滞能和。伤食重者，加消食药。

此手太阴、足阳明药也。藿香辛温，理气和中，辟恶止呕，兼治表里为君；苏、芷、桔梗，散寒利膈，佐之以发表邪；厚朴、大腹，行水消满，橘皮、半夏，散逆除痰，佐之以疏里滞；苓、术、甘草，益脾去湿，以辅正气为臣使也。正气通畅，则邪逆自除矣。

吴绶曰：若太阳伤寒，头痛发热，骨节痛者，此方全无相干，如妄用之，虽汗出亦不解，变成坏证者多矣。凡伤寒发热，脉沉，元气虚人，并夹阴伤寒发热者，皆不可用。

戴元礼曰：肥人多中，以气盛于外而歉于内也。肺为气出入之道，人肥者必气急，气急必肺邪盛，肺金克肝木，胆为肝之腑，故痰涎壅盛，治之必先理气，中后气未尽顺，痰未尽降，调理之剂，当以藿香正气散和星香散。服此药非特治中风之证，中风、中恶、霍乱尤宜。

本方合三味香薷饮，香薷、扁豆、黄连。名“香薷汤”，治伏暑吐泻转筋。

三解汤

时行阳疟

治时行疟之通剂。

此三阳经疟也。《机要》曰：疟有中三阳者，有中三阴者，其证各殊，同伤寒也。在太阳谓之寒疟，治多汗之；在阳明谓之热疟，治多下之；在少阳谓之风疟，宜和之。此三阳受病，谓之暴疟，发在夏至后处暑前，此伤之浅者也。在三阴经，总谓之温疟，当从太阴经论之。发在处暑后，冬至前，此伤之重者，远而为痎，痎者老也，居西方，宜毒药疗之。

李梴曰：凡疟，须分阴阳。气虚属阳，血虚属阴；发于春夏属阳，发于秋冬属阴；自子至巳属阳，自午至亥属阴；邪浅在腑为阳，与营卫并行，故一日发；邪深在脏为阴，横连膜原，不能与卫气并行，故间日发，或三四日一发。卫虚则先寒，营虚则先热。

喻嘉言曰：疟发必有寒有热，盖外邪伏于半表半里，适在少阳所主之界。出与阳争，阴胜则寒；入与阴争，阳胜则热。即纯热无寒，为瘅疟、温疟，纯寒无热，为牝疟。要皆以少阳而造其极偏，补偏救弊，亦必还返少阳之界，使阴阳协和而后愈也。谓少阳而兼他经则有之，谓他经而不涉少阳，则不成其为疟矣。脉纵屡迁，而弦之一字实贯彻之也。

昂按：疟之不离少阳，犹咳之不离于肺。故经曰：五脏六腑皆令人咳。然必传以与肺也。

柴胡　麻黄去节　泽泻各三钱

此足少阳药也。吴鹤皋曰：病有三在，在表、在里及在半表半里也。疟邪藏于分肉之间，邪正分争，并于表则在表，并于里则在里，未有所并，则在半表半里。麻黄之辛，能散表邪由汗而泄；泽泻味咸，能引里邪由溺而泄；柴胡升阳发热，居表里之间而和解之。此但可以治实疟，虚者当辨其气血而加补剂。昼发属气，夜发属血。

清脾饮

严用和

治疟疾热多寒少，口苦嗌干，小便赤涩，脉来弦数。

热多，阳胜也。口苦嗌干，肝胆火也，热盛故便赤。疟居于半表半里。属少阳甲胆之分，肝胆属木，故脉弦。

青皮　厚朴醋炒　柴胡　黄芩炒　半夏姜制　茯苓　白术土炒　甘草炙　草果

加姜煎。一方加槟榔。大渴加麦冬、知母；疟不止，加酒炒常山一钱、乌梅二个。常山劫痰截疟，乌梅敛阴清热。

此足少阳、太阴药也。疟为肝胆之邪，然多因脾胃受伤而起。脾属湿土，重感于湿，湿生热，热生痰，故见前证也。脾既受病，木又克之，故用青皮、柴胡以破滞而伐肝；柴胡疏上焦肝气，青皮疏下焦肝气。半夏、厚朴以行痰而平胃；厚朴平胃，半夏燥痰，古云“无痰不作疟”。茯苓用以渗湿，黄芩用以清热；草果辛热，能散太阴之积寒，除痰而截疟。能清膏粱之痰。盖先去其害脾者，而以白术、甘草调而补之也。

此即小柴胡汤加减，从温脾诸方而一变也。虚疟忌用。

吴鹤皋曰：清脾非清凉之谓，乃攻去其邪，而脾部为之一清也。刘宗厚因草果之辛热而讥焉，是未达严用和氏之精矣。

张子和曰：世医以疟为“脾寒”，甚

者归之祟怪，良可笑也。

刘宗厚曰：暑盛阳极，伏阴在内，人或纳凉澡浴，寒客肌肉之间，或肌饱劳役，内伤而病作。肌肉属脾，发则恶寒战栗，乃谓之脾寒耳，实由风寒湿暍，邪郁腠理。夏时毛窍疏通，而不为病，至秋气收敛之际，表邪不能发越，故进退不已，往来寒热，势如凌虐人之状，所以名疟，即四时之伤寒也。十二经皆能为病，古方多兼理内伤取效，由脾胃和，精气通，阴阳和解，诸邪悉散，实非脾病也。世用发表、解肌、温经、散寒等法，亦未尝执于燥脾劫剂也。

昂按：脾虚恶寒，胃虚恶热，寒热间作，脾亦有之，不独少阳也。虽十二经脏皆能为疟，而脾胃受伤者实多，故仲景小柴胡汤人参、甘草、半夏、姜、枣，皆脾胃药。其治少阳，独柴胡一味而已。严氏宗之，故以小柴胡加减，而立清脾饮，是明从脾胃论治矣。刘氏之论，亦主脾胃内伤，乃不敢翻子和之案，以为非脾病，恐不然也。又古方用辟邪丹、雄珠丸治鬼疟，盖杂病多有挟鬼证者，何独于疟必云无此也。

痛泻要方

痛泻　刘草窗

治痛泻不止。

脾虚故泻，肝实故痛。

吴鹤皋曰：此与伤食不同，伤食腹痛，得泻便减，今泻而痛不止，故责之土败木贼也。

戴氏曰：水泻腹不痛者，湿也；痛甚而泻，泻而痛减者，食积也；泻水腹痛肠鸣，痛一阵，泻一阵，火也；或泻或不泻，或多或少者，痰也；完谷不化者，气虚也。

白术土炒，三钱　白芍炒，二两　陈皮炒，两半　防风一两

或煎或丸，久泻加升麻。

此足太阴、厥阴药也。白术苦燥湿，甘补脾，温和中；芍药寒泻肝火，酸敛逆气，缓中止痛；防风辛能散肝，香能舒脾，风能胜湿，为理脾引经要药；东垣曰：若补脾胃，非此引用不能行。陈皮辛能利气，炒香尤能燥湿醒脾，使气行则痛止。数者皆以泻木而益土也。

黄连阿胶丸

冷热利　《局方》

治冷热不调，下利赤白，里急后重，脐腹疠痛，口燥烦渴，小便不利。湿热郁于肠胃，故腹痛口渴而便秘。

黄连一两　茯苓二两　阿胶炒，一两

为末，水熬阿胶为丸，空心米汤下。延年除茯苓，加干姜、当归，名“驻车丸”，治同。

此手足阳明药也。黄连泻火燥湿，开郁消瘀，以平其痛热；阿胶补阴益血，润燥利肠，以和其里急；茯苓能令肺气下降，通于膀胱，清热利水，止渴除烦，为清解之平剂。黄连退热，茯苓除湿，阿胶润燥补虚。

仲景黄连阿胶汤：黄连四两　黄芩一两　芍药二两　阿胶三两　鸡子黄二枚，生用治伤寒少阴病，得之二三日以上，心烦不得卧。

二三日以上，寒变热之时也，少阴多病此。传经之阳邪，阴气为阳热所灼，故心烦不得卧，芩、连之苦以除热，鸡子、阿胶之甘以益血，芍药之酸以收阴气。用苦寒、甘润、酸敛之剂，收摄其欲亡之微阴，较之四逆一水一火，为不同矣。

海藏黄连阿胶汤：黄连炒，四两　黄柏　阿胶炒，各一两　山栀五钱　每服四钱，治伤寒热毒入胃，下利脓血。血虚加芎、

归，腹痛加芍药，血不止加地榆。

姜茶饮

疟痢　东垣

治赤、白痢及寒热疟。

生姜　陈细茶

每味约三钱，浓煎服，或微炒煎。

此足太阴、阳明药也。茶助阴，姜助阳，使寒热平调，并能消暑，解酒食毒。此方用之屡效，勿以药之平浅而忽之也。

本方除生姜，加陈白梅蜜水煎，名“梅蜜饮”，治热痢。除茶加木香、肉蔻，治冷痢。蜜最能治痢。

芦根汤

呕哕　《千金》

治伤寒病后呕哕，不下食。

此由初病时热盛多服冷药，饮冷水，热势既退，冷气便发，故脾胃虚寒而不和，噫哕食臭，腹内雷鸣而泻利也。

芦根一升　竹茹一升　生姜二两　粳米一合

此足太阴、阳明药也。芦根甘寒，降伏水，利小水；竹茹甘寒，除胃热，清燥金；生姜辛温，祛寒饮，散逆气。三者皆能和胃，胃和则呕止。加粳米者，亦藉以调中州也。

阴阳水

霍乱

治霍乱吐泻有神功。

按：药中治霍乱者最多，然有寒热二证，而《本草》主治，未尝分别言之，万一误用，立死不救。仓卒患此，脉候未审，切勿轻投偏热偏寒之剂，惟饮阴阳水为最稳。

张子和曰：霍乱吐泻，乃风、湿、暍三气合邪也。湿土为风木所克，郁则生热；心火上炎故吐，吐者暍也；脾湿下注故泻，泻者湿也；风急甚则转筋，转筋者风也。又邪在上焦则吐，在下焦则泻，在中焦则吐泻交作。

沸汤　井水

各半钟，和服。故又名生熟水。

此中焦分理阴阳之药也。阴阳不和而交争，故上吐、下泻而霍乱。饮此辄定者，分其阴阳，使和平也。

甘草黑豆汤

解毒

解百药毒，兼治筋疝。

筋疝者，茎中掣痛、挺胀不堪。此由用春方邪术而得之。用此方者，亦取其解毒。

甘草二两　黑豆半升

此足阳明药也。甘草和中以解毒，黑豆散热以解毒。

苏颂曰：古称大豆解百药毒，试之不然，又加甘草，其验乃奇。

若治筋疝，当用甘草稍，以稍能径达茎中也。

本方加大黄，名“大黄甘草汤”，治上中下三焦消渴。

医方集解·三卷

理气之剂

经曰：诸气膹郁，皆属于肺。又曰：怒则气上，喜则气缓，悲则气消，恐则气下，寒则气收，热则气泄，惊则气乱，劳则气耗，思则气结。九气不同，百病多生于气也。夫人身之所恃以生者，此气耳。源出中焦，总统于肺，外护于表，内行于里，周流一身，顷刻无间，出入升降，昼夜有常，曷尝病于人哉！及至七情交攻，五志并发，乖戾失常，清者化而为浊，行者阻而不通，表失护卫而不和，里失营运而弗顺，气本属阳，及胜则为火矣。河间所谓'五志过极皆为火'，丹溪所谓'气有余便是火'也。

人身有宗气、营气、卫气、中气、元气、胃气、冲和之气、上升之气，而宗气尤为主。及其为病，则为冷气、滞气、上气、逆气、气虚诸变证矣。无病之时，宜保之养之，和之顺之。病作之时，当审其何经何证，寒、热、虚、实而补泻之。

补中益气汤

升阳补中　东垣

治虚劳内伤，身热心烦，头痛恶寒，懒言恶食，脉洪大而虚。或喘或渴，或阳虚自汗，宜本汤加麻黄根、浮小麦、升、柴，俱宜蜜水炒过，欲其引参、芪至表，故又不可缺。或气虚不能摄血，或疟痢脾虚，久不能愈。一切清阳下陷，中气不足之证。

中者，脾胃也。脏腑肢体皆禀气于脾胃，饥饱劳役，伤其脾胃，则众体无以禀气而皆病矣。阳气下陷，则阴火上乘，故热而烦，非实热也。头者诸阳之会，清阳不升，则浊气上逆，故头痛。其痛或作或止，非如外感头痛不休也。阳虚不能卫外，故恶寒自汗；气虚故懒言；脾虚故恶食；脾胃虚则火上于肺故喘；金受火克，不能生水故渴；脾虚不能统血，则血妄行而吐下。清阳下陷，则为泻痢；气血两虚，则疟不止，名痎疟。痎，老也。

李东垣《内伤外感辨》：伤于饮食、劳役、七情、六欲，为内伤；伤于风、寒、暑、湿，为外感。内伤发热，时热时止；外感发热，热甚不休。内伤恶寒，得暖便解；外感恶寒，虽厚衣烈火不除。内伤恶风，不畏甚风，反畏隙风；外感恶风，见风便恶；内伤头痛，乍痛乍止；外感头痛，连痛不休，直待表邪传里方罢。内伤有湿，或不作渴，或心火乘肺，亦作燥渴；外感须二三日外，表邪传里，口方作渴。内伤则热伤气，四肢沉困无力，怠倦嗜卧；外感则风伤筋，寒伤骨，一身筋骨疼痛。内伤则短气不足以息；外感则喘壅气盛有余。内伤则手心热；外感则手背热。

天气通于肺，鼻者，肺之外候。外感伤寒则鼻塞，伤风则流涕，然能饮食，口知味，腹中和，二便如常。地气通于脾，口者脾之外候，内伤则懒言恶食，口不知味，小便黄赤，大便或秘或溏。左人迎脉主表，外感则人迎大于气口；右气口脉主里，内伤则气口大于人迎。内伤证属不足，宜温、宜补、宜和；外感证属有余，宜汗、宜吐、宜下。若内伤之证，误作外感，妄发其表，重虚元气，祸如反掌。故立补中益气汤主之。

又有内伤、外感兼病者，若内伤重者，宜补养为先；外感重者，宜发散为急。此汤惟上焦痰呕，中焦湿热，伤食膈满者不宜服。

黄芪蜜炙，钱半　人参　甘草炙，一钱　白术土炒　陈皮留白　当归五分　升麻二分　柴胡二分

姜三片，枣二枚，煎。

如血不足，加当归；精神短少，加人参、五味；肺热咳嗽，去人参；嗌干，加葛根。风药多燥，葛根独能止渴者，以其能升胃中清气，入肺而生水耳。

头痛加蔓荆子，痛甚加川芎；脑痛加藁本、细辛；风湿相搏，一身尽痛，加羌活、防风；有痰加半夏、生姜。

胃寒气滞加青皮、蔻仁、木香、益智；腹胀加枳实、厚朴、木香、砂仁；腹痛加白芍、甘草；热痛加黄连；能食而心下痞，加黄连；咽痛加桔梗；有寒加肉桂；湿胜加苍术。

阴火加黄柏、知母，阴虚去升、柴，加熟地、山茱、山药；大便秘加酒煨大黄。

咳嗽，春加旋覆、款冬；夏加麦冬、五味；秋加麻黄、黄芩；冬加不去根节麻黄；天寒加干姜。

泄泻去当归，加茯苓、苍术、益智。

此足太阴、阳明药也。肺者，气之本，黄芪补肺固表为君；脾者，肺之本，土能生金，脾胃一虚，肺气先绝。人参、甘草，补脾益气，和中泻火为臣；东垣曰：参、芪、甘草，泻火之圣药，盖烦劳则虚而生热，得甘温以补元气，而虚热自退，故亦谓之“泻”。白术燥湿强脾，当归和血养阴为佐；补阳必兼和阴，不然则已亢。升麻以升阳明清气，右升而复其本位。柴胡以升少阳清气。左旋而上行。

阳升则万物生，清升则阴浊降。加陈皮者，以通利其气；陈皮同补药则补，独用则泻脾。生姜辛温，大枣甘温，用以和营卫，开腠理，致津液诸虚不足。先建其中。中者何？脾胃是也。

李东垣曰：脾胃虚者，因饮食劳倦，心火亢甚，而乘其土位。其次肺气受邪，须多用黄芪，而人参、甘草次之。脾胃一虚，肺气先绝，故用黄芪以益皮毛而固腠理，不令自汗；上喘气短，故以人参补之；心火乘脾，用炙草甘温以泻火热而补脾元，若脾胃急痛并大虚，腹中急缩，宜多用之，中满者减之；白术苦甘温，除胃中之热，利腰脐间血；胃中清气在下，必加升麻、柴胡以升之，引参、芪、甘草甘温之气味上升以补胃气之散而实其表，又缓带脉之缩急；气乱于中，清浊相干，用去白陈皮以理之，又助阳气上升以散滞气。脾胃气虚，为阴火伤其生发之气，营血大亏，血减则心无所养，致令心满而烦，病名曰“悗”，故加甘辛微温之剂生阳气。仲景之法，血虚以人参补之，阳旺则能生阴血，更以当归和之，少加黄柏以救肾水，泻阴中伏火，如烦犹不止，少加生地黄补肾水，水旺则心火自降。

李士材曰：虚人感冒，不任发散者，此方可以代之。

东垣曰：肌热者，表热也，服此汤一二服，得微汗则已，非正发汗，乃阴阳气和，自然汗出也。

《准绳》曰：凡四时伤寒，通宜补散，故丹溪治伤寒，多用补中益气汤。气虚

者，四君子加发散药，血虚者四物汤加发散药。东垣治风湿，用补中益气加羌活、防风、升麻、藁本、苍术；海藏治风湿无汗者，用神术汤；有汗者，用白术汤；治刚痉，神术汤加羌活、麻黄；治柔痉，白术汤加芪、术、桂心；治中暍，脉弦细、芤、迟者，用黄芪汤，此皆仲景所谓辛苦之人触冒之病，伤寒是也。

《明医杂著》云：发热有数种，治各不同，仲景论伤寒、伤风，此外感也。故宜发表以解散之，此麻黄、桂枝之义也。感于寒冷之月，即时发病，故用辛热以胜寒。如春温之月，则当变以辛凉之药；夏暑之月，则当变以甘苦寒之剂。又有冬温，此天时不正，阳气反泄，用药不可温热。又有寒疫，却在温热之时，此阴气反逆，用药不可寒凉。又有瘟疫，沿门阖境相似者，此天地之厉气，当随时令参气运而治，宜辛、凉、甘、苦、寒之药，以清热解毒。若夫饮食劳倦，为内伤元气，则真阳下陷，内生虚热，故东垣发补中益气之论，用甘温之药，大补其气而提其下陷，此用气药以补气之不足也。又有劳心好色，内伤真阴，阴血既伤，则阳气偏胜而变为火，是谓阴虚火旺劳瘵之证，故丹溪发"阳有余，阴不足"之论，用四物加黄柏、知母，补其阴而火自降，此用血药以补血之不足者也。又有夏月伤暑之病，虽属外感，却类内伤，东垣所谓清暑益气是也。又有因暑热而过食冷物以伤其内，或过取风凉以伤其外，此则非暑伤人，乃因暑而致之病，治宜辛热解表，辛温理中之药，却与伤寒治法相类者也。外感之与内伤，寒病之与热病，气虚之与血虚，若冰炭相反，治之若差，则轻病必重，重病必死矣。

《医贯》曰：读伤寒书而不读东垣书，则内伤不明，而杀人多矣。读东垣书而不读丹溪书，则阴虚不明，而杀人多矣。东垣《脾胃论》，深明饥饱劳役发热等证，俱是内伤，悉类伤寒，切戒汗、下，以为内伤多而外感少，只须温补，不必发散。如外感多内伤少，温补中少加发散，以补中益气为主。如内伤兼寒者，加麻黄；兼风者，加桂枝；兼暑者，加黄连；兼湿者，加羌活。实万世无疆之利，此东垣特发阳虚发热之一门也。然阴虚发热者，十之六七，亦类伤寒。今人一见发热，则曰"伤寒"，须用发散。发散而毙，则曰"伤寒之法已穷"。余尝于阴虚发热者，见其大热面赤，口渴烦躁，与六味地黄丸一大剂即愈。如下部恶寒足冷，上部渴甚躁极，或饮而反吐，即加肉桂、五味，甚则加附子冷饮，以此活人多矣。此丹溪发明阴虚发热之外，尚遗未尽之意也。

本方除当归、白术，加木香、苍术，名"调中益气汤"。东垣。治脾胃不调，胸满肢倦，食少短气，口不知味。心和则舌知味。及食入反出。

本方加白芍、五味子，亦名"调中益气汤"。东垣。治气虚多汗，余治同前。

补中汤纯用甘温，所谓"劳者温之"，"损者温之"，此加白芍、五味之酸，以收耗散之气，有发有收，此东垣别开一路。以广补中之妙者乎。

本方加苍术倍分，半夏、黄芩各三分，名"参术益胃汤"东垣。治内伤劳倦，燥热短气，口渴无味，大便溏黄。

本方去白术，加草蔻、神曲、半夏、黄柏，名"升阳顺气汤"。东垣。治饮食劳倦所伤，满闷短气，不思食，不知味，时恶寒。

吴鹤皋曰：升、柴辛甘升其清，清升则阳气顺矣。柏皮苦寒降其浊，浊降则阴气顺矣。参、芪、甘草、当归补其虚，虚补则正气顺矣。半夏、陈皮利其膈，膈利则痰气顺矣。豆蔻、神曲消其食，食消则谷气顺矣。

东垣曰：升麻、柴胡，味薄性阳，引脾胃清气行于阳道，以滋春气之和；又引参、芪、甘草上行，充实腠理，使卫外为固。凡补脾胃之药，多以升阳、补气名之者此也。又曰：但言补之以辛甘温热之剂，及味之薄者，诸风药是也。此助春夏之升浮者也。此便是"泻"。秋收、冬藏之药也。在人之身，乃肝、心也。但言泻之以酸、苦、寒、凉之剂，并淡味渗泄之药，此助秋冬之沉降者也。在人之身，是肺、肾也。

本方加炒芩、神曲，名"益胃升阳汤"。东垣。治妇人经水不调，或脱血后食少水泻。

东垣曰：脱血益气，古圣之法也，故先补胃气以助生发之气。

本方加黄柏、生地，名"补中益气加黄柏生地汤"。治阴火乘阳，发热昼甚，自汗短气，口渴无味。

本方加白芍、细辛、川芎、蔓荆，名"顺气和中汤"。《宝鉴》。治清阳不升，头痛恶风，脉弦微细。

本方加羌活、防风、细辛、川芎，名"调荣养卫汤"。节庵。治劳力伤寒，身痛、体热、恶寒、微渴、汗出、身痛，脉浮无力。

乌药顺气散

顺气祛风　严用和

治中风遍身顽麻，骨节疼痛，步履艰难，语言蹇涩，口眼㖞斜，喉中气急有痰。

风胜则气壅，壅于皮肤则顽麻，壅于骨节则烦痛，壅于经络则语涩行难，壅于口面则㖞邪，壅于胸喉则痰喘。

乌药　橘红二钱　麻黄去节　川芎　白芷　桔梗　枳壳炒，一钱　僵蚕去丝嘴，炒　炮姜　甘草炙，五分

加姜、葱煎。虚汗者去麻黄，加黄芪；手足不能举动，加防风、续断、威灵仙；拘挛加木瓜；脚气加牛膝、五加皮、独活。

此手太阴、足厥阴药也。风盛则火炽，故有痰火冲逆而上，此里气逆也；然中风必由外感风寒而发，内虚而外邪乘之，此表气逆也。麻黄、桔梗，肺家之药，发汗而祛寒；川芎、白芷，头面之药，散风而活血。血活则风散。枳、桔利气行痰，顺气正以行痰，橘红兼能发表。僵蚕清化散结，蚕病风则僵，得清化之气，故因以治风，能散相火逆结之痰。黑姜温经通阳，甘草和中泻火，乌药能通行邪滞诸气。此乃先解表气而兼顺里气者，气顺则风散。风邪卒中，当先治标，若气虚病久者，非所宜也。

厥逆痰壅，口噤脉伏，身温，为中风；身冷，为中气。中风多痰涎，中气无痰涎，以此为辨。中气因怒而得者尤多。《局方》用此治之。

许学士云：暴怒伤阴，暴喜伤阳，忧愁不已，气多厥逆，往往得中气之证，不可作中风治。

喻嘉言曰：中风证多挟中气。

严用和曰：人之元气强壮，外邪焉能为害？必真气先虚，荣卫空疏，邪乃乘虚而入。若内因七情得者，法当调气，不当治风；外因六淫得者，亦先当治气，后依所感六气治之。此良法也。宜八味顺气散。方用人参、白术、茯苓、甘草、陈皮、青皮、白芷、乌药。并不用前方枳、梗、麻黄、僵蚕风药，正'先治气，后治风'之妙旨。后人或谓不当，杂入白芷，不知白芷香而不燥，正和荣卫之善药也。《局方》合两方用人参、白术、陈皮、甘

草、干姜、川芎、厚朴、桔梗、麻黄、白芷，更加葛根治感风头痛，鼻塞声重，尚为合宜。

《玉机微义》曰：严氏此论，迥出前人，其用药则未也。何也？四君子补脾胃药，更加白芷去手阳明经风，乌药通肾胃间气，陈皮理肺气，青皮泄肝气，若风果在于手阳明，肺、肝、胃、肾而气实者可用，但经有十二，五脏之气互有胜负，此方安能尽其变乎？况真气先虚之人，亦难用也。

苏子降气汤

降气　《局方》

治虚阳上攻，气不升降，上盛下虚，痰涎壅盛，喘嗽呕血，或大便不利。

肺为气主，肺虚火盛，故气高痰涌，或喘或嗽，甚则呕血也。火炎津枯，有升无降，故大便不利。又有气痛便秘，用通剂而愈，不通或暂通复秘，因而下血者，亦当顺气，气顺则自通，当求温暖之剂。

苏子　半夏　前胡　厚朴姜炒　橘红　当归一钱　甘草炙　肉桂五分

加姜煎，一方无桂，有沉香。

沉香能升降诸气，温而不燥。

此手太阴药也。苏子、前胡、厚朴、橘红、半夏，皆能降逆上之气，兼能除痰，气行则痰行也。数药亦能发表，既以疏内壅，兼以散外寒也。风痰壅盛，多挟外感。当归润以和血，甘草甘以缓中，下虚上盛，故又用肉桂引火归元也。

《玉机微义》曰：此散郁和中之剂。

《准绳》曰：口鼻出血，皆由上盛下虚，有升无降，血随气升，法当先顺其气，气降则血归经矣，宜苏子降气汤加人参、阿胶各一钱，下养正丹。

昂按：方内多破气发表之药，又有半夏、肉桂，血证亦当审用。养正丹金、石烹炼而成，尤觉非宜。

木香顺气散

调中顺气　东垣

治阴阳壅滞，气不宣通，胸隔痞闷，腹胁胀满，大便不利。

胸膈痞闷者，脾胃受伤。中气不运，不能升降。浊气在上，则生膹胀也。腹胁胀满者，肝火盛也。大便秘者，清阳不升，故浊阴不降也。

木香　草蔻仁炒　益智　苍术三分　厚朴四分　青皮　陈皮　半夏　吴茱萸汤泡　干姜　茯苓　泽泻二分　升麻　柴胡一分　当归五分

此足太阴、阳明药也。木香、厚朴、青皮、陈皮，辛能行气，兼能平肝；草蔻、益智，香能舒脾；苍术、半夏，燥能胜湿；干姜、吴茱，温能散寒；升、柴之轻以升其阳；苓、泻之淡以泻其阴。盖脾为中枢，使中枢运转，则清升浊降，上下宣通，而阴阳得位矣。然皆气药，恐其过燥，故重用当归以濡其血，共成益脾消胀之功也。

四磨汤

七情气逆　严氏

治七情气逆，上气喘急，妨闷不食。

怒则气上，思则气结，忧愁不已，气多厥逆，重则眩仆，轻则上气喘急，满闷妨食。

槟榔　沉香　乌药　人参

等分，浓磨，煎三四沸，温服。一方人参易枳壳。一方去人参，加枳实、木香、白酒磨服，名“五磨饮子”，治暴怒卒死，名曰气厥。

此手太阴药也。气上宜降之，故用槟榔、沉香；槟榔性如铁石，沉香入水独沉，故皆能下气。气逆宜顺之，故用乌药加人参者，降中有升，泻中带补，恐伤其气也。大实者，仍宜枳壳。

越鞠丸

六郁　丹溪

统治六郁，胸膈痞闷，吞酸呕吐，饮食不消。

六郁：气郁、血郁、痰郁、火郁、湿郁、食郁也。六者之中，以气为主，气行则郁散矣。吞酸呕吐，由于痰火，饮食不消，由气不运行。

丹溪曰：气升则食自降矣。六郁不言风、寒者，风、寒郁则为热也。

滑伯仁曰：郁者，结聚而不得发越，当升者不得升，当降者不得降，当变化者不得变化，所以传化失常而病见矣。气郁者胸膈痛；湿郁者周身痛，或关节痛，遇阴寒即发；痰郁者动则气喘，寸脉沉滑；热郁者昏瞀便赤，脉沉数；血郁者四肢无力，能食；食郁者嗳酸腹饱，不能食，寸口紧盛。

经曰：木郁达之，火郁发之，土郁夺之，金郁泄之，水郁折之。

香附醋炒　苍术泔浸，炒　抚芎　神曲炒　栀子炒黑

等分。曲糊为丸。如湿郁加茯苓、白芷；火郁加青黛；痰郁加南星、半夏、栝蒌、海石；血郁加桃仁、红花；气郁加木香、槟榔；食郁加麦芽、山查、砂仁。挟寒加吴茱萸，又或春加防风，夏加苦参，冬加吴茱萸。经所谓‘升降浮沉则顺之，寒热温凉则逆之’也。

此手足太阴、手少阳药也。吴鹤皋曰：越鞠者，发越鞠郁之谓也。香附开气郁，苍术燥湿郁，抚芎调血郁，栀子解火郁，神曲消食郁。陈来章曰：皆理气也，气畅而郁舒矣。

朱丹溪曰：郁为燥淫，燥乃阳明秋金之位。肺属金，主气，主分布阴阳，伤则失职，不能升降。故经曰：诸气膹郁，皆属于肺。又郁病多在中焦。中焦，脾胃也，水谷之海，五脏六腑之主。四脏一有不平，则中气不得其和而先郁矣。此方药兼升降者，将欲升之，必先降之；将欲降之，必先升之。苍术辛烈雄壮，固胃强脾，能径入诸经，疏泄阳明之湿，通行敛涩；香附阴中快气之药，下气最速。一升一降，故郁散而平。抚芎足厥阴药，直达三焦，上行头目，下行血海，为通阴阳血气之使，不但开中焦而已。胃主行气于三阳，脾主行气于三阴，脾胃既布，水谷之气得行，则阴阳脏腑，不受燥金之郁，皆由胃气而得通利矣。

或问：丹溪曰《脉诀》云‘热则生风，冷则生气’，吾子引仲景之言而斥其非，然则诸气、诸饮、呕吐、吞酸反胃诸病，将无寒证耶？曰：五脏各有火，五志激之，其火随起。若诸寒为病，必须身犯寒气，口食寒物，非若诸火病自内作。所以气病寒者，十无一二。

七气汤

行气消痰　《三因》方，亦名四七汤。

治七情气郁，痰涎结聚，咯不出，咽不下，胸满喘急，或咳或呕，或攻冲作痛。

七气者，寒、热、喜、怒、忧、愁、恶也。七情之病，令人气结痰聚，阴阳不得升降，故有痞满喘咳冲痛等证。

半夏姜汁炒，五钱　厚朴姜汁炒，三钱　茯苓四钱　紫苏二钱

加姜、枣煎。

此手足太阴药也。气郁则痰聚，故散郁必以行气化痰为先。半夏辛温，除痰开郁；厚朴苦温，降气散满；紫苏辛温，宽

中畅肺，定喘消痰；茯苓甘淡渗湿，益脾通心交肾。痰去气行，则结散郁解，而诸证平矣。

本方加白芍、陈皮、人参、桂心，亦名“七气汤”。《三因》。治七情郁结，阴阳反戾，吐利交作，寒热眩运，痞满噎塞。

四七汤

温中解郁　《局方》亦名七气汤。

治七情气郁，痰涎结聚，虚冷上气，或心腹绞痛，或膨胀喘急。

《针经》云：胃络不和，喘出于阳明之上逆；真元耗散，喘出于肾气之上奔。

人参　官桂　半夏一钱　甘草五分

加姜煎。心腹痛，加延胡索。能行血中气滞，气中血滞。

此手太阴药也。李士材曰：夫七情过极，皆伤其气。丹溪以越鞠丸主之，而此独异者，盖郁久则浊气闭塞，而清气日薄矣。故虽痛虽膨，而不用木香、枳壳，用人参以壮主气之脏，肺。官桂以制谋虑之郁。肝者，将军之官，谋虑出焉。郁久肝火必盛，桂能平肝。郁久生痰，半夏为之驱逐；郁故不和，国老为之调停。甘草。况桂性辛温，疏气甚捷。郁结者还为和畅矣。汤名“四七”者，以四味治七情也。

《玉机微义》曰：经云‘寒则气收’，宜辛散之，甘缓之。此治气虚寒郁药也。

代赭旋覆汤

痞硬噫气　仲景

治伤寒发汗，若吐若下，解后心下痞硬，噫气不除。

汗、吐、下后，大邪虽解，胃气弱而不和，虚气上逆，故痞硬、噫气，即俗所谓嗳气也。

旋覆花即金沸草，三两　代赭石一两　人参二两　甘草三两　半夏半斤　生姜五两　大枣十二枚

此足阳明药也。成氏曰：硬则气坚。旋覆之咸以软痞硬；怯则气浮，代赭之重以镇虚逆；代赭色赤体重，又能养阴血，止反胃。辛者散也，生姜之辛以散虚痞；甘者缓也，人参、甘草、大枣之甘以补胃弱。

《纲目》云：病解后，痞硬噫气，不下利者，用此汤。下利者，生姜泻心汤。

《活人》云：有旋覆代赭证，或咳逆气虚者，先服四逆汤。胃寒者，先服理中汤，后服此汤为良。

周扬俊曰：予每借之以治反胃噎食，气逆不降者，神效。

丁香柿蒂汤

呃逆　严氏

治久病呃逆，因于寒者。

按：方书无呃字。或作咳逆，或作哕气，仲景书中亦作“哕”。《说文》曰：“哕，气牾也。海藏、东垣皆以哕为干呕，人多非之。今从俗作“呃逆”。此病有因痰阻气滞者，有因血瘀者，有因火郁者，有因胃热失下者。此皆属实；有因中气大虚者，有因大下胃虚阴火上冲者，此皆属虚。寒热虚实，治法不一，古方以此汤治寒呃，虽病本于寒，然亦有火也。呃在中焦，谷气不运，其声短小，得食即发呃；在下焦真气不足，其声长大，不食亦然。

丁香　柿蒂二钱　人参一钱　生姜五片

一方加陈皮、半夏、茯苓、甘草、良姜。

此足阳明、少阴药也。丁香泄肺温胃而暖肾，生姜去痰开郁而散寒，柿蒂苦涩而降气，人参所以辅真气使得展布也。火呃亦可用者，盖从治之法也。

以热攻热，名曰从治。

朱丹溪曰：人之阴气，因胃为养，土伤则木挟相火直冲清道而上作呃逆。古人以为胃寒，用丁香、柿蒂，不能清痰利气，唯助火而已。

李时珍曰：朱氏但执以寒治热，矫枉之过矣。按古人治阴呃，每用桂、附、干姜、吴茱、丁香、茴香诸辛热药，多有取效者。治阳呃用橘红竹茹汤。

《玉机微义》曰：呃逆本由阴气已虚，阴火暴甚，直冲而上出于胃，入于肺而作声。东垣用凉药者，所以泻热降火也。若阴证呃逆，以阴气先消，阳火亦竭，浮于胸中，亦欲散也，故不用寒药，而反以温药养胃，留其阳火，胃气一和，阳生则阴长之说也。

或问：治阳呃者，何以不用知、柏？吴鹤皋曰：此少阳虚邪，非实邪也，故用柿蒂、竹茹之味薄者主之。若知、柏味厚，则益戕其中气，否塞不益甚乎！古人盖深权之矣。

本方除人参、生姜，亦名“丁香柿蒂汤”。严氏。治同。

本方除人参、生姜，加竹茹、橘红，名“丁香柿蒂竹茹汤”，又名“橘红竹茹汤”。《宝鉴》去人参，加青皮、陈皮；《三因》去人参，加良姜、甘草，名“丁香散”，治同。

橘皮竹茹汤

呕逆呃逆

治久病虚羸，呕逆不已。

胃寒则呕，胃热亦呕。有停饮，有积饮，皆作呕。此为久病虚火上逆而干呕者。

亦治吐利后，胃虚呃逆。

橘皮　竹茹　人参　甘草　半夏　麦冬　赤茯苓　枇杷叶

加姜、枣煎。胃寒者，去竹茹、麦冬，加丁香。实火去人参。

此足阳明药也。胃火上冲，肝胆之火助之，肺金之气不得下降，故呕。竹茹、枇杷叶、麦门冬，皆能清肺而和胃，肺金清，则肝气亦平矣。肝木挟相火而上冲，故作呃。金能平木。二陈所以散逆气，陈皮、半夏。赤茯苓所以降心火，生姜呕家之圣药，久病虚羸，故以人参、甘草、大枣扶其胃气也。

《金匮》橘皮竹茹汤：橘皮三升　竹茹二升　人参一两　甘草五两　生姜半斤　大枣三十枚　治哕逆。

即呃逆吐利后，胃虚隔热所致。按前方即此方而加半夏、麦冬、赤茯苓、枇杷叶。

定喘汤

哮喘

治肺虚感寒，气逆膈热而作哮喘。

膈有胶固之痰，外有非时之感，则令人哮喘。由寒束于表，阳气并于膈中，不得泄越，故隔热气逆。声粗为哮，外感之有余也；气促为喘，肺虚而不足也。

白果二十一枚，炒黄　麻黄　半夏姜制　款冬花三钱　桑白皮蜜炙　苏子二钱　杏仁去皮尖　黄芩钱半　甘草一钱

加姜煎。

此手太阳药也。表寒宜散，麻黄、杏仁、桑皮、甘草，辛甘发散，泻肺而解表；里虚宜敛，款冬温润，白果收涩，定喘而清金。苏子降肺气，黄芩清肺热，半夏燥湿痰。相助为理，以成散寒疏壅之功。

理血之剂

人身之中，气为卫，血为营。经曰：

营者，水谷之精气也。调和五脏，洒陈于六腑，乃能入于脉也。生化于脾，总统于心脏，受于肝，宣布于肺，施泄于肾，溉灌一身。目得之而能视，耳得之而能听，手得之而能摄，掌得之而能握，足得之而能步，脏得之而能液，腑得之而能气。出入升降，濡润宣通，靡不由此也。饮食日滋，故能阳生阴长，取汁变化而赤为血也。注之于脉，充则实，少则涩。生旺则诸经恃此长养；衰竭则百脉由此空虚。

血盛则形盛，血弱则形衰。血者，难成而易亏，可不谨养乎！阴气一伤，诸变立至。妄行于上则吐衄，妄行于下则肠风，衰涸于内则虚劳，枯槁于外则消瘦，移热膀胱则溺血，阴虚阳搏则崩中，湿蒸热瘀则血痢，火极似水则色黑，热胜于阴发为疮疡，湿涩于血则为隐疹，凝涩于皮肤则为冷痹，畜血在上则善忘，畜血在下则如狂，跌仆损伤则瘀恶内聚。此皆失于摄养，变为诸病也。

四物汤

养血

治一切血虚，及妇人经病。

月经先期为热，后期为寒、为虚、为郁、为痰。

朱丹溪曰：经水者，阴血也。阴必从阳，故其色红。上应于月，其行有常，故名曰“经”，为气之配。因气而行，成块者，气之凝；将行而痛者。气之滞；行后作痛者，气血俱虚也，色淡亦虚也；错经妄行者，气之乱；紫者气之热，黑则热之盛也。今人见紫黑作痛成块，率指为风冷乘之，而用温热之剂，祸不旋踵矣。

经曰：亢则害，承乃制。热甚则兼水化，所以热则紫，甚则黑也。若曰风冷，必须外得。设或有之，十不一二也。

《玉机微义》曰：寒则凝而不行，既行而紫黑，故知非寒也。

当归酒洗 生地黄三钱 芍药二钱 芎䓖钱半

凡血证，通宜四物汤。

如凉血，心加黄连，肝条芩，肺枯芩，大肠实芩，胆黄连，肾、膀胱黄柏，脾生地，胃大黄，三焦地骨皮，心包络丹皮，小肠山栀、木通。

如清气，心与包络加麦冬，肺枳壳，肝柴胡、青皮，脾白芍，胃干葛、石膏，大肠三焦连翘，小肠赤茯苓，膀胱滑石、琥珀。血虚加龟板；血燥加人乳；瘀血加桃仁、红花、韭汁、童便行之；暴血加薄荷、玄参散之；血不止加炒蒲黄、京墨；久不止加升麻引血归经；妇人经血紫黑，脉数为热，加芩、连；血淡脉迟为寒，加桂、附；人肥有痰加半夏、南星、橘红；人瘦有火加黑栀、知母、黄柏；郁者加木香、砂仁、苍术、神曲；瘀滞加桃仁、红花、延胡、肉桂；气虚加参、芪；气实加枳、朴。

此手少阴、足太阴、厥阴药也。心生血，脾统血，肝藏血。当归辛苦甘温，入心脾生血为君；生地甘寒，入心肾滋血为臣；芍药酸寒，入肝脾敛阴为佐；芎䓖辛温，通上下而行血中之气为使也。

川芎入厥阴心包、肝经，上行头目，下行血海。血海，冲、任也。

《玉机微义》曰：川芎，血中之气药也。通肝经，性味辛散，能行血滞于气也。地黄，血中血药也，通肾经，性味甘寒，能生真阴之虚也。当归，血中主药也，通肝经，性味辛温，分三治，全用活血，各归其经也。芍药，阴分药也，通脾经，性味酸寒，能和血，治血虚腹痛也。此特血病而求血药之属者也。若气虚血弱，又当从长沙血虚以人参补之，阳旺即能生阴血也。辅佐之属，若桃仁、红花、苏木、丹皮、血竭者，血滞所宜；蒲黄、阿胶、地榆、百草霜、棕榈灰者，血崩所宜；苁蓉、锁阳、牛膝、枸杞、龟板、夏枯草，益母草者，血虚所宜；乳香、没药、五灵脂、凌霄花者，血痛所宜；乳酪血液之物，血燥所宜，姜、桂，血寒所宜；苦参、生地汁，血热所宜。苟能触类而长，可应无穷之变矣。

丹溪治阴虚发热，于血药四物汤，亦分阴阳。血之动者为阳，芎、归主之；血之静者为阴，地、芍主之。血之阴不足，虽芎、归辛温亦不用；血之阳不足，虽姜、桂辛热亦用之。与泻火之法正治从治相同。

吴鹤皋曰：天地之道，阳常有余，阴常不足，人身亦然，故血者难成而易亏。夫草木无情，安能生血？以地、芍能养五脏之阴，芎、归能调营中之气，阴阳调和而血自生耳。若夫失血太多，气息几微之际，慎勿与之。盖四物阴类，非所以生物者也。当重用参、芪以固欲绝之气。故曰脱血者，先益其气，否则芎香窜，反能耗气，气血双亡而死矣。故凡虚损胃虚气弱之人，皆不宜多服。

或问：四物汤是女门专药，于内亦有脾胃药乎？一阳子曰：四物汤隐潜脾胃，治法人昧久矣。脾经少血多气，当归、地黄生血，溉灌脾经，土畏贼邪，木来克土，芍药能泻木补脾，肝欲散，用川芎之辛以启之，非制木补土脾胃之药乎！

或曰：产后禁用芍药否？曰：新产血气未平，恐芍药酸收作痛耳。芍药专治血虚气痛，新产正血虚气痛之时，醇酒微炒，用之何害？又血块凝滞作祸，不可泥于产后大补气血，放胆下之，用玉烛散无妨。推陈致新，亦是补法。只因产后大补气血一语，致积血而殒者多矣。

附：子和玉烛散　归尾、生地、川芎、赤芍、大黄、芒硝、甘草。治经闭腹痛，体瘦善饥。取《尔雅》“四气和谓之玉烛”之义也。

本方加黄柏、知母，名“知柏四物汤”；再加玄参，名“滋阴降火汤”。治阴虚有火。知柏四物蜜丸，名“坎离丸”，治阴虚嗽血。

丹溪论劳瘵主乎阴虚。盖自子至巳属阳，自午至亥属阴，阴虚则热在午后子前；寤属阳，寐属阴，阴虚则盗汗从寐时出；升属阳，降属阴，阴虚则气不降，痰涎上逆，吐出不绝；脉浮属阳，沉属阴，阴虚则浮之洪大，沉之空虚。宜用四物竹沥，加炒柏、龟版补阴降火之剂。又须远嗜欲，薄滋味，静心调养以助之。

《准绳》云：丹溪论劳瘵主乎阴虚，用四物加知、柏主之。世医遵用，百无一效，何哉？盖阴虚火必上炎，芎、归辛温，非滋虚降火之药；川芎上窜，非虚炎短乏者所宜；地黄泥膈，非胃弱痰多食少者所宜；知、柏辛苦大寒，虽曰滋阴，其实燥血，虽曰降火，久而增气，反能助火。至其败胃，所不待言。不若用苡仁、百合、天冬、麦冬、桑皮、地骨、丹皮、酸枣、五味子、枇杷叶之类，佐以生地汁、藕汁、人乳、童便等。如咳嗽则多用桑皮、枇杷叶，有痰增贝母。有血增苡仁、百合、阿胶，热甚增地骨，食少增苡仁至七八钱。而麦冬当为之主，以保肺金而滋化源，无不辄效。

又曰：虚劳之疾，百脉空虚，非粘滞之物填之，不能实也。精血枯涸，非濡湿之物滋之不能润也。当用参、芪、地黄、二冬、枸杞、五味之属，各煎。又另用青蒿以童便熬膏，合前诸计，并鹿角胶、霞天膏化服。大抵苡仁、百合之属治肺虚，参、芪、地黄膏之属治肾虚，盖心肝属阳，肺肾属阴，故补肺肾即是补阴，非知、柏四物之谓也。

本方加黄连、胡黄连，名“二连四物汤”。《元戎》。治虚劳血虚，五心烦热，热入血室，夜分发热。

血室，冲脉也。冲为血海，昼静夜热，阳陷阴中，名“热入血海”。

本方加黄柏、黄芩、甘草，名“三黄四物汤”，治阴虚潮热。

本方用生熟二地，加黄芪、丹皮、升麻、柴胡，名“三黄补血汤”，治亡血血虚，六脉俱大，按之空虚。

二地补血，丹皮凉血，黄芪补气，升、柴升阳、气旺则能生血，阳生则阴自长矣。

本方加桃仁、红花，名“元戎四物汤”，治脏结便秘，扑损瘀血。

本方加羌活、防风。一用秦艽。名“治风六合汤”，治风虚眩运，风秘便难。蜜丸，名“补肝丸”。肝以泻为补也。

本方加木香、槟榔，名“治气六合汤”，治血虚气滞，或血气上冲。

本方加羌活，天麻，蜜丸，名“神应养真丹”，治足厥阴经受风、寒、暑、湿，瘫痪不遂，语言蹇涩，及血虚脚气。

本方加桃仁、红花、竹沥、姜汁，治半身不遂，在左者属瘀血。

瘀血不去，则新血不生，故用桃仁、红花活血去瘀。加竹沥、姜汁者，以痰无分左右也。

本方去白芍加防风，名“防风当归散”，治发汗过多，而成痉证，宜去风养血。

本方去地黄，加干姜，名“四神汤”，治妇人血虚，心腹㽲痛。㽲。音鸠，又音绞。急痛也。

本方加阿胶、艾叶、甘草，名“胶艾汤”，治冲、任虚损，经水淋沥，及血虚下痢。别见《经产门》。

本方加艾叶、四制香附，童便、盐水、酒、醋各浸三日。醋丸，名“艾附暖宫丸”。治子宫虚冷。再加阿胶，名“妇宝丹”，治虚寒经水不调。

本方加丹皮、地骨，治妇人骨蒸。

本方除芍药、地黄，名“芎归汤”，为末，名“佛手散”，又名“一奇散”，又名“君臣散”。治产后血虚头痛，胎动下血，服此自安。子死腹中，服此即下。催生神效。

本方合四君子，名“八珍汤”，治心肺虚损，气血两虚。四君补气，四物补血。再加黄芪、肉桂，名“十全大补汤”，兼助阳固卫。王海藏曰：桂枝、甘草，小建中也。加黄芪即黄芪建中也。参、术、苓、草，四君也。芎、归、芍、地，四物也。以气血俱衰，阴阳并弱，法天地之成数。故曰十全散。十全汤去白芍，加山茱、五味、防风、苁蓉，入姜、枣煎，名“大补黄芪汤”。《宝鉴》。治气血两虚，自汗不止，黄芪畏防风，合用最能止汗。及阳虚发厥。四物、四君合小柴胡，名“三合散”。河间。治产后日久虚劳。

本方四物各七钱，加防风一两，栀子、黄芩、黄连各三钱，每服五钱。如脉实，加大黄，名“生地黄连汤”。海藏。治妇人血风证，去血过多，因而燥涸，循衣摸床，撮空闭目，扬手掷足，错语失神，脉弦浮而虚。

男子去血过多，亦有此证。

节庵曰：大承气汤，气药也。自外而之内者用之。生地黄连汤，血药也，自内而之外者用之。气血合病，循衣摸床，证同。自气之血，血而复之气者，大承气汤下之；自血之气，气而复之血者，生地黄连汤主之。二者俱不大便，此是承气汤对子，又与三黄石膏汤相表里。是皆三焦包络虚火之病也。病即危急，只得以此降血中之伏火耳。

《纲目》曰：四物与桂枝、麻黄、白虎、柴胡、理中、四逆、茱萸、承气、凉膈等，皆可作各半汤。此易老用药大略也。

当归补血汤

补血　东垣

治伤于劳役，肌热面赤，烦渴引饮，脉大而虚。

血实则身凉，血虚则身热。此以饥饱劳役伤其阴血，虚阳独胜，故肌热烦渴，与阳明白虎证无异。但白虎证得之外感，实热内盛，故脉大而长，按之有力。此证得之内伤，血虚发热，脉洪大而无力，《内经》所谓“脉虚血虚”是也，误服白虎必毙。

黄芪炙，一两　当归酒洗，二钱

空心服。

此足太阴、厥阴药也。当归气味俱厚，为阴中之阴，故能滋阴养血；黄芪乃补气之药，何以五倍于当归，而又云补血汤乎？盖有形之血，生于无形之气，又有当归为引，则从之而生血矣。经曰：阳生则阴长。此其义耳。讱庵曰：病本于劳役，不独伤血，而亦伤气，故以二药兼补之也。

归脾汤

引血归脾　《济生》

治思虑过度，劳伤心脾，怔忡健忘，惊悸盗汗，发热体倦，食少不眠。或脾虚不能摄血，致血妄行，及妇人经带。

心藏神而生血。心伤则不能生血而血少，故怔忡健忘，惊悸盗汗。汗者，心之液也。脾主思而藏血，脾伤则血不归脾，故不眠。脾主肌肉，故肌热。脾主四肢，故体倦。脾不健运，故食少。脾不能统血则妄行，而有吐衄、肠风、崩漏等证。

有触而心动曰惊，无惊而自动曰悸，即怔忡也。上气不足，下气有余，肠胃实而心气虚，故善忘。

人参　白术土炒　茯神　枣仁炒　龙眼肉二钱　黄芪炙，钱半　当归酒洗　远志一钱　木香　甘草炙，五分

姜、枣煎。

此手少阴、足太阴药也。血不归脾则妄行，参、术、黄芪、甘草之甘温，所以补脾；茯神、远志、枣仁、龙眼之甘温酸苦所以补心。远志苦泄心热，枣仁酸敛心气。心者，脾之母也。当归滋阴而养血，木香行气而舒脾，既以行血之滞，又以助参、芪而补气。汪机曰：木香与补药为佐则补，与泄药为君则泄。气壮则能摄血，血自归经，而诸证悉除矣。

治实火之血，顺气为先，气行则血自归经。治虚火之血，养正为先，气壮自能摄血。

《医贯》曰：心生血，脾统血，肝藏血。凡治血证，须按三经用药，远志、枣仁，补肝以生心火；茯神补心以生脾土；参、芪、甘草，补脾以固肺气；木香香先入脾，总欲使血归脾耳。

养心汤

补心血

治心虚血少，神气不宁，怔忡惊悸。

心主血而藏神，经曰：静则神藏，躁则消亡。心血虚则易动，故怔忡惊悸，不得安宁也。

黄芪蜜炙　茯苓　茯神　当归酒洗　川芎　半夏曲一两　甘草炙一钱　柏子仁去油　酸枣仁炒　远志去心，炒　五味子　人参　肉桂二钱半

每服五钱。

此手少阴药也。人参、黄芪以补心

气；川芎、当归以养心血；二茯、远志、柏仁、酸枣以泄心热而宁心神。五味收神气之散越；半夏去扰心之痰涎；甘草补土以培心子；赤桂引药以入心经。润以滋之，温以补之，酸以敛之，香以舒之，则心得其养矣。

人参养荣汤

养荣

治脾肺气虚，荣血不足，惊悸健忘，寝汗发热，食少无味，身倦肌瘦，色枯气短，毛发脱落，小便赤涩。

经曰：脾气散精，上输于肺。此地气上升也。肺主治节，通调水道，下输膀胱。此天气下降也。脾肺虚则上下不交而为否，荣血无所藉以生，肺虚故气短，脾虚故食少。心主脉，脉属荣，荣虚血少，则心失其养，故惊悸健忘，寝汗发热。肺主皮毛，脾主肌肉，血虚火盛，故肌瘦色枯，毛发脱落也。

亦治发汗过多，身振脉摇，筋惕肉瞤。

汗为心液，汗即血也。发汗过多，则血液枯涸，筋肉无以荣养，故有振摇，瞤惕之证。

人参　白术　黄芪蜜炙　甘草炙　陈皮　桂心　当归酒拌，一钱　熟地黄　五味子炒，杵　茯苓七分　远志五钱　白芍钱半

加姜、枣煎。

此手少阴、手足太阴气血药也。熟地、归、芍，养血之品，参、芪、苓、术、甘草、陈皮，补气之品。血不足而补其气。此阳生则阴长之义。且参、芪、五味，所以补肺：肺主气，气能生血。甘、陈、苓、术，所以健脾；脾统血。归、芍所以养肝，肝藏血。熟地所以滋肾，肾藏精，精血相生。远志能通肾气上达于心。桂心能导诸药入营生血。五脏交养互益，故能统治诸病，而其要则归于养荣也。

薛立斋曰：气血两虚，而变现诸证，莫能名状。勿论其病，勿论其脉，但用此汤，诸证悉退。

喻嘉言曰：方内皆心脾之药，而注“肺虚”，误也。养荣原不及肺。

昂按：肺主气。凡补气药皆是补肺，气旺自能生血，即此便是养荣，便是补心补脾，理实一贯。古方补血汤，黄芪五倍于当归，而云补血，岂非明证乎！况五脏互相灌溉，传精布化，专赖傅相之功，焉得谓养荣不及于肺也哉！

又按：生脉散，保肺药也，而云生脉者，脉即血也。肺者，傅相之官，治节出焉。

龙脑鸡苏丸

清热理血　《局方》

治肺有郁热，咳嗽、吐血、衄血、下血、热淋、消渴、口臭、口苦，清心明目。

肺有郁热故咳嗽，甚则逼血上行，故吐衄；肺移热于大肠则下血；肺热则膀胱绝其化源，故淋闭；肺热则渴而多饮，为上消。脾胃有热则口臭，肝胆有热则口苦。

鸡苏叶一名龙脑薄荷，一两六钱　生地黄六钱　麦冬四钱　蒲黄炒　阿胶炒　木通　银柴胡二钱　甘草钱半　黄芪　人参一钱

先将木通、柴胡浸二日，熬汁，地黄浸汁，熬膏，再加蜜三两，炼过和丸梧子大，每服二十丸，细嚼，汤下。一方有黄连。

此手足太阴、少阳药也。肺本清肃，或受心之邪焰，或受肝之亢害，故见诸证。薄荷辛凉轻扬升发，泻肺搜肝，散热理血，故以为君；生地黄凉血，炒蒲黄止血，以疗诸血；柴胡平肝解肝热，木通利

水降心火，麦冬、阿胶润燥清肺，参、芪、甘草泻火和脾。此亦为热而涉虚者设，故少佐参芪也。

喻嘉言曰：此丸两解气分、血分之热，宜常服之。

咳血方

咳血　丹溪

治咳嗽痰血。

咳者，有声无物；嗽者，有物无声；咳嗽者，有声有物也。肺为华盖，至清之脏，有火则咳，有痰则嗽。肺主气，气逆为咳；肾主水，水泛为痰。肾脉上入肺，循喉咙，其支者从肺络心，属胸中，故病则俱病矣。涎唾中有少血散漫者，此肾从相火炎上之血也。若血如红缕，从痰中咳出者，此脉络受热伤之血也；若咳出白血浅红色似肉似肺者，必死。凡唾中带血，咯出有血，或血丝，属肾经；鼻衄出血，咳嗽有血，属肺经；呕吐成盆成碗者，属胃经，阳明多血多气故也；自两胁逆上吐出者，属肝经；溺血属小肠、膀胱经；下血属大肠经；牙宣出血属胃、肾虚火；舌血谓之舌衄；汗孔出血谓之肌衄，心与肝也。又惊而动血者属心，怒而动血者属肝，优而动血者属肺，思而动血者属脾，劳而动血者属肾。

青黛水飞　栝蒌仁去油　海石去砂　山栀炒黑　诃子肉

等分为末，蜜丸噙化。嗽甚加杏仁。

此手太阴药也。肝者，将军之官。肝火上逆，能烁心肺，故咳嗽痰血也。青黛泻肝而理血，散五脏郁火；栀子凉心而清肺，使邪热下行，二者所以治火。栝蒌润燥滑痰，为治嗽要药；能清上焦痰火，荡除郁热垢腻。海石软坚止嗽，清水之上源，能软坚痰，痰除则嗽止，肺为水火上源。二者降火而兼行痰。加诃子者，以能敛肺而定痰喘也。不用治血之药者，火退则血自止也。

独圣散

肺痿咯血

治多年咳嗽，肺痿，咯血红痰。

白芨

为末，每服二钱，临卧糯米汤下。

此手太阴药也。人之五脏，惟肺叶坏烂者，可以复生。白芨苦辛收涩，得秋金之令，能补肺止血，故治肺损红痰，又能蚀败疽死肌，为去腐生新之圣药。

台州狱吏，悯一重囚，囚感之云：吾七犯死罪，遭刑拷，肺皆伤损，得一方，用白芨末，米饮日服，其效如神，后日凌迟，剖其胸，见肺间窍穴数十，皆白芨填补，色犹不变也。

清咽太平丸

咯血

治膈上有火，早间咯血，两颊常赤，咽喉不清。

肺属金，清肃之脏也，木火焚灼，肺金受刑，故咯血。早间寅卯，木旺生火之时，两颊肺肝之部也。十二经脉，惟足太阳在表，不历膈咽，余皆上循喉咙，尽能作病，而君相二火为尤甚。诸火上逆，故咽喉不清。

薄荷一两　川芎　防风　犀角　柿霜　甘草二两　桔梗三两

蜜丸。

此手太阴药也。薄荷辛香升浮，消风散热，消风故疏肝，散热故清肺，是以能治血病。防风血药之使，泻肺搜肝，防风泻肺火，散肝火，为上部血药之使。川芎血中气药，升清散瘀，清升则浊降，为通阴阳血气之使。柿霜生津润肺，犀角凉心清肝，甘草缓炎上之火势，桔梗载诸药而上浮，又甘桔相合，为清咽利膈之上剂也。

还元水

火嗽失血，饮自己溺，名轮回酒。

治咳血吐血，及产后血运，阴虚久嗽，火蒸如燎。

血生于心，统于脾，藏于肝，宣布于肺。静则归经，热则妄行。火伤肺络，血随咳出，或带痰中为咳血；吐出多者为吐血；产后去血过多则发运。肺主皮毛，故热如火燎。

童便

取十一二岁无病童子，不茹荤辛，清彻如水者，去头尾，热饮。冬则用汤温之，或加藕汁、阿胶和服，有痰加姜汁。

此手太阴、足少阴药也。童便咸寒，降火滋阴，润肺散瘀，故治血证、火嗽、血运如神。

北齐褚澄曰：喉不容物，毫发必咳。血既渗入，愈渗愈咳，愈咳愈渗。饮溲溺，百不一死；服寒凉药，百不一生。

李时珍曰：小便性温不寒，饮之入胃，随脾之气，上归于肺，下通水道而入膀胱，乃其旧路，故能治肺病引火下行。其味咸而走血，故治血病。当热饮，热则真气尚存，其行自速，冷则惟有咸寒之性而已。

李士材曰：炼成秋石，真元之气渐失，不及童便远矣。

麻黄人参芍药汤

内虚外感吐血　东垣

治吐血外感寒邪，内虚蕴热。

东垣尝治一贫士，病脾胃虚，与补药，愈后继居旷室，卧热炕，咳而吐血。东垣谓此人虚弱，冬居旷室，衣服单薄，是重虚其阳，表有大寒，壅遏里热，火邪不得舒伸，故血出于口。当补表之阳，泻里之虚热。因思仲景治伤寒脉浮紧，当以麻黄汤发汗，而不与之，遂成衄血，‘却与麻黄汤立愈’，与此甚同，因作此汤，一服而愈。

桂枝五分，补表虚　麻黄去外寒　黄芪实表益卫　甘草炙，补脾　白芍安太阴，各一钱　人参益元气而实表　麦冬保肺气，各三分　五味子五粒，安肺气　当归五分，和血养血

热服。

此足太阳、手足太阴药也。《纲目》曰：观此一方，足以为万世模范矣。盖取仲景麻黄汤与补剂各半服之。但凡虚人当服仲景方者，当以此为则也。

犀角地黄汤

凉血　《济生》

治伤寒胃火热盛，吐血、衄血、嗽血、便血，畜血如狂，漱水不欲咽，及阳毒发斑。

口血曰吐，鼻血曰衄。吐行浊道，衄行清道。喉与咽二管不同也。经者，循经之血，走而不守，随气而行，火气急迫，故随经直犯清道上脑而出于鼻为衄。其从肺窍而出于咽者，则为咳血、咯血。其存胃中者，为守营之血，守而不走，胃虚不能摄血，或为火逼，故呕吐从喉而出也。吐血之热在腑，衄血之热在经，杂病衄血为里热，伤寒衄血为表热。在腑，胃也。在经，肺也。里热，脏腑也。表热，太阳也。

经曰：心移热于肺，则咳嗽出血。便血有寒热二证，伤寒便血为传经热邪瘀血，在上焦则善忘，在下焦则如狂，漱水不欲咽，热在经未入里也。畜血发躁而内不渴，故虽漱水而不欲咽。

海藏曰：大凡血证皆不饮水，惟气证则饮水，经曰：阳明病口燥漱水，不欲咽

者，必衄。伤寒当发汗而不发汗，邪热入里，逼血妄行，故见诸证。

斑疹者，热甚伤血，里实表虚，发于皮肤而为斑疹。伤寒下早，热毒乘虚入胃，则发斑。下迟，热留胃中，亦发斑。或多服热药，亦发斑。见红点者为疹，如锦纹者为斑。疹轻而斑重，色紫黑者，热极而胃烂也，多死。凡斑疹慎不可汗，汗之重令开泄，更增斑烂，亦不可遽下，恐斑毒内陷也。

生地黄两半　白芍一两　丹皮　犀角二钱半，角尖尤良。鹿取茸，犀取尖，其精气尽在是也。作器物者，多被蒸煮，不堪入药

每服五钱。

热甚如狂者，加黄芩一两；因怒致血者，加栀子、柴胡。黄芩泻上中二焦之火，栀子泻三焦之火，柴胡平少阳、厥阴之火。

节庵加当归、红花、桔梗、陈皮、甘草、藕汁，名“加味犀角地黄汤”，所治同。

当归引血归经，藕汁凉血散瘀，桔梗以利上焦，陈皮以导中焦，红花以行下焦。

此足阳明、太阴药也。血属阴，本静，因诸经火逼，遂不安其位而妄行。犀角大寒，解胃热而清心火；芍药酸寒，和阴血而泻肝火；肝者心火母。丹皮苦寒，泻血中之伏火；生地大寒，凉血而滋水，以共平诸经之僭逆也。

海藏曰：血分三部，药有轻重，犀角地黄汤治上血，如吐衄之类；桃仁承气汤治中血，如血畜中焦，下痢脓血之类；抵当汤丸治下血，如畜血如狂火类。又曰：此证足太阴所主，脾不裹血，越而上行，实者犀角地黄汤，虚者黄芩芍药汤。凡病呕吐血者，咸用芍药主之，故知太阴药也。

《医贯》曰：犀角地黄汤，乃衄血之的方。盖犀，水兽也，可以分水，可以通天。鼻衄之血，从任、督而至巅顶，入鼻中，惟犀角能下入肾水。引地黄滋阴之品，由肾脉而上，故为对证。若阴虚火动，吐血与咳咯可借用成功。若阳虚劳嗽，及脾胃虚者，皆所不宜。伤寒汗出不彻，能逼动经血，误发其汗，亦动经血，二者不同。陶尚文治一人，伤寒四五日，吐血不止，医以犀角地黄汤、茅花汤治之，反剧。陶切其脉，浮数而紧，遂用麻黄汤汗出而愈。此取脉不取证也，可谓得仲景心法矣。使脉不浮紧而数，其可用乎？经曰：伤寒脉浮紧，不发汗，因致衄者，麻黄汤主之。又曰：太阳病，脉浮紧，发热，身无汗，自衄者，愈。风寒在经，郁而为热，不得汗解，衄则热随血散，俗名红汗，故愈。若全未发汗致衄者，仍须用麻黄发之。

成无己曰：伤寒衄者，为邪气不得发散，壅盛于经，逼迫于血也，桂枝麻黄汤治衄者，非治衄也，即是发散经中邪气耳。血郁于上而吐血者，谓之“薄厥”；留于下而瘀者，谓之“畜血”。此由太阳随经瘀热在里，血为热所搏，结于下焦，少腹当硬，小便自利。

朱肱《活人书》言：瘀血入里，吐衄血者，犀角地黄汤乃阳明圣药。如无犀角，代以升麻，二味性味相远，何以为代？盖以升麻能引诸药同入阳明也。

朱二允曰：升麻性升，犀角性降，用犀角止血，乃借其下降之气，清心肝之火，使血下行归经耳，倘误用升麻，血随气升，不愈涌出不止乎？故古方亦未可尽泥也。犀能通顶而又下降畜血。

桃仁承气汤

仲景

治伤寒外证不解，热结膀胱，小腹胀满，大便黑，小便利，躁渴谵语，畜血，发热如狂，及血瘀胃痛，腹痛胁痛，疟疾，实热夜发，痢疾，畜血急痛。

热邪自太阳不解，传入膀胱之经，与血相搏，若血自下，则热随血出而愈。不下者血畜下焦，故小腹急胀。皮见青紫筋，大便黑者，血瘀也；小便利者，血病而气不病也；小便利而小腹仍急，故知为畜血。心主血，邪热上干，心君不宁，故躁烦谵语而如狂。瘀血聚于阳明，则胃痛，在太阴则腹痛，在厥阴则胁痛。疟夜发者，热入血分也。

《活人》云：不当汗而汗之，亡其津液，阳扰之极则侵阴也。故燥血畜于胸中也。

李梴曰：太阳证则如狂，阳明证则善忘，少阳证则寒热如疟。伤寒有用大承气不解，反便坚善食者，瘀血也。凡胸中满，心下满者，皆气也；腹中满者，或燥矢，或宿食；小腹满者，或溺或血，停蓄而胀满也。清阳出上窍，故上满者为气而非物；浊阴出下窍，故下满者为物而非气，俱是热病。惟冷结膀胱小腹满一证为寒，有手足厥冷为可辨。

昂按：痰满亦有在上焦者。

桃仁五十枚，去皮尖，研　大黄四两　芒硝　甘草　桂枝二两

此足太阳药也。大黄、芒硝，荡热去实；甘草和胃缓中。此调胃承气汤也。热甚博血，血聚则肝燥，故加桃仁之苦甘，以润燥而缓肝；加桂枝之辛热，以调营而解外。直达瘀所而行之也。

《准绳》曰：桂枝轻扬上行，此当是桂，非枝也。

喻嘉言曰：用桃仁以达血所，加桂枝以解外邪，亦犹大柴胡汤用柴胡解外相似，益见太阳随络之邪，非桂枝不解耳。

昂按：伤寒与杂病不同，仲景之书，专为伤寒而设，故当用枝。

程郊倩曰：五苓散与桃仁承气，均为太阳犯腑之药，一利前而主气分，一利后而主血分，治各不同。

撄宁生曰：血溢、血泄、诸畜妄者，其始也，率以桃仁、大黄行血破瘀之剂折其锐气，然后区别治之。滑伯仁号撄宁生。

或问：失血复下，虚何以当？苏伊举曰：血即妄行，迷失故道，不去畜利瘀，则以妄为常，何以御之？且去者自去，生者自生，何虚之有？

本方如青皮、枳实、当归、芍药、苏木汁、柴胡、名“桃仁承气饮子”。

节庵加青皮、枳实者，破血必行气也。加当归、芍药，去瘀而生新也。柴胡平肝升清而散表热，苏木助桃仁、桂心以逐瘀血。

抵当汤

血畜下焦　仲景

治太阳病六七日，表证仍在，脉微而沉，反不结胸，其人发狂者，以热在下焦，少腹当硬满。小便自利者，必有畜血，令人善忘，所以然者，以太阳随经瘀热在里故也。

表证仍在，谓发热恶寒，头痛项强未罢也。太阳为经，膀胱为腑，此太阳热邪随经入腑，热与血搏，故为畜血。脉沉为在里。表证仍在，则邪气犹浅，不结于胸中而发狂。

经曰：热结膀胱，其人如狂。又曰：血并于下，乱而善忘。少腹硬满而小便不利者，为溺涩；硬满而小便利者，为畜血。

《准绳》曰：玩“仍在”二字，则邪气为不传里，非“犹浅”也。膀胱为太阳

本经，曰“热结下焦”，曰“少腹硬满”，曰“小便自利”，皆膀胱之证，故总结曰“随经瘀热”也。“在里”二字，乃随经膀胱之里，非三阴之里也。按太阳在阳在表，即有沉紧、沉滑之脉，皆不得以里阴名之。

水蛭三十个，猪脂熬黑　虻虫三十个，去头足翅　桃仁廿枚，去皮尖，研　大黄四两；酒浸

此足太阳药也，成氏曰：苦走血，咸渗血，虻虫、水蛭之苦咸以除畜血；甘缓结，苦泄热，桃仁、大黄之甘苦以下结热。

程郊倩曰：表证仍在，脉微而沉，是有表证而无表脉，热在下焦可知，非桂枝所能散，桃仁承气所能攻，缘热结膀胱，与瘀热在里，邪有浅深，故桃仁承气与抵当汤攻有缓急。

本方减水蛭十个，虻虫、桃仁各减五个，分为四丸，每水煮一丸，名“抵当丸”，治本病无善忘如狂之证者。

水蛭，即马蝗蛭。咸寒有毒，乃食血之虫，能通肝经聚血，最难死，虽炙为末，得水便活。若入腹中，生子为患，田泥和水饮下之。虻虫，即蚊虫，因其食血，故用之以治血。二药险峻，世人罕用，故更制代抵当汤。

吴鹤皋曰：古人用蚊虫、水蛭治血积，以其善吮血耳。若天鼠矢乃食蚊而化者也，当亦可以治血积。《本草》称其“下死胎”则其能攻血块也，何疑？

附：代抵当丸　大黄四两，生地、归尾、桃仁、穿山甲、玄明粉各一两，桂三钱，蜜丸。

桃仁、归尾、生地润以通之，桂心热以动之，大黄、玄明粉苦寒咸寒以推荡之，加穿山甲引之以达于瘀所也。

槐花散

便血　《本事》

治肠风、脏毒下血。

血之在身，有阴有阳，阳者顺气而行，循流脉中，调和五脏，洒陈六腑，谓之营血。阴者居于络脉，专守脏腑，滋养神气，濡润筋骨。若感内外之邪而受伤，则或循经之阳血，至其伤处，为邪气所沮，漏泄经外，或居络之阴血，因留著之邪溃裂而出，则皆渗入肠胃而泄矣。世俗率以肠风名之，不知风乃六淫之一耳。若肠胃受火热二淫，与寒、燥、湿怫郁其气，及饮食劳力伤其阴络之血者，亦可谓之肠风乎？

《针经》曰：阳络伤则血外溢而吐衄，阴络伤则血内溢而便溺。戴氏以随感而见色鲜者为肠风；积久而发色瘀者为脏毒。又云色鲜为热，自大肠气分来；色瘀为寒，自小肠血分来。

或曰：肠风者，风邪淫胃；脏毒者，湿邪淫胃。脏毒、肠风之血，出于肠脏之间。五痔之血，出于肛门蚀孔，处治各不同。

槐花炒　侧柏叶杵　荆芥炒黑　枳壳炒

等分为末，每三钱，米饮下。

此手足阳明药也。侧柏养阴燥湿，最清血分；槐花疏肝泻热，能凉大肠。荆芥散瘀搜风，为风病、血病要药。枳壳宽肠利气。

此病多由湿热、风燥之邪，如久不愈者，不宜纯用寒凉，须兼温补及升举药。大法凉血用槐角、地榆、扁柏、条芩、炒连、栀子、生地，和血用阿胶、当归、川芎、白芍，风湿用秦艽、防风、荆芥、苍术、茯苓，血瘀少加桃仁、红花、苏木，宽肠用枳壳，升举用升麻，生血补气加人参、黄芪、白术、甘草，柏叶生而向西，

禀金、兑之正气，能制肝木。木主升，金主降，升降相配，夫妻之道和，则血得以归肝，故仲景治吐血不止，气血虚寒，用柏叶汤。柏叶、干姜各三两，艾三把，马粪汁一升，合煮服。马属午为离，假之以降心火。

本方除柏叶、荆芥，加当归、黄芩、防风、地榆，酒糊丸，名“槐角丸”，《局方》。治同。凉血疏风。

本方加当归、生地、川芎，入乌梅、生姜煎，名“加减四物汤”，《济生》。治同。补血凉血，若以风为虚象者，盖非风客于肠胃故也。

本方除柏叶、枳壳，加当归、川芎、熟地、白术、青皮、升麻，亦名“槐花散”，又名“当归和血散’，东垣。治肠澼下血，湿毒下血。

本方除柏叶、枳壳，加青皮等分，亦名“槐花散”，洁古。治血痢腹不痛，不里急后重。单用槐花、荆芥炒黑，为末，酒服，亦治下血。《经验方》。

秦艽白术丸

血痔　东垣

治痔疮、痔漏有脓血，大便燥结，痛不可忍。

手阳明大肠，庚金也。清燥主收，司行津液，以从足阳明胃土之化，旺则生化万物。人或醉饱入房，酒热留著，忍精不泄、流注篡间，前阴之气，归于大肠，木乘火势而侮燥金，火就燥则大便闭而痔作矣。受病者，燥气也，为病者，胃湿也。湿、热、风、燥四气合邪，法当泻火、润燥、疏风、和血、止痛。二阴之交，名“篡”，燥金，大肠也。

秦艽　白术　归尾酒洗　桃仁研，一两　枳实麸炒　皂角子烧存性　泽泻五钱　地榆三钱

面糊丸。

此手足阳明药也。李东垣曰：秦艽、桃仁、归尾，润燥和血；秦艽为风药中润剂。皂角仁以除风燥，地榆以破血止血，枳实苦寒以补肾而泄胃实，泽泻淡渗，使气归于前阴，以补清燥受胃之湿邪也。清燥，谓大肠也。白术之苦以补燥气之不足，其味甘以泻火而益元气，故曰甘寒泻火，乃假枳实之寒也。大便秘涩，以大黄推之，其津液益不足，用当归和血，加油润之剂，自然软利矣。

本方除白术、枳实、地榆，加苍术、黄柏、大黄、槟榔、防风，名“秦艽苍术汤”，治同。

李东垣曰：肠头成块者，湿也；作大痛者，风也。大便燥结者，兼受火热也。是湿、热、风、燥四气合邪，当去四者以破气药兼之，治法全矣。

本方除皂角、枳实、地榆，加防风、升麻、柴胡、陈皮、大黄、黄柏、红花、炙草，名“秦艽防风汤”，治痔漏大便时疼痛。

东垣曰：如无痛者，非痔漏也。

本方用秦艽一味，加羌活、防风、麻黄、升麻、柴胡、藁本、细辛、黄芪、炙草、红花，名“秦艽羌活汤”。治痔漏成块，下垂，不任其痒。

本方除地榆，加大黄、红花，名“秦艽当归汤”。治痔漏大便燥结，疼痛。

以上皆东垣方。

芍药汤

血痢　洁古

治下痢脓血稠粘，腹痛后重。

下痢皆属湿热，赤为伤血，白为伤气。脓血稠粘，气血两伤也。腹痛后重，气血皆滞也。刘河间曰：行血则脓血自愈，调气则后重自除。

芍药一两　归尾　黄芩　黄连五钱　大黄三钱　木香　槟榔　甘草炙，二钱　桂钱半

每服五钱。痢不减，加大黄。

此足太阴、手足阳明药也。芍药酸寒，泻肝火，敛阴气，和营卫，故以为君；大黄、归尾，破积而行血；木香、槟榔，通滞而行气；黄芩、黄连，燥湿而清热。盖下痢由湿热郁积于肠胃，不得宣通，故大便急重，小便赤涩也。辛以散之，苦以燥之，寒以清之，甘以调之。加肉桂者，假其辛热，以为反佐也。

昂按：此方盖本仲景黄芩汤而加行血调气之药。

本方除桂、甘草，加枳壳，名"导滞汤"，一作导气汤。治前证兼渴者。

此方今人多用。大法治痢以甘、芍和中，止腹痛；热痛加芩、连；寒痛加姜、桂。以木香、槟榔行气，除后重；气分加枳壳、滑石宽肠；血分加当归、桃仁和血；以秦艽、皂子祛肠风；黄芩、黄连清热毒；以白术、陈皮调胃；茯苓、泽泻渗湿；枳实、大黄破积。呕吐加石膏、姜汁；气虚加黄芪、参、术；血虚加芎、归、阿胶、黑姜、柏叶；痢已后重不解，去槟榔，换条芩，加升麻提之。

苍术地榆汤

血痢　洁古

治脾经受湿，痢疾下血。

苍术泔浸，炒，一两　地榆炒黑，一两

每一两，煎。

此足太阴、阳明药也。苍术燥湿强脾，升阳而开郁；地榆清热凉血，酸收能断下。为治血痢肠风之平剂，初起者勿用。

本方加芍药、阿胶、卷柏，名"芍药地榆汤"，河间。治泄痢脓血，乃至脱肛。

阿胶补血与液，为肺大肠要药，能治热痢。

小蓟饮子

血淋

治下焦结热而成血淋。

心主血，小肠其腑也。热甚搏血流入胞中，与便俱出，为血淋。盖小便必自小肠渗入膀胱，心热者小肠必热，经所谓"胞移热于膀胱，则癃，溺血"是也。然热必兼湿。

戴氏曰：血鲜者，心、小肠实热；血瘀者，肾、膀胱虚冷。

《准绳》曰：多有热极而血凝黑者，未可便以为冷也。小便不利曰癃；痛者为血淋，不痛者为溺血。

小蓟　蒲黄炒黑　藕节　滑石　木通　生地黄　栀子炒　淡竹叶　当归　甘草各五分

此手足太阳药也。小蓟、藕节，退热散瘀；生地凉血，蒲黄止血。生行血，炒涩血。木通降心肺之火，下达小肠；栀子散三焦郁火，由小便出。竹叶凉心而清肺，肺为清水之源，凡通淋者必先清肺。滑石泻热而滑窍。当归养阴，能引血归经；甘草益阳，能调中和气也。

复元羌活[①]汤

损伤积血

治从高坠下，恶血留于胁下，疼痛不可忍者。

不问伤在何经，恶血必留于胁下，以肝主血故也。

柴胡五钱　当归　栝蒌根　穿山甲炮，二钱　甘草　红花二钱　桃仁五十，去皮尖，研　大黄一两，酒浸

每服一两，加酒煎，以利为度。

---

① 复元羌活汤：原本为复元活血汤。

药内无羌活，而以名方，何也？

此足厥阴药也。原文曰：肝胆之经，行于胁下，属厥阴少阳，故以柴胡引用为君；以当归活血脉，以甘草缓其急为臣；亦能生新血，阳生则阴长也。以穿山甲、花粉、桃仁、红花破血润血为佐；以大黄荡涤败血为使。气味相合，各有攸归，痛自去矣。

祛风之剂

六淫，风、寒、暑、湿、燥、火也。六者之中，风淫为首。故经曰：风者，百病之长也。至其变化，乃为他病，无常方，然致自风气也。又曰：风者，善行而数变，腠理开则洒然寒，闭则热而闷。其寒也，则衰饮食；其热也，则消肌肉。盖天地间，惟风无所不入。人受之者，轻为感冒，重则为“伤”，又重则为“中”。然必其人真气先虚，营卫空疏，然后外邪乘虚而入。经所谓“邪之所凑，其气必虚”是也。

故中风之证，河间以为将息失宜，心火暴甚。丹溪以为湿生痰，痰生热，热生风。东垣以为本气自病。若以风为虚象者，所以治之有清热化痰、养血顺气之不同，而不专用祛风之药也。按《内经》“风论”、“痿论”、“痹论”分为三篇，病原不同，治法亦异。丹溪常著论辨之。然岐伯曰：中风大法有四，风痹其一也。故治痹诸方，亦次本门。

小续命汤

六经中风通剂　《千金》

治中风不省人事，神气溃乱，半身不遂，筋急拘挛，口眼㖞邪，语言蹇涩，风湿腰痛，痰火并多，六经中风，及刚、柔二痉。

阴虚火旺，痰随火涌，故不省人事。血虚风中左体，为左不遂；气虚风中右体，为右不遂。风中筋脉则拘急，风中口面则㖞斜，风中舌本则语涩，风湿中腰则腰痛。

痉者，项背强直，手足反张也。伤风有汗为柔痉，以风能散气也；伤寒无汗为刚痉，以寒能涩血也。亦有血虚筋脉无所荣养而成痉者。

凡中风，口开为心绝，手散为脾绝，眼合为肝绝，遗尿为肾绝，鼻鼾为肺绝，吐沫直视、发直头摇、面赤如妆，汗缀如珠者，皆不治。或只见一二证，尚有得生者。

《金匮·中风篇》曰：寸口脉浮而紧，紧则为寒，浮则为虚，虚寒相搏，邪在皮肤；浮者血虚，脉络空虚，贼邪不泻，或左或右，邪气反缓，正气则急，正气引邪，㖞僻不遂；邪在于络，肌肤不仁；邪在于经，脊重不伸；邪入于腑，则不识人；邪入于脏，舌即难言，口吐涎沫。释曰：中络者，邪方入卫，尚在经络之外，故但肌肤不仁。中经，则入荣脉之中，骨肉皆失所养，故身体重著。至中腑、中脏，则离外而内，邪入深矣。中腑必归于胃者，胃为六腑之总司也。中脏必归于心者，心为神明之主也。风入胃中，胃热必盛，蒸其津液，结为痰涎，胃之大络入心，痰涎壅盛，堵其出入之窍，故中腑则不识人也。诸脏受邪，进入于心，则神明无主。故中脏者，舌纵难言，廉泉开而流涎沫也。廉泉穴在舌下，窍通于肾，津液之所出也。

防风一钱二分　桂枝　麻黄　杏仁去皮尖，炒，研　芎䓖酒洗　白芍酒炒　人参　甘草炙　黄芩酒炒　防己八分　附子四分

每服三钱，加姜、枣煎。筋急语迟脉弦者，倍人参，加薏仁、当归，去芍药以

避中寒；烦躁不大便，去桂、附，倍芍药，加竹沥；日久不大便，胸中不快，加大黄、枳壳；脏寒下利，去防己、黄芩，倍附子，加白术；呕逆加半夏；语言蹇涩，手足战掉，加石菖蒲、竹沥；身痛发搐，加羌活；口渴加麦冬、花粉；烦渴多惊，加犀角、羚羊角；汗多去麻黄、杏仁，加白术；舌燥去桂、附，加石膏。

此六经中风之通剂也。吴鹤皋曰：麻黄、杏仁，麻黄汤也，治太阳伤寒；桂枝、芍药，桂枝汤也，治太阳中风。此中风寒有表证者所必用也。人参、甘草补气；川芎、芍药补血。此中风寒气血虚者所必用也。风淫，故主以防风；湿淫，佐以防己；寒淫，佐以附子；热淫，佐以黄芩。病来杂扰，故药亦兼该也。

按：中风有解表、攻里、行中道三法，内、外证俱有者，先解表而后攻里。

《医贯》曰：此治冬月直中风寒之的方，亦麻黄、桂枝之变法。六经有余之表证，须从汗解。如有便溺阻隔，宜三化汤、麻仁丸通利之。然邪之所凑，其气必虚。世间内伤者多，此方终不可轻用也。

昂按：此方为治风套剂，今人罕用。然古今风方多从此方损益为治。

喻嘉言曰：中风之脉，必有所兼，兼寒则浮紧，兼风则浮缓，兼热则浮数，兼痰则浮滑，兼气则浮涩，兼火财盛大，兼阳虚则脉微，兼阴虚则脉数。或细如丝，虚滑为头痛，缓迟为营卫衰。然虚、浮、迟、缓，正气不足，尚可补救；急、大、数、疾，邪不受制，必死无疑。若数、大未至急、疾，尚有不死者。

《保命集》曰：厥阴泻利不止，脉沉细，手足厥逆，脓血稠粘，此为难治，宜麻黄汤、小续命汤汗之。谓有表邪宿于内，当散表邪，则脏腑自安矣。又曰：厥阴风泻，以风治风，小续命、消风散主之。

易老六经加减法：

本方倍麻黄、杏仁、防风，名“麻黄续命汤”，治太阳中风，无汗恶寒；

本方倍桂枝、芍药、杏仁，名“桂枝续命汤”，治太阳中风，有汗恶风。

本方去附子，加石膏、知母、名“白虎续命汤”，治阳明中风无汗，身热不恶寒；

本方加葛根，倍桂枝、黄芩，名“葛根续命汤”。治阳明中风，身热有汗，不恶风。

本方倍附子，加干姜、甘草，名“附子续命汤”。治太阴中风，无汗身凉。

本方倍桂、附、甘草，名“桂附续命汤”。治少阴中风，有汗无热。

本方加羌活、连翘，名“羌活连翘续命汤。”治中风六经混淆，系之于少阳、厥阴，或肢节挛急，或麻木不仁。

《玉机微义》曰：此方无分经络，不辨寒热虚实，虽多，亦奚以为？易老治分六经，庶乎活法。

本方去防风、防己、附子、白芍，加当归、石膏，即《古今录验》续命汤。治中风痱，音肥。身不自收，口不能言，冒昧不知痛处，或拘急不能转侧。《录验方》去人参，加干姜、黄芩、荆沥，即《千金》大续命汤，通治五脏偏枯、贼风。

侯氏黑散

中风　《金匮》

治中风四肢烦重，心中恶寒不足者。

四肢烦重，风中经络，热而挟湿也。心中恶寒，阳虚也。

《外台》用治风癫。

菊花四十分　防风　白术十分　桔梗八分　人参　茯苓　当归　川芎　干姜　桂枝　细辛　牡蛎　矾石三分

上末，用温酒调方寸匕，服二十日，日三，再冷食服四十日，共六十日止，则药积腹中不下，热食即下矣。

此手太阴、少阴、足厥阴药也。菊花秋生，得金水之精，能制火而平木，木平则风息，火降则热除，故以为君；防风、细辛以祛风，当归、川芎以养血，人参、白术以补气，黄芩以清肺热，桔梗以和膈气，茯苓以通心气而行脾湿，姜、桂助阳分而达四肢，杜蛎、白矾，酸敛涩收，又能化顽痰。加酒服者，以行药势也。

喻嘉言曰：治风而驱风补虚，谁不能之？至驱补之中而行堵截之法，则非思议可到。方用矾石以固涩诸药，使积而不散，以渐填其空窍，则旧风尽去，新风不受矣。盖矾性得冷则止，得热则行，故又嘱以宜冷食也。

中风入脏，最防风邪乘虚进入心中，故以菊花为君。仲景制方，匠心独创。乃中风证首引此散，岂非深服其长乎！后世悉用脑、麝引风入心，莫有知其非者。故举《金匮》黑散、风引二汤以明其治。脑，冰片也。

附《金匮》风引汤：大黄、干姜、龙骨各四两，桂枝三两，甘草、牡蛎各二两，滑石、石膏、寒水石、赤石脂、白石脂、紫石英各六两。杵，筛取，三指撮，煮三沸，温服。治大人风引瘫痪，小儿惊痫瘈疭，日数十发。巢氏用治脚气。

按：黑散、风引二汤，喻氏以为仲景圣方，而程云来《金匮直解》又云侯氏黑散、风引汤、防已地黄汤、头风摩膏、矾石汤，所主皆非中风、厉节之证，是宋人校正附入唐人之方。遂尽删之。又云：仲景方书之祖，复取侯氏方为法耶？愚谓：仲景多方，岂无祖述？而必创自一人之手乎？方若果佳，虽出自唐宋，其可删耶？但瘫痪必气血不足之人，风引汤用大黄为君，又石药居其大半，独不曰石药之气悍乎？喻氏虽深赞之，亦未知其果尝以此治风而获实验乎？抑亦门外之揣摩云尔也。若黑散之君菊花，又加气血解表除痰之药，视此不同矣。

昂按：中风为危笃之证，古方佳者颇少，兹录续命、黑散、风引诸剂，要存其源流焉耳。

大秦艽汤

搜风活血降火　《机要》

治中风手足不能运掉，舌强不能言语，风邪散见，不拘一经者。

经曰：掌受血而能握，足受血而能步。又脾主四肢，脾虚血弱，不能荣筋，故手足不掉也。舌为心苗，肾脉连舌本，心火盛而肾水衰，故舌本木强也。六经形证，谓口开、手撒、眼合、鼻鼾、吐沫、遗尿、直视、头摇诸证也。此则外无六经形证，内无便溺阻隔，为中经络中之稍轻者也。

秦艽　石膏二两　当归酒洗　白芍酒炒　川芎　生地酒洗　熟地　白术土炒　茯苓　甘草炙　黄芩酒炒　防风　羌活　独活　白芷一两　细辛五钱

每服一两。雨湿加生姜，春夏加知母，心下痞加枳壳。

此六经中风轻者之通剂也。以秦艽为君者，祛一身之风也；以石膏为臣者，散胸中之火也。羌活散太阳之风，膀胱。白芷散阳明之风，胃。川芎散厥阴之风，肝。细辛、独活散少阴之风。肾。防风为风药卒徒，随所引而无所不至者也。大抵内伤必因外感而发，诸药虽云搜风，亦兼发表。风药多燥，表药多散，故疏风必先养血，而解表亦必固里。当归养血，生地滋血，芎䓖活血，芍药敛阴和血，血活则风散而舌本柔矣。又气能生血，故用白术、茯苓、甘草补气以壮中枢，脾运湿除，则乎足健矣。脾主四肢，湿则筋痿。

又风能生热，故用黄芩清上，石膏泻中，生地凉下，以共平逆上之火也。

刘宗厚曰：秦艽汤、愈风汤，虽皆有补血之药，而行经散风之剂居其大半，将何以养血而益筋骨也？天麻丸养血壮筋骨，庶几近理。

喻嘉言曰：此方既云养血而筋自柔，何得多用风燥药？既云静以养血，何复用风药以动之？是言与方悖矣。偶论三化汤、愈风汤及大秦艽汤，皆似是而非者。

昂按：此方用之颇众，获效亦多，未可与愈风、三化同日语也。此盖初中之时，外挟表邪，故用风药以解表，而用血药、气药以调里，非专于燥散者也。治风有解表、攻里、行中道三法，内外证俱有者，先解表而后攻里是也。若愈风解表而风药太多，三化攻里而全用承气，则非中证所宜矣。

附：易老天麻丸 天麻祛风 牛膝强筋 萆薢祛风湿，强筋骨 玄参壮水制火，各六两 杜仲七两，使筋骨相著 当归十两，和血。生地一斤，益真阴。羌活十两，去骨节风。附子炮，一两，行经蜜丸。一方有独活五两

三生饮

卒中

治中风卒然昏愦，不省人事，痰涎壅盛，语言蹇涩等证。

李东垣曰：中风非外来风邪，乃本气自病也。凡人年逾四旬，气衰之际，或忧、喜、忿怒伤其气者，多有此证。壮岁之时无有也。若肥盛者，则间有之，亦是形盛气衰而如此耳。

昂按：此即东垣主乎气之说。

生南星一两 生川乌去皮 生附子去皮五钱 木香二钱

每服一两，加人参一两煎。

此足太阳、阳明、厥阴、手少阳药也。南星辛烈，散风除痰；附子猛峻，温脾逐寒；乌头轻疏，温脾逐风。二药通行经络，无所不至，皆用生者，取其力峻而行速也。重加人参，所以扶其正气；少佐木香，所以行其逆气也。

《医贯》曰：观东垣之论，当以气虚为主，纵有风邪，亦是乘虚而袭。经曰："邪之所凑，其气必虚"是也。当此之时，岂寻常药饵所能通达于上下哉！急以三生饮一两，加人参一两，煎服即苏。此乃行经治痰之剂，斩关擒王之将，必用人参两许，驱逐其邪，而补助真气，否则不惟无益，适以取败。观先哲用芪附、参附，其义可见。若遗尿、手撒、口开、鼻鼾为不治，然服前药亦多有生者。

喻嘉言曰：脏为阴，可胜纯阳之药；腑为阳，必加阴药一二味，制其僭热经络之浅，又当加和荣卫并宣导之药。

地黄饮子

风痱 河间

治中风舌喑不能言，足废不能行，此少阴气厥不至，名曰"风痱"。音肥。急发温之。

风痱，如瘫痪是也。

刘河间曰：中风瘫痪，非为肝木之风实甚，亦非外中于风，良由将息失宜，心火暴甚，肾水虚衰，不能制之，则阴虚阳实，而热气拂郁，心神昏冒，筋骨不用，而卒倒无知也。亦有因喜、怒、思、悲、恐五志过极而卒中者，皆为热甚，俗云'风者言末而忘其本'也。治宜和脏腑，通经络，便是治风。

昂按：此即河间主乎火之说。盖西北风气刚劲，虚人感之，名"真中风"，可用风药下药。南方卑湿，质弱气虚，虽有

中证，而实不同，名“类中风”，宜兼补养为治。

熟地黄 巴戟去心 山茱萸 肉苁蓉酒浸 附子炮 官桂 石斛 茯苓 石菖蒲 远志 麦冬 五味子

等分，每服五钱。入薄荷少许，姜、枣煎服。

此手足少阴、太阴、足厥阴药也。熟地以滋根本之阴，巴戟、苁蓉、官桂、附子以返真元之火，石斛安脾而秘气，山茱温肝而固精，菖蒲、远志、茯苓补心而通肾脏，麦冬、五味保肺以滋水源。使水火相交，精气渐旺，而风火自息矣。

《医贯》曰：观刘氏之论，则以风为末，而以火为本。殊不知火之有余，水之不足也。刘氏原以补肾为本，观其地黄引子可见矣。故治中风，又当以真阴虚为本。但阴虚有二，有阴中之水，有阴中之火虚。火虚者，专以河间地黄饮子为主；水虚者，当以六味地黄丸为主。果是水虚，辛热之药与参、芪之品俱不可加。

或曰：风淫所胜，治以辛凉，何故反用桂、附？使火盛制金，不能平木，而风不益甚耶？曰：此是肾虚真阴失守，孤阳发越，若非桂、附，何以追复其散失之元阳？其痰涎上涌者，水不归元也。面赤烦渴者，火不归元也。惟桂、附能引火归元。水、火既归其元，则水能生木，木不生风，而风自息矣。

顺风匀气散

㖞邪不遂

治中风半身不遂，口眼㖞邪。

半身不遂，偏枯也。

经曰：胃脉沉鼓涩，胃外鼓大，心脉小，坚急，皆鬲偏枯。男子发左，女子发右。不喑、舌转，可治。盖心是开发机关之本，胃是水谷充大之标。标本相得，则膻中气海之宗气盈溢，分布四脏，三焦上下、中外无不周遍。若标本相失，宗气虚耗，分布不周，于经脉则偏枯不周，于五脏则喑。口眼㖞邪者，足阳明之脉，侠口环唇，寒则筋急，热则筋弛。左寒右热，则左急而右缓；右寒左热，则右急而左缓。阳明燥金主紧缩，风病而成筋缩，木极似金，反兼胜己之化，燥之甚也。治宜辛凉，不可用桂、附。

《元戎》曰：酒湿之病，亦能作痹证。口眼㖞邪、半身不遂、舌强不正，浑似中风，当泻湿毒，不可作风病治之而汗也。《衍义》、《易简》，言与此同。

白术二钱 乌药钱半 人参 天麻五分 白芷 苏叶 木瓜 青皮 甘草炙 沉香磨，三分

加姜煎。

此足厥阴、阳明药也。邪之所凑，其气必虚。偏枯、㖞僻，或左或右，盖血脉不周，而气不匀也。天麻、苏、芷以疏风气，乌药、青、沉以行滞气，参、术、炙草以补正气。疏之，行之，补之，而气匀矣，气匀则风顺矣。用木瓜者，能于土中泻木，调荣卫而伸筋也。

戴复庵曰：治风之法，初得之即当顺气。及其久也，即当活血。若不顺气，遽用乌、附；若不活血，遽用羌、防、天麻辈，未见其能治也。然顺气则可，破气、泻气则不可。

豨莶丸

风痹 张泳

治中风㖞僻，语言蹇涩，肢缓骨痛，及风痹走痛。或十指麻木，肝肾风气，风湿诸疮。

㖞邪语涩，风中于经也。肢缓骨痛，风而兼湿也。风痹肿痛，湿热流注也，世俗谓之流火。即《内经》所谓行痹、痛痹

也。十指麻木，气血不足，或有湿痰死血在胃中也。

豨莶草

以五月五日，七月七日，九月九日采者佳。不拘多少，拣去粗茎，留枝叶花实，酒拌，蒸晒九次，蜜丸。

豨莶，辛苦气寒，其味莶臭，必蒸晒九次，加以酒蜜，则苦寒之阴浊尽去，而清香之美味见矣。数不至九，阴浊尚在，则不能透骨驱风而却病也。

此足少阴、厥阴药也。豨莶能祛风散湿，行大肠之气。加大以酒蒸蜜丸，气味清和，故能补肝润肾，益气强筋。湿去则筋强。然风药终燥，若风痹由于脾肾两虚，阴血不足，不由风湿而得者，亦忌服之。

唐·成讷有《进豨莶表》。宋·张脉进《稀莶表》云：其草金棱银线，素茎紫荄，节叶相对，颇类苍耳。臣吃百服，眼目清明，即至千服，须发乌黑，筋力轻健，功验多端。

昂按：此药不但搜风，尤能胜湿。湿去则脾胃健而筋骨强。凡中风挟湿者服之尤宜。

牵正散

牵风　《直指方》

治中风口眼㖞邪，无他证者。

足阳明之脉，侠口环唇。足太阳之脉，起于目内眦。阳明内蓄痰热，太阳外中于风，故牵急而㖞邪也。又曰：木不及，财金化，缩短乘之。木为金乘，则土寡于畏，故口眼㖞邪。口目常动，故风生焉；耳鼻常静，故风息焉。

白附子　僵蚕　全蝎

等分，为末，每二钱，酒调服。

此足阳明、厥阴药也。吴鹤皋曰：艽、防之属，可以驱外风，而内生之风，非其治也；肝有热则自生风，与外感之风不同。星、夏之属，可以治湿痰，而风虚之痰，非其治也。三药疗内生之风，治虚热之痰，得酒引之，能入经而正口眼。又曰：白附辛可驱风，白附去头面之游风。蚕、蝎咸能软痰。僵蚕清化轻浮，能上走头面，驱风散痰。全蝎直走厥阴，为治风要药。辛中有热，凡药，辛者必热。可使从风；蚕、蝎有毒，可使破结。药有用热以攻热，用毒以攻毒者，《大易》所谓‘同气相求’，《内经》所谓‘衰之以其属’也。

附：改容膏：蓖麻子一两，冰片三分，共捣为膏。寒月加干姜、附子各一钱。左㖞贴右，右㖞贴左，即正。或用鳝鱼血，或用蜣螂捣傅亦良。盖三物皆追风拔毒之品也。

如圣散

刚柔二痉　节庵

治刚柔二痉，面赤頋强，头摇口噤，角弓反张与着瘈瘲音炽纵。同法。

痉者，太阳中风，重感寒湿而为病也。风则燥而动，寒则引而紧，湿则著而拘，故头摇口噤，项强而反张也。风挟寒则血涩无汗，为刚痉；风挟湿则液出有汗，为柔痉。筋急而缩为瘈，筋弛而缓曰瘲，伸缩不已为瘈瘲，俗谓之搐是也。

羌活　防风　白芷　柴胡　甘草　黄芩　半夏　川芎　芍药　当归　乌药

加姜煎。入姜汁、竹沥服。柔痉加白术、桂枝，刚痉加苍术、麻黄。口噤咬牙、大便实加大黄。

此足太阳、厥阴药也。羌、防、芎、芷、柴胡、甘草，辛甘以发散风邪。用乌药者，治风须顺气也，用归、芍者，治风先活血也，用半夏、竹沥、姜汁者，风必挟痰也，用黄芩者，风必生热也。柔痉加白术、桂枝，有汗欲其无汗，刚痉加苍术、麻黄，无汗欲其有汗。口齿属阳明，阳明实则口噤咬牙而便秘，故加大黄以泻胃热也。

独活汤

瘈疭昏愦　丹溪

治风虚瘈疭，昏愦不觉，或为寒热。

筋急而缩为瘈，缓而纵为疭，伸缩不已为瘈疭。木曰曲直之象也。肝虚而风乘之，入于血脉则瘈疭。若在皮肤则为寒热，若移邪于所生，则昏愦不觉也。所生心也，木能生火。

独活　羌活　防风　细辛　桂心　白薇　当归　芎䓖　半夏　人参　茯神　远志　菖蒲五钱　甘草炙，二钱半

每服一两，加姜、枣煎。

此手少阴、足厥阴药也。肝属风木而主筋，故瘈疭为肝邪。肝欲散，急食辛以散之。二活、防风祛风，细辛、桂心温经，半夏除痰，芎、归辛散风，而温和血，血活则风散。辛以散之，即辛以补之也。木喜条达，故以散为补。心为肝子，肝移热于心则昏愦，故以人参补心气，菖蒲开心窍，茯神、远志安心神，白薇咸寒退热而治厥。使风静火息，血活神宁，而瘈疭自已矣。

活络丹

湿痰死血

治中风手足不仁，日久不愈，经络中有湿痰死血，腿臂间忽有一二点痛。

川乌炮，去脐皮　草乌炮，去皮　胆星六两　地龙即蚯蚓，洗，焙干　乳香去油　没药另研，三两三钱

酒丸，酒下。

此足太阴、厥阴药也。吴鹤皋曰：胆星辛烈，所以燥湿痰；二乌辛热，所以散寒湿；蚯蚓湿土所生，欲其引乌、星直达湿痰所结之处。《大易》所谓'同气相求'也。蚯蚓咸寒，清热利水。风邪注于肢节，久则血脉凝聚不行，故用乳香、没药以消瘀血。

乳香活血，能去风伸筋；没药能散瘀血，生新血。二药并能消肿止痛，故每相须而行。

消风散

风热

治风热上攻，头目昏痛，项背拘急，鼻嚏声重。及皮肤顽麻，瘾疹瘙痒，妇人血风。

血风者，妇人冲，任二经为风袭伤，致生血病也。

荆芥　陈皮去白　厚朴姜汁炒　甘草炙，五钱　防风　羌活　藿香　僵蚕洗，炒　蝉蜕　川芎　茯苓　人参二两

为末，每服三钱，茶汤下，疮、癣酒下。

此足太阳、手太阴药也。羌、防、荆、芎之辛浮，以治头目项背之风；僵蚕、蝉蜕之清扬，以去皮肤之风；藿香、厚朴以去恶散满；参、苓、甘、橘以辅正调中，使风邪无留壅也。

清空膏

头风头痛　东垣

治正偏头痛，年深不愈。及风湿热上壅头目。及脑苦痛不止。

偏头痛者，少阳相火也。丹溪曰：有痰者多。左属风属火，多血虚；右属痰属热，多气虚。《准绳》曰：医书多分头痛、头风为二门，然一病也。浅而近者名头痛，深而远者为头风，当验其邪所从来而治之。

黄芩酒炒　黄连酒炒　羌活　防风一两

柴胡七钱　川芎五钱　甘草炙，两半

为末，每服三钱，茶调如膏，白汤送下。

如少阴头痛，加细辛；太阴头痛，脉缓有痰，去羌活、防风、川芎、甘草，加半夏；如偏头痛，服之不愈，减羌活、防风、川芎一半，加柴胡一倍；散少阳相火。如自汗发热，恶热而渴，此阳明头痛，只与白虎汤加白芷。

李东垣曰：太阴头痛，必有痰也；少阴头痛，足寒而气逆也。太阴、少阴二经虽不上头，然痰与气壅于膈中，头上气不得畅而为痛也。

此足太阳、少阴药也，头为六阳之会，其象为天，清空之位也。风、寒、湿、热干之，则浊阴上壅而作实矣。羌、防入太阳，柴胡入少阳，皆辛轻上升，祛风胜湿之药。川芎入厥阴，为通阴阳血气之使；甘草入太阴，散寒而缓痛，辛甘发散为阳也；芩、连苦寒，以羌、防之属升之，则能去湿热于高巅之上矣。

芩、连用酒炒，非独制其寒，欲其上升也。丹溪曰：东垣清空膏，诸般头痛皆治，惟血虚头痛，从鱼尾相连痛者不治。鱼尾，眼角也。又云：治少阳头痛，如痛在太阳、厥阴者，勿用。盖谓巅顶痛也。头痛用羌活、防风、柴胡、川芎、升麻、细辛、藁本之异者，分各经也；用黄芩、黄连、黄柏、知母、石膏、生地之异者，分各脏泻火也；用茯苓、泽泻者，导湿也；用参、芪者，补气也；用芎、归者，养血也。王海藏曰：热在至高之分，当以轻剂抑之，从缓治也。若急服之，上热未除，中寒生矣。

胃风汤

胃风　易老

治风冷乘虚，客于肠胃，飧泄注下，完谷不化，及肠风下血。又治风虚能食，牙关紧闭，手足瘈疭，肉瞤面肿，名曰“胃风”。

胃受风气，木邪克土，故完谷不化，谓之飧泄；胃有风湿，流入大肠，故下血；阳明胃脉入牙缝，故牙紧；脾主四肢，故瘈疭；胃主肌肉，故肉瞤，阳明之脉营于面，故面肿。瘈疭，手足抽掣也。瞤，动也。

人参　白术土炒　茯苓　当归酒炒　川芎　芍药酒炒　桂炒

等分，加粟米百余粒，煎。此即十全汤去黄芪、地黄、甘草。

此足阳明、厥阴药也。胃风者，胃虚而风邪乘之也。风属肝木，能克脾土，故用参、术、茯苓以补脾气而益卫；当归、川芎以养肝血而调荣；芍药泻肝而能和脾；肉桂散风而能平木。木得桂而枯，削桂钉木根，其木即死，又辛能散风。故能住泄泻而疗风湿也。又曰：白术、茯苓能壮脾而除湿，川芎、肉桂能入血而驱风。

《玉机微义》曰：此方名治风，而实非治风，乃补血和血益胃之药。血痢而挟湿者，实可倚仗。

东垣胃风汤：升麻、白芷一钱三分、麻黄不去节、葛根各一钱、柴胡、羌活、藁本、苍术、蔓荆、草蔻、黄柏、当归、炙草各五分。加姜、枣煎。亦治胃风证。

喻嘉言曰：风入胃中，何以反能食？盖风能生热，即《内经》‘瘅成为消中’之理也。是方能去其风不去其热，以热必随风而解耳。又曰：必加竹沥、花粉、石膏、萎蕤、生地、梨汁甘寒之药，入升麻、葛根、甘草为剂，始为克当。或问：二药补散不同，而所治共一证，何欤？喻嘉言曰：按‘风成为寒热’，乃风入胃中，而酿营卫之偏胜。此方乃驱胃风使从外解之药。若夫久风为飧泄，则风已入里，又当用人参为君，桂枝、白术为臣，茯苓、甘草为佐使，而驱风于内。此表里之权衡，《内经》之要旨也。

上中下通用痛风丸

痛风 丹溪

痛风有寒、有湿、有热、有痰、有血之不同，此为通治。

按：此即《内经》所谓行痹、痛痹也。经曰：风、寒、湿三者杂合而为痹也。盖风、痹、痿、厥，病多杂合，故世俗每言有病风而不痛者，则为不仁。此气血两虚，其证为加重矣。

黄柏酒炒 苍术泔洗 南星姜制，二两 神曲炒 川芎 桃仁去皮尖捣 龙胆草下行 防已下行 白芷一两 羌活 威灵仙酒拌，上下行 桂枝三钱，横行 红花二钱

面糊丸。

此治痛风之通剂也。黄柏清热，苍术燥湿，此二妙散也。治痿正药。龙胆泻火，防已行水。四者所以治湿与热也。南星燥痰散风，桃仁、红花活血去瘀，川芎为血中气药。四者所以治痰与血也。羌活祛百节之风，白芷祛头面之风，桂枝、威灵仙祛臂胫之风。四者所以治风也。加神曲者，所以消中州陈积之气也。疏风以宣于上，泻热利湿以泄于下，活血、燥痰、消滞以调其中，所以能兼治而通用也。证不兼者，以意消息可矣。

丹溪曰：大法痛风用苍术、南星、川芎、当归、白芷、酒芩；在上者加羌活、桂枝、威灵仙；在下者加牛膝、防已、木通、黄柏；薄、桂能横行手臂，领南星、苍术诸药至痛处。

史国公药酒方

风痹

治中风语言蹇涩，手足拘挛，半身不遂，痿痹不仁。

语言蹇涩，风中舌本也；半身不遂，邪并于虚也；手足拘挛，风燥其筋而血不濡也；痿痹不仁，风而兼湿，顽麻痿躄也。

羌活 防风 白术土炒 当归酒洗 川牛膝酒浸 川萆薢 杜仲姜汁炒断丝 松节杵 虎胫骨酥炙 鳖甲醋炙 晚蚕砂炒，二两 秦艽 苍耳子炒捶碎，四两 枸杞五两 茄根八两蒸熟

为粗末，绢袋盛浸，无灰酒三十斤，煮熟，退火毒服。每日数次，常令醺醺不断。

此足厥阴药也。防风、羌活、苍耳、秦艽、松节、茄根、蚕砂、萆薢既以祛风，兼以燥湿；松节能除骨节间之风，茄根散血消疮，能疗冻疮，亦散寒之品。当归、枸杞、杜仲、牛膝补阴润燥，养血营筋。白术补气而健脾，脾主四肢。虎胫驱风而壮骨。风从虎，故虎骨治风。虎虽死犹立不仆，其气力皆在前胫，且胫骨能入手、足。若腰脊痛，又当用脊骨。鳖甲亦厥阴血分之药，能益阴血而去肝风。风湿去，气血旺，则病除矣。

蠲痹汤

风痹 严氏

治中风身体烦痛，项背拘急，手足冷痹、腰膝沉重，举动艰难。

项背拘急，风也。腰膝沉重，湿也。营卫虚而风湿干之，故或拘急，或顽麻，或重痛而举动艰难也。经曰：营虚则不仁，卫虚则不用。不仁，皮肤不知痛痒也；不用，手足不为人用也。歧伯曰：中风大法有四，一曰偏枯，半身不遂也；二曰风痱，身无疼痛，四肢不收也；三曰风癔，奄忽不知人也；四曰风痹，诸痹类风状也。

黄芪蜜炙　当归酒洗　赤芍酒炒　羌活　防风　片子姜黄酒炒　甘草炙

加姜、枣煎。

此足太阳、厥阴药也。辛能散寒，风能胜湿，防风、羌活除湿而疏风，气通则血活，血活则风散。黄芪、炙甘草补气而实卫；黄芪畏防风，合用而其功益大。当归、赤芍活血而和营；姜黄理血中之气，能人手足而祛寒湿也。

《准绳》曰：凡风痹偏枯，未有不因真气不周而病者也。治之不用黄芪为君，人参、归、芍为臣，防风、桂枝、钩藤、荆沥、竹沥、姜汁、韭汁、葛汁、梨汁、乳汁之属为佐，而徒杂沓乎乌、附、羌、独以涸营而耗卫，如此死者，实医杀人也。

三痹汤

风寒湿痹

治气血凝滞，手足拘挛，风、寒、湿三痹。

经曰：风、寒、湿三者杂合而为痹也。其风气胜者，为行痹；寒气胜者，为痛痹；湿气胜者，为著痹也。以冬遇此者为骨痹，以春遇此者为筋痹，以夏遇此者为脉痹，以至阴遇此者为肌痹，以秋遇此者为皮痹。痹在于骨，则重在于脉，则血凝而不流；在于筋则屈不伸；在于肉则不仁；在皮则寒痛者，寒气多也。其寒者，阳气少阴气多也；其热者，阳气多阴气少也，故为痹热；其多汗而濡者，湿也。阳气少，阴气盛，故汗出而濡也。

人参　黄芪　茯苓　甘草　当归　川芎　白芍　生地黄　杜仲姜汁炒断丝　川牛膝　川续断　桂心　细辛　秦艽　川独活　防风

等分，加姜、枣煎。

此足三阴药也。喻嘉言曰：此方用参、芪四物一派补药，内加防风、秦艽以胜风湿，桂心以胜寒，细辛、独活以通肾气。凡治三气袭虚而成痹患者，宜准诸此。

昂按：风痹诸方，大约祛风、胜湿、泻热之药多，而养血、补气、固本之药少。惟此方专以补养为主，而以治三气之药从之。散药得补药，以行其势，辅正驱邪，尤易于见功，故喻氏取之。

独活寄生汤

风寒湿痹　《千金》

治肝肾虚热，风湿内攻，腰膝作痛，冷痹无力，屈伸不便。

肾，水脏也。虚则寒湿之气凑之，故腰膝作实而痛。冷痹者，阴邪胜也。肝主筋，肾主骨。《灵枢》曰：能屈而不能伸者，病在筋；能伸而不能屈者，病在骨。

独活　桑寄生如无真者，以续断代之　秦艽　防风　细辛　当归酒洗　芍药酒炒　川芎酒洗　熟地黄　杜仲姜汁炒断丝　牛膝　人参　茯苓　甘草　桂心

等分，每服四钱。

此即前汤除黄芪、续断，加桑寄生。

此足少阴、厥阴药也。独活、细辛入少阴，通血脉，偕秦艽、防风疏经升扬以祛风；桑寄生益气血，祛风湿，偕杜仲、牛膝健骨强筋而固下；芎、归、芍、地所以活血而补阴，参、桂、苓、草所以益气而补阳。辛温以散之，甘温以补之，使血气足而风湿除，则肝肾强而痹痛愈矣。

朱丹溪曰：久腰痛，必用官桂以开之方止，腹胁痛亦然。

本方除独活、寄生，加羌活、续断，名“羌活续断汤”，治同。

沉香天麻丸

惊风　《宝鉴》

治小儿因惊发搐、痰多眼白，痫瘈筋挛。

小儿神气尚弱，惊则神思无依；又动于肝风，风火相扇，故痰壅心痫，而筋挛搐掣。

羌活五钱 独活四钱 沉香 益智仁 川乌二钱 附子炮 天麻 防风 半夏三钱 当归 甘草 僵蚕半钱

每服五钱，姜三片，煎。

此足厥阴药也。《宝鉴》曰：恐则气下，精怯而上焦闭。以羌活、独活，苦温引气上行，又入太阳为引，故以为君；天麻、防风，辛温以散之，当归、甘草辛温，以补气血之不足，又养胃气，故以为臣；乌、附、益智大辛温，行阳退阴，又治客寒犯胃；肾主五液，入脾为涎，以生姜、半夏燥湿行痰，沉香辛温体重气清，去怯安神为使。

通顶散

中风取嚏

治初中风不知人事，口噤不开。

风鼓火盛，痰涎上壅，故不省人事。风冷之气，客于胸中，滞而不能发，故口噤不开。

藜芦 甘草生用 细辛 人参 川芎一钱 石膏五钱

为末，用一字吹入鼻中，有嚏者，肺气未绝，可治。

此手太阴、少阴药也。吴鹤皋曰：中风不省人事，病已亟矣，非平药可以开其壅塞，故用藜芦与人参、细辛取其相反而相用也。藜芦苦寒有毒，入口即吐，能通脑顶，令人嚏；与人参、细辛相反，细辛散风通窍，温经破痰。肺苦气上逆，故用石膏之重以坠之，气即火也，痰随火涌，故用石膏辛寒，入肺降火。甘草之平以缓之。芎䓖之用，取其清气利窍而已。

川芎升清阳而开诸郁，为通阴阳血气之使。凡诸卒中尸厥郁冒，皆当发表。还魂汤用麻黄、桂枝，清魂汤用荆芥及用皂角、半夏搐鼻取嚏，藜芦、砒石折齿取痰，皆所以开发三焦，使表邪流通也。中暑忌用冷水闭表，亦同此意。

乌梅擦牙关方

口噤

治中风口噤不开。

胃阳明之脉循颊车，入齿缝，风寒中之，轻则战栗鼓颔，重则口噤不开。有中风而口开不噤者，筋先绝也，不治。

乌梅

揩擦牙龈，涎出即开。

此足阳明、厥阴药也。酸先入筋，本能克土，酸属木，阳明属土。使牙关酸软则开矣。若以铁器搅之，恐伤其齿也。

医方集解·四卷

祛寒之剂

寒中于表，宜汗；寒中于里，宜温。盖人之一身，以阳气为主。经曰：阳气者，若天与日，失其所，则折寿而不彰。寒者，阴惨肃杀之气也。阴盛则阳衰，迨至阳竭阴绝则死矣。仲景著书，先从伤寒以立论，诚欲以寒病为纲，而明其例也。其在三阳者，则用桂、麻、柴、葛之辛温以散之；其在三阴者，非假姜、附、桂、萸之辛热，参、术、甘草之甘温，则无以祛其阴冷之邪诊，而复其“若与天日”之元阳也。诸伤寒湿者，皆视此为治矣。

理中汤

温中　仲景

治伤寒太阴病自利不渴，寒多而呕，腹痛粪溏，脉沉无力。或厥冷拘急，或结胸吐蛔，及感寒霍乱。

太阴，脾经也。腹满而吐食不下，自利腹痛，为太阴病。自利渴者为热，不渴者为寒，喜呕腹痛便溏，皆虚寒所致。寒彻于外，则手足厥冷拘急；寒凝于中，则结胸泄泻吐蛔。霍乱者，阴阳不和而挥霍撩乱，或吐，或泻，亦有寒热二证。若阴寒所致者，宜此汤。三阳传阴经而下利者，为协热利；阴寒直中阴经而下利者，为寒利。外邪传里而腹痛者，其痛不常；阴寒在内而腹痛者，痛无休止，时欲作利。大腹属太阴，少腹属少阴，脐下属厥阴，亦有挟食积与痰火者。三阳下利身热，太阴下利手足温，少阴、厥阴下利身冷，其大较也。下利虽有表证，不可发汗，以下利为邪气内攻，走津液而胃虚也。

白术东壁土炒，二两　人参　干姜炮　甘草炙，一两

每服四钱。自利腹痛者，加木香；不痛利多者，倍白术；渴者倍白术；白术益气燥湿，故能生津。蜷卧沉重，利不止，加附子；此兼少阴证。腹满去甘草；甘令人满。呕吐去白术，加半夏、姜汁。白术甘壅，姜、夏散逆。脐下动气，去术加桂；白术补气，桂泄奔豚。悸加茯苓；饮停则悸，茯苓利水宁心。阴黄加茵陈；寒结胸加枳实。

本方等分，蜜丸，名“理中丸”。仲景曰：大病瘥后喜唾，久不了，胃中有寒，宜理中丸温之。

此足太阴药也。人参补气益脾，故以为君；白术健脾燥湿，故以为臣；甘草和中补土，故以为佐；干姜温胃散寒，故以为使。以脾土居中，故曰：“理中”。

王海藏曰：上吐下泻不止，当渴而反不渴，脉微细而弱者，理中汤主之。经又曰：伤寒下之利不止，医以理中主之，利益甚。理中者，理中焦。此利在下焦，赤石脂禹余粮汤主之。复利不止者，当利其小便。宋徽宗食冰太过，病脾疾，国医不效，召杨介进大理中丸。上曰：服之屡矣。介曰：疾因食冰，臣请以冰煎此药，

是治受病之源也。果愈。

本方三两，加附子一枚，名“附子理中汤”。亦可作丸，即四逆汤加参、术。治中寒腹痛，身痛，四肢拘急。

渐伤曰“伤”，卒中曰“中”。有中脏，中腑，中经络、皮肉、筋脉之殊，治之当分微甚。微则不换金正气散加附子、附子五积散；甚者脐腹痛，四肢厥，附子理中汤、姜附汤；入肝加木瓜，入肺加桑白皮，入脾加术，入心加茯苓。

本方加枳实、茯苓，蜜丸。名“枳实理中丸”。崔行功　治寒实结胸欲绝，胸膈高起，手不可近，用大陷胸不瘥者。

崔曰：此是下后虚逆气已不理，而毒复上攻，气毒相搏结于胸者，用此丸先理其气，次疗诸疾，用之如神。渴者加花粉，自汗者加牡蛎。

本方去甘草，加茯苓、川椒、乌梅，名“理中安蛔丸”。陶仲文　治胃寒吐蛔。

蛔得甘则动，故去甘草，得酸则止，得辛则伏，故加椒、梅。

本方加桂枝，倍甘草，名“桂枝人参汤”。仲景。治太阳表证不除，而数下之，协热而利，心下痞硬，表里不解者。

欲解表里之邪，全藉中气为敷布，故用理中以和里。而加桂枝以解表，不名理中而名桂枝者，到底先表之意也。大抵阳热为邪，则腹满而咽干；阴寒为邪，则腹满而吐利。

本方加黄连、茯苓，名“连理汤。”治伤暑泻而作湿。若外感盛暑，内伤生冷者，非此不可。

本方加陈皮、茯苓，名“补中汤”。治泄泻。泻不已者，加附子；恶食，食不化，加砂仁。

本方加当归、白芍、陈皮、厚朴、川芎，入姜煎，名“温胃汤”。治忧思郁结，脾肺气凝，胀满上冲，饮食不下。

本方加黄芪、白芍、陈皮、霍香，名“黄芪汤”。海藏亦出理中例法。

本方加青皮、陈皮，名“治中汤”。治前证腹满痞闷，兼食积者。

四逆汤

阴证厥逆　仲景

四逆者，四肢厥逆也。再加干姜二两，即通脉四逆汤。

治三阴伤寒。四逆汤为少阴主药，然三阴通用之，太阳证脉沉亦有用此者。身痛腹痛，下利清谷，恶寒不渴，四肢厥冷；或反不恶寒，面赤烦躁，里寒外热；或干呕；或咽痛，脉沉微细欲绝。

腹痛自利，里寒也。三阴自利居多，身凉脉静者顺，身热脉大者逆。内寒，故恶寒不渴。四肢者，诸阳之本。寒则血脉凝涩，阳气不能敷布，故一身尽痛，而手足厥冷也。反不恶寒面赤发躁者，阴盛格阳于外也，寒留胸中，故食入即吐。膈有寒饮，故逆而干呕。虚火上炎，故咽痛。脉沉者，寒则伏藏也。

按：少阴脉有沉有紧有数，而仲景统以微细言之，盖沉必重按始得，紧数亦在沉细中见，不似阳证浮大而紧数也。薛慎斋曰：人知数为热，不知沉细中见数为寒甚。真阴寒证，脉常有七八至者，但按之无力而数耳，宜深察之。

附子一枚，生用　干姜一两　甘草炙，二两

冷服。面赤者，格阳于上也，加葱九茎以通阳。喻嘉言曰：阳虚之人，虽有表证，其汗仍出，其手足必厥，才用表药，立至亡阳。不用表药，外邪不服，故用前汤加葱为治。腹痛者，真阴不足也，加芍药二两以敛阴；咽痛，阴气上结也，加桔梗一两以利咽；利止脉不出，加人参二两以助阳补气血；呕吐加生姜二两，以散逆气。以上皆通脉四逆汤加减法也。

此足少阴药也。寒淫于内，治以甘热，故以姜、附大热之剂，伸发阳气，表散寒邪；附子生用，亦能发表。甘草亦补中散寒之品，又以缓姜、附之上僭也。甘草为君，干姜为臣，附子为使。必冷服者，寒盛于中，热饮则格拒不纳，经所谓“热因寒用”。又曰：“治寒以热，凉而行之”是也。

此奇制之大剂也。肝肾位远，非大剂不能达。仲景云：伤寒医下之，续得下利清谷，腹满身痛者，急当救里，宜四逆汤。清便自调，身痛者，急当救表，宜桂枝汤。盖身痛尚属表证，急则先救里而后解表也。《厥阴篇》曰：大汗出，热不去，内拘急，四肢痛，又下利厥逆而恶寒者，四逆汤主之。

按：厥阴证四肢厥冷，指甲青，脉沉疾，按之有力者，为阳厥，当下之，宜大承气汤。如脉沉迟，按之无力者，则为阴厥，宜四逆汤，更须速灸之。凡传经热邪，则为阳厥，溺赤而四肢热。直中真寒，谓之阴厥，阴缩而四肢冷。

程郊倩曰：世言传经为热厥，直中为寒厥，斯言甚谬。三阳之厥，多得于失下。此为热厥，少阳之厥，悉属于寒厥。阴之热厥，仲景书仅有“伤寒一二日，至四五日而厥者，必发热。”一条，果如传邪之说，则在四五日固得矣。论中何云一二日，不知何经之邪而神速若此。其曰：“厥应下之”者，下其热非下其厥也。遇发热则可下，遇厥则万不可下矣。推原其故，厥阴与少阳一腑一脏，少阳在三阳为尽，阳尽则阴生，故有寒热之往来。厥阴在三阴为尽，阴尽则阳接，故有寒热之胜复。凡遇此证，不必论其来自三阳，起自厥阴，只论热与厥之多少。热多厥少，知为阳厥；厥多热少，知为阴厥；热在后而不退，则阴过胜，而阴不能复，遂有喉痹、便血等证。厥在后而不退，则阴过胜，而阳不能复，遂有除中、亡阳等证。仲景所以调停二治法，须合阴阳进退之机。阳胜宜下，小承气汤中已去芒硝之寒，而有厚朴之温，在厥阴中破阳以行阴；阴胜宜温，纵有阳邪，一见厥利，便宜乌梅丸，聚辛热之品而加苦寒之佐，在厥阴中，破阴以行阳。虽有上热，如篇首消渴，气上冲，心之证，亦不虑其为捍格也。扶阳抑阴之旨微矣。又曰：乌梅丸于辛酸入肝药中，微加苦寒，纳逆上之阳邪而顺之使下也。名曰“安蛔”，实是安胃。故并主下利，见阴阳不相顺接，而下利之证，皆可以此方括之也。经曰：凡阴阳不相顺接，便为厥，手足逆冷是也。

方中行曰：三阴三阳之脉，俱相接于手足，阴主寒，阳主热，阳气内陷，不与阴气相顺接，则手足厥冷也。阴阳经脉，皆从手足指起。

附喻嘉言论桂附丸曰：脏为阴，可胜纯阳之药；腑为阳，必加阴药一二味，制其僭热经络之浅，又当加和营卫并宣导之药。

本方加白术、大枣，名“术附汤”。《金匮》治风湿相搏，身体烦疼，及中寒发厥心痛。

本方除甘草，名“干姜附子汤”。仲景　治下后复汗，昼躁夜静，不呕不渴，无表证，脉沉微，无大热者。

昼日烦躁，虚阳扰乱，外见假热也。夜安静，不呕渴，脉沉微，无大热，阴气独治，内系真寒也。凡阴虚之极，阳必厥；阳虚之极，阴必躁。姜、附直从阴中回阳，不当以昼日烦躁而疑之矣。

又治中寒厥逆，眩仆无汗，或自汗淋漓。中寒之证，身强口噤，眩运无汗，或自汗者，腠理素虚而阳微也。伤寒发热，中寒不发热，以此为异。仲景于伤寒则详之，而中寒未之及何也？曰：阳动阴静，阴寒既郁而成热，遂从乎阳，传变不一，靡有定方，故极推其病，不得不详也。不热者，阴邪一定而不移，则不变，故不必详也。昂按：自汗者，或兼风也。及外热烦躁，阴盛格阳，阴证似阳。

姜附汤加当归、肉桂，入蜜和服，名“姜附归桂汤”。喻嘉言曰：服姜附汤后，继服此汤，因姜、附专主回阳。而卒中寒邪，先伤营血，故加归、桂逐营分之邪，始得药病相当也。

再加人参、甘草，名“姜附归桂参甘汤”。加姜煎。喻氏曰：服前汤后，继当服此，兼补气血。

本方除甘草加葱四茎，名“白通汤”。复阳通脉。再加人尿、猪胆汁，名“白通加人尿猪胆汁汤”。仲景。见后。

本方加人参一两，名“四逆加人参汤”。仲景。治恶寒，脉微复利，利止亡血。恶寒脉微复利，阳虚阴胜也。利止则津液内竭，故云亡血。与四逆温经复阳，加人参生津益血。

再加茯苓六两，名“茯苓四逆汤”。仲景。治汗下后病不解而烦躁。过汗则亡阳而表虚；误下则亡阴而里虚。阴阳表里俱虚，乃生烦躁，故用茯苓、人参入心以除烦，附子、干姜入肾以解躁。

本方除干姜加芍药三两，名“芍药甘草附子汤”。仲景。治伤寒发汗不解，反恶寒者，虚故也。汗出表不解而恶寒，独曰“反”，其为过汗阳弱可知。汗出为营虚，恶寒为卫虚，若重补其阳，则恶寒愈甚，但回其阳，则阴愈劫矣。故用附子以回阳，再加芍药以敛阴。此营卫两虚之救法。

李梴曰：汗后亡阳恶寒者，表虚也，芍药附子甘草汤；下后恶寒者，里虚也，四逆汤；其有表邪未尽者，必兼发热，柴胡加桂汤；又有里实热伏于内，阳微于外而恶寒便坚者，犹须下之。

《伤寒百问》曰：汗后恶寒人必虚，下后发热人必实是也。

本方除附子，用甘草四两，干姜二两，名“甘草干姜汤”。仲景。治伤寒脉浮，自汗，小便数，心烦，微恶寒，脚挛急，用桂枝汤误攻其表，得之便厥，咽中干，烦躁吐逆，与此汤以复其阳。脉浮自汗，便数恶寒，阳不足也。攻表重虚其阳，得汤便厥，胃之津液伤也。故与甘草益气，干姜助阳，尤虑辛热，有伤其阴，随与芍药甘草汤，益其阴血，复其津液。故证虽邻于少阴，而不敢用四逆也。

若厥愈足温者，更作芍药汤以和其阴，其脚即伸。芍药、甘草各四两。仲景。别见《和解门》。

本方加吴茱萸，名“茱萸四逆汤”。治厥阴、少阴腹痛。

本方加当归、木通，名“当归四逆汤”。治感寒手足厥冷，脉细欲绝，及男、妇寒疝，脐下冷，引腰胯而痛。伤寒营血，故加当归、木通，能通血脉，仲景当归四逆汤，见后。

本方加茵陈，名“茵陈四逆汤”。治阴黄。

本方加生脉散、陈皮，名“回阳返本汤”。治阴盛格阳。

本方加官桂、良姜、半夏，名“浆水散”。洁古。治虚寒水泻，冷汗，脉微，甚者呕吐。此为急病。浆水者，泄利浆水，澄彻清冷也。又曰加浆水煎之。

当归四逆汤

厥阴寒厥　仲景

治厥伤寒，手足厥寒，脉细欲绝。

成氏曰：手足厥寒者，阳气外虚，不温四末。脉细欲绝者，阴血内弱，脉行不利，与此汤复阳生阴。

当归　桂枝　芍药　细辛三两　甘草炙　通草即木通二两　大枣二十五枚

仲景又曰：其人素有久寒者，加吴茱萸二升、生姜半斤、酒六升，和煮，名“四逆加吴茱萸生姜汤”。

此足厥阴药也。成无己曰：脉者，血之府也。诸血皆属于心，通脉者，必先补心益血。苦先入心，当归之苦以助心血。心苦缓，急食酸以收之。芍药之酸以收心气。肝苦急，急食甘以缓之。大枣、甘草、通草以缓阴血。

四逆之名多矣，而有因寒因热之不同。此则因风寒中血脉而逆，故以当归、细辛血中之气药为君；通脉散逆，必先去血中之邪，故以桂枝散太阳血分之风，细辛散少阴血分之寒为辅；未有营卫不和而脉能通者，故以芍药、甘草、大枣调和营卫，通草利九窍，通血脉关节。诸药藉之以破阻滞，而厥寒散矣。

周扬俊曰：四逆汤全从回阳起见，四逆散全从和解表里起见，当归四逆全从养血通脉起见，不欲入辛热之味，恐劫其阴也。盖少阴脏中重在真阳，阳不回则邪不去；厥阴脏中职司藏血，不养血则脉不起。即遇久寒之人，亦不用干姜、附子，止用吴茱之走肝者，自上而下；生姜之辛散者，自内达外足矣。

四逆散

阳证厥热　仲景

此和解之寒剂，因名四逆，附次于此。

治伤寒少阴证。阳邪入里，四逆不温。或咳或悸，或小便不利，或腹中痛，或泄利下重。

阳邪传里，热结于里，故四肢逆而不温；气逆挟痰故咳；气虚挟饮故悸；里有结热，故小便不利，腹痛下利。伤寒邪在三阳，则手足必热，至太阴则手足温；至少阴则热邪渐深，四肢逆而不温；至厥阴则手足逆冷。经曰：热深厥亦深，热微厥亦微。与此汤以散传经之热。

柴胡　芍药炒　枳实麸炒　甘草炙

等分为末，水调饮。

咳加五味子、干姜，并主下利。五味收逆气，干姜散肺寒，肺与大肠相表里，上咳下利，治法颇同。悸加桂枝，引导阳气。小便不利加茯苓，甘淡渗泄。腹痛加附子，以补虚散寒。泄利下重加薤白。能通大肠，以泄气滞。

此足少阴药也。伤寒以阳为主，若阳邪传里而成四逆，有阴进之象，又不敢以苦寒下之，恐伤其阳。经曰：诸四逆不可下也。故用枳实泄结热，甘草调逆气，柴胡散阳邪，芍药收元阴，用辛苦酸寒之药以和解之，则阳气敷布于四末矣。此与少阳之用小柴胡意同。有兼证者，视加法为治。

陶节庵曰：病在一经，有用热药又用寒药者。如少阴证有用白虎汤、四逆散，寒药者；有用真武汤、四逆汤，热药者。庸医狐疑，讵能措手，不知寒药治少阴，乃传经之热证也；热药治少阴，乃直中之寒药也。

昂按：仲景《伤寒》论阳明证热药，仅一茱萸汤，少阳证药主和解，亦有加干姜者。其余四经用姜、附、萸、桂者，不可胜数，岂必一一皆直中之邪乎？阳明、少阳二经，并无热剂，岂直中者独不中此二经乎？况仲景书中说传经者有矣，并无直中字面，何所据而以寒热分之？故程郊倩以直中寒邪、传经热邪二说，虽古来相传之语，要未可为定论也。

真武汤

散寒利水 仲景

治少阴伤寒，腹痛，小便不利，四肢沉重，疼痛自下利者。此为有水气，或咳，或呕，或小便利。

伤寒脉沉细，欲吐不吐，心烦，但欲寐，五六日利而渴者，为少阴证。凡人寤则气行于阳，寐则气行于阴，然必自少阴始，故少阴证但欲寐，阴气胜也，一有阳扰，则反是矣。

周扬俊曰：但欲寐，非能寐也，昏昏如梦耳。六经中惟少阴证难辨。少阴属肾，肾病不能制水，水饮停为水气，腹痛者寒湿内甚也。四肢沉重疼痛，寒湿外甚也。小便不利，自下利者，湿胜而水谷不利也。或咳或呕，皆停饮也。

又太阳病发汗，汗出不解，仍发热，心悸头眩，筋惕肉瞤，振振欲擗地，气虚恶寒。

汗出过多则心悸。汗为心液，汗去心虚，如鱼失水则跃也。水停心下亦心悸，心属火，火畏水，故悸也。虚阳内动，故头眩。汗多则液少，不能荣养筋肉，故筋惕惕而跳，肉瞤瞤眀而动也。振振俗擗地者，亡阳无奈，欲擗地而入也。

程郊倩曰：汗多亡阳，夫人知之，然有卫外之阳，为周身营卫之主，此阳虚遂有汗漏不止，恶寒身痛之证。有膻中之阳，为上焦心肺之主，此阳虚遂有叉手冒心及奔豚之证。有肾中之阳，为下焦真元之主，此阳虚遂有发热眩悸瞤振擗地之证。有胃中之阳，为中焦水谷生化之主，此阳虚遂有腹胀满胃不和而成心下痞之证。救误者，须观脉证，知犯何逆，以法治之。膻中，两乳中间，肾气凌心，则成奔豚。肾之真阳盛，则水皆内附，而与肾气同其收藏矣。肾之阳虚，不能制水，则泛滥为病，故上凌心而成眩悸，中侮土而致呕泻也。方名真武，盖取固肾为义。

附子一枚，炮 白术三两，炒 茯苓 白芍炒 生姜三两

水寒相搏，咳者加五味子、细辛、干姜；五味敛肺气，细辛、干姜散水寒。小便利，去茯苓；茯苓渗水。下利去芍药，加干姜；芍药酸寒，干姜辛热。呕去附子，加生姜一倍。附子补气，生姜散逆。

此足少阴药也。茯苓、白术补土利水，能伐肾邪而疗心悸；生姜、附子回阳益卫，能壮真火而逐虚寒；芍药酸收，能敛阴和营而止腹痛。补阳必兼和阴，不欲偏胜。经曰：寒淫所胜，治以辛热。湿淫所胜，佐以酸平。

真武，北方之神。一龟一蛇，司水火者也，肾命象之。此方济火而利水，故以名焉。

程郊倩曰：水气惟太阳与少阴有之，以二经同司夫水也。然太阳从表得之，肤腠不宣，水气为玄府所遏，故以小青龙发之。少阴由下焦有寒，不能制服本水，客邪得深入而动其本气，缘胃阳衰而堤防不及也。故用真武汤温中镇水，收摄其阴气。按：青龙主太阳表水，十枣主太阳里水，真武主少阴里水。玄府，汗孔也。

喻嘉言曰：阳明、少阳绝无用附子法，惟太阳经有不得不用之证。盖太阳膀胱为肾之腑，肾中阳虚阴盛，势必传出于腑，以故才见脉微恶寒，漏汗恶风，心悸头眩，筋惕肉瞤躁扰等证。纵有传经热邪，不得不用姜、附以消阴而回阳也。

昂按：观嘉言此论，亦谓传经热邪，难以执泥，缘仲景书中本无此说也。

本方去生姜，加人参二两，名“附子汤”。仲景。治少阴病身体痛，手足寒，骨节痛，脉沉者。

肾主骨，寒淫则痛。此一身骨节尽

痛，乃阳虚阴盛而生内寒所致，非外感也。若以外感之痛治之，则杀人矣。故用参、附助阳而胜肾寒，加芍药敛阴以为阳之附也。

及少阴病得之一二日，口中和，背恶寒者。

背为胸中之府，诸阳受气于胸中，转行于背，背为阳，腹为阴，阳气不足，阴寒内盛，则背为之恶寒。若风寒在表而恶寒，则一身尽寒矣。

昂按：背为太阳部分，然少阴肾脉亦贯脊，与太阳相表里。又背居北方，与肾同位，故寒伤少阴，而背恶寒亦其义也。又有阴气不足，阳气乘虚内陷，阴中表阳新虚，背微恶寒者，经所谓伤寒无大热，口渴心烦，背微恶寒是也，白虎加人参汤主之。一为阴寒内盛，一为阳气内陷，何以明之？盖阴寒为病，内无燥热，则口中和；阳气内陷，则销烁津液，口燥舌干而渴也。欲辨阴阳寒热之不同，当以口中燥润详之。一法看小便之清、赤，清者为寒，赤者为热也。

白通加人尿猪胆汁汤

阴证厥逆　仲景

治少阴病，下利脉微者，与白通汤。利不止，厥逆无脉，干呕而烦，服此汤后，脉暴出者死，微续者生。

肾者胃之关也，前阴利水，后阴利谷，寒邪客之，则不能禁固，故下利也，与白通汤复阳散寒。服后利不止，厥逆无脉，干呕烦者，寒气太甚，内为格拒阳气逆乱也。服此汤后，脉暴出者，正气因发泄而脱也，故死。脉微续者，阳气渐复也，故生。

葱白四茎　干姜一两　附子一枚，炮　人尿五合　猪胆汁一合

腹痛者，真阴不足也，去葱，加芍药二两，以敛阴；呕者，加生姜二两，以散逆；咽痛者，加桔梗二两，以利咽；利止脉不出者，加人参二两，以助阳。

此足少阴药也。葱白之辛以通阳气，姜、附之热以散阴寒，此白通汤也。服而不应者，乃阴盛格拒乎阳药，不能达于少阴，故加人尿、猪胆汁为引，取其与阴同类。苦入心而通脉，寒补肝而和阴。下咽之后，冷体既消，热性便发，性且不违，而致大益。经曰：逆而从之，从而逆之，正者正治，反者反治，此之谓也。

以热治寒，以寒治热，为正治。以热治热，以寒治寒，为反治，亦曰从治，谓从其性而伏之也。按：厥有阴阳二证。阴厥者，身凉不渴，脉迟细而微；阳厥者，阳热极而反厥，虽厥而烦渴谵妄，身复时温而脉数也。若阳厥极深，至于身冷脉微欲绝，为热极而将死矣，急以大承气下之，则厥愈。所谓寒药反能生脉而令身暖也。若以热药助其阳，则阴气暴绝，阳亦绝而死矣。若阴已先绝，而阳亦将绝于此时而后下之，则阴阳俱竭而亦死矣。阴厥用白通、四逆，亦当急投，缓则无及。

附：葱熨艾灸法：专治阴毒手足逆冷，腹痛暴绝，服白通汤或四逆汤后，用葱一大握，以绳缠束，切去两头，留白寸许，以火炙热安脐上。先将麝香半分填脐中，次放葱饼用熨斗盛火熨，令热气从脐入腹。痛甚者，连熨二三饼。身温有汗即瘥，否则不治。或用艾灸关元、气海，脐下一寸五分，名气海，二寸为丹田，三寸名关元。各二三十壮，内外协攻，务令一时之内，阴散阳回，得汗而解。葱能通中，艾性温热，麝能开窍，助之以火，故有回阳之功。

或曰：用酽醋拌麸皮炒熟，袋盛蒸熨，比前法尤捷。

吴茱萸汤

吐利寒厥　仲景

治阳明证食谷欲呕，若得汤反剧者，则属上焦。食谷欲呕，胃寒也。得汤反剧，则为太阳热呕矣。

少阳证吐利，手足厥冷，烦躁欲死。吐则耗阳，利则捐阴。厥冷者，阴寒气甚；烦躁者，阳气内争。

厥阴证干呕，吐涎头痛。厥阴之脉侠胃，干呕吐沫，里寒内格也。厥阴之脉上巅，头痛寒气上逆也。

按：三阳皆有头痛，太阴、少阴二经之脉，不上循头，故无头痛。惟厥阴与肾脉会于巅，亦有头痛。然风温在少阴，湿温在太阳，而头反痛，是又不可拘拘者。

李东垣曰：太阴头痛，必有痰也。少阴有头痛，足寒而气逆也。盖太阴、少阴二经，虽不上头，然痰与气逆，壅于膈中，头上气不得畅而为痛也。

吴茱萸一升，泡　人参三两　大枣十二枚　生姜六两

此足厥阴、少阴、阳明药也。治阳明食谷欲呕者。吴茱、生姜之辛，以温胃散寒下气；人参、大枣之甘，以缓脾益气和中。喻嘉言曰：此明呕有太阳，亦有阳明。若食谷而呕者，属胃寒，与太阳之恶寒、呕逆原为热证者不同，火热上冲而呕。恐误以寒药治寒呕也。若服吴茱萸汤反剧者，则仍属太阳热邪，而非胃寒明矣。宜葛根加半夏汤、小柴胡汤、栀子豉汤、黄芩汤。

若少阴证吐利、厥逆，至于烦躁欲死，肾中之阴气上逆，将成危候。肾中阴盛，上格乎阳，而为吐逆。故用吴茱散寒下逆，人参、姜、枣助阳补土，使阴寒不得上干，温经而兼温中也。吴茱萸为厥阴本药，故又治肝气上逆，呕涎头痛。

本方加附子，名“吴茱萸加附子汤”。治寒疝腰痛，牵引睾丸，尺脉沉迟。

大建中汤

中寒腹痛　《金匮》

治心胸中大寒痛，呕不能饮食，腹中寒气上冲皮起，出见有头足，上下痛而不可触近者。

阳受气于胸中。阳虚则阴邪得以中之。阴寒之气逆而上冲，横格于中焦，故见高起，痛呕不可触近之证。心为阳，寒为阴，寒乘于心，冷热相激故痛。寒乘于脾，脾冷弱不消水谷，心脾为子母之脏，为邪所乘，故痛而呕，复不能饮食也。

蜀椒二合　干姜四两　人参二两

煎，去滓，内饴糖一升，微煎温服。

此足太阴、阳明药也。蜀椒辛热，入肺散寒，入脾暖胃，入肾命补火；干姜辛热，通心助阳，逐冷散逆；人参甘温，大补脾肺之气；饴糖，甘能补土，缓可和中。盖人之一身，以中气为主，用辛辣甘热之药，温健其中脏，以大祛下焦之阴，而复其上焦之阳也。

昂按：俗云诸痛无补法。此证至于不可触近，痛亦甚矣。仲景乃用人参、饴糖大补之药，将以仲景为信欤？抑以后人为然欤？

十四味建中汤

虚损阴斑

治气血不足，虚损劳瘠，短气嗜卧，欲劳成瘵。及阴证发斑，寒甚脉微。

阴证发斑者，或因汗吐下后中气虚乏；或因欲事损伤肾气；或因过服凉药遂成阴证。寒伏于下，逼其无根失守之火，上冲薰肺而发斑点，其色淡红隐隐，见于肌表，与阳证发斑色紫赤者不同。此胃气极虚，若服寒药，立见危殆。

吴鹤皋曰：以参、芪、桂、附而治斑，法之变者也。医不达权，安足语此。

黄芪蜜炙　人参　白术土炒　茯苓　甘草蜜炙　半夏姜制　当归酒洗　白芍酒炒　熟地　川芎　麦冬　肉苁蓉　附子　肉桂

加姜、枣煎。

此足三阴、阳明气血药也。黄芪益卫壮气，补中首药；四君补阳，所以益气；参、术、苓、草。四物补阴，所以养血。芎、归、芍、地。阴阳调和，则血气各安其位矣。半夏和胃健脾；麦冬清心润肺，苁蓉补命门相火之不足，桂、附引失守之火而归元。于十全大补之中，而有加味，要以强中而戢外也。

本方除茯苓、白术、麦冬、川芎、熟地、苁蓉，名“八味大建中汤”。治同。

本方除川芎、熟地、白术、附子、苁蓉，加柴胡、细辛、陈皮，名“乐令建中汤”。治脏腑虚损，身体羸瘦，潮热自汗，将成劳瘵。大能退虚热，生气血。

喻嘉言曰：乐令建中汤，柴胡、细辛为君，意在退热。而阴虚之热，则不可退。十四味建中汤，用桂、附、苁蓉，意在复阳，而阴虚之阳，未必可复。又在用方者之善为裁酌耳。又曰：二方治脏气素虚，以之两建其脾肾之阳，盖虚劳之病，多本脾肾，故引伸建中之法，乃后人超出之方也。

小建中汤

温中散寒　仲景

治伤寒阳脉涩，阴脉弦，腹中急痛。

邪气入里，与正相搏，则腹痛。涩者血不足也，弦者木克土也。太阳在表，无腹痛；少阳在半表半里，有胸胁痛而无腹痛。阳明腹满急，痛者里实也，宜下之，大柴胡汤、小承气汤。三阴下利而腹痛者，里寒也，宜温之，四逆汤、附子理中汤。肠鸣泄泻而痛者，里虚有寒也，宜小建中汤，温中散寒。

伤寒二三日，心悸而烦。

悸者，阳气虚也；烦者，阴血虚也。气血内虚，与此汤先建其里。倍芍药者，酸以敛阴，阴收则阳归附也。加饴糖者，甘以润土，土润则万物生也，仍不去姜、桂以散邪也。

通治虚劳悸衄，里急腹痛，梦遗失精，四肢酸痛，手足烦热，咽燥口干，虚劳黄疸。

黄疸，小便利而色白者，是无热也，不可除热，当作虚寒治之。

喻嘉言曰：虚劳病至于亡血失精，精血枯槁，难为力矣。急宜建其中脏，使饮食增而阴血旺，故但用稼穑作甘之味，生其精血。而酸辛酸苦，在所不用。舍是无良法也。稼穑作甘，饴糖是也。

桂枝　生姜三两　芍药六两　甘草一两，炙　大枣十二枚

入饴糖一升，微火解服。

呕家不可用建中，以甜故也。此即桂枝加芍药汤，但桂有厚薄耳。

昂按：此汤以饴糖为君，故不名桂枝芍药，而名建中。今人用建中者，绝不用饴糖，失仲景遗意矣。

吴鹤皋曰：桂枝当是桂，桂枝味薄，故用以解表，桂味厚，故用以建里。

此足太阴、阳明药也。《准绳》曰：脾居四脏之中，生育荣卫，通行津液，一有不调，则失所育所行矣。必以此汤温健中脏，故名建中。脾欲缓，急食甘以缓之，故以饴糖为君，甘草为臣。桂枝辛热，辛，散也，润也，荣卫不足，润而散之。芍药酸寒，酸，收也，泄也，津液不通，收而行之。故以桂、芍为佐。生姜辛温，大枣甘温，胃者卫之源，脾者荣之本。《针经》曰：荣出中焦，卫出上焦。

是以卫为阳，益之必以辛；荣为阴，补之必以甘。辛甘相合，脾胃健而荣卫通，故以姜、枣为使。

李东垣曰：《伤寒论》云：阳脉涩，阴脉弦，法当腹中急痛。以芍药之酸，土中泻木为君；饴糖、炙草甘温补脾养胃为臣；水挟木势，亦来侮土，肉桂大辛热，佐芍药以退寒水；姜、枣辛甘而温，发散阳气，行于经脉皮毛为使。或谓桂枝汤解表而芍药少，建中汤温里而芍药多，何也？皮肤为近，则制小其服；心腹为远，则制大其服，所以不同也。

昂按：此即表欲其散，里欲其收之义。小建中治腹痛者，以木来克土，取芍药为君，土中泻木也。理中汤治腹痛者，以水来侮土，取干姜为君，土中泻水也。平胃散治腹痛自利者，取苍术为君，泻土除湿也。

云岐子曰：建中为补，能补中焦之虚，而不能补上焦、下焦之虚。调胃为泻，能泻中焦之实，而不能泻上焦、下焦之实。

本方加黄芪两半，名“黄芪建中汤”。《金匮》。治虚劳诸不足。《准绳》曰：血不足而用黄芪，黄芪味甘，加以甘草，大能生血。此仲景之妙法，盖稼穑作甘，甘能补胃，胃为气血之海，气血所从生也。

经曰：无阳则阴无以生。以甘益胃而生血，旨哉！今人但知参、芪为气药，故特表而出之。

昂按：补血汤黄芪、五倍子、当归而云补血，即此义。

亦治伤寒汗后身痛，表虚恶寒，脉迟弱者。

身痛乃六经俱有之证，有表有里，有寒有热，有风有湿。阳证身痛，但拘急身不能转侧；阴寒身痛，体势沉重，宛如被杖，以此别之。此证因过汗耗损阴气，血少不能营养筋骨，故痛。阳虚故脉迟，汗后故脉弱，用黄芪、甘草之甘以补中气，芍药之酸以收阴气。桂枝辛热，外以益卫而实表，内以和荣而补阴，使中气建立，则能生育荣卫，通行津液。表不虚而身痛自汗皆止，虚劳不足可愈矣。

白术附子汤

风虚头眩　《近效方》

治风虚头重，眩，苦极。食不知味，用此暖肌补中，益精气。

白术二两　甘草一两　附子一枚，炮

每服五钱，姜五片，枣一枚，煎。

此足太阴、少阴药也。喻嘉言曰：肾气空虚，外风入之，风挟肾中阴浊之气，厥逆上攻，头间重眩，极苦难耐。兼以脾虚不知食味，此脾肾两虚，风已入脏。方中全不用风药，但用附子暖其水脏，白术暖其土脏。水土一暖，则浊阴之气尽趋于下，而二证自止，制方之义精矣。

本方加桂枝，不用姜、枣，名“甘草附子汤”。仲景。治风湿相搏，一身烦痛，汗出恶风，小便不利，或身微肿。

风则上先受之，湿则下先受之，殆至两相搏结，注经络，流关节，入肌骨，无处不到，则无处不痛也。风胜则卫气不固，故汗出而恶风；湿胜则水道不行，故小便不利而微肿。用白术以益土燥湿，桂枝以散风固表，附子以驱阴助阳，甘草以和中益气也。

本方加官桂、川芎，名“芎术除湿汤”。治寒湿头痛，眩运。

益元汤

阴躁　《活人》

治面赤身热，不烦而躁，饮水不入口，名戴阳证。

成氏曰：烦躁者，先烦渐至躁也。躁

烦者，先躁而迤进复烦也。从烦至躁为热，先躁后烦谓怫，怫然更作躁闷，此为阴盛格阳也。虽大躁欲于泥水中卧，但饮水不得入口是也。此气欲脱而争，譬如灯将灭而复明矣。

按：内热曰烦，谓心中郁烦，为有根之火，故但烦不躁，及先烦后躁者皆可治。外热曰躁，谓身体手足动扰，欲裸衣入井，为无根之火，故但躁不烦，及先躁后烦者，皆不治。

附子炮　干姜　艾叶　黄连　知母　人参　麦冬　五味子　甘草

加姜、枣、葱白煎。入童便一匙，冷服。

此足少阴药也。附子、干姜、艾叶回阳之药，协以人参、甘草补其阳虚，退其阴火，所谓甘温能除大热也。黄连以折泛上之火，知母以滋在下之阴，王海藏曰：烦出于肺，躁出于肾。成无已曰：烦，阳也；躁，阴也。以静其躁。盖阳无阴则孤阳无所附丽，故扶阳亦兼和阴也。麦冬、五味补肺清心，合人参以生其脉，加童便而冷服者，热因寒用也。

戴氏曰：烦躁，阴阳经皆有之。阻明经胃有燥屎故烦，当下之；太阳经已得汗而烦者，五苓散；少阳亦有烦，宜小柴胡汤。

按：先贤治烦、躁俱作，有属热者，有属寒者。治独烦不躁多属热，惟悸而躁者为虚寒；治独躁不烦者多属寒，惟火邪者属热。阴烦者少阴为多，曲阳气传入阴经，阴得阳而烦。自利而烦，渴不眠者，辰砂五苓散。若非是阳气传阴，阴气犯阴经，吐利，手足厥冷而烦。

经云：阳虚阴乘之故寒。又云：阴盛发躁，欲坐井中，吴茱萸汤。甚者四逆汤加葱白。外有虚烦一证，乃病愈后阴阳未复，时发烦热，竹叶石膏汤。痰多睡不宁者，温脾汤。呕者，橘皮汤。

回阳救急汤

三阴寒厥　节庵自注云即四逆汤

治三阴中寒。初病身不热，头不痛，恶寒战栗，四肢厥冷，引衣自盖，踡卧沉重，腹痛吐泻，口中不渴。或指甲唇青，口吐涎沫。或无脉。或脉沉迟无力。

初病无身热头痛，是无表证，邪不在阳也。恶寒厥逆，是寒中于里，阳气不宣于四肢也。引衣自盖，蜷卧沉重，是寒中少阴也。腹痛吐泻不渴，是寒中太阴也。指甲唇青，口吐涎沫，是寒中厥阴也。至于沉迟无脉，阴寒为已甚矣。战栗有属阴者，阳微阴胜，邪气内争，而正不胜，故心寒足蜷，鼓颔厥冷，而一身战摇也。有属阳者，真阳来复，正气鼓动，外争而胜，故身为振摇，遂大汗以解也。

附子炮　干姜　肉桂　人参五分　白术　茯苓一钱　半夏　陈皮七分　甘草二分　五味子九粒

加姜煎，入麝三厘，调服。无脉，加猪胆汁。苦入心，而通脉。泄泻，加升麻、黄芪；呕吐，加姜汁；吐涎沫，加盐炒吴茱萸。

此足三阴药也。寒中三阴，阴盛则阳微，故以附子、姜、桂辛热之药，祛其阴寒；而以六君温补之药助其阳气；五味合人参可以生脉。加麝香者，通其窍也。

四神丸

肾泻脾泻

治肾泻、脾泻。

肾泻者，五更时泻也。经曰：肾者胃之关也。前阴利水，后阴利谷，肾属水，水旺于子，肾之阳虚，不能键闭，故将交阳分则泻也。脾泻者，脾之清阳下陷，不能运化阑门，故元气不足，不能分别水谷，不痛而泻也。两证皆由肾命火衰，不能上生脾土故也。

杨仁斋曰：肾命之气交通，水谷自然克化矣。阑门在大小肠之交，主分别水谷。

破故纸四两，酒浸一宿，炒 五味子三两，炒 肉豆蔻二两，面裹煨 吴茱萸一两，盐汤炮

用大枣百枚，生姜八两，切片同煮，枣烂，去姜取枣肉捣丸，每服二钱，临卧盐汤下。

若平旦服之，至夜药力已尽，不能敌一夜之阴寒故也。

此足少阴药也。破故纸辛苦大温，能补相火以通君火，火旺乃能生土，故以为君；肉蔻辛温，能行气消食，暖胃固肠；五味咸能补肾，酸能涩精；吴茱辛热，除温燥脾，能入少阴、厥阴气分而补火；生姜暖胃；大枣补土所以防水。盖久泻皆由肾命火衰，不能专责脾胃，故大补下焦元阳，使火旺土强，则能制水而不复妄行矣。

本方单用破故纸、肉豆蔻，名“二神丸”。治同。

火乃土之母，破故纸补肾，为癸水；肉豆蔻厚肠胃，为戊土。戊癸化火，同为补土母之药。

许学士曰：有全不进食者，服补脾药皆不效，予授二神丸，顿能进食。此病不可全作脾治，盖肾气怯弱，真元衰削，是以不能化食，如鼎釜之下无火，物终不熟也。

本方单用五味子、吴茱萸，名“五味子散”。治同。

本方除五味子、吴茱萸，加茴香一两，木香五钱，姜煮枣丸，亦名“四神丸”。《澹寮》。治同。

茴香亦暖肾之药，木香行气而实大肠，用以疏肝利脾，不使木盛克土也。

《薛氏医案》云：脾胃虚寒下陷者，补中益气汤加木香、肉蔻、补骨脂；脾气虚寒不禁者，六君子汤加炮姜、肉桂；命门火衰脾土虚寒者，宜八味丸；脾肾气血俱虚者，十全大补汤送四神丸；大便滑利，小便秘涩，或肢体尽肿喘嗽吐痰，为脾肾亏损，宜《金匮》加减肾气丸。

感应丸

寒积泻利

治新旧冷积泻利等证。

木香 肉豆蔻 丁香两半 干姜炮 百草霜一两 杏仁一百四十粒，去皮尖 巴豆七十粒，去心、皮、膜，研去油

巴豆、杏仁另研，同前药末和匀，用好黄蜡六两，溶化，重绢滤去渣，好酒一升，于砂锅内煮数沸，候酒冷蜡浮，用清油一两，铫内熬熟，取蜡四两，同化成汁，就铫内和前药末乘热拌匀，丸如豆大，每服三十丸，空心姜汤下。

此手、足阳明药也。肉蔻逐冷消食，下气和中；丁香暖胃助阳，宣壅除癖；木香升降诸气，和脾疏肝；杏仁降气散寒，润燥消积；炮姜能逐锢冷，而散痞通关；巴豆善破沉寒，而夺门宣滞。寒积深锢，非此莫攻。百草霜和中温散，亦能消积治痢为佐也。

《医贯》曰：此方神妙不可言，虽有巴豆，不令人泻，其积自然消化。

李时珍曰：一妇年六十余，溏泻五载，犯生冷、油腻、肉食即作痛。服升涩药泻反甚。脉沉而滑，此乃脾胃久伤，积冷凝滞。法当以热下之，用蜡匮巴豆丸五十粒，服二日遂愈。是每用治泻痢，愈者近百人。

导气汤

寒疝

治寒疝疼痛。

阴气积于内，复为寒邪所袭，荣卫不调，则成疝病。囊冷结硬如石，或引睾丸而痛，名寒疝。疝有七种：寒疝、水疝、筋疝、血疝、气疝、狐疝、㿗疝也。证虽见于肾，病实本乎肝，以厥阴肝脉络于阴器故也。此方乃治疝之通剂，以疝病多因寒湿所致也。女子阴菌亦同此类。

张子和曰：凡遗尿癃秘，阴痿胞痹，精滑白淫，皆男子之疝也。血涸不月，足躄咽干癃秘，小腹有块，前阴突出，后阴痔核，皆女子之疝也。但女子不名疝而名瘕。

川楝子四钱　木香三钱　茴香二钱　吴茱萸一钱，汤泡

长流水煎。

此足厥阴、少阴药也。川楝苦寒，能入肝舒筋，使无挛急之苦，又能导小肠、膀胱之热，从小水下行，为治疝之主药；木香升降诸气通利三焦，疏肝而和脾；茴香能入肾与膀胱，暖丹田而祛冷气；吴茱萸入肝肾气分，燥湿而除寒。三者皆辛温之品，用以宣通其气，使小便小利，则寒去而湿除也。

天台乌药散

小肠疝气

治小肠疝气，牵引脐腹疼痛。

厥阴肝脉络于阴器，上入少腹，疝病乃肝邪也。肝主筋，故牵引疼痛。小肠经络并于厥阴，寒邪客于小肠，小肠痛引睾丸，上而不下，痛入脐腹，甚则上冲心胸，故俗亦名小肠气。古人治法，往往相类。

乌药　木香　茴香盐炒　良姜炒　青皮五钱　槟榔二个　川楝子十个　巴豆七十一粒

先以巴豆微打破，同川楝麸炒黑，去麸及巴豆，同余药为末，酒下一钱。

此足厥阴、手太阴药也。乌药散膀胱冷气，能消肿止痛；川楝导小肠邪热，因小便下行；木香、青皮行气而平肝；良姜、茴香散寒而暖肾；槟榔性如铁石，能下水溃坚；巴豆斩关夺门，破血瘕、寒积。皆行气祛湿散寒之品也。

疝气方

丹溪

治疝气疼痛

吴茱萸　枳壳　栀子　唐球子与山楂俱炒用　荔枝核煅

等分，为末，空心长流水下二钱。

此足厥阴药也。吴茱入厥阴气分，温肝逐寒；山栀泻三焦火热，由膀胱出；枳壳行气而破癥；山楂散瘀而磨积；荔枝双结，形类睾丸，能入肝肾辟寒散滞，故假之以为引也。

丹溪曰：疝病自《素问》而下，皆以为寒，世有寒而无疝者，必有说以通之可也。因思此病始于湿热在经，郁遏既久，又感外寒，湿热被郁而作痛，只作寒论，恐有未尽。古方以乌头、栀子等分作汤，其效亦速。后因此方随证加减，无有不应，须分湿热多少而治之，又有挟虚而发者，当以参、术为君，而佐以疏导，其脉沉紧而豁大者是也。

按：疏导药即桃仁、山楂、枳实、黑栀、川楝、吴茱、延胡、丁香、木香之类，山栀、附子酒煎加盐服，名栀附汤。

丹溪曰：乌头治外束之寒，栀子治内郁之热。

橘核丸

㿗疝　《济生》

治四种㿗疝。

茎、囊、睾丸肿硬，不痛不痒，为㿗疝。亦有引脐腹绞痛者。四种：肠㿗、卵

癞、水癞、气癞也，皆寒湿为病。

橘核　川楝子　海藻　海带　昆布桃仁二两　延胡索　厚朴　枳实　木通桂心　木香五钱

酒糊丸，盐汤或酒下。

此足厥阴药也。疝病由于寒湿，或在气，或在血，证虽见乎肾，病实本乎肝。厥阴肝脉络阴器。橘核、木香能入厥阴气分而行气；桃仁、延胡能入厥阴血分而活血；川楝、木通能导小肠膀胱之热由小便下行，所以去湿；官桂能平肝暖肾，补肾命之火，所以祛寒；厚朴、枳实并能行结水而破宿血；昆布、藻、带咸润下而软坚，寒行水以泄热，湿久为热，寒久亦为热。同为散肿消坚之剂也。

丹溪曰：癞疝不痛，非痛断房事与厚味不可。若苍术、神曲、山楂、白芷、川芎、枳实、半夏皆要药，又宜随时月寒热加减。有热加栀子，坚硬加朴、硝，秋冬加吴茱萸。

清暑之剂

暑为阳邪，心属离火，故暑先入心，从其类也。巳月六阳，尽出于地上，此气之浮也。

经曰：夏气在经络，长夏气在肌肉，表实者里必虚。又热则气泄。故经曰：脉虚身热，得之伤暑。外证头痛口干，面垢自汗，呕逆泄泻，少气倦怠，其大较也。有余证者，皆后传变也。伤暑有兼伤风者，有兼伤寒者，有兼伤湿者，有兼伤食者，有冒暑饮酒，引暑入内者。有纳凉巨室，暑不得泄，反中入内者；有手足搐搦，名暑风者；有手足逆冷，名暑厥者；有昏不知人，为中暑者。

洁古曰：中热为阳证，为有余；中暑为阴证，为不足。盖肺主气，夏月火盛灼金，则肺受伤而气虚，故多不足。凡中暑者，不可作中风治。

四味香薷饮

散暑和脾

治一切感冒暑气，皮肤蒸热，头痛头重，自汗肢倦，或烦渴，或吐泻。

暑为阳邪，故蒸热。暑必兼湿，故自汗。暑湿干心则烦，干肺则渴，干脾则吐利，上蒸于头则重而痛。暑能伤气，故倦怠。

香薷一两　厚朴姜汁炒　扁豆炒，五钱　黄连姜炒，三钱

冷服。

香薷辛热，必冷服者。经所谓治温以清凉而行之也。热服作泻。

此手少阴、手足太阴、足阳明药也。香薷辛温香散，能入脾肺气分，发越阳气，以散皮肤之蒸热；厚朴苦温，除湿散满，以解心腹之凝结；扁豆甘淡，能消脾胃之暑湿，降浊而升清；黄连苦寒，能入心脾清热而除烦也。

李时珍曰：有处高堂大厦而中暑者，因纳凉太过，饮冷太多，阳气为阴邪所遏，反中入内，故见头痛恶寒之证。用香薷以发越阳气，散水和脾则愈。

王履曰：此非中暑，盖亦伤寒之类耳。

《玉机微义》曰：东垣论暑证，同冬月伤寒传变，为证不一，彼为寒邪伤形，此则暑热伤气，若元气虚甚，有一时不救者，与伤寒阴毒顷刻害人实同，启是病例，大开后人聋聩。

《活人书》云：脉虚身热，谓之中暑，乃不足之证。头痛恶寒，形面拘垢，宜用温散之剂。脉盛身热，谓之中热，乃有余之证。头痛壮热，大渴引饮，宜用清凉之剂。

薛氏曰：中暍乃阴寒之证，当补阳气为主，少佐以解暑。先哲用干姜、附子，此推《内经》舍时从证之法也。暍，音谒，即暑也。香薷饮乃散阳气导真阴之剂，若元气虚犯房劳而用之者，适所以招暑也。

李士材曰：香薷乃夏月发汗之药，其性温热，只宜于中暑之人。若中热之人误服之，反成大害。

李时珍曰：香薷乃夏月解表之药，犹冬月之用麻黄，气虚者尤不可多服。今人谓能解暑，概用代茶，误矣。

张兼善曰：风、寒、湿皆地之气，系浊邪，所以俱中足经。暑乃天之气，系清邪，所以中手少阴心经。其证多与伤寒相似，但伤寒初病未至烦渴，暑初病即渴。伤寒脉必浮盛，暑脉虚弱为不同耳。

昂按：张氏之辨证是也。如风亦阳邪，属天气，当中于头，未可言浊。又伤寒中足六经，虽系《内经》原文，然麻黄、桂枝皆肺药，泻心数汤皆心药，未可执言伤足不伤手也。暑有冒、有伤、有伏、有中四者，轻重之分。

本方除扁豆，名“黄连香薷饮”。治中暑热盛，口渴心烦，或下鲜血。

本方除黄连，名“三物香薷饮”。治伤暑呕逆泄泻。

再加茯苓、甘草，名“五物香薷饮”。驱暑和中。

再加木瓜，名“六味香薷饮”。治中暑湿盛。热盛则加黄连以泻心火，湿盛则加茯苓、木瓜以去脾湿。

再加人参、黄芪、白术、陈皮，名“十味香薷饮”。治暑湿内伤，头重吐利，身倦神昏。

加参、芪者，所以补肺益气；加苓、术、陈、草者，所以助脾调中；木瓜酸温利湿收脱，能于土中泻木，平肝而和脾。此外感而兼内伤之证，故用香薷清湿解表，而以诸药专调中宫也。

三物香薷饮加羌活、防风，治中暑兼中风，僵仆搐搦；或再加黄芪、芍药。暑月得病，手足搐搦，如惊风状，名暑风。

三物香薷饮加干葛，名“香薷葛根汤”。治暑月伤风咳嗽。昂按：此方治伤暑泄泻。

本方加茯神，治瘅疟。独热不寒曰瘅疟。当责之暑邪，暑先入心，故加茯神以宁心。

本方用香薷、扁豆、厚朴、木瓜、甘草，加香附、陈皮、苍术、紫苏，名“二香散”。盖合香薷饮、香苏饮为一方也。治外感内伤，身热腹胀。

清暑益气汤

清暑益气　东垣

治长夏湿热炎蒸，四肢困倦，精神减少，胸满气促，身热心烦，口渴恶食，自汗身重，肢体疼痛，小便赤涩，大便溏黄而脉虚者。

暑湿蒸人，脾土受伤，故肢倦便溏；暑热伤肺，故气促心烦；口渴便赤，浊气在上，则生䐜胀，故胸满恶食；暑先入心，汗为心液，故自汗湿盛；故身痛身重。寒伤形，表邪外盛，故脉大而有余；暑伤气，元气耗伤，故脉虚而不足。

黄芪　人参　白术炒　苍术　神曲炒　青皮麸炒　陈皮留白　甘草炙　麦冬　五味：当归酒炒　黄柏酒炒　泽泻　升麻　葛根

姜、枣煎。

此手足太阴、足阳明药也。热伤气，参、芪益气而固表；湿伤脾，二术燥湿而强脾；火盛同金病而水衰，故用麦冬、五味以保肺而生津。肺为水之上源，火旺克金，则金不能生水。麦、味合人参生脉生津。用黄柏以泻热而滋水，青皮平肝而破滞，当归养血而和阴，神曲化食而消积，升、葛解肌热而升清；清气上升，能生津液，又风能胜湿。泽泻泻湿热而降浊；陈皮理气；甘草和中。合之以益气强脾，除湿清热也。

李东垣曰：脾虚肺气先绝，故用黄芪闭腠理，止汗益气。脾胃既虚，阴火伤其生发之气，营卫大亏，血虚以人参补之，阳旺自能生阴血也。更加当归和血，又加黄柏以救肾水，盖甘寒泻火，火灭则心气得平而安也。心火乘脾，故用炙草泻火而补脾，少用恐滋满也，中满者去之。若腹中急痛急缩者，却宜多用。咳者去人参，为清浊相干，故以陈皮理之。长夏湿胜，故加二术、泽泻，上下分消其湿热也。湿胜则食不化，炒曲辛甘，青皮辛温，消食快气。五味、麦冬、人参，酸甘微寒，泻火热而益肺气，救庚金也。庚金，大肠也，主津。

《医贯》曰：有伤暑吐衄者，暑伤心，心虚不能生血，不宜过用寒凉以泻心，宜清暑益气，加丹皮、生地、犀角之类，盖暑伤心亦伤气，其脉必虚，以参、芪补气，使能摄血，斯无弊也。

本方除青皮、泽泻、干葛，名“黄芪人参汤”。东垣　治暑伤元气，长夏倦怠，胸满自汗，时作头痛。时痛时止，为内伤证。

本方除白术、青皮、麦冬、五味，加茯苓、猪苓、柴胡、防风、羌活、连翘、知母，名“补肝汤”。东垣　治阴汗如水，阴冷如冰，脚痿无力。

生脉散

保肺生脉　《千金》

治热伤元气，气短倦怠，口渴多汗，肺虚而咳。

肺主气，火热伤肺，故气短。金为火制，不能生水，故口渴气少，故倦怠。肺主皮毛，虚故汗出。虚火乘肺故咳。

李东垣曰：津者庚，大肠所生。三伏之时，为庚金受困，若亡津液，汗大泄，湿热亢甚，燥金受困，风木无制，故风湿相搏，骨节烦痛，一身尽痛也。

人参　麦冬五分　五味子七粒

此手太阴、少阴药也。肺主气，肺气旺则四脏之气皆旺，虚故脉绝短气也。人参甘温，大补肺气为君；麦冬止汗，润肺滋水清心泻热为臣；五味酸温敛肺，生津收耗散之气为佐。盖心主脉，肺朝百脉，百脉皆朝于肺。补肺清心，则气充而脉复，故曰生脉也。人有将死脉绝者，服此能复生之，其功甚大。夏月炎暑，火旺克金，当以保肺为主。清晨服此，能益气而祛暑也。

李东垣曰：手阳明大肠、手太阳小肠，皆属足阳明胃。大肠主津，小肠主液，大肠、小肠受胃之阳气，乃能行津液于上焦，溉灌皮毛，充实腠理。若饮食不节，胃气不充，大肠小肠，无所禀气，故津液涸竭焉。又曰：脉者，元气也。人参之甘，补元气，泻火热；麦冬之苦寒，补水源而清燥金；五味之酸以泻火，补庚大肠与肺金。又曰：夏月加黄芪、甘草服之，令人气力涌出。《经疏》曰：麦冬实足阳明胃经之正药。

本方加陈皮、炙甘草，名“五味子汤”，蒸饼为丸，名“补气丸”。治肺虚少气，咳嗽自汗。

本方加黄芪为君，甘草、桔梗为佐，名“补气汤”。治气虚自汗怔忡。

再加茯神、远志、木通，名“茯神汤”。治脉虚咳则心痛，喉中介介或肿。

六一散

利水泻火　河间　一名天水散

治伤寒中暑，表里俱热，烦躁口渴，小便不通，泻痢热疟，霍乱吐泻，下乳滑胎，解酒食毒，偏主石淋。

暑热皆阳邪，在表则发热，在里则泻痢。霍乱发疟，在上则烦渴，在下则便秘，或热泻。火气煎灼，精结成石，则为石淋。

滑石六两　甘草一两

为末，冷水或灯心汤调下。丹溪曰：泄泻及呕吐，生姜汤下。中寒者，加硫黄少许。

此足太阳、手太阴药也。滑石气轻能解肌，质重能清降，寒能泻热，滑能通窍，淡能行水，使肺气降而下通膀胱，火退则肺气下降，故能生水而利小便。故能祛暑住泻，止烦渴而行小便也。小便利则大便实，而泻自止。加甘草者，和其中气，又以缓滑石之寒滑也；加辰砂者，以镇心神，而泻丙丁之邪热。小肠为丙火，心为丁火。其数六一者，取“天一生水，地六成之”之义也。故又名天水散。

刘河间曰：统治上下表里诸病，盖取其能通除上下三焦湿热也。然惟体盛湿多之人，宜服之以解暑利水，使湿热从小便出。若无热之人而多服此，则反耗其津液而渴转甚矣，又当服生脉散。

本方加辰砂少许，清心，名“益元散”；加薄荷少许，清肺，名“鸡苏散”；加青黛少许，清肝，名“碧玉散”。治同。

本方加红曲五钱，名“清六丸”，治赤痢；赤属热伤血分，红曲能调六腑之血。加干姜五钱，名“温六丸”；治白痢。白属热伤气分，干姜能散湿热之气。

本方加生柏叶、生车前、生藕节，名“三生益元散”，治血淋。

本方加牛黄，治虚烦不得眠。

本方除甘草，加吴茱萸一两，名“茱萸六一散”，治湿热吞酸。

本方除滑石，加黄芪六两，大枣煎，热服，名“黄芪六一散”，治诸虚不足，盗汗消渴。凡渴证防发痈疽，宜黄芪六一散，吞忍冬丸。

缩脾饮

理脾清暑

清暑气，除烦渴，止吐泻霍乱及暑月酒食所伤。

砂仁　草果煨，去皮　乌梅　甘草炙，四两　扁豆炒，研　干葛二两

此足太阴、阳明药也。暑必兼湿，而湿属脾土，暑湿合邪，脾胃病矣。故治暑必先去湿。砂仁、草果，辛香温散，利气快脾，消酒食而散湿；扁豆专解中宫之暑而渗湿；湿盛则津不生而渴。葛根能升胃中清阳而生津；风药多燥，惟葛根能生津。乌梅清热解渴；甘草补土和中。

消暑丸

利湿清暑　海藏

治伏暑烦渴，发热头痛，脾胃不利。

半夏一斤，醋五斤，煮干　茯苓　甘草半斤，生用

姜汁糊丸，勿见生水，热汤下。有痰，生姜汤下。

此足太阴、太阳药也。长夏炎蒸，湿土司令，故暑必兼湿。证见便秘、烦渴，或吐或利者，以湿胜则气不得施化也。此方不治其暑而治其湿，用半夏、茯苓行水之药，少佐甘草以和其中。半夏用醋煮者，醋能开胃散水，敛热解毒也。使暑气、湿气俱从小便下降，则脾胃和而烦渴自止矣。《局方》取此名消暑丸，意甚深远。伤暑而发热头痛者，服此尤良。

本方一两，加黄连二钱，名“黄连消暑丸”。治伏暑烦渴而多热痰。

大顺散

温中散暑

治冒暑伏热，引饮过多，脾胃受湿，水谷不分，清浊相干，阴阳气逆，霍乱吐泻，脏腑不调。

干姜　桂　杏仁去皮、尖　甘草

等分，先将甘草用白砂炒，次入姜、杏炒过，去砂，合桂为末，每服二钱。

此足太阳药也。从仲景太阳例药变用。夏月过于饮冷餐寒，阳气不得伸越，故气逆而霍乱吐泻也。脾胃者，喜燥而恶湿，喜温而恶寒，干姜、肉桂散寒燥湿；杏仁、甘草利气调脾，皆辛甘发散之药，升伏阳于阴中，亦从治之法也。如伤暑无寒证者，不可执泥。

中伤暑毒，阳外阴内，故治之多用暖剂，如大顺散、香薷饮之类。大蒜辛热通窍，故亦治之。然有阴、阳二证，寒热不同，治当审慎。

吴鹤皋曰：此方非治暑，乃治暑月饮冷受伤之脾胃耳。

五苓散

暑湿相搏　方见《利湿门》

治暑毒入心，发热大渴，小便不利及暑湿相搏，自汗身重。渴者去桂加黄连。

朱丹溪：滑伯仁每疑暑病不当发汗，盖暑伤心，热伤气，汗为心液，汗多必致亡阳，惟用香薷饮、五苓散利水之药，使暑气从小肠、膀胱下降，则病易愈，而元气无损矣。

人参白虎汤

太阳中暑　方见《泻火门》

治太阳中暍，身热汗出，足冷恶寒，脉微而渴。

竹叶石膏汤

伤暑发渴　方见《泻火门》

治伤暑发渴，脉虚。

利湿之剂

湿为阴邪。经曰：地之湿气，感则害皮肉筋脉。又曰：诸湿肿满，皆属于脾。湿者土之气，土者火之子，故湿每能生热，热亦能生湿，如夏热则万物润溽也。湿有自外感得者，坐卧卑湿，身受水雨也；有自内伤得者，生冷酒面，纵恣无度；又脾虚肾虚，不能防制也。有伤风湿者，有伤热湿者，有伤寒湿者，有伤暑湿者，有中湿而㖞邪不遂，舌强语涩，昏不知人，状类中风者。湿在表在上，宜发汗；在里在下，宜渗泄；里虚者，宜实脾；挟风而外感者，宜解肌；挟寒而在半表半里者，宜温散。凡中湿者，不可作中风治。

五苓散

利湿泻热　仲景

治太阳病发汗后，大汗出，胃中干，烦躁不得眠，欲饮水者，少少与之，令胃气和则愈。若脉浮，小便不利，微热消渴者，此汤主之。

脉浮为表证仍在，便秘热渴为腑证已急，用此两解表里。

及中风发热，六七日不解而烦，有表里证，渴欲饮水，水入即吐，名曰水逆。

表以外证未罢言，里以烦渴属腑言。邪热挟积饮上逆，故外水格而不入。

及伤寒痞满，服泻心汤不解，渴而烦躁，小便不利。

功擅荡热滋燥，导饮生津，故亦为消

痞良方。

程郊倩曰：邪在上焦而治在下焦者，使浊阴出下窍，而清阳之在上焦者，自能宣化矣。心邪不从心泻而从小肠泻，又一法也。

昂按：此乃正治，非又一法也。乃脏实而泻其腑也。

通治诸湿腹满，水饮水肿，呕逆泄泻，水寒射肺，或喘或咳，中暑烦渴，身热头痛，膀胱积热，便秘而渴，霍乱吐泻，痰饮湿疟，身痛身重。

此皆伤湿之见证也。湿胜则脾不运，土不能制水，溢于皮肤则肿胀，并于大肠则泄泻。水停心下则呕逆，水寒射肺则喘咳，暑先入心故烦渴。五苓利小水，降心火，故兼治中暑烦渴。肺病则金不能生水，膀胱热则阳不能化阴，故便秘而渴。阴阳不利，则霍乱吐泻。湿胜则身痛身重。大抵下不通利，则阴阳不能升降而变证多矣。

猪苓　茯苓　白术炒，十八铢　泽泻一两六铢半　桂半两，按：杂病当用桂，伤寒证中表未解者仍当用桂枝，兼取解表。

为末，每服三钱，服后多饮热水，汗出两愈。伤暑者，加朱砂、灯心煎。

此足太阳药也。太阳之热，传入膀胱之腑，故口渴而便不通。经曰：淡味渗泄为阳。二苓甘淡入肺而通膀胱为君；水无当于五味，故淡能利水。茯苓走气分，猪苓走血分，然必上行入肺，而后能下降入膀胱也。咸味涌泄为阴，泽泻甘咸入肾、膀胱，同利水道为臣；益土所以制水，故以白术苦温健脾去湿为佐；膀胱者津液藏焉，气化则能出矣，故以肉桂辛热为使。热因热用，引入膀胱以化其气，使湿热之邪，皆从小水而出也。

若汗下之后，内亡津液而便不利者，不可用五苓，恐重亡津液，而益亏其阴也，勿治之便利自愈。亦有大热如狂，小便不利而用此汤者，欲使太阳随经之邪，直达膀胱，由溺而出也。大热利小便，亦釜底抽薪之义。

陈来章曰：治秘之道有三：一曰肺燥不能化气，故用二苓、泽泻之甘淡，以泄肺而降气；一曰脾湿不能升精，故用白术之苦温，以燥脾而升精；一曰膀胱无阳不能化气，故用肉桂之辛热，以温膀胱而化阴，使水道通利，则上可以止渴，中可以去湿，下可以泄邪热也。

李东垣曰：五苓散，太阳里之下药也，太阳高则汗而发之，下则引而竭之。渴者，邪入太阳本也，当下之，使从膀胱出也，小便利者不宜用。然太阳病热而渴，小便虽利，亦宜五苓下之。又曰：邪在荣卫之间，谓之半表半里，五苓散分阴阳膀胱经之半表半里也，理中汤治吐泻上下之半表半里也。里，表之里也。太阳本膀胱腑也。

《活人》云：脉浮大是表证，当汗。其人发热烦渴，小便赤却当下。此是表里俱见，五苓散主之。五苓利水，何以能止渴生津？盖湿热壅于中焦，则气不得施化，故津竭而小便不通也，用五苓利其小水，则湿热下消，津回而渴止矣。亦《内经》通因通用之意。

李东垣曰：伤饮者，无形之气也，宜发汗利小便以导其湿。伤食者，有形之物也，轻则消化或损谷，重则方可吐下。

本方去桂，名“四苓散”。

李东垣曰：无恶寒证，不可用桂。

周扬俊曰：五苓为渴而小便不利者设，若不渴则茯苓甘草汤足矣，若但渴则四苓足矣。

本方加辰砂，名“辰砂五苓散”。并治小便不利。

本方加苍术，名“苍桂五苓散”。治

寒湿。

本方加茵陈，名“茵陈五苓散”。治湿热发黄，便利烦渴。

本方加羌活，名“元戎五苓散”。治中焦积热。

本方加石膏、滑石、寒水石，以清六腑之热，名“桂苓甘露饮”。《宣明》别见《火门》。

本方去桂、泽泻，名“猪苓散”。《金匮》　治呕吐，病在膈上，思饮水者。

本方单用肉桂、茯苓等分，蜜丸，名“桂苓丸”。治冒暑烦渴，引饮过多，腹胀便赤。

本方单用泽泻五两、白术二两，名“泽泻汤”。《金匮》　治心下支饮，常苦眩冒。

本方单用茯苓、白术等分，名“茯苓白术汤”。治脾虚不能制水，湿盛泄泻；再加郁李仁入姜汁服，名“白茯苓汤”，治水肿。

本方加川楝子，治水疝。

本方加人参，名“春泽汤”，再加甘草，合四君子。亦名“春泽汤”，治无病而渴与病瘥后渴者。

本方去桂，加苍术、甘草、芍药、栀子、黄芩、羌活，名“二术四苓汤”，通治表里湿邪，兼清暑热。

本方倍桂加黄芪如术之数，治伤暑大汗不止。

本方加甘草、滑石、栀子，入食盐、灯草煎，名“节庵导赤散”，治热畜膀胱，便秘而渴；如中湿发黄加茵陈；水结胸加木通。

本方合益元散，治诸湿淋沥，再加琥珀，名“茯苓琥珀汤”，谦甫　治小便数而欠。小便频而短也。

本方合平胃散，名“胃苓汤”，一名“对金饮子”，治中暑伤湿，停饮夹食，腹痛泄泻及口渴便秘。

此上下分消其湿也。按：《机要》论泄泻有属风、属湿、属寒、属火，此因于外感者也。《三因》言七情感动，脏气不平，亦致溏泻，此因于内伤者也。外则当调六气，内则当调五脏。又有因饮食所伤而泄者，法当消导。因风飧泄者，当解散。因痰积上焦，致大肠不固而泄者，当除痰。有脾胃气虚而泄者，当补中益气，使胃气升腾而泄自止。

本方合黄连香薷饮，名“薷苓汤”，治伤暑泄泻。

本方合小柴胡汤，名“柴苓汤”，治发热泄泻口渴，疟疾热多寒少，口燥心烦。

以上三方，并加姜、枣煎。深师用本方治发白及秃落，术一斤，桂半斤、二苓、泽泻各四两，更名“茯苓术散”。

猪苓汤

利湿泻热　仲景

治阳明病，脉浮发热，渴欲饮水，小便不通。

成氏曰：脉浮发热，上焦热也；渴欲饮水，中焦热也。小便不利，热结下焦，津液不通也。

《准绳》曰：此浮，字误也。是脉字下脱一“不”字也。

《活人》云：脉浮者，五苓散；脉沉者，猪苓汤。按《太阳篇》，五苓散乃猪苓、茯苓、泽泻，加桂、术，《阳明篇》猪苓汤亦前二味加滑石、阿胶。桂、术，辛甘为阳主外，阿胶、滑石，甘寒为阴主内，但阳明为表之里，不当言脉沉，又详《少阴篇》下利六七日，咳而呕渴，心烦不得眠者，猪苓汤主之。虽不言脉沉，然少阴之脉必沉也。以此推之，成氏随文误释明矣。

昂按：猪苓汤味淡气轻，虽三焦通用之药，其实太阳药也。成氏注释深为当理。仲景列之《阳明篇》，亦用之少阴渴利，取其降火行水，则利自止，烦渴自退。乃泻少阴之腑，以安少阴之经，非正治少阴药也。若谓其治少阴病，便为少阴药。太阳亦有用四逆者，岂四逆便为太阳药乎？且改脉浮为不浮，方书中无止文法，少阴之腑膀胱也。

少阴病，下利六七日，咳而呕渴，心烦不得眠。

下利不渴者，里寒也。渴者，阳邪入里。心烦不眠，知挟热也。咳而渴呕，有停饮也。渴而下利，知小便必不利，是热邪已入膀胱也，宜利小便，则热降而便实。

通治湿热黄疸，口渴溺赤。

猪苓　茯苓　泽泻　滑石　阿胶各一两

此足太阳、阳明药也。热上壅则下不通，下不通热益上壅，又湿郁则为热，热蒸更为湿，故心烦而呕渴，便秘而发黄也。淡能渗湿，寒能胜热，茯苓甘淡，渗脾肺之湿；猪苓甘淡，泽泻咸寒，泻肾与膀胱之湿；滑石甘淡而寒，体重降火，气轻解肌，通行上下表里之湿；阿胶甘平润滑，以疗烦渴不眠。要使水道通利，则热邪皆从小便下降，而三焦俱清矣。吴鹤皋曰：诸药过燥，故又加阿胶以存津液。

按：徐之才曰：燥可去湿。桑白皮、赤小豆之类是也。王好古曰：滑石为至燥之剂。盖皆以行水之药为燥，而不以燥热之药为燥也，故陶隐居欲于十剂之外加寒热二剂。愚所著《本草备要》则以热药为燥剂，而以行水属通剂矣。五苓泻湿胜，故用桂、术；猪苓泻热胜，故用滑石。

茯苓甘草汤

水饮悸厥　仲景

治伤寒水气乘心，厥而心下悸者，先治其水，却治其厥。不尔，水渍入胃，必作利也。太阳证饮水过多，水停心下必悸。火畏水，故心惕惕然动，不自安也。亦治伤寒汗出不渴者。经曰：伤寒汗出而渴者，五苓散主之。不渴者，此汤主之。汗而不渴为邪未入里，故但解表利水而兼和中。亦治膀胱腑咳，咳而遗溺。

茯苓　桂枝各二两　甘草一两　生姜三两

此足太阳药也。淡能渗水，甘能宁心助阳，故用茯苓；辛能散饮，温能发汗解肌，故用姜、桂；益土可以制水，甘平能补气和中，故用甘草。

按：悸证有过汗而悸者，有吐下而悸者，有气虚而悸者，惟饮之为悸，甚于他邪，以水停心下，无所不入。侵于肺则咳，传于胃为呕，溢于皮肤为肿，渍于肠间为利。故经曰：先治其水，后治其厥。厥为邪之深者，犹先治水，况病之浅者乎。

本方去生姜，加白术，名“茯苓桂枝白术甘草汤”。仲景。治伤寒吐下后心下逆满，气上冲胸，起则头眩，脉沉紧，发汗则动经，身为振摇者。

逆满气冲，寒邪伏饮，上搏于膈也，故令头眩。沉为在里，且既经吐下，复发其汗，则阳益虚而津液耗，故身振摇也。与此汤导饮和中，益阳固卫。

《金匮》用治心下有痰饮，胸胁支满，目眩。

小半夏加茯苓汤

水饮痞眩　《金匮》《三因》名大半夏汤

治卒呕吐，心下痞，膈间有水，眩悸。

水气上逆则呕，水停膈间则痞，上于

头则眩，凌于心则悸。

半夏一升　茯苓三两　生姜半斤

此足太阳、阳明药也。半夏、生姜行水气而散逆气，能止呕吐；茯苓宁心气而泄肾邪，能利小便。火因水而下行，则悸眩止而痞消矣。

本方除茯苓，名“小半夏汤”。《金匮》　治支饮呕吐不渴，亦治黄疸。

《金匮》云：呕家本渴，渴者为欲解，今反不渴，心下有支饮故也，小半夏汤主之。呕吐，津液去，必渴，不可因渴而遂以为热。

本方除茯苓、生姜，加人参、白蜜，名“大半夏汤”。《金匮》　治反胃，食入即吐。

李东垣曰：辛药生姜之类，治呕吐，但治上焦气壅表实之病，若胃虚谷气不行，胸中闭塞而呕者，惟宜益胃推扬谷气而已，勿作表实，用辛药泻之，故用小半夏汤。不愈者，服大半夏汤立愈，此仲景心法也。

加味肾气丸

水蛊下消　《金匮》　肾气丸，即桂附八味丸，治妇人转胞，无车前、牛膝。

治脾肾大虚，肚腹胀大，四肢浮肿，喘急淡盛，小便不利，大便溏黄，已成蛊证。亦治消渴，饮一溲一。

经曰：肾者胃之关也。关门不利，故聚水而从其类也。上下溢于皮肤，故为胕肿。肾消者，肾水衰竭，龙雷之火不安其位，上炎于胃，消渴引饮，饮入于胃，下无火化，直入膀胱，故饮一溲一也。用桂、附辛热，引真火归元，地黄纯阴，壮真水滋肾，为治下消之剂。

熟地黄四两　茯苓三两，乳拌　山药微炒　丹皮酒炒　山萸肉酒润　泽泻酒浸　川牛膝酒浸　车前子微炒　肉桂一两　附子制熟，五钱　蜜丸。

此足太阴、少阴药也。土为万物之母，脾虚则土不能制水而洋溢；水为万物之源，天一生水。肾虚则水不安其位而妄行，以致泛滥皮肤肢体之间。因而攻之，虚虚之祸，不待言矣。经曰：毋盛盛，毋虚虚，贻人祸殃。桂附八味丸，滋真阴而能行水，地黄、茯苓、泽泻、桂、附，皆能行水。补命火因以强脾，桂、附补命门火，火能生土，土强则能防水。阳能化阴，阴化则便溺通。加车前利水便，则不走气；加牛膝益肝肾，藉以下行，故使水道通而肿胀已，又无损于真元也。

喻嘉言曰：按此方《济生》以附子为君，此薛新甫重订以茯苓为君，然肾之关门不开，必以附子回阳，蒸动肾气，其关始开，胃中积水始下，以阳主开故也。关开即不用茯苓、牛膝、车前而水亦下，关闭则车前、茯苓用至无算，抑莫之如何矣。用方者将君附子乎？抑君茯苓乎？

柯柏斋曰：论造化之机，水火而已，宜平不宜偏，宜交不宜分。火宜在下，水宜在上，则易交也。交则为既济，不交则为未济，分而离则死矣。消渴证不交，而火偏盛也；水气证不交，而水偏盛也。乾始坤成，至其交合变化之用，则水火二气也。大旱而物不生，火偏盛也；大涝物亦不生，水偏盛也。人之脏腑，以脾胃为主，然脾胃能化物与否，实出于水火二气，非脾胃之能也。火盛则脾胃燥，水盛则脾胃湿，皆不能化物，乃生诸病。水肿之病，盖水病而火不能化也。导水补火，使二气和平，则病去矣。

《医贯》曰：火为阳之根，水为阴之根，而水与火之总根，两肾之间动气是也。余于五行之中，独重水火，而其生克之妙用，又与世论不同。世人皆曰水克火，而余独曰“水养火”；世人皆曰金生水，而余独曰“水生金”；世人皆曰土克水，而余独于“水中补土”；世人皆曰木克土，而余独“升木以培土”。若此之论，谁则信之？讵知君相二火，以肾为宫，水克火者，后天有形之水火；水养火者，先天无形之水火也。今之言补肺者，人参、黄芪；清肺者，黄芩、麦冬；敛肺者，五味、诃子；泻肺者，葶苈、枳壳。病之轻者，岂无一效？若本原亏损者，毫不相干。盖肺金之气，夜卧则藏于肾水之中。肺名娇脏，畏寒畏热，肾中有火，则金畏火形而不敢归；肾中无火，则水冷金而不敢归。或为喘胀，为哕咳，为不寐，为不食，累累若丧家之狗，惟收敛之仅似有理，然不得其门，从何而入？

仁斋云：肺出气，肾纳气。肺为气之主，肾为气之本。肾虚不能纳气归元，必壮水之主，或益火之源，水向火中生矣。混沌之初，何尝有土？自天一生水，而水之凝结处始为土，此后天卦位，艮土居坎水之次也。坚者为石，最坚者为金，可见水土金先天一原也。肺为土之子，先补其子，使不食母之气，则母不衰，亦见金生土之义矣。至于木能克土，举世欲伐之，余谓木藉土以生，岂有反克之理？木乃生生之气，始于东方，春升之气也。阳气也，元气也，胃气也，同出而异名也。譬之种树，雨以润之，风以散之，日以暄，之，使得遂其生发长养之天而已矣。及其生意将竭，则又当敛其生生之气于水土之中，以为来春生发之本焉，有伐之之理乎？此东垣《脾胃论》用升、柴以疏木气，谆谆言之也，但未及雨润风散，及归根复命之理耳。余特申五行妙用，专以水火为重也。又曰：人身水火，原自均平，偏者病也。火偏多者，补水配火，不必去火；水偏多者，补火配水，不必去水。譬之天平，此重则彼轻，一边重者，只补足轻者之一边，决不凿去法马。今之欲泻水降火者，凿法马者也。

《难经》曰：阳气不足，阴气有余，当先补其阳而后泻其阴。阴气不足，阳气有余，当先补其阴而后泻其阳。营卫通行，此其要也。

昂按：此即《内经》“亢则害，承乃制”之义也。

越婢汤

风火　《金匮》

治风水恶风，一身悉肿，脉浮不渴，续自汗出，无大热者。

经曰：肝肾并沉为石水，并浮为风水。水在皮肤，故脉浮。里无热，故不渴。病本于风，故汗出恶风。无大热者，热未尽退也。

麻黄六两　**石膏**八两　**生姜**三两　**甘草**二两　**大枣**十二枚

恶风者，加附子。

此足太阳药也。风水在肌肤之间，用麻黄之辛热以泻肺；石膏之甘寒以清胃；肺主通调水道，胃主分别水谷。**甘草佐之，使风水从毛孔中出；又以姜、枣为使，调和荣卫，不使其太发散耗津液也。**

胃为十二经之主，脾治水谷，为卑脏若婢。经曰：脾主为胃行其津液。是方名越婢者，以发越脾气，通行津液。《外台》一名越脾汤，即此义也。

防己黄芪汤

风水诸湿　《金匮》

治风水脉浮身重，汗出恶风，解见前。**及诸风诸湿，麻木身痛。**

按东垣曰：麻木为风，三尺童子皆知之。细核则有区别，如久坐亦麻木，绳缚之人亦麻木，非有风邪，乃气不行也。当补肺气，麻木自去矣。愚谓：因其气虚，故风邪入而踞之，所以风为虚象，气虚其本也。

防己 黄芪一两 白术七钱半 甘草五钱，炙

每服五钱，加姜、枣煎。腹痛加芍药，喘加麻黄，有寒加细辛，气上冲加桂枝，热肿加黄芩，寒多掣痛加姜、桂，湿盛加茯苓、苍术，气满坚痛加陈皮、枳壳、苏叶。

此足太阳、太阴药也。防己大辛苦寒，通行十二经，开窍泻湿，为治风肿、水肿之主药；黄芪生用达表，治风注、肤痛，温分肉，实腠理；白术健脾燥湿，与黄芪并能止汗为臣；防己性险而捷，故用甘草甘平以缓之，又能补土制水为佐；姜、枣辛甘发散，调和荣卫为使也。

本方去白术、姜、枣，加茯苓、为君桂枝，名“防己茯苓汤”。《金匮》治水在皮肤四肢，聂聂而动，名皮水。

防己行经络，茯苓善渗泄，黄芪达皮肤，桂枝走肢节。按：五水脉浮恶风，骨节疼痛，名风水；脉浮胕肿，按之没指，其腹如鼓，不恶风，不渴，名皮水，当发其汗。又云：恶寒不渴，名风水，不恶寒而渴，名皮水。假令皮水不渴，亦当发汗。脉沉迟，自喘，名正水。脉沉腹满不喘，水积胞中，坚满如石，名石水。脉沉迟，发热，胸满，身肿，汗如柏汁，名黄汗。

本方加人参一两、生姜二两，防己、白术，名增三倍，名“防己汤”。《活人》治风温脉浮，多汗身重。中风之脉，阳浮而滑，阴濡而弱，风来乘热，变为风温，忌发汗，误汗者，以此汤救之。

肾著汤

湿伤腰肾 《金匮》 一名甘姜苓术汤

治伤湿身重，腹痛腰冷，不渴，小便自利，饮食如故，病属下焦。

肾主水，湿性下流，必舍于其所合而归于坎势也。腰为肾之府，冷湿之邪著而不移，故腰冷身痛，是著痹也。此由身劳汗出，衣里冷湿，久久得之。

《宣明》用治胞痹，膀胱热痛，涩于小便，上为清涕。

风寒湿邪，客于胞中，气不能化，故水道不通。足太阳经上络额脑，太阳经气不得下行，上入脑而流于鼻，则为清涕。

干姜炮 茯苓四两 甘草炙 白术炒，二两

有寒者加附子。《经心录》加肉桂、泽泻、杜仲、牛膝，治同。

此足少阴、太阳药也。干姜辛热以燥湿，白术苦温以胜湿，茯苓甘淡以渗湿，甘草甘平和中而补土。此肾病而皆用脾药，益土正所以制水也。

喻嘉言曰：腰冷如坐水中，非肾之精气冷也，故饮食如故，便利不渴，且与肠胃之腑无预，况肾脏乎！故且用甘温从阳，淡渗行水之药足矣。

昂按：此乃外感之湿邪，非肾虚也。

舟车丸

阳水肿胀 河间仿仲景十枣例，制此方，治一切水湿。

治水肿水胀，形气俱实。

腹胀者，水道壅遏也。形气俱实，口渴面赤，气粗腹坚，大小便秘也。阳水先肿上体、肩背、手膊，手三阳经；阴水先肿下体、腰腹、胫胕，足三阴经。肿属脾，胀属肝，肿则阳气犹行，如单胀而不肿者，名蛊胀，为木横克土，难治。肿胀朝宽暮急为血虚；暮宽朝急为气虚；朝暮俱急为气血两虚。肿胀由心腹而散四肢者吉，由四肢而入心腹者危。男自下而上，

女自上而下者，皆难治。肿胀唇黑则伤肝，缺盆平则伤心，脐出则伤脾，足心平则伤肾，背平则伤肺，皆不可治。腹胀身热脉大者，是逆也，多死。

黑牵牛四两，炒　大黄二两，酒浸　甘遂面裹，煨　大戟面裹，煨　芫花醋炒　青皮炒　橘红一两　木香五钱　轻粉一钱

水丸。

此足太阳药也。牵牛、大黄、大戟、芫花、甘遂，皆行水之厉剂也，能通行十二经之水。然肿属于脾，胀属于肝。水之不行，由于脾之不运；脾之不运，由于木盛而来侮之。是以不能防水而洋溢也。青皮、木香，疏肝泄肺而健脾，与陈皮均为导气燥湿之品，使气行则水行，脾运则肿消也。轻粉无窍不入，能去积痰，故少加之，然非实证，不可轻投。

本方减芫花、大戟、青皮、陈皮、木香，加芒硝、郁李仁，名"浚川散"，姜汤下五分，治同。

疏凿饮子

阳水

治遍身水肿，喘呼口渴，大小便秘。上证为湿热甚而气尚实也，此为阳水。阳水见阳证，脉必沉数；阴水见阴证，脉必沉迟。

羌活　秦艽　槟榔　大腹皮　茯苓皮　椒目　木通　泽泻　商陆　赤小豆

等分，加姜皮煎。

此足太阳、手足太阴药也。外而一身尽肿，内而口渴便秘，是上下表里俱病也。羌活、秦艽解表疏风，使湿以风胜，邪由汗出，而升之于上；腹皮、苓皮、姜皮辛散淡渗，所以行水于皮肤；以皮行皮。商陆、槟榔、椒目、赤豆，去胀攻坚，所以行水于腹里；木通泻心肺之水，达于小肠；泽泻泻脾肾之水，通于膀胱。二物泻水，实泻火也。上下内外分消其势，亦犹神禹疏江凿河之意也。

经曰：肾何以主水？肾者至阴也。至阴者，盛水也。肺者太阴也，少阴者冬脉也。故其本在肾，其末在肺，皆积水也。肾何以聚水而生病？肾者胃之关也。关门不利，故水聚而从其类也。故水病下为胕肿大腹，上为喘呼不得卧者，标本俱病，故肺为喘呼，肾为水肿，肺为逆不得卧，前阴利水，后阴利谷，故曰"胃之关"。

喻嘉言曰：胃为水谷之海，五脏六腑之原。脾不能散胃之水精于肺，而病于中；肺不能通胃之水道于膀胱，而病于上；肾不能司胃之关，时其输泄，而病于下。以致积水浸淫，无所底止。

王好古曰：水者，脾、肺、肾三经所主。有五脏六腑十二经之部，分上头面，中四枝，下腰脚；外皮肤，中肌肉，内筋骨。脉有尺寸之殊，浮沉之别，不可轻泻。当知病在何经何脏，方可用之。

按：水肿有痰阻、食积、血瘀，致清不升，浊不降而成者；有湿热相生，隧道阻塞而成者；有燥热冲激，秘结不通而成者，证属有余。有服寒凉，伤饮食，中气虚衰而成者；有大病后正气衰惫而成者；有小便不利，水液妄行，脾莫能制而成者，证属不足，宜分别治之。然其源多因中气不足而起。

《医贯》曰：治肿满先以脾土为主，宜补中益气汤、六君子汤，或疑水胀喘满而用纯补之剂，不益胀满乎？曰：肺气既虚，不可复行其气；肾水既衰，不可复利其水。纯补之剂，初觉不快，过时药力得行，渐有条理矣。

昂按：此即《内经》塞因塞用之义。

实脾饮

阴水　严氏

治肢体浮肿，包悴声短，口中不渴，二便通利。

脾胃虚寒，土不能制水，故水妄行而浮肿，以无郁热，故口不渴而便不秘。此为阴水，严氏曰：治阴水发肿，用此先实脾土。

白术土炒　茯苓　甘草炙　厚朴姜炒　大腹皮　草豆蔻　木香　木瓜　附子　黑姜

加姜、枣煎。

加足太阴药也。脾故以白术、苓、草补之，脾寒故以姜、附、草寇温之，脾湿故以大腹皮、茯苓利之，脾满故以木香、厚朴导之。木香行气，平肝实肠，厚朴散满，行水平胃。

然土之不足，由于木之有余，木瓜酸温能于土中泻木，兼能行水，与木香同为平肝之品。使木不克土而肝和，则土能制水而脾实矣。经曰：湿胜则地泥。泻水正所以实土也。

朱丹溪曰：治水肿宜清心火，补脾土，火退则肺气下降，而水道通；脾旺则运化行，而清浊分。其清者复回，为气、为血、为津、为液；浊者为汗、为溺而分消矣。又曰：水病当以健脾为主，使脾实而气运，则水自行，宜参、苓为君，视所挟证加减。苟徒用利水药，多致不救。

喻嘉言曰：治水以实脾为先，不但阴水为然。然阴水者，少阴肾中之真阳衰微，不能封闭而泛滥无制耳。方中不用桂而用厚朴、槟榔，尚有可议耳。大腹与槟榔同类，故云。

按：治水有二法，实土者守也；泄水者攻也。兼之发汗为三治，三治备举者，广略以取胜也。

五皮饮

皮肤水肿　《澹寮》

治水病肿满，上气喘急，或腰以下肿。

脾虚不能制水，故传化失常，肾水泛滥，反渍脾土，壅塞经络，散溢皮肤。半身以上宜汗，半身以下宜利小便。

五加皮　地骨皮　茯苓皮　大腹皮生姜皮

一方五加易陈皮，罗氏五加易桑白皮。治病后脾肺气虚而致肿满。

此足太阳、太阴药也。五加祛风胜湿，地骨退热补虚，生姜辛散助阳，水为阴邪。大腹下气行水，茯苓渗湿健脾。于散泻之中，犹寓调补之意。皆用皮者，水溢皮肤，以皮行皮也。

麦门冬汤

上焦水

治水溢高原，肢体皆肿。

经曰：三焦者，决渎之官，水道出焉。上焦不治，水溢高原；中焦不治，水停中脘；下焦不治，水畜膀胱。

经曰：三焦病者，腹气满，小腹尤坚，不得小便，窘急，溢则水留则为胀。下焦少阳经气，当相火之化。相火有其经无其脏腑，游行于五者之间，故曰少阳为游部。其经脉上布膻中，络心包，下出委阳，络膀胱，岂非上佐天施，下佐地生，与手厥阴相表里，以行诸经者乎？故肾经受邪，则下焦之火气郁矣，郁则水精不得四布，而水聚矣。火郁之久必发，则与冲脉之属火者同逆而上冲焉。十二经脉之海，其上者出项颡，渗诸阳，灌诸精；其下者并少阳下足，渗三阴，灌诸络。由是水从火溢，上积于肺而为喘呼不得卧；散于阴络而为胕肿，随五脏之虚者，入而聚之，为五脏之胀，皆相火泛滥其水而生病者也。非相火则水不溢而止为积水。

昂按：经曰：诸腹胀大，皆属于热，诸病胕肿，皆属于火。传而为水，其是之谓欤？手少阳三焦与足少阳胆，皆司相火。

麦门冬五十枚，姜炒　粳米五十粒

此手太阴药也。吴鹤皋曰：肺非无为也，饮食入胃，游溢精气，上输于脾，脾气散精，上归于肺，通调水道，下输膀胱。肺热则失其下降之令，以致水溢高原，淫于皮肤而为水肿。医罕明乎此，实脾导水，皆不能愈，故用麦冬清肺，开其下降之源；粳米益脾，培乎生金之母。此治病必求其本也。或问：此证何以辨之？曰：肢体皆肿，小腹不急，初起便有喘满，此其候也。

羌活胜湿汤

湿气在表　《局方》

治湿气在表，头痛头重，或腰脊重痛。或一身尽痛，微热昏倦。

湿气在表，外伤于湿也。湿之为邪，著而不移。著于太阳则头项腰脊痛，著太阴则肩背痛，著于阴阳之经则一身尽痛，惟著故痛且重也。湿郁则为热，然乃阴邪，故但微热而昏倦也。肩背，手太阴肺之分野。

李东垣曰：头痛脊强，乃太阳之经气不行也，此汤主之。

昂按：此汤虽名胜湿，实伤风头痛通用之方。

羌活　独活一钱　川芎　藁本　防风　甘草炙，五分　蔓荆子三分

如身重腰中沉沉然，中有寒湿也。加酒洗防已、附子。

此足太阳药也。经曰：风能胜湿，如物之湿，风吹则干。羌、独、防、藁、芎、蔓皆风药也。湿气在表，六者辛温升散，又皆解表之药，使湿从汗出，则诸邪散矣。

藁本专治太阳寒湿；荆、防善散太阳风湿；二活祛风胜湿，兼通关节；川芎能升厥阴清气，上治头痛；甘草助诸药辛甘发散为阳，气味甘平，发中有补也。

若水湿在里，则当用行水渗泄之剂。

喻嘉言曰：经曰：'湿上甚为热'，表之则易，下之则难。故当变常法为表散。

吴鹤皋曰：脾弱湿伤者，二陈、平胃之类主之。湿盛濡泄者，五苓、六一之类主之。水肿发黄者，五皮、茵陈之类主之。今湿流关节，非前药所宜矣，无窍不入，惟风为能。故凡关节之病，非风药不能到也。《三因》用此汤加柴胡五分，治卧而多惊悸，多魇溲者，邪在少阳、厥阴也。如淋，加泽泻五分。

经曰：肝肾之病同一治，此下焦风、寒三经合病，非风药行经不可也。

本方除独活、蔓荆、川芎、甘草，加升麻、苍术，名"羌活除湿汤"，治风湿相搏，一身尽痛。

本方除川芎，加黄芪、当归、苍术、升麻，名"升阳除湿汤"，治水疝肿大，阴汗不绝。再加麦芽、神曲、猪苓、泽泻，除当归、黄芪，亦名"升阳除湿汤"，东垣。治脾虚泻痢。

中满分消丸

中满热胀　东垣

治中满、鼓胀、气胀、水胀、热胀。

诸病有声，鼓之如鼓，为鼓胀。气不通利为气胀，血不通利为血胀。但气分心下坚大而病发于上；血分血结胞门而病发于下。气血不通，则水亦不通而尿少，尿少则水积而为水胀。湿热相生，则为热胀。《金匮》曰：病有血分、水分何也？师曰：经水前断后病水，名曰血分，此病难治；先病水后经水断，名曰水分，此病易治。水去其经当自下，水分即气分。

厚朴炒，一两　枳实炒　黄连炒　黄芩炒

半夏姜制，五钱 陈皮 知母炒，四钱 泽泻三钱 茯苓 砂仁 干姜二钱 姜黄 人参 白术炒 甘草炙 猪苓一钱

蒸饼丸，焙热服。

寒因热用，东垣立中满分消丸治热胀，分消汤治寒胀，二者详而用之。

此足太阴、阳明药也。厚朴、枳实，行气而散满；二药兼能破宿血。黄连、黄芩，泻热而消痞；姜黄、砂仁，暖胃而快脾；干姜益阳而燥湿；陈皮理气而和中；半夏行水而消痰；知母治阳明独胜之火，润肾滋阴；苓、泻，泻脾肾妄行之水，升清降浊；少加参、术、苓、草以补脾胃，使气运则胀消也。

按：此方乃合六君、四苓、泻心、二陈、平胃而为一方者，但分两有多寡，则所治有主客之异矣。

朱丹溪曰：脾具坤静之德，而有乾健之运，故能使心肺之阳降，肝肾之阴升，而成天地之泰，是为平人。今也七情内伤，六淫外感，饮食关节，房劳致虚，脾土之阴受伤，转输之官失职，故阳升阴降，而成天地不交之否，清浊相混，隧道壅塞，郁而为热，热留为湿，湿热相生，遂成胀满，经曰：'鼓胀'是也。以其外虽坚满，中空无物，有似于鼓。以其胶固难治，又名曰蛊，若虫之侵蚀，而有益之义焉。宜补其脾，又须养肺金以制水，使脾无贼邪之患，滋肾阴以制火，使肺得清化之令。却咸味，断妄想，无有不安。医者急于取效，病者苦于胀满，喜行利药以求通快，不知宽得一日半日，其胀愈甚，而病邪甚矣，元气伤矣。

中满分消汤

中满寒胀 东垣

治中满寒胀、寒疝，二便不通，四肢厥逆，食入反出，腹中寒，心下痞，下虚阴躁，奔豚不收。

原文曰：或多食寒凉，及脾胃久虚之人，胃中寒则胀满，或脏寒生满病，此汤主之。

川乌 干姜 毕澄茄 生姜 黄连 人参 当归 泽泻 青皮 麻黄 柴胡二钱 吴茱萸 草寇仁 厚朴 黄芪 黄柏五分 益智仁 木香 半夏 茯苓 升麻三分

热服。

此足阳明、太阴药也。川乌、二姜、吴茱、澄茄、益智、草寇，除湿开郁，暖胃温肾以祛其寒；青皮、厚朴，以散其满；升麻、柴胡，以升其清；茯苓、泽泻，以泻其浊；人参、黄芪，以补其中；陈皮以调其气；当归以和其血，麻黄以泄其汗；半夏以燥其痰；黄连、黄柏，以去湿中之热。又热因寒用也。

李东垣曰：中满治法，当开鬼门，洁净府。开鬼门者，发汗也；洁净府者，利小便也。中满者，泻之于内，谓脾胃有病，令上下分消其湿，下焦如渎，气血自然分化，如或大实大满，大小便不利者，从权以寒热药下之。

大橘皮汤

湿热胀满

治湿热内攻，心腹胀满，小便不利，大便滑泻及水肿等证。

小水并于大肠，故小便不利，而大便滑泄。

滑石六钱 甘草一钱 赤茯苓一钱 猪苓 泽泻 白术土炒 桂五分 陈皮钱半 木香槟榔三分

加姜煎，每服五钱。

此足太阳药也。赤茯、猪苓、泽泻，泻火行水；白术补脾；肉桂化气；此五苓散也。滑石清热利湿；甘草泻火调中；此

六一散也。湿热内甚，故加槟榔峻下之药；陈皮、木香，行气之品，使气行则水行，以通小便而实大便也。

茵陈蒿汤

湿热阳黄　仲景

治伤寒阳明病，但头汗出，腹满口渴，二便不利，湿热发黄，脉沉实者。

经曰：阳明病，发热汗出，此为热越，则不发黄。若但头汗身无汗，小便不利，渴引水浆，此为瘀热，在里必发黄。黄者脾胃之色也，热甚者身如橘色，汗如柏汁，头为诸阳之会，热蒸于头，故但头汗而身无汗。夫热外越则不里郁，下渗则不内存，今便既不利，身又无汗，故郁而为黄。内有实热故渴，热甚则津液内竭，故小便不利。凡瘀热在里，热入血室及水结胸，皆有头汗之证。乃伤寒传变，故与杂病不同。湿在经则日晡发热，鼻塞；在关节则身痛；在脏腑则濡泄；小便反涩，腹或胀满；湿热相搏则发黄。干黄，热胜色明而便燥；湿黄，湿胜色晦而便溏。又黄病与湿病相似，但湿病在表，一身尽痛；黄病在里，一身不痛。

茵陈六两　大黄二两，酒浸　栀子十四枚，炒

此足阳明药也。成无己曰：小热凉以和之，大热寒以散之。发黄者，湿热甚也，非大寒不能彻其热，故以茵陈为君，茵陈发汗利水，以泄太阴、阳明之湿热，故为治黄主药。栀子为臣，大黄为佐，分泄前后，则腹得利而解矣。

茵陈、栀子，能导湿热由小便出，大黄能导湿热由大便出。

本方大黄易黄连，名“茵陈三物汤”，治同。

本方加厚朴、枳实、黄芩、甘草，入生姜、灯草煎，名“茵陈将军汤”，节庵治同。

本方去栀子、大黄，加附子、干姜，治寒湿阴黄。

前证为阳黄。如身黄而色暗者为阴黄，宜此汤。大抵治以茵陈为主，各随寒热用药。诸疸小便黄赤不利为里实，宜利小便，或下之；无汗为表实，宜汗之，或吐之；若小便清，是无热也。

仲景云：发黄，小便自利，当与虚劳，宜小建中汤。自利腹满而喘，不可除热，而除之必哕，宜小半夏汤主之。

王海藏曰：内感伤寒，劳役形体，饮食失节，中州变寒，病生黄，非外感而得，只宜理中、大小建中足矣，不必用茵陈。

八正散

湿热便秘　《局方》

治湿热下注，咽干口渴，少腹急满，小便不通。或淋痛，尿血，或因热为肿。

湿热下注，少腹急满，则小便当行矣。而卒不行者，热秘之也。

车前子　木通　瞿麦　扁蓄　滑石甘草梢　栀子炒黑　大黄

加灯草煎，一方加木香。取其辛能利气，温能化气也。

此手足太阳、手少阳药也。木通、灯草，清肺热而降心火，肺为气化之源，心为小肠之合也。车前清肝热而通膀胱，肝脉络于阴器，膀胱津液之府也。瞿麦、扁蓄，降火通淋，此皆利湿而兼泻热者也。滑石利窍散结，栀子、大黄苦寒下行，此皆泻热而兼利湿者也。甘草合滑石，为六一散，用梢者，取其径达茎中，甘能缓痛也。虽治下焦而不专于治下，必三焦通利，水乃下行也。

膀胱藏水，三焦出水，故治小便不利，刺灸法但取三焦穴，不取膀胱。

朱丹溪曰：小便不通，有热有湿，有气结于下，宜清宜燥宜升，有隔二隔三之治。如不因肺燥，但膀胱有热，则泻膀胱，此正治也。如因肺燥不能生水，则清金，此隔二；如因脾湿不运而清不升，故肺不能生水，则当燥脾健胃，此隔三。车前子、茯苓，清肺也；黄柏、黄芩，泻膀胱也；苍术、白术，燥脾健胃也。又曰：小便不通，属气虚、血虚、实热、痰闭，皆宜吐之以升其气，气升则水自降。气虚用参、术、升麻等，先服后吐，或就参、芪药中调理吐之；血虚用四物汤，先服后吐，或就芎归汤探吐之；痰多二陈汤，先服后吐，或力口香附、木通。实热当利，或八正散，盖大便动则小便自通矣。或问：以吐法通小便，其理安在？曰：取其气化而已。经谓“三焦者，决渎之官，水道出焉；膀胱者，州都之官，津液藏焉，气化则能出矣。”三焦之气，一有不化，则不得如决渎而出矣。岂独下焦膀胱气塞而已哉！又曰：譬如滴水之气，上窍闭则下窍无以自通，必上窍开而下窍始出也。

萆薢分清饮

温热淋浊

治阳虚白浊，小便频数，漩白如油，名曰膏淋。

肾气虚则不能管束，而小便数；膀胱有热，则小便涩而清浊不分。或败精渗入胞中，及服热药饮食，痰积渗入，皆成淋浊。

川萆薢　石菖蒲　乌药　益智仁等分　甘草梢减半

入盐，食前服。一方加茯苓。

此手足少阴、足厥阴、阳明药也。萆薢能泄阳明、厥阴湿热，去浊而分清；史国信曰：若欲兴阳，先滋筋力；若欲便清，先分肝火。萆薢能泄阳明之湿，入厥阴，清肝火。乌药能疏邪逆诸气，逐寒而温肾；益智脾药，兼入心肾，固肾气而散结；乌药、益智等分，山药糊丸，名缩泉丸，盐汤下，治便数。石菖蒲开九窍而通心；甘草梢达茎中而止痛。使湿热去而心肾通，则气化行而淋浊止矣。此以疏泄而为禁止者也。

《外台秘要》曰：肾水虚则心具热，使小便赤而涩也。肾既虚热，膀胱不足，加之以渴饮，则小便淋涩，由脏虚不能主其腑也。

琥珀散

湿热诸淋

治气淋、血淋、膏淋、砂淋。

心肾气郁，清浊相干，热畜膀胱，溺涩而痛曰淋。气淋便涩余沥，血淋尿血而痛，膏淋便出如膏，砂淋精结成石，劳淋遇劳即发，冷淋寒战后溲。大抵多属于热，热甚生湿，则水液浑浊而为淋。若冷气滞于膀胱而作淋者，十不一二也。

滑石二钱　琥珀　木通　扁畜　木香　当归　郁金炒，一钱

为末服。

此手足少阴、太阳药也。滑石，滑可去著，利窍利水；扁畜，苦能下降，利便通淋；琥珀，能降肺气，通于膀胱；木通，能泻心火，入于小肠。小肠为心之腑，主热者也。诸热应于心者，其水必自小肠渗入膀胱，此经所谓胞移热于膀胱，则癃溺血是也。胞，心包。血淋由于血乱，当归能引血归经；气淋由于气滞，木香能升降诸气。诸淋由心肝火盛，郁金能凉心散肝下气而破血也。

大法郁金、琥珀开郁，清皮、木香行气，蒲黄、牛膝破血，黄柏、生地滋阴。东垣用药凡例，小腹痛用青皮疏肝，黄柏滋肾。盖小腹小便，乃肝肾部位。

防己饮

湿热脚气

治脚气，足胫肿痛，憎寒壮热。

脚气自外感得者，山岚雨水，或履湿热之地；自内伤得者，生冷茶酒油面。湿热之毒，有湿有热，湿又能生热。湿性下流，故注于足。湿热分争，湿胜则憎寒，热胜则壮热。有兼头痛诸证者，状类伤寒，亦有六经传变，但胫肿掣痛为异耳。此病忌用补剂及淋洗，以湿热得补增剧也，亦不宜大泻治之，喜通而恶塞。若脚气冲心，喘急不止，呕吐不休者死，水凌火故也。先痛而后肿者，气伤血也；先肿而后痛者，血伤气也。筋脉弛长痛肿者，名湿脚气，宜利湿疏风。蜷缩枯细，不肿而痛者，名干脚气，即热也，宜润血清燥。

防己　木通　槟榔　生地酒炒　川芎　白术炒　苍术盐炒　黄柏酒炒　甘草梢　犀角

食前服。热加黄芩；时令热加石膏；肥人有痰加竹沥、姜汁，或南星；大便秘加桃仁、红花；小便赤涩加牛膝，或木瓜、薏苡。

此足太阳药也。防己行水疗风，泻下焦之湿热；槟榔攻坚利水，坠诸药使下行；木通降心火由小便出；草梢泄脾火径达肾茎；黄柏、生地，滋肾阴而凉血解热；苍、白二术，燥脾湿而运动中枢。肿由血郁，川芎行血中之气；痛由肝实，犀角凉心而清肝。合之以清热利湿，消肿止痛也。

当归拈痛汤

湿热诸病　东垣

治湿热相搏，肢节烦痛，肩背沉重，或遍身疼痛。或脚气肿痛，脚膝生疮，脓水不绝及湿热发黄，脉沉实紧数动滑者。

湿则肿，热则痛。足膝疮肿，湿热下注也。发黄，湿热薰蒸脾胃也。脚气多主水湿，亦有夹风、夹寒之异。湿热盛而为病，或成水泡疮，或成赤肿、丹毒，或如疝气攻上引下，均可用此汤损益为治。手足前廉属阳明，后廉属太阴，外廉属少阳，内廉属厥阴，内前廉属太阴，内后廉属少阴。以臂贴身垂下，大指居前，小指居后，定之手足痛者，当分是何经络，用本经药为引，行其血气则愈。太阳羌活、防风，阳明升麻、白芷、葛根，少阳柴胡，厥阴吴茱萸、川芎、青皮，太阴苍术、白芍，少阴独活、细辛。

茵陈酒炒　羌活　防风　升麻　葛根　苍术　白术　甘草炙　黄芩酒炒　苦参酒炒　知母酒炒　当归　猪苓　泽泻

空心服。一方加人参。

此足太阳、阳明药也。原文曰：羌活透关节，防风散风湿为君。升、葛味薄引而上行，苦以发之；白术甘温和平，苍术辛温雄壮，健脾燥湿为臣。湿热和合，肢节烦痛，苦参、黄芩、知母、茵陈苦寒以泄之，酒炒以为因用；血壅不流则为痛，当归辛温以散之；人参、甘草甘温补养正气，使苦寒不伤脾胃。治湿不利小便，非其治也。猪苓、泽泻甘淡咸平，导其留饮为佐。上下分消其湿，使壅滞得宣通也。

《玉机微义》曰：此方东垣本为治脚气湿热之剂，后人用治诸疮甚验。

禹功散

寒湿水疝　子和

治寒湿水疝，阴囊肿胀，大小便不利。

囊如水晶，阴汗不绝，谓之水疝。盖得之醉后，而使内湿热乘肾虚而流入也。大小便不通，湿郁为热而胀秘也。

黑牵牛四两　茴香一两，炒

为末，每一钱，姜汁调下，或加木香一两。

此足少阴、太阳药也。牵牛辛烈，能达右肾命门，走精隧，行水泄湿，兼通大肠风秘、气秘；茴香辛热温散，能暖丹田，祛小肠冷气，同人下焦以泄阴邪也。

升阳除湿防风汤

除湿升阳　东垣

治大便闭塞，或里急后重，数至圊而不能便，或有白脓，或血。慎勿利之，利之则必至重病，反郁结而不通矣。以此汤升举其阳，则阴自降矣。

昂按：通大便有用升麻者，即此意也。

苍术泔浸，四钱　防风二钱　茯苓　白术　芍药一钱

如胃寒泄泻肠鸣，加益智仁、半夏各五分，姜、枣煎。

此足太阴、阳明药也。苍术辛温燥烈，升清阳而开诸郁，故以为君；白术甘温，茯苓甘淡，佐之以健脾利湿；防风辛温胜湿而升阳，白芍酸寒敛阴而和脾也。

刘宗厚曰：饮食入胃输精，心肺气必上行，然后下降。若脾胃有伤，不能上升，反下流肝肾而成泄利者，法当填补中气，升之举之，不可疏下。此东垣发前人所未发也。此方见于《玉机微义》，《东垣十书》不载。

润燥之剂

经曰：诸涩枯涸，干劲皴揭，皆属于燥。乃肺与大肠阳明燥金之气也。金为生水之源，寒水生化之源绝，不能溉灌周身，荣养百骸，故枯槁而无润泽也。或因汗下亡津，或因房劳虚竭，或因服饵金石，或因浓酒厚味，皆能助狂火而损真阴也。燥在外则皮肤皴揭，在内则津少烦渴，在上则咽焦鼻干，在下则肠枯便秘，在手足则痿弱无力，在脉则细涩而微，皆阴血为火热所伤也。治宜甘寒滋润之剂，甘能生血，寒能胜热，润能去燥，使金旺而水生，则火平而燥退矣。寒水，膀胱也。《素问》曰：燥乃阳明秋金之化。经曰：金水者，生成之终始。又曰：水位之下，金气承之。盖物之化从于生，物之成从于杀，造化之道，生杀之气，犹权衡之不可轻重也。生之重，杀之轻，则气殚散而不收；杀之重，生之轻，则气敛涩而不通。敛涩则伤其分布之政，不惟生气不得升，而杀气亦不得降。经曰：逆秋气则太阴不收，肺气焦满。

琼玉膏

干咳　申先生

治干咳嗽。

有声无痰，谓之干咳。脾中有湿则生痰，病不由于脾，故无痰。肺中有火则咳，病本于肺，火盛津枯，故干咳。

地黄四斤　茯苓十二两　人参六两　白蜜二斤

先将地黄熬汁去渣，入蜜炼稠，再将参、苓为末，和入瓷罐封，水煮半日，白汤化服。臞仙加琥珀、沉香各五钱，自云奇妙。琥珀以降肺宁心，沉香以升降诸气。

此手太阴药也。地黄滋阴生水，水能制火；白蜜甘凉性润，润能去燥；金为水母，土为金母，故用参、苓补土生金。盖人参益肺气而泻火，茯苓清肺热而生津也。茯苓色白入肺，能渗湿热，湿热去则津生。

炙甘草汤

益血生津　仲景

治伤寒脉结代，心动悸，及肺痿，咳唾多，心中温温液液者。

脉动而中止，能自还者曰结，不能自还曰代。血竭虚衰，不能相续也。心中动悸，真气内虚也。

按：伤寒脉结代，与杂病不同，与此汤补气血而复脉。肺气虚则成痿、胃中津液之上供者，悉从燥热化为涎沫，故咳唾多。

《宝鉴》用治呃逆。

甘草炙，四两　生姜　桂枝三两　人参　阿胶蛤粉炒，二两，生地黄一斤　麦冬去心　麻仁半斤，研　大枣十二枚

水、酒各半煎，内阿胶化服。

此手足太阴药也。人参、麦冬、甘草、大枣，益中气而复脉；生地、阿胶，助营血而宁心；麻仁润滑以缓脾胃；姜、桂辛温以散余邪；加清酒以助药力也。《圣济经》云：津液散为枯。五脏痿弱，营卫涸流，湿剂所以润之，麻仁、麦冬、阿胶、地黄之甘润，经益血，复脉通心也。

喻嘉言曰：此仲景伤寒门中之圣方也。《千金翼》用治虚劳，《外台》用治肺痿，究竟本方所治亦何止二病哉！《外台》所取在于益肺气之虚，润肺金之燥，至于桂枝辛热，似有不宜，不知桂枝能通营卫，致津液，则肺气能转输，涎沫以渐而下，尤为要紧，所以云治心中温温液液也。

《玉机微义》曰：肺痿如咳久声哑、声嘶、咯血，此属阴虚火热甚也。吐涎沫而不咳不渴，必遗尿小便数，以上虚不能制下，此肺中冷也，必眩，多涎唾，用炙甘草干姜汤以温之。肺痿涎唾多，心中温温液液者，用炙甘草汤，此补虚劳也。亦与补阴虚火热不同，故肺痿有寒热之异。甘草干姜汤，炙甘草四两，干姜二两。

麦门冬汤

降火利咽　《金匮》

治火逆上气，咽喉不利。论曰：止逆下气，此汤主之。

麦门冬七升　半夏一升　人参三两　甘草二两　大枣十二枚　粳米三合

此手太阴、足阳明药也。喻嘉言曰：此胃中津液干枯，虚火上炎之症。用寒凉药而火反升，徒知与火相争，知母、贝母屡施不应，不知胃者，肺之母气也，仲景于麦冬、人参、粳米、甘草、大枣，大补中气，大生津液队中，增入半夏之辛温一味，用以利咽下气，此非半夏之功，实善用半夏之功，擅古今未有之奇矣。

按：半夏亦脾胃药，能燥能润，以能行水故燥，以味辛故润也。仲景治咽痛不眠，皆屡用之。今人率以为燥而疑之，则误矣。

活血润燥生津汤

内燥　丹溪

治内燥津液枯少。

内燥，血液枯少也。火炎水干，故津液枯少。

当归　白芍　熟地黄一钱　天冬　麦冬　栝蒌八分　桃仁研　红花五分

此手太阴、足厥阴药也。归、芍、地黄，滋阴可以生血；栝蒌、二冬，润燥兼能生津；桃仁、红花，活血又可润燥。分用各有专能，合用更互相济。

清燥汤

清金润燥　东垣

治肺金受湿热之邪，痿躄喘促，胸满少食，色白毛败，头眩体重，身痛肢倦，口渴便秘。

经曰：肺也者，相傅之官也，治节出

焉。火盛克金，则肺热叶焦，气无所主，而失其治节，故肢体或纵或缩而成痿躄也。火上逆肺，故喘促。肺主皮毛，故色白毛败。湿热填于膈中，故胸满。壅于阳明则食少，上升于头则眩，注于身则体重，流于关节则身痛。肺受火伤，天气不能下降，膀胱绝其化源，故口渴便赤。

黄芪钱半　苍术炒，一钱　白术炒　陈皮　泽泻五分　人参　茯苓　升麻三分　当归酒洗　生地黄　麦冬　甘草炙　神曲炒　黄柏酒炒　猪苓二分　柴胡　黄连炒，一分　五味子九粒

每服五钱。

此手足太阴、阳明药也。肺属辛金而主气，大肠属庚金而主津，燥金受湿热之邪，则寒水膀胱生化之源绝，源绝则肾水亏，金不能生水。而痿躄诸证作矣。金者，水之母也；气者，水之源也。黄芪益元气而实皮毛，故以为君；二术、参、苓、甘、橘、神曲，健脾燥湿，理气化滞，所以运动其土，土者金之母也。麦冬、五味，保肺以生津；当归、生地，滋阴而养血；黄柏、黄连，燥湿而清热；黄柏合苍术，名二妙散，治痿证药。加牛膝，名三妙散。升麻、柴胡，所以升清；猪苓、泽泻，所以降浊。使湿热从小便出，则燥金肃清。肺为高清之脏。水出高原，而诸证平矣。

喻嘉言曰：燥与湿相反者也，方名清燥，而以去湿为首务，非东垣具过人之识不及此矣。

朱丹溪曰：今世风病，大率与诸痿证混同论治。古圣论风痿，条目不同，治法亦异。夫风病外感，善行数变。其病多实，发表行滞，有何不可？诸痿起于肺热，传入五脏，散为诸证，其昏惑瘛疭瞀闷，暴病郁冒，蒙昧暴瘖，皆属于火。其四肢不举，足痿舌强，痰涎有声，皆属于土。悉是湿热之病，当作诸痿论治，大抵只用补养。若以外感风邪治之，宁免实实虚虚之祸乎。或曰：内经治痿，独取阳明何也？曰：只‘诸痿生于肺热’一语，已见大意。金体燥而居上，主气畏火者也。土性湿而居中，主四肢畏木者也。嗜欲不节，则水失所养，火寡于畏而侮所胜，肺得火邪而热矣。肺受热邪，则金失所养，木寡于畏而侮所不胜，脾得木邪而伤矣。肺热则不能管摄一身，脾虚则四肢不为人用，而诸痿之病作矣。泻南方则肺金清而东方不实，何脾伤之有？补北方则心火降而肺金不虚，何肺热之有？故阳明实则宗筋润，能束骨而利机关矣。治痿大法，无过于此。

滋燥养荣汤

血虚风燥

治火烁肺金，血虚外燥，皮肤皱揭，筋急爪枯，或大便风秘。

肺主皮毛，肝主筋爪，肝血不足，风热胜而金燥，故外见皮毛枯槁，肌肤燥痒，内有筋急便秘之证。

当归酒洗，一钱　生地黄　熟地黄　芍药炒　黄芩酒炒　秦艽一钱　防风　甘草五分

此手太阴、足厥阴药也。前证为血虚而水涸，当归润燥养血为君；二地滋肾水而补肝；芍药泻肝火而益血为臣。黄芩清肺热，能养阴退阳；艽、防散肝风，为风药润剂；风能生燥，艽、防味辛能润。又秦艽能养血荣筋，防风乃血药之使，吐血治崩，皆用为使。甘草甘平泻火，入润剂则补阴血为佐使也。

搜风顺气丸

风秘气秘

治中风、风秘、气秘，便溺阻隔，遍身虚痒，脉来浮数，亦治肠风下血，中风

瘫痪。

风秘者，风生燥也。气秘者，气滞也，故大便不通。燥则血涩，津液不行，故遍身虚痒。脉浮为风，脉数为热，风热流入，大肠无所施泄则下血。

大黄九蒸九晒，五两　大麻仁　郁李仁去皮　山药酒蒸　山萸肉　车前子　牛膝酒蒸，二两　菟丝子酒洗　独活　防风，槟榔　枳壳麸炒，一两

蜜丸。

此手足阳明药也。大黄苦寒峻猛，能下燥结而祛瘀热，加以蒸晒，则性稍和缓，故以为君；麻仁滑利，李仁甘润，并能入大肠而润燥通幽；车前利水，牛膝下利，又能益肝肾而不走元气。牛膝引药下行，车前子利小便而不走气。燥本于风，独活、防风之辛以润肾而搜风；滞由于气，枳壳、槟榔之苦以破滞而顺气。数药未免攻散，故又用山药益气固脾，山茱温肝补肾，菟丝益阳强阴，以补助之也。

本方云：久服百病皆除。

喻嘉言曰：药有偏峻厂可暂用以搜风润燥顺气，不可久服。

润肠丸

风秘血秘　东垣

治肠胃有伏火，大便秘涩，全不思食，风结血结。

风结即风秘，由风搏肺脏，传于大肠。或素有风病者，亦多秘。气秘由气不升降。血秘由亡血血虚，津津不足。热秘由大肠热结。冷秘由冷气横于肠胃，凝阴固结，津液不通，非燥粪也。

仲景曰：脉浮而数，能食不大便者，此为实，名曰阳结。脉沉而迟，不能食，身体重，大便反硬，名曰阴结。

李东垣曰：实秘、热秘，即阳结也，宜散之，虚秘、冷秘，即阴结也，宜温之。

大黄　归尾　羌活五钱　桃仁研　大麻仁去壳，一两

蜜丸。一方有防风。风湿加秦艽、皂角子。烧存性用。

此手足阳明药也。归尾、桃仁，润燥活血；羌活搜风散邪；大黄破结通幽；麻仁滑肠利窍。血和风疏，肠胃得润，则自然通利矣。

朱丹溪曰：古方通大便皆用降气品剂，盖肺气不降，则难传送，用枳壳、沉香、诃子、杏仁等是也。又老人、虚人、风人津液少而秘者宜滑之，用胡麻、麻仁、阿胶等是也。如妄以峻药逐之，则津液走，气血耗，虽暂通而即秘矣，必变生他症。

本方加防风、皂角仁蜜丸，名“活血润燥丸”，治同。皂角得湿则滑，湿滑则燥结自除。

本方去羌活，加升麻、红花、生熟二地，名“润燥汤”，俱东垣方。治同。加升麻者，能升始能降也。

又方大黄煨熟，当归酒浸，枳实炒等分，蜜丸，亦名“润肠丸”，治痔病肛门燥涩。

通幽汤

噎塞便秘　东垣

治幽门不通，上攻吸门，噎塞不开，气不得下，大便艰难，名曰“下脘不通，治在幽门”。

下脘即幽门，胃之下口也。人身上下有七门，皆下冲上也。幽门上冲吸门，吸门即会厌，气喉上掩饮食者也。冲其吸入之气，不得下归肝肾，为阴火相拒，故膈噎不通，浊阴不得下降，而大便干燥不行，胃之湿与阴火俱在其中，则腹胀作矣。治在幽门，使幽门通利，泄其阴火，

润其燥血，生其新血，则幽门通，吸门亦不受邪，膈噎得开，胀满俱去矣。是浊阴得下归地也。

当归身 升麻 桃仁研 红花 甘草炙，一钱 生地黄 熟地黄五分

或加槟榔末五分。

本方加大黄、麻仁，名“当归润肠汤”，治同。

此手足阳明药也。当归、二地，滋阴以养血；桃仁、红花，润燥而行血；槟榔下坠而破气滞，加升麻者，天地之道，能升而后能降。清阳不升，则浊阴不降，经所谓“地气上为云，天气下为雨”也。

李东垣曰：肾开窍于二阴。经曰：大便难者，取足少阴。夫肾主五液，津液足则大便如常。若饥饱劳役，损伤胃气，反食辛热味厚之物而助火邪，火伏血中，耗损真阴，津液亏少，故大便燥结。少阴不得大便，以辛润之；太阴不得大便，以苦泄之。阳结者散之，阴结者温之，伤食者以苦泄之。血燥者以桃仁、酒制大黄通之，风燥者以麻仁加大黄利之，气涩者郁李仁、枳实、皂角仁润之，不可概用牵牛、巴豆之类下之，损其津液，燥结愈甚，遂成不救。

韭汁牛乳饮

翻胃血燥 丹溪

治胃脘有死血，干燥枯槁，食下作痛，翻胃便秘。

胃脘有死血者，嗜酒食辛，躁暴多怒，积久而成瘀热也。枯槁者，血聚则肝气燥，燥热故槁也。瘀血阻碍，故食下作痛，翻胃而吐出也。瘀血不去，新血不生，故肠枯而便秘。膈噎翻胃，多因气血两虚，胃槁、胃冷而成。饮可下，而食不可下，槁在吸门，即喉间之会厌也。食下胃脘痛，须臾吐出，槁在贲门，胃之上口也，此上焦，名噎；食下良久吐出，槁在幽门，胃之下口也，此中焦，名膈；朝食暮吐，槁在阑门，小肠下口也，此下焦，名反胃。又有寒痰、瘀血、食积，壅塞胃口者，或补、或消、或润，宜随病论治。

韭菜汁 牛乳

等分，时时呷之，有痰阻者，加姜汁。

本方去牛乳，加陈酒，治血膈。韭汁专消瘀血。

此足阳明药也。韭汁辛温，益胃消瘀；牛乳甘温，润燥养血。瘀去则胃无阻，血润则大肠通，而食得下矣。

朱丹溪曰：翻胃膈噎，大便燥结，宜牛、羊乳时时咽之，兼服四物汤为上策，不可服人乳，人乳有五味之毒，七情之火也。

昂按：膈噎不通，服香燥药取快一时，破气而燥血，是速其死也。不如少服药，饮牛乳，加韭汁或姜汁，或陈酒为佳。丹溪禁用香燥药，所言补血，养阴，润燥，和胃，调中，却无其方，可以意会。治膈噎诸药，韭汁散瘀，竹沥、姜汁消痰，童便降火，人乳、牛乳润燥补血，芦根汁止呕，茅根汁凉血，甘蔗汁和胃，荸荠消食，驴尿杀虫，或加烧酒、米醋、白蜜和诸汁顿服亦佳。

黄芪汤

生津去燥 《本事》

治心中烦躁，不生津液，不思饮食。

黄芪 熟地黄 芍药 五味子 麦冬三两 天冬 人参 甘草三钱 茯苓一两

每服三钱，加乌梅、姜、枣煎。

此手足太阴药也。黄芪、人参补气，熟地、芍药补血，乌梅、五味敛耗生津，天冬、麦冬泻火补水，茯苓淡以利湿，甘草甘以和中。湿去气运，则脾和而思食，

津生而燥退矣。

消渴方

消渴　丹溪

治渴证胃热，善消水谷。

渴而多饮为上消，肺热也。多食善饥为中消，胃热也。渴而小便数，有膏，为下消，肾热也。皆火盛而水衰也。

经曰：二阳结，谓之消。二阳者，阳明也。手阳明大肠主津，病消则目黄口干，是津不足也。足阳明胃主血，热则消谷善饥，是血中伏火，血不足也。未传能食者，必发脑疽痈疮。不能食者，必传中满鼓胀，皆不治之症。气分渴者，喜饮凉水，宜寒凉渗剂以清其热。血分渴者，喜饮热水，宜甘温酸剂以滋其阴。上轻、中重、下危，如上、中平，则不传下。肾消小便甜者为重。水生于甘而死于咸，小便本咸而反甘，是生气泄，脾气下陷入肾中，为土克水也。

黄连　天花粉　生地汁　藕汁　牛乳

将黄连、花粉为末，调服。或加姜汁、蜂蜜为膏噙化。

此手足太阴、阳明药也。经曰：心移热于肺，传为鬲消。火盛灼金，不能生水，故令燥渴。黄连苦寒以泻心火，生地大寒以生肾水，花粉、藕汁降火生津，牛乳补血润以去燥。火退燥除，津生血旺，则渴自止矣。黄连、花粉，止渴生津，渴证要药，单用亦可治之。

地黄饮子

消渴烦躁　《易简》

治消渴，烦躁，口干，面赤。

咽干，肾火上炎也；面赤，阳明郁热也。烦属于心，躁属于肾。

人参　黄芪蜜炙　甘草炙　生地黄　熟地黄　天冬　麦冬　枇杷叶蜜炙　石斛　泽泻　枳壳麸炒

等分，每服三钱。

此手足太阴、阳明药也。喻嘉言曰：此方生精补血，润燥止渴。佐以泽泻、枳壳，疏导二腑，泽泻泻膀胱之火，枳壳宽大肠之气。使小腑清利，则心火下降。心与小肠相表里。大腑流畅，则肺经润泽。肺与大肠相表里。宿热既除，其渴自止矣。

嘉言又曰：人参白虎汤，专治渴证气分燥热；此汤专治血分燥热；竹叶黄芪汤兼治气血燥热，宜辨症而用之。

附：竹叶黄芪汤：淡竹叶、生地黄各二钱，当归、川芎、芍药、麦冬、黄芩、炒人参、黄芪、甘草、半夏、石膏煅，各一钱，治消渴血气两虚，胃火盛而作渴。

白茯苓丸

肾消

治肾消两腿渐细，腰脚无力。

此因中消之后，胃热入肾，消烁肾脂，令肾枯槁，故致此疾。

按：肾消即下消，乃上消、中消之传变。饮一溲二，溲如膏脂。

王注曰：肺主气，肺无病则气能管束津液，其精微者，荣养筋骨血脉，余者为溲。肺病则津液无气管摄，而精微者亦随溲下如膏脂也。

茯苓　黄连　花粉　萆薢　熟地黄　覆盆子　人参　玄参一两　石斛　蛇床子七钱五分　鸡膍胵三十具，音“皮鸱”，即鸡肫皮，微炒

蜜丸，磁石汤送下。

此足少阴药也。茯苓降心火而交肾，黄连清脾火而泻心，石斛平胃热而涩肾，能壮筋骨，疗风痹脚弱。熟地、玄参生肾水，覆盆、蛇床固肾精，人参补气，花粉生津，萆薢清热利湿。膍胵，鸡之脾也，

能消水谷，通小肠膀胱而止便数，善治膈消。磁石色黑入肾，补肾益精，故假之为使也。

喻嘉言曰：友人病消渴，后渴少止，反加躁急，足膝痿弱。予主是丸加犀角。有医曰：肾病而以黄连、犀角治心，毋乃倒乎？予曰：肾者胃之关也，胃热下传于肾，则关门大开，心之阳火得以直降于肾，心火灼肾，躁不能需，予用犀角、黄连对治其下降之阳光，宁为倒乎？服之果效。再服六味地黄丸加犀角而肌泽病起矣。

桑白皮等汁十味煎

久嗽肺痿 许仁则

治气嗽经久，将成肺痿，乍寒乍热，唾涕稠粘，喘息气上，唇口焦干。亦有唾血者，渐觉瘦悴，小便赤少，色败毛耸，此亦成蒸。及久嗽成肺痈，唾悉成脓，出无多少。

桑白皮一升 地骨皮三升，二味合煎，取汁三升 生地汁五升 生麦冬汁二升 生葛根汁 竹沥三升 生姜汁 白蜜 枣膏一升 牛酥三合

以麦冬、生地、葛根、竹沥、姜汁和煎，减半，再内桑皮、地骨汁和煎，三分减一，再入酥、蜜、枣膏搅勿停手，煎如饴糖，夜卧时取一胡桃大含之，稍加至鸡子大，或昼日，丸服亦得。

此手太阴药也。桑皮泻肺行水，麦冬补肺生津，地骨退热除蒸，竹沥清痰养血。能除阴虚之有大热者。生姜祛寒而温胃，枣膏补土以生金，地汁、葛汁甘寒以除大热，白蜜、牛酥甘润以止久嗽也。

久嗽方

久嗽 《千金》

白蜜一斤 生姜二斤，取汁

先秤铜铫知斤两讫，纳蜜姜汁，微火熬，令姜汁尽，惟有蜜斤两在则止，每含如枣大一丸，日三服。

此手太阴药也。白蜜滑能润肺，生姜辛能散寒。

宋·洪迈有痰疾，晚对，上谕以胡桃三枚，姜三片，卧时嚼服，即饮汤复嚼姜、桃如前数，静卧必愈，迈如旨服，久而痰消嗽止，亦同此意。

朱丹溪曰：阴分嗽者，多属阴虚，治用知母止嗽，勿用生姜，以其辛散故也。

猪膏酒

筋极

治过劳四肢筋液耗竭，数数转筋，爪甲皆痛，不能久立，名曰筋极。

肝主筋，筋极，六极之一也。

经曰：阳气者，精则养神，柔则养筋，筋骨过劳，耗其津液，不能荣养，故劲急而筋数转也。爪甲者，筋之余，筋属木，犹木枯则枝叶皆萎也，不能久立，筋衰不能束骨也。

猪脂 姜汁各二升，熬取三升，再入酒 酒五合

分三服。

此足厥阴药也。津竭筋枯，非草木之药卒能责效。猪膏润能养筋，姜汁辛能润燥，酒和血而性善行，取易达于四肢也。

本方除姜汁，加乱发煎，发消药成，名“猪膏发煎”，仲景。治诸黄，令病从小便出。

本方除姜汁，加金银花煮酒，饮，治喳疮最良。

麻仁苏子粥

产妇老人便秘 《本事方》

治产后大便不通，许叔微曰：妇人产后有三种疾，郁冒则多汗，多汗则大便

秘，故难于用药。及老人风秘。

大麻仁　紫苏子

等分，洗净，合研，再用水研取汁煮粥啜。

此手阳明药也。麻仁，阳明正药，滑肠润燥，利便除风；苏子兼走太阴，润肺通肠，和血下气，行而不峻，缓而能通，故老人、产妇气血不足者所宜用也。

许叔微曰：一妇年八十四，忽腹痛头痛，恶心不食，医皆议补脾治风，清利头目，服药虽愈，全不进食，其家忧惶。予辨前药皆误。此是老人风秘，脏腑壅滞，聚于胸中，则腹胀恶心，不思饮食，上至于颠，则头痛不清也。令作此粥，两啜而气泄，下结粪如椒者十余枚，渐得通利，不药而愈矣。

医方集解·五卷

泻火之剂

火者，气之不得其平者也。五脏六腑，各得其平，则荣卫冲和，经脉调畅，何火之有？一失其常度，则冲射搏击而为火矣。故丹溪曰：气有余便是火也。有本经自病者，如忿怒生肝火，劳倦生脾火之类是也；有五行相克者，如心火太盛，必克肺金，肝火太盛，必克脾土之类是也；有脏腑相移者，如肝移热于胆，则口苦，心移热于小肠，则淋秘之类是也。又有他经相移者，有数经合病者。相火起于肝肾，虚火由于劳损，实火生于亢害，燥火本乎血虚，湿火因于湿热，郁火出于遏抑。又有无名之火，无经络可寻，无脉证可辨，致有暴病暴死者。诸病之中，火病为多，不可以不加察也。有以泻为泻者，大黄、芒硝、芩、连、栀、柏之类是也；有以散为泻者，羌、防、柴、葛，升阳散火之类是也；有以滋为泻者，地黄、天冬、玄参、知母之类，壮水之主以制阳光是也；有以补为泻者，参、芪、甘草泻火之圣药是也。

黄连解毒汤

三焦实火　相传此方为太仓公火剂，而崔氏治刘护军，又云其自制者。

治一切火热，表里俱盛，狂躁烦心，口燥咽干，大热干呕，错语不眠，吐血衄血，热甚发斑。

毒，即火邪也。邪入于阳则狂，心为热所扰则烦，躁则烦之甚也。口燥咽干，火盛津枯也。干呕，热毒上逆也。错语，热昏其神也。不眠，阴未得复也。伤寒吐衄血者，当汗不汗，蕴热逼血上行也。发斑，热毒入胃也。

崔尚书曰：胃有燥粪，令人错语，邪热盛亦令人错语。若秘而错语者，宜承气汤；通而错语者，宜黄连解毒汤。

黄连　黄芩　黄柏　栀子。

等分。

此手足阳明、手少阳药也。三焦积热，邪火妄行，故用黄芩泻肺火于上焦；黄连泻脾火于中焦；王海藏曰：黄连泻火，实泻脾也，子能令母实，实则泻其子。**黄柏泻肾火于下焦；栀子通泻三焦之火，从膀胱出。盖阳盛则阴衰，火盛则水衰，故用大苦大寒之药，抑阳而扶阴，泻其亢甚之火，而救其欲绝之水也，然非实热不可轻投。**

刘河间曰：伤寒表热极甚，身痛头疼，不可忍；或眩或呕，里有微热，不可发汗吐下，拟以小柴胡、天水、凉膈之类和解，恐不能退其热势之甚，或大下后、再三下后，热势尚甚，本气损虚，而脉不能实，拟更下之，恐脱而立死，不下亦热极而死。或湿热内余，小便赤涩，大便溏泄，频并少而急痛者，必欲作痢也，并宜黄连解毒汤。

本方去栀子，名“柏皮汤”，治三焦实热。

用粥丸，名“三补丸”，治三焦有火，嗌燥喉干，二便闭结及湿痰夜热。

经曰：壮火食气，少火生气。故少火宜升，壮火宜降，今以黄芩泻上，黄连泻中，黄柏泻下，则壮火降而少火升，气得生而血得养，三焦皆受益矣。

本方去芩、连，加甘草，名“栀子柏皮汤”，仲景。治伤寒，发黄身热。

发黄，胃有瘀热，宜下之。发热为热未作实，盖寒湿之证，难于得热，热则势外出而不内入矣，故不必发汗，利小便。用栀子清肌表，黄柏泻膀胱以和解之。

按：伤寒发黄，有在太阳膀胱者，与阳明瘀热在胃者不同，故仲景亦有不可下当于寒湿中求之之说。若瘀热在里，亦有用麻黄连翘赤小豆汤，发汗利水之剂者，方见《伤寒论》。

本方去黄柏、栀子，加酒浸大黄，名“三黄泻心汤”，《金匮》。治心下痞热，心气不足，吐血衄血。

大黄用酒蒸晒九次，蜜丸，名“三黄丸”，治三焦积热，头项肿痛，目赤口疮，心膈烦躁大便秘结，小便赤涩及消渴羸瘦。

消渴羸瘦，由于火炎水干。或问：心气不足而吐衄，何以不补心而反泻心？丹溪曰：少阴不足，亢阳无辅，致阴血妄行，故用大黄泻其亢害之火；又心本不足，肺、肝各受火邪而病作，故用黄芩救肺，黄连救肝。肺者阴之主，肝者心之母，血之舍也，肺肝火退，则血归经而自安矣。

寇宗奭曰：以苦泄其热，就以苦补其心，盖一举而两得之。

吴鹤皋曰：治病必求其本，阳毒上攻出血，则热为本，血为标，能去其热，则血不治而自归经矣。

李士材曰：古人用大黄治虚劳吐血，意甚深微。盖浊阴不降，则清阳不化，瘀血不去，则新血不生也。

昂按：此乃伤寒外感移热而吐衄，故用三黄寒泻之剂。若虚寒内伤吐衄而误服此，则杀人矣。

杨仁斋曰：血遇热则宣流，故止血多用凉药。然亦有气虚挟寒，营气虚散；血亦错行，所谓阳虚阴必走是已，法当温中，使血自归经，宜理中汤加木香，七气汤加川芎，或甘草干姜汤甚效。

本方加石膏、淡豉、麻黄，名“三黄石膏汤”。别见《表里门》。

本方水丸名“三黄金花丸”，治中外诸热，寝汗咬牙，梦语惊悸，吐衄淋秘，劳嗽骨蒸。

本方加大黄，名“栀子金花丸”。去栀子，加大黄，名“大金花丸”。治略同。

附子泻心汤

伤寒痞满　仲景

治伤寒心下痞，而复恶寒汗出者。

伤寒心下满硬而痛者，为结胸，为实。硬满而不痛者，为痞，为虚。

经曰：心下痞，按之软，关脉浮者，大黄黄连泻心汤。心下痞而复恶寒汗出者，附子泻心汤。大抵诸痞皆热，故攻之多寒剂。此加附子，恐三黄重损其阳，非补虚也。或下后复汗，或下后阳虚，故恶寒汗出，诸泻心汤皆治伤寒痞满，满在心胸不在胃也。若杂病痞满，有寒热虚实之不同。《保真集》云：脾不能行气于四脏，结而不散则为痞。伤寒之痞，从外之内，故宜苦泄；杂病之痞，从内之外，故宜辛散。

大黄二两　黄连　黄芩一两　附子一枚，炮去皮，破，别煮取汁

此足太阳、手少阴药也。吴鹤皋曰：心下痞，故用三黄以泻痞；恶寒汗出，故

用附子以固阳。非三黄不能去痞热，无附子恐三黄益损其阳，寒热并用，斯为有制之兵矣。

喻嘉言曰：此邪热既甚，真阳复虚之证，故于三黄汤内，加附子汁，共成倾痞之功。《金匮》有大黄附子汤，亦同此意。大黄、细辛各二两，附子一枚，炮，治胁下偏痛，发热，脉弦紧，此寒也。以温药下之，阳中有阴，当以温药下其寒。后人罕识其指，有用寒药而治热痞，大黄、黄连之类也。有阴阳不和而痞，用寒热药者，大黄黄连加附子之类也；有阴盛阳虚而痞，用辛热多而寒药少者，半夏生姜甘草泻心之类也。经又曰：伤寒大下后，复发汗，心下痞，恶寒者，表未解也。当先解表，乃可攻痞，解表挂枝汤，攻里大黄黄连泻心汤。经又曰：本以下之，故心下痞，与泻心汤，痞不解，口渴而烦躁，小便不利者，五苓散主之。此有停饮故也。

李东垣曰：酒积杂病，下之太过，亦作痞伤。盖下多亡阴，阴者脾胃水谷之阴也。胸中之气，因虚下陷于心之分野，故致心下痞，宜升胃气，以血药兼之。若全用气药导之，则痞益甚，甚而复下之，气愈下降，必变为中满膨胀，非其治也。

按：脾无积血，心下不痞，故须兼血药。

本方去附子，名“三黄泻心汤”，见前。再去黄芩，名“大黄黄连泻心汤”，仲景。治伤寒心下痞，按之濡，音软。关上脉浮。

沉为实热，浮为虚热。经曰：按之自濡，但气痞耳。

周扬俊曰：以非痰饮结聚，故无取半夏、生姜也：《活人》云：结胸与痞，关脉须皆沉，若关脉浮而结者，三黄以泻肝。

李时珍曰：仲景治心气不足，吐衄血者，用泻心汤，实泻心包、肝、脾、胃四经血中之伏火也。又治心下痞满，按之软者，用泻心汤，亦泻脾胃之湿热，非泻心也。病发于阴而反下之，则痞满，乃寒伤营血，邪结上焦。胃之上脘在心，故曰泻心。

经曰：太阴所至为痞满。又曰‘浊气在上，则生䐜胀’是已。病发于阳而反下之，则结胸，乃邪热陷入血分，亦在上脘，故大陷胸汤丸，皆用大黄，亦泻脾胃血分之邪而散其热也。若结胸在气分，只用小陷胸汤。痞满在气分，只用半夏泻心汤。

按：发阳、发阴，诸解不同，终成疑案。李氏则以‘寒伤为阴病，热陷为阳病’，然仲景所用皆寒药，未尝有所分也。周扬俊则谓‘总属下早致然’，似为近理。

半夏泻心汤

伤寒虚痞　仲景

治伤寒下之早，胸满而不痛者为痞。身寒而呕，饮食不下，非柴胡证。

经曰：伤寒五六日，呕血发热，柴胡证具，而以他药下之，柴胡证仍在者，复与柴胡汤。此虽已下之不为逆，必蒸蒸而振却，发热汗出而解。若心下满而硬痛者，此为结胸也，大陷胸汤主之。若满而不痛者，此为痞，柴胡不中与也，宜半夏泻心汤。凡用泻心者，皆属误下之证，非传经热邪也。

半夏半升　黄连一两　黄芩　甘草炙　人参　干姜三两　大枣十二枚

此手少阴、足太阴药也。成氏曰：否而不泰为痞。苦先入心，泻心者必以苦，故以黄连为君，黄芩为臣，以降阳而升阴也。辛走气，散痞者必以辛，故以半夏、干姜为佐，以分阴而行阳也。欲通上下交阴阳者，必和其中，故以人参、甘草、大

枣为使，以补脾而和中，已下之后，脾气必虚。则痞热消而大汗以解矣。

旧注云：此方药味，盖本理中人参黄芩汤方。

王海藏曰：外证全是下证，而脉反细不可下者，泻心汤主之。脉有力者，黄连泻心汤；脉无力者，半夏泻心汤。

喻嘉言：诸泻心汤，原以涤饮，此证因呕，故推半夏为君。

程郊倩曰：痞虽虚邪，然表气入里，怫郁于心阳之分，寒亦成热矣。寒已成热，则不能外出，而热非实，秽又不能下行，唯用苦寒从其部而泻之。仍虑下焦之阴邪上入，兼辛热以温之，阴阳两解，不攻痞而痞自散，所以寒热互用。若阴痞不关阳郁，即郁而未成热，只是上下阴阳部分拒格而成，泻心之法概不可用也。又曰：人皆曰汗多亡阳，不知下多亦亡阳，以亡阴中之阳，故曰亡阴耳。下焦之阳骤虚，气必上逆，则上焦之阳反因下而成实，以火气不下行故也，治多泻上补下。心君得苦寒而安，则反能从阳引之入阴，故芩、连、栀子泻亦成补，若汗下相因，有虚无实，温补犹恐不足，前法一无所用矣。

本方除人参，再加甘草，一两合前四两。名“甘草泻心汤”仲景。**治伤寒中风，医反下之，下利谷不化，腹中雷鸣，心下痞硬而满，干呕心烦，医复下之，其痞益甚。此非结热，但以胃虚客气上逆，故使硬也。**

为下后里虚胃弱，内损阴气，故加甘草以和中益胃，复真阴，退虚热。大要痞满下利者为虚，便闭者为实。

按：甘草甘令人满，故中满证忌之，而《别录》、甄权并云：甘草能除满，以脾健运则满除也，观仲景用以消痞，岂非取其散满哉！又按：此乃伤寒之下利肠鸣也，杂证肠鸣，亦多属脾胃虚。

经云：脾胃虚，则肠鸣腹满。又云：中气不足，肠为之苦鸣。宜参、术补剂，加甘草、芩、连、枳实、干姜等。

丹溪又曰：腹中水鸣，乃火激动其水也，宜二陈汤加芩、连、栀子。

李梴曰：自利旧分阴证、阳证，又分协热、协寒，而治法相同。阳证下利，亦必里虚而表热乘之，虽太阳初证下利亦然，与表邪传里协热下利无异。至于阴即协寒，其证尤显，所以云阳证下利，误温则发黄出斑而死。此等支离处，尤当详辨。

本方加生姜四两，名“生姜泻心汤”仲景，治汗解后胃中不和，心中痞硬，干噫嗳同。食臭，完谷不化，胁下有水气，腹中雷鸣下利。

客气上逆，伏饮抟膈，故痞硬。中气不和，故干嗳。胃虚火盛，邪热不杀谷，故完谷不化。胁下有水气，土弱不能制水，故腹中雷鸣。下利谓之协热利，为汗后胃虚，外损阳气，故加生姜以散邪涤饮，益胃复阳。

刘河间曰：泻而水谷变色者为热，不变色而澄彻清冷者为寒。若肛门燥涩，小便黄赤，水谷虽不变，犹为热也。此由火性急速，食下即出，无容克化，所谓邪热不杀谷也。

本方除黄芩、大枣，加枳实、厚朴、麦芽、白术、茯苓，蒸饼糊丸，名“枳实消痞丸”。东垣，别见《消导门》。

白虎汤

肺胃实热　仲景

治伤寒脉浮滑，表有热，里有寒。

浮为在表，滑为在里，里寒指伤寒，即病热之本因也。

及三阳合病，脉浮大，腹满身重，难

以转侧，口不仁而面垢，谵语遗尿，发汗则谵语，下之则头上生汗，手足逆冷，自汗出者。

腹满身重，口不仁，谵语，阳明证也。面垢，少阳证也。遗尿，太阳证也。三证之中，阳明为多，属表里有邪，发表则燥热益甚，故谵语；攻里则阴气下竭，而虚阳上脱，必额汗出而手足逆冷。若自汗出者，三阳热甚也，与此汤以解内外之热。

通治阳明病，脉洪大而长，不恶寒，反恶热，头痛，自汗，口渴，舌胎，目痛，鼻干，不得卧，心烦躁乱，日晡潮热。或阳毒发斑，胃热诸病。

邪热盛故脉洪大。热在表而浅，邪恶正，故恶寒。热入里而深，邪甚无畏，故不恶寒，反恶热。中风有汗，伤寒无汗，传入阳明，则有汗，谓之热越。故阳明病法多汗，里热故作渴。阳明主肌肉，故肌热。脉交额中，故目痛；脉侠鼻，金燥故鼻干。胃不和，故卧不安。人之阳气，昼日行阳二十五度，平旦属少阳，日中属太阳，日晡属阳明。作寒证中，日晡潮热为胃实，无虚证。胃热失下则发斑。

石膏一斤　知母六两　甘草二两　粳米六合

先煮石膏数十沸，味淡难出。再投药米，米熟汤成，温服。

此足阳明、手太阴药也。热淫于内，以苦发之，故以知母苦寒为君；热则伤气，必以甘寒为助，故以石膏为臣；石膏、滑石，味皆甘寒。凡药带甘者，皆泻中有补。津液内烁，故以甘草、粳米甘平益气缓之为使，不致伤胃也；又烦出于肺，躁出于肾，石膏清肺而泻胃火，知母清肺而泻肾火，甘草和中而泻心脾之火。或泻其子肺，或泻其母心，不专治阳明气分热也。

石膏、甘草，不但清里，兼能发表，然必实热方可用。或有血虚身热，脾虚发热，及阴盛格阳，面赤烦躁，类白虎汤证，误投之不可救也。

按：白虎证脉洪大有力；类白虎证脉大而虚，以此为辨。又按：阴盛格阳，阳盛格阴，二证至为难辨。盖阴盛极而格阳于外，外热而内寒；阳盛极而格阴于外，外冷而内热。经所谓重阴必阳，重阳必阴；重寒则热，重热则寒是也。当于小便分之。便清者外虽燥热，而中必寒；便赤者外虽厥冷，而内实热。再看目中燥润及舌胎浅深，盖舌为心苗，应南方火，邪在表则未生胎，邪入里津液抟结则生胎。而滑胎白者，丹田有热，胸中有寒，邪在半表半里也；热入渐深，则燥而涩，热聚于胃则黄，宜承气及白虎。若热病口干舌黑，乃肾水刑于心火，热益深而病笃矣。然亦有胎黑属寒者，舌无芒刺，口有津液也，又当用温补之剂，尤宜细辨。

李东垣曰：邪在阳明，肺受火克，故用辛寒以清肺，所以有白虎之名。白虎，西方金神也。

吴鹤皋曰：如秋金之令行，则夏火之炎退。

成氏曰：立秋后不可服，为大寒之剂。

易老曰：有是病则投是药，苟拘于时，何以措手？若以白虎为大寒，承气又何以行于冬令乎？太阳发热无汗而渴，忌白虎，表未解也。阳明汗多而渴，忌五苓、猪苓，津液大耗也。

本方加人参三两，名“人参白虎汤”仲景，治伤寒渴欲饮水，无表证者。

白虎解热，人参生津。凡身发热为热在表，渴欲饮水为热在里。身热饮水，表里俱有热。身凉不渴，表里俱无热。欲饮水者，不可不与，不可过与，恣饮则有水结胸、心下悸、喘咳、哕噎、肿胀、癃秘、下利诸变证。

亦治伤寒无大热，口燥渴，心烦，背微恶寒者。

背为阳，背恶寒，口中和者，少阴病也，宜附子汤。今热未退而微恶寒，为表未全罢，尚属太阳，然燥渴心烦为里热已炽，与白虎汤，解表邪，清里热，加人参补气生津。太阳病在表故恶寒，少阳在半表半里亦微恶寒，阳明在里故不恶寒，反恶热。间有恶寒者，与太阳合病也。

许叔微曰：仲景云，伤寒吐下后七八日，不解，表里俱热，大渴燥烦者，白虎加人参汤主之。又云：脉浮滑，此表有热，里有寒，白虎加人参汤主之。又云：伤寒脉浮，发热无汗，其表不解，不可与白虎。林亿校正谓于此表里差矣。予谓不然。大抵白虎能除伤寒中渴。表里发热，前后二证，或云表里俱热，或云表热里寒，皆可服之。一种发热无汗，其表不解，全是麻黄与葛根证，安可行白虎也？

亦治太阳中暍，音谒，暑也。身热，汗出恶寒，足冷，脉微而渴。

身热恶寒，为在表；足冷脉微，又不可表。

亦治火伤肺胃，传为膈消。

喻嘉言曰：肺消以地黄丸治其血分，肾消以白虎汤治其气分，病不能除，医之罪也。

本方加苍术，名“白虎加苍术汤”，治湿温，脉沉细者。

沉细属湿，先受暑，后受湿。暑湿相搏，名湿温。其证胫冷，腹满，头痛，身痛，多汗，渴而谵语。

李东垣曰：动而伤暑，火热伤气，辛苦之人多得之，宜人参白虎汤。静而伤暑，温胜身重，安乐之人多得之，宜白虎苍术汤。

本方加桂枝，名“桂枝白虎汤”，《金匮》。治温疟，但热无寒，骨节疼痛，时呕。

本方加柴胡、黄芩、半夏，名“柴胡石膏汤”，治暑嗽喘渴。

本方除粳米，加人参，名“化斑汤”，治胃热发斑，脉虚者。

竹叶石膏汤

肺胃虚热　仲景

治伤寒解后，虚羸少气，气逆欲吐。

伤寒解后，余热未尽，津液不足，故虚羸少气，虚热上逆，故欲吐。

亦治伤暑发渴，脉虚。

竹叶二把　石膏一斤　人参三两　甘草炙，二两　麦冬一升　半夏半升　粳米半升

加姜煎。

此手太阳、足阳明药也。竹叶、石膏之辛寒以散余热；竹叶能止喘促，气逆上冲。人参、甘草、麦冬、粳米之甘平以益肺安胃，补虚生津；半夏之辛温以豁痰止呕。故去热而不损其真，导逆而能益其气也。

又方：竹叶、石膏、木通、薄荷、桔梗、甘草，亦名“竹叶石膏汤”，治胃实火盛而作渴。

李士材曰：阳明外实则用柴葛以解肌；阳明内实则用承气以攻下。此云胃实，非有停滞，但阳焰胜耳。火旺则金困，故以竹叶泻火，以桔梗救金，薄荷升火于上，木通泄火于下，甘草、石膏直入戊土而清其中。三焦火平则炎蒸退，而津液生矣。外实，经也；内实，腑也；戊土，胃也。

升阳散火汤

火郁　东垣

治肌热表热，四肢发热，骨髓中热，

热如火燎，扪之烙手。此病多因血虚得之，及胃虚过食冷物，抑遏阳气于脾土，并宜服此。

脾主四肢，四肢热即五心烦热也。火性上行，若郁而不达，则反以销烁真阴，而肌肤筋骨皆为之热也。若饮食填塞至阴，则清阳不得上行，故不能传化也。经曰：火郁发之，至阴脾也。

柴胡八钱　防风二钱五分　葛根　升麻　羌活　独活　人参　白芍五钱　炙甘草三钱　生甘草二钱

每服五钱，加姜、枣煎。

此手足少阳药也。柴胡以发少阳之火为君；升、葛以发阳明之火，羌防以发太阳之火，独活以发少阴之火为臣。此皆味薄气轻上行之药，所以升举其阳，使三焦畅遂，而火邪皆散矣。人参、甘草，益脾土而泻热；芍药泻脾火而敛阴，且酸敛甘缓，散中有收，不致有损阴气为佐使也。

吴鹤皋曰：经曰'少火生气'，天非此火不能生物，人非此火不能有生，扬之则光，遏之则灭。今为饮食抑遏，则生道几乎息矣。使清阳出于上窍，则浊阴自归下窍，而饮食传化，无抑遏之患矣。东垣圣于脾胃，治之必主升阳，俗医知降而不知升，是扑其少火也，安望其卫生耶？又云：古人用辛散者必用酸收，故桂枝汤中亦用芍药，犹兵家之节制也，降谓泻也。

本方除人参、独活，加葱白，名"火郁汤"，治同。

火郁者，内热外寒，脉沉而数。火郁无焰，故外寒；沉为在里，沉而数，知为内热也。

陶节庵升阳散火汤：人参、白术、茯神、甘草、陈皮、麦冬、当归、芍药、柴胡、黄芩。加姜枣金器煎。治伤寒叉手冒心，寻衣摸床，谵语昏沉，不省人事。

节庵曰：俗医不识，误认风证，不知此乃肝热乘肺，元气虚衰，不能主持，名撮空证，小便利者可治。有痰加姜炒半夏，大便燥实，谵语发渴加大黄，泄泻加白术、升麻。太阳虚，故叉手自冒其心，热昏其神，故寻衣摸床。小便利则肺气犹降，膀胱犹能化气而肾水未枯，故可治。

昂按：此病非升散之证，方中仅柴胡一味，难尽升散之名，而节庵以此名方何欤？

凉膈散

上中二焦火　《局方》

治心火上盛，中焦燥实，烦躁口渴，目赤头眩，口疮唇裂，吐血衄血，大小便秘，诸风瘈疭，胃热发斑发狂。及小儿惊急，痘疮黑陷。

上证皆上中二焦之火为之患也。

连翘四两　大黄酒浸　芒硝　甘草二两　栀子炒黑　黄芩酒炒　薄荷一两

为末，每服三钱，加竹叶、生蜜煎。

此上、中二焦泻火药也。热淫于内，治以咸寒，佐以苦甘。故以连翘、黄芩、竹叶、薄荷升散于上，而以大黄、芒硝之猛利推荡其中，使上升下行，而膈自清矣。用甘草、生蜜者，病在膈，甘以缓之也。

李东垣曰：易老法减大黄、芒硝，加桔梗、竹叶，治胸膈与六经之热。以手、足少阳俱下胸膈，同相火游行一身之表，乃至高之分，故用舟揖之剂，浮而上之，以去胸膈六经之热也。重病用前方，轻者用此方。

喻嘉言曰：按中风证大势，风木合君、相二火主病，古方用凉膈散居多。如转舌膏用凉膈散加菖蒲、远志，活命金丹用凉膈散加青黛、兰根，盖风火上炎，胸膈正燎原之地，所以清心宁神，转舌、活命、凉隔之功居多，不可以宣通肠胃轻訾之也。

按：转舌膏，散心经之蕴热；活命丹散肝经之郁火也。

潘思敬曰：仲景调胃承气汤，后人一变，加连翘、栀子、黄芩、薄荷，谓之凉膈散；至河间又变，加川芎、归、芍、白术、防风、荆芥、麻黄、桔梗、石膏、滑石，谓之防风通圣散是也。古之复方也，桔梗为药中舟楫。

当归龙荟丸

肝胆火　《宣明》

治一切肝胆之火，神志不宁，惊悸搐搦，躁扰狂越，头运目眩，耳鸣耳聋，胸膈痞塞，咽嗌不利，肠胃燥涩，两胁痛引少腹，肝移热于肺而咳嗽。

肝属风木，主筋、主怒、主惊，故搐搦惊狂，皆属肝火。目为肝窍，胆脉络于耳，二经火盛，故目眩耳鸣，心脉挟咽历膈，肾脉贯膈循喉咙，水衰火盛，故膈咽不利，两胁少腹，皆肝胆经所循，故相引而痛。五脏六腑皆有咳，然必传以与肺。肝之移邪则为肝咳。

亦治盗汗。盗汗属热，此与当归大黄汤同意。

当归酒洗　龙胆草酒洗　栀子炒黑　黄连炒　黄柏炒　黄芩炒，一两　大黄酒浸　青黛水飞　芦荟五钱　木香二钱　麝香五分

蜜丸，姜汤下。

此足厥阴、手足少阳药也。肝木为生火之本，肝火盛则诸经之火相因而起，为病不止一端矣。故以龙胆、青黛，直入本经而折之，而以大黄、芩、连、栀、柏，通平上下三焦之火也。黄芩泻肺火，黄连泻心火，黄柏泻肾火，大黄泻脾胃火，栀子泻三焦火。芦荟大苦大寒，气臊入肝，能引诸药同入厥阴，先平其甚者，而诸经之火无不渐平矣。诸药苦寒已甚，当归辛温，能入厥阴，和血而补阴，故以为君。少加木香、麝香者，取其行气通窍也，然非实火不可轻投。

龙胆泻肝汤

肝胆火　《局方》

治肝胆经实火湿热，胁痛耳聋，胆溢口苦，筋痿阴汗，阴肿阴痛，白浊溲血。

胁者，肝胆之部也，火盛故作痛。胆脉络于耳故聋。肝者，将军之官也，谋虑出焉。胆者，中正之官也，决断出焉。胆虚故谋虑而不能决。胆气上溢，故口为之苦。肝主筋，湿热胜故筋痿。肝脉络于阴器，故或汗或肿或痛，白浊溲血，皆肝火也。

龙胆草酒炒　黄芩炒　栀子酒炒　泽泻　木通　车前子　当归酒洗　生地黄酒炒　柴胡　甘草生用

此足厥阴、少阳药也。龙胆泻厥阴之热肝，柴胡平少阳之热胆，黄芩、栀子清肺与三焦之热以佐之。泽泻泻肾经之湿，木通、车前泻小肠、膀胱之湿以佐之。然皆苦寒下泻之药，故用归、地以养血而补肝，用甘草以缓中而不使肠胃为臣使也。

东垣无黄芩、栀子、甘草，亦名“龙胆泻肝汤”，治前阴热痒臊臭。

此因饮酒，风、湿、热合于下焦为邪，厥阴肝脉络于阴器，柴胡入肝为引，泽泻、车前、木通利小便亦除臊气，所谓在下者因而竭之。生地、龙胆苦寒，以泻湿热。肝主血，当归以滋肝血不足也。

一方除当归、生地、木通、泽泻、车前，加人参、五味、天冬、麦冬、黄连、知母，亦名“龙胆泻肝汤”，治筋痿挛急，口苦爪枯，亦治前证。

加人参者，扶土所以抑木；用二冬、五味者，清金亦以平木，润燥所以养筋。用黄连、知母者，上以泻心火，下以泻肾

火，一为肝子，一为肝母也。

左金丸

肝火　又名茱连丸

治肝火燥盛，左胁作痛，吞酸吐酸，筋疝痞结。

肝火盛则胁痛，吞酸、吐酸亦由肝火上干肺胃，从木之化故酸。厥阴之脉络阴器，寒湿干之，则成筋疝。肝木过盛，克制脾土，则成痞结。

亦治噤口痢，汤药入口即吐。

本方加糯米一撮，浓煎，但得三匙下咽，即不得吐矣。

黄连六两，姜汁炒　**吴茱萸**一两，盐水泡

水丸。

此足厥阴药也。肝实则作痛，心者肝之子，实则泻其子，故用黄连泻心清火为君，使火不克金，金能制木，则肝平矣。吴茱辛热，能入厥阴肝，行气解郁，又能引热下行，故以为反佐。一寒一热，寒者正治，热者从治，以热治热，从其性而治之，亦曰反治。故能相济以立功也。肝居于左，肺处于右。左金者谓使金令得行于左而平肝也。

李东垣曰：病机曰：诸呕吐酸，皆属于热。此上焦受外来客邪也。以杂病论之，呕吐酸水者，甚则酸水浸其心次，令身酸不能相对，以大辛热剂疗之，必减。若以病机作热攻之，误矣。或问：吞酸，《素问》以为热，东垣以为寒，何也？丹溪曰：吐酸与吞酸不同，吐酸吐出酸水如醋，平时津液，随上升之气郁而成积，湿中生热，故随木化，遂作酸味，非热而何？其有郁之久伏于肠胃之间，咯不得上，咽不得下，肌表得风寒，则内热愈郁，而酸味刺心。肌表温暖，腠理开发，或得香热汤丸，津液得行，亦可暂解，非寒而何？《素问》言热，言其本也；东垣言寒，言其末也。予尝治吞酸用黄连、茱萸制炒，随时令迭为佐使，苍术、茯苓为辅，汤浸蒸饼为丸吞之，仍教粝食、蔬果自养，则病易安。丹溪之论，亦未畅尽。总之，此证有寒、有热，不可执一。

戴氏曰：房劳肾虚之人，胸膈多有隐痛，此肾虚不能纳气，气虚不能生血之故。气与血犹水也，盛则流畅，虚则鲜有不滞者，所以作痛，宜破故纸之类补肾，芎、归之类补血，若作寻常胁痛治则殆矣。

本方加炒芩、苍术、陈皮，亦名“茱连丸”，治同。

本方加芍药等分为丸，名“戊己丸”，治热痢热泻。

热泻者，粪黄肛涩也。戊为胃土，己为脾土，加芍药伐肝泻木，使不克脾土。

本方除吴茱萸，加附子一两，名“连附六一汤”，治胃脘痛，寒因热用也。

本方用黄连一味，吴茱萸汤浸一宿为丸，名“抑青丸”，大泻肝火，治左胁作痛。单黄连煎服，名“泻心汤”，治心热。

泻青丸

肝火　钱乙

治肝火郁热，不能安卧，多惊多怒，筋痿不起，目赤肿痛。

肝属风木，木盛生火，故发热多甚于寅卯木旺之时，按之在肉之下，骨之上，为肝热。肝胆之经，行于两胁，风火干之，故卧不安。肝在志为怒，故多怒。肝虚胆怯，故多惊。肝主筋，逢热则纵，故痿。目为肝窍，风热发于目，故肿痛。

龙胆草　山栀炒黑　**大黄**酒蒸　**川芎　当归**酒洗　**羌活　防风**

等分蜜丸，竹叶汤下。

此足厥阴、少阳药也。肝者，将军之官。风淫火炽，不易平也。龙胆、大黄，

苦寒味厚，沉阴下行，直入厥阴而散泻之，所以抑其怒而折之使下也；羌活气雄，防风善散，故能搜肝风而散肝火，所以从其性而升之于上也；少阳火郁多烦躁，栀子能散三焦郁火，而使邪热从小便下行；少阳火实，多头痛目赤，川芎能上行头目而逐风邪，且川芎、当归乃血分之药，能养肝血而润肝燥，血虚故肝燥，肝燥故多怒多惊。又皆血中气药，辛能散而温能和，兼以培之也。一泻一散一补，同为平肝之剂，故曰泻青。五脏之中，惟肝常有余，散之即所以补之，以木喜条达故也。然必壮实之人，方可施用。

余子容曰：时医多执肝常有余之说，举手便云平肝。

按：《圣济经》云：原四时之所化，始于木，究十二经之所养，始于春。女子受娠一月，是厥阴肝经养之。肝者乃春阳发动之始，万物生化之源，故戒怒养阳，使先天之气，相生于无穷，是摄生之切要也，不可泥于前说。

昂按：此说本之《内经》，六节脏象论曰：所谓得五行时之胜，各以气命其脏，求其胜也，皆归始春。盖春属肝木，乃吾身升生之气，此气若有不充，则四脏何所禀承？如春无所生，则夏长、秋收、冬藏者何物乎？五行之中，惟木有发荣畅茂之象，水、火、金、土皆无是也。花果茜葱，艳丽而可爱，结果成实，食之以全生，皆此木也。使天地而无木，则世界暗淡其无色矣。由是言之，培之养之，尤恐不暇，而尚欲剪之伐乏乎？故养血和肝，使火不上炎，则心气和平，而百骸皆理，不特养身之要道，亦养德之切务也。

昂又按：世医多云肝有泻无补，不知六味地黄丸、七宝美髯丹等剂，皆补肝之药也，人特习而不察耳。《外台秘要》曰：五行五脏皆互相生，肝虽处中，而为脏首，位在甲乙，怀养怀仁，故应春而生也，为心之母，余脏循次而生焉。心为主，主神，四脏为四鄙，四鄙有忧，主必怀忧；四鄙和平，则主有悦。悦则营卫不错，忧则经络患生。心不受邪，所病者惟忧乐能致也，肺为风府呼吸之门，诸脏紊乱，气息皆形，谁能出不由户耳？若风热盛，心忧则头痛，过忧则心烦，寒盛必热，热盛必寒，倚状之道也。但平风热，抑狂邪，而营卫自然通泰矣。

泻黄散

脾火

治脾胃伏火，口燥唇干，口疮口臭，烦渴易肌，热在肌肉。

口为脾窍。唇者脾之外候。口燥唇干，口疮口臭，皆属脾火。脾热故烦渴易肌，病名中消。脾主肌肉，故热在肉分，轻按重按，皆不热，不轻不重乃得之，过夜尤甚者，为脾热实热，宜此汤及调胃承气。虚热宜补中益气汤。

按：面上热，身前热，一身尽热，狂而妄言妄见，皆足阳明。肩背热及足外臁胫踝后热，皆足太阳。口热舌干，中热而喘，足下热而痛，皆足少阴。肩上热，项似拔，耳前热若寒，皆手太阳。身热肤痛，手少阴。洒淅寒热，手太阴。掌中热，手太阴、少阴、厥阴。热而筋纵不收，阴痿，足阴明、厥阴。又曰：胃居脐上，胃热则脐以上热。肠居脐下，肠热则脐以下热。肝胆居胁，肝胆热则胁亦热。肺居胸背，肺热则胸背亦热。肾居腰，肾热则腰亦热，可类推也。

防风四两　藿香七钱　山栀炒黑，一两　石膏五钱　甘草二钱

为末，微炒香，蜜酒调服。

此足太阴、阳明药也。山栀清心肺之火，使屈曲下行，从小便出；藿香理脾肺

之气，去上焦壅热，辟恶调中；石膏大寒泻热，兼能解肌；甘草甘平和中，又能泻火；重用防风者，取其升阳，能发脾中伏火，又能于土中泻木也。

木盛克土，防风能散肝火。

吴鹤皋曰：或问：脾中伏火，何以不用黄连？余曰：燥矣。又问：既恶燥，何以用防风？余曰：东垣有言，防风乃风药中润剂也。

李东垣曰：泻黄散，非泻脾也，脾中泻肺也。实则泻其子，以脾为生肺之上源，故用石膏、栀子之类。

钱乙泻黄散：白芷、防风、升麻、枳壳、黄芩各钱半，石斛一钱二分，半夏一钱，甘草七分，治同前证。或唇口皴𥆧，燥裂。

脾之华在唇。𥆧，动也，风也。皴裂，火也。白芷、升麻，皆阳明药；防风祛风而散脾火。燥在唇口，故从其性而升发之也。黄芩泻中、上之热；枳壳利中、上之气；半夏能燥能润，发表开郁；石斛清脾平胃，退热补虚；甘草和脾，兼能泻火，亦火郁发之之义也。治口病诸药，脾热则口甘，生地、芍药、黄连泻脾，神曲、莱菔消食郁；肝热则口酸，黄连、龙胆泻肝；心热则口苦，柴胡、龙胆、黄芩、黄连泻心；肺热则口辛，黄芩、栀子泻肺；芍药泻脾；麦冬清心。肾热则口咸，知母、乌贼骨泻肾；胃热则口淡，茯苓、白术、半夏、生姜燥脾胜湿；口涩，黄芩泻火，葛根生津，防风、薄荷疏风，栝楼、茯苓行痰。

清胃散

胃火牙痛　东垣

治胃有积热，上下牙痛，牵引头脑，满面发热，其牙喜寒恶热。或牙龈溃烂，或牙宣出血。或唇口、颊腮肿痛。

足阳明胃脉循鼻外，入上齿，中侠口环唇，循颊车，上耳前，主上牙龈，喜寒饮而恶热。手阳明大肠脉上颈贯颊，入下齿侠口，主下牙龈，喜热饮而恶寒。足阳明别络脑，故脑痛。阳明之脉营于面，故面热。二经热盛，故唇口齿颊病而肿痛也。齿为骨属肾。牙宣，牙龈出血，或齿缝出血也，亦名齿衄，乃肾病。若血多而涌出不止，为阳明热盛，以阳明多气多血也。唇属脾胃大肠经，燥则干，热则裂，风则𥆧，寒则揭。若肿、皴裂如蚕茧，名曰茧唇。唇舌者，肌肉之本也。人中平满者，为唇反，唇反者肉先死。面寒者，为阳明经气不足。

生地黄　牡丹皮　黄连　当归　升麻

一方加石膏。

此足阳明药也。黄连泻心火，亦泻脾火。脾为心子，而与胃相表里者也。当归和血，生地、丹皮凉血，以养阴而退阳也。石膏泻阳明之大热，升麻升阳明之清阳。清升热降，则肿消而痛止矣。

薛新甫曰：湿热盛而牙痛者，承气汤；轻者，清胃散。大肠热而龈肿痛者，清胃散；甚者调胃汤；六郁而痛者，越鞠丸；中气虚而痛者，补中益气汤；思虑伤脾而痛者，归脾汤；肾经虚热而痛者，六味丸；肾经虚寒而痛者，还少丹，重则八味丸。其属风热者，独活散、茵陈散；风寒入脑者，羌活附子汤，当临时制宜。

附：独活散：独活、羌活、川芎、防风各五钱，细辛、荆芥、薄荷、生地各二钱。每服三钱。

甘露饮

胃中湿热　《局方》

治胃中湿热，口臭喉疮，齿龈宣露及吐衄齿血。

胃之窍在口，其脉上齿侠鼻，湿热内盛，故口臭口疮。阳热拂郁胃中，越出于口鼻，故吐血、衄血。齿属少阴肾，龈属阳明胃，二经有热，则齿龈、齿缝出血，名齿衄，或牙龈袒脱，齿龈宣露也。

生地黄　熟地黄　天冬　麦冬　石斛　茵陈　黄芩　枳壳　枇杷叶　甘草

等分。每服五钱。

一方加桂、苓，名“桂苓甘露饮”。《本事方》加犀角，云，如此甚有道理。犀角凉心泻肝，清胃中大热。

此足阳明、少阴药也。烦热多属于虚，二地、二冬、甘草、石斛之甘，治肾胃之虚热，泻而兼补也。茵陈、黄芩之苦寒，折热而去湿，火热上行为患，故又以枳壳、枇杷叶抑而降之也。

河间桂苓甘露饮：滑石四两，石膏、寒水石、甘草各二两，白术、茯苓、泽泻各一两，猪苓、肉桂各五钱。每服五钱。治中暑受湿，引饮过多，头痛烦渴，湿热便秘。此亦五苓、六一之合剂也，以清六腑之热。

张子和去猪苓，减三石一半，加人参、干葛各一两，藿香五钱，木香一分。每服三钱，亦名“桂苓甘露饮”，治伏暑烦渴，脉虚水逆。渴欲饮水，水入即吐，名水逆。

泻白散

肺火　钱乙

治肺火皮肤蒸热，洒淅寒热，日晡尤甚，喘嗽气急。

皮肤蒸热，肺主皮毛也。洒淅寒热，邪在肤腠也。日晡尤甚，金旺于酉也。肺苦气上逆，故咳嗽喘急。轻按即得，重按全无，是热在皮毛。日西尤甚为肺热。

桑白皮　地骨皮一钱　甘草五分　粳米百粒

易老加黄连。

此手太阴药也。桑白皮甘益元气之不足，辛泻肺气之有余，除痰止嗽；性善行水泻火，故能除痰，痰除则嗽止。地骨皮寒泻肺中之伏火，淡泄肝肾之虚热，凉血退蒸；肝木盛生火，火盛则克金，肾为肺子，实则泻其子。甘草泻火而益脾，粳米清肺而补胃，土为金母，虚则补其母。并能泻热从小便出。肺主西方，故曰泻白。

李时珍曰：此泻肺诸方之准绳也。泻白散泻肺经气分之火。黄芩一物汤，丹溪青金丸，泻肺经血分之火。清金丸即黄芩炒为末，水丸。

本方加人参、五味、茯苓、青皮、陈皮，亦名“加减泻白散”，东垣。治咳嗽喘急呕吐。

本方加知母、黄芩、桔梗、青皮、陈皮，亦名“加减泻白散”，《宝鉴》。治咳而气喘，烦热口渴，胸膈不利。

本方除甘草、粳米，加黄芩、知母、麦冬、五味、桔梗，亦名“加减泻白散”，罗谦甫。治过饮伤肺，气出腥臭，唾涕稠粘，嗌喉不利，口苦干燥。

原文云：桑皮、地骨，味苦微寒，降肺中伏火，而补气为君；黄芩、知母，苦寒，治气出腥臭，清金利气为臣；五味酸温以收肺气，麦冬苦寒，治唾涕稠粘、口苦干燥为佐；桔梗辛温轻浮，治痰逆，利咽膈为使也。

导赤散

心小肠火　钱乙

治小肠有火，便赤淋痛，面赤狂躁，口糜舌疮，咬牙口渴。

心与小肠相表里，心热则小肠亦热，故便赤淋痛；心属君火，是五脏六腑火之主，故诸经之热皆应于心，面赤烦躁，咬牙口渴，皆为心热也；舌为心苗，若心火上炎，薰蒸于口，则口糜舌疮；轻手按至皮毛之下，肌肉之上则热，日中尤甚，是热在血脉为心热。

朱丹溪曰：五脏各有火，五志激之，其火随起，若诸寒病必身犯寒气，口食寒物，非若诸火病自内作者。

生地黄　木通　甘草梢　淡竹叶

等分煎。

此手少阴、太阳药也。生地凉心血，竹叶清心气，叶生竹上，故清上焦。木通降心火入小肠，君火宜木通，相火宜泽泻，行水虽同，所用各别。君，心火也，相，肾火也。草梢达茎中而止痛，便赤淋痛。以共导丙丁之火，由小水而出也。

小肠为丙火，心为丁火，心热泄小肠，釜底抽薪之义也。易老用导赤散合五苓散，治口糜神效。

经曰：膀胱移热于小肠，膈肠不便，上为口糜，亦有用理中汤加附子者，因脾胃虚衰之火，被逼上炎，故用参、术、甘草补其土，姜、附散其寒，则火得所助，接引退舍矣。

《纲目》曰：心气热则上窜，宜导赤散，肾气虚则下窜，宜地黄丸。

莲子清心饮

心火淋浊　《局方》

治忧思抑郁，发热烦躁。或酒食过度，火盛克金，口苦咽干，渐成消渴，遗精淋浊，遇劳即发，四肢倦怠，五心烦热，夜静昼甚，及女人崩带。

烦躁遗精淋浊者，心虚而有热也。心火妄动，则不能下交于肾，故元精失守也。遇劳则发为劳淋，劳则动其心火也。昼偏热者，阳虚也。崩中由损伤冲任，气血俱虚。

经曰：阴虚阳搏，谓之崩。由阴虚而阳搏之，血得热而妄行也。带者，病本于带脉而得名，赤属血，白属气，由阴虚阳竭，荣气不升，卫气下陷，或湿痰湿热蕴积而下流也。

石莲肉　人参　黄芪　茯苓　柴胡三钱　黄芩炒　地骨皮　麦冬　车前子　甘草炙，二钱。

空心服。

此手足少阴、足少阳太阴药也。参、芪、甘草，所以补阳虚而泻火，东垣曰：参、芪、甘草，泻火之圣药。助气化而达州都；膀胱也，气化则能出。地骨退肝肾之虚热，柴胡散肝胆之火邪。黄芩、麦冬清热于心肺上焦；茯苓、车前利湿于膀胱下部；中以石莲清心火而交心肾，则诸证悉退也。

导赤各半汤

伤寒心热　节庵

治伤寒后心下不硬，腹中不满，二便如常，身无寒热，渐变神昏不语。或睡中独语，目赤口干，不饮水，与粥则咽，不与勿思，形如醉人，名越经证。

伤寒不硬不满，二便如常，病不在腑也。神昏睡语，不思食，形如醉人，此邪热传手少阴心，心火上而逼肺也。邪热入里，故目赤舌干。邪热在阴，故不渴，此证自足而传手经，故曰越经。

黄连　黄芩　犀角　知母　山栀　滑石　麦冬　人参　甘草　茯神

加灯心、姜、枣煎。

此手少阴、太阴、太阳药也。陈来章曰：热入心经，凉之以黄连、犀角、栀子；心移热于小肠，泄之以滑石、甘草、灯心；心热上逼于肺，清之以黄芩、栀子、麦冬。然邪之越经而传于心者，以心神本不足也，故又加人参、茯神以补之。

昂按：伤寒传邪，手足原无界限，故仲景亦有泻心数汤，而麻黄、桂枝，先正以为皆肺药也。此汤泻心肺之邪，热从小肠膀胱出，故亦曰导赤，其与泻心异者，以无痞硬之证也。

普济消毒饮

大头天行　东垣

治大头天行，初觉憎寒体重，次传头面肿盛，目不能开，上喘，咽喉不利，口渴舌燥。

俗云：大头天行，亲戚不相访问。染者多不救。泰和间，多有病此者，医以承气加蓝根下之，稍缓，翌日如故；下之又缓，终莫能愈，渐至危笃。东垣视之曰：夫身半以上，天之气也；身半以下，地之气也；此邪热客于心、肺之间，上攻头而为肿盛，以承气泻胃中之实热，是为诛伐无过。病以适至其所为，故遂处此方，全活甚众，遂名普济消毒饮子。

黄芩酒炒　黄连酒炒，五钱　陈皮去白　甘草生用　玄参二钱　连翘　板蓝根　马勃　鼠粘子　薄荷一钱　僵蚕　升麻七分　柴胡　桔梗二钱

为末，汤调，时时服之。或蜜拌为丸，噙化。

一方无薄荷，有人参三钱。亦有加大黄治便秘者，或酒浸，或煨用。

此手太阴、少阴、足少阳、阳明药也。芩、连苦寒，泻心肺之热为君；玄参苦寒，橘红苦辛，甘草甘寒，泻火补气为臣；连翘、薄荷、鼠粘辛苦而平，蓝根甘寒，马勃、僵蚕苦平，散肿消毒定喘为佐；升麻、柴胡苦平，行少阳、阳阴二经之阳气不得伸。桔梗辛温为舟楫，不令下行，为载也。

此解本之东垣，而稍加删润。然《十书》中无此方，见于《准绳》。

清震汤

雷头风　河间

治雷头风，头面疙瘩肿痛，憎寒壮热，状如伤寒。

一云头如雷鸣，风动作声也。

李东垣曰：病在三阳，不可过用寒药重剂，诛伐无过处，清震汤治之。三阳之气，皆会于头额，从额至颠，络脑后者属太阳；从额至鼻下面者属阳明；从头角下耳中、耳之前后者属少阳。

升麻　苍术五钱　荷叶一枚

此足阳明药也。升麻性阳味甘气升，能解百毒；苍术辛烈，燥湿强脾，能辟瘴疠。此《局方》升麻汤也。荷叶色青气香，形仰象震，震仰盂为雷，述类象形以治之。能助胃中清阳上行。用甘温辛散药以升发之，使其邪从上越，且固胃气，使邪不传里也。

紫雪

一切火热　《局方》

治内外烦热不解，狂易叫走，发斑发黄，口疮脚气，瘴毒蛊毒，热毒药毒，及小儿惊痫。

黄金百两　寒水石　石膏　滑石　磁石水煮三斤，捣煎去渣，入后药　升麻　元参一斤　甘草炙，半斤　犀角　羚羊角　沉香　木香五两　丁香一两，并捣锉入前药汁中煎，去渣，入后药　朴硝　硝石各二斤，提净入前药汁中，微火煎，不住手，将柳木搅，候汁欲凝，再加入后二味　辰砂三两，研细　麝香当门子一两二钱，研细，入前药拌匀

合成，退火气，冷水调服，每服一二钱。

《本事方》无黄金。

此手足少阴、足厥阴、阳明药也。寒水石、石膏、滑石、硝石，以泻诸经之火而兼利水为君；磁石、玄参以滋肾水而兼补阴为臣；犀角、羚角以清心宁肝，升麻、甘草以升阳解毒，沉香、木香、丁香以温胃调气，麝香以透骨通窍，丹砂、黄

金以镇惊安魂，泻心肝之热为佐使。诸药用气，硝独用质者，以其水卤结成，性峻而易消，以泻火而散结也。

人参清肌散

午前虚热

治午前潮热，气虚无汗。

热发午前，阳虚而阴火乘之也，火燥热郁故无汗。

经曰：阳气有余，为身热无汗；阴气有余，为多汗身寒；阴阳有余，则无汗而寒。

按：此有余，乃病邪有余，即不足也。阴阳和则无病，过中则皆病也。

经又曰：阳盛生外热，阴盛生内寒，皆亢则为害，非真阴、真阳盛也。

人参　白术　茯苓　甘草炙　半夏曲　当归　赤芍药　柴胡　干葛

加姜、枣煎。

此足少阳、阳明药也。四君以补阳虚，参、术、苓、草。归、芍以调阴血，半夏和胃而行痰，柴、葛升阳而退热。而以甘温泻火，甘温能退大热。酸寒活血，汗即血也。辛甘解肌。有汗宜实表，无汗宜解肌。此之无汗，与伤寒无汗不同，故但解其肌热而不必发出其汗也。

前药各一两，加黄芩五钱。每服三钱，加姜、枣煎，名“人参散”，许叔微。治邪热客于经络，痰嗽烦热，头痛目昏，盗汗倦怠，一切血热虚劳。

喻嘉言曰：此邪热浅在经络，未深入脏腑，虽用柴、葛之轻，全藉参、术之力，以达其邪。又恐邪入痰隧，用茯苓、半夏兼动其痰，合之当归、赤芍、黄芩，并治其血中之热。止用三钱为剂，盖方成知约，庶敢用柴胡、干葛耳。此叔微一种苦心，特为发之。

白术除湿汤

午后发热　东垣

治午后发热，背恶风，四肢沉困，小便色黄，又治汗后发热。

午后发热，热在阴分，阳陷阴中也。背为阳，腹为阴，背恶风者，阳不足也。脾主四肢，四肢沉困，湿胜而脾不运也。小便黄，湿兼热也。汗后而热不退，阳虚也。

人参　赤茯苓　甘草炙　柴胡五钱　白术一两　生地黄　地骨皮　知母　泽泻十钱

每服五钱。如有刺痛，加当归七钱；小便利，减苓、泻一半。

此足太阴、少阴、少阳药也。阳陷阴中，热在血分，故以生地滋其少阴，而以知母、地骨泻血中之伏火也；柴胡升阳以解肌，阳陷阴中，故以柴胡提出其阳。苓、泻利湿，兼清其热；参、术、甘草益气助脾。气足阳升，虚热自退，脾运而湿亦除矣。方名除湿，而治在退热，欲热从湿中而下降也。

清骨散

骨蒸

治骨蒸劳热。

火炎水竭，真阴销铄，故肌骨之间，蒸蒸而热也。

李东垣曰：昼热夜静者，是阳气旺于阳分也。昼静夜热者，是阳气下陷入阴中也。名曰：‘热入血室’，昼热夜热，是重阳无阴也，当亟泻其阳，峻补其阴。昼病则在气，夜病则在血。

银柴胡钱半　胡黄连　秦艽　鳖甲童便炙　地骨皮　青蒿　知母一钱　甘草炙，五分

此足少阴，厥阴药也。地骨皮、黄连、知母之苦寒，能除阴分之热而平之于内；柴胡、青蒿、秦艽之辛寒，能除肝胆

之热而散之于表；鳖，阴类而甲属骨，能引诸药入骨而补阴；甘草甘平，能和诸药而退虚热也。

石膏散

《外台》

治劳热骨蒸，四肢微瘦，有汗，脉长者。

劳热之证，不尽属阴虚，亦有阳邪入里，传为骨蒸，令人先寒后热，渐成羸瘦者。有汗，胃实也。脉长，阳明证也。

石膏

研细，每夕新汲水服方寸匕，取热退为度。

此足阳明药也。石膏大寒质重，能入里降火，味辛气轻，能透表解肌，虽寒而甘，能缓脾益气。火劳有实热者，非此不为功。故《外台秘要》、《名医录》皆载之。

《玄珠》曰：五行六气，水特其一耳。一水既亏，岂能胜五火哉？医不知邪气未除，便用补剂，邪气得补，遂入经络，至死不悟。夫凉剂能清火养阴，热剂能补火燥水，理易明也。劳为热证明矣，尚可补乎？惟无热、无积之人，脉微无力，方可补之，必察其胃中及右肾二火果亏，后用补剂可也。

《证治要诀》云：治虚劳独用热药者，犹釜中无水而进火也。过用冷药者，犹釜下无火而添水也，非徒无益，而反害之。

二母散

治肺劳有热，不能服补气之剂者。

肺虚挟火，或咳嗽发热，阴虚已甚，再服补阳之药，则火益亢而阴愈亏，故有虽病虚劳不能服温补药者。

知母炒　贝母炒

等分，为末服。

古方二母各一两，加巴霜十粒，姜三片，临卧白汤嚼服。治咳嗽痰喘，必利下寒痰。

此手太阴药也。火旺铄金，肺虚劳热，能受温补者易治，不能受温补者难治。故又设此法以滋阴，用贝母化痰泻肺火，知母滋肾清肺金，取其苦能泄热，寒能胜热，润能去燥也。

二母皆润燥之药。

利膈汤

膈热咽痛　《本事》

治脾肺火热，虚烦上壅，咽痛生疮。

十二经脉惟足太阳在表，别下项不历膈咽。余经皆循喉咙历膈。或实热上攻，或虚火妄行，痰涎结聚，则成咽痛咽疮。实火宜升之散之，若虚火宜用人参、姜、附辛热之药，多有过服寒凉而病反甚者。

张子和曰：经何以言一阴一阳结，为喉痹？盖君、相二火独胜，则热结正络，故痛且速也。嗌干、嗌痛，咽肿颔肿，舌本强，皆君火也。惟喉痹急速，相火也。君火，人火也；相火，龙火也。

薄荷　荆芥　防风　桔梗　甘草　牛蒡子炒　人参

等分，或为末，每服二钱，或加僵蚕。其气清化，能散相火逆结之痰。

此手太阴、少阴药也。咽痛、咽疮，由于火郁。桔梗、甘草，甘桔汤也，辛苦散寒，甘平除热，为清膈利咽之要药；加薄荷、荆芥、防风以散火除风，加牛蒡子以润肠解毒；火者元气之贼，正气虚则邪火炽，故又加人参以补虚退热。

喻氏曰：此方清上焦壅热，全用辛凉轻清之味，不用苦寒下降之药，较凉膈散更胜。

甘桔汤

《金匮》名桔梗汤

治少阴咽痛喉痹，肺痈吐脓，干咳无痰，火郁在肺。

手少阴心脉侠咽，足少阴肾脉循喉咙，火炎则痛。经曰：一阴一阳结谓之喉痹。一阴，少阴君火；一阳，少阳相火也。肺痈者，《金匮》云‘热之所过，血为之凝滞畜结’，痈脓吐如米粥，始萌可救，脓成难治。火郁在肺，则干咳无痰。

亦治心脏发咳，咳则心痛，喉中介介如梗状。

甘草二两　桔梗一两

或等分。

王好古加法：失音加诃子，声不出加半夏，上气加陈皮，涎嗽加知母、贝母，咳渴加五味，酒毒加葛根，少气加人参，呕加半夏、生姜，吐脓血加紫菀，肺病加阿胶，胸膈不利加枳壳，痞满加枳实，目赤加栀子、大黄，面肿加茯苓，肤痛加黄芪，发斑加荆芥、防风，痰火加牛蒡子、大黄，不得眠加栀子。

昂按：观海藏之所加，而用药之大较亦可识矣。

此手太阴、少阴药也。甘草甘平，解毒而泻火；桔梗苦辛，清肺而利膈；又能开提血气，表散寒邪，排脓血而补内漏。故治咽痛喉痹，肺痈咳嗽，取其辛苦散寒，甘平除热也。

《金匮》曰：咳而胸满振寒，咽干不渴，时出浊唾腥臭，为肺痈，此汤主之。

喻嘉言曰：此上提之法，乘其新起，提其败血，或从唾出，或从便出，足以杀其毒。此因胸满振寒不渴，病尚在表，用此开提肺气。若势已入里，又当引之从胃入肠，此法不中用矣。

《纲目》曰：喉痹恶寒，为寒闭于外，热郁于内，忌用胆矾酸寒等剂点喉，使阴郁不得伸；又忌硝黄等寒剂下之，使阳邪陷里。宜用表药提其气，升以助阳也。如不恶寒，脉滑实者，又当用寒剂下之，酸剂收之也。

《外台秘要》曰：五脏之尊，心虽为主，而肺居其上。肺为华盖，下覆四脏，合天之德，通达风气，性爱温而恶寒，心水更炎，上蒸其肺，金被火伤，则叶萎倚著于肝，肝发痒则嗽，因心肝虚弱不能传阳于下焦，遂至正阳俱跻，变成嗽矣。肺主皮毛，过寒则栗而粟起。肺嗽因痿，倚著于肝而成病，由木能扣金兴鸣也。先养肺抑心肝虚热，和其肾则愈矣。

本方除桔梗，名“甘草汤”，《金匮》。治同。

本方加防风，名“甘桔防风汤”，治同。

本方加防风、荆芥、连翘，名“如圣汤”，宋仁宗。治上焦风热。

本方加连翘、薄荷、竹叶、栀子、黄芩、名“桔梗汤”，治上焦壅热，喉痹热肿。

又方桔梗、桑皮、贝母、栝蒌、当归、枳壳、苡仁、防已一作防风，各五分，黄芪七分，杏仁、百合、甘草各三分，加姜煎，亦名“桔梗汤”，《济生》。治肺痈吐脓，嗌干多渴。如大便闭，加大黄；小便赤，加木通。

本方加诃子，名“诃子清音汤”，加童便服，治中风不语。

肺属金，主音，金空则有声。风痰壅塞，则不能言，诃子敛肺清痰，散逆破结。桔梗利肺气，甘草和元气，童便降火润肺，或加木通以利机窍也。足少阴肾脉侠舌本，足太阴脾脉连舌本，手少阴心别脉系舌本，三经虚则疾涎塞其脉道，舌不转运而不能言；或三脉亡血，舌无血荣养而喑。舌喑者，中风不能转运之类，而咽喉音声如故；喉喑者，劳嗽失音之类，而舌本则能转运言语也。

本方除甘草，加枳壳，名“枳桔汤”，治胸中痞塞，噫气吐酸或咳。

枳壳、桔梗，苦下气而散痞，寒消热而除咳。《活人》云：伤寒应发汗，反下之，遂成痞，枳实理中丸最良。审知是痞，先用枳桔汤尤妙，缘桔梗、枳壳，行气下膈也。

元参升麻汤

清咽散斑　《活人》

治发斑、咽痛。

发斑者，阳明胃热也。咽痛者，少阴相火也。

元参　升麻　甘草

等分。

此足阳明，少阴药也。升麻能入阳明，升阳而解毒；元参能入少阴，壮水以制火。甘草甘平，能散能和，故上可以利咽，而内可以散斑也。

本方除元参，加犀角、射干、黄芩、人参，名“阳毒升麻汤”。治阳毒发斑，头项背痛，狂躁骂詈，咽肿吐血。温服取汗。

消斑青黛饮

胃热散斑　节庵

治伤寒邪热传里，里实表虚，阳毒发斑。

血热不散，蒸于皮肤则为斑，轻如疹子，重若锦纹。紫黑者，热极而胃烂也，多死。此或因阳证误投热药，或因下早，表热乘虚入胃，或因下迟，热留胃中，皆发斑。斑证有六：曰伤寒发斑，或下早，或下迟也；曰温毒发斑，冬令感寒，至春始发也；曰热病发斑，冬令感寒，至夏乃发也；因时气发斑，天疫时行之气也。治略相同。曰内伤发斑，先因伤暑，次食凉物，逼其暑火浮游于表也，宜加香薷、扁豆。曰阴证发斑，元气大虚，寒伏于下，逼其无根失守之火，上腾熏肺，传于皮肤，淡红而稀少也，宜大建中汤，误投寒剂则殆矣。

青黛　黄连　犀角　石膏　知母　元参　栀子　生地黄　柴胡　人参　甘草

加姜、枣煎，入苦酒醋也一匙，和服；大便实者去人参，加大黄。

此足阳明药也。发斑虽出胃热，亦诸经之火有以助之。青黛、黄连以清肝火，栀子以清心肺之火，元参、知母、生地以清肾火，犀角、石膏以清胃火。此皆大寒而能解郁热之毒者。引以柴胡，使达肌表，柴胡清少阳相火。使以姜、枣以和营卫。其用人参、甘草者，以和胃也，胃虚故热毒乘虚入里，而发于肌肉也。加苦酒者，其酸收之义乎。

玉屑无忧散

风缠咽喉　陈无择

治缠喉风痹，咽喉肿痛，咽物有碍，或风涎壅滞，口舌生疮，大人酒癥，小儿奶癖及骨屑哽塞。

元参　黄连　荆芥　贯众　山豆根　茯苓　甘草　砂仁　滑石五钱　硼砂　寒水石三钱

为末，每一钱，先挑入口，徐以清水咽下。能除三尸，去八邪，辟瘟，疗渴。硼砂、玄参，最能生津，凡泻火利水之药，皆能疗渴。

此足阳明、少阴药也。元参、黄连、寒水石清火，贯众、山豆根解毒，滑石、茯苓利水，砂仁、硼砂软坚，并能消骨哽。荆芥散结，甘草和中，故能统治诸证也。

朱丹溪曰；咽痛必用荆芥，虚火上炎必用玄参。又有阴气大虚，虚火游行无制，客于咽喉，遂成咽痛，脉必浮大，重取必涩，宜浓煎人参汤细细呷之，如用清降之药立毙。

香连丸

热痢　《直指》

治下痢赤白，脓血相杂，里急后重。

湿热之积，干于血分则赤，干于气分则白。赤白兼下者，气血俱病也。后重里急者，气滞不通也。

按：里急后重，有因火热者，有因气滞者，有因积滞者，有因气虚者，有因血虚者，当审证论治。

黄连二十两，吴茱萸十两同炒，去吴萸用　木香四两八钱，不见火

醋糊丸，米饮下。一方等分蜜丸。一方加甘草八两。黄连用蜜水拌，蒸、晒九次，入木香为丸。

此手、足阳明药也。痢为饮食不节，寒暑所伤，湿热蒸郁而成。黄连苦燥湿，寒胜热，直折心脾之火，故以为君，用吴茱同炒者，取其能利大肠壅气，痢乃脾病传于大肠，且以杀大寒之性也。里急由于气滞，木香辛行气，温和脾，能通利三焦，泄肺以平肝，使木邪不克脾土，气行而滞亦去也。一寒一热，一阴一阳，有相济之妙，经所谓“热因寒用”也。

痢疾初起忌用，为黄连厚胃涩肠也。《原病式》曰：或言下痢白为寒者，误也。寒则不能消谷，何由反化为脓也？燥郁为白，属肺金也。泄痢皆兼于湿，湿热甚于肠胃之内，致气液不得宣通，使烦渴不止也。下痢赤白，俗言寒热相兼，其说尤误。寒热异气，岂能俱甚于肠胃而同为痢乎？各随五脏之部而见其色，其本则一出于热，但分浅深而已。或曰：何故辛热之药亦有愈者？曰：为能开发郁结，使气液宣通，流湿润燥，气和而已。莫若用辛苦寒之药，微加辛热佐之，如钱氏香连丸之类是也。

昂按：刘说固是，然病亦有寒热合邪者。

本方加石莲肉，治禁口痢。

本方倍大黄，治热痢积滞。

本方加吴茱萸、肉豆蔻，乌梅汤丸。

本方加诃子、龙骨，名“黄连丸”《宣明》。并治痢疾断下。

石莲清心火，开胃口；大黄泻胃热，荡积滞；吴茱利壅气；肉蔻、诃子、乌梅、龙骨，皆涩大肠。

白头翁汤

热痢　仲景

治伤寒热痢下重，欲饮水者。

此伤寒转痢之证也。仲景见于《厥阴篇》。欲饮水与渴不同，渴但津干欲水，是阴分为火所灼，欲得凉以解之也，不可过与。利与痢不同，利者泻也。阳热之利，与阴寒不同，阴利宜理中、四逆温脏；阳痢粪色必焦黄，热臭出作声，脐下必热，得凉药则止。《原病式》曰：泻白为寒，赤黄红黑，皆为热也。

白头翁二两　秦皮　黄连　黄柏三两

此足阳明、少阴、厥阴药也。白头翁苦寒，能入阳明血分，而凉血止澼；秦皮苦寒性涩，能凉肝益肾而固下焦；渍水色青，故能入肝除热。黄连凉心清肝，黄柏泻火补水，并能燥湿止利而厚肠。取其寒能胜热，苦能坚肾，涩能断下也。

成无己曰：肾欲坚，急食苦以坚之。利则下焦虚，故以纯苦之剂坚之。

徐忠可曰：此主热利下重，乃热伤气，气下陷而重也。陷下则伤阴，阴伤则血热，虽后重而不可用调气之药，病不在

气耳。

周扬俊曰：邪传厥阴，少阳其表也。脏腑相连，于法禁下，故但谋去其热，热除而利自止矣。

肾热汤

肾热耳聋　《千金》

治肾热，耳流脓血，不闻人声。

耳为肾窍。舌为心窍。以舌非孔窍，故心亦寄窍于耳。十二经中，除足太阴、手厥阴，其余十经，皆入络耳中。肾治内之阴，心治外之阳，清净精神之气，上走空窍，而听斯聪矣。若二经不调，阴阳不和，或烦劳阴虚，或卫气不下循经脉，或得于风邪，或经脏积热，或大怒气逆，或湿饮痞膈，或热聚不散，流出脓血，或风邪抟结，成核塞耳，皆令暴聋，宜通耳调气安肾之剂。心寄窍于耳，故梦寐之中能闻声。

磁石煅红，淬七次　牡蛎盐水煮，煅粉　白术炒，五两　麦冬　芍药四两　甘草一两　生地黄汁　葱白　大枣十五枚

分三服。

此足少阴药也。磁石体重，辛咸色黑，补肾祛热，通耳明目，故以为君；牡蛎咸寒，软痰破结，生地大寒，泻火滋肾；麦冬、甘草补肺清金；肺为肾母，又声属金。王太仆曰：肺虚则少气不能报息而耳聋。白芍酸寒，平肝和血。经曰：肝病气逆，则耳聋不聪。又曰：耳得血而能听。皆能生水而制火，退热而敛阴。白术、甘草、大枣，补脾之品，益土气正以制肾邪也。土能防水。经曰：头痛耳鸣，九窍不利，肠胃之所生也。数者皆固本之药，使精气充足，邪热自退，耳窍自通。加葱白者，以引肾气上通于耳也。

辛夷散

严氏

治鼻生息肉，气息不通，不闻香臭。

鼻为肺窍，气清则鼻通，气热则鼻塞。湿热盛甚，蒸于肺门则生息肉，犹湿地得热而生芝菌也。

辛夷　白芷　升麻　藁本　防风　川芎　细辛　木通　甘草

等分，为末。每服三钱，茶调下。外用烧矾为末，加硇砂少许，吹鼻中，能消化之。

此手太阴、足阳明药也。经曰：天气通于肺，若肠胃无痰火积热，则平常上升皆清气也。由燥火内焚，风寒外束，血气壅滞，故鼻生息肉而窍窒不通也。辛夷、升麻、白芷，辛温轻浮，能引胃中清气上行头脑；防风、藁本，辛温雄壮，亦能上入巅顶，胜湿祛风；细辛散热破结，通精气而利九窍；川芎补肝润燥，散诸郁而助清阳。此皆利窍、升清、散热、除湿之药。木通通中，茶清寒苦，以下行泻火；甘草和中，又以缓其辛散也。

李时珍曰：肺开窍于鼻，阳明胃脉挟鼻上行。脑为元神之府，鼻为命门之窍。人之中气不足，清阳不升，则头为之倾，九窍为之不利。

苍耳散

风热鼻渊　无择

治鼻渊。

鼻流浊涕不止曰鼻渊。乃风热烁脑而液下渗也。经曰：脑渗为涕。又曰：胆移热于脑，则辛頞鼻渊。頞頞，即山根。辛頞，酸痛也。

《原病式》曰：如以火烁金，热极则反化为水，肝热甚则出泣，心热甚则出汗，脾热甚则出涎，肺热甚则出涕，肾热

甚则出唾。皆火热盛极销烁以致之也。

白芷一两 薄荷 辛夷五钱 苍耳子炒，二钱半

为末，食前葱茶汤调下二钱。

此手太阴、足阳明药也。凡头面之疾，皆由清阳不升，浊阴逆上所致。白芷主手足阳明，上行头面，通窍表汗，除湿散风；辛夷通九窍，散风热，能助胃中清阳上行头脑；苍耳疏风散湿，上通脑顶，外达皮肤；薄荷泄肺疏肝，清利头目；葱白升阳通气；茶清苦寒下行。使清升浊降，风热散而脑液自固矣。

除痰之剂

痰之源不一，有因热而生痰者，有因痰而生热者，有因气而生者，有因风而生者，有因寒而生者，有因湿而生者，有因暑而生者，有因惊而生者，有多食而成者，有伤冷物而成者，有嗜酒而成者，有脾虚而成者。俗云"百病皆由痰起"，然《内经》有饮字而无痰字，至仲景始立五饮之名，而痰饮居其一。庞安常曰：善治痰者，不治痰而治气，气顺则一身津液亦随气而顺矣。《准绳》云：痰之生，由于脾气不足，不能致精于肺，而淤以成者也。治痰宜先补脾，脾复健运之常，而痰自化矣。肾虚不能制水，水泛为痰，是无火之痰，痰清而稀；阴虚火动，火结为痰，是有火之痰，痰稠而浊。痰证初起，发热头痛，类外感表证，久则朝咳夜重，又类阴火内伤，走注肢节疼痛，又类风证，但肌色如故，脉滑不匀为异。

二陈汤

湿痰 《局方》

治一切痰饮为病，咳嗽胀满，呕吐恶心，头眩心悸。

脾虚不能健运，则生痰饮。稠者为痰，稀者为饮，水湿其本也。得火则结为痰，随气升降。在肺则咳，在胃则呕，在头则眩，在心则悸，在背则冷，在胁则胀，其变不可胜穷也。

半夏姜制，二钱 陈皮去白 茯苓一钱 甘草五分

加姜煎。

姜能制半夏之毒。陈皮、半夏，贵其陈久，则无燥散之患，故名二陈。

治痰通用二陈。风痰加南星、白附、皂角、竹沥；寒痰加半夏、姜汁；火痰加石膏、青黛；湿痰加苍术、白术；燥痰加栝楼、杏仁；食痰加山楂、麦芽、神曲；老痰加枳实、海石、芒硝；气痰加香附、枳壳；胁痰在皮里膜外，加白芥子；四肢痰加竹沥。

此足太阴、阳明药也。半夏辛温，体滑性燥，行水利痰为君；痰因气滞，气顺则痰降，故以橘红利气；痰由湿生，湿去则痰消，故以茯苓渗湿为臣。中不和则痰涎聚，又以甘草和中补土为佐也。

经曰：有痰而渴，宜去半夏，代以贝母、栝楼。

吴鹤皋曰：渴而喜饮水者易之，渴而不能饮水者，虽渴犹宜半夏也。此湿为本，热为标，湿极而兼胜已之化，非真象也。

按：贝母寒润主肺家燥痰，半夏温燥主脾家湿痰，虽俱化痰，而寒温燥润各异。脱或误施，贻害匪浅，用者宜审之。有血不足，阴火上逆，肺家受伤，肃清之令不得下行，由是津液浑浊，生痰不生血者，名燥痰，当用润剂，如地黄、门冬、枸杞之类，滋阴降火，而痰自清。若投二陈，立见危殆。有痰饮流入四肢，肩背竣痛，手足疲软，误以为风，则非其治，宜导痰汤，加木香、姜黄。大凡痰饮变生诸

证，当以治饮为先，饮消则诸证自愈，如头风眉棱骨痛，投以风药不效，投以痰药见功。又如眼赤羞明，与之凉药不瘳，畀以痰剂获愈。凡此之类，不一而足。有人坐处吐痰满地，不甚稠粘，只是沫多，此气虚不能摄涎，不可用利药，宜六君子加益智仁一钱以摄之。

本方加人参、白术，名“六君子汤”。治气虚有痰。

本方去茯苓、甘草，名“陈皮半夏汤”。再加桔梗，名“桔梗半夏汤”。

本方去陈皮、甘草，名“半夏茯苓汤”，再加生姜，名“小半夏加茯苓汤”。《金匮》。并治水气呕恶。

本方加黄芩，名“茯苓半夏汤”。《宣明》。治热痰。

本方加黄连、栀子、生姜，名“二陈加栀连生姜汤”。治膈上热痰，令人呕吐。去生姜，治嘈杂。

本方加砂仁、枳壳，名“砂枳二陈汤”。行痰利气。

本方加胆星、枳实，名“导痰汤”。治顽痰胶固，非二陈所能除者，加胆星以助半夏，加枳实以成冲墙倒壁之功。再加菖蒲治惊悸健忘，怔忡不寐。导痰汤加木香、香附，名“顺气导痰汤”。治痰结胸满，喘咳上气。

本方加枳实、栝楼、莱菔子、山楂、神曲，治食积痰嗽发热。

本方加苍术、枳壳、片子姜黄，名“加味二陈汤”。仁斋。治痰攻眼肿，并酒家手臂重痛麻木。

本方除甘草，加干姜，姜汁糊丸，名“温中化痰丸”。《宝鉴》。治胸膈寒痰不快。

本方除茯苓、甘草，加黄连，曲糊丸，姜汤下，名“三圣丸”。治痰火嘈杂，心悬如饥。

单用陈皮、生姜，名“橘皮汤”。《金匮》。治干呕哕及手足厥者。

单用半夏、姜汁，名“生姜半夏汤”。《金匮》。治似喘不喘，似呕不呕、似哕不哕，心中愦愦然无奈者。

本方半夏醋煮，除陈皮，姜汁丸，名“消暑丸”。见《暑门》。

润下丸

膈痰　即“二贤散”

治膈中痰饮。

广陈皮去白，八两，盐水浸洗　甘草二两，蜜炙

蒸饼糊丸。或将陈皮盐水煮烂，晒干，同甘草为末，名“二贤散”。姜汤下。湿胜加星、夏，火盛加芩、连。

此足太阴、阳明药也。陈皮燥湿而利气，湿去则痰涸，气顺则痰行；食盐润下而软坚，润下则降痰，软坚则痰消，痰在膈中，故用甘草引之入胃；甘草经蜜炙，能健脾调胃，脾胃健则痰自行矣。虚弱人慎用。

朱丹溪曰：胃气亦赖痰以养，攻尽则虚而愈弱。

桂苓甘术汤

痰饮　《金匮》

治心下有痰饮，胸胁支满，目眩。

稀者为饮，稠者为痰。痰饮积于厥阴心包，则胸胁支满，痰饮阻其胞中之阳，水精不能上布，故目眩。

茯苓四两　桂枝　白术三两　甘草二两

此足太阴药也。喻嘉言曰：茯苓治痰饮，伐肾邪，渗水道；桂枝通阳气，开经络，和营卫；白术燥痰水，除胀满，治风眩；甘草得茯苓，则不资满而反泄满。故《本草》曰：甘草能下气除烦满。此证为痰饮阻抑其阳，故用阳药以升阳而化气

也。

《金匮》曰：短气，有微饮者，当从小便去之，桂苓甘术汤主之，肾气丸亦主之。

按：肾气丸亦通阳行水之药也。

清气化痰丸

热痰

治热痰。

热痰者，痰因火盛也。痰即有形之火，火即无形之痰。痰随火而升降，火引痰而横行，变生诸证，不可纪极。火借气于五脏，痰借液于五脏，气有余则为火，液有余则为痰，故治痰者必降其火，治火者必顺其气也。

半夏姜制　胆星两半　橘红　枳实麸炒　杏仁去皮尖　栝楼仁去油　黄芩酒炒　茯苓一两

姜汁糊丸。淡姜汤下。

此手足太阴之药，治痰火之通剂也。气能发火，火能役痰，半夏、南星以燥湿气，黄芩、栝蒌以平热气，陈皮以顺里气，杏仁以降逆气，枳实以破积气，茯苓以行水气。水湿火热，皆生痰之本也。盖气之亢而为火，犹民之反而为贼，贼平则还为良民而复其业矣，火退则还为正气，而安其位矣。故化痰必以清气为先也。

顺气消食化痰丸

食痰　《瑞竹堂》

治酒食生痰，胸膈膨闷，五更咳嗽。

过饮则脾湿。多食辛热油腻之物，皆能生痰，壅于胸膈，故满闷。五更咳嗽，由胃有食积，至此时火气流入肺中，故嗽。

半夏姜制　胆星一斤　青皮　陈皮去白　莱菔子生用　苏子沉水者，炒　山楂炒　麦芽炒　神曲炒　葛根　杏仁去皮尖，炒　香附制，各一两

姜汁和，蒸饼糊丸。

一方半夏、南星各一斤，白矾、皂角、生姜各一斤，同煮，至南星无白点为度，去皂角、姜，切，同晒干用。

此手、足太阴药也。痰由湿生，半夏、南星所以燥湿；痰由气升，苏子、菔子、杏仁所以降气；痰由气滞，青皮、陈皮、香附所以导滞；痰因于酒食，葛根、神曲所以解酒，山楂、麦芽所以化食。湿去食消，则痰不生，气顺则咳嗽止，痰滞既去，满闷自除也。

久嗽有痰者，燥脾化痰。无痰者，清金降火。盖外感久则郁热，内伤久则火炎，俱要开郁润燥。其七情气逆者，顺气为先，停水宿食者，分导为要。气血虚者，补之敛之，不宜妄用涩剂。

清肺饮

痰嗽

治痰湿气逆而咳嗽。

肺受火伤，则气逆而为咳；脾有停湿，则生痰而作嗽。病有五脏六腑之殊，而其要皆归于肺，以肺为五脏华盖，下通膀胱，外达皮毛，为气之主而出声也。大法新嗽脉浮为表邪，宜发散；脉实为内热，宜清利；脉濡散为肺虚，宜温补；久嗽曾经解利，以致肺胃俱虚，饮食不进，宜温中助胃，兼治嗽药。

《素问》曰：肺之能令人咳何也？曰：五脏六腑皆令人咳，非独肺也。皮毛者，肺之合也。皮毛先受邪气，邪气以从其合也。五脏各以其时受病，非其时各传以与之。有自外得者，肺主皮毛，风寒暑湿之邪，自皮毛入，内传脏腑而为嗽也；有自内发者，七情饥饱，内有所伤，则邪气上逆。肺为气出入之道，故五脏之邪，上蒸于肺而为嗽也。然风寒暑湿，有不为嗽

者，盖所感者重，不留于皮毛，径伤脏腑，而成伤寒湿热诸证。七情亦有不为嗽者，盖病尚浅，只在本脏，未传入肺；所以伤寒以有嗽为轻，而七情饥饱之嗽，必久而后发也。

杏仁去皮尖　贝母　茯苓一钱　桔梗　甘草　五味子　橘红五分

加姜煎，食远服。

若春时伤风咳嗽，鼻流清涕，宜清解，加薄荷、防风、紫苏、炒芩；夏多火热，宜清降，加桑皮、麦冬、黄芩、知母、石膏；秋多湿热，宜清热利湿，加苍术、桑皮、防风、栀、芩；冬多风寒，宜解表行痰，加麻黄、桂枝、干姜、生姜、半夏、防风；火嗽加青黛、栝蒌、海石；食积痰加香附、山楂、枳实；湿痰除贝母，加半夏、南星；燥痰加栝楼、知母、天冬；午前嗽属胃火，宜清胃，加石膏、黄连；午后嗽属阴虚，宜滋阴降火，加芎、归、芍、地、知、柏、二冬、竹沥，姜汁传送；黄昏嗽为火浮于肺，不可用凉药，宜五倍、五味、诃子，敛而降之；劳嗽见血，多是肺受热邪，宜加归、芍、阿胶、天冬、知母、款冬、紫菀之类；久嗽肺虚，加参、芪；如肺热，去人参，用沙参可也。

此手太阴之药，治肺之通剂也。杏仁解肌散寒，降气润燥；贝母清火散结，润肺化痰；五味敛肺而宁嗽；茯苓除湿而理脾；橘红行气；甘草和中；桔梗清肺利膈，载药上浮，而又能开壅发表也。

金沸草散

伤风咳嗽　《活人》

治肺经伤风，头目昏痛，咳嗽多痰。

风盛则气壅，气壅则痰生，故头目昏痛而咳嗽。

《直指方》云：咳嗽感风者，鼻塞声重。伤冷者，凄惨怯寒。挟热为焦烦，受湿为缠滞。瘀血则膈间腥闷，停水则心下怔忡。或实或虚，痰之黄白，唾之稀稠，从可知也。

旋覆花即金沸草　前胡　细辛一钱　荆芥钱半　赤茯苓六分　半夏五分　甘草炙，三分

加姜、枣煎。

《局方》加麻黄、赤芍，无赤茯苓、细辛。《玉机微义》曰：《局方》辛平，《活人》辛温。如满闷加枳壳、桔梗；有热加柴胡、黄芩；头痛加川芎。

此手太阴药也。风热上壅，荆芥辛轻发汗而散风；痰涎内结，前胡、旋覆消痰而降气；半夏燥痰而散逆；甘草发散而和中；茯苓行水，细辛温经。盖痰必挟火而兼湿，故下气利湿而证自平。茯苓用赤者，入血分而泻丙丁也。

小肠为丙火，心为丁火。《三因方》云：一妇人牙痛，治疗不效，口颊皆肿，以金沸草散大剂煎汤熏漱而愈。

百花膏

痰嗽　《济生》

治喘嗽不已，或痰中有血，虚人尤宜。

百合　款冬花

等分，蜜丸，龙眼大，食后临卧姜汤下，或噙化。

加紫菀、百部、乌梅，名“加味百花膏”。治同，煎服亦可。

此手太阴药也。款冬泻热下气，清血除痰；百合润肺宁心，补中益气。并为理嗽要药。

三仙丹

气痰　《百一方》

治中脘气滞，痰涎不利。

按：气滞不通为气痰，走注攻刺亦曰

气痰。

南星曲 半夏曲四两 香附二两

糊丸，姜汤下。

此足阳明、手足太阴药也。星、夏以燥肺胃之痰，香附以快三焦之气，使气行则痰行也。

《玉机微义》曰：此方与《局方》四七汤、《指迷》茯苓丸，皆行痰而兼用气药，即严氏气顺则痰自下之意。然紫苏、枳壳肺气药也，厚朴脾胃气药也，香附肝气药也，随脏气而用，不可不分。又云：严氏以人之七情郁结，气滞生痰，气道通利，痰自降下。又有原有积痰，其气因痰而结滞者，必先逐去痰结，则气自行，岂可专主一说？有一咳痰即出者，脾湿胜而痰滑也，宜半夏、南星、皂角之属燥其脾，若利气之剂，所当忌也。有连咳痰不出者，肺燥胜而痰涩也，宜枳壳、柴苏、杏仁之属利其肺，若燥脾之剂，所当忌也。

半夏天麻白术汤

痰厥头痛 东垣

治脾胃内伤，眼黑头眩，头痛如裂，身重如山，恶心烦闷，四肢厥冷，谓之足太阴痰厥头痛。

痰厥者，湿痰厥逆而上也。痰逆则上实，故令头痛，目眩，眼前见黑色也。

东垣曰：太阴头痛，必有痰也。少阴头痛，足寒而气逆也。太阴、少阴二经，虽不上头，然痰与气逆，壅于膈中，头上气不得畅而为痛也。

半夏姜制 麦芽钱半 神曲炒 白术炒，一钱 苍术泔浸 人参 黄芪蜜制 陈皮 茯苓 泽泻 天麻五分 干姜三分 黄柏二分，酒洗

每服五钱。

此足太阴药也。痰厥头痛，非半夏不能除；半夏燥痰而能和胃。头旋眼黑，虚风内作，非天麻不能定。天麻有风不动，名定风草。黄芪、人参甘温，可以泻火，亦可以补中；二术甘苦而温，可以除痰，亦可以益气。去湿故除痰，健脾故益气。苓、泻泻热导水；陈皮调气升阳；神曲消食，荡胃中滞气；麦芽化结，助戊己运行；胃为戊土，脾为己土。干姜辛热，以涤中寒；黄柏苦寒，酒洗，以疗少火在泉发躁也。

李东垣曰：夫风从上受之，风寒伤上，邪从外入，令人头痛，身重恶寒，此伤寒头痛也；头痛耳鸣，九窍不利，肠胃之所生，乃气虚头痛也；心烦头痛者，过在手太阳、少阴，乃湿热头痛也。如气上不下，头痛巅疾者，下虚上实也，过在足太阳、少阴，甚则入肾，寒湿头痛也；如头半边痛者，先取手少阳、阳明，次取足少阳、阳明，此偏头痛也；有厥逆头痛者，所犯大寒，内至骨髓，髓者以脑为主，脑逆故令头痛，齿亦痛；有真头痛者，甚则脑尽痛，手足寒至节，死不治。头痛每以风药治之者，高巅之上，唯风可到。味之薄者，阴中之阳，乃自地升天者也。太阳头痛，恶风寒，脉浮紧，川芎、羌活、独活、麻黄之类为主；少阳头痛，脉弦细，往来寒热，柴胡、黄芩为主；阳明头痛，自汗，发热恶寒，脉浮缓长实者，升麻、葛根、白芷、石膏为主；太阴头痛，必有痰，体重，或腹痛，为痰癖，其脉沉缓，苍术、半夏、南星为主；少阴头痛，三阴三阳经不流行而足寒气逆，为寒厥，其脉沉细，麻黄附子细辛汤主之；厥阴头顶痛，或吐涎沫，厥冷，脉浮缓，吴茱萸汤主之；血虚头痛，当归、川芎为主；气虚头痛，人参、黄芪为主；气血俱虚头痛，补中益气汤，少加川芎、蔓荆子、细辛。清空膏，风湿头痛药也；白术

半夏天麻汤，痰厥头痛药也；羌活附子汤，厥逆头痛药也。如湿气在头者，以苦吐之，不可执方而治。

昂按：以苦吐之，瓜蒂散浓茶之类是也。

茯苓丸

停痰臂痛　《指迷方》

治痰停中脘，两臂疼痛。

饮伏于内，停滞中脘，脾主四肢，脾滞而气不下，故上行攻臂，其脉沉细者是也。

半夏曲一两　茯苓一两，乳拌　枳壳五钱，麸炒　风化硝二钱半，如一时未易成，但以朴硝撒于盘中，少时盛水，置当风处，即干如芒硝，刮取亦可用。

姜汁湖丸，姜汤下。

此足太阴、阳明药也。半夏燥湿，茯苓渗水，枳壳行气，化硝软坚。去坚痰。生姜制半夏之毒而除痰，使痰行气通，臂痛自止矣。

喻嘉言曰：痰药虽多，此方甚效。痰饮流入四肢，令人肩臂酸痛，两手疲软，误以为风，则非其治。宜导痰汤加木香、姜黄各五分，轻者《指迷》茯苓丸，重者控涎丹，外有血虚不能荣筋而致臂痛，宜蠲痹四物汤，各半贴和服。

控涎丹

痰涎　一名妙应丸　《三因方》

治人忽患胸背、手足、腰项、筋骨牵引钓痛，走易不定。或手足冷痹，气脉不通，此乃痰涎在胸膈上下，误认瘫痪，非也。

甘遂去心　大戟去皮　白芥子

等分。为末糊丸。临卧姜汤服五七丸至十丸，痰猛加丸数。

脚气加槟榔、木瓜、松脂、卷柏；惊痰加朱砂、全蝎；惊气成块，加穿山甲、鳖甲、延胡索、蓬术；热痰加盆硝；寒痰加胡椒、丁香、姜、桂。

此手足太阳、太阴药也。十枣汤加减行水例药，亦厉剂。李时珍曰：痰涎为物，随气升降，无处不到，入心则迷，成癫痫；入肺则塞窍，为喘咳背冷；入肝则膈痛干呕，寒热往来；入经络则麻痹疼痛；入筋骨则牵引钓痛；入皮肉则瘰疬痈肿。陈无择《三因方》并以控涎丹主之，殊有奇效，此乃治痰之本。痰之本，水也，湿也。得气与火，则结为痰。大戟能泄脏腑水湿，甘遂能行经隧水湿，直达水气所结之处，以攻决为用。白芥子能散皮里膜外痰气。唯善用者能收奇功也。

三子养亲汤

气痰　韩悉

治老人气实痰盛，喘满懒食。

痰不自动，因火而动。气有余便是火。气盛上涌故喘，痰火塞胸故懒食。

紫苏子沉水者　白芥子　莱菔子

各微炒，研，煎服。或等分，或看病所主为君。

此手足太阴药也。白芥子除痰，紫苏子行气，莱菔子消食。然皆行气豁痰之药，气行则火降而痰消矣。

吴鹤皋曰：治痰先理气，此治标耳。终不若二陈能健脾去湿，有治本之功也。

李士材曰：治病先攻其甚，若气实而喘，则气反为本，痰反为标矣。是在智者神而明之，若气虚者非所宜也。

涤痰汤

风痰　严氏

治中风痰迷心窍，舌强不能言。

心在窍为舌，心别脉系舌根；脾脉连舌本，散舌下；肾脉挟舌本。三脉虚则痰涎乘虚闭其脉道，故舌不能转运言语也。若三脉亡血，不能荣养而喑者，又当加补血药。风痰塞其经络，舌强不能言，其证为重。若壅热上攻，舌肿不能转者，其证为轻。

半夏姜制　胆星二钱五分　橘红　枳实　茯苓二钱　人参　菖蒲一钱　竹茹七分　甘草五分

加姜煎。

此手少阴、足太阴药也。心脾不足，风邪乘之，而痰与火塞其经络，故舌本强而难语也。人参、茯苓、甘草，补心益脾而泻火；陈皮、南星、半夏，利气燥湿而祛痰。菖蒲开窍通心，枳实破痰利膈，竹茹清燥开郁。使痰消火降，则经通而舌柔矣。

喻嘉言曰：此证最急，此药最缓，有两不相当之势。审其属实，用此汤调下牛黄丸；审其属虚，用此汤调下二丹丸。庶足开痰通窍。附：二丹丸：丹参、熟地、天冬两半，麦冬、茯神、甘草一两，丹砂、人参、菖蒲、远志五钱，蜜丸。安神养血，清热息风，服之得睡。有风中心脾者，有痰塞心窍者，有风寒壅滞者，致舌本木强；又有气虚血虚肾虚，及老人暴不能言者，宜十全大补汤，加菖蒲、远志。

礞石滚痰丸

顽病　怪病　王隐君

治实热老痰，怪证百病。

风木太过，克制脾土，气不运化，积滞生痰。壅塞上中二焦，迥薄肠胃曲折之处，谓之老痰。变生百病，不可测识，非寻常药饵所能疗也。此丸主之。

青礞石一两　沉香五钱　大黄酒蒸　黄芩八两

右将礞石打碎，用朴硝一两，同入瓦罐，盐泥固济，晒干，火煅，石色如金为度。研末，和诸药，水丸。量人虚实服之，姜汤送下，服后仰卧，令药在胸膈之间，除逐上焦痰滞，不宜饮水行动。

昂按：凡药必先入胃，然后能分布于某经某络。胃乃人身分金之炉也，安有长在膈中，而可以见功者乎？若曰膈中必须在膈，将治头痛之药，亦必令之上驻于头耶？吐痰水，上以礞石末掺之，痰即随下，故为利痰圣药。礞石煅过无金星者不堪用，陈久者佳，新煅者火毒硝毒未除。

此手足太阴、阳明药也。礞石剽悍之性，能攻陈积伏历之痰；大黄荡热去实，以开下行之路；黄芩泻肺凉心，以平上僭之火；沉香能升降诸气，上至天而下至泉，以导诸药为使也。然皆峻剂，非体实者不可轻投。

王隐君曰：痰证古今未详，方书虽有五饮、诸饮之异，而究莫知其为病之源。或头风作眩，目运耳鸣；或口眼蠕动，眉棱耳轮痛痒；或四肢游风肿硬，似疼非疼；或为齿颊痒痛，牙齿浮而痛痒；或暖气吞酸，心下嘈杂；或痛或哕；或咽嗌不利，咯之不出，咽之不下，其痰似墨，有如破絮桃胶蚬肉之状；或心下如停冰铁，心气冷痛；或梦寐奇怪之状；或足腕酸软，腰背骨节卒痛；或四肢筋骨疼痛，难以名状，并无常处，以致手臂麻痛，状若风湿；或脊上一条如线之寒起者；或浑身习习如卧芒刺者；或眼粘湿痒，口糜舌烂喉痹等证；或绕项结核，状若瘰疬；或胸腹间如有二气交纽，噎息烦闷，有如烟火上冲，头面烘热；热为失志癫痫；或中风瘫痪；或劳瘵荏苒之疾；或风毒脚气；或心下怔忡，如畏人捕；或喘嗽呕吐；或呕冷涎绿水黑汁，甚为肺痈肠毒，便脓挛跛。内外为病百端，皆痰所致，其状不同，难以尽述。盖津液既凝为痰，不复周润三焦，故口燥咽干，大便秘结，面如枯骨，毛发焦槁。妇人则因此月水不通。若能逐去败痰，自然服饵有效。余用滚痰丸以愈诸疾，不可胜数，特相传于世云。

本方加玄明粉一两，朱砂为衣，治同。

本方减大黄、黄芩各六两，加橘红、半夏各二两，甘草一两，竹沥、姜汁为丸，名“竹沥达痰丸”。治同。力稍和缓。

单用礞石一味，治如前法，名“夺命丹”。杨氏。薄荷自然汁，蜜调温服，治小儿急慢惊风，痰涎壅盛，药不得下，命在须臾。

牛黄丸

风痫惊痰

治风痫迷闷，涎潮抽掣。

风痫，或因母腹中受惊，或因大惊而得。盖小儿神气尚弱，惊则神不守舍，舍空则痰涎归之，以致痰迷心窍。或感风寒、暑湿，或饮食不节，逆于脏气，郁而生涎，闭塞诸经，厥而乃成。或数日一发，或一日数发，发则眩仆倒地，昏不知人，瘈疭抽掣，口目㖞邪，或随脏气作六畜之声。

胆星　全蝎去足，焙　蝉蜕二钱五分　牛黄　白附子　僵蚕洗，焙　防风　天麻钱半　麝香五分

煮枣肉和水银五分，细研，入药末为丸，荆芥姜汤下。

此手少阴、足太阴、厥阴药也。牛黄清心，解热开窍利痰；天麻、防风、南星、全蝎辛散之味，僵蚕、蝉蜕清化之品，白附头面之药，去头面之游风。皆能搜肝风而散痰结。麝香通窍，水银劫痰，引以姜、芥者，亦以逐风而行痰也。

按：牛黄丸之方颇多，互有异同，然大要在于搜风化痰，宁心通窍，多用冰、麝、牛、雄、金、珠、犀、珀。若中脏者宜之，如中腑中血脉者，反能引风入骨。此方药味颇简，故姑录之，以概其余也。

喻嘉言曰：牛黄丸与苏合丸异治。热阻关窍，宜牛黄丸；寒阻关窍，宜苏合丸。若手撒、口开、遗尿等死证，急用参、附峻补，间有生者。若牛黄、苏合，入口即毙。

辰砂散

风痰癫痫　《灵苑》

治风痰诸痫，癫狂心疾。

诸痫因惊恐忧怒，火盛于心，痰塞心窍。发时卒倒，搐掣叫吼，吐涎，食顷乃醒。身热脉浮，在表者，阳痫，属六腑，易治；身冷脉沉，在里者，阴痫，属五脏，难治。其实痰火与惊而已，癫狂亦出于此。

辰砂光明者，一两　乳香光莹者　枣仁五钱，炒

温酒调下，恣饮沉醉，听睡一二日勿动。万一惊寤不可复治。

此手少阴药也。辰砂镇心，泻心火，乳香入心，散瘀血，枣仁补肝胆而宁心。

本方加人参一两，蜜丸，弹丸大，名“宁志膏”。《本事》。每服一丸，薄荷汤下，治同。

白金丸

痰血迷心

治癫狂失心。

癫多喜笑，尚知畏惧，证属不足；狂多忿怒，人不能制，证属有余。此病多因惊忧，痰血塞于心窍所致。《难经》曰：诸阳为狂，诸阴为癫，喜属心，怒属肝，二经皆火有余之地也。

白矾三两　郁金七两

薄荷糊丸。

此手太阴药也。白矾酸咸，能软顽

痰；郁金苦辛，能去恶血。痰血去，则心窍开，而疾已矣。

青州白丸子

风痰

治风痰涌盛，呕吐涎沫，口眼㖞邪，手足瘫痪，小儿惊风，皆风痰壅塞经络。及痰盛泄泻。

肥人滑泄，多属之痰。脉滑责之痰，不食不肌责之痰。

白附子生用　南星生用，二两　半夏水浸，生衣，生用，七两　川乌去皮脐，生用，五钱

为末，绢袋盛之，水摆出粉，未尽，再摇再摆，以尽为度。贮瓷盆，日暴夜露，春五日，夏三，秋七，冬十日，晒干，糯米糊丸，如绿豆大，每服二十丸，姜汤下。瘫痪酒下，惊风薄荷汤下三五丸。

此足厥阴、太阴药也。痰之生也，由风由寒由湿，故用半夏、南星之辛温，以燥湿散寒；川乌、白附之辛热，以温经逐风。浸而暴之者，杀其毒也。

喻嘉言曰：此治风痰之上药也。然热痰迷窍者，非所宜施。

星香散

风痰

治中风痰盛，体肥不渴者。

胆星八钱　木香二钱

为末服，或加全蝎。

此足厥阴药也。南星燥痰之品，制以牛胆，以杀其毒，且胆有益肝胆之功；肝胆之经属风木。佐以木香，取其行气以利痰也；木香能疏肝气，和脾气。肥而不渴，宜燥可知，加全蝎者，以散肝风也。

中风体虚有痰者，宜四君子或六君子汤调下此散。

常山饮

劫痰截疟　《局方》

疟久不已者，用此截之。

疟初起不宜禁，禁则邪气未尽，变生他证。发久则可截之。

常山烧酒炒，二钱　草果煨　槟榔　知母　贝母一钱　乌梅二个

姜三片，枣一枚，半酒半水煎，露一宿，日未出时，面东空心温服。渣用酒浸煎，待疟将发时，先服。一方有良姜、甘草，无槟榔。一方加穿山甲、甘草。

此足少阴、太阴药也。古云“无痰不作疟”，常山引吐行水，祛老痰积饮；槟榔下气破积，能消食行痰；阴阳不和则疟作，阳胜则热，阴胜则寒。知母滋阴，能治阳明独胜之火；草果辛热，能治太阴独胜之寒；贝母清火散结，泻热除痰；乌梅酸敛涩收，生津退热。敛阴故退热。合为截疟之剂也。

赵以德曰：尝究《本草》知母、草果、常山、甘草、乌梅、槟榔、穿山甲，皆云治疟。集以成方者，为知母性寒，入足阳明，治独胜之热，使退就太阴；草果温燥，治足太阴独胜之寒，使退就阳明。二经和则无阴阳交错之变，是为君药；常山主寒热疟，吐胸中痰结，是为臣药；甘草和诸药，乌梅去痰，槟榔除痰癖，破滞气，是为佐药；穿山甲穴山而居，遇水而入，则是出入阴阳，贯穿经络于荣分，以破暑结之邪，为使药也。惟脾胃有郁痰者，用之收效。

李士材曰：常山生用多用则吐，与甘草同用，亦必吐。若酒浸炒透，但用钱许，每见奇功，未见其或吐也。世人泥于老人久病忌服之说，使良药见疑，沉疴难起，亦何愚耶？

李时珍曰：常山、蜀漆，劫痰截疟，

须在发散表邪，及提出阳分之后，用之得宜，得甘草则吐，得大黄则利，得乌梅、穿山甲则入肝，得小麦、竹叶则入心，得秫米、麻黄则入肺，得龙骨、附子则入肾，得草果、槟榔则入脾。盖无痰不作疟，一物之功，亦在驱逐痰水而已。蜀漆，常山苗也。日发为阳分，夜发为阴分。

截疟七宝饮

疟痰　《易简》

治实疟久发不止，寸口脉弦滑浮大者。脉弦为肝风，滑为痰，浮为在表，大为阳。若脉沉涩微细者禁用。不问鬼疟、食疟，并皆治之。

疟有经疟、脏疟、寒疟、风疟、温疟、暑疟、湿疟、痰疟、食疟、瘴疟、鬼疟之别。

常山酒炒　草果煨　槟榔　青皮　厚朴　陈皮　甘草

等分，用酒水各一钟，煎熟，丝棉盖之，露一宿，于当发之早，面东温服。

疟正发时，不可服药。经曰：工不能治其已发，为其气逆也。若正发而服药，反能助寒助热。

此足少阴、太阴药也。常山能吐老痰积饮，槟榔能下食积痰结，草果能消太阴膏粱之痰，陈皮利气，厚朴平胃，青皮伐肝。疟为肝邪。皆为温散行痰之品，加甘草入胃，佐常山以吐疟痰也。

《玉机微义》曰：上方乃温脾燥烈之药，盖作脾寒治也，用之亦效者。值病人阴阳相并，脾气郁结，浊液凝痰，闭塞中脘，因得燥热，亦以暂开，所以气通而疾止。若中气虚弱，内有郁火之人，复用燥热，愈劫愈虚，咎将谁执？

杨仁斋曰：疟有水、有血，惟水饮所以作寒热，惟瘀血所以增寒热，常山能逐水固也。若是血证，当加五灵脂、桃仁为佐，入生姜、蜜同煎。苟无行血之品，何以收十全之功耶？

《保命集》云：疟夜发者，乃邪气深远而入血分，为阴经有邪，宜加桃仁于桂枝麻黄汤中，发散血中之风寒。

按：疟昼发属气，夜发属血。

消导之剂

消者，散其积也，导者，行其气也。脾虚不能运，则气不流行，气不流行，则停滞而为积，或作泻痢，或成癥痞，以致饮食减少，五脏无所资禀，血气日以虚衰，因致危困者多矣，故必消而导之。轻则用和解之常剂，重必假峻下之汤丸。盖浊阴不降，则清阳不升，客垢不除，则真元不复，如戡定祸乱，然后可以致太平也。峻剂见《攻里门》，兹集缓攻、平治、消补兼施者，为消导之剂。

平胃散

利湿散满　《局方》

治脾有停湿，痰饮痞膈，宿食不消，满闷呕泻，及山岚瘴雾，不服水土。

土湿太过，木邪乘所不胜而侮之，脾虚不能健运，故有痰食留滞中焦，致生痞满诸证。胃寒则呕，湿盛则泻，岚瘴水土之病，亦由胃虚故感之也。

苍术泔浸，二钱　厚朴姜炒　陈皮去白　甘草炙，一钱

加姜、枣煎。伤食加神曲、麦芽或枳实，湿胜加五苓，痰多加半夏，脾倦不思食加参、芪，痞闷加枳壳、木香，大便秘加大黄、芒硝，小便赤涩加苓、泻，伤寒头痛加葱、豉取微汗。

此足太阴、阳明药也。苍术辛烈，燥湿而强脾；厚朴苦温，除湿而散满；苦降

能泻实满，辛温能散湿满。陈皮辛温，利气而行痰；甘草，中州主药，能补能和，蜜炙为使。泄中有补，务令湿土底于和平也。

本方加藿香、半夏，名“藿香平胃散”，又名“不换金正气散”，《局方》。治胃寒腹痛呕吐，及瘴疫湿疟。再加人参、茯苓、草果、生姜、乌梅，名“人参养胃汤”，治外感风寒，内伤生冷，夹食停痰，岚瘴瘟疫，或饮食伤脾，发为痎疟，老疟也。

本方合二陈，加藿香，名“除湿汤”。治伤湿腹痛，身重，足软，大便溏泻。

本方加藁本、枳壳、桔梗，名“和解散”。《局方》。治四时伤寒头痛，烦躁自汗，咳嗽吐利。

本方一两加桑白皮一两。名“对金饮子”。治脾胃受湿，腹胀身重，饮食不进，肢痠肤肿。

本方除苍术，加木香、草蔻、干姜、茯苓，名“厚朴温中汤”。治脾胃虚寒，心腹胀满，及秋冬客寒犯胃，时发疼痛。散以辛热，佐以苦甘，渗以甘淡，气温胃和，痛自止矣。

本方加麦芽、炒曲，名“加味平胃散”。治宿食不消，吞酸嗳臭。

枳术丸

健脾消食　洁古

消痞除痰，健脾进食。消痞除痰，消也；健脾进食，补也。

白术三两，土蒸　枳实一两，麸炒

为末，荷叶包，陈米饭煨干为丸。痞闷加陈皮，气滞加木香，伤食加麦芽、神曲。

此足太阴、阳明药也。李东垣曰：白术甘温，补脾胃之元气，其苦味除胃中湿热，利腰脐间血，过于枳实克化之药一倍；枳实苦寒，泄胃中痞闷，化胃中所伤，是先补其虚，而后化其伤，则不峻矣，荷叶中空色青，形仰象震，在人为少阳胆，生化之根蒂也。饮食入胃，营气上行，即少阳甲胆之气也。胃气、元气、谷气，甲胆上升之气一也。食药感此气化，胃气何由不上升乎？烧饭与白术协力滋养谷气，补令胃厚，不至再伤，其利广矣。

王安道曰：劳倦饮食，虽俱为内伤，然劳倦伤诚不足矣，饮食伤又当于不足之中分其有余。夫饥饿不饮食者，胃中空虚，此为不足而伤也。饮食自倍，肠胃乃伤者，此不足之中兼有余而伤也。惟其不足故补益，惟其有余故消导。亦有物滞气伤，消补兼行者；亦有物滞气不伤，但须消导者；亦有不须消导，但须补益者。枳术丸之类，虽曰消导，固有补益之意焉。若所滞之物，非枳术丸之力所能去者，备急丸、煮黄丸、瓜蒂散等，洁古、东垣亦未尝委之而勿用也。

本方作汤，名“枳术汤”。《金匮》。治水饮心下坚大如盘，边如旋盘。心下，上焦阳分也，属气分之水。

本方加半夏一两，名“半夏枳术丸”。治脾湿停痰及伤冷食。淋者加泽泻一两。

本方加橘皮一两，名“橘皮枳术丸”。治饮食不消，气滞痞闷。

本方加陈皮、半夏，名“橘半枳术丸”。健脾，消痞，化痰。

本方加木香一两，名“木香枳术丸”。治气滞痞满，木香平肝行气，使木不克土。再加砂仁，名“香砂枳术丸”。破滞气，消饮食，强脾胃。如加干姜五钱，名“木香干姜枳术丸”。兼治气寒。再加人参、陈皮，名“木香人参干姜枳术丸。”开胃进食。

本方加神曲、麦芽各一两，名“曲柏枳术丸”。治内伤饮食，或泄泻。

本方加酒炒黄连、黄芩、大黄、炒神曲、橘红各一两，名“三黄枳术丸”。治伤肉食湿面，辛热味厚之物，填塞闷乱不快。

本方加茯苓五钱，干姜七钱，名“消饮丸”。治停饮胸满呕逆。

保和丸

伤食伤饮

治食积饮停，腹痛泄泻，痞满吐酸，积滞恶食，食疟下痢。

伤于食饮，脾不运化，滞于肠胃，故有泄痢、食疟等证。伤而未甚，不欲攻以厉剂，惟以平和之品消而化之，故曰保和。

李东垣曰：伤饮者，无形之气也。宜发汗，利小便，以导其湿。伤食者，有形之物也，轻则消化，或损其谷，重者方可吐下。

《脉经》云：大肠有宿食，寒栗发热有时如疟，轻则消导，重则下之，当求之《伤寒门》。

山楂三两，去核，或云核亦有力　神曲炒　茯苓　半夏一两　陈皮　莱菔子微炒　连翘五钱

曲糊丸，麦芽汤下。或加麦芽入药亦可。

此足太阴、阳明药也。山楂酸温收缩之性，能消油腻腥膻之食；收缩故食消。神曲辛温蒸窨之物，窨，遏合切。能消酒食陈腐之积；菔子辛甘下气而制面，麦芽咸温消谷而软坚。坚积，坚痰。伤食必兼乎湿，茯苓补脾而渗湿，积久必郁为热，连翘散结而清热。半夏能温能燥，和胃而健脾，陈皮能降能升，调中而理气。此内伤而气未病者，但当消导，不须补益。大安丸加白术，则消补兼施也。

本方加白术、白芍，去半夏、菔子、连翘，蒸饼糊丸，名“小保和丸”。助脾进食。

本方加白术二两，名“大安丸”。或加人参，治饮食不消，气虚邪微。

本方加白术、香附、黄芩、黄连、厚朴、枳实，治积聚痞块。

本方合越鞠丸，扶脾开郁。

健脾丸

脾虚气弱

治脾虚气弱，饮食不消。

人参　白术土炒，二两　陈皮　麦芽炒，二两　山楂去核，两半　枳实三两

神曲糊丸，米饮下。

此足太阴、阳明药也。脾胃者，仓廪之官。胃虚则不能容受，故不嗜食。脾虚则不能运化，故有积滞。所以然者，由气虚也。参、术补气，陈皮利气，气运则脾健而胃强矣。山楂消肉食，麦芽消谷食，戊己不足，胃为戊土，脾为己土。故以二药助之使化。枳实力猛，能消积化痞，佐以参、术，则为功更捷，而又不致伤气也。夫脾胃受伤，则须补益；饮食难化，则宜消导。合斯二者，所以健脾也。

本方去山楂、麦芽，加茯苓、炙甘草，名“益气健脾丸”。治脾虚食少。

本方去山楂、麦芽、陈皮，加当归、芍药、芎䓖、麦冬、柏子仁，名“养荣健脾丸”。治脾阴不足，饮食不为肌肤。血充然后肉长。

本方去人参、枳实、麦芽，加香附、木香、半夏、茯苓、神曲、黄连、当归、芍药，一方无芍药。荷叶烧饭丸，名“理气健脾丸”。治脾胃虚弱，久泻久痢。

本方去人参、山楂、麦芽，加神曲、川芎、香附，曲糊丸。名“舒郁健脾丸”。治脾气郁滞，饮食不消。

本方去山楂、麦芽，加半夏、胆星、

蛤粉、茯苓，神曲糊丸，名“化痰健脾丸”。治内伤挟痰。

本方去人参、山楂、麦芽，加半夏、山栀、黄连，水丸，名“清火健脾丸”。治脾虚有火。

本方去人参、山楂、麦芽，加木香、槟榔、厚朴、半夏、甘草，名“和中健脾丸”。治胃虚饥不欲食。再加人参，名“妙应丸”。治胃虚不能食，脏腑或结或泻。

本方去山楂，加半夏、青皮、木香、砂仁、草蔻、干姜、炙甘草、茯苓、猪苓、泽泻，蒸饼丸，名“宽中进食丸”。东垣。补脾胃，进饮食。

枳实消痞丸

痞满　东垣

治心下虚痞，恶食懒倦，右关脉弦。

脾虚不运，故痞满恶食。脾主四肢，虚故懒倦。右关属脾，脉弦者，脾虚而木来侮之也。经曰；太阴所至为积饮痞膈，皆阴胜阳也。受病之脏，心与脾也。因而郁塞为痞者，火与湿也。盖心阳火也，主血；脾阴土也，主湿。凡伤其阳，则火拂郁而血凝；伤其阴，则土壅塞而湿聚。阴阳之分，施治之法，不可同也。

枳实麸炒　黄连姜汁炒，五钱　厚朴姜炒，四钱　半夏曲　麦芽炒　人参　白术土炒　茯苓三钱　甘草炙　干姜二钱

蒸饼，糊丸。

此足太阴、阳明药也。枳实苦酸，行气破血；脾无积血，心下不痞。黄连苦寒，泻热开郁，并消痞之君药。厚朴苦降，散湿满而化食厚肠；麦芽咸温，助胃气而软坚破结；半夏燥痰湿而和胃；干姜去恶血而通关；开五脏六腑，通四肢关节。皆所以散而泻之也。参、术、苓、草，甘温补脾，使气足脾运而痞自化，既以助散泻之力，又以固本，使不伤真气也。

《玉机微义》曰：此半夏泻心汤加减法也。内有枳术、四君、平胃等药，利湿消痞，补虚之剂也。

痞气丸

脾积　东垣

治脾积在于胃脘，大如盘，久不愈，令人四肢不收。或发黄疸，饮食不为肌肤。

《金匮》云：坚而不移者，名积，为脏病；推移不定者，名聚，为腑病。

按：痞病由阴伏阳蓄，气血不运而成。处心下，位中央，填塞痞满，皆土病也，与胀满有轻重之分，痞惟内觉满闷，胀满则外有胀急之形也。前人皆指误下所致，盖伤寒之病，由于误下，则里气虚，表邪乘虚入于心下，若杂病，亦有中气虚衰，不能运化精微而成痞者；有饮食痰积不能施化而成痞者；有湿热太甚上乘心下而成痞者。古方用黄连、黄芩、枳实之苦以泄之，厚朴、半夏、生姜之辛以散之，人参、白术之甘苦温以补之，茯苓、泽泻之淡以渗之。惟宜上下分消其气，果有内实之证，庶可略施疏导。世人苦于痞塞，喜用利药，暂时通快，药过滋甚，皆不察夫下多亡阴之意也。

黄连八钱　厚朴五钱　吴茱萸三钱　白术土炒　黄芩二钱　茵陈酒炒　干姜炮　砂仁钱半　人参　茯苓　泽泻一钱　川乌炮　川椒炒，五钱　桂　巴豆霜四分

蜜丸，灯草汤下。

此足太阴、阳明药也。黄连泻热燥湿，治痞君药；仲景治痞满，诸泻心汤皆用之。厚朴、砂仁，行气而散满；茵陈、苓、泻，利水以实脾；黄芩清肺而养阴；椒、萸燥脾而逐冷；姜、桂、川乌，补命

火以生脾土；而姜、桂又能去瘀生新。痞多血病，黄连、枳实皆血分药。巴豆能消有形积滞，为斩关夺门之将，藉之以为先驱。加参、术者，以补脾元，正气正旺，然后可以祛邪也。

洁古曰：养正积自除。

李东垣曰：痞满皆血证也，下多亡阴，谓脾胃水谷之阴亡也。心主血，心虚而邪陷于血之分，故致心下痞，宜理脾胃，以血药治之。若全用气药，则痞益甚，而复下之，气愈下降，必变为中满鼓胀矣。世有用气药治痞而不效者，盖未明此理也。

本方除吴茱萸、白术、茯苓、泽泻、茵陈、川椒、砂仁，加菖蒲、茯神、丹参、红豆，名“伏梁丸”。治心积起脐上至心下，大如臂，令人烦心。

本方除吴茱萸、砂仁、桂、术、黄芩、泽泻，加柴胡、莪术、皂角、昆布、甘草，名“肥气丸”。治肝积在左胁下，有头足，令人发咳，痎疟不已。

本方除吴茱萸、白术、砂仁、黄芩、茵陈、泽泻，加紫菀、桔梗、天冬、白蔻、陈皮、青皮、三棱，名“息贲丸”。淡姜汤下，治肺积在右胁下，令人洒淅寒热，咳喘发肺痈。秋冬黄连减半。

本方除吴茱萸、白术、砂仁、人参、干姜、川椒、黄芩、茵陈，加菖蒲、丁香、附子、苦楝、延胡索、独活、全蝎，名“贲豚丸”。淡盐汤下，治肾积发于小腹，上至心下，若豚状，上下无时，令人喘咳骨痿，及男子七疝，女子瘕聚带下。

此东垣五积方也。虽有破滞消坚之药，多藉人参之力赞助成功。经曰：大积大聚，其可犯也，衰其大半而止，过者死。

吴鹤皋曰：五积丸非东垣之方也。故《医方考》中皆不录。

葛花解酲汤

酒积

专治酒积。或呕吐，或泄泻痞塞，头痛，小便不利。

酒，大热有毒，又水之所酿成，故热而兼湿。湿热积于肠胃，故见诸症。

葛花　豆蔻　砂仁一钱　木香一分　青皮　陈皮　人参　白术炒　茯苓四分　神曲炒　干姜　猪苓　泽泻三分

此手足阳明药也。过饮无度，湿热之毒积于肠胃。葛花独入阳明，令湿热从肌肉而解。豆蔻、砂仁，皆辛散解酒，故以为君；神曲解酒而化食，木香、干姜调气而温中，青皮、陈皮除痰而疏滞，二苓、泽泻能驱湿热从小便出。乃内外分消之剂，饮多则中气伤，故又加参、术以补其气也。

人参补气，最能解酒。

李东垣曰：酒，大热有毒，无形之物也。伤之只当发汗，次利小便，上下分消其湿气。今人或用酒癥丸，大热之药下之，或用大黄、牵牛下之，是无形元气受伤，反损有形阴血，阴血愈虚，阳毒太旺，元气消亡，而虚损之病成矣。或曰：葛花解酒而发散，不如枳椇。枳椇，一名鸡距，一名木蜜，经霜黄赤而味甘。其叶入酒，酒化为水。门外植此木者，屋内酿酒多不佳。

鳖甲饮

疟母　严氏

治疟久不愈，腹中结块，名曰“疟母”。

疟久不愈为痎疟，多成癖于左胁之下，名曰疟母，乃肝之积也。疟属少阳胆经，胆与肝相表里，久疟属在血分，血亦肝所主也。当以鳖甲为君，随证虚实而施佐使之药。

鳖甲醋炙　白术土炒　黄芪　芎䓖　白芍酒炒　槟榔　草果面煨　厚朴　陈皮　甘草

等分，姜三片，枣一枚，乌梅少许煎。

此足少阳、厥阴、太阴药也。久疟必由脾虚，白术补脾气，黄芪补肺气。使气足脾运，方能磨积也。川芎补肝而行血中气滞，芍药助脾而散肝经火邪。二药并和厥阴，荣气荣血调则阴阳和矣。阴阳争，故发寒发热。槟榔下气而攻积，草果暖胃而祛寒，厚朴破血而散满，陈皮理气而消痰，甘草和中而补土，鳖甲咸平属阴，色青入肝，专能益阴补虚，消热散结，故为痎疟之君药也。

医方集解·六卷

收 涩 之 剂

滑则气脱，脱则散而不收，必得酸涩之药，敛其耗散，而后发者可返，脱者可收也。如汗出亡阳，精滑不禁，泄痢不止，大便不固，小便自遗，久嗽亡津，此气脱也。若亡血不已，崩中暴下，诸大吐衄，此血脱也。

《十剂》曰：涩可去脱，牡蛎、龙骨之属是也。气脱兼以气药，血脱兼以血药，亦兼气药。气者，血之帅也。阳脱者见鬼，阴脱者目盲，此神脱也。当补阳助阴，非涩剂所能收也。

赤石脂禹余粮汤

止利　仲景

治伤寒服汤药下利不止，心中痞硬，服泻心汤已，复以他药之下，利不止，医以理中与之，利益甚。理中者，理中焦。此利在下焦，赤石脂禹余粮汤主之。下焦主分别清浊。复利不止者，当利其小便。利小水，所以实大肠也。

赤石脂　禹余粮

等分，杵碎煎

此手阳明药也。涩可去脱，重可达下，石脂、余粮之涩以止脱。重以固下，甘以益气。

李先知曰：下焦有病，人难会，须用余粮赤石脂。

桃花汤

少阴下利　仲景

治少阴病，二三日至四五日，腹痛，小便不利，下利不止，便脓血者。

成氏曰：阳明下利，便脓血者，协热也。少阴下利，腹痛便脓血者，下焦不约而里寒也。凡下利便脓血，身冷脉小者，易治；身热脉大者，难治。

赤石脂一斤　干姜一两　粳米一升

此足少阴药也。李时珍曰：赤石脂之重涩，入下焦血分而固脱；干姜之辛温，暖下焦气分而补虚；粳米之甘温，佐石脂、干姜而润肠胃也。

朱丹溪曰：桃花汤主下焦血虚且寒，非干姜之温，石脂之重涩，不能止血，用粳米之甘以引入肠胃。

《准绳》曰：便脓血，热势下流也。成氏释为‘里寒’，非也。桃花汤虽用干姜，然分两最微；石脂、粳米居多，以调正气，涩滑脱；佐以干姜，用辛以散之之义。诸便脓血，皆传经之热邪也。

吴鹤皋曰：少阴肾水主禁固，二便为火所灼，克伐大肠庚金，故下利脓血。石脂寒能胜热，涩可收脱。用干姜者，假其辛热以从治；用粳米者，恐石脂性寒损胃也。聊摄之明，而犹昧此，况其下乎？成无已，聊摄人。

程郊倩曰：此证终是火衰不能生土，未可指为传经之热邪也。不知此而漫云渗泄，肾防一彻，前后泄利，而阳神陷矣。

昂按：成氏生于千载之后，而能昌明仲景之书，使后学有所循入，其功非小。奈何后起之士，动辄非之，成氏之死已久，安能起而辨其是非乎？如此证成氏以为寒，而王肯堂、吴鹤皋皆以为热，窃谓便脓血者，固多属热，然岂无下焦虚寒，肠胃不固，而亦便脓血者乎？若以此为传经热邪，仲景当用寒剂以散其热，而反用石脂固涩之药，使热闭于内而不得泄，岂非关门养盗，自贻伊戚也耶？观仲景之治协热利，如甘草泻心、生姜泻心、白头翁等汤，皆用芩、连、黄柏，而治下焦虚寒下利者，用赤石脂禹余粮汤，比类以观，斯可见矣。此证乃因虚以见寒，非大寒者，故不必用热药，唯用甘辛温之剂以镇固之耳。《本草》言"石脂性温，能益气，调中，固下"，未闻寒能损胃也。若《准绳》则执"凡传经者皆属热邪"一语，遂以为热耳。程郊倩每以直中为寒邪，传经为热邪，古今相传，二语觉未尽然，不为无见。若学未深造，而轻议古人，多见其不知量也矣。

诃子散

泄泻脱肛　东垣

治虚寒泄泻，米谷不化，肠鸣腹痛，脱肛及作脓血，日夜无度。

御米壳去蒂，蜜炒，五分　诃子煨，去核，七分　干姜炮，六分　橘红五分

右末，空心服。

此手、足阳明药也。御米壳酸涩微寒，固肾涩肠；诃子酸涩苦温，收脱住泻；炮姜辛热，能逐冷补阳；陈皮辛温，能升阳调气，以固气脱，亦可收形脱也。

泄泻为气脱，脱肛为形脱。

河间诃子散：诃子一两，半生半煨，木香五钱，甘草一钱，黄连三钱，为末，每服二钱，用白术芍药汤调下，治泻久腹痛渐已，泻下渐少，以此止之。如不止，加厚朴一两，竭其余邪。

木香、黄连，香连丸也。行气清火，止痢厚肠。甘草、芍药，甘芍汤也。甘缓酸收，和中止痛。加诃子涩以收脱，加白术补以强脾，厚朴除湿散满，平胃调中，故更藉之以去余邪也。

真人养脏汤

泻痢脱肛　谦甫

治泻痢日久，赤白已尽，虚寒脱肛。

肛门为大肠之使，大肠受热受寒，皆能脱肛。大肠者，传导之官；肾者，作强之官。酒色过度，则肾虚而泻母气，肺因以虚，大肠气无所主，故脱肛。小儿血气未壮，老人血气已衰，皆易脱肛。

亦治下痢赤白，脐腹痛，日夜无度。

罂粟壳去蒂，蜜炙，三两六钱　诃子面裹煨，一两三钱　肉豆寇面裹煨，五钱　木香二两四钱　肉桂八钱　人参　白术炒　当归六钱　白芍炒，一两六钱　生甘草一两八钱

每服四钱，脏寒甚加附子，一方无当归。

此手足阳明药也。脱肛由于虚寒，故用参、术、甘草以补其虚；肉桂、肉寇以祛其寒；木香温以调气；当归润以和血；芍药酸以收敛；诃子、罂壳则涩以止脱也。

此虚寒脱肛之剂，宜大补元气，或加芎、归调血，及升、柴以升提之，又有气热血热而肛反挺出者，宜用芩、连、槐、柏或四物加升麻、柴胡、秦艽、防风之类。

附：丹溪脱肛方：人参、黄芪、当归、川芎、升麻。此治气血两虚而脱肛者。

当归六黄汤

血汗

治阴虚有火，盗汗发热。

心之所藏于内者为血，发于外者为汗，汗乃心之液也。五脏六腑，表里之阳，皆心主之以行其变化。随其阳气所在之处而生津，亦随其火扰所在之处泄而为汗，是汗尽由心出也。醒而出汗曰自汗，属阳虚；睡而出汗曰盗汗，属阴虚。汗者心之阳，寝者肾之阴，阴虚睡熟，卫外之阳，乘虚陷入阴中，表液失其固卫，故濈濈然汗出，觉则阳气复而汗止矣。因热邪乘阴虚而出者，汗必热；因寒邪乘阳虚而出者，汗必冷；有火者谓有面赤、口干、唇燥、便赤、音重、脉数诸证。凡伤风、伤湿、中暑、风温、柔痉、气虚、血虚、脾虚、胃热、亡阳、痰饮、惊怖、劳役、房室、痈疡、产褥等证，皆能令人出汗。经又云：饮食饱甚，汗出于胃；惊而夺精，汗出于心；持重远行，汗出于肾；疾走恐惧，汗出于肝；摇体劳苦，汗出于脾。凡头汗，左颧属肝，右颧属肺，鼻属脾，颈属肾，额属心。津液自胃腑旁达于外，为手足汗，有胃热、胃寒二证，自汗亦有属实者，故外感初证多自汗。

当归　生地黄　熟地黄　黄芩　黄柏　黄连等分　黄芪倍加

此手足少阴药也。盗汗由于阴虚。当归、二地所以滋阴；汗由火扰，黄芩、柏、连所以泻火；湿无热不作汗，湿得热蒸则令人汗出。汗由腠理不固，倍用黄芪，所以固表。

李时珍曰：当归六黄汤，加麻黄根，治盗汗甚捷，盖其性能行周身肌表，引诸药至卫分而固腠理也。

按：此盗汗与伤寒盗汗不同，伤寒盗汗，邪在半表半里，故以和表为主，古法小柴胡加桂主之。此属阴虚，故以补阴为主。

李士材曰：阴虚则元气有降而无升，而复用此苦寒肃杀之剂，得无犯虚虚之戒乎！唯火实气强者宜之，不然，苦寒损胃，祸弥深耳。

《准绳》曰：阴虚阳必凑，故发热盗汗，当归六黄汤，加地骨皮；阳虚阴必乘，故发厥自汗，黄芪建中汤，甚者加附子，或芪附汤；有湿热合邪汗出不休，以风药胜其湿，甘药泄其热，羌活胜湿汤；有痰证冷汗自出，宜理气降痰，痰去则汗自止；有用固涩药汗愈不收，止可理心血；汗乃心之液，心失所养，不能摄血，故溢而为汗，宜大补黄芪汤，加酸枣仁，有微热者更加石斛，下灵砂丹。

王诲藏曰：晋郎中童子盗汗七年，诸药不效，予与凉膈散、三黄丸，三日病已。盖肾主五液，化为五湿，肾水上行，乘心之虚，心火上炎而入肺，欺其不胜，皮毛以是而开；为汗出也。先以凉膈散泻胸中相火，次以三黄丸泻心火以助阴，则肾水还本脏，玄腑闭而汗自止矣。玄腑，汗孔也。

附：扑汗法：白术、藁本、川芎各二钱半，半粉两半，为末，绢袋盛，周身扑之，治汗出不止。

又方：龙骨、牡蛎、糯米等分，为末扑之。

牡蛎散

阳虚自汗

治阳虚自汗

牡蛎煅研　黄芪　麻黄根一钱　浮小麦百粒

煎服。

此手太阴、少阴药也。陈来章曰：汗为心之液，心有火则汗不止，牡蛎、浮小麦之咸凉，去烦热而止汗；阳为阴之卫，阳气虚则卫不固，黄芪、麻黄根之甘温，走肌表而固卫。

柏子仁丸

阴虚盗汗

治阴虚盗汗。

柏子仁炒，研去油，二两　人参　白术　半夏　五味子　牡蛎　麻黄根一两　麦麸五钱。

枣肉丸，米饮下五十丸，日三服。

此手足太阴，少阴药也，陈来章曰：心血虚则睡而汗出，柏子仁之甘、辛、平，养心宁神为君；牡蛎、麦麸之咸凉，静躁收脱为臣；五味酸敛涩收，半夏和胃燥湿为佐；湿能作汗。麻黄根专走肌表，引人参、白术以固卫气为使。

茯菟丹

遗精白浊　《局方》

治遗精白浊及强中消渴。

心肾为水火之脏，法天施地生之道，心神伤则火动，火动不已，则肾水受伤。肾主藏精，所受五脏六腑输至之精，皆不得藏而时下矣，故为遗精梦泄。

戴氏曰：遗精有用心过度，心不摄肾，以至失精者；有因思色欲不遂，致精失位，输泄而出者；有色欲太过，滑泄不禁者；亦有年壮气盛，久无色欲，精满而泄者。赤浊属血，由心、小肠属火也；白浊属气，由肺、大肠属金也。又曰：赤浊为心虚有热，因思虑而得；白浊由肾虚有寒，由嗜欲而得。渴证下消者名强中，肾水亏，心亏亢也。

菟丝子十两　五味子八两　石莲肉　白茯苓三两　山药六两

将菟丝用酒浸，浸过余酒煮山药糊为丸，漏精盐汤下，赤浊灯心汤下，白浊茯苓汤下，消渴米饮下。

此手足少阴药也。菟丝辛甘和平，强阴益阳，能治精寒遗泄；五味滋肾生津，石莲清心止浊；山药健脾利湿。皆涩精固气之品也。茯苓能通心气于肾，利小便而不走气，取其淡渗于补正中能泄肾邪也。

治浊固本丸

赤白浊

治胃中湿热，渗入膀胱，下浊不止。

淋病在溺窍，属肝胆部。浊病在精窍，属肾膀胱部。或由湿热，或由虚寒，大抵热者多而寒者少。赤属血，白属气。或由败精瘀血壅塞窍道，痛涩异常，非是热淋，不可用淋药治。

莲须　黄连炒，二两　黄柏　益智仁　砂仁　半夏姜制　茯苓一两　猪苓二两　甘草炙，三两。

此足少阴、太阳、太阴药也。精浊多由湿热与痰。黄连泻心火，黄柏泻肾火，所以清热。二苓所以利湿，半夏所以除痰。湿热多由于郁滞，砂仁、益智辛温利气，又能固肾强脾，既以散留滞之气，且少济连柏之寒。甘草利中而补土，惟莲须之涩，则所以固其脱也。

朱丹溪曰：《巢氏原病候论》曰：白浊者，由劳伤肾，肾气虚冷故也。历代宗其说，不惟白浊之理不明，所治之法亦误。不思《内经》本无白浊之名，惟言'少阴在泉客胜，溲便变。少阳在泉客胜，则溲白。'又言'思想无穷，入房太甚，发为白淫'，与脾移热于肾出白，二者皆随溲而下，夫非白浊之源乎。《原病式》因举《内经》谓'诸病水液浑浊，皆属于热"，言'天气热则水浑浊，寒则清洁'，可谓发圣人之旨，以正千载之误矣。予尝闻先生论赤白浊多因湿热下流膀胱而成，即《灵枢》所谓'中气不足，溲便为之变'是也。必先补中气使升举之，而后分其脏腑气血、赤白虚实以治。与夫其他邪热所伤者，固在泻热补虚，设肾气虚甚，或火热亢极者，则不宜过用寒凉之剂，必以反佐，治之在权衡轻重而已矣。

叶氏曰：遗滑多作肾虚，补涩之而罔效，不知此因脾胃湿热所乘，饮酒厚味痰火之人，多有此疾。肾虽藏精，其精本于脾胃，饮食生化而输于肾，若脾胃受伤，湿热内郁，使中气淆而不清，则所输皆浊气，邪火扰动，水不得而安静，故令遗滑也。

水陆二仙丹

滑浊

治遗精、白浊。

精与浊所出之窍不同。便浊即是膏淋，肝胆之火也。精浊乃精气滑出，不便亦然，此肾水不足，淫火熏蒸，故精离其位也。

金樱膏取半黄者熬膏一斤，熟则全甘而失涩味　芡实一斤，蒸为粉。

和丸，盐酒下。

此足少阴药也。金樱、芡实，甘能益精，润能滋阴，涩能止脱。一生于水，一生于山，故名水陆二仙丹。

金锁固精丸

滑精

治精滑不禁。

精滑者，火炎上而水趋下，心肾不交也。

沙苑蒺藜炒　芡实蒸　莲须二两　龙骨酥炙　牡蛎盐水煮一日一夜，煅粉，一两

莲子粉糊为丸，盐汤下。

此足少阴药也。蒺藜补肾益精，莲子交通心肾，牡蛎清热补水，芡实固肾补脾，合之莲须龙骨，皆涩精秘气之品，以止滑脱也。

治遗精大法有五：心神浮越者，辰砂、磁石、龙骨之类镇之；痰饮迷心者，猪苓丸之类导之；思想伤阴者，洁古珍珠粉丸黄柏、蛤粉等分滋阴降火；思想伤阳者，谦甫鹿茸、苁蓉、菟丝等补阳；阴阳俱虚者，丹溪作心虚治，用珍珠粉丸、定志丸补之。

附：《本事》猪苓丸：猪苓末二两，先将一半炒半夏，令黄，取半夏为末，糊丸，更用猪苓末一半同炒，微裂，砂瓯养之，申、未间空心酒盐汤任下。释曰：半夏有利性，猪苓导水，盖肾闭导气使通之意也。定志丸见《目门》。

人参樗皮散

脏毒久痢

治脏毒挟热下血，久痢脓血不止。挟热者，谓挟客热及饮酒煎炙之热也。久痢不止，气虚也。

人参　樗根白皮东引者去粗皮，醋炙

等分为末，米饮或酒调下。

此手足阳明药也。人参之甘以补其气，樗皮之苦以燥其湿，寒以解其热，涩以收其脱，使虚者补而陷者升，亦劫剂也。初起勿用。

桑螵蛸散

便数　寇氏

治小便数而欠。

数，便频也。欠，便短也。溺虽出于膀胱，然泌别者，小肠也。小肠虚则便数，小肠热则便短。

能安神魂，补心气，疗健忘。

人参　茯苓一用茯神　远志　石菖蒲盐炒　桑螵蛸盐水炒　龙骨煅　龟板酥炙，一方用鳖甲，醋炙　当归

等分为末，临卧服二钱，人参汤下。

此足少阴、手足太阴药也。虚则便数，故以螵蛸龙骨固之；螵蛸补肾，龙骨涩精。热则便欠，故以当归、龟板滋之。

人参补心气，菖蒲开心窍，茯苓能通心气于肾，远志能通肾气于心，并能清心解热。心者，小肠之合也。心补则小肠不虚，心清则小肠不热矣。

杀虫之剂

关尹子曰：人之一身，内包蛲、蛔，外蒸虮虱，万物有依人身以为生者，是吾身一小天地也。蛲、蛔为人所当有之虫，倘寒侵火迫，则不安其位，亦能为病。若饮食不慎，气血虚衰，又能变生诸虫，不可名状。如发癥、鳖瘕、劳瘵、传尸之类，至于杀身灭门。虫之为患，若斯其酷也，是以先贤以法杀之。苟人不能杀虫，则虫必且杀人矣。

乌梅丸

蛔厥　仲景

治伤寒厥阴证，寒厥吐蛔。

伤寒脏厥者死。脏厥者脉微而厥，至七八日，肤冷发躁，无暂安时也。蛔厥者，蛔上入膈则烦，须臾复止，得食则呕而又烦，蛔闻食臭复出也。此为脏寒，当自吐蛔，与乌梅丸温脏安蛔。

亦治胃腑发咳，咳而呕，呕甚则长虫出，亦主久痢。

乌梅三百个　细辛　桂枝　人参　附子炮　黄柏六两　黄连一斤　干姜十两　川椒去汁　当归四两

苦酒醋也浸乌梅一宿，去核，蒸熟和药蜜丸。

此足阴明、厥阴药也。蛔得酸则伏，故以乌梅之酸伏之；蛔得苦则安，故以连、柏之苦安之；蛔因寒而动，故以桂、附、姜、椒温其中脏，而以细辛、当归润其肾肝，人参用以助脾，乌梅兼以敛肺。

吐蛔，为胃寒之故，则成蛔厥，宜理中汤，加炒川椒五粒，槟榔五分，吞乌梅丸。

程郊倩曰：乌梅丸于辛酸入肝药中，微加苦寒，纳上逆之阳邪而顺之使下也，名曰安蛔，实是安胃。故并主久痢，见阴阳不相顺接而下利之证，皆可以此方括之也。

经曰：凡阴阳下相顺接，便为厥。

方时行曰：经曰：手之三阴，从腹走手；手之三阳，从手走头；足之三阳，从头走足，足之三阴，从足走腹。是三阴三阳俱相接于手足者也。阳气内陷，不与阴气相顺接，故手足逆冷也。

集效丸

虫痛　《三因》

治虫啮腹痛，作止有时，或耕起来往。

腹痛有作止者，虫啮则痛，不啮则止也。气耕往来者，虫不安于胃也。

大黄炒、两半　鹤虱炒　槟榔　诃子皮　芜荑炒　木香　干姜炒　附子七钱五分

蜜丸，食前乌梅汤下，妇人醋汤下。

此手足阳明药也。虫喜温恶酸而畏苦，故用姜、附之热以温之，乌梅、诃皮之酸以伏之，大黄、槟榔、芜荑、鹤虱之苦以杀之，木香辛温以顺其气也。

雄槟丸

虫痛

治腹痛胃痛，干痛有时。

干痛者，不吐不泻而但痛也，有时者，淡食而饥则痛，厚味而饱则否，此为虫也。

雄黄　槟榔　白矾

等分，饭丸，每五分，食远服。

此手足阳明药也。雄黄之辛毒，槟榔之苦降，白矾之酸涩，皆杀虫之品也，故

合用以治之。

化虫丸

肠胃诸虫

治肠胃诸虫为患。

肠胃之中，无物不容，所以变生诸虫者，缘正气虚衰，或误食生虫之物，或湿热蒸郁而成，亦犹‘物必先腐而后虫生’之义也。

鹤虱　胡粉炒　苦楝根东引未出土者　槟榔一两　芜荑　使君子五钱　枯矾二钱五分

为末，酒煮面糊作丸，量人大小服之。一岁儿可五分。

此手足阳明药也。数药皆杀之品也，单用尚可治之，类萃为丸，而虫焉有不死者乎？

吴鹤皋曰：古方杀虫，如雷丸、贯众、干漆、蜡尘、百部、铅灰之类，皆其所当用者也。有加附子、干姜者，壮正气也。加苦参、黄连者，虫得苦而伏也。加乌梅、诃子者，虫得酸而软也。加藜芦、瓜蒂者，欲其带虫吐出也。加芫花、黑丑者，欲其带虫泻下也。用雄黄、川椒、蛇床、樟脑、水银、槟榔者，治疮疥之虫也。用胡桐泪、莨菪子、韭子、蟾酥者，治龋齿之虫也。用川槿皮、海桐皮者，治风癣之虫也。用青葙子、复盆叶者，治九窍䘌蚀之虫也。用败鼓心、桃符板、虎粪骨、死人枕、獭爪、鹳骨者，驱劳瘵之虫也。

使君子丸

虫积

治蛊胀腹痛，及食劳发黄，喜食茶米炭土等物。

饮食停滞，湿热蒸郁，则生诸虫，至胀满啮痛，或发黄身肿，喜食生米、茶叶、土炭者，虫之所嗜也。

使君子去壳，二两　南星姜制　槟榔一两

右药合炒，如喜食生米，用麦芽一斤炒，喜食茶叶，用茶叶炒，喜食炭土，用炭土炒，取药为末，蜜丸，每晨砂糖水下。

此手足阳明药也。使君子之甘，南星之毒，槟榔之苦，皆能杀虫，炒以诸物，因其所嗜，引以砂糖，诱之以甘也。

獭肝丸

传尸劳虫　《肘后》

治鬼疰传尸劳瘵。

此五疰之一，其证使人寒热，沉沉默默，不知所苦，而无处不恶，死后传人，乃至灭门。

獭肝一具，须从獭身取下，不尔多伪

阴干为末，水服三钱，日三次。

此三阴药也。吴鹤皋曰：獭肝治鬼疰，此何以故？凡物恶人而僻处，昼伏而夜出者，皆阴类也。故假之以治阴疾。独用其肝者，肝为厥阴，藏魂之脏也。

昂按：物之恶之僻处，昼伏夜出者，狐鼠皆然，不独獭也。本草云：诸肝皆有叶数，唯獭肝一月一叶，其间又有退叶，独异于他兽，此其所以能治鬼证也欤。

消渴杀虫方

消渴有虫　《夷坚志》

治消渴有虫。

苦楝根

取新白皮一握，切焙，入麝香少许，煎，空心服。虽困顿不妨，取下虫三四条，类蛔而色红，其渴乃止。

此阳明药也。消渴一证，有虫耗其精液而成者，盖饮醇食炙，积成胃热，湿热生虫，理固有之。临病宜谛审也。

明目之剂

目之在人，特五官之一耳，而古人立有专科，盖以余窍各主一脏，或兼二脏。目虽为肝窍，而五脏六腑之精气，皆上注于目而为之精。精之窠为眼，骨之精为瞳子，筋之精为黑眼，血之精为络，气之精为白眼，肉之精为约束裹撷，筋骨气血之精，而与脉并为系，上属于脑，后出于项中，此则眼具五脏六腑也。故其证多而方亦广。兹集限于篇章，故略录专治目疾者数方，以备采用。其疏风、燥湿、泻火、养血之剂，可以通用者，则散见于各门。

目有五轮，白精为气轮，属肺金，故独坚；青睛为风轮，属肝木，内包膏汁，涵养瞳神；目角大小眦为血轮，大眦属心君火，大眦赤者为实火，小眦属心包相火，小眦赤者为虚火；两睥为肉轮，属脾土，土藏万物，故包四轮。

开、动为阳为应用，闭、静为阴则睡矣。目有中神膏，此由胆中渗润精汁积而成者，能涵养瞳神。有神水先天真气所化，润泽之水也。有神光原于命门，通于胆，发于心，是火之用也。有真血，肝中升运，滋目经络之血也。有真气，目之经络中往来，生用之气，先天之元气阳也。有真精，先后天元所化精汁，起于胃，施于胆而及瞳神也。

目有坚壳数重，真血滋神水，神水包神膏，膏中一点青莹，乃胆肾所聚之精华，惟此一点，鉴照万物，空阔无穷，为水轮，属肾水。人之邪正、寿夭、贵贱、皆可验目而得之，岂非人身之至宝乎。

滋阴地黄丸

滋阴升阳　一名熟地黄丸　东垣

治血弱气虚，不能养心，心火旺盛，肝木自实，瞳子散大，视物不清。

肝为心母，子能令母实，故心火旺则肝木自实。肝主风，心主火，瞳子散大，乃风火摇动之征也。水不能制火，则清和之气乖乱，而精液随之走散矣。精液走则光华失，故视物不清也。

《纲目》曰：心脉侠目系，肝脉连目系，手足少阳之脉络于目外小眦，风热从此道上攻头目，致偏头痛肿，瞳子散大，视物昏花，血虚阴弱故也。宜凉血养血，收火散火而除风热。

熟地黄一两　生地黄一方两半，一方七钱半　柴胡八钱　黄芩酒炒　当归酒洗五钱　天门冬　地骨皮　五味子　黄连酒炒，三钱　人参　甘草炙　枳壳麸炒，二钱

蜜丸，茶清下，日二服，忌食辛热之物助火，寒冷之物损胃，使药不上行。

此手足少阴、足厥阴、少阳药也。熟地、当归养血，生地、地骨凉血，黄芩泻肺火，黄连泻肝火，天冬清肺而滋肾，柴胡散肝而升阳，五味收耗而敛散，人参、甘草以益气补中，枳壳以利气行滞也。

《本草》云：枳实、枳壳，皆能明目，故目疾方多用之。

加减驻景丸

补肝肾　《易简》

治肝肾气虚，两目昏暗。

目为肝窍，瞳子神光属肾，故肝肾虚则目昏暗也。

枸杞子　五味子　车前子炒，二两　楮实　川椒炒，一两　熟地黄　当归五两　菟丝子八两，酒浸

蜜丸，酒下。

本方除当归、五味、楮实、川椒，名“驻景丸”，治同。

此足少阴、厥阴药也。熟地、枸杞补肝滋肾，菟丝、楮实益精强阴，五味敛耗

散而助金水，五味子，酸咸居多，能敛肺金，滋肾水，收瞳人散大。当归和气血而益肝脾，肝藏血，脾统血，目得血而能视。川椒补火以逐下焦虚寒，车前利水而泻肝肾邪热也。

车前子清肝明目，利小便而不走气，得此泻邪，则补药更为得力。

张子和曰：目赤肿，是厥阴肝经风热，利小便能去肝经风热。

定志丸

不能远视　《局方》

治目不能远视能近视者。

王海藏曰：目能近视，责其有水；不能远视，责其无火，法宜补心。

常服益心强志，能疗健忘。

远志　菖蒲二两　人参　茯苓一两

蜜丸，朱砂为衣。张子和方无菖蒲，加茯神、柏子仁、酸枣仁，亦名“定志丸”，酒糊丸，姜汤下，安魂定惊。

此手少阴药也。人参补心气，菖薄开心窍，茯苓能交心气于肾，远志能通肾气于心，朱砂色赤，清肝镇心，心属离火，火旺则光能及远也。

地芝丸

不能近视　东垣

治目能远视，不能近视。

王海藏曰：目能远视，责其有火，不能近视，责其无水，法当补肾。

生地黄焙　天冬四两　枳壳炒　甘菊花去蒂，二两

蜜丸，茶清或酒下。用茶者，欲火热之下降；用酒者，欲药力之上行。

此足少阴药也。生地凉血生血，天冬润肺滋肾，枳壳宽肠去滞，甘菊降火除风。

人参益胃汤

内障

治劳役饮食不节，内障目病。

内障者，睛里昏暗，与不病之眼无异。唯瞳人内有隐隐青白者。

李东垣曰：五脏六腑之精气皆禀受于脾胃，而上贯于目。脾者，诸阴之首也，目者，血气之宗也，故脾虚则五脏六腑之精气皆失所司，不能归明于目矣。心者，君火也，主神，宜静而安，相火代行其令。相火者，包络也，主百脉，皆荣于目。既劳役运动，势乃妄行，及因邪气所并，则损其血脉，故诸病生焉。医者不理脾胃，及养血安神，治标不治本，不明至理也。

黄芪　人参一两　甘草炙，八钱　白芍药炒　黄柏酒炒四次，三钱　蔓荆子二钱

每四钱，日二服。

本方加升麻、葛根，名“益气聪明汤”。别见《补门》。

此足太阴、阳明药也。参、芪、甘草大补中气，以强脾胃；蔓荆升清阳而通九窍；白芍入厥阴而和荣血；目得血而能视。黄柏除湿热而滋肾水。肾水足则目明。使精气足而清阳升，则脏腑和而障翳退矣。

娄全善曰：治目不明，气虚而未脱，可于参、芪中微加连、柏。若气已脱，连、柏等凉药不可施矣。

清风养血汤

阳证赤肿

治目赤肿痛。

风热伤血则赤，风热作实则肿，风热攻注则痛。目外向面者为外眦，在内近鼻者为内眦，上为外眦，下为内眦。目痛赤脉从上下者，为太阴证，宜温之散之，从

下上者，为阳明证，宜寒之下之。从外走内者，为少阳证，宜和解之。

荆芥 蔓荆子 菊花 白芷 麻黄 防风 桃仁去皮尖 红花酒炒 川芎五分 当归酒洗 白芍酒炒 草决明 石决明 甘草一钱

此足太阳、厥阴药也。荆芥、防风、麻黄、白芷、甘菊、蔓荆，轻浮上升，并能消风散热；桃仁、红花、川芎、归、芍，辛散酸收，并能养血去瘀；两决明皆除肝经风热，专治目疾。瘀去血活则肿消，风散热除则痛止。又目为肝窍，搜风养血，皆以和肝，加甘草者，亦以缓肝而止痛也。

《保命集》云：目病在腑则为表，当除风散热。在脏则为里，当养血安神。暴发者为表易疗，久病者在里难治。

洗肝散

风毒赤肿 《局方》

治风毒上攻，暴作赤肿，目痛难开，隐涩眵泪。

凡目赤者，或六腑秘。脉实有力者，为有里证，宜微利之，泻青丸、洗肝散之类是也。眵，音鸱，眼脂。

薄荷 羌活 防风 当归 川芎 栀子 大黄 炙甘草

等分为末，每服二钱。无里证者，除栀子、大黄。

此足厥阴、阳明药也。肝属木而主目，木喜条达，风热郁于内，故用薄荷、羌、防以升之散之；肝藏血，故用当归、川芎以和之养之；大黄泻胃火而通燥结；栀子降心火而利小便；二便利则热毒下降而赤肿消。甘草缓肝气而和中州。

补肝散

肝虚目痛 《局方》

治肝虚目痛，筋脉疼痛，冷泪不止，羞明怕日，及夜则痛甚，点苦寒之药反剧。目白珠属阳，白珠痛者，则昼甚；黑珠属阴，黑珠痛者，则夜甚。

夏枯草五钱 香附一两

每服五钱，腊茶下。

丹溪方：夏枯草、香附各二两，加甘草五钱。

此足厥阴药也。夏枯草遇夏至阴生则枯，盖禀纯阳之气，有补养厥阴血脉之功。夜痛及用苦寒药反甚者，夜与寒皆阴也，夏枯草能治之者，阳胜阴也。香附行气散肝，和中解郁，推陈致新，故用以为佐。

拨云退翳丸

风热障翳 皇统间医官刘昌世传

治风热障翳。

翳膜有气、血、虚、实，或挟痰挟湿，阴虚火动，七情六淫，种种不同。

当归两半 川芎 地骨皮 白蒺藜 密蒙花 甘菊花 羌活 荆芥 木贼一两 天花粉 蔓荆子 薄荷 枳实 甘草炙，五钱 川椒七钱五分 黄连 蛇蜕 蝉蜕三钱

蜜丸，每两作十丸，每服一丸，日三。翳者，米泔下；睛暗，当归汤下；内障，木香汤下。

此足太阳、厥阴药也。羌活、荆芥、蔓荆、薄荷，以升阳散风；当归、川芎，以和肝养血；黄连、地骨、花粉清火热；枳实破滞气；川椒温下焦；木贼、蛇蜕、蝉蜕以退翳；密蒙、蒺藜、甘菊，目家专药，以润肝补肾，泻火清金；炙草补中以和诸药也。

石膏羌活散

一切目疾 《宣明》

治久患双目不明，远年近日，内外气

障风昏，拳毛倒睫，一切目疾。

羌活　荆芥　白芷　藁本　细辛　川芎　苍术　甘菊　密蒙花　菜子　麻子　木贼　黄芩　石膏　甘草

等分，为末，每服一二钱。食后临卧，蜜水调下。或茶清、米泔亦得。

此足太阳、阳明、厥阴药也。原文曰：羌活治脑热头风，藁本治正偏头痛，白芷清头目，川芎疗头风，荆芥治目中生疮，蜜蒙治羞明怕日，苍术明目暖水脏，木贼退障翳，麻子起拳毛，细辛、菜子起倒睫，黄芩、石膏洗心退热，甘菊降火除风，甘草调和诸药。

防风饮子

倒睫拳毛

治倒睫拳毛。

倒睫拳毛，由目急皮缩之故也。盖伏热内攻，阴气外行，当去其内热并火邪，使眼皮缓则毛立出。

黄连炒　甘草炙　人参一钱　当归钱半　葛根　防风五分　细辛　蔓荆子三分

食后服，避风寒湿热。

此足太阴、阳明药也。参、甘以补其气，归身以濡其血，黄连以清其火，防、葛以散风热，细辛入少阴而润肾，蔓荆走头面而升阳。

本方除人参、当归、黄连，加黄芪，名“神效明目汤”，东垣。治前证兼赤烂昏痛，冷泪多眵。

又法：摘去拳毛，以虱血点数次即愈。

羊肝丸

内障《类苑》

治目疾内障。

倪仲贤曰：经曰：心者，五脏之专精，目者其窍也，又为肝窍。肾主骨，骨之精为神水，故肝木不平，内挟心火，为势妄行。火炎不制，神水受伤，上为内障，此五脏病也。诸脉皆属于目，相火者，心包络也，主百脉，上荣于目。火盛则百脉沸腾，上为内障，此虚阳病也。膀胱、小肠、三焦、胆脉俱循于目，其精气亦上注为目之精，四腑一衰，则精气尽败，邪火乘之，上为内障，此六腑病也。神水黑眼，皆发于阴；白眼赤脉，皆发于阳。阴齐阳侔，故能为视。阴微不立，阳盛即淫。经曰：壮火食气，壮火散气，上为内障，此弱阴病也。四者皆为阴弱不能配阳也。

夜明砂淘净　蝉蜕　木贼去节　当归一两，酒洗　羊肝四两，煮或生用

以羊肝去筋膜，水煮捣烂和丸。

此足厥阴药也。蚊，食血之虫。夜明砂，皆蚊眼也。故能散目中恶血而明目。蝙蝠食蚊而眼不化，其矢为夜明砂。木贼轻扬而善磨木，故能平肝散热而去障；蝉性善蜕，故能退翳；当归能入厥阴养血而和肝。用羊肝者，羊性属火，取其气血之属，能补气血，引诸药入肝以成功也。

羊肝丸之方颇多，兹量录其一二。《济生》羊肝丸：黄连一两，羯羊肝一具，去筋膜，生用，捣烂和丸。《本事方》煮烂捣用，治肝经有热，目赤睛痛，及内障清盲。《纲目》云：但是目疾及障翳青盲皆治。忌猪肉冷水。

娄全善曰：诚哉，河间之言。目盲、耳聋，鼻不闻臭，舌不知味，手足不能运用者，皆由玄府闭塞，而神气出入升降之道路不通利也。故先贤治目昏花，如羊肝丸。用羊肝引黄连等药入肝，解肝中诸郁。盖肝主目，肝郁解则目之玄府通利而明矣。黄连之类解热郁也，椒目之类解湿郁也，茺蔚之类解气郁也，芎、归之类解血郁也，木贼之类解积郁也，羌活之类解经郁也，磁石之类解头目郁，坠邪气使下

降也。蔓菁下气通中，理亦同也。凡此诸剂，皆治气血郁结目昏之法。河间之言，信不诬矣。至于东垣、丹溪，用参芪补气血，亦能明者，盖目主气血，盛则玄府得利，出入升降而明，虚则玄府无以出入升降而昏。此则必用参、芪、四物等剂，助气血运行而明也。蔓菁子蒸为末，酒调服，或加入药中。

兔矢汤

疮疹入眼

治疮疹入眼，及昏暗障翳。

兔矢二钱

茶清调下，或吞服，须待疮疹瘥后服之。

此足厥阴、阳明药也。兔者明月之精，得金之气，其矢名明月砂，能解毒杀虫，故专能明目，又可兼治劳瘠也。

二百味草花膏

赤痛流泪　赵谦

治目赤流泪，或痛或痒，昼不能视，夜恶灯光。

血热则目赤，肝热多泪，热微则痒，热甚则痛。赤肿昏眊，故昼不能视，阳胜故夜恶火光。

羯羊胆　蜂蜜

入蜜胆中，蒸熟候干，细研为膏，每含少许，或点目中。又法，腊月入蜜胆中，纸笼套住，悬屋檐下，待霜出，扫取点眼。

此足少阳、厥阴药也。羊胆苦寒，益胆泻热；蜂蜜甘润，补中缓肝。曰二百味草花膏者，以羊食百草，蜂采百花也。

李时珍曰：肝开窍于目，胆汁减则目暗。目者肝之外候，胆之精华也，故诸胆皆治目疾，点服。说云病有内外，治各不同。内疾既发，非服不除；外疾既成，非点不退。内疾始盛，治流不如塞源，伐枝不如去根，不服药而除者，未之见也。外障既成，如物污须濯，镜垢须磨，不点而去者，未之有也。若内障不服而外点，反激其火，动其血气，无益反损。若外障已成，虽服药不发不长，而所结不除。当内外夹攻，方尽其妙。

点眼方

阳证目疾　丹溪

治目中百病。属阳证者。

黄连　人乳

浸点或煎点，或加朴硝。

此足厥阴药也。《衍义》曰：人心主血，肝藏血，目受血而能视，盖水入于经，其血乃成。又曰：上则为乳汁，下则为月水，故知乳汁即血也，用以点目，岂有不相宜者哉。

昂按：加黄连者，以清心肝之火也。

百点膏

外翳　东垣

治翳遮瞳人，如云气障隔。

黄连二钱，以水一碗煎至半碗，再入后药，当归　甘草六分　防风八分　蕤仁去皮尖，研，三分

同熬滴水不散，去渣，入蜜少许，再煎，少时要病人净心点之，至目微痛为度，一日五七点，使药力相续，故曰百点。临卧点尤妙。

此足厥阴药也。黄连泻火，防风散风，甘草和中，当归养血，蕤仁消风散热，益水生光。

圆明膏

内障生翳　东垣

治内障生翳，及瞳子散大，因劳心过度，饮食失节。

柴胡　麻黄　黄连　生地五钱　归身

三钱　甘草　诃子皮湿纸裹煨，二钱

以水二碗，先煮麻黄至一碗，去沫，入后药，同熬至滴水不散，去渣，入蜜少许，再熬，点之。

此足少阳、厥阴药也。柴胡、麻黄发表散邪；当归、生地和肝养血；黄连清肝火，甘草和中州，瞳子散大，故加诃子以收之也。

飞丝芒尘入目方

芒尘入目

陈墨

浓磨点之。

痈疡之剂

朱丹溪曰：痈疽皆因阴阳相滞而生，盖气阳也，血阴也，血行脉中，气行脉外，相并周流。寒与湿搏之，则凝滞而行迟为不及。热与火搏之，则沸腾而行速为太过。气得邪而郁，津液稠粘，为痰为饮。积久渗入脉中，血为之浊，此阴滞于阳也。血得邪而郁，隧道阻滞，或滞或结，积久渗出脉外，气为之乱，此阳滞于阴也。百病皆由于此，不止痈疽而已也。

《内经》曰：荣气不从，逆于肉理，乃生痈肿。又曰：诸痛痒疮，皆属心火。外科方证，至为繁多，兹取可通用者，量录数方，以备缓急。其余各证，各有专方，不能多录。若夫泻热解毒、活血托里之剂，多散见于诸门，惟在用者之圆神而已。

真人活命饮

消痈散毒

治一切痈疽肿毒，初起未消者。

金银花三钱　陈皮去白　当归酒洗，钱半　防风七分　白芷　甘草节　贝母　天花粉　乳香一钱　没药二味另研，候药熟下　皂角刺五分　穿山甲三大片，锉蛤粉炒，去粉用

用好酒煎，毒在上饱服，在下饥服，喜饮者多饮酒以行药势，忌酸物铁器。酸性收敛，凡药多忌铁。

此足阳明、厥阴药也。金银花散热解毒，痈疽圣药，故以为君；花粉清痰降火，白芷除湿祛风，并能排脓消肿；当归和阴而活血，陈皮燥湿而行气，防风泻肺疏肝，贝母利痰散结，甘草化毒和中，故以为臣；乳香调气，托里护心；能使毒气外出，不致内攻，没药散瘀消肿定痛，故以为佐；穿山甲善走能散，皂角刺辛散剽锐，皆厥阴、阳明正药，能贯穿经络，直达病所而溃壅破坚，故以为使；加酒者，欲其通行周身，使无邪不散也。

此药当服于未溃之先，未成者散，已成者溃，若已溃后，不可服。

金银花酒

痈疽初起

治一切痈疽恶疮，不问发在何处，或肺痈肠痈，初起便服，奇效。

痈疽之生，始于喜、怒、忧、乐之不时，饮食、居处之不节，或金　草药之发动，寒暑燥湿之不调，致阴阳不平，而蕴结荣卫，凝涩而腐溃，轻者起于六腑，浮达而为痈；重者发于五脏，沉涩而为疽。浅者为疖；实者为痈；深则为疽矣。发于外者，为背疽、脑疽、眉鬓等疽；发于内者，为肝痈、肺痈、肠脐等痈。外证易识，内证难明。太阳经虚从背而出，少阳经虚从鬓而出，阳明经虚从髭而出，督脉经虚从脑而出。

金银花五两，干者亦可，不及生者力速　甘草一两

水二碗，煎一碗，再入酒一碗，略煎，分三服，一日一夜服尽。重者日二剂，服至大小肠通利，则药力到，外以生

者捣烂，酒调敷毒四围。

此足太阴、阳明药也。金银花寒能清热解毒，甘能养血补虚，为痈疮圣药；甘草亦扶胃解毒之上剂也。

本方用金银花二两、甘草一两、加黄芪四两、酒一升，重汤煮服，名“回毒金银花汤”，治痈疡色变紫黑者。

附：忍冬膏：金银花一名忍冬藤。四月采鲜花，捣汁熬膏，茶酒任点服，养阴退阳，补虚疗风，尤宜于火热炽盛之人，永无疔疽之患，窨酒亦佳，花叶同功，而花香尤胜。

蜡矾丸

托里护心　李迅

治一切疮痈恶毒，先服此丸，护膜托里，使毒不攻心，或为毒虫、蛇、犬所伤，并宜服之。

黄蜡二两　白矾一两

先将蜡溶化，候少冷，入矾和匀，为丸，酒下，每服十丸，二十丸、渐加至百丸，则有力，疮愈后服之亦佳。

加雄黄名“雄矾丸”，治蛊毒、蛇、犬、虫咬毒。

此手少阴药也。心为君主，不易受邪，凡患痈疽及蛇、犬所伤，毒上攻心，则命立倾矣。黄蜡甘温，白矾酸涩，并能固膜护心，解毒定痛，托里排脓，使毒气不致内攻，故为患诸证者所必用也。

托里散

托里内消

治一切恶疮，发背、疔疽、便毒，始发脉弦洪实数，肿甚欲作脓者。脉弦洪实数，乃实热坚满之证，故宜之下。

金银花　当归一两　大黄　朴硝　花粉　连翘　牡蛎　皂角刺三钱　黄芩　赤芍一钱

每五钱，半酒半水煎。

此足阳明、厥阴药也。金银花清热解毒，疮痈主药，当归、赤芍调荣血，大黄芒硝荡胃热，黄芩清肺火，牡蛎软坚痰，连翘、花粉散结排脓，角刺锋锐直达病所而溃散之也。

李东垣曰：疮疡及诸病，面赤，虽伏火热，禁不得攻里，为阳气拂郁，邪气在经，宜发表以去之，故曰‘火郁则发之’，虽大便数日不见，宜多攻其表，以发散阳气，少加润燥药以润之。如见风脉风证，只宜发表风药，便可以通利大便。若止干燥秘涩，尤宜润之，慎不可下。九窍不利，疮疡郁冒，皆不可下，汗之则愈。

《纲目》曰：大便秘实，不知其气不降也，便以为实而行大黄，些少寒热，不知其血气不和也，便以为有外感而行表散，如此害人甚速。

救苦胜灵丹方

少阳阳明经毒　一名救苦化坚汤　东垣

治瘰疬、马刀挟瘿，从耳下或耳后下颈至肩，或入缺盆中，乃手足少阳经分。其瘰疬在颈下或至颊车，乃足阳明经分，受心脾之邪而作也。今将三证合而治之。

一切杂病，皆有六经所见之证，外科亦然。

黄芪护皮毛，实元气，活血生血，疮家圣药。　连翘能散诸经血凝气聚，十二经疮药中不可无也　漏芦　升麻各一钱　葛根五分，此三味，足阳明本经药也　丹皮去肠胃中留滞宿血　当归　生地　熟地此三味，和血、凉血、生血　白芍药各三分，酸寒能补中益肺，治腹痛必用之，夏月倍之，冬寒则不可用　防风　羌活　独活一钱，此三味必关手足太阳证，脊痛项强，腰似折，顶似拔者用之。防风辛温，若疮在膈已上，虽无太阳证亦当用之，为能散上部风邪，去病人拘急也　柴胡八分，功同连翘，如疮不在少阳经去之　鼠粘子解毒，无肿不用　人参各三分，补肺气，如气短不调，反喘者加之　甘草炙，五分，能调中和诸药，泻火益胃气，亦去疮邪　肉桂二分，能散结积，阴证疮疡当少用之，此寒因热用之意，又为阴寒复盖其疮，用大辛热以消浮冻之气，烦躁者去之　黄连以治烦闷　黄柏炒，各三分，如有热或腿脚无力，加之，如烦躁欲去衣者，肾中伏火也，更宜加之，无此不用　昆布二分，咸能软坚，疮坚硬者宜用　三棱煨，二分　莪术煨，三分，此二味疮坚甚者用之，不坚不用　益智二分，唾多者，胃不和也，病人吐沫吐食，胃寒者加之　麦芽一钱，治腹中缩急，兼消食补胃　神曲炒，能化食　厚朴一钱二分，腹胀加之，否则勿用

蒸饼为丸，每服三钱，如气不顺，加陈皮、木香；大便不通，加酒制大黄；血燥加桃仁、大黄，风燥加麻仁、大黄、秦艽、皂角子。煨用。

此足阳明、手足少阳药也。解照东垣注各药下。东垣立此法，以听用者之进退，倘能随证加减，实能统治诸疡，亦嘉惠后人无穷之心也。

散肿溃坚汤

消坚散肿　东垣

治同前证

黄芩八钱，半酒炒，半生用　知母　黄柏酒炒　龙胆草酒炒　花粉酒洗　桔梗　昆布五钱　柴胡四钱　升麻　连翘　甘草炙　三棱酒洗　广术酒洗，炒，三钱　葛根　归尾酒洗　芍药二钱　黄连一钱

每服六七钱，先浸半日，煎，食后热服，服后仰卧，取药在上膈。另将半料蜜丸，留药汤吞之，量虚实服。

此手足少阳、足阳明药也。柴胡、连翘，清热散结；升麻、葛根，解毒升阳；花粉、桔梗，清肺排脓；归尾、芍药，润肝活血；甘草和中化毒；昆布散痰溃坚；三棱、莪术破血行气；三棱破血中之气，莪术破气中之血。黄芩、柏、连、龙胆、知母，大泻三焦之火；而桔梗又能载诸药而上行也。

飞龙夺命丹

以毒攻毒

治一切疔肿痈疽，恶疮初发，或发而黑陷，毒气内攻者。

天南星　雄黄　巴豆去油，一钱　黄丹　乳香　硇砂　信石五分　斑蝥十六个，去头足，炒　麝香少许。

为末，蟾酥和为丸，如麦米大，每服十丸或十四五丸，量人虚实，好酒送下。疮在上者，食后服，疮在下者，食前服。忌油腻、鱼肉、荤、辛之物。

此十二经通行之药也。毒气内攻，疮疡黑陷，非平剂所能胜。南星、雄黄、黄丹，味辛性燥，能杀毒破痰；巴豆、硇砂，大毒大热，能祛寒化积；斑蝥、蟾酥，辛寒至毒，能拔疔肿，下恶物；斑蝥能泻毒从小便出，巴豆能泻毒从大便出。信石燥烈劫痰；麝香香窜通窍；乳香能使毒气外出，不致内攻；引之以酒，使行经络，无毒不泻也。此乃厉剂，所谓‘药不瞑眩，厥疾不瘳’，此类是也。

《玉机微义》曰：此方世俗多用之，然香窜燥毒之剂，盖无经不至者，备汗、吐、下三法，病因食一切禽兽毒发及疮，脉沉细紧数，毒蕴在里，并湿毒，用之神效。若大热大渴，毒气焮发，脉浮洪在表，及膏粱积热之人，不宜轻用，世人多不分此。又有以半夏代雄黄者，殊不知雄黄治诸疮及百节中大风、中恶者之意也。

雄黄解毒丸

缠喉风痹　丹溪

治缠喉急痹。

咽在后主食，喉在前主气。十二经中，唯足太阳主表，别下项，余经皆内循咽喉，尽得以病之，而缠在君、相二火。喉主天气，属肺金，变动为燥，燥则涩而闭；咽主地气，属脾土，变动为湿，湿则肿而胀。皆火郁上焦，致痰涎气血结聚于咽喉，肿达于外，麻痒且痛，为缠喉风，肿于两旁为喉痹。

雄黄一两　郁金二钱　巴豆十四粒，去皮油

醋糊为丸，每服五分，津咽下。

或用巴豆油蘸纸捻上燃火，吹息，带烟刺入喉中，出紫血恶涎，即宽。此以热攻热，热则流通之义也。

此手足少阴、少阳药也。吴鹤皋曰：缠喉急痹，缓治则死。雄黄能破结气，郁金能散恶血，巴豆能不稠涎。丹溪生平不用厉剂，此盖不得已而用者乎。

单蛾、双蛾，木舌、子舌，胀缠喉风、走马喉风，病同于火，故不分也。唯缠喉走马，杀人最速。

张子和曰：治喉痹用针出血，最为上策。《内经》'火郁发之'，发谓发汗，出血者乃发汗之一端也。

皂角丸

《金匮》

治肺痈，咳逆上气，时时唾浊，但坐不眠。

肺者，五脏之华盖也，处于胸中，主气，候在皮毛。劳伤血气，腠理虚而风邪乘之，内感于肺，汗出恶风，咳嗽短气，鼻塞项强，胸膈胀满，久久不瘥，则成肺痿。风伤皮毛，热伤血脉，风热相搏，气血稽留，蕴结于肺，则成肺痈。多唾涎沫而无脓者，肺痿也。口干喘满，咽燥而渴，甚则四肢微肿，咳吐脓血，胸中隐痛者，肺痈也。痿为正气虚，痈为邪气实。

皂角刮去皮弦，酥炙

为末，蜜丸。以枣膏和汤服三丸。

此手太阴药也。喻嘉言曰：火热之毒，结聚于肺，表之里之，温之清之，曾不少应，坚而不可攻者，令服此丸，庶几无坚不入，聿成洗荡之功，不可以药之微贱而少之也。

《千金方》用桂枝汤，去芍药，加皂角，名"桂枝芍药加皂角汤"，治肺痿吐沫。

本方加蛤粉，等分为末，名"皂蛤丸"，治妇人风邪客于乳房，而成乳痈，每服二钱，酒下。此药能导其汗，散其风邪，汗出而病自愈矣。

托里十补散

解表托里　《局方》　即外科精要十宣散

治痈疮初发，或已发，邪高痛下，疮盛形羸，脉无力者。

若痈疽不因膏粱、丹毒、火热，胃虚劳气郁者，止宜补形气，调经脉，自当消散。不待汗之下之也。

黄芪　人参　当归　川芎　桂心　白芷　防风　厚朴　桔梗　甘草一钱

每服二钱，加至六钱，热酒调下。

本方加芍药、连翘、木香、乳香、没药，亦名"托里散"，治发背、疔疮。

此手足太阴、足厥阴、阳明药也。参、芪补气，芎、归活血，甘草解毒，桂枝、白芷、桔梗排脓，厚朴泻实满，防风散风邪。为表里气血之药，共成助阳内托之功也。

朱丹溪曰：若冬日肿疡，用之可转重就轻，若溃疡夏月用之，以桂、朴之温散，佐以防风、白芷，吾恐虽有参、芪，难为倚仗。世人不分冬夏，无论经络，不能无误也。

《机要》曰：治疮须用托里、疏通脏

腑、调和荣卫三法。内之外者，其脉沉实，发热烦燥，外掀赤，痛深于内，其邪深矣，当疏通脏腑，以绝其源。外之内者，其脉浮数，焮肿在外，形证外显，恐邪气极而内行，当先托里。内外之中者，外无焮恶之气，内亦脏腑宣通，知其在经，当和荣卫。用此三者，虽未即瘥，必无变证。

托里黄芪汤

溃后补虚　《总录》

治诸疮溃后，脓多内虚。

溃后脓血出多，阴阳两竭，宜大补气血。

黄芪　人参　当归　桂心　茯苓　远志　麦冬　五味子炒

等分，每服五钱，食远服。

此手足太阴、足阳明药也。人参、黄芪，补气固卫；当归、桂心，活血生肌；茯苓渗湿健脾，麦冬清热补肺，远志辛散，专理痈疽；散郁补精，长肌肉，助筋骨。五味酸温，善收肿大。丹溪曰：痈疽溃后，补气血，理脾胃，实为切要，否则数月半年之后，虚证仍见，转成他病也。

托里温中汤

疮疡内陷　孙彦和

治疮疡为寒，变而内陷，脓出清稀，皮肤凉，心下痞满，肠鸣切痛，大便微溏，食则呕逆，气短呃逆，不得安卧，时发昏愦。

此孙彦和治王伯禄臂伤方也。六脉沉微，色变肤凉，加以呃逆，胃中虚寒极矣，遂于盛夏用此大辛热之剂，盖舍时从证之变法也。

附子炮，四钱　干姜炮　羌活三钱　木香钱半　茴香　丁香　沉香　益智仁　陈皮　甘草炙，一钱。

加生姜五片煎。

此足阳明、三阴药也。《卫生宝鉴》曰：经曰寒淫于内，治以辛热，佐以苦温。附子、干姜，大辛热温中，外发阳气，自里之表，为君；羌活味苦辛温，透关节；炙甘草温补脾胃，行经络，通血脉；胃寒则呕吐呃逆，不下食，益智、沉香、丁香，大辛热以散寒邪，为佐；疮气内攻，聚而为满，木香、茴香、陈皮，辛苦温，治痞散满，为使。

止痛当归汤

止痛　《总录》

治脑疽背疽，穿溃疼痛。

当归　生地黄　芍药　黄芪　人参　甘草炙　官桂各一两

此足阳明、厥阴药也。当归、生地，活血凉血；人参、黄芪，益气补中；官桂解毒化脓；毒化成脓，则痛渐止。芍药和脾，酸以敛之；甘草扶胃，甘以缓之，则痛自减矣。

齐德之曰：世人皆谓乳、没珍贵之药，可住疼痛，不知临病制宜，殊非一端。热痛凉之，寒痛温之，风痛除其风，湿痛导其湿，燥痛润之，塞痛通之，虚痛补之，实痛泻之，脓郁而闭者开之，恶肉败溃者引之，阴阳不和者调之，经络闭涩者利之。不可执一而无权也。

生肌散

敛疮长肉

敛疮长肉。疮初起者禁之。

寒水石煅　滑石二两　龙骨　海螵蛸一两　密陀僧　枯矾　定粉即铅粉　干胭脂五钱

共为细末，掺疮口上。

此阳明药也。阳明主肌肉。疮口不敛，盖因脓水散溢而溃烂也。石膏、亦名寒水石。李时珍曰：唐宋诸方，寒水石即石膏。滑石，解肌热，龙骨、枯矾，善收涩，胭脂活血解毒，螵蛸、陀僧、定粉，收湿燥脓，故能敛疮而生肉也。

又方：槟榔、枯矾各一两，佗僧、黄丹、血竭各一钱，轻粉五分，亦名“生肌散”。

张子和方：黄连三钱，密陀僧五钱，胭脂、绿豆粉各二钱，雄黄、轻粉各一钱，亦名“生肌散”，治同。

灸法

治一切痈疽恶疮。

凡人初觉发背，欲结未结，赤肿焮痛，以湿纸复其上，先干处即痈头也。取独头大蒜切片，安于头上，用艾灸之，三壮换一蒜片，痛者灸至不痛，不痛者灸至痛时方住。最要早觉早灸为上。若有十数头者，即用蒜研作饼，铺头上，聚艾于头上烧之。若初发赤肿，一片中间，有黄粟米头子，便用独蒜片安于头上，着艾灸十四壮，或四十九壮，使毒气外出则易愈。

李迅曰：痈疽用灸，胜于用药，三壮一易，百壮为率。但头项以上，切不可用，恐引气上，更生大祸也。

史源曰：有灸至八百壮者，约艾二筛，初坏肉不痛，直灸至好肉方痛，至夜火焮，满背高阜，头孔百数，则毒外出，否则内通五脏而危矣。

《纲目》曰：精要谓头上发毒，不得灸，此言过矣，头为诸阳所聚，艾炷宜小，壮数宜少，小者如椒粒，少者三五壮而已。

按：东垣灸元好问脑疽，以大艾炷如两核许者，灸至百壮，始觉痛而痊。由是推之，则头上发毒，灸之痛者，艾炷宜小，壮数宜少，若不痛者，艾炷大，壮数多，亦无妨也。

芙蓉外敷法

一切痈疽肿毒，用芙蓉花或叶或根皮捣烂，或干研末，蜜调涂四围，中间留头，干则频换。初起者即觉清凉，痛止肿消；已成者即脓出，已溃者则易敛，疡医秘之，名为“清凉膏”、“清露散”、“铁箍散”，皆此物也。或加赤小豆末，或苍耳烧存性为末加入亦妙。

芙蓉辛平，性滑涎粘，清肺凉血，散热止痛，消肿排脓。

经产之剂

妇人之病，与男子同，惟行经、妊娠则不可以例治，故取胎、产、经、带数方，以备采用。诸方男女可通用者，兹不重出。

表实六合汤

妊娠伤寒　海藏

治妊娠伤寒，头痛身热，无汗脉紧，太阳经病。

四物汤四两，每味一两　麻黄　细辛五钱

此足太阳药也。凡妇人伤寒，六经治例皆同。有怀妊者，则以安胎为主，药中有犯胎者，则不可用也。海藏皆以四物为君，养血安胎，余同伤寒例，分证而治。麻黄、细辛，发汗解表，故加用之，治表实无汗者。

四物四两，加桂枝、地骨皮各七钱，名“表虚六合汤”。治妊娠伤寒，表虚自汗，身热恶寒，头痛项强，脉浮而弱。地骨皮凉血，故能退热止汗。

四物四两，加防风、苍术各七钱，名“风湿六合汤”。治妊娠伤寒，中风湿气，肢节烦痛，头痛身热，脉浮。

四物四两，加升麻、连翘各七钱，名

"升麻六合汤"。治妊娠伤寒，下后过经不愈，湿毒发斑如锦纹者。

四物四两，加柴胡、黄芩各七钱，名"柴胡六合汤"。治妊娠伤寒，胸胁满痛而脉弦，少阳经证。

四物四两，加大黄五钱，桃仁十枚，麸炒，名"大黄六合汤"。治妊娠伤寒，大便秘，小便赤，气满而脉沉数，太阳、阳明本病也，急下之。大黄、桃仁，妊娠所忌，然伤寒间有用之者，谓药病相当也。经曰：'妇人重身，毒之如何？岐伯曰：有故无殒，亦无殒也。'此之谓欤。

四物四两，加人参、五味各五钱，名"人参六合汤"。治妊娠伤寒，汗下后咳嗽不止。

四物四两，加厚朴、枳实，麸炒，各五钱，名"朴实六合汤"。治妊娠伤寒后，虚痞胀满，阳明本虚者。本胃腑也。

四物四两，加栀子、黄芩各五钱，名"栀子六合汤"。治妊娠伤寒，汗下后不得眠。

四物四两，加石膏、知母各五钱，名"石膏六合汤"。治妊娠伤寒，大渴而烦，脉长而大。

四物四两，加茯苓、泽泻各五钱，名"茯苓六合汤"。治妊娠伤寒，小便不利，太阳本病。本膀胱也。

四物四两，加阿胶、艾叶各五钱，名"胶艾四物汤"。一方加甘草；一方加甘草、黄芪、干姜。治妊娠伤寒汗下后，血漏不止，损动胎气者。

四物四两，加附子、肉桂各五钱，名"附子六合汤"。治妊娠伤寒，四肢拘急，身凉微汗，腹中痛，脉沉迟者，少阴病也。桂、附亦辛热动胎之药，间有不得已而用之者。

四物四两，加生地、大黄酒浸各五钱，名"四物大黄汤"。治妊娠伤寒畜血证。歌曰：'妇人妊娠若畜血，抵当挑仁莫妄施；要救母子俱无损，大黄四物对分之。'抵当汤、桃仁承气汤，皆治畜血。

吴绶曰：产后伤寒，不可轻易发汗。盖有产时伤力发热；有去血过多发热；有恶露不尽发热；有三日乳蒸发热；或早起劳动，饮食停滞，亦皆发热。状类伤寒，要须详辨。大抵产后大血空虚，若汗之，则变筋惕肉瞤，或昏迷不醒，或搐搦不定，或大便闭塞，其害非轻。

凡有发热，且与四物汤，芎、归为君，最多，白芍须炒过，酒蒸熟地黄佐之，加软苗柴胡、干姜、人参，主之最效。盖干姜辛热，能引血药入血分，气药入气分，且能去恶生新，有阳生阴长之道，以热治热，深合内经之旨。如恶露不尽者，益母丸、黑神丸，必兼用之。胃虚食少者，加白术、茯苓。有痰呕逆者，加陈皮、半夏。其余六经，治例皆同，必以四物为主，乃养血务本之要也。

刘河间曰：大抵产病天行，从增损柴胡，杂证从增损四物，宜详察脉证而用之。

胶艾汤

半产、漏下　《金匮》

治妇人漏下，或半产后下血不绝，或妊娠下血、腹痛为胞阻。

漏下者，怀妊而经来，以阳不足，谓之激经；半产者，四五月而坠胎，坠胎必伤其血海，血因续下不绝也。

亦治损伤冲任，月水过多，淋沥不断。此即崩证。

阿胶　芎䓖　甘草二两　艾叶　当归三两　芍药四两　干地黄原方未注分两

水五升，酒三升，煮取三升，内阿胶烊化服，一方加干姜三两。胡氏治胎动无干姜。严氏治胎动经漏，腰痛腹满，抢心短气，加黄芪。《千金翼》治从高坠下，损伤五脏，吐血，及金疮经肉绝者，加干姜。

此足太阴、厥阴药也。四物以养其血，阿胶以益其阴，艾叶以补其阳，和以甘草，行以酒势，使血能循经养胎，则无漏下之患矣。

又方：阿胶一斤，蛤粉炒，艾叶数茎，亦名胶艾汤。《良方》。治胎动不安，腰腹疼痛，或胎上抢心，去血腹痛。《指迷方》加秦艽。

妇人受胎一月，形如露珠，乃太极动而生阳，天一生水，谓之胚，足厥阴脉主之。经水即闭，饮食稍异。

二月如桃花瓣，乃太极静而生阴，地二生火，谓之腴，足少阳脉所主。若吐逆，思食，名曰恶阻，有孕明矣。或偏嗜一物，乃一脏之虚，如爱酸物，乃肝经只能养胎而虚也。

三月如清鼻涕，先成鼻与雌雄二器，乃分男女。手厥阴相火所主。胎最易动。

四月始受水精，以成血脉，形象具，手足顺成。手少阳脉所主。

五月始受火精，筋骨四肢已成，毛发始生。足太阴脉所主。

六月始受金精，以成筋，口目皆成。足阳明脉所主。

七月始受木精，以成骨，游其魂，能动左手。手太阴脉所主。

八月始受土精，以成皮肤，九窍皆成，游其魄，能动右手。手阳明脉所主。

九月始受石精，百节毕备，三转其身。足少阴脉所主。

十月神气备足，乃生。足太阳脉所主。

惟手少阴、太阳无所主者。君主之官，无为而已。堕胎须防三五七月，宜服清热、凉血、安胎之药。

钩藤汤

瘈疭、胎动 《良方》

治瘈疭、胎动不安。

瘈疭，手足抽掣也。热为阳，风主动，肝风相火为病也。

钩藤钩 当归 茯神 人参一钱 桔梗钱半 桑寄生五分

风热加黄芩、栀子、柴胡、白术；风痰加半夏、南星、竹沥；风胜加全蝎、僵蚕。

此足厥阴药也。钩藤之甘寒，以除心热而散肝风；柴胡、桔梗之辛凉，黄芩、栀子之苦寒，以平少阳、厥阴之风热，风热去则瘈疭止矣。人参、茯神，以益气而宁神；当归、寄生，以养血安胎也。

羚羊角散

子痫 《本事方》

治妊娠中风，涎潮忽仆，目吊口噤，角弓反张，名子痫。

阴主静，阳主动。风，阳邪也。诸风眩掉，皆属肝木。故有搐搦、眩冒、反张之证。

羚羊角屑，一钱 独活 防风 芎䓖 当归 枣仁炒 茯神 杏仁 薏仁五分 木香 甘草二分半

加姜煎。一方有五加皮。

此足厥阴药也。羚角之辛凉，以平肝火；防风、独活之辛温，以散肝邪；茯神、酸枣以宁神；当归、川芎以活血；杏仁、木香以利气；薏仁、甘草以调脾也。扶土所以抑木。故薏仁亦治筋急、拘挛之证。

紫苏饮

子悬 严氏

治胎气不和，凑上胸腹，腹满头痛，

心腹腰胁痛，名子悬。

由下焦气实，相火旺盛，举胎而上，上逼心胸也。

苏叶一钱　当归七分　芎䓖　芍药　人参　陈皮　大腹皮五分　甘草二分

加姜煎，空心服。心腹痛者，加木香、延胡索。

此手足太阴、厥阴药也。陈来章曰：芎、归、芍药，以和其血；苏、橘、大腹，以顺其气。气顺血和则胎安矣。既利其气，复以人参、甘草养其气者，顺则顺其邪逆之气，养则养其冲和之气也。

天仙藤散

子气　陈景初

治子气。

妇人冲任，素受血风，因妊娠而足肿、喘闷、妨食，甚则脚指出黄水，病名子气，非水也。

天仙藤即青木香藤，微炒　香附炒　乌药　陈皮　甘草炙

等分，加紫苏三叶，木瓜、生姜各三片，空心煎服。或为末，盐汤调下，日三服。

此手足太阴药也。天仙藤之苦温，疏气活血，能解血中之风气；香附、乌药、陈皮之辛温，以行郁气；紫苏、生姜之辛温，以疏表气；甘草之甘缓，以和正气；少加木瓜，以除湿热，利筋骨，调荣卫也。

白术散

子肿　《全生》

治子肿，面目肢体虚浮如水状。

胎中挟湿，水与血搏，湿气流溢，故令面目肢体浮肿，亦名胎水。原因烦渴引饮过多，或泄泻损伤脾胃。脾虚不能治水。五六个月多有之。

白术一钱　姜皮　陈皮　茯苓皮　大腹皮五分

为末，米饮下。《指迷方》有桑白皮，无白术。此即五皮饮。丹溪除姜皮、腹皮，加川芎、木通，补中、导水、行气。此证有服鲤鱼汤、鲤鱼粥者。

此足太阳、太阴药也。水病常令上下分消，姜皮、橘皮辛而能散，使水从毛窍出；腹皮、苓皮淡而能泄，使水从溺窍出。水盛由于土衰，故用白术之甘温，以扶脾土而堤防之，不致泛溢也。

竹叶汤

子烦

治妊娠心惊胆怯，终日烦闷，名子烦。

受胎四五个月，相火用事，或盛夏君火大行，俱能乘肺以致烦躁，胎动不安。亦有停痰积饮，滞于胸膈，以致烦躁者。

麦冬钱半　茯苓　黄芩一钱　人参五分　淡竹叶十片

一方茯苓为君，无人参，有防风。一方无人参，有防风、知母，如有痰者，加竹沥。

此手太阴、少阴药也。竹叶清烦，黄芩消热，麦冬凉肺，心火乘肺故烦出于肺。茯苓宁心，人参补虚。妊娠心烦，固多虚也。如相火盛者，单知母丸；君火盛者，单黄连丸；心神不安者，朱砂安神丸。切不可作虚烦，用栀、豉等药治之。

紫菀汤

子嗽　《良方》

治子嗽。

紫菀　天冬一钱　桔梗五分　甘草炙　桑白皮　杏仁三分　竹茹二分

入蜜温服。

此手太阴药也。子嗽由于火邪，当以

清火润肺为务。桔梗、桑皮之凉以泻之；天冬、竹茹之寒以清之；紫菀、炙草之温，杏仁、白蜜之泽，以润之也。

安荣散

子淋 《本事方》

治子淋，心烦闷乱。

子淋，膀胱小肠虚热也。虚则不能制水，热则不能通利，故淋。心与小肠相表里，故烦闷。亦有因房劳内伤，胞门冲任虚者，宜八珍汤，或肾气丸。

人参 细辛一两 当归 甘草 灯草五钱 木通 滑石 麦冬三钱

为末，每二钱，麦冬汤调下。

此手太阴、足太阳、少阴药也。陈来章曰：虚热宜补，故用人参、甘草之甘；淋闷宜通，故用木通、灯草之渗，滑石之滑。肺燥则天气不降，而麦冬能清之；肾燥则地气不升，而细辛能润之；经曰：地气上为云，天气下为雨。上下交，阴阳和，而后便得通也。血燥则沟渎不濡，而当归能滋之也。

参术饮

转胞 丹溪

治妊娠转胞。

转胞者，胎逼及胞，压在一边，胞系转戾，脐下急痛，溲数，或闭也。因气血虚弱，痰饮壅滞以致之。

当归 熟地黄 芎䓖 芍药 人参 白术 陈皮留白 半夏 甘草炙

加姜煎，空心服。此即八珍汤而去茯苓，加陈皮、半夏，以除痰也。

此足太阴、厥阴药也。脾虚补以四君；血虚补以四物；痰饮消以二陈。使气得升举而胞自通也。

丹溪曰：转胞之病，妇之禀受弱者、忧闷多者、性急躁者、食味厚者，多有之。古方用滑利药鲜效，因思胞不自转，为胎所压。胎若举起，胞系自疏，水道自通矣。近吴宅宠人患此，脉似涩，重则弦。予曰：此得之忧患，涩为血少气多，弦为有饮，血少则胎弱不能举，气多有饮，中焦不清而隘，则胎知所避而就下。乃以上药与服，随以指探喉中，吐出药汁，候气定，又与之。八贴而安。此恐偶中，后治数人皆效。

仲景云：妇人本肥盛，今反羸瘦，胞系了戾，但利小便则愈，宜服肾气丸，以中有茯苓故也。地黄为君，功在补胞。

昂按：治下部不通，每用吐法。

又法：将孕妇倒竖，胎转而小便自通矣。

附：丹溪参术膏：人参二钱五分，白术二钱，黄芪钱半，茯苓、陈皮、桃仁各一钱，炙甘草五分。用猪羊胞煮汤入药煎服。治产后胞损成淋沥证。

丹溪曰：收生不谨，以致损胞而得淋沥。有徐氏妇，壮年患此，因思肌肉破伤在外者，且可补完，胞虽在内，恐亦有治。诊其脉虚甚，因悟曰：难产之人，多是气虚，难产之后，血气甚虚。因用峻补，以参术膏煎以猪羊胞，极饥时与之，每剂二两，一月而安。盖令血气骤长，其胞可完，若稍迟缓，恐难成功。

黑神散

行血下胎 《局方》

治产后恶露不尽，攻冲作痛，及胞衣不下，胎死腹中。

由血滞不行也。

熟地黄 归尾 赤芍 蒲黄炒 桂心 干姜炒 甘草四两 黑豆炒，去皮，半升

每服二钱，酒、童便各半，煎。便产须知有生地黄。

此足太阴、厥阴药也。前证皆因血瘀

不行，熟地、归、芍之润以濡血；蒲黄、黑豆之滑以行血；昂按：行血则蒲黄当生用。桂心、干姜之热以破血。干姜辛热，能去恶生新，故产后发热必用之。用甘草者，缓其正气；用童便者，散其瘀逆；加酒者，引入血分，以助药力也。产后恶露不行，坐蓐劳伤者，以前四味，悉能治之。若挟宿冷，气滞血凝，胞衣不下，则宜全用快行之也。《纲目》曰：寒多及秋冬宜之。若性急形瘦有火，及夏月当审用。此丹溪之论。

古黑神散：百草霜、白芷，等分，每二钱煎，入童便、醋少许，和服。治横生逆产，及胎前产后虚损崩漏等证。

失笑散

血痛　《局方》

治恶露不行，心包络痛，或死血腹痛。

恶血阻而不行，上冲于包络，下阻于腹中，皆闷而作痛。

蒲黄　五灵脂

等分为末，煎膏，醋调服。

此手足厥阴药也。生蒲黄性滑而行血，五灵脂气臊而散血，气臊入肝。皆能入厥阴而活血止痛，故治血痛如神。

本方各一两，加木通、赤芍各五钱，每四钱，入盐少许，服。名“通灵散”。治九种心痛。

清魂散

产后昏晕　严氏

治产后恶露已尽，忽昏晕不知人。

产后气血虚弱，又感风邪也。

泽兰叶　人参三分　川芎五分　荆芥一钱　甘草炙，三分。

为末，温酒调下。更宜烧漆器，淬醋炭于床前，使闻其气。

此足厥阴药也。气血虚弱，故以芎䓖、泽兰养其血，人参、甘草补其气；外感风邪，故以荆芥疏其风，风邪去，气血生，则神清矣。肝藏魂，故曰清魂。荆芥最散血中之风，故以为君。

返魂丹

调经利产　即益母草膏丸　《产宝》

治月经不调，赤白带下，胎前产后一切诸病。

五月五日，六月六日，或小暑日，益母草花正开时，连根采收，阴干。

用花叶及子，石臼捣末，蜜丸。或捣汁于砂锅内，文武火熬成膏服。忌铁。

如胎动腹痛，下血不止，当归汤下；横生逆产，胎衣不下，炒盐汤下；产后血晕，口渴狂言，产后中风，失音口噤，及血结奔痛，时发寒热，面赤心烦，或鼻衄、舌黑、口干，并童便和酒下；产后喘嗽，恶心吐酸，胁痛无力，酒下；产后泻血，枣汤下；产后痢疾，米汤下；产后崩漏，糯米汤下；产后带下，胶艾汤下；产后二便不通，烦躁口苦，薄荷汤下。凡产后以童便化下一丸，能安魂魄，调经络，破血痛。经不调者，服之则调。久无子者，服之则孕。

此手足厥阴药也。益母草功擅消水行血，去瘀生新，利大小便。故为经产良药，而又能消疔肿，散乳痈也。

益母草，一名茺蔚。李时珍曰：益母草根、茎、花、叶、实，皆可用。若治血分风热，明目调经，用子为良，若胎产疮肿，消水行血，则可并用。盖根、茎、花、叶专于行，子则行中有补也。

当归羊肉汤

蓐劳

治产后发热自汗，肢体疼痛，名曰

“蓐劳”。

黄芪一两 人参 当归七钱 生姜五钱

用羊肉一斤，煮汁去肉，入前药煎服。

如恶露不尽，加桂；辛热行血。恶露下，外加川芎；有寒加吴茱萸；有热加生地汁；有气加细辛。

此手足太阴、厥阴药也。参、芪补气而固卫；当归养血而调荣；生姜辛温，引气药入气分而生新血；羊肉甘热，用气血之属以补虚劳。热退而汗收矣。

本方除人参、黄芪，用羊肉一斤，姜五两，归三两，名“当归生姜羊肉汤”。《金匮》治产后腹中疞痛，及寒疝腹痛，虚劳不足。疞音鸠，又音绞，急痛也。

当归散

养血安胎《金匮》

妇人妊娠，宜常服之。

妇人血少有热，胎动不安，及数半产、难产者，并宜服之。胎无疾苦，临盆易产，产后百病悉皆主之。

当归 芎䓖 芍药 黄芩一斤 白术半斤

为末，酒调服，日二。

此足太阴、厥阴、冲任药也。冲任血盛，则能养胎而胎安。芎、归、芍药，能养血而益冲任，又怀妊宜清热凉血，血不妄行则胎安。黄芩养阴退阳，能除胃热；白术补脾燥湿，亦除胃热。胎气系于脾，脾虚则蒂无所附，故易落。脾胃健则能运化精微，取汁为血以养胎，自无恶阻呕逆之患矣，故丹溪以黄芩、白术为安胎圣药也。

《易简方》加山茱萸，治经三四月不行，或一月再至。数月不行者，血少也，滋之以芎、归、芍药，补之以白术、山茱。一月再至者，脾虚有热也，白术能补脾，黄芩能凉血，山茱能固经。

启宫丸

体肥不孕

治子宫脂满，不能孕育。

妇人肥盛不孕者，以子宫脂满壅塞，故不能受胎也。

芎䓖 白术 半夏曲 香附一两 茯苓 神曲五钱 橘红 甘草一钱

粥丸。

此足太阴、厥阴药也。橘、半、白术，燥湿以除其痰；香附、神曲，理气以消其滞；川芎散郁以活其血，则壅者通，塞者启矣。茯苓、甘草，亦以去湿和中，助其生气也。肥而不孕，多由痰盛，故以二陈为君，而加气血药也。

达生散

易产 亦名束胎散 丹溪

妇人妊娠八九月，服数十剂，易生有力。

诗云：‘诞弥厥月，先生如达’。达，小羊也，其生甚易。产难多因气血虚弱，荣卫滞涩，服此则易生如达矣。

当归酒洗 芍药酒炒 人参 白术土炒 陈皮 紫苏一钱 甘草炙，二钱 大腹皮三钱

入青葱五叶，黄杨脑子七个，煎。黄杨木主产难。或加枳壳、砂仁。或春加川芎，夏加黄芩，冬如本方。或有别证，以意消息。

此足太阴、厥阴药也。当归、芍药，以益其血；人参、白术，以益其气；腹皮、陈皮、紫苏、葱叶，以疏其壅。气血不虚不滞，则临产自无留难之患矣。

朱丹溪曰：产难往往见于郁闷安乐之人，富贵奉养之室，若贫贱者鲜有之。古方有“瘦胎饮”，为湖阳公主而作，恐非

至到之言。予族妹苦于难产，遇胎则触而去之，予甚悯焉。视其形肥而勤于女工，知其气血久坐不运，儿因母气虚，亦不能自运耳。当补母气，则儿健易产。令其有孕，五六月，以《大全良方》紫苏饮加补气药与之，数十贴，得男甚快。因以其方，随母之性禀与时令加减，服无不应，因名曰“达生散”云。昔湖阳公主难产，方士进“瘦胎饮”，用枳壳四两，炒，甘草二两，炙。五月后日服一钱。洁古改以枳、术，名“束胎丸”。寇宗奭明其不然。盖孕妇全赖血气以养胎，血气充实，胎乃易生。彼公主奉养太过，气实有余，故可服之。若一概滥施，误之甚矣。

按：“瘦胎饮”又名“枳壳散”，治胎肥难产，临月服之。张氏加香附，行气宽膈，姜汤下。许学士云：大率妊娠，惟在抑阳助阴，其方甚多，亦恶群队，枳壳散所以抑阳，四物汤所以养阴。然枳壳散差寒，宜以内补丸佐之，即当归一两，地黄二两为丸也。

猪蹄汤

通乳　《灵苑》

治乳少。

猪蹄一只　通草即木通，一两

煮食。

此足阳明药也。猪蹄咸能润下，通草淡能通窍。

《广济方》用猪蹄四只，煮汁，加土瓜根、漏芦、木通，各三两。土瓜、漏芦并通经下乳。著少米、葱、豉，煮稀粥食。治同。或以猪蹄汤调“益元散”服，以木梳梳乳房，乳汁自下。

又：穿山甲、王不留行，皆通乳之药，俗曰：“穿山甲、王不留，妇人服之乳长流”。

人参荆芥散

血风劳　《妇宝》

治血风劳。

血风劳者，血脉空疏，感受风邪，寒热盗汗，展转不已，乃成劳也。

人参　白术　熟地黄　酸枣仁炒　鳖甲童便炙　羚羊角　枳壳　柴胡　荆芥五分　防风　甘草　芎䓖　当归　桂心三分

加姜煎。

此足太阴、厥阴、手少阴药也。陈来章曰：血中之风，荆芥、防风散之；木盛生风，羚角、柴胡平之；阴虚发热，地黄、鳖甲滋之；血气痛滞，月水不调，芎䓖、当归、桂心、枳壳调之；烦怠食少，盗汗心忡，人参、白术、炙草、枣仁，补而收之。

柏子仁丸

血少经闭　《良方》

治经行复止，血少神衰。

女子善怀，每多忧思。忧多则伤心，心伤则不能生血而血少，血少则肝无所藏，而冲任之脉枯，故经闭不行也。经曰：月事不来者，胞脉闭也。胞脉者，属心而络于胞中，今气上逼肺，心气不得下降，故月事不来也。

柏子仁去油　牛膝酒浸　卷柏五钱　泽兰　续断二两　熟地黄一两

蜜丸，米饮下。

此手足少阴、厥阴药也。柏子仁安神而养心；地黄、续断、牛膝，补肝肾而益冲任；卷柏、泽兰，活血脉而通经闭。卷柏生用破血，炙用止血。

李梃曰：妇人以血为主。天真气降，血脉流行，一月一见，其来有常，故曰月经。或外被风寒、燥湿、暑热，或内伤生冷，或七情郁结，为痰为瘀，凝滞于内，曰‘血滞’。或用力太过，入房太甚。或服食燥热，以致火动，邪气盛而津液衰，曰‘血枯’。若经后被惊，血气错乱而妄行逆上，则出于口鼻；水血相搏，则为水肿；怒极伤肝，则有眩晕、呕血、瘰疬、疮疡等病；湿热相搏，则为崩、带；凝结于内，则为癥瘕。变证百出，不出‘血滞’与‘血枯’而已。

血滞经闭宜破者，原因饮食热毒，或暴怒、凝瘀、积痰，直须大黄、干漆之类，推陈致新，俾旧血消而新血生矣。若气旺血枯，起于劳役忧思，却宜温补，或兼痰火湿热，尤宜清之凉之。每以肉桂为佐者，热则血行也。但不可纯用峻药，以亏阴道。至于‘耗气益血’之说，虽女科要法，但气为血配，气热则热，气寒则寒，气升则升，气降则降，气行则行，气滞则滞。如果郁火气盛于血者，方可用单香附散、抑气散，加木香、槟榔、枳壳，行气开郁。若气乱则调，气冷则温，气虚则补，男女一般，阳生则阴自长，气耗则血亦枯。岂可专耗其气哉？

芎归六君子汤

痰阻经迟

治经水后期，其来涩少，形体肥盛。

体肥而经水后期涩少者，气虚而痰滞于经络也。

当归　芎䓖　人参　白术　茯苓　甘草　橘红　半夏

加姜煎。

此足太阴、厥阴药也。二陈治其痰滞；参、术补其气虚；气行则痰行。芎、归活其经血。

连附四物汤

热郁经迟　丹溪

治经水过期，紫黑成块。

紫血，热也。黑，热甚也。过期而成块，气滞也，或风冷乘之也。若淡白者，虚也，或挟痰停水以混之也。如烟尘、豆汁、屋漏水，混浊模糊者，湿痰也。

四物汤见《血门》。加香附、黄连。

此手少阴、手足厥阴药也。四物以益阴养血，加黄连以清血热，香附以行气郁。

“四物加芩术汤”，亦名“温六合汤”。治经水过多。黄芩抑阳，白术补脾，脾能统血。

“四物加芩连汤”，治经水适断，五心烦热，经来色黑，或如豆汁。或如豆汁，热兼湿也。芩、连苦燥湿而寒胜热。

四物加栀、连为“热六合汤”，加姜、附为“寒六合汤”，加陈、朴为“气六合汤”，加羌、艽为“风六合汤”。皆妇病与经产通用之药也。

固经丸

血热崩漏　《良方》

治经行不止，及崩中漏下，紫黑成块。

冲任为经脉之海，若无损伤，则阴阳和平，血气调适矣。其劳动过度，损伤脏腑，冲任之气虚，不能约制经血，故经多漏下。或由阴虚阳搏，为热所乘，致伤冲任，血得热则妄行也。脉数、疾、小为顺，大者为逆。紫黑成块者，热甚而反兼水化，非寒也。《玉机微义》曰：‘血得寒则凝’。既行而紫黑，故知非寒也。

龟板炙，四两　芍药酒炒　黄柏酒炒，三两　黄芩炒，二两　香附童便、酒炒　樗皮炒，两半

酒丸。

此足少阴、厥阴药也。经多不止者，阴虚不足以制包络之火，故越其常度也。崩中漏下者，虚而挟热也。紫黑成块者，

火极似水也。黄芩清上焦之火，黄柏泻下焦之火，龟板、芍药，滋阴而养血。皆壮水以制阳光也。香附辛以散郁，樗皮涩以止脱。

升阳举经汤

劳伤崩漏　东垣

治崩漏，身热自汗，短气，倦怠懒食。

此由劳伤所致。

补中益气汤见《气门》。加白芍、黑栀子，姜三片，枣三枚，煎。

此足太阴、阳明药也。补中汤以益气升阳退热收汗；加芍药以和血敛阴；黑栀以清热止血。

又：东垣《兰室秘藏》“升阳举经汤”：黄芪、当归、白术各三钱，羌活、防风、藁本各二钱，独活、附子炮、甘草炙，各钱半，人参、熟地、川芎各一钱，细辛六分，桃仁十个，去皮尖，研，红花、肉桂盛夏勿用、芍药各五分。每服三钱，渐加至五钱，治经水不止。

原文曰：如右尺脉按之空虚，是气血俱脱，大寒之证。轻手其脉数疾，举指弦紧或涩，皆阳脱之证，阴火亦亡。见热证于口鼻眼，或渴，此皆阴躁阳欲先亡也，当温之举之，升之燥之，当大升浮气血，切补命门之下脱也。

如圣散

止崩漏

治崩漏不止。

凡非时血行，淋沥不已，谓之漏下。忽然暴下如山崩然，谓之崩中，有五色以应五脏。

棕榈烧　乌梅一两　黑姜两半

为末，每服二钱，乌梅汤下。

此足厥阴药也。涩能止血，故用棕榈；酸能收敛，故用乌梅；温能守中，故用干姜；黑能止血，水胜火也。故并煅用。

牡丹皮散

血瘕　《良方》

治血瘕。

瘕者，瘀血凝聚而成也，伏于隐僻之处，盘结胶固，非攻伐之不易平也。

丹皮　桂心　归尾　延胡索三分　牛膝　赤芍药　莪术六分　三棱四分

水酒各半煎。

此足厥阴药也。桂心、丹皮、赤芍、牛膝，以行其血；三棱、莪术、归尾、延胡，以行其血中气滞、气中血滞。气血周流，则结者散矣。

正气天香散

气滞经阻　《绀珠》

治一切诸气，气上凑心，心胸攻筑，胁肋刺痛，月水不调。

妇人多忧郁，故气病为多。气为血配，气滞则血亦不能行，故月候不调也。

香附八钱　乌药二钱　陈皮　苏叶一钱　干姜五分

每五六钱煎。

此手太阴、足厥阴药也。乌药、陈皮，专入气分而理气；香附、紫苏，能入血分而行气；引以干姜，使入气分，兼入血分。用诸辛温以解郁散肝，令气调而血和，则经行有常，自无痛壅之患。

抑气散

气盛于血　严氏

治妇人气盛于血，变生诸证，头晕膈满。

凡人血气和平，则无诸疾，苟血少气多，壅于胸膈则满，上攻于头则晕矣。

香附四两 陈皮二两 茯神 甘草炙，一两

为末，每服二钱。

此手太阴、少阳药也。经曰：高者抑之。香附能散郁气，陈皮能调诸气，茯神能安心气，甘草能缓逆气。气得其平，则无亢害之患矣。若郁甚者，当于《理气门》中诸方选用，不必泥此。

昂按：气盛于血，固当抑气，若过用行气之药，则真气耗散，阴水愈盛，而成气血两虚矣。是方平和为可常用，或用滋血之药，使阴血充足，而阳火自平，亦正治之一法，盖补其不足，即所以制其有余也。

固下丸

湿热带下 子和

治赤白带下。

带下，起于风寒湿热所伤，入于胞中，或中经脉，流入脏腑，阴虚阳竭，荣气不升，卫气下陷，滞于下焦奇经之分，因带脉而得名，故曰带。赤者属血，白者属气，其状如涕，相连而下，言带者，亦病形也。有湿热流滞下焦者；有肝肾阴淫湿胜者；有惊恐而木乘土位，浊液下流者；或思想无穷，而为白淫者；或余经湿热，屈滞于小腹之下者。病本虽殊，皆为气血虚损，荣卫累滞，而成其标一也。

樗皮两半 白芍五钱 良姜煅黑 黄柏煅黑，三钱

粥丸，米饮下。

此足少阴、厥阴药也。陈来章曰：樗皮苦燥湿，寒胜热，涩固下，故赤白带因于湿热者，用之为君。

古方有苍柏樗皮，侧柏樗皮，芩柏樗皮，芩术樗皮等丸，随证加香、芎、归、芍、姜、芷及星、夏等药。芍药之酸，敛阴气，收下溜为臣。良姜之热，以散寒湿；黄柏之寒，以祛热湿，并炒黑以止血收脱为佐使也。

当归煎丸

虚热带下 严氏

治赤白带下，腹中痛，不饮食，羸瘦。

此血虚有热之证，法当凉补。《脉诀》云：崩中日久为白带，漏下多时骨髓枯。崩久则血少，复亡其阳，故白滑之物，下漏不止。

当归 熟地黄 阿胶炒 续断 白芍药炒 赤芍药炒 牡蛎煅粉，一两 地榆炒黑，三钱

醋糊丸，米饮下。

此足少阴、厥阴药也。归、芍、熟地、续断、阿胶，补肝滋肾，以治血虚；牡蛎、地榆、清热收脱，以止带下；赤芍酸寒，能散恶血，去瘀所以生新，散之所以收之也。

白芷散

风湿带下 《良方》

治赤、白带滑脱不禁。

《良方》曰：带下由于风寒湿热所伤，伤肝经者，色青如泥；伤心经者，色赤如津；伤肺经者，色白如涕；伤脾经者，黄如烂瓜；伤肾经者，黑如衃血。

白芷一两 海螵蛸二个，煅 胎发一钱，煅

为末，酒调下二钱。

此足阳明、少阴、厥阴药也。白芷辛温燥湿而祛风；乌鲗即海螵蛸。咸温收湿而和血；发者，血之余，补阴消瘀，煅黑又能止血也。

救急良方

人之以疾病死而得终其天年者，虽不

幸犹幸也。乃有暴横之遭，大如缢、溺、砒、蛊、蛇、犬之伤，小如骨哽、刀斧、汤火之害，坐视其转死而莫之能救者多矣。兹取简便良方以备缓急，倘用此而救活一命，于人心独无恔乎。

暴　死

凡人涎潮于心，卒然倒仆，急扶入暖室，扶策正坐，用火炭沃醋，使醋气冲入病人鼻中，良久自苏。或捣韭菜汁灌鼻中，或用皂角末吹入鼻中，得嚏则醒。仓卒无药，急于人中穴及两足大拇指离甲一韭叶许，各灸三五壮，即活。

凡人卒然昏倒，身冷无痰，此名气厥。亦名中气，若身温有痰者，则名中风。但扶正坐，气顺即安。或用皂角末吹鼻令嚏亦佳。

凡冬月中寒卒倒，身强口噤，手足厥冷，如无医药，当浓煎姜汤灌之。

冻死有气者，以灰炒热盛囊中，熨其心头，冷即易之。若遽以火烘，冷与火争必死，浴以热汤亦死。或用姜汁、热酒各半温服。

凡暑月道中中热卒死，以路上热土围脐，令人尿其中即活。姜汤、童便乘热皆可灌之。或用热土、大蒜等分，捣水灌之。或置日中，或令近火，以热汤灌之即活。切勿饮以冷水，反卧冷地，正如冻死人若遽近火即死。

缢　死

急令手裹衣物紧塞谷道，抱起解绳，安放正平，揪发向上，揉其项痕，捻圆喉管，脚踹两肩，以两管吹气入耳内，或刺鸡冠热血滴口中，男用雌，女用雄，鼻即气转。或再屈伸其手足，将手摩之，或气不接，将腰打三四拳。或以皂角末搐鼻，切不可割断绳索，虽旦至暮，身冷，犹可活。

溺　死

急倒提出水，用牛一头，令横卧，以腹合牛背上，牵牛徐行，令吐出腹中之水，以老姜擦牙即活。口噤者搅开，横一箸于牙间，使水得出。如无牛，以锅覆地，将溺人脐对锅脐，俯卧，以手托其头，水出即活。或俯卧凳上，脚后稍高，蘸盐擦脐中，待其水自流出，或用皂角末绵裹纳下部，出水即活，切忌火烘，逼寒入内不救。

魇　死

如原有灯，即得，切忌火照，但痛咬其脚跟，或咬大指拇而唾其面，或以皂角末吹入鼻中，得嚏即醒。

中　毒

凡中蛊毒，令尝白矾不涩，食黑豆不腥，即是中毒，可浓煎石榴皮汁饮之，或热茶化胆矾半钱，探吐出恶毒，或米饮调郁金末三钱令下。

凡中砒霜毒，急饮以人溺及人粪汁，或捣乌柏树根叶汁，或蓝汁，令服。或刺羊血热服，或取生螺研冷水服。

中盐卤毒，纵饮生豆腐浆解之。

中诸菌蕈毒及虫蜞入腹，黄土和水饮下之。

绿豆汤、甘草汤，能解百毒。

服　铅　粉

以麻油调蜂蜜，加饴糖与服。

蛇虫犬咬伤

凡毒蛇伤，急于伤处上下紧缚，使毒不散走，随浸粪缸内，食蒜饮酒令饱，使毒不攻心。或矾石、甘草等分，冷水服二三钱，更捣蒜敷患处，加艾圆灸之。此法兼治百虫毒螫。又方：五灵脂一两，雄黄五钱，酒调服，滓敷患处。又方：贝母为末，酒调尽醉饮之，顷久酒自伤处为水流出，候水尽，以药渣敷疮上，垂死可活。

凡蜈蚣伤，取大蜘蛛放伤处，吸去其毒，即投蜘蛛于水中，令吐毒以全其命。又方：生鸡血傅之。又法：盐水洗净，鸡涎或粪涂之。

壁虎咬，用桑柴灰水煎数沸，滤浓汁，调白矾末涂之。

蝎子螫，用白矾、半夏等分，醋调涂之。

《外台》曰：凡遇一切毒螫之物，不得起恶念向之，亦不得杀之，苦辄杀之，后必遭螫，慎之。

凡疯狗咬伤，急用番木鳖半个，碎切，斑蝥七个，去头翅足，若过一日，加一个，糯米一撮，慢火炒脆，去斑蝥，取米研末，好酒调服，取下恶物，多日凶者，头上有红发三根，拔去之。若仍凶，腹内有狗声者，再加木鳖一个，斑蝥廿一枚，如前制法与服，后以黄连、甘草解之，三月不可听锣鼓声，再发则难治。终身不得食羊、犬肉。稍轻者急于无风处捏去恶血，孔干者针刺出血，用小便或盐汤洗净，捣葱贴上。若常犬咬者，洗净血水，用虎骨煅研敷患处，或烂嚼杏仁敷之。

汤泡伤

鸡子清调大黄末涂之，炒黄柏末亦可。一法以冷烧酒浇淋甚妙。

刀斧伤

锉海螵蛸末敷之，血立止。古圹石灰为末傅之亦佳。金疮血出不止，用蚕蛾炒为末敷之。

骨哽

凡鱼骨哽，食橄榄即下。如无鲜者，用橄榄核磨水饮之。橄榄木作舟楫，鱼触着即死，物之相畏有如此者。又猫涎亦能下鱼骨哽。

凡鸡骨哽，用野苎根捣烂，如龙眼大，鸡汤化下，如鱼骨哽，鱼汤化下。

猪骨哽，用犬吊一足，取其涎，徐徐咽下。或用硼砂井华水洗，化下。或醋煎威灵仙咽下。或加砂糖。或鸡冠子煎汤咽下。

凡治哽之法，可以类推。如鸬鹚、獭掌治鱼哽，磁石治针哽，发灰治发哽，虎、犬治骨哽，亦各从其类也。

误吞铜铁金银

但多食肥肉，自随大便而出。吞针者，煮蚕豆同韭菜食，针与菜自从大便出。误吞铜者，食荸荠、慈菇即化。

吞发绕喉不出

取自乱发，烧灰，白汤调下一钱。

颊车开不能合

醉之，睡中用皂角末吹其鼻，嚏透自合。

呃逆不止

用纸捻刺鼻中，得嚏即止。

舌胀满口

刺鸡冠血，浸纸捻蓖麻油燃熏。又法：以生蒲黄涂之，或加干姜末。

乳蛾喉痹

凡乳蛾水浆不入者，先用皂角末点破，再取杜牛膝汁，和醋含咽。又法：艾叶捣汁，口含良久，肿自消，冬月无叶，掘根用之。又喉闭者，取山豆根汁含咽即开。有药不能进者，急取病人两臂，捋数十次，使血聚大指上，以发绳扎住指拇，针刺指甲，缝边出血，如放痧一般，左右手皆然，其喉即宽。

霍乱绞肠痧

以针刺其手指近甲处一分半许，出血即安，仍先自两臂捋下，令恶血聚于指头后刺之。

鼻衄不止

乱发烧灰存性，细研水服，并吹入鼻中。又白芨末新汲水调下。又纸数十层，水浸湿，安顶中，以火熨之，纸干立止。又用线扎中指中节，左孔出血，扎右指，右孔出血扎左指，两孔出血，则俱扎之。又以大蒜捣饼贴足心。

虫入耳中

用猫尿滴耳中，虫即出。以生姜插猫鼻，猫即尿。

跌打损伤

韭汁和童便饮，散其瘀血。骨折者，蜜和葱白捣匀，厚封，酒调白芨末二钱服。

产妇血晕

扶坐，烧灰沃醋，或烧旧漆器，令烟入其口鼻即苏。

产后子肠不收

醋三分，冷水七分，和噀产妇面，一噀一缩，三噀即收。又法：以蓖麻子十四粒，去壳捣膏，涂顶心即收。收即去之。又法：皂角末吹鼻中，嚏作立止。

勿药元诠

人之有生，备五官百骸之躯，具圣知中和之德，所系非细也。不知葆摄，恣其戕伤，使中道而夭横，负天地之赋畀，辜父母之生成，不祥孰大焉。故《内经》曰：圣人不治已病治未病，夫病已成而后药之，譬犹渴而穿井，斗而铸兵，不亦晚乎？兹取养生家言，浅近易行者，聊录数则，以听信者之修持。又将饮食、起居之禁忌，撮其大要，以为纵恣者之防范，使人知谨疾而却病，不犹胜于修药而求医也乎？

《内经·上古天真论》曰：上古之人，法于阴阳，和于术数，保生之法。食饮有节，起居有时，不妄作劳，故能形与神俱，而终尽其天年，度百岁乃去。今时之人不然也，以酒为浆，以妄为常，醉以入房，以欲竭其精，以耗损其真，不知持满，恐倾之意。不时御神，务快于心，逆于生乐，起居无节，故半百而衰也。

夫上古圣人之教下也，虚邪贼风，避之有时，恬淡虚无，真气从之，精神内守，病安从来。

调息：调息一法，贯彻三教，大之可以入道，小用可以养生，故迦文垂教，以视鼻端，自数出入息，为止观初门。《庄子·南华经》曰：至人之息以踵。《大易·随卦》曰：君子以向晦入宴息。王龙溪曰：古之至人，有息无睡，故曰“向晦入宴息”。

宴息之法：当向晦时，耳无闻，目无见，四体无动，心无思虑，如种火相，似先天元神、元气，停育相抱，真意绵绵，老子曰：绵绵若存。开合自然，与虚空同体，故能与虚空同寿也。世人终日营扰，精神困惫，夜间靠此一睡，始彀一日之用。一点灵光，尽为后天浊气所掩，是谓阳陷于阴也。

调息之法：不拘时候，随便而坐，平直其身，纵任其体，不倚不曲，解衣缓带，腰带不宽，则上下气不流通。务令调适。口中舌搅数遍，微微呵出浊气，不得有声。鼻中微微纳之，或三五遍，或一二遍，有津咽下，叩齿数通，舌抵上腭，唇齿相著，两目垂帘，令胧胧然，渐次调息，不喘不粗，或数息出，或数息入，从一至十，从十至百，摄心在数，勿令散乱，如心息相依。杂念不生，则止勿数，任其自然，坐久愈妙。若欲起身，须徐徐舒放手足，勿得遽起。能勤行之，静中光景，种种奇特，直可明心悟道，不但养身全生而已也。

调息有四相。呼吸有声者，风也，守风则散。虽无声而鼻中涩滞者，喘也，守喘则结。不声不滞而往来有形者，气也，守气则劳。不声不滞，出入绵绵，若存若亡，神气相依，是息相也。息调则心定，真气往来，自能夺天地之造化，息息归根，命之蒂也。

苏子瞻《养生颂》曰：已饥方食，未饱先止；散步逍遥，务令腹空。当腹空时，即便入室，不拘昼夜，坐卧自便，惟在摄身，使如木偶，常自念言，我今此身，若少动摇，如毫发许，便堕地狱。如商君法，如孙武令，事在必行，有死无犯。又用佛语及老聃语，视鼻端自数出入息，绵绵若存，用之不勤，数至数百，此心寂然，此身兀然，与虚空等。不烦禁制，自然不动。数至数千，或不能数，则有一法，强名曰随，与息俱出，复与俱入。随之不已，一旦自住，不出不入，忽觉此息，从毛窍中，八万四千，云蒸雨散，无始以来，诸病自除，诸障自灭，自然明悟。定能生慧。譬如盲人，忽然有眼，此时何用求人指路？是故老人言尽于此。

小周天：先要止念，身心澄定，面东跏坐。平坐亦可，但前膝不可低，肾子不可著物。呼吸平和，用三昧印，掐无名指，右掌加左掌上。按于脐下，叩齿三十六通，以集身神。赤龙搅海，内外三十六遍。赤龙，舌也。内外，齿内外也。双目随舌转运，舌抵上腭，静心数息，三百六十周天毕，待神水满，漱津数遍，用四字诀，撮、抵、闭、吸也，撮提谷道，舌抵上腭，目闭上视，鼻吸莫呼。从任脉撮过谷道，到尾闾，以意运送，徐徐上夹脊中关，渐渐速些，闭目上视，鼻吸莫呼，撞过玉枕，颈后骨。将目往前一忍，直转昆仑，头顶。倒下鹊桥，舌也。分津送下重楼，入离宫，心也。而至气海，坎官丹田。略定一定，复用前法。连用三次，口中之津，分三次咽下，所谓天河水逆流也。静坐片时，将手左右擦丹田一百八下，连脐抱住，放手时将衣被围住脐轮，勿令风入，古云：养得丹田暖暖热，此是神仙真妙诀。次将大指背擦热，拭目十四遍，去心火；擦鼻三十六遍，润肺；擦耳十四遍，补肾；擦面十四遍，健脾。双手掩耳，鸣天鼓，徐徐将手往上，即朝天揖，如此者三，徐徐呵出浊气四五口，收清气，双手抱肩，移筋换骨，数遍。擦玉枕关二十四下，擦腰眼一百八下，擦足心各一百八下。

道经六字诀：呵、呼、呬、嘘、吹、嘻。每日自子至巳，为六阳时，面东静坐，不必闭窗，亦不令风入，叩齿三十六通，舌搅口中，候水满时，漱炼数遍，分三口啯啯咽下，以意送至丹田，微微撮口，念‘呵’字，呵出心中浊气，念时不得有声，反损心气，即闭口鼻吸清气以补心，吸时亦不得闻吸声，但呵出令短，吸入令长，如此六次。再念‘呼’字六遍以治脾，再念‘呬’字六遍以治肺，再念‘嘘’字六遍以治肝，再念‘嘻’字六遍以治三焦客热，再念‘吹”字六遍以治肾，并如前法。谓之三十六小周天也。诗曰：春嘘明目木扶肝，夏至呵心火自闲；秋呬定收金气润，冬吹惟要坎中安；三焦嘻却除烦热，四季长呼脾化食；切忌出声闻口耳，其功尤胜保神丹。

《一秤金诀》曰：一吸便提，气气归脐；一提便咽，水火相见；不拘行住坐卧，舌搅华池，抵上腭，候津生时，漱而咽下，啯啯有声，人一身之水皆咸，惟舌下华池之水甘淡。又曰：咽下啯啯响，百脉自调匀。随于鼻中吸清气一口，以意目力同津送至脐下丹田，略存一存，谓之一吸。随将下部轻轻如忍便状，以意目力从尾闾提起，上夹脊、双关，透玉枕，入泥丸，脑宫。谓之一呼。周而复始，久行精神强旺，百病不生。

《金丹秘诀》曰：一擦一兜，左右换手，九九之功，真阳不走。戌亥二时，阴盛阳衰之候，一手兜外肾，一手擦脐下，左右换手，各八十一，半月精固，久而弥佳。

李东垣曰：夜半收心，静坐片时。此生发周身元气之大要也。

精气神：积神生气，积气生精，此自无而之有也；炼精化气，炼气化神，练神还虚，此自有而之无也。

十六事宜：发宜多梳，面宜多擦，目宜常运，耳宜常弹。闭耳弹脑，名‘鸣天鼓’。舌宜抵腭，齿宜数叩，津宜数咽，浊宜常呵。背宜常暖，胸宜常护，腹宜常摩，谷道宜常撮，肢节宜常摇，足心宜常擦，皮肤宜常干沐浴，即擦摩也。大小便宜闭口勿言。

诸伤：久视伤血，久卧伤气，久坐伤肉，久立伤骨，久行伤筋。暴喜伤阳，暴怒伤肝，穷思伤脾，极忧伤心，过悲伤肺，多恐伤肾，喜惊伤胆，多食伤胃，醉饱入房，伤精竭力，劳作伤中。

春伤于风，夏为飧泄；夏伤于暑，秋为痎疟；秋伤于湿，冬必咳嗽；冬伤于寒，春必病温。

夜寝语言，大损元气，故圣人戒之。

风寒伤：沐浴临风，则病脑风、痛风；饮酒向风，则病酒风、漏风；劳汗、暑汗当风，则病中风、暑风；夜露乘风，则病寒热；卧起受风，则病痹厥。

衣凉冒冷，则寒外侵；饮冷餐寒，则寒内伤。

人惟知有外伤寒，而不知有内伤寒，讹作阴证，非也。凡冷物不宜多食，不独房劳为然也。

周扬俊曰：房劳未尝不病阳证，头痛发热是也，但不可轻用凉药耳。若以曾犯房劳，便用温药，杀人多矣。

昂按：诸书从未有发明及此者，世医皆罕知之。周子此论，可谓有功于世矣。

早起露首跣足，则病身热、头痛；纳

凉阴室，则病身热、恶寒；多食凉水、瓜果，则病泄痢、腹痛；夏走炎途，贪凉食冷，则病疟痢。

湿伤：坐卧湿地，则病痹厥疠风；冲风冒雨，则病身重身痛；长著汗衣，则病麻木、发黄；勉强涉水，则病脚气、挛痹；饥饿澡浴，则病骨节烦痛；汗出见湿，则病痤痱。痤，疖也。音坐，平声。

饮食伤：经曰：饮食自倍，肠胃乃伤。膏粱之变，足能也。生大疔。膏粱之疾，消瘅、痿厥，饱食太甚，筋脉横解，肠澼为痔，饮食失节，损伤肠胃，始病热中，末传寒中。

怒后勿食，食后勿怒；醉后勿饮冷，引入肾经，则有腰脚肿痛之病。饱食勿便卧。

饮酒过度，则脏腑受伤。肺因之而痰嗽，脾因之而倦怠，胃因之而呕吐，心因之而昏狂，肝因之而善怒，胆因之而忘惧，肾因之而烁精，膀胱因之而溺赤，二肠因之而泄泻。甚则劳嗽失血，消渴、黄疸、痔漏、痈疽，为害无穷。

咸味能泻肾水，损真阴，辛辣大热之味，皆损元气，不可多食。

色欲伤：男子二八而天癸至，女子二七而天癸至，交合太早，斫丧天元，乃夭之由。男子八八而天癸绝，女人七七而天癸绝，精血不生，入房不禁，是自促其寿算。人身之血，百骸贯通，及欲事作，撮一身之血，至于命门，化精以泄。人之受胎，皆禀此命火以有生。故庄子曰：火传也，不知其尽也。

夫精者，神倚之。如鱼得水，神必倚物，方有附丽。故关尹子曰：精无人也，神无我也。《楞严经》曰：火性无我，寄于诸缘。气依之如雾覆渊，不知节啬，则百脉枯槁；交接无度，必损肾元。外虽不泄，精已离宫，定有真精数点，随阳之痿而溢出，如火之有烟焰，岂能复返于薪哉！

本草备要

本草备要原序

言之可贵而足以垂后者，必性命之文也，其次则经济之文也。余于圣学，既无所窥，又六经、四子之书，灿如星日，即汉疏、宋注，且有遗讥，况余愚瞽凡民，安敢以管蠡仰测高深也哉！性命之文，吾无及矣，若经济之文，必须见诸实事，方能载诸简编。余少困棘围，壮谢制举，长甘蓬蓽，终鲜通荣。经济之文，吾无望焉耳。至于词章诗赋，月露风云，纵极精工，无裨实用。杨子所谓雕虫篆刻，壮夫不为，不其然欤！

窃谓医药之书，虽无当于文章钜丽之观，然能起人沉疴，益人神智，弱可令壮，郁可使宽，无关道脉，而能有助刚大之形躯，不系刑政，而实有裨生成之大德。言不堕绮语之障，用有当施济之仁，群居饱食之余，或可以愧小慧而胜犹贤也乎！是用寄意此中，思以寿世。初谓医学与堪舆不同，堪舆当有秘奥，无机不欲轻泄；若医家所以济生救疾，自应无微不阐，无隐不彰，恣意极言，不遗余蕴。及泛览诸书，唯《灵》、《素》、《难经》、仲景、叔和，奥衍宏深，不易究殚。自唐宋而下，名家百氏方书，非不灿陈，而义蕴殊少诠释。如《本草》第言治某病某病，而不明所以主治之由；医方第云用某药某药，而不明所以当用之理。千书一律，开卷茫如，即间有辨析病源，训解药性者，率说焉而不详，语焉而不畅，医理虽云深造，文字多欠通明，难以豁观者之心目，良用怃然。不揣固陋，爰采诸家之长，辑为《本草备要》、《医方集解》二篇。理法全宗古人，体裁更为创制。本草则字笺句释，仿传注之详明；医疗则诠症释方，兼百家之论辨。书分两帙，用实相资。要令不知医之人读之了然，庶裨实用。两书甫出，幸海内名贤颇鉴许，并用以就正焉。

今本草原刻字已漫灭，[①] 特再加厘订，用酬世好。抑世尚有议余药味之简者，余惟歌赋汤液，药仅两百四十种，拙集广至四百种，不为少矣。如食物仅可充口腹，僻药非洽所常需者，安能尽录？盖既取其备，又欲其要，应如是止也。兹因重梓，更增备而可用者约六十品，聊以厌言者之口，仍不碍提者之艰，苟小道之可观，倘不至致远之恐泥也乎！

康熙甲戌岁阳月休宁八十老人讱菴汪昂书于延禧堂

① 今本草原刻字已漫灭：此句以下，至“恐泥也乎！”据光绪七年扫叶山房藏版（重刻本）补入，以供参照。

本草备要序

医学之要，莫先于切脉，脉候不真，则虚实莫辨，攻补妄施，鲜不夭人寿命者。其次则当明药性，如病在某经当用某药，或有因此经而旁达他经者，是以补母泻子，扶弱抑强，义有多端，指不一定，自非兼贯博通，析微洞奥，不但呼应不灵，或反致邪失正。先正云：用药如用兵。诚不可以不慎也。古今著本草者，无虑数百家，其中精且详者，莫如李氏《纲目》，考究渊博，指示周明，所以嘉惠斯人之心，良云切至。第卷帙浩繁，卒难究殚，舟车之上，携取为难，备则备矣，而未能要也。他如主治、指掌、药性歌赋，聊以便初学之诵习，要则要矣，而未能备也。近如《蒙筌》、《经疏》世称善本，《蒙筌》附类，颇著精义，然文拘对偶，辞太繁缛，而阙略尚多；《经疏》发明主治之理，制方参互之义，甚者刊误以究其失，可谓尽善，然未暇详地道，明制治，辨真伪，解处偶有傅会，常品时多芟黜，均为千虑之一失。余非岐黄家，而喜读其书，三馀之暇，特为诸家本草，由博返约，取适用者凡四百品，汇为小帙，某药入某经治某病，必为明其气味形色所以主治之由，间附古人畏恶兼施制防互济用药深远之意，而以土产修治畏恶附於后，以十剂宣通补泻冠於前，既著其功，亦明其过，使人开卷瞭然，庶几用之不致舛误。以云备则已备矣，以云要则又要矣，通敏之士，由此而究图焉，医学之精微，可以思过半矣。题曰《本草备要》，用以就正於宗工焉。

休宁讱菴庵汪昂题於延禧堂

增补本草备要序①

言之可贵而足以垂后者，必性命之文也。其次则经济之文也。余於理学，既无所窥，又六经四子之书，灿如星日，既汉疏、宋注，且有遗讥，况余详注？

一、阴阳、升降、浮沉，已详於药性总义中，故每品之下，不加重注。

二、药目次第，每药稍后其类，以便查阅。

三、先哲名言，有言以人重者，有人以言重者，须当仍其名氏，庶乎后学知所禀承，或是或非，有可裁断矣。奈何医集之中，率掠古人之言，混入已作，使读者苍黄莫辨，泾渭难分，习俗移人，贤者不免。甚有合数人之言，砌掇成篇，首尾欠贯，词意多乖，以故医学每鲜佳编，良深慨息。本集采用诸家，悉存原名，使可考据；间有删节数行数句者，以限於尺幅也；有增改数句数字者，务畅其文义也。亦有录其言而未悉其名氏者，以藏书既寡，目力不充，难於尽考也。或时附入鄙见，必加"昂按"二字，以听时贤之论定。共间旁搜远讨，义图贯通，取要删繁，词归雅饬，庶几豁观者之心目云耳。

一、是书篇章虽约，多有补《纲目》、《经疏》之所未备者，故曰备也。

二、药有气味、形色、经络、主治、功用、禁忌数端，药性歌赋虽便记诵，然限于字句，又须用韵，是以不能详括。兹集文无一定，药小者语简，药大者词繁，然皆各为杼轴，锻炼成章，使人可以诵读。

三、本草一书，读之率欲睡欲卧，以每药之下，所注者不过脏腑经络、甘酸苦涩、寒热温平、升降浮沉、病候、主治而已，未尝阐发其理，使读之者有义味可咀嚼也。即如《证类》诸本，采集颇广；又以众说繁芜，观者罔所折衷也。是编主治之理，务令详明，取用之宜，期于确切，言畅意晰，字少义多，作者颇费匠心，读者幸毋忽视。

四、是书之作，不专为医林而设，盖以疾疢人所时有，脱或处僻小之区，遇庸劣之手，脉候欠审，用药乖方，而无简便方书与之较证，鲜有不受其误者。是以特著此编，兼辑《医方集解》一书相辅而行，篇章虽约，词旨详明，携带不难，简阅甚便。倘能人置一本，附之箧笥，以备缓急，亦卫生之一助，有识之士，当不以愚言为狂谬也。

五、昂自壮立之年，便弃制举，蹉跎世变，念著书作诗，无当人意，只堪覆瓿，难以垂远，然禽鹿视息，无所表见，窃用疚心，故疲精瘁神，著辑方书数种，以为有当于民生日用之实。且集诸家大成，贯穿笺释，或可有功前贤，嘉惠来世，易世之后，倘有嗜吾书而为重梓者，庶能传之久远，此区区立言之意也。

① 增补本草备要序：此序载于谢观校本，部分内容似从凡例中称来。汪氏此书版本繁多，刻家亦夥，因文理、文气与汪氏笔意近，故收载于此。

六、是书之作，因阅过伯龄《围棋四子谱》而师其意。盖围棋之谱，自唐宋至今，千有余载，然必如伯龄之谱，有议论，有变换，而后围棋之妙显。本草自本经而下，不啻数百千家，然率言其气味主治，而无义味可寻，必须为之字笺句释，明体辨用，而后药性之功全。盖士生千载之后，贵能取前人之言，寸衡铢称，抉髓抡精，庶为有集成之益，无缺略之讥也。故拙著内经、本草、方解、汤头数书，皆另为体裁，别开径路，以发前贤未竟之旨，启后人便易之门。窃谓於医学颇有阐微廓清之力，读者倘能鉴别，斯不虚老人之苦心焉耳。

本草备要凡例

一注本草者，当先注病证。不然，病之未明，药于何有？从前作者罕明斯义。第云某药入某经治某病而已。浅术视之，盖茫如也。唯李氏《纲目》，裒集诸家，附著论说，间及病源；《经疏》因之，释药而兼释病，补前人之未备，作后学之指南。兹集祖述二书，更加增订，药性病情，互相阐发，以便资用。若每处皆释，则重复烦琐，反生厌读，故前后间见，或因药论辨，读者宜观而统会之可也。

一药品主治，诸家析言者少，统言者多。如治痰之药，有治燥痰者、有治湿痰者，诸书第以除痰概之；头痛之药，有治内伤头痛者、有治外感头痛者，诸书唯言治头痛而已。此皆相反之证，未可混施。举此二端，其余可以类推矣！又每药之下，止言某病宜用，而不言某病忌用，均属缺略。兹集并加详注，庶无贻误。

一每药先辨其气味形色，次著其所入经络，乃为发明其功用，而以主治之证，具列于后。其所以主治之理，即在前功用之中，不能逐款细注，读者详之。

一徐之才曰：药有宣、上通下行曰宣。通、补、泻、涩、滑、燥、湿、湿即润也。轻、重十种，是药之大体，而《本经》不言，后人未述。凡用药者审而详之，则靡所遗矣。今为分阐以冠于诸药之首。此十剂也。陶弘景加寒热二剂，兹不具述。然本集燥剂，即陶氏之热剂，通剂乃徐氏之燥剂，而寒剂则多寓于泻剂也。

一药品主治，已注明入某脏某腑者，则不更言入某经络，以重复无用也。

一药品稍近遐僻者，必详其地道形色；如习知习见之药，则不加详注。

一主治要义，及诸家各议论、病症、药名汤头及十剂，分别列述。

一药内间附古方，便人施用，如方药俱全者则仍其方名，如有方无药者，则方名不用。

一阴阳、升降、浮沉，已明于药性总义中，故每品之下，不加重注。

一药目次第，每药稍从某类，以便查阅。

一先哲名言，有言以人重者、有人以言重者，须当仍其名氏，庶乎后学知所禀承，或是或非，有可裁断矣。奈何医集之中，率掠古人之言，混入己作，使读者苍黄莫辨、泾渭难分。习俗移人，贤者不免。甚有合数人之言，砌掇成编，首尾欠贯，词意多乖。以故医学每鲜佳编，良深慨息。本集采用诸家，悉存原名，使可考据。间有删节数行数句者，以限于尺幅也；有增改数句数字者，务畅其文义也；有录其言而未悉其名氏者，以藏书既寡，目力不充，难于尽考也。或时附入鄙见，必加“昂按”二字，以听时贤之论定。其间旁搜远讨，义图贯通，取要删繁，词归雅饬，庶几豁观者之心目也。

一是书编章虽约，多有补《纲目》、《经疏》之所未备者，故曰备也。

一药有气味、形色、经络、主治、功用、禁忌数端，《药性歌赋》虽便记诵，然限于字句，文须用韵，是以不能详括。兹集文也无一定，药小者语简，药大者词繁，然皆各名相轴，锻炼成章，使人可以诵读。

一《本草》一书，读之率欲睡欲卧，以每药之下，所注者不过脏腑、经络、甘酸苦涩、寒热温平、升降浮沉、病候、主治而已。未尝阐发其理，使读之者有义味可咀嚼也。即如《证类》诸本，采集岐黄，又以众说繁芜，观者罔所折衷也。是编主治之理，务合详明；取用之宜，期于确切。言畅意晰，字少义多，作者颇费匠心，读者幸毋忽视。

一是书之作，不专为医林而设。盖以疾疢人所时有，脱或处僻小之区，遇庸劣之手，脉候欠审，用药乖方，而无简便方书与之较证，鲜有不受其误者。是以特著此编，兼辑《医方集解》一书相附而行①。篇章虽约，词旨详明，携带不难，简阅甚便。倘能各置一本，附之箧笥，以备缓急，亦养生之一助。有识之士，当不以愚言为狂谬也。

一卷后附载《汤头歌诀》，因医方繁杂，不能尽记故更摄为歌括，寓意简捷，便阅者可以强记不忘。

---

① 相附而行：底本大文堂版系《本草备要》与《医方集解》合刊本。

本草备要药性总义

凡药，酸属木入肝，苦属火入心，甘属土入脾，辛属金入肺，咸属水入肾。此五味之义也。

凡药，青属木入肝，赤属火入心，黄属土入脾，白属金入肺，黑属水入肾。此五色之义也。

凡药，酸者能涩、能收，苦者能泻、能燥、能坚，甘者能补、能和、能缓，辛者能散、能润、能横行，咸者能下、能软坚，淡者能利窍、能渗泄。此五味之用也。

凡药，寒、热、温、凉，气也；酸、苦、甘、辛、咸，味也。气为阳，味为阴。气厚者阳中之阳，薄者阳中之阴；味厚者阴中之阴，薄者阴中之阳。气薄则发泄，表散厚则发热，温燥味厚则泄，降泻薄则通。利窍渗湿辛甘发散为阳，酸苦涌泄为阴，咸味涌泄为阴，淡味渗泄为阳。轻清升浮为阳，重浊沉降为阴。阳气出上窍，阴味出下窍；清阳发腠理，浊阴走五脏；清阳实四肢，浊阴归六腑。此阴阳之义也。

凡药，轻虚者浮而升，重实者沉而降。味薄者升而生，象春气薄者降而收。象秋气厚者浮而长，象夏味厚者沉而藏。象冬味平者化而成。象土气厚味薄者浮而升，味厚气薄者沉而降；气味俱厚者能浮能沉，气味俱薄者可升可降。酸咸无升，辛甘无降，寒无浮，热无沉。此升降浮沉之义也。李时珍曰：升者引之以咸寒，则沉而直达下焦。沉者引之以酒，则浮而上至巅顶。一物之中，有根升梢降，生升熟降者，是升降在物亦在人也。

凡药，根之在土中者，半身以上则上升，半身以下则下降。以生苗者为根，以入土者为梢，上焦用根，下焦用梢，半身以上用头，中焦用身，半身以下用梢，虽一药而根梢各别，用之或差，服亦罔效。药之为枝者达四肢，为皮者达皮肤，为心为干者内行脏腑。质之轻者上入心肺，重者下入肝肾，中空者发表，内实者攻里。枯燥者入气分，润泽者入血分。此上下内外，各以其类相从也。

凡药，色青、味酸、气臊、性属木者，皆入足厥阴肝、足少阳胆经；肝与胆表里，胆为甲木，肝为乙木。色赤、味苦、气焦、性属火者，皆入手少阴心、手太阳小肠经；心与小肠相表里，小肠为丙火，心为丁火。色黄、味甘、气香、性属土者，皆入足太阴脾、足阳明胃经；脾与胃相表里，胃为戊土，脾为己土。色白、味辛、气腥、性属金者，皆入手太阴肺、手阳明大肠经；肺与大肠相表里，大肠为庚金，肺为辛金。色黑、味咸、气腐、性属水者，皆入足少阴肾、足太阳膀胱经。肾与膀胱相表里，膀胱为壬水，肾为癸水。凡一脏配一腑，腑皆属阳，故为甲丙戊庚壬；脏皆属阴，故为乙丁己辛癸也。十二经中，惟手厥阴心包、手少阳三焦经无所主，其经通于足厥阴、少阳。厥阴主血，诸药入肝经血分者，并入心包；少阳主气，诸药入胆经气分者，并入三焦；命门相火，散行于胆、三焦、心包络，故入命门者，并入三焦。此诸药入诸经之部分也。

药有相须者，同类而不可离也。如黄柏、知母，破故纸、胡桃之类。相使者，我之佐使也。相恶者，夺我之能也。相畏者，受彼之制也。相反者，两不可合也。相杀者，制彼之毒也。此异同之义也。

肝苦急，血燥苦急，急食甘以缓之；肝欲散，木喜条达，急食辛以散之，以辛补之，以酸泻之；以散为补，以敛为泻。心苦缓，缓则散逸。急食酸以收之。心欲软，急食咸以软之，以咸补之，按：水能克火，然心以下交于肾为补，取既济之义也。以甘泻之；脾苦湿，急食苦以燥之；脾欲缓，舒和。急食甘以缓之，以甘补之，以苦泻之；肺苦气上逆，火旺刑金；急食苦以泻之；肺欲收，急食酸以收之，以酸补之，以辛泄之；肾苦燥，急食辛以润之，肾欲坚，坚固则无狂荡之患。急食苦以坚之，以苦补之，以咸泻之。此五脏补泻之义也。

风淫于内，治以辛凉，佐以苦甘，以甘缓之，以辛散之；风属木，辛属金，金能胜木，故治以辛凉，过辛恐伤真气，故佐以苦甘。苦胜辛，甘益气也，木性急，故以甘缓之，木喜条达，故以辛散之。热淫于内；治以咸寒，佐以苦甘，以酸收之，以苦发之；水胜火，故治以咸寒，甘且咸，佐之所以防其过，以必甘苦者，防咸之过，而又以泻热气佐实也，热淫故以酸收之，热结故以苦发之。湿淫于内，治以苦热，佐以酸淡，以苦燥之，以淡泄之；湿为土气，苦热皆能燥湿，淡能利窍渗湿，用酸者木能制土也。火淫于内，治以咸冷，佐以苦辛，以酸收之，以苦发之；相火畏火也，故治以咸冷，辛能滋润，酸能收敛，苦能泄热，或从其性而升发之也。燥淫于内，治以苦温，佐以甘辛，以苦下之；燥属金，苦属火，火能胜金，故治以苦温。甘能缓，辛能润，苦能下，故以为佐也。寒淫于内，治以甘热，佐以苦辛，以咸泻之，以辛润之，以苦坚之。土能制水，热能胜寒，故治以甘热。苦而辛，亦热品也，伤寒内热者，以咸泻之，内燥者，以辛润之，苦能泻热而坚肾，泻中有补也。此六淫主治各有所宜，故药性宜明而施用贵审也。

人之五脏应五行，金、木、水、火、土，子母相生。经曰：虚则补其母，实则泻其子。又曰：子能令母实。如肾为肝母，心为肝子，故入肝者，并入肾与心；肝为心母，脾为心子，故入心者，并入肝与脾；心为脾母，肺为脾子，故入脾者，并入心与肺；脾为肺母，肾为肺子，故入肺者，并入脾与肾；肺为肾母，肝为肾子，故入肾者，并入肺与肝。此五行相生，子母相应之义也。

酸伤筋，敛则筋缩。辛胜酸；苦伤气，苦能泻气，咸胜苦；甘伤肉，酸胜甘；辛伤皮毛，疏散腠理。苦胜辛；咸伤血，酸能渗泄。甘胜咸。此五行相克为小帙，某药入某经治畏恶附於后，以十剂宣通补泻冠於前之义也。

酸走筋，筋病毋多食酸，筋得酸，则拘挛收引益甚也；苦走骨，骨病毋多食苦，骨得苦，则阴益甚重而难举也；甘走肉，肉病毋多食甘，肉得甘，则壅气胪肿益甚也；辛走气，气病毋多食辛，气得辛，则散而益虚也；咸走血，血病毋多食咸，血得咸，则凝涩而口渴也。酸能渗泄津液。此五病之所禁也。

多食咸，则脉凝泣涩同而变色；脉即血也，心合脉，水克火。多食苦，则皮槁而毛拔；肺合皮毛，火克金。多食辛，则筋急而爪枯；肝合筋，爪者筋之余，为金克木。按：肝喜散，故辛能补肝，惟多则为害。多食酸，则肉胝胎而唇揭；脾合肉，其华在唇，木克土。胝，音支，皮厚也。多食甘，则骨痛而发落。肾合骨，其华在发，土克水。此五味之所伤也。

药之为物，各有形、性、气、质，其入诸经，有因形相类者，如连翘似心而入心，荔枝核似睾丸而入肾之类。有因性相从者，如属木者入肝，属水者入肾，润者走血分，燥者入气分，本天者亲上，本地者亲下之类。有因气相求者，如气香入脾，气焦入心之类。有因质相同者，如药之头入头，干入身，枝入肢，皮行皮；又如红花、苏木汁似血而入血之类。自然之理，可以意得也。

药有以形名者，人参、狗脊之类是也；有以色名者，黄连、玄参之类是也；有以气名者，稀莶、香薷之类是也；有以味名者，甘草、苦参之类是也；有以质名者，石膏、石脂、归尾之类是也；有以时名者，夏枯、款冬之类是也；有以能名者，何首乌、骨碎补之类是也。

凡药火制四：煅、煨、炙、炒也；水制三：浸、泡、洗也；水火共制二：蒸、煮也。酒制升提，姜制温散；入盐走肾而软坚，用醋注肝而收敛；童便制，除劣性而降下；米泔制，去燥性而和中；乳制润枯生血；蜜制甘缓益元；陈壁土制，藉土气以补中州；面裹曲制，抑酷性勿伤上膈；黑豆、甘草汤渍，并解毒致令平和；羊酥、猪脂涂烧，咸渗骨容易脆断。去穰者免胀，去心者除烦。此制治各有所宜也。

药之为用，或地道不真，则美恶迥别。或市肆饰伪，则气味全乖。或收采非时，则良楛异质。或头尾误用，则呼应不灵。或制治不精，则功力大减。用者不察，顾归咎于药之罔功，譬之兵不精练，思以荡寇克敌，适以覆众舆尸也。治疗之家，其可忽诸？

《千金》云：凡药须治，择熬泡毕，然后秤用，不得生秤。湿润药皆先增分两，燥乃秤之。

目　录

卷二

卷三

本草备要·卷一

草　部

黄芪补气，固表，泻火。

甘温。

生用固表，无汗能发，有汗能止。

朱丹溪曰：黄芪大补阳虚自汗。若表虚有邪，发汗不出者，服此又能自汗。朱震享，号丹溪，著《本草补遗》。

温分肉，实腠理，泻阴火，解肌热。炙用补中，益元气，温三焦，壮脾胃。脾胃一虚，土不能生金，则肺气先绝；脾胃缓和，则肺气旺而肌表固实，补中即所以固表也。

生血生肌，气能生血，血充则肉长。经曰'血生肉'是也。排脓内托，疮痈圣药。毒气化则成脓，补气故能内托。痈疽不能成脓者，死不治，毒气盛而元气衰也。痘症亦然。

痘症不起，阳虚无热者宜之。

新安汪机治痘症虚寒不起，用四君子汤加黄芪、紫草多效。间有枯萎而死者，自咎用药之不精，思之至忘寝食，忽悟曰：白术燥湿，茯苓渗水，宜痘浆之不行也，乃减去二味，加官桂、糯米以助其力，因名保元汤。人参、白术、茯苓、甘草，名四君子汤。

王好古曰：黄芪实卫气，是表药；益脾胃，是中州药；治伤寒尺脉不至，补肾元，是里药。甄权谓其补肾者，气为水母也。日华谓其止崩带者，气盛则无陷下之忧也。

《蒙荃》曰：补气药多补血药，亦从而补血；补血药多补气药，亦从而补血。益气汤虽加当归，因势寡，功被参芪所据；补血汤数倍于当归，亦从当归所引而补血。黄芪一两，当归二钱，名补血汤。气药多而云补血者，气能生血，又有当归为引也。表旺者不宜用，阴虚者宜少用，恐升气于表，而里愈虚矣。

汪机，号石山，著《本草会编》。王好古，号海藏，著《汤液本草》。甄权著《药性论》，陈日华著《大明本草》，陈嘉谟著《本草蒙荃》。

为补药之长，故名耆，俗作芪。皮黄肉白，坚实者良。入补中药，槌扁，蜜炙；达表生用。

或曰：补肾及治崩带淋浊，宜盐水浸炒。**昂按**：此说非也，前证用黄芪，非欲抑黄芪使入肾也，取其补中升气，则肾受荫，而带浊崩淋自止，即《日华》所谓'气盛自无陷下之忧'也。有上病而下取，有下病而上取，补彼经而益及此经者，此类是也。

茯苓为使。恶龟甲、白鲜皮，畏防风。李东垣：黄芪得防风，其功益大，乃相畏而更以相使也。李东垣，著《用药法象》。

甘草有补有泻，能表能里，可升可降。

味甘。生用气平，补脾胃不足而泻心

火。

火急甚者，必以此缓之。炙用，气温，补三焦元气而散表寒。入和剂则补益，入汗剂则解肌，解退肌表之热。入凉剂则泻邪热，白虎汤、泻心汤之类。入峻剂则缓正气，姜、附加之，恐其僭上，硝黄加之，恐其峻下，皆缓之之意。入润剂则养阴血。炙甘草汤之类。能协和诸药，使之不争，生肌止痛，土主肌肉，甘能缓痛。通行十二经，解百药毒，凡解毒药，必须冷饮，热则不效。小儿初生，拭去口中恶血，绵渍汁令咂之，能解胎毒。故有国老之称，中满证忌之。甘令人满，亦有生用为泻者，以其能引诸药至于满所。经云'以甘补之'、'以甘泻之'是已。故《别录》、甄权并云除满，脾健运则满除也。仲景治痞满，有甘草泻心汤。又甘草得茯苓则不资满，而反泄满。陶宏景，著《明医别录》，发明药性。

大而结者良，补中炙用，泻火生用，达茎中肾茎用梢。梢止茎中痛，淋浊症用之。

白术、苦参、干漆为使，恶远志，反大戟、芫花、甘遂、海藻，然亦有并用者。胡洽治痰澼，十枣汤加甘草。东垣治结核，与海藻同用。丹溪治劳瘵，莲心饮与芫花同行，非妙达精微者，不知此理。十枣汤，芫花、甘遂、大戟等分，枣十枚，仲景治伤寒表已解，心下有水气，喘咳之剂。

李时珍曰：甘草外赤中黄，色兼坤离，味浓气薄，资全十德；协和群品，有元老之功；普治百邪，得王道之化；赞帝力而人不知，参神功而已不与；可谓药中之良相也。

昂按：甘草之功用如是，故仲景有甘草汤、甘草芍药汤、甘草茯苓汤、炙甘草汤，以及桂枝、麻黄、葛根、青龙、理中、四逆、调胃、建中、柴胡、白虎等汤，无不重用甘草，赞助成功。即如后人益气补中，泻火解毒诸剂，皆倚甘草为君，必须重用，方能建效，此古法也。奈何时师每用甘草不过二三分而止，不知始自何人？相习成风，牢不可破，殊属可笑，附记于此，以正其失。

人参大补元气，泻火。

生，甘、苦、微凉。甘补阳，微苦微寒，又能补阴。熟，甘、温，大补肺中元气。

李东垣曰：肺主气，肺气旺，则四脏之气皆旺，精自生而形自盛，十剂曰'补可去弱'，人参、羊肉之属是也。人参补气，羊肉补形。

泻火，得升麻补上焦，泻沛火；得茯苓补下焦，泻肾火；得麦冬泻火而生脉；得黄芪、甘草乃甘温退大热。李东垣曰：参、芪、甘草，泻火之圣药，合用名黄芪汤。

按：烦劳则虚而生热，得甘温以益元气，而邪热自退，故亦谓之泻。益土，健脾生金补肺明目，开心益智，添精神，定惊悸，邪火退，正气旺，则心肝宁而惊悸定。

除烦渴，泻火故除烦，生津故除渴。通血脉，气行则血行。

贺汝瞻曰：生脉散用之者，以其通经活血，则脉自生也。古方解散药行表药多用之，皆取其通经而走表也。

破坚积，气运则积化。消痰水，气旺则痰行水消。

治虚劳内伤。

伤于七情、六欲、饮食、作劳为内伤，伤于风寒、暑湿为外感。如内伤发热，时热时止；外感发热，热甚无休。内伤恶寒，得暖便解；外感恶寒；絮火不除。内伤头痛，乍痛乍歇；外感头痛，连痛无停。内伤则手心热，外感则手背热；内伤则口淡无味，外感则鼻塞不通；内伤则气口脉盛，多属不足，宜温宜补宜和；外感则人迎脉盛；多属有余，宜汗宜吐宜下。盖左人迎主表，右气口主里也。

昂按：东垣辨内伤外感最详，恐人以治外感者治内伤也。今人缘东垣之言，凡外伤风寒发热咳嗽者，概不轻易表散，每用润肺退热药，间附秦艽、苏梗、柴胡、前胡一二味，而羌活、防风等绝不敢用，不思秦艽阳明药，柴胡少阳药，于太阳有何涉乎？以致风寒久郁，嗽热不止，变成虚损，杀人多矣。此又以内伤治外感之误也，附此正之。

发热自汗，自汗属阳虚，盗汗属阴虚，亦有过服参芪而汗反盛者，以阳盛阴虚，阳愈补而阴愈亏也。又宜清热养血，而汗自止。**多梦纷纭，呕哕反胃，虚咳喘促**。

《蒙荃》曰：歌有"肺热还伤肺"之句，惟言寒热不辨虚实，若肺中实热者忌之，虚热者服之何害？又曰：诸痛无补法。不用参、芪，若久病虚痛，何尝忌此耶？

虐痢滑泻。始痢宜下，久痢宜补，治虐意同。

朱丹溪曰：叶先生患痢后甚逼迫，正合承气症。予曰：气口脉虚，形虽实而面黄白，必过饱伤胃，与参、术、陈、芍十余帖，三日后胃气稍完，再与承气汤二帖而安。又曰：补未至而下，则病者不能当；补已至而弗下，则药反添病。匪急匪徐，其间间不容发。噫，微哉！

昂按：此先补后下法之变者也，非胸有定见者，不可轻用，然后学亦宜知之。大承气汤，大黄、芒硝、枳实、厚朴。

淋沥胀满。

《发明》曰：胸胁逆满，由中气不足作胀者宜补之，而胀自除，经所谓塞因塞用也。俗医泥于'作饱'不敢用，不知少服反滋壅，多服则宣通，补之正所以通之也。皇甫嵩，著《本草发明》。

中暑中风，及一切血症。

李东垣曰：古人治大吐血，脉芤洪者并用人参，脱血者先益其气，盖血不自生，须得生阳气之药乃生阳，阳生则阴长之义也，若单用补血药，血无由而生矣。凡虚劳吐血，能受补者易治，不能受补者难治。

黄润紧实，似人形者良。去芦用。补剂用熟，泻火用生，炼膏服，能回元气于无何有之乡。有火者，天冬膏对服。**参生时，背阳向阴，不喜风日。宜焙用**。

忌铁。茯苓为使，畏五灵脂，恶皂荚、黑豆、紫石英、人溲、咸卤，反藜芦。

言闻曰：东垣理脾胃泻阴火，交泰丸内用人参、皂荚，是恶而不恶也。古方疗月闭，四物汤加人参、五灵脂，是畏而不畏也。又疗痰在胸膈，人参、藜芦同用，而取其涌越，是激其怒性也，非洞奥达权者不能知。

人参芦，能涌吐痰涎，体虚人用之，以代瓜蒂。

朱丹溪曰：人参入手太阴，补阳中之阴，芦反能泻太阴之阳，亦犹麻黄根苗不同。痰在上膈，在经络，非吐不可，吐中就有发散之义。一妇性躁味厚，暑月因怒而病呃，作则举身跳动，昏不知人。其人形气俱实，乃痰因怒郁，气不得降，非吐不可。以参芦半两，逆流水煎服，吐顽痰数碗，大汗昏睡而安。

沙参补阴，泻肺火。

甘、苦、微寒，味淡体轻，专补肺

气，清肺养肝，兼益脾肾。脾为肺母，肾为肺子。久嗽肺痿，金受火克者宜之。寒客肺中作嗽者，勿服。人参补五脏之阳，沙参补五脏之阴，肺热者用之，以代人参。

似人参，而体轻松白实者良。生沙地者长大，生黄土者瘦小。

畏防己，反藜芦。北地真者难得。郑奠乙曰：能疗胸痹心腹痛、邪热结，去皮肤游风，疥癣恶疮，疝气崩带。

丹参补心，生血，去瘀。

气平而降，《本经》微寒。宏景曰：性应热。味苦色赤，入心与包络，破宿血，生新血，瘀去然后新生。安生胎，养血。坠死胎，去瘀。调经脉，风寒湿热，袭伤营血，则经水不调。先期属热，后期属寒。又有血虚、血瘀、气滞、痰阻之不同。大抵妇人之病，首重调经，经调则百病散。除烦热，功兼四物，一味丹参散，功同四物汤。为女科要药。

治冷热劳，骨节痛，风痹不随，手足缓散，不随人用。经曰：足受血而能步，掌受血而能握。肠鸣腹痛，崩带癥瘕，音征加，癥者有块可徵，瘕者假也，移动聚散无常，皆血病。血虚血瘀之候。又治目赤疝痛，疮疥肿毒，排脓生肌。郑奠乙曰：丹参养神定志，通利血脉，实有神验。

畏咸水，忌醋，反藜芦。

玄参补水，泻无根之火。

苦、咸、微寒，色黑入肾，能壮水以制火，散无根浮游之火。肾水受寒，真阴失守，孤阳无根，发为火病。益精明目，利咽喉，通二便。

治骨蒸传尸，伤寒阳毒发斑，亦有阴症发斑者。懊侬郁闷不舒。烦渴，温疟洒洒，喉痹咽痛，本肾药而治上焦火症，壮水以制火也。肾脉贯肝膈，入肺中，循喉咙，系舌本，肾虚则相火上炎，此喉痹咽肿咳嗽吐血之所由来也。潮热骨蒸亦本于此，此与黄芪能治下焦带浊、崩淋同义。瘰疬结核，寒散火，咸软坚。痈疽鼠瘘，音漏。脾虚泄泻者忌用。蒸过焙用，勿犯铜器。恶黄芪、山茱萸、姜、枣，反藜芦。

白术补脾，燥湿。

苦燥湿，经曰：脾苦湿，急食苦以燥之。甘补脾，温和中，在血补血，在气补气。同血药则补血，同气药则补气。无汗能发，有汗能止。湿从汗出，湿去汗止，止汗同芪、芍之类，发汗加辛散之味。

燥湿则能利小便，生津液，既燥湿而又生津何也？

汪机曰：脾恶湿，湿胜则气不得施化，津何由生？用白术以除其湿，则气得周流，而津液生矣。

止泄泻。凡水泻，湿也。腹痛肠鸣而泻火也，水火相激则肠鸣，痛甚而泻。泻而痛减者食也，完谷不化气虚也。在伤寒下利，则为邪热不杀谷也。久泻名脾泄，肾虚而命火衰，不能生土也。有积痰壅滞，肺气不能下降，大肠虚而作泻者宜豁痰，有伤风泄泻者宜散风，如脾虚湿泻者宜白术。凡治泻，丸散优于汤剂。

消痰水肿满，黄疸湿痹；补脾则能进饮食，祛劳倦，脾主四肢，虚则倦怠。止肌热；脾主肌肉。化癥癖。同枳实则消痞，一消一补名枳术丸，荷叶烧饭为丸，脾运则积化也。和中则能止呕吐，定痛安胎。同黄芪则安胎，黄芩除胃热，白术补脾，亦除胃热，和腰脐间血。盖胎气系于脾，脾虚则蒂无所附，故易落。和腰脐血者，湿除则血气流行也。

血燥无湿者禁用。能生脓作痛，溃疡忌之。补气故也，凡胀满者忌用。白术闭气，然亦有塞因塞用者。

肥白者出浙地，名云头术；燥白者出宣、歙，名狗头术，差胜于浙。用糯米泔浸，借谷气以和脾。陈壁土炒，藉土气以助脾。或蜜水炒，人乳拌用。润以制其燥。《千金方》曰：有人病牙齿长出口，难于饮食者，名髓溢，单用白术愈。

苍术补脾燥湿，宜升阳散郁。

甘、温、辛烈，燥胃强脾，发汗除湿，能升发胃中阳气，李东垣曰：雄壮上行，能除湿，下安太阴，使邪气不传入脾。

止吐泻，逐痰水。

许叔微曰：苍术能治水饮之澼囊，盖燥脾以去湿，崇土以填科。日用苍术一斤，大枣五十枚去皮捣，麻油半两；水二盏研，滤汁和丸，名神术丸。

朱丹溪曰：实脾土，燥脾湿，洵是治痰之本。消肿满，辟恶气，辟一切岚瘴邪恶鬼气，暑湿月焚之佳。

《夷坚志》曰：有士人游西湖，遇一女子，明艳动人，重币求之不得。又五年重寻旧游，怅然空反。忽遇女子，士欣然并行，过旅馆留半岁，将议偕逝，女曰：向自君去，忆念之苦，感疾而亡，今非人也，但君浸阴气深，当暴泻，宜服平胃散以补安精血。士惋，惊曰：药味皆平，何得取效？女曰：中有苍术除邪气，乃为上品也。

散风寒湿，为治痿要药。阳明虚则宗筋纵弛，带脉不引，故痿躄。苍术阳明经药，经曰‘治痿独取阳明’。合黄柏为二妙散，加牛膝名三妙散。又能总解痰火气血，湿食六郁，朱丹溪曰：诸郁皆因传化失常，气不得升降。病在中焦。将欲升之，必先降之；将欲降之，必先升之。越鞠丸用苍术、香附，苍术能径入诸经，疏泄阳明之湿，通行敛涩；香附乃阴中快气之药，一升一降，故郁散而平。及脾湿下流，肠风带浊。带浊赤者湿伤血分，从心、小肠来；白者湿伤气分，从肺、大肠来。并有寒热二症，亦有因痰而带浊者，宜二陈加二术，升、柴。

燥结、多汗者忌用。南阳文氏值乱，逃往壶山，腹饥，因有人教以饵术，遂不饥，数十年后归家，颜色更少，气力转健。术，一名山精，一名山姜。

《导仙录》曰：子欲长生，当服山精；子欲轻翔，当服山姜。

昂按：苍术善发汗，安能长远服食？文氏仙录之说，要亦方书夸张之言也。

出茅山坚小，有绿砂点点者良。糯米泔浸，焙干，同芝麻炒，以制其燥。二术皆防风、地榆为使，主治略同，第有止汗发汗之异。

古文本草不分苍、白。陶隐君即宏景言有两种，始各施用。

萎蕤平补而润，去风湿。

甘、平，补中益气，润心肺，悦颜色，除烦渴。治风淫湿毒，目痛眦烂，风湿。寒热痁疾，痁，诗廉切，亦疟也。中风暴热不能动摇，头痛腰痛。凡头痛不止者，属外感，宜发散；乍痛乍止者，属内伤，宜补虚。又有偏头者，左属风与血虚，右属痰热与气虚。腰痛，亦有肾虚、气滞、痰积、血瘀、风寒、湿热之不同。凡挟虚风湿者，宜萎蕤。

茎寒自汗，一切不足之症。用代参、芪，不寒不燥，大有殊功。

昂按：萎蕤，温润、甘平，中和之品，若蜜制作丸，服之数斤，自有殊功，与服何首乌、地黄者，同一理也。若仅加数分于煎剂，以为可代参、芪，则失之远矣。大抵此药性缓，久服方能见功。而所主者，多风湿、虚劳之缓症，故臞仙以之服食，南阳用治风温，《千金》、《外台》亦间用之，未尝恃之为重剂也。若急虚之症，必须参、芪，方能复脉回阳，斯时即用萎蕤斤许，亦不能敌参、芪数分也。时医因李时珍有可代参、芪之语，凡遇虚证，辄加用之，曾何益于病者之分毫哉！拙著《方解》，欲采萎蕤古方可以入补剂者，终不可得，则古人之罕用，亦可见矣。

似黄精而差小，黄白多须。二药功用相近，而萎蕤更胜。竹刀刮去皮节，蜜水或酒浸蒸用。

畏咸卤。陶宏景曰：《本经》有女萎，无萎蕤，《别录》有萎蕤，无女萎，功用正同，疑名异尔。

黄精平补而润。

甘、平，补中益气，安五脏，益脾胃，润心肺，填精髓，助筋骨，除风湿，下三虫，以其得坤土之精粹，久服不饥。气满则不饥，脂川有人虐使婢，婢逃入山，拔草根食之甚美，久食不饥。夜宿树下，见草动疑为虎，上树避之，及晓而下，凌空若飞鸟。家人采薪见之，告其主，设网捕不得。或曰，此岂有仙骨？不过服食灵药耳，遂设酒馔于路，果来食之，食讫，遂不能去，擒而询之，指所食之草，乃黄精也。俗名山生姜，九晒用。仙家以为芝草之类，服之长生。

狗脊平补肝肾。

苦，坚肾，甘益血，能强汗。温养气，治失溺不节，肾虚。脚弱腰痛，寒湿周痹。经曰：内不在脏腑，而外未发于皮，独居分肉之间，真气不能周，命曰周痹。除风虚，强机关，利俯仰。滋肾益肝，则骨健而筋强。有黄毛如狗形，故曰金毛狗。去毛切，酒拌蒸，萆薢为使，熬膏良。

石斛平补脾肾。

甘淡入脾，而除虚热；咸平入肾，而涩元气。益精，强阴，暖水脏，平胃气，补虚劳，壮筋骨。

疗风痹脚弱，发热自汗，梦遗滑精，囊涩余沥。雷敩曰：石斛填髓。

昂按：石斛石生之草，体瘦无汁，味淡难出，置之煎剂，猝难见功，必须熬膏，用之为良。

光泽如金钗，股短而中实，生石上者良，名金钗石斛。长而虚者名水斛，不堪用。去头根，酒浸用。

恶巴豆，畏僵蚕。

细锉水浸，熬膏更良。

远志补心肾。

苦泄热，温壮气，辛散郁。主手少阴，心能通肾气上达于心，强志益智，补精壮阳，聪耳明目，利九窍，长肌肉，助筋骨。

治迷惑善忘，惊悸梦泄，能交心肾。李时珍曰：远志入足少阴肾经，非心经药也。强志益精，故治健忘。盖精与志，皆藏于肾，肾精不足，则志气衰，不能上通于心，故健忘梦泄也。

肾积奔豚，一切痈疽。酒煎服。《经疏》曰：痈疽皆属七情忧郁恼怒而得，远志辛能散郁。昂按：辛能散郁者多矣，何独远志？《三因》曰：盖亦补肾之力耳。缪希雍著《本草经疏》。

去心，甘草水浸一宿用。

畏珍珠、藜芦，得茯苓、龙骨良。

石菖蒲宣，通窍，补心。

辛苦而温，芳香而散，补肝益心，开心孔，利九窍，明耳目，发音声。去湿逐风，除痰消积，开胃宽中，疗噤口毒痢。

杨士瀛曰：噤口虽属脾虚，亦热闭胸膈所致，用木香失之温，山药失之闭，唯参苓白术散加菖蒲米饮下，胸次一开，自然思食。菖蒲黍米酿酒，治一切风。

风痹惊痫，崩带胎漏，消肿止痛，解毒杀虫。李士材曰：仙经称为水草之精英，神仙之灵药；用泔浸；饭上蒸之，藉谷气而臻于中和，真有殊常之效。又曰芳香利窍，心脾良药。能佐地黄、天冬之属，资其宣导，若多用独用，亦耗气血而为殃。李士材著《药性解》、《本草通玄》。

根瘦节密，一寸九节者良，去皮微炒用。

秦艽为使，恶麻黄忌，饴糖、羊肉、铁器。

牛膝补肝肾，泻恶血。

苦、酸而平，足厥阴、少阴经药，肝肾。能引诸药下行。酒蒸则甘酸而温，益肝肾，强筋骨，肝主筋，肾主骨。

治腰膝骨痛，足痿筋挛，下行故理足，补肝则筋舒，血行则痛止。阴痿失溺，筋衰则阴痿，肾虚则失溺。久疟下痢，伤中少气。以上皆补肝肾之功。

生用，则散恶血，破癥结。血行则结散。治心腹诸痛，淋痛尿血，热蓄膀胱，便涩而痛曰淋，气淋便涩余涩沥，劳淋房劳即发，冷淋寒战后溲，膏淋便出如膏，石淋精结成石，尿血即血淋也。鲜色者心与小肠实热，色瘀者肾与膀胱虚冷。

张子和曰：石淋乃肝经移热于胞中，日久熬煎成石，非肾与小肠病也。

大法治淋宜通气、清心、平火、利湿，不宜用补，恐湿热得补增剧也。牛膝淋症要药，血淋尤宜用之，杜牛膝亦可。又有中气不足，致小便利者，宜补中益气，经所谓‘气化则能出’是也，忌用淋药通之。

经闭产难，下行之效，误用坠胎。喉痹齿痛，引火下行。痈肿恶疮，金疮伤折，以上皆散恶血之功。出竹木刺。拍烂罨之即出，纵疮口合，刺犹自出。

然性下行而滑窍，梦遗失精，及脾虚下陷，因而腿膝肿痛者禁用。

出西川及怀庆府，长大肥润者良。下行生用，入滋补药酒浸蒸。

恶龟甲，畏白前，忌羊肉。

甘菊花祛风湿，补肺肾，明目。

味兼甘、苦，性禀平和，备受四气，冬苗，春叶，夏蕊，秋花。饱经霜露，得金水之精居多，能益金水二脏，肺肾。以制火而平木。心肝。木平则风息，火降则热除，故能养目血，去翳膜。与枸杞相对蜜丸久服，永无目疾。

治头目眩晕，风热。散湿痹游风，以单瓣味甘入药。花小味苦者名苦薏，非真菊也。《牧署闲谈》曰：真菊延龄，野菊泻人。

术、枸杞、地骨皮为使。

黄者入阴分，白者入阳分，紫者入血分。可药可饵，可酿可枕，仙经重之。

五味子补肺肾，涩精气。

性温，五味俱备，皮甘，肉酸，核中苦辛，都有咸味。酸咸为多，故专收敛肺气而滋肾水，气为水母。经曰：肺欲收，急食酸以收之，王好古曰：入手太阴血分，足少阴气分。益气生津，肺主气，敛故能益，益气故能生津，夏月宜常服，以泻火而益金。补虚明目，强阴涩精，仲景八味丸加之补肾，盖内核似肾，象形之义。退热敛汗，止呕住泻，宁嗽定喘。感风寒而喘嗽者当表散，宜羌、防、苏、桔；痰壅气逆而喘嗽者当清降，宜二陈及苏子降气汤；水气逆而喘嗽者，宜小青龙半夏茯苓汤；气虚病久而喘嗽者，宜人参、五味。

除烦渴，消水肿，解酒毒，收耗散之气。

瞳子散大，嗽初起，脉数有实火者忌用。

朱丹溪曰：五味收肺气，非除热乎？补肾非暖火脏乎？乃火热嗽必用之药。寇氏所谓食之多虚热者，收补之骤也。闵守泉每晨吞北五味三十粒，固精气，益五脏。

北产紫黑者良，入滋补药蜜浸蒸。入劳嗽药生用，俱槌碎核。南产色红而枯，若风寒在肺宜南者。

苁蓉为使，恶萎蕤。

熬膏良。

天门冬泻肺火，补肾水，润燥痰。

甘、苦、大寒，入手太阴肺气分，清金降火，益水之上源；肺为肾母，下通足少阴肾。苦能坚肾，寒能去肾家湿热，故亦治骨痿。滋肾润燥，止渴消痰，《蒙荃》曰：肾主津液，燥则凝而为痰，得润剂则痰化，所谓治痰之本也。泽肌肤，利二便。

治肺痿肿痈，肺痿者，感于风寒咳嗽，短气鼻塞胸胀，久而成痿。有寒痿热痿二症，肺郁者，热毒蕴结，咳吐脓血，胸中隐痛，痿重而郁稍轻。治痿宜养血补气保肺清火，治郁宜泻热豁痰开提升散。郁为邪实，痿为正虚，不可误治。吐脓吐血，苦泄血滞，甘益元气，寒止血妄行。痰嗽喘促，消渴嗌干，烦渴引饮，多食善饥，为消渴，由火盛津枯。足下热痛，虚劳骨蒸，阴虚有火之症。

然性冷利，胃虚无热及泻者忌用。

取肥大明亮者，去心皮，酒蒸。

地黄、贝母为使。恶鲤鱼。

二冬熬膏并良。天冬滋阴助元消肾痰，麦冬清心降火止肺咳。

麦门冬补肺，清心，泻热，润燥。

甘，微苦寒，清心润肺，李东垣曰：入手太阴气分。强阴益精，泻热除烦，微寒能泻肺火，火退则金清，金旺则水生。阴得水养，则火降心宁而精益。

消痰止嗽，午前嗽多属胃火，宜芩、连、栀、柏、知母、石膏；午后嗽及日轻夜重者多属阴虚，宜五味麦冬知母四物。行水生津，肺清则水道下行，故治浮肿；火降则肾气上腾，故又治消渴。

治呕吐，胃火上冲则呕，宜麦冬，又有因寒、因食、因痰、因虚之不同。痿蹶。手足缓纵曰痿蹶，阳明湿热上蒸于肺，故肺热叶焦，发为痿蹶。《经疏》曰：麦冬，实足阳明胃经之正药。

客热虚劳，脉绝短气。同人参五味，名生脉散，盖心主脉，肺朝百脉，补肺清心，则气充而脉复。又有脉绝将死者，服此能复生之。夏月火旺灼金；服之尤宜。

李东垣曰：人参甘寒，泻火热而益元气；麦冬苦寒，滋燥金而清水源；五味酸温，泻丙火而补庚金，益五脏之气也。丙火小肠，庚金大肠，并主津液。肺痿吐脓，血热妄行，经枯乳闭，明目悦颜。益水清火。

但性寒而泄，气弱胃寒人禁用。

肥大者良，去心用，入滋补药酒浸。制其寒。

地黄、车前为使，恶款冬花、苦参、青葙、木耳。

款冬花润肺，泻热，止嗽。

辛温纯阳，泻热润肺，消痰除烦，定惊明目。

治咳逆上气，喘咳、肺虚挟火。喉痹、肺痿、肺郁，咳吐脓血。为治嗽要药。烧烟以筒吸之亦良。百合、款冬等分蜜丸，名百花膏，治咳嗽痰血。凡阴虚劳嗽，通用款冬、紫菀、百部、百合、沙参、生地、麦冬、五味、知、柏、芩、芍；如内热骨蒸，加丹皮、地骨；若嗽而复泻者，为肺移热于大肠，脏腑俱病；嗽而发热不止者，为阴虚火炎，皆难治。

寒热虚实，皆可施用。

《本草汇》曰：隆冬独秀，先春开放，得肾之体，先肝之用，故为温肺理嗽之最。大抵咳必因寒，寒为冬气，入肺为逆，款冬非肺家专药，乃使肺邪从肾顺流而出。肺恶寒。郭佩兰，著《本草汇》。

十一二月开花如黄菊，微见花未舒者良。生河北关中，世多以枇杷蕊伪之。拣净花，甘草水浸一宿，曝用。

得紫菀良。杏仁为使。恶皂荚、硝石、玄参。畏黄芪、贝母、连翘、麻黄、青葙、辛夷。虽畏贝母，得之反良。

紫菀润肺泻火。

辛温润肺，苦温下气，补虚调中，消痰止渴。

治寒热结气，咳逆上气，咳吐浓血，专治血痰，为血劳圣药。肺经虚热，小儿惊痫。亦虚，有热。能开喉痹，取恶涎，然辛散性滑，不宜多用独用。

《本草汇》曰：苦能达下，辛可益金，故吐血保肺，收为上剂。虽入更高，善于达下，使气化及于州都，小便自利，人所不知。

李士材曰：辛而不燥，润而不寒，补而不滞，诚金玉君子，非多用独用，不能速效。州都，膀胱也。

根作节，紫色润软者良。人多以车前、旋根伪之，误服误人。去头须，蜜水浸，焙用。

款冬为使，恶天雄、瞿麦、槁本、远志。畏茵陈。

白者名女菀。李时珍曰：紫入血分，白入气分。

旋覆花名金沸草，泻，下气消痰。

咸能软坚，苦辛能下气行水，温能通血脉，入肺，大肠经，消痰结坚痞，唾如胶漆，噫气不除，噫，于介切，俗作嗳，胸中气不畅，故嗳以通之，属不足。亦有挟痰挟火者，属有余。仲景治汗吐下后，痞鞕噫气，有代赭旋覆汤。

大肠水肿，去头目风。

然走散之药，冷利大肠，虚者慎用。

类金钱菊。去皮带蕊壳蒸用。

根能续筋。筋断者，捣汁滴伤处，用滓敷其上，半月不开，筋自续。

百部润肺杀虫。

甘苦微温，能润肺，治肺热咳嗽。苦能泻热。有小毒，杀蛔、蛲、蝇、虱，一切树木蛀虫。触烟即死。

治骨蒸传尸，疳积疥癣。皆有虫。

李时珍曰：百部亦天冬之类，故皆治肺而杀虫，但天冬寒，热嗽宜之。百部温，寒嗽宜之。

根多成百，故名。取肥实者，竹刀劈去心皮，酒浸焙用。

桔梗宣通气血，泻火散寒，载药上浮。

苦辛而平。色白属金，入肺，气分。泻热。兼入手少阴心，足阳明胃经。开提气血，表散寒邪，清利头目咽喉，开胸膈滞气。

凡痰壅喘促，鼻塞肺气不利。目赤，喉痹咽痛，两少阴火。齿痛，阳明风热。口疮，肺痈干咳，火郁在肺。胸膈刺痛，火郁上焦。下痢腹痛，腹满肠鸣，肺火郁于大肠。并宜苦梗以开之。为诸药舟楫，载之上浮，能引苦泄峻下之剂，至于至高之分成功。既上行而又能下气何也？肺主气，肺金清，浊气自下行耳。养血排脓，补内漏。故治肺郁。

李时珍曰：枳桔汤治胸中痞满不痛，取其通肺利膈下气也；甘桔汤通治咽喉口舌诸病，取其苦辛散寒甘平除热也。宋仁宗加荆芥防风连翘，遂名如圣汤。王好古加味甘桔汤，失音加诃子，声不出加半夏，上气加陈皮，涎嗽加知母、贝母，咳渴加五味，酒毒加葛根，少气加人参，呕加半夏、生姜，吐脓血加紫菀，肺痿加阿胶，胸膈不利加枳壳，痞满加枳实，目赤加栀子、大黄，面肿加茯苓，肤痛加黄芪，发斑加荆、防，疫毒加牛蒡、大黄，不得眠加栀子。昂按：观海藏所加，则用药之大较，亦可识矣。

去浮皮，泔浸，微炒用。

畏龙胆、白芨。忌猪肉。

荠苨补，和中，解毒

寒利肺，甘解毒，能解百药及蛇蛊毒，在诸药中，毒皆自解。和中止嗽。

治消渴强中，渴症下消，茎长兴盛，不交精出，名强中。消渴之后，发为痈疽。痈肿疔毒。

如人参而体虚无心，似桔梗而味甘不苦。奸贾多用以乱人参。

李时珍曰：荠苨即甜桔梗。

马兜铃泻肺，下气。

体轻而虚，熟则四开象肺。寒能清肺热，苦辛能降肺气。

李时珍曰：钱乙补肺阿胶散用之，非取其补肺，取其清热降气，则肺自安也。其中阿胶、糯米，乃补肺之正药。

昂按：清热降气，泻火即所以补之，若专一于补，适以助火而益嗽也。

治痰嗽喘促，血痔瘘疮，大肠经热，瘘，漏也，音闾，亦音漏。痔属大肠，大肠与肺为表里，肺移热于大肠，故肠风痔瘘，清脏热则腑热亦钎矣。《千金》单服治水肿，以能泻肺行水也。亦可吐蛊。汤剂中用之，多作吐。蔓生实如铃，去筋膜，取子用。

白前泻肺，降气，下痰。

辛苦微寒，长于降气、下痰、止嗽。

治肺气壅实，肿膈逆满，虚者禁用。似牛膝粗长坚直易断者，白前也，短小柔软能弯者，白微也。近道多有，形色颇同，以此别之。

去头须，甘草水浸一伏时，即一昼夜。焙用。

忌羊肉。

白芨涩，补肺，逐瘀，生新。

味苦而辛，性涩而收，得秋金之令，入肺止吐血。《摘玄》云：试血法，吐水内浮者肺血也，沉者肝血也，半浮沉者心血也，各随所见。以羊肺肝心蘸白芨末，日日服之佳。肺损者能复生之。以有形生有形也。人之五脏，惟肺叶损坏者，可以复生。台州狱史，悯一重囚，囚感之曰：吾七犯死罪，遭刑拷，肺皆损伤，得一方用白芨末米饮日服，其效如神。后囚凌迟剖开胸，见肺开窍穴数十，皆白芨填补，色犹不变也。

治跌打折骨，酒服二钱。汤火灼伤，油调末敷。恶疮痈肿，败疽死肌，去腐逐瘀生新，除面上皯皰，皯音干，去声。面黑气；皰，音炮，面疮也。涂手足皲裂，令人肌滑。

紫石英为使。畏杏仁。反乌头。

半夏燥湿痰，润肾燥，宜通阴阳。

辛温有毒，体滑性燥，能走能散，能燥能润，和胃健脾。去湿。补肝辛散润肾，除湿化痰，发表开郁，下逆气，止烦呕，发音声，利水道，燥去湿，故利水。辛通气，能化液，故润燥。

朱丹溪谓：二陈汤能使大便润而小便长。救暴卒。

葛生曰：凡遇五绝之病，用半夏末吹入鼻中即活。盖取其能作嚏也。五绝，谓缢死、溺死、压死、魔死、产死也。

治咳逆头眩，火炎痰升则眩。痰厥头痛，眉棱骨痛，风热与痰，咽痛。

成无已曰：半夏辛散，行水气而润肾燥。

又《局方》半硫丸，治老人虚秘，皆取其润滑也。俗以半夏、南星为性燥，误矣。湿去则土燥，痰涎不生，非二物之性燥也。古方用治咽痛、喉痹、吐血、下血，非禁剂也。二物亦能散血，故破伤扑打皆主之。惟阴虚劳损，则非湿热之邪，而用利窍行湿之药，是重竭其津液，医之罪也，岂药之咎哉！《甲乙经》用治不眠，是果性燥者乎？半夏、硫黄等分，生姜糊丸，名半硫丸。

胸胀，仲景小陷胸汤用之。伤寒寒热，故小柴胡汤用之。痰疟不眠。

《素问》曰：胃不和则卧不安。半夏能和胃气而通阴阳。

《灵枢》曰：阳气满，不得入于阴；阴气虚，故目不得瞑。饮以半夏汤，阴阳既通，其卧立安。又有喘嗽不得眠者，左不得眠属肝胀，宜清肝；右不得眠属肺胀，宜清肺。

反胃吐食痰膈。散痞除瘿，瘿多属痰。消肿止汗。胜湿。孕妇忌之。

王好古曰：肾主五液，化为五湿，本经为唾，入肝为泪，入心为汗，入肺为涕，入脾为痰。痰者，因咳而动，脾之湿也。半夏泄痰之标，不能治痰之本，治本者，治肾也。咳无形，痰有形，无形则润，有形则燥，所以为流脾湿而润肾燥之剂也。俗以半夏为肺药，非也。止呕为足阳明，除痰为足太阴，柴胡为之使，故柴胡汤用之。虽云止呕，亦助柴、芩。主寒热往来，是又为足少阳也。

时珍曰：脾无湿不生痰，故脾为生痰之源，肺为贮痰之器。

按：有声无痰曰咳，盖伤于肺气；有痰无声曰嗽，盖动于脾湿也；有声有痰曰咳嗽，或因火、因风、因寒、因湿、因虚劳、因食积，宜分症论治。大法治嗽，当以治痰为先，而治痰又以顺气为主，宜以半夏、南星燥其湿，枳壳、桔红利其气，肺虚加温敛之味，肺热加凉泻之剂。

赵继宗曰：二陈治痰，世医执之，内有半夏，其性燥烈，若风、寒、湿、食诸痰则相宜，至于劳痰、失血诸痰，用之反能燥血液而加病。

按：古有三禁，血家、汗家、渴家忌之，然亦间有用之者。俗以半夏专为除痰，而半夏之功用，不复见知于世矣。小柴胡汤、半夏泻心汤，皆用半夏，岂为除痰乎？火结为痰，气顺则火降而痰消。

圆白而大，陈久者良。浸七日，逐日换水，沥去涎，切片，姜汁拌。性畏生姜，用之以制其毒，得姜而功愈彰。

柴胡、射干为使。畏生姜、秦皮、龟甲、雄黄。忌羊肉、海藻、饴糖。恶皂角。反乌头。合陈皮、茯苓、甘草，名二陈汤，为治痰之总剂。寒痰佐以干姜、芥子；热痰佐以黄芩、瓜蒌；湿痰佐以苍术、茯苓；风痰佐以南星、前胡；痞痰佐以枳实、白术。更看痰之所在，加导引药，惟燥痰非半夏所司也。

韩飞霞造曲十法：

一姜汁浸造，名生姜曲，治浅近诸痰；

一矾水煮透，兼姜糊造，名矾曲，矾最能却水，治清水痰；

一煮皂角汁，炼膏，和半夏末为曲，或加南星，或加麝香，名皂角曲，治风痰开经络；

一用白芥子等分，或三分之一，竹沥和成，略加曲糊，名竹沥曲，治皮里膜外结核隐显之痰；

一麻油浸半夏三五日，炒干为末，曲糊造成，油以润燥，名麻油曲，治虚热劳咳之痰；

一用腊月黄牛胆汁，略加热蜜和造，名牛胆曲，治癫痫风痰；

一用香附、苍术、抚芎等分，熬膏，和半夏末作曲，名开郁曲，治郁痰；

一用芒硝，居半夏十分之三，煮透为末，煎大黄膏和成，名硝黄曲，治中风卒厥，伤寒宜下由于痰者；

一用海粉一两，雄黄一两，为末炼蜜和造，名海粉曲，治积痰沉痼；

一用黄牛肉煎汁炼膏，即霞天膏，和半夏末为曲，名霞天曲，治沉疴痼痰，功效最烈。

以上并照造曲法，草庵七日，待生黄衣晒干，悬挂风处，愈久愈良。

天南星燥湿，宣，祛风痰。

味辛而苦。

能治风散血。《是斋方》，南星、防风等分为末，名玉真散。治破伤风刀伤扑伤如神。破伤风者，敷药疮口，温酒调二钱；打伤至死，童便调灌二钱，连进三服必活。气温而燥，能胜湿除痰；性紧而毒，能攻积拔肿；补肝风虚，凡味辛而散者，皆能补肝，木喜条达故也。为肝脾肺三经之药。治惊痫风眩，朱丹溪曰：无痰不作眩。身强口噤，喉痹舌疮，结核疝瘕，痈毒疥癣，蛇虫咬毒。调末敷之。破结下气，利水坠胎，性更烈于半夏。与半夏皆燥而毒，故坠胎。半夏辛而能守，南星辛而不守。然古安胎方中，亦有用半夏者。

阴虚燥痰禁用。

根似半夏而大，形如虎掌，故一名虎掌。以矾汤或皂角汁浸三昼夜曝用，或酒浸一宿蒸，竹刀切开，至不麻乃止。或姜渣黄泥和包煨熟用。造曲法与半夏同。

造胆星法：腊月取黄牛胆汁，和南星末纳入胆中，风干，年久者弥佳。

畏附子、干姜、防风，得防风则不麻，火炮则毒性缓，得牛胆则不燥，且胆有益肝胆之功。

贝母宣，散结，泻热，润肺，清火。

微寒。苦泻心火，辛散肺郁。入肺经气分，心火降则肺气宁。诗曰“言采其虻”，虻，即贝母也，取其解痈。润心肺，清虚痰。

治虚劳烦热，咳嗽上气，吐血咯血，肺痿肺郁，喉痹，君相之火。目眩，火热上攻。淋沥，小肠邪热，心与小肠相表里，肺为气化之源。瘿瘤，化痰。乳闭，产难，功专散结除热，传恶疮。

唐时有人膊上生疮如人面，能饮酒食物，亦无他苦，偏投诸药悉受之，至贝母，疮乃颦眉，灌之数日，成痂而愈。

敛疮口。火降邪散，疮口自敛，非贝母性收敛也。俗以半夏燥毒代以贝母，不知贝母寒润，主肺家燥痰；半夏温燥，主脾家湿痰。设或误用，贻误匪浅。故凡风寒、湿食诸痰，贝母非所宜也，宜用半夏、南星。

川产开瓣者良，独颗无瓣者不堪用。去心，糯米拌炒黄捣用。

厚朴、白薇为使。畏秦艽，反乌头。

瓜蒌仁俗作瓜蒌。泻火润肺，滑肠止血，治热痰。

甘补肺，《本草》苦。寒润下，能清上焦之火，使痰气下降，为治嗽要药。肺受火逼，失下降之令，故生痰作嗽。又能荡涤胸中郁热垢腻，生津止渴，朱丹溪曰：消渴神药。清咽利肠，通大便。《是斋方》，焙研酒调或米饮下，治小便不通。通乳消肿，治结胸胸痹，仲景小陷胸汤用之。又云：少阳症口渴者，小柴胡汤，以此易半夏。酒黄热痢，二便不通。炒香酒服，止一切血。寒降火。

泻者忌用。

实圆长如熟柿子，扁多脂，去油用。

枸杞为使，畏牛膝、干漆。恶干姜，反乌头。

天花粉泻火，润燥，治热。

酸能生津，甘不伤胃，微苦微寒，降火润燥，滑痰解渴，古方多用治消渴。生肌排脓消肿，行水通经，止小便利。膀胱热解，则水行而小便不数。

治热狂时疾，胃热疸黄，口燥唇干，肿毒发背，乳痈疮痔。

脾胃虚寒者禁用。

即瓜蒌根。畏恶同，澄粉食，大宜虚热人。

夏枯草补阳，散结消瘿。

辛苦微寒，气禀纯阳。补肝血，缓肝火，解内热，散结气。

治瘿疬湿痹，目珠夜痛。

娄全善曰：目珠连目本，即目系也，夜痛及点苦寒药更甚者，夜与寒皆阴也。夏枯气禀纯阳，补厥阴血脉，故治此如神，以阳和阴也。

按：目白珠属阳，故昼痛，点苦寒药则效；黑珠属阴，故夜痛，点苦寒药反剧。

冬至生，夏至枯，故名。用茎叶。

海藻泻热，软坚痰，消瘿瘤。

咸润下而软坚，寒行水以泄热，故消瘿瘤、结核、阴㿗之坚聚，腹痛曰疝。丸痛曰㿗。音颓。痰饮、脚气、水肿之湿热。消宿食，治五膈。

山东海有大叶、马尾二种，亦作海菜食。洗去咸水用。昂按：其用在咸不宜过洗。

反甘草。东垣治瘰疬马刀，海藻、甘草并用，盖激之以溃坚也。

昆布

功同海藻而少滑，性雄，治水肿瘿瘤，阴㿗膈噎。含之咽汁。

出登莱者搓如绳索，出闽越者大叶如菜。洗去咸味用。

独活宣，搜风去湿。

辛苦微温，气缓善搜，入足少阴肾气分以理伏风。

治本经伤风头痛，头晕目眩，宜与细辛同用。风热齿痛，文潞公《药准》，用独活、地黄等分为末，每服三钱。痉痫湿痹，项背强直，手足反张曰痉；湿流关节，痛而烦曰湿痹。风胜湿，故二活兼能去湿。奔豚疝瘕。肾积曰奔豚，风寒湿客于肾家所致。瘕、疝亦然。

有风不动，无风反摇，又名独摇草。故治风。《本经》云：独活，一名羌活。古方惟用独活。后人云是一类二种，遂分用。以形虚大有臼如鬼眼。节疏色黄者为独活；色紫节密，气猛烈者羌活。并出蜀汉。又云自西羌来者名羌活。故又名胡王使者，今采诸家所分经络，主治各症，以便施用。

羌活宣，搜风，发表胜湿。

辛苦性温，气雄而散，味薄上升，入足太阳膀胱以理游风，兼入足少阴、厥阴肾、肝气分。泻肝气，搜肝风，小无不入，大无不通。

治风湿相搏，本经头痛。同川芎，治太阳少阴头痛。凡头痛多用风药者，以巅顶之上，唯风药可到也。督脉为病，脊强而厥。督脉并太阳经。

风痉、柔痉。脊强而厥，即痉症也。伤寒无汗为刚痉，伤风有汗为柔痉，亦有血虚发痉者。大约风症宜二活，血虚忌用。

中风不语。

按：古人治中风，多主外感，率用续命、愈风等汤以发表，用三化汤、麻仁丸以攻里。至河间出，始云中风非外来之风，良由心火暴甚，肾水虚衰。东垣则以为本气自病。丹溪以为湿生痰，痰生热，热生风。世人复分北方风劲质厚为真中，南方地卑质弱为类中。不思岐伯云中风大法有四：一偏枯，半身不遂也；二风痱，四肢不收也；三风癔，奄忽不知人也；四风痹，诸风类痹状也。风症尽矣，何当有真中、类中之说乎？此症皆由气血亏虚，医者不知养血益气以固本，徒用乌、附、羌、独以驱风，命曰虚虚，误人多矣。真中定重于类中，焉有类中既属内伤，真中单属外感乎？河间，东垣皆北人，安能尽舍北人而专治南病乎？

头旋目赤。目赤要药。散肌表八风之邪，利周身百节之痛，为却乱反正之主药。

若血虚头痛，偏身痛者，此属内症。二活并禁用。

防风宣，发表，去风胜湿。

辛甘微温，升浮为阳，搜肝泻肺，散头目滞气，经络留湿。

主上部见血，用之为使，亦能治崩。上焦风邪，头痛目眩，脊痛项强，周身尽痛，太阳膀胱经症。

徐之才曰：得葱白，能行周身。

又行脾胃二经，为去风胜湿之要药。凡风药皆能胜湿。

东垣曰：卒伍卑贱之职，随所引而止，乃风药中润剂。若补脾胃，非此引用不能行。

散目赤疮疡，若血虚痉急，头痛不因风寒，内伤头痛。泄泻不因寒湿，火升发嗽。

阴虚盗汗，阳虚自汗者并禁用，同黄芪、芍药，又能实表止汗，合黄芪、白术、名玉屏风散，固表圣药。黄芪得防风而功益大，取其相畏而相使也。

黄润者良，上部用身，下部用梢。

畏萆薢。恶干姜、白蔹、芫花。杀附子毒。

藁本宣，去风寒湿。

辛温雄壮，为太阳经膀胱风药，寒郁本经，头痛连脑者必用之。凡巅顶痛，宜藁本、防风，酒炒升、柴，治督脉为病。脊强而厥，督脉并太阳经贯脊，又能下行去湿。

治妇人疝瘕，阴寒肿痛，腹中急痛，皆太阳寒湿。胃风泄泻，夏英公病泄，医以虚治不效。霍翁曰：此风客于胃也，饮以藁本汤而愈。盖藁本能除风湿耳。**粉刺酒齄**。音查。和白芷作面脂良。

根紫色。似芎䓖而轻虚，气香味麻。

葛根轻宣解肌，升阳散火。

辛甘性平，轻扬升发。入阳明经，能鼓胃气上升，生津止渴，风药多燥，葛根独能止渴者，以能升胃气，入肺而生津耳。**兼入脾经，开腠发汗，解肌退热**。脾主肌肉。

为治脾胃虚弱泄泻之圣药，经曰：清气在下，则生飧泄。葛根能升阻明清气。**疗伤寒中风，阳明头痛**。

张元素曰：头痛如破，乃阳明中风，可用葛根葱白汤。若太阳初病，未入阳明而头痛者，不可便服升葛汤发之，反引邪气入阳明也。仲景治太阳阳明合病，桂枝汤加葛根麻黄。又有葛根黄芩黄连解肌汤，是用以断太阳入阳明之路，非太阳药也。

血痢温疟。

朱丹溪曰：治疟，无汗要有汗，散邪为主；带补，有汗要无汗，扶正为主；带散，若阳疟，有汗加参耆白术以敛之，无汗加芩、葛、苍术以发之。

肠风痘疹。能发痘疹。

朱丹溪曰：凡斑疹已见红点，不可更服升葛汤，恐表虚反增斑烂也。

又能起阴气，散郁火，解酒毒，葛花尤良。利二便，杀百药毒，多用反伤胃气，升散太过。**生葛汁大寒，解温病大热，吐衄诸血**。

升麻轻宣，升阳解毒。

甘辛微苦，足阳明、太阴胃、脾引经药，参耆上行，须此引之。**亦入手阳明、太阴。大肠、肺表散风邪**，引葱白，散手阳明风邪；同葛根，能发阳明之汗；引石膏，止阳明头痛齿痛。**升发火郁，能升阳气于至阴之下。引甘温之药上行，以补卫气之散而实其表**。柴胡引少阳清气上行，升麻引阳明清气上行，故补中汤用为佐使。若下元虚者，用此升之，则下元愈虚，又当慎用。

治时气毒疠，头痛阳明头痛，痛连齿颊。**寒热，肺痿吐脓，下痢后重**，后重者，气滞也。气滞于中，必上行而后能下降。有病大小便秘者，用通利药而罔效，重加升麻而反通。朱丹溪曰：气升则水自降。经曰：地气上为云，天气下为雨，天地不交，则万物不通也。**久泄**，经曰：清气在下，则生飧泄。**脱肛，崩中带下**，能缓带脉之缩急。

足寒阴痿，目赤口疮，痘疮升葛汤，初发热时可用；痘出，后气弱或泄泻者可少用。否则，见点之后，必不可用。为其解散也。

斑疹。成朵如锦纹者为斑，隐隐见红点者为疹，盖胃热失下，冲入少阳，则助相火而成斑；冲入少阴，则助君火而成疹。

风热疮痈。解百药毒，吐蛊毒，杀精鬼。性阳气升味甘故也。

阴虚火动者忌用。

朱肱《活人书》言：瘀血入里，吐衄血者，犀角地黄汤乃阳明圣药。如无犀角，代以升麻。二药性味相远，何以为代？盖以升麻能引诸药同入阳明也。

朱二允曰：升麻性升，犀角性降，用犀角止血，乃借其下降之气，清心肝之火，使血下行归经耳。倘误用升麻，血随气升，不愈涌出不止乎？古方未可尽泥也。

里白外黑，紧实者良，名鬼脸升麻。去须芦用。或有参耆补剂，须用升柴，而又恐其太升发者，升麻、柴胡并用，蜜水炒之。别有一种绿升麻，缪仲醇用治带下，每每有验。

白芷宣，发表，祛风散湿。

辛散风，温除湿，芳香通窍而表汗，行手足阳明，大肠、胃。入手太阴，肺，色白味辛，故入肺，而为阳明主药。阳明之脉营于面，故治头面诸疾。

治阳明头目昏痛，杨吉老方：白芷汤泡四五遍。蜜丸弹子大，名都梁丸。每服一丸，荆芥点腊茶嚼下。杨吉老，名介，治王定国病时在都梁，因以名丸。眉棱骨痛，风热与痰，同酒浸黄芩为末茶下。牙痛，上龈属足阳明，下龈属手阳明。二经风热。鼻渊，肺主鼻，风热乘肺，上烁于脑，故鼻多浊涕而渊。经曰：脑渗为涕。宜同细辛、辛夷治之。目痒泪出。面皯。干，去声，面黑气。瘢疵。可作面脂。

皮肤燥痒，三经风热之病，及血崩血闭，肠风痔瘘，痈疽疮疡，三经湿热之病。活血排脓，肠有败脓血，淋露腥秽，致脐腹冷痛；须此排之。

生肌止痛，解砒毒蛇伤。先以绳扎伤处，酒调下白芷末五钱。种白芷，能辟蛇。

又治产后伤风，血虚头痛。自鱼尾上攻，多在日晚，宜四物加辛、芷；如气虚头痛，多在清晨，宜芎、藁、倍参、芪。保寿堂治正偏头痛，白芷、川芎各三钱，搽牛脑上，加酒顿熟热食，尽醉，其病如失。鱼尾，目之上角。

然其性升散，血热有虚火者禁用。

色白气香者佳，或微炒用。

当归为使。恶旋覆花。

细辛宣散风湿，补肝润肾。

辛温，散风邪，故诸风痹痛，咳嗽上气，头痛脊强者宜之；专治少阴头痛，独活为使。辛散浮热，故口疮喉痹，少阴火。鼻渊齿䘌者虫蚀脓烂。宜之；辛益肝胆，故胆虚惊痫，风眼泪下者宜之。水停心下则肾燥，细辛之辛能行水气以润之。肾燥者，心亦燥，火屈于水故燥也。经曰：肾苦燥，急食辛以润之。虽手少阴心引经，乃足少阴肾本药，能通精气，利九窍，故耳聋鼻齆，音瓮。鼻塞不闻香臭也。风寒入脑，故气不宣通，寒宜表，热宜清，有瘜肉者为末吹鼻。倒睫便涩者宜之。散结温经，破痰下乳，行血发汗。能发少阴之汗。仲景治少阴症反发热，麻黄附子细辛汤，乃治邪在里之表剂。

然味厚性烈不可过用。不可过一钱，多则气不通，闷绝而死，虽死无伤可验。开平狱尝治此，不可不知。

味极辛，产华阴者真。杜蘅、鬼督邮、徐长卿皆可乱之。拣去双叶者用。

恶黄芪、山茱。畏硝石、滑石。反藜芦。

柴胡宣，发表和里，退热升阳。

苦平微寒，味薄气升为阳，主阳气下陷，能引清气上行，而平少阳、厥阴之邪热。肝、胆、心包、三焦相火。

李时珍曰：行少阳，黄芩为佐；行厥阴，黄连为佐。

宣畅气血，散结调经。

昂按：人第知柴胡能发表，而不知柴胡最能和里，故劳药血药，往往用之。补中益气汤、逍遥散，皆用柴胡，取其和中，皆非解表也。

为足少阳胆表药。胆为清净之府，无出无入，其经在半表半里，法当和解，小柴胡汤之属是也。若病在太阳，服之太早，则引贼入门。若病入阴经，复服柴胡，则重虚其表，最宜详慎。

治伤寒邪热，仲景有大小柴胡等汤。痰热结实，虚劳肌热。

寇宗奭曰：柴胡《本经》并无一字治劳，《药性论》、《日华子》皆言补劳伤，医家执而用之，贻误无穷。

李时珍曰：劳有五，若劳在肝、胆、心，心包有热，则柴胡乃手足厥阴、少阳必用之药；劳在脾、胃有热，或阳气下陷，则柴胡为升清退热必用之药；惟在肺肾者，不可用耳。寇氏一概拼斥，殊非通论。

昂按：杨氏秦艽扶羸汤治肺痿成劳，咳嗽声嗄，体虚自汗，用柴胡为君，则肺劳亦有用之者矣。《药性论》，甄权著。

呕吐心烦。邪在半表半里，则多呕吐。诸虐寒热。

李东垣曰：诸疟以柴胡为君，佐以引经之药。

李士材曰：疟非少阳经慎用。

喻嘉言曰：疟发必有寒有热，盖外邪伏于半表半里，适在少阳所主之界：入与阴争，阳胜则热；出与阳争，阴胜则寒。即纯热无寒为瘅疟、温疟，纯寒无热为牝疟，要皆自少阳而造其极偏，补偏救弊，亦必返还少阳之界，使阴阳协和而后愈也。谓少阳而兼他经则有之，谓他经而不涉少阳，则不成其为疟矣。脉纵屡迁，而弦之一字，实贯彻之也。

昂按：疟之不离少阳，犹咳之不离于肺也。

《谈薮》云：张知阁久病疟，热时如火，年余骨立，医用茸、附诸药，热益甚。孙琳投以小柴胡汤，三服脱然。琳曰：此名劳疟，热从髓出，加以刚剂，气血愈亏。热有在皮肤，在脏腑，在骨髓。在骨髓者，非柴胡不可，若得银柴胡，只须一服，南方者力减，故三服乃效也。

李时珍曰：观此则得用药之妙者矣。

昂按：据孙氏之说，是柴胡亦能退骨蒸也。

头眩目赤，胸痞胁痛。凡胁痛，多是肝木有余。宜小柴胡汤加青皮、川芎、白芍。又左胁痛，宜活血行气；右胁痛，宜消食行痰。

口苦耳聋。皆肝胆之邪。妇人热入血室，冲为血海，即血室也，男女皆有之。柴胡在脏主血，在经主气。胎前产后诸热，小儿痘疹，五疳羸热。散十二经疮疽，血凝气聚，功同连翘。连翘治血热，柴胡治气热，为少异。

阴虚火炎气升者禁用。

银州者根长尺余，微白，治劳疳良。北产者如前胡而软者良，南产者强硬不堪用。外感生用；内伤升气，酒炒用根；中及下降用稍；有汗咳者蜜水炒。前胡、半夏为使，恶皂角。

前胡宣，解表，泻，下气，治风痰。

辛以畅肺解风寒，甘以悦脾理胸腹，苦泻厥阴肝之热，寒散太阳膀胱之邪。微寒，一云微温。性阴而降，功专下气，气下则火降而痰消。气有余便是火，火则生痰。能除实热。

治痰热哮喘，咳嗽呕逆，痞膈霍乱，小儿疳气，有推陈致新之绩。明目安胎。

无外感者忌用。按：柴胡、前胡、均是风药，但柴胡性升，前胡性降为不同。肝胆经风痰，非前胡不能除。

皮白肉黑，味甘气香者良。

半夏为使，恶皂角。忌火。

麻黄轻，发汗。

辛温微苦，僧继洪曰：中牟产麻黄，地冬不积雪，性热，故过服泄真气。入足太阳，膀胱兼走手少阴、阳明，心、大肠而为肺家专药。能发汗解肌，去营中寒邪，卫中风热，调血脉，通九窍，开毛孔。

治中风伤寒中，犹伤也。头痛温疟，咳逆上气，风寒郁于肺经。经曰：诸气膹郁，皆属于肺。痰哮气喘，哮证宜泻肺气，须用麻黄而不出汗，《本草》未载。赤黑斑毒，胃热，一曰斑证，表虚不得再汗，非便闭亦不可下，只宜清解其热。毒风疹痹，皮肉不仁，目肿痛，水肿风肿。

过剂则汗多亡阳，夏月禁用。汗者心之液，过汗则心血为之动摇，乃骁悍之剂。朱丹溪以人参、麻黄同用，亦攻补法也。李东垣曰：十剂曰'轻可去实'。葛根、麻黄之属是也。邪客皮毛，腠理闭拒，营卫不行，故谓之实。二药轻清，故可去之。李时珍曰：麻黄，太阳经药，兼入肺经，肺主皮毛；葛根，阳明经药，兼入脾经，脾主肌肉。二药皆轻扬发散，而所入不同。王好古曰：麻黄治卫实，桂枝治卫虚，虽皆太阳经药，其实营卫药也。心主营为血，肺主卫为气，故麻黄为手太阴肺之剂，桂枝为手少阴心之剂。李时珍曰：仲景治伤寒，无汗用麻黄，有汗用桂枝，未有究其精微者。津液为汗，汗即血也。在营则为血，在卫则为汗。寒伤营，营血内涩，不能外通于卫，卫气闭固，津液不行，故无汗发热而恶寒。风伤卫，卫气外泄，不能内卫于营，营气虚弱，津液不固，故有汗发热而恶风。然风、寒皆由皮毛而入，皮毛，肺之合也，盖皮毛外闭，则邪热内攻，故用麻黄、甘草同桂枝，引出营分之邪，达之肌表，佐以杏仁，泄肺而和气。汗后无大热而喘者，加石膏。《活人书》夏至后加石膏、知母，皆泄肺火之药，是麻黄汤虽太阳发汗重剂，实散肺经火郁之药。腠理不密，则津液外泄，而肺气虚，虚则补其母，故用桂枝同甘草，外散风邪以救表，内伐肝木以防脾；佐以芍药，泄木而固脾；使以姜、枣，行脾之津液而和营卫。下后微喘者，加厚朴、杏仁，以利肺气也。汗后脉沉迟者，加人参，以益肺气也。《活人书》加黄芩为阳旦汤，以泻肺热也。是桂枝汤虽太阳解肌轻剂，实为理脾救肺之药也。诸家皆以麻黄、桂枝为肺经药，谓伤寒传足不传手者，误也。桂能平肝。

发汗，有茎去节，煮十余沸，掠去浮沫，或用醋汤略泡，晒干备用。亦有用蜜炒者，庶免太发。止汗用根节。无时出汗为自汗，属阳虚；梦中出汗为盗汗，属阴虚，用麻黄根、蛤粉、粟米等分为末，袋盛扑之佳。李时珍曰：麻黄发汗，驶不能御；根节止汗，效如影响，物理不可测如此。自汗，有风湿、伤风、风温、气虚、血虚、脾虚、阴虚、胃热、痰饮、中暑、亡阳、柔痉等证，皆可加用，盖其性能行周身肌表，引诸药至卫分而固腠理，汗虽为心液，然五脏亦各有汗。经曰：饮食饱甚，汗出于胃；惊而夺精，汗出于心；持重远行，汗出于肾；疾走恐惧，汗出于肝；摇体劳苦，汗出于脾。

厚朴、白薇为使。恶辛夷、石膏。

荆芥一名假苏。轻宣发表，祛风理血。

辛苦而温，芳香而散，入肝经气分，兼行血分。其性升浮能发汗，又云止冷汗虚汗。散风湿，清头目，利咽喉。

治伤寒头痛，中风口噤，身强项直，口面㖞斜，目中黑花。其气温散，能助脾消食，气香入脾。通利血脉，吐衄肠风，崩中血痢，产风血运，产后去血过多，腹内空虚，则自生风，故常有崩、运之患，不待外风袭之也。荆芥最能散血中之风。华佗愈风散，荆芥三钱，微焙为末，豆淋酒调服，或童便服，诸家云甚效。瘰疬疮肿，清热散瘀，破结解毒，结散热消，则血凉而毒解。为风病、血病、疮家圣药。荆芥功本治风，又兼治血者，以其入风木之脏，即是藏血之地也。李士材曰：风在皮里膜外，荆芥主之，非若防风能入骨肉也。

连穗用，穗在于巅，故善升发。治血炒黑用。凡血药，用山栀、干姜、地榆、棕榈、五灵脂等，皆应炒黑者，以黑胜红也。

反鱼、蟹、河豚、驴肉。

连翘轻宣，散结，泻火。

微寒升浮，形似心，实似莲房有瓣。苦入心，主手少阴、厥阴心、心包。气分而泻火，兼除手足少阳三焦、胆。手阳明经大肠。气分湿热，散诸经血凝气聚，营气壅遏，卫气郁滞，遂成疮肿。利水通经，杀虫止痛，消肿排脓，皆结者散之。凡肿而痛者为实邪，肿而不痛为虚邪，肿而赤者为结热，肿而不赤为留气停痰。为十二经疮家圣药。经曰：诸疮痛痒，皆属心火。

紫苏宣，发表散寒。

味辛入气分，色紫入血分，香温散寒，通心利肺，开胃益脾，气香入胃。发汗解肌，和血下气，宽中消痰，祛风定喘；止痛安胎，利大小肠，解鱼蟹毒，多服泄人真气。李时珍曰：同陈皮、砂仁，行气安胎；同藿香、乌药，温中止痛；同香附、麻黄，发汗解肌；同芎䓖、当归，和血散血；同桔梗、枳壳，利膈宽肠；同菔子、杏仁，消痰定喘；同木瓜、厚朴，散湿解暑，治霍乱脚气。

气香者良，宜桔皮，忌鲤鱼。苏子与叶同功，润心肺，尤能下气定喘，止嗽消痰，利膈宽肠，温中开郁。有苏子降气汤。

苏梗下气稍缓，虚者宜之。叶，发汗散寒；梗，顺气安胎；子，降气开郁，消痰定喘。表弱气虚者，忌用叶；肠滑气虚者，忌用子。炒研用。

薄荷轻宣，散风热。

辛能散，凉能清，《本经》温。盖体温而用凉也。升浮能发汗，搜肝气而抑肺盛，消散风热，清利头目。

治头痛头风，中风失音，痰嗽口气，语涩舌胎，含嗽。眼耳咽喉，口齿诸病，辛香通窍而散风热。皮肤瘾疹，瘰疬疮疥，惊热凡小儿治惊药。俱宜薄荷汤调。骨蒸，破血止痢。能治血痢，血痢病在凝滞，辛能散，凉能清。

虚人不宜多服，能发汗疏表。夏月多服，泄人元气。苏产气芳者良。薄荷，猫之酒也；犬，虎之酒也；蜈蚣，鸡之酒也；桑椹，鸠之酒也；荞草，鱼之酒也，食之皆醉。被猫伤者，薄荷汁涂之。

鸡苏一名水苏，一名龙脑薄荷。轻宣，散热理血。

辛而微温，清肺下气，理血，辟恶而消谷。

治头风目眩，肺痿血痢，吐衄崩淋，喉腥口臭，邪热诸病。《局方》，有龙脑鸡苏丸。

方茎中虚，似苏叶而微长，密齿，面皱，气甚辛烈。

木贼轻，发汗，退目翳。

温，微甘，苦，中空轻扬，与麻黄同形性，亦能发汗解肌，升散火郁风湿，入足厥阴少阳血分，益肝胆。

治目疾退翳膜，翳乃肝邪郁遏，不能上通于目。及疝痛脱肛，肠风痔瘘，赤痢崩中诸血病。

浮萍轻，发汗利湿。

辛散轻浮，入肺经，达皮肤，能发扬邪汗，朱丹溪曰：浮萍发汗，甚于麻黄。止瘙痒消渴，捣汁服。生于水，又能下水气，利小便。

治一切风湿瘫痪。浮萍一味，蜜丸酒服，治三十六种风。浓煮汁浴，治恶疾疮癞偏手。

烧烟辟蚊，紫背者良。

苍耳子一名枲耳，即诗卷耳。轻，发汗，散风湿。

甘，苦，性温，善发汗散风湿，上通脑顶，下行足膝，外达皮肤。

治头痛目暗，齿痛鼻渊，肢挛痹痛，瘰疬疮疥，采根叶熬，名万应膏。偏身瘙痒，作浴汤佳。去刺，酒拌蒸，忌猪肉。《圣惠方》曰：叶捣法，治产后痢。

天麻宣，祛风。

辛温，入肝经气分，益气强阴，通血脉，强筋力，疏痰气。

治诸风眩掉，头旋眼黑，语言不遂，风湿㿏音顽。痹，小儿惊痫。诸风眩掉，皆属肝木。肝病不能荣筋，故见前证。天麻入厥阴而治诸疾，肝气和平，诸疾自瘳。

血液衰少及类中风者忌用。风药能燥血故也。昂按：风药中须兼养血药，制其燥也；养血药或兼搜风药，宣其滞也。古云：治风先治血，血行风自灭。

根类黄瓜，茎名赤箭。有风不动，无风反摇，一名定风草，明亮坚实者佳。

湿纸包煨熟，切片，酒浸一宿焙用。

秦艽宣，去寒湿。

苦燥湿，辛散风，去肠胃之热，益肝胆之气，养血荣筋。风药中润剂，散药中补剂。

治风寒湿痹，经曰：风寒湿三气杂至，合而为痹，寒胜为痛痹，湿胜为著痹。痹在于骨则体重，在脉则血涩，在筋则拘挛，在肉则不仁，在皮则寒。通身挛急，血不荣筋。虚劳骨蒸，李时珍曰：手足阳明经药，兼入肝胆。阳明有湿，则手足酸痛寒热，有热则日晡潮热骨蒸。《圣惠方》治急劳烦热。秦艽、柴胡各一两，甘草五钱，为末，每服三钱。治小儿骨蒸潮热，食减瘦弱，秦艽、炙甘草各一两，每服一二钱，钱乙加薄荷五钱。疸黄酒毒，肠风泻血，口噤牙痛。齿下龈属手阳明大肠经。张洁古曰：秦艽能去下牙痛，及本经风湿。湿胜风淫之证，利大小便。牛乳点眼，兼治黄疸烦渴便赤。

形作罗纹相交，长大黄白，左纹者良。

菖蒲为使，畏牛乳。

豨莶草宣，去风湿。

苦辛，生寒，熟温。

治肝肾风气，四肢麻痹，筋骨冷痛，腰膝无力，风湿疮疡。若痹痛由脾肾两虚，阴血不足，不由风湿而得者，忌服。风药能燥血。

江东人呼猪为豨，其草似猪莶臭，故名。唐成讷有进豨莶表，宋，张咏进《豨莶表》云：其草金棱银线，素茎紫荄，对节而生，颇同苍耳，臣吃百服，眼目清明，即至千服，须发乌黑，筋力轻健，效验多端。以五月五日，六月六日，七月七日，九月九日采者优佳，去粗茎，留枝叶花实，酒拌蒸晒九次，蜜丸，甚益元气。豨莶，辛苦气寒，故必蒸晒九次，加以酒蜜，则苦寒之阴浊尽去，而清香之美味见矣。数不至九，阴浊未尽，则不能透骨搜风而却病也。捣汁熬膏，以甘草、生地煎膏，炼蜜三味收之，酒调服尤妙。

威灵仙宣，行气祛风。

辛泄气，咸泄水，《本草》苦，元素甘。气温属木，其性善走，能宣疏五脏，能行十二经络。

治中风痛风，头风顽痹，湿热流于肢节之间。肿属湿，痛属热，汗多属风，麻属气虚，木属湿痰死血。十指麻木，亦是胃中有湿痰死血，脾主四肢故也。痛风当分新久，新痛属寒，宜辛温药；久痛属热，宜清凉药。河间所谓暴病非热，久病非寒是也。大法宜顺气清痰搜风散湿养血去瘀为要。《威灵仙传》曰：一人手足不遂数十年，遇新罗僧曰：得一药可治，入山求之，乃威灵仙也，服之而愈。癥瘕积聚，痰水宿脓，黄疸浮肿，大小肠秘，风湿痰气，一切冷痛，性极快利，积疴不痊者，服之有捷效。然疏泄真气，弱者慎用。和砂仁沙糖醋煎，治诸骨鲠。根丛须数百条，长者二尺余，色深黑，俗名铁脚威灵仙。

忌茗，面汤。

钩藤钩宣，除风热，定惊。

甘，微苦寒，除心热，平肝风。

治大人头旋目眩，小儿惊啼瘈疭，音炽纵。筋急而缩为瘈，筋缓而驰为疭，伸缩不已为瘈疭。俗谓之搐搦是也。客忤胎风，发斑疹。主肝风相火之病，风静火息，则诸证自除，相火散行于胆、三焦、心包。

有刺，类钓钩，藤细多钩者良，纯用钩，其功加倍。久煎则无力。

茵芋宣，去风湿。

辛苦微温，有小毒。

治风湿拘挛痹痛。李时珍曰：古方治风痫，有茵芋丸；治风痹，有茵芋酒；治产后风，有茵芋膏。风湿诸证多用之。茵芋、石南、莽草，皆治风妙品，近世罕知。莽草，辛温有毒，治头风痈肿乳痈疝瘕。苏颂曰：古方风湿诸酒多用之，今人取叶煎汤热含，治牙虫喉痹甚效。甄权曰：不入汤。

茎赤，叶如石榴而短厚，茎炙用。

当归补血，润燥，滑肠。

甘温和血，辛温散内寒，苦温助心散寒。诸血属心，凡通脉者，必先补心，当归苦温助心。入心肝脾，心生血，肝藏血，脾统血。为血中之气药。

治虚劳寒热，咳逆上气，血和则气降。温疟，厥阴肝邪。澼痢，便血曰澼。头痛腰痛，心腹诸痛，散寒和气。风痉无汗，痉音擎，上声，身强项直，角弓反张曰痉。无汗为刚痉，有汗为柔痉。当归辛散风，温和血。产后亦有发痉者，以脱血无以养筋也，宜十全大补汤。痿痹癥瘕，筋骨缓纵，足不任地曰痿，风寒湿客於肌肉血脉曰痹；血凝气聚，按之坚硬曰癥；虽坚硬而聚散无常曰瘕，尚未至癥也。痈疽疮疡。冲脉为病，气逆里急，带脉为病，腹痛腰溶溶如坐水中。冲脉起於肾下，出於气街，挟脐上行，至胸中，上颃颡，渗诸阳，灌诸经，下行入足，渗三阴，灌诸络，为十二经脉之海，主血。带脉，横围於腰如束带，总约诸脉。及妇人诸不足，一切血证阴虚而阳无所附者。润肠胃，泽皮肤，养血生肌，血旺则肉长。排脓止痛。血和则痛止。

然滑大肠，泻者忌用。当归为君，白

芍为臣，地黄为佐，芎䓖为使，名四物汤，治血之总剂。血虚佐以人参、黄芪；血热佐以条芩、栀、连；血积佐以大黄、牵牛。昂按：血属阴，四物能养阴。阴得其养，则血自生，非四物能生血也。若气虚血弱之人，当用人参，取阳旺生阴血之义，多有过服四物阴滞之药，而反致害者。

使气血各有所归，故名。血滞能通，血虚能补，血枯能润，血乱能抚。盖其辛温能行气分，使气调而血和也。李东垣曰：头，止血而上行；身，养血而中守；尾，破血而下流；全，活血而不走。雷敩、王海藏并曰：头破血。李时珍曰：治上用头，治中用身，治下用尾，通治全用，一定之理也。川产力刚善攻；秦产力柔善补。以秦产头圆尾多，肥润气香者良，名马尾当归。尾粗坚枯者，名镵头当归，只宜发散用。治血酒制，有痰姜制。昂按：当归非治痰药，姜制亦臆说耳。

畏菖蒲、海藻、生姜，恶湿面。

芎䓖补血，润燥，宣，行气搜风。

辛温升浮，为少阳胆引经，入手足厥阴心包、肝。气分，乃血中气药，助清阳而开诸郁，朱丹溪曰：气升则郁自降，为通阴阳血气之使。润肝燥而补肝虚，肝以泻为补，所谓辛以散之，辛以补之。上行头目，下行血海，冲脉搜风散瘀，止痛调经。

治风湿在头，血虚头痛，能引血下行，头痛必用之。加各引经药：太阳羌活，阳明白芷，少阳柴胡，太阴苍术，少阴细辛，厥阴吴茱萸。朱丹溪曰：诸经气郁，亦能头痛。腹痛胁痛，气郁血郁，湿泻血痢，寒痹筋挛，目泪多涕，肝热。风木为病，诸风眩掉，皆属肝木。及痈疽疮疡，痈从六腑生，疽从五脏生，皆阴阳相滞而成。气为阳，血为阴，血行脉中，气行脉外，相并周流；寒湿搏之，则凝滞而行迟，为不及；火热搏之，则沸腾而行速，为太过。气郁邪入血中，为阴滞於阳；血郁邪入气中，为阳滞於阴，致生恶毒，然百病皆由此起也。芎、归能和血行气，而通阴阳。男妇一切血证。

然香窜辛散，能走泄真气，单服，久服，令人暴亡。单服则脏有偏胜，久服则过剂生邪，故有此失。若有配合节制，则不至此矣。昂按：芍、地酸寒为阴，芎、归辛温为阳，故四物取其相济，以行血药之滞耳。川芎辛散，岂能生血者乎？《治法》曰：验胎法，妇人过经三月，用川芎末，空心热汤调服一匙，腹中微动者是胎，不动者是经闭。

蜀产为川芎，秦产为西芎，江南为抚芎，以川产大块，里白不油，辛甘者胜。

白芷为使。畏黄连、硝石、滑石。恶黄芪、山茱萸。

白芍药补血，泻肝，涩，敛阴。

苦酸微寒，入肝脾血分。为手足太阴肺脾行经药。泻肝火，酸敛肝，肝以敛为泻，以散为补。安脾肺，固腠理，肺主皮毛，脾主肌肉，肝木不克土则脾安，土旺能生金则肺安。脾和肺安，则腠理固矣。和血脉，收阴气，敛逆气，酸主收敛，散恶血，利小便，敛阴生津，小便自利，非通行之谓也。缓中止痛，李东垣曰：经曰‘损其肝者缓其中’，即调血也。益气除烦，敛汗安胎，补劳退热。

治泻痢后重，能除胃中湿热。脾虚腹痛，泻痢俱太阴病，不可缺此，寒泻冷痛忌用。虞天民曰：白芍不惟治血虚，大能行气。古方治腹痛，用白芍四钱，甘草二钱，名芍药甘草汤，盖腹痛因‘营气不从，逆於肉里’，白芍能行营气，甘草能敛逆气，又痛为肝木克脾土，白芍能伐肝故也。天民又曰：白芍止治血虚腹痛，余不治。以其酸寒收敛，无温散之功也。**心痞胁痛**，胁者，肝胆二经往来之道，其火上冲，则胃脘痛。横行则两胁痛。白芍能理中泻肝。**肺胀喘噫**，嗳同。**痈肿疝瘕**。**其收降之体，又能入血海**，冲脉为血海，男女皆有之**而至厥阴**肝。**治鼻衄**，鼻血曰衄，音女六切。**目涩**，**肝血不足**，退火益阴，肝血自足。**妇人胎产，及一切血病**。**又曰产后忌用**。朱丹溪曰：以其酸寒伐生发之气也，必不得已，酒炒用之可耳。李时珍曰：产后肝血已虚，不可更泻也。寇氏曰：减芍药以避中寒，微寒如芍药。古人犹谆谆告戒，况大苦大寒，可肆行而莫之忌耶？同白术，补脾；同参、芪，补气；同归、地，补血；同芎䓖泻肝；同甘草，止腹痛；同黄连，止泻痢；同防风，发痘症；同姜、枣，温经散湿。

赤芍药

主治与白芍略同，尤能泻肝火，散恶血。

治腹痛坚积，血痹疝瘕，邪聚外肾为疝，腹内为瘕。**经闭肠风，痈肿目赤**。皆散泻之功。**白补而收，赤泻而散。白益脾，能於土中泻水；赤散邪，能行血中之滞。产后俱忌用。**

赤白各随花色，单瓣者入药，酒炒用。制其寒。**妇人血分醋炒，下痢后重不炒。**

恶芒硝、石斛。畏鳖甲、小蓟。反藜芦。

生地黄大泻火。

甘苦大寒，入心肾，泻丙火，小肠为丙火，心与小肠相表里，导赤散与木通同用。**清燥金**，胃大肠火。**消瘀通经，平诸血逆。**

治吐衄崩中。唾血者血随唾出，咯血者随痰咯出，或带血丝，出肾经及肺经。自两胁逆上吐出者，属肝经。衄血者，血溢於脑，从鼻而出。咳血者，咳出痰内有血，并属肺经。吐出呕出成盆成碗者，属胃经。经漏不止曰崩，血热则妄行，宜以此凉之。虚人忌用，用干地黄可也。**伤寒阳强，痘证大热**。痘证用之甚多，本草未载。**多服损胃。**

生掘鲜者，捣汁饮之。或用酒制，则不伤胃。生则寒，干则凉，熟则温。故分为三条以便施用。

干地黄补阴，凉血。

甘苦而寒，沉阴而降，入手足少阴、心、肾**厥阴，**心包、肝**及手太阳经**。小肠**滋阴退阳，生血凉血。**

治血虚发热，经曰：阴虚生内热。**劳伤咳嗽**，咳嗽阴虚者，地黄丸为要药，亦能除痰。朱丹溪曰：久病阴火上升，津液生痰不生血，宜补血以制相火，其痰自除。**痿痹惊悸**，有触而心动曰惊，无惊而自动曰悸，即怔忡也。有因心虚火动者，有因肝虚胆怯者，有因水停心下者，水畏火故悸也。地黄能交心肾而益肝胆，亦能行水，故治之。**吐衄尿血**，痛为血淋，不痛为尿血，由心肾气结，或忧思房劳所致，多属虚寒，不可专作热治。**血运崩中**。经曰：阴虚阳搏谓之崩。**足下热痛，折跌绝筋**。生地一斤，瓜姜糟一斤，生姜四两，炒热，罨伤折处，冷则易之。又生地汁三升，酒一升半，煮服下，扑损瘀血。**填骨髓，长肌肉，利大小便，调经安胎，又能杀虫，治心腹急痛**。《海上方》，捣汁和面作馎饦食，能利出虫，忌用盐。《本草汇》曰：朱丹溪云气病补血，虽不中病，亦无害也。不知血药属阴，其性凝滞，若胃虚气弱之人，过服归、地等剂，反致痞闷，饮食减少，变证百出，至死不悟，岂不惜哉！大抵血虚，固不可专补其气，而气虚亦不可徒补其血也。凡劳病，阳虚宜四君补气，阴虚宜四物补血，阴阳俱虚者，宜合用，名八珍汤。江浙生者，南方阳气力微；北方生者，纯阴力大，以怀庆肥大菊花心者良。酒制则上行外行，姜制则不泥膈。恶贝母，畏芜荑，忌莱菔、葱、蒜、铜铁器。得酒、门冬、丹皮、当归良。

熟地黄平补肝肾，养血滋阴。

甘而微温，入手足少阴、厥阴经，滋肾水，补真阴，填骨髓，生精血，聪耳明目，耳为肾窍，目为肝窍，目得血而能视，耳得血而能听。黑发乌髭。

治劳风伤痹，胎产百病，为补血之上剂，朱丹溪曰：产前当清热养血为主，产后宜大补气血为主，虽有杂症，从末治之。昂按：丹溪产后大补气血一语，诚至当不易之论，后人不善用之，多有风寒未尽，瘀血未解，妄施峻补，反致大害者，不可不察。王硕曰：男子多阴虚，宜熟地；女子多血热，宜生地。

以好酒拌砂仁末，浸蒸晒九次用。地黄性寒，得酒与火与日则温，性泥，得砂仁则和气，且能引入丹田。六味丸用之为君，尺脉弱者加桂附，所谓益火之原，以消阴翳也。尺脉旺者加知柏，所谓壮水之主，以制阳光也。

何首乌平补肝肾，涩精。

苦坚肾，温补肝，甘益血，涩，收敛精气，添精益髓，养血祛风，治风先治血，血活则风散。强筋骨，乌髭发，故名首乌。令人有子。

为滋补良药。气血太和，则劳瘦风虚，崩带疮痔。瘰疬痈肿，诸病自已。营血调则痈肿消，赤者外科呼为疮帚。止恶疟。益阴补肝，疟疾要药，而本草不言治疟。李时珍曰：不寒不燥，功在地黄、天冬诸药之上。

有赤白二种，夜则藤交，一名交藤，有阴阳交合之象。赤雄入血分，白雌入气分，以大如拳五瓣者良。三百年者大如栲栳，服之成地仙。凡使赤白各半泔浸，竹刀刮皮切片，用黑豆与首乌拌匀，铺柳甑，入沙锅九蒸九晒用。

茯苓为使，忌诸血，无鳞鱼，莱菔、葱、蒜、铁器。唐时有何首乌者，祖名能嗣，父名延秀。能嗣五十八，尚无妻子，服此药七日，而思人道，娶妻连生数子。延秀服之，寿百六十岁。首乌又服之，寿百三十岁，发尤乌黑。李翔为立何首乌传，然流传虽久，服者尚少。明嘉靖初，方士邵应节进七宝美髯丹，世宗服之，连生皇子，遂盛行於世。方用赤白首乌各一斤，黑豆拌，九蒸晒；茯苓半斤，乳拌，当归、枸杞、菟丝各半斤，俱酒浸，牛膝半斤，酒浸，同首乌第七次蒸至第九次；破故纸四两，黑芝麻炒，蜜丸，并忌铁器。昂按：地黄、何首乌，皆君药也，故六味丸以地黄为君，七宝丹以何首乌为君，各有配合，未可同类而共施也。即有加减，当各依本方随病而施损益。今人多以何首乌加入地黄丸中，合两方而为一方，是一药二君，安所适从乎？失制方之本义也。

牡丹皮泻伏火而补血。

辛苦微寒，入手足少阴、心、肾厥阴，心包、肝泻血中伏火，色丹故入血分。李时珍曰：伏火即阴火也，阴火即相火也，世人专以黄柏治相火，不知丹皮之功更胜，故仲景肾气丸用之。和血凉血而生血，血热则枯，凉则生。破积血，积瘀不去，则新血不生。通经脉，为吐衄必用之药。血属阴本静，因相火所逼，故越出上窍。

治中风五劳，惊痫瘛疭，筋脉伸缩抽掣为瘛疭，或手足抽掣，口眼㖞斜，卒然眩仆，吐涎身软，时发时止为痫。皆阴虚血热，风火相搏，痰随火涌所致。除烦热，疗痈疮，凉血下胞胎，退无汗之骨蒸。张元素曰：丹皮治无汗之骨蒸，地骨皮治有汗之骨蒸，神不足者手少阴，志不足者足少阴，故仲景肾气丸用丹皮，治神志不足也。按《内经》曰：水之精为志。故肾藏志。火之精为神。故心藏神。

单瓣花红者入药，肉厚者佳，酒拌蒸用。

畏贝母、菟丝、大黄，忌蒜、胡荽、伏砒。

李时珍曰：花白者补，赤者利，人所罕悟，宜分别之。

续断补肝肾，理筋骨。

苦温补肾，辛温补肝，能宣通血脉而理筋骨。主伤中，补不足，《经疏》曰：味甘故然。暖子宫，缩小便，破瘀血。

治腰痛胎漏，怀妊沥血。崩带遗精，肠风血痢，《是斋方》，平胃散一两，川续断二钱半，每服二钱，米饮下，治时痢亦验。痈痔肿毒。又主金疮折跌，以功命名。止痛生肌。女科，外科，需为上剂。

川产良，状如鸡脚，皮黄皱节，节断者真，去向里硬筋，酒浸用。

地黄为使。

骨碎补补肾，治折伤。

苦温补肾，故治耳鸣，耳鸣必由肾虚。及肾虚久泻。研末，入猪肾煨熟，空心食之，肾主二便，久泻多属肾虚，不可专责脾胃也。肾主骨，故治折伤，以功命名，粥和敷伤处。经曰：肾者胃之关也，前阴利水，后阴利谷。牙痛，炒黑为末擦牙，咽下亦良。又入厥阴，心包、肝能破血止血，入血行伤，故治折伤，粥和末裹伤处。根似姜而扁长，去毛用，或蜜拌蒸。

益母草一名茺蔚，通行瘀血，生新血。

辛，微苦寒，入手足厥阴，心包、肝消水行血，去瘀生新，调经解毒。瘀血去则经调。

治血风血晕，血痛血淋，胎痛产难，崩中带下。带脉横于腰间，病生于此，故名为带。赤属血，白属气。气虚者，补中益气而兼升降；血虚者，养血滋阴而兼调气。为经产良药，消疔肿乳痈。亦取其散瘀解毒。通大小便。然辛散之药，瞳子散大者，忌服。

益母子：主治略同，调经益精，明目，血滞病目者宜之。活血，顺气逐风，气行则血行，血活则风散。行中有补，治心烦头痛，血虚血热之候。胎产带崩，令人有子。有补阴之功。李时珍曰：益母根、茎、花、叶、实，皆可同用。若治疮肿胎产，消水行血，则宜并用；若治血分风热，明目调经，用子为良。盖根、茎、花、叶，专于行；子则行中有补也。《产宝》济阴返魂丹，小暑端午，或六月六日，采益母茎、叶、花、实，为末蜜丸，治胎产百病。《近效方》捣汁熬膏亦良。

忌铁。子微炒用。

泽兰通，行血，消水。

苦泄热，甘和血，辛散郁，香舒脾。入足太阴、厥阴，脾、肝通九窍，利关节，养血气，长肌肉，破宿血，调月经，消癥瘕，散水肿。防己为使。

治产后血沥腰痛，瘀行未尽。吐血鼻血，目痛头风，痈毒扑损，补而不滞，行而不峻，为女科要药。古方泽兰丸甚多。李时珍曰：兰草、泽兰，一类二种，俱生下湿，紫茎素枝，赤节绿叶，叶对节生，有细齿，但以茎圆节长，叶光有歧者为兰草；茎微方，节短，叶有毛者，为泽兰。嫩时并可挼音那。而佩之。《楚词》所谓'纫秋兰以为佩'是也。朱文公《离骚辨证》曰：必花叶俱香，燥湿不变，方可刈佩。今之兰蕙，花虽香而叶无气质，弱易萎，不可刈佩。吴人呼为香草，俗名孩儿菊。夏日采置发中，则发不脏。浸油涂发，去垢香泽，故名泽兰。兰草走气分，故能利水道，除痰癖，杀虫辟恶，而为消渴良药。经曰：数食肥甘，传为消渴，治之以兰，除陈气也。泽兰走血分，故能消水肿，涂痈毒，破瘀除癥而为妇人要药。以为今之山兰者误矣。

防己为使。寇宗奭、朱丹溪，并以兰草为山兰之叶。李时珍考众说以讥之。

按：别本云：兰叶甘寒，清肺开胃，消痰利水，解郁调经。闽产者力胜。闽产为胜，则是建兰矣。李士材曰：兰叶禀金水之气，故入肺脏，东垣方中常用之。《内经》所谓'治之以兰，除陈气'者是也，余屡验之。李时珍又谓东垣所用乃兰草也，其集诸家之言曰：陈遁斋《闲览》云：楚《骚》之兰，或以为都梁香，或以为泽兰，或以为猗兰，当以泽兰为正。今之所种如麦门冬者，名幽兰，非真兰也。故陈止斋著《盗兰说》以讥之。既名幽兰，正合骚经矣。方虚谷《订兰说》言：古之兰草，即今之千金草，俗名孩儿菊者，今之所谓兰。其叶如茅者，根名土续断，因花馥郁，故得兰名。杨升庵曰：世以如蒲萱者为兰，九畹之受诬也久矣。又吴草庐《有兰说》曰：兰为医经上品，有根有茎，草之植者也。今所谓兰，无枝无茎，因黄山谷称之，世遂谬指为《离骚》之兰。寇氏本草，溺于流俗，反疑说为非。夫医经为实用，岂可诬哉？今之兰，果可以利水杀虫而除痰癖乎？其种盛于闽，朱子闽人，岂不识其土产而辨析若此？世俗至今，尤以非兰为兰，何其惑之甚也！昂按：朱子辨兰，援《离骚》纫佩以为证，窃谓纫佩亦骚人风致之词耳，如所云饮木兰之坠露，餐秋菊之落英，岂真露可饮而英可餐乎？又云制菱荷以为衣，集芙蓉以为裳，岂真菱荷可衣，芙蓉可裳乎？宋儒释经执泥，恐未可为定论也。第骚经既言秋兰则非春兰明矣。《本经》既言泽兰，则非山兰明矣。是《离骚》之秋兰，当属《本经》之泽兰无疑也。然《离骚》不尝曰'春兰兮，秋菊乎'，不又曰'结幽兰而延兰乎'，不又曰'疏石兰以为芳乎'，若秋兰既属之泽兰，将所谓春兰、幽兰、石兰者，又不得为山兰，当是何等之兰乎？且山兰为花中最上之品，古今评者，列之梅、菊之前，今反屈于孩儿菊之下，以为盗袭其名，世间至贱之草，皆收入《本草》，独山兰清芬佳品，摈弃不录，何其不幸若斯之甚也！《本草》杀虫之药良多，皆未必有验，至于行水消痰，固山兰之叶力所优为者也。盖李时珍、陈方、吴杨辈，皆泥定陈藏器以泽兰、兰草为一类二种，遂并骚经而疑之，崇泽兰而黜山兰，遂令兰草无复有用之者，不思若以为一类，则《本经》兰草一条，已属重出，何以《本经》兰草反列之上品，而泽兰止为中品乎？况一入气分，一入血分，迥然不同也。又骚经言兰者凡五，除木兰人所共识，其余春兰、秋兰、幽兰、石兰，若皆以为孩儿菊，是不特一类二种，且四种一类矣！而以为九腕之受诬，岂理也哉！盖《本经》

言泽兰，所以别乎山也；言兰草，明用叶而不用其花也。骚经言秋兰，所以别乎春也，言石兰，所以别乎泽也。愚谓秋兰当属泽兰，而春兰石兰，定是山兰，其曰幽兰则山兰之别名，以其生于深山幽谷故也。寇氏、朱氏之论，又安可全非也？姑附愚说，以咨多识之士。

白薇泻血热。

苦咸而寒，阳明冲任之药，利阴气，下水气。

主中风身热支满，忽忽不知人。阴虚火旺，则内热生风，火气焚灼，故身热支满，痰随火涌，故不知人。血厥，汗出过多，血少，阳气独上，气塞不行而厥，妇人尤多，此证宜白薇汤：白薇、当归各一两，参五钱，甘草钱半。每服五钱。热淋，温疟洗洗，寒热酸痛。寒热作则营气不能内营，故酸痛。妇人伤中淋露，血热，《千金》、白薇散，治胎前产后遗尿不知时。白薇、芍药等分，酒调服。朱丹溪曰：此即河间所谓热甚，廷孔郁结，神无所依，不能收禁之意也。廷孔，女人溺孔也。产虚烦呕，仲景安中益气竹皮丸用之。《经疏》曰；古方调经种子，往往用之。盖不孕缘于血热血少，而其源起于真阴不足，阳胜而内热，故营血日枯也。益阴清热，则血自生，旺而有子矣。须佐以归、地、芍药、杜仲、苁蓉等药。

似牛膝而短小柔软，去须酒洗用。恶大黄、大戟、山茱、姜、枣。

艾叶宣，理气血；燥，逐寒湿。

苦辛，生温熟热，纯阳之性，能回垂绝之元阳，通十二经，走三阴，太少厥理气血，逐寒湿，暖子宫，止诸血，温中开郁，调经安胎。胎动腰痛下血，胶艾汤良。阿胶、艾叶煎服，亦治虚痢。治吐衄崩带，治带要药。腹痛冷痢，霍乱转筋，皆理气血逐寒湿之效。杀蛔治癣，醋煎外科有用干艾作汤，投白矾二三钱洗疮，然后敷药者。盖人血气冷，必假艾力以佐阳，而艾性又能杀虫也。

以之灸火，能透诸经而治百病。

血热为病者，禁用。灸火则气下行，入药则热上冲，不可过剂。丹田气弱，脐腹冷者，以熟艾装袋，兜脐腹甚妙。寒湿脚气，亦宜以此夹入袜内。

陈者良，揉捣如绵，谓之熟艾，灸火用。妇人丸散，醋煮捣饼，再为末用。入茯苓数片同研，则易细。煎服宜鲜者。

苦酒、醋也香附为使。艾附丸，调妇人诸病。宋时重汤阴艾，自明成化来，则以蕲州艾为胜云。灸酒坛，一灸便透。《蒙筌》、《发明》，并以野艾为真蕲艾，虽香，实非艾种。

延胡索宣，活血，利气。

辛苦而温，入手足太阴、肺、脾厥阴心包、肝经，能行血中气滞，气中血滞，通小便，除风痹。

治气凝血结，上下内外诸痛，通则不痛。癥瘕崩淋，月候不调，气血不和，因而凝滞，不以时至，产后血运，暴血上冲，折伤积血，疝气危急，为活血利气第一药。

然辛温走而不守，独用力迅，宜兼补气血药。通经坠胎，血热气虚者禁用。

根如半夏，肉黄小而坚者良。酒炒行血，醋炒止血，生用破血，炒用调血。

红花古名红兰花，通，行血，润燥。

辛苦甘温，入肺经而破瘀血，活血，瘀行则血活，有热结于中，暴吐紫黑血者，吐出为好，吐未尽，加桃仁、红花行之，大抵鲜血宜止，瘀血宣行。润燥消肿止痛。凡血热血瘀，则作肿作痛。

治经闭便难，血晕口噤，胎死腹中，非活血行血不能下。痘疮血热，本草不言治痘。喉痹不通。又能入心经，生新血。须兼补益药为佐使。

俗用染红并作胭脂。胭脂活血解毒，痘疔挑破，以油胭脂敷之良。少用养血，多则行血，过用能使血行不止而毙。血生于心包，藏于肝，属于冲任，红花汁与相类，故治血病。有产妇血闷而死，名医陆氏以红花数十斤煮汤，寝妇于上而薰之，汤冷再加，半日而苏。《金匮》有红兰花酒，云治妇人六十二种风。

茜草通，行血。

色赤入营，气温行滞，味酸走肝，而咸走血。《本经》苦寒。入厥阴心包、肝血分，能行血止血，能行故能止，消瘀通经，又能止吐、崩、尿血。消瘀通经。酒煎一两，通经甚效。

治风痹黄疸，疸有五，黄疸、谷疸、酒疸、黄汗疸、女劳疸。此盖蓄血发黄，不专于湿热者也。女劳疸必属肾虚，亦不可以湿热例治，当用四物知柏壮其水，参术培其气，随证而加利湿清热药。崩晕扑损，痔瘘疮疖。

血少者忌用。

根可染绛。忌铁。

紫草泻血热，滑肠。

甘咸气寒，入厥阴心包、肝血分，凉血活血，利九窍，通二便。咸寒性滑。

治心腹邪气，即热也。水肿五疸，瘑癣恶疮，血热所致。及痘疮血热毒盛，二便闭涩者。血热则毒闭，得紫草凉之，则血行而毒出。大便利者忌之。《活动心书》曰：紫草性寒，小儿脾实者可用。脾虚者反能作泻。古方惟用茸，取其初得阳气，以类触类，用发痘疮，今人不达此理，一概用之，误矣。

泻者忌用。去头、须酒洗。

凌霄花一名紫葳，泻血热。

甘酸而寒，入厥阴心包、肝血分，能去血中伏火，破血去瘀。

主产乳余疾，崩带癥瘕，肠结不大便，血闭，淋决闭痒，血热生风之证，女科多用。

孕妇忌之。《本经》曰：养胎。《经疏》云：破血之药，非所宜也。肺痈有用之为君药者。凌霄花为末，和密佗僧唾调，敷酒齄甚验。

藤生，花开五瓣，黄赤有点，不可近鼻，嗅之伤脑。

大小蓟泻，凉血。

甘温，《大明》曰凉。皆能破血下气，行而带补。

治吐衄肠痈，女子赤白浊，安胎。凉血之功。小蓟力微。能破瘀生新，保精养血，退热补虚，不能如大蓟之消痈毒。朱丹溪曰：小蓟治下焦结热血淋。本事方，一人冷气入阴囊，肿满疼痛，煎大蓟汁服，立瘥。

两蓟相似，花如髻。大蓟茎高而叶皱，小蓟茎低而叶不皱，皆用根。

三七一名山漆。泻，散瘀，定痛。

甘苦微温，散血定痛。

治吐血衄血，血痢血崩，目赤痈肿，醋磨涂即散，已破者为末掺之。为金疮杖疮要药。杖时先服一二钱，则血不冲心。杖后敷之，去瘀消肿易愈，大抵阳明、厥阴血分之药，故治血病。此药近时始出，军中恃之。

从广西山洞来者，略似白芨、地黄有

节，味微甘，颇似人参。以末掺猪血中，血化为水者真。近出一种，叶似菊艾，而劲厚有歧尖，茎有赤棱，夏秋开黄花，蕊如金丝，盘纽可爱，而气不香。根大如牛蒡，味甘极易繁衍，云是三七，治金疮折伤血病甚效，与南中来者不同。

地榆涩，止血。

苦酸微寒，性沉而涩。《本草》未尝言涩，然能收汗止血，皆酸敛之功也。入下焦，除血热。

治吐衄崩中，血虚禁用。肠风血鲜者为肠风，随感而见也。血瘀者为脏毒，积久而发也。粪前为近血，出肠胃；粪后为远血，出肺肝。血痢。苏颂曰：古方断下多用之。寇宗奭曰：虚寒泻痢，及初起者忌用。苏颂，著《本草图经》。

似柳根，外黑里红，取上截，炒黑用，梢皮行血。

得发良。恶麦冬。

蒲黄生滑行血，炒涩止血

甘平，厥阴心包、肝血分药。生用性滑，行血消瘀，通经脉，利小便，祛心腹膀胱寒热，同五灵脂，名失笑散，治心腹血气痛。疗扑打损伤，疮疖诸肿。一妇舌胀满口，以蒲黄频掺，比晚乃愈，宋度宗舌胀满口，御医用蒲黄、干姜末等分搽之，愈。李时珍曰；观此，则蒲黄之凉血、活血可知矣。盖舌为心苗，心包相火，乃其臣使。得干姜，是阴阳相济也。炒黑性涩，止一切血，崩带泄精。

香蒲花中芯屑，汤成入药。

卷柏生用破血，炙用止血。

生用辛平，破血通经。

治癥瘕淋结。炙用辛温，止血，治肠风脱肛。生石上，拳挛如鸡足，俗呼万年松。凡使盐水煮半日，井水煮半日，焙用。

蔄茹泻，破血

辛寒，有小毒，蚀恶肉，排脓血，杀疥虫，除热痹，破癥瘕，《内经》同乌贼骨治妇人血枯。

根如莱菔，皮黄肉白，叶长微阔，折之有汁，结实如豆，一颗三粒。

甘草为使。

庵蔄子泻，行水，散血。

苦辛微寒，《别录》微温。入肝经血分，行水散血，散中有补。

治阳痿经涩，腰膝骨节重痛，产后血气作痛，闪挫折伤，扑打方多用之。能制蛇。见之则烂。

叶似菊而薄，茎似艾而粗。

薏苡为使。

郁金宣，行气解郁；泻，泄血破瘀。

辛苦气寒，纯阳之品，其性轻扬上行。入心及包络，兼入肺经。凉心热，散肝郁，下气破血。行滞气，亦不损正气；破瘀血，亦能生新血。

治吐衄尿血，妇人经脉逆行，经不下行，上为吐衄诸症，用郁金末、加韭汁、姜汁、童便服，其血自清。痰中带血者，加竹沥。血气诸痛，产后败血攻心，颠狂失心，颠多喜笑，尚知畏惧，证属不足；狂多忿怒，人莫能制，证属有余。此病多因惊忧，瘀血塞于心窍所致。郁金七两，白矾三两，米糊丸服。名白金丸。郁金入心散恶血，明矾化顽痰故也。痘毒入心，郁金一两，甘草二钱半，煮干焙研末，冰片五分，每用一钱，加猪血五七滴，新汲水下，治斑痘始有白泡，忽搐入腹，紫黑无脓。下虫毒。同升麻服，不吐则下。

出川、广，体锐圆如蝉肚，外黄内

赤，色鲜微香，味苦带甘者真。市人多以姜黄伪之。

姜黄泻，破血，行气。

苦辛，《本草》大寒。藏器《大明》曰热。色黄，入脾兼入肝经，理血中之气，下气破血，除风消肿，功力烈于郁金。

治气胀血积，产后败血攻心，通月经，疗扑损。片子者，能入手臂，治风寒湿痹。血虚臂痛者勿用。李时珍曰：入臂治痛，其兼理血中之气可知。出川广。

陈藏器曰：郁金苦寒色赤，姜黄辛温色黄，莪味苦色青，三物不同，所用各别。《经疏》曰：姜黄主治介乎三棱郁金之间。李时珍曰：姜黄、郁金、莪蒁，形状功用，大略相近。但郁金入心，专治血；姜黄入脾，兼治血中之气；蒁入肝，治气中之血，稍为不同。今时以扁如干姜者，为片子姜黄；圆如蝉腹者，为蝉肚郁金，并可染色。蒁形虽似郁金，而色不黄也。

蓬莪蒁破血，行气，消积。

辛苦气温，入肝经血分。破气中之血，能通肝经聚血。消瘀通经，开胃化食，解毒止痛。

治心腹诸痛，冷气吐酸，奔豚痃癖。酒醋磨服。痃，音贤。小腹积痃癖多见于男子癥瘕多见于妇人。莪蒁香烈，行气通窍，同三棱用，治积聚诸气良。按五积：心积曰伏梁，起脐上至心下；肝积曰肥气，在左胁；肺积曰息贲，在右胁；脾积曰痞气，在胃脘右侧；肾积曰奔豚，在小腹上至心下。治之不宜专用下药，恐损真气，宜于破血行气药中加补脾胃药，气旺方能磨积，正旺则邪自消也。经曰：大积大聚，其可犯也，衰其大半而止，过者死。东垣五积方，用三棱、莪蒁，皆兼人参赞助成功。按：治积诸药，神曲、麦芽化谷食，莱菔化面食，硇砂、阿魏、山楂化肉食，紫苏化鱼蟹毒，葛花、枳椇消酒积，麝香消酒积果积，芫花、牵牛、大戟行水饮，三棱、莪蒁、鳖甲消癥瘕，木香、槟榔行气滞，礞石、蛤粉攻痰积，巴豆攻冷积，大黄、芒硝攻热积，雄黄、腻粉攻涎积，虻虫、水蛭攻血积。虽为泄剂，亦能益气。王好古曰：故治气短不能接续，大小七香丸，积香丸，诸汤散中多用之。

根如生姜，莪生根下，似卵不齐，坚硬难捣，灰火煨透，乘热捣之，入气分。或醋磨酒磨，或煮熟用。入血分。

荆三棱泻，行气破血，消积。

苦平，色白属金，皮黑肉白。入肺金血分，破血中之气，亦通肝经聚血。兼入脾经，散一切血瘀气结，疮硬食停，老块坚积。乃坚者削之，从血药则治血，从气药则治气，须辅以健脾补气药良。昔有人患癥瘕死，遗言开腹取之，得病块如石，文理五色，削成刀柄，因砍三棱，柄消成水，乃知此药，可疗癥瘕。消肿止痛，通乳，坠胎，功近香附而力峻，虚者慎用。

色黄体重，若鲫鱼而小者良。醋浸炒，或面裹煨。

白茅根泻火，补中，止血，止哕。

甘寒，入手少阴，心足太阴阳明，脾、胃补中益气，除伏热，消瘀血，利小便，解酒毒。

治吐衄诸血，心肝火旺，逼血上行，则吐血；肺火盛，则衄血。茅根甘和血，寒凉血，引火下降，故治之。扑损瘀血，捣汁服，名茅花汤，亦治鼻衄、产淋、血闭寒热，血瘀则闭，闭则寒热作矣。淋沥崩中，血热则崩，伤寒哕逆，即呃逆。《说文》曰：哕，气牾也。东垣作干呕之甚者，未是。肺热喘急，内热烦渴，黄疸水肿。清火行水。李时珍曰：良药也，世人以微而忽之，惟事苦寒之剂，伤冲和之气，乌足知此哉！茅针溃痈疖。酒煮服，一针溃一孔，二针溃二孔。

芦根泻热，止呕。

甘益胃，寒降火。

治呕哕反胃，胃热火升，则呕逆，食不下，《金匮》方，芦根煎服。消渴客热，伤寒内热，止小便数。肺为水之上源，脾气散精，上归于肺，始能通调水道，下输膀胱，肾为水脏，而主二便，三经有热，则小便数，甚至不能少忍，火性急速故也。芦中空，故入心肺，清上焦热，热解则肺之气化行，而小便复其常道矣。能解鱼蟹河豚毒。

取逆水肥厚者，去须节用。

苎麻根泻热，散瘀。

甘寒而滑，补阴破瘀，解热润燥。

治天行热疾，大渴大狂，胎动下血，诸淋血淋。捣贴赤游丹毒，痈疽发背，金疮折伤，止血易痂。鸡鱼骨鲠。捣如龙眼，鸡骨鸡汤下，鱼骨鱼汤下。汁能化血为水。

苎麻皮与产妇作枕，止血晕。安腹上，止产后腹痛。散瘀之功。沤苎汁，疗消渴。

蔷薇根泻湿热。

苦涩而冷，入胃大肠经。除风热湿热，生肌杀虫。

治泄痢消渴，牙痛口糜，煎汁含嗽。遗尿好眠，痈疽疮癣。

花有黄白红紫数色，以黄心白色粉红者入药。

蔷薇子名营实，酸温，主治略同。《千金》曰：蔷薇根角蒿，口疮之神药，角蒿所在多有，开淡红紫花，角微弯，长二寸许，辛苦有小毒，治恶疮有虫，及口齿疮。

芭蕉根泻热。

味甘大寒，治天行热狂，烦闷消渴，产后血胀，并捣汁服。涂痈肿结热，为末，油调敷，霜后者佳。

大黄大泻血分，湿热，下有形积滞。

大苦大寒，入足太阴，脾手足阳明厥阴大肠，胃；心包，肝。血分。其性浮而不沉，其用走而不守。若酒浸，亦能引至至高之分。仲景太阳门调胃承气汤，大黄注曰酒浸；阳明门大承气汤，大黄注曰酒洗；少阳阳明小承气汤，大黄用酒制，皆有分别。李东垣曰：邪气在上，非酒不至，若用生者，则遗至高之邪热。病愈后，或目赤喉痹，头痛，膈上热疾，生也。用以荡涤肠胃，下燥结而除瘀热。

治伤寒时疾，发热谵语，大肠有燥粪，故谵语，宜下之。谵，音占。温热瘴疟，下痢赤白，腹痛里急，黄疸水肿，癥瘕积聚，积久成形谓之积，属阴；聚散无常谓之聚，属阳。积多是血，或食或痰，聚多是气。留饮宿食，心腹痞满，二便不通，皆土郁，夺之。吐血衄血，血闭血枯，损伤积血，一切实热，血中伏火，行水除痰，蚀脓消肿，能推陈致新。然伤元气，而耗阴血。下多亡阴。

若病在气分，胃虚血弱人禁用。病在气分而用之，是为诛伐无过。李东垣曰：能推陈致新。如定祸乱以致太平，所以有将军之号。李时珍曰：仲景泻心汤，治心气不足吐衄血者，用大黄、黄连、黄芩，乃泻心包、肝、脾、胃四经血中之伏火也。又治心下痞满，按之软者，用大黄黄连泻心汤，亦泻脾胃之湿热，非泻心也。病发于阴，而反下之，则痞满，乃寒伤营血，邪结上焦，胃之上脘当心，故曰泻心。经曰：太阴所至为痞满。又曰：浊气在上，则生䐜胀是已。病发于阳，而反下之，则结胸，乃热邪陷入血分。亦在上脘，故大陷胸汤丸皆用大黄，亦泻脾胃血分之邪，而降其浊气也。若结胸在气分，只用小陷胸汤，痞满在气分，只用半夏泻心汤，或问：心气不足而吐衄，何以不补心而反泻心？朱丹溪曰：少阴不足，亢阳无辅，致阴血妄行，故用大黄泻其亢甚之火。又心本不足，肝、肺各受火邪而病作，故用黄芩救肺，黄连救肝，肺者阴之主，肝者心之母，血之合也，肺肝火退，则血归经而自安矣。寇宗奭曰：以苦泄其热，就以苦补其心，盖一举而两得之。李士材曰：古人用大黄，治虚劳吐衄，意甚深微，盖浊阴不降，则清阳不生，瘀血不去，则新血不生也。

川产锦纹者良，有酒浸、酒蒸、生、熟之不同，生用更峻。

黄芩为使，欲取通利者，不得骤进谷食。大黄得谷食，便不能通利耳。《夷坚志》汤火伤者，捣生大黄醋调敷，止痛无瘢。

黄芩泻火，除湿。

苦入心，寒胜热，泻中焦实火，除脾家湿热。

治澼痢腹痛，便血曰澼，寒痛忌用。凡腹痛有寒热、虚实，食积、瘀血、痰湿之不同。寒宜温，热宜清，虚宜补，实宜下，食宜消导，瘀血宜行散，痰湿宜化痰利湿。痛时手不可按者，为实痛；按之痛止者，为虚痛。寒热往来，邪在少阳。黄疸五淋，血闭实热在血分。气逆，痈疽疮疡，及诸失血，消痰朱丹溪以黄芩降痰，假其降火也，按：痰因火动，当先降火。利水，解渴安胎，胎孕宜清热凉血，血不妄行则胎安。养阴退阳，补膀胱水。酒炒则上行泻肺火，利胸中气，肺主气，热伤气，泻热所以保肺。治上焦之风热湿热，朱丹溪曰：黄芩上中二焦药。火嗽喉腥，五臭，肺为腥。目赤肿痛。

过服损胃，血虚寒中者禁用。得柴胡退寒热，得芍药制痢，得厚朴、黄连止腹痛，得桑皮泻肺火，得白术安胎之圣药。李时珍曰：仲景治少阳证小柴胡汤，太阳、少阳合病下利黄芩汤，少阳证下后心满泻心汤，并用之。盖黄连苦寒，入心泻热，除脾家湿热，使胃火不流入肺，不致刑金，即所以保肺也。肺虚不宜者，苦寒伤土，损其母也。少阳证虽在半表半里，而心膈痞满，实兼心肺上焦之邪，心烦喜呕，默默不欲食，又兼脾胃中焦之证，故用黄芩以治手足少阳相火，黄芩亦少阳药也。杨士瀛曰：柴胡退热，不及黄芩。李时珍曰：柴胡乃苦以发之，散火之标也；黄芩乃寒能胜热，折火之本也。李东垣治肺热，身如火燎，烦躁引饮，而昼盛者，宜一味黄芩汤，以泻肺经气分之火。黄芩一两煎服，本事方用治崩中暴下。

黄明者良，中虚名枯芩，即片芩。泻肺火，清肌表之热。内实名条芩，即子芩。泻大肠火，补膀胱水。上行酒炒；泻肝胆火，猪胆汁炒。

山茱萸、龙骨为使。畏丹皮、丹砂。

黄连泻火，燥湿。

大苦大寒，入心泻火，王海藏曰：泻心，实泻脾也，实则泻其子。镇肝凉血，凡治血，防风为上部之使，黄连为中部之使，地榆为下部之使。燥湿开郁，解渴单用能治消渴。除烦，益肝胆，厚肠胃，消心瘀，能去心窍恶血。止盗汗。凉心。

治肠澼泻痢，便血曰澼。有脏连丸，湿热郁而为痢，黄连治痢要药。噤口者热壅上焦，同人参煎汤呷之，但得下咽便好。喻嘉言曰：下痢必先汗解其外，后调其内。首用辛凉以解表，次用苦寒以攻里。《机要》曰；后重宜下，腹痛宜和，身重宜除湿，脉弦宜去风，风邪内结宜汗，身冷自汗宜温，脓血稠粘重剂以竭之。下痢，赤属血分，白属气分。戴氏曰：俗谓赤热、白寒者非也，通作湿热处治，但有新久虚实之分，痞满燥湿开郁。张仲景治九种心下痞，五等泻心汤皆用之。腹痛，清热。心痛伏梁，心积。目痛眦伤，人乳浸点、或合归芍等分，煎汤热洗，散热活血。痈疽疮疥，诸痛痒疮，皆属心火。酒毒胎毒，小儿初生，合甘草为末，蜜调令咽之。明目《传信方》：羊肝一具，黄连一两，捣丸，名羊肝丸，凡是目疾皆治，定惊，镇肝。止汗解毒，除疳同猪肚蒸为丸。杀蛔。蛔得苦则伏。

虚寒为病者禁用。久服黄连、苦参反热，从火化也。昂按：炎上作苦，味苦必燥，燥则热矣。且苦寒沉阴肃杀，伐伤生和之气也。韩懋曰：黄连与肉桂同行，能交心肾于顷刻。李时珍曰：治痢用香连丸、姜连丸，用黄连、干姜；姜黄散用黄连、生姜；左金丸用黄连、吴茱萸，治口疮用黄连、细辛，止下血用黄连、大蒜，一阴一阳，寒因热用，热因寒用，最得制方之妙。

出宣州者粗肥，出四川者瘦小，状类鹰爪连珠者良。去毛，治心火生用，虚火醋炒，肝胆火猪胆汁炒，上焦火酒炒，有吞酸嘈杂等证，亦有吐酸者名酢心，宜黄连、吴茱萸降火开郁。酢，音醋。中焦火姜汁炒，下焦火盐水或童便炒，食积火黄土炒，治湿热在气分吴茱萸汤炒，在血分干漆水炒，点眼赤人乳浸，李时珍曰：诸法不独为之引导，盖辛热制其寒苦，咸寒制其燥性，用者详之。

黄芩、龙骨为使。恶菊花、玄参、僵蚕、白鲜皮。畏款冬、牛膝，忌猪肉。李时珍曰；方有脏连丸、黄连猪肚丸，岂忌肉而不忌脏腑乎？杀乌头、巴豆毒。黄连泻心火，佐以龙胆，泻肝胆火，白芍泻脾火，石膏泻胃火，知母泻肾火，黄柏泻膀胱火，木通泻小肠火。黄芩泻肺火，栀子佐之；泻大肠火，黄连佐之；柴胡泻肝胆火，黄连佐之；泻三焦火，黄芩佐之。郑尊乙曰：热郁恶心，兀兀欲吐，用黄连数分甚效。

胡黄连泻热，疗惊疳。

苦寒，去心热，益肝胆，厚肠胃。

治骨蒸劳热，五心心窝，左右手心足心。烦热、三消渴而多饮为上消，肺热也。心移热于肺，传为膈消是也。多食善饥为中消，胃热也，瘅成为消中是也。渴而小便数，有膏为下消，肾热而水亏也。五痔，牝痔、牡痔、脉痔、肠痔、血痔。湿热下流伤血分，无所施泄，则逼肛门而为痔肿。温疟泻痢，女人胎蒸，消果子积，为小儿惊疳良药。朱二允曰：解吃烟毒，合茶服之甚效。

性味功用同黄连，故名。出波斯国，今秦陇南海亦有之。心黑外黄，折之尘出如烟者真。

畏恶同黄连。

苦参泻火，燥湿，补阴。

苦燥湿，寒胜热，沉阴主肾，补阴益精。养肝胆，安五脏，湿热去则血气和平，而五脏自安。利九窍，生津止渴，明目止泪。泪为肝热。

治温病血痢，纯下清血者，风伤肝也，宜散风凉血。下如豆汁者，湿伤脾也，宜清热渗湿。肠风溺赤，黄疸酒毒。热生风，湿生虫，又能祛风逐水杀虫。治大风疥癞，然大苦，大寒，肝肾虚而无热者勿服。张从正曰：凡药皆毒也，虽苦参甘草，不可不谓之毒，久服必偏胜为患。经曰；五味入胃，各归其所喜攻，久而增气，物化之常也；气增而久，夭之由也。王冰注曰：气增不已，则脏有偏胜，偏胜则脏有偏绝，故令人暴夭。《笔谈》曰：久用苦参擦牙，遂病腰痛，由其气伤肾也。经又曰：大毒治病，十去其六；常毒治病，十去其七；小毒治病，十去其八；无毒治病，十去其九。谷肉果菜，食养尽之，无使过之，伤其正也。按：人参补脾，沙参补肺，紫参补肝，丹参补心，玄参补肾。苦参不在五参之内，然名参者皆补也。药能医病，不能养人；食能养人，不能医病。

糯米泔浸去腥气，蒸用。

玄参为使。恶贝母、菟丝子、漏卢。反藜芦。苦参一两，或酒煎，或醋煮，能吐天行时毒。

知母泻火，补水，润燥，滑肠。

辛苦寒滑，上清肺金而泻火，泻胃热，膀胱邪热，肾命相火。下润肾燥而滋阴，入二经气分。黄柏入二经血分，故二药必相须而行。消痰定嗽，止渴安胎。莫非清火之用？

治伤寒烦热，蓐劳产劳骨蒸，退有汗之骨蒸。燥渴虚烦，久疟下痢，治嗽者，清肺火也；治渴者，清胃热也；退骨蒸者，泻肾火也。利二便，消浮肿，小便利则肿消。李东垣曰：热在上焦气分，便秘而渴，乃肺中伏热，不能生水，膀胱绝其化源，宜用渗湿之药，泻火清金，滋水之化源；热在下焦血分，便闭而不渴，乃真水不足，膀胱干涸，无阴则阳无以化，宜用黄柏、知母大苦寒之药，滋肾与膀胱之阴，而阳自化，小便自通。朱丹溪曰：小便不通，有热有湿，有气结于下，宜清、宜燥、宜升，又有隔二隔三之治，如肺不燥，但膀胱热，宜泻膀胱，此正治。如因肺热，不能生水则清肺，此隔二之治。如因脾湿不运而精不上升，故肺不能生水，则燥胃健脾，此隔三之治。泻膀胱，黄柏、知母之类；清肺，车前、茯苓之类；燥脾，二术之类，昂按：凡病皆有隔二隔三之治，不独便闭也。

然苦寒伤胃而滑肠，多服令人泻。李士材曰：苦寒肃杀，非长养万物者也。世以其滋阴，施之虚损之人，则如水益深矣，特表出以为戒。

得酒良，上行酒浸，下行盐水拌，忌铁。

龙胆草泻肝胆火，下焦湿热。

大苦大寒，沉阴下行，益肝胆而泻火，相火寄于肝胆，有泻无补，泻其邪热，即所以补之也。兼入膀胱肾经。除下焦之湿热，与防已同功，酒浸亦能外行上行。

治骨间寒热，肾主骨。惊痫邪气，肝经风火。时气温热，热痢疸黄，寒湿脚气，足伤湿热，则成脚气。肿而痛者，为湿脚气。宜清热利湿搜风，又有挛缩枯细，痛而不肿者，名干脚气，宜养血润燥。咽喉风热，赤睛努肉，泻肝胆火，能明目。张元素曰：柴胡为主，龙胆为使，目疾要药。昂按：若目疾初起，宜发散，忌用寒凉。痈疽疮疥。

过服损胃。

甘草水浸一宿，曝用。

小豆，贯众为使。忌地黄。

青黛泻肝，散郁火。

咸寒，色青泻肝，散五脏郁火，解中下焦蓄蕴风热《衍义》曰：一妇患脐腹二阴偏生湿疮，热痒而痛，出黄汁，二便涩，用鳗鲡、松脂、黄丹之类涂之，热痛愈甚。其妇嗜酒，喜食鱼虾发风之物，乃用马齿苋四两研烂，入青黛一两和涂，热痛皆去，仍服八正散而愈。此中下焦蓄蕴风热，毒气若不出，当作肠风内痔。妇不能禁酒物，果仍发痔。

治伤寒发斑，吐咯血痢。阴虚火炎者忌用。合杏仁研，置柿饼中煨食，名圣饼子，治咯血。小儿惊痫，疳热丹热。敷痈疮蛇犬毒。

即靛花，取娇碧者。水飞净用。内多石灰，故须淘净。

大青泻心胃热毒。

微苦咸，大寒，解心胃热毒。

治伤寒时疾热狂，阳毒发斑，热甚伤血，里实表虚则发斑。轻如疹子，重如锦纹。紫黑者，热极而胃烂也，多死。活人书治赤斑烦痛，有犀角大青汤。黄疸热痢，丹毒喉痹。

处处有之，高二三尺，茎圆叶长，叶对节生，八月开小红花成簇，实大如椒，色赤，用茎叶。

牵牛大泻气分湿热。

辛热有毒，属火善走，入肺经，泻气分之湿热，肺主气，火能平金而泄肺。能达右肾命门，走精隧，通下焦郁遏，及大肠风秘气秘，利大小便，逐水消痰，杀虫堕胎。

治水肿喘满，痃癖气块。若湿热在血分，胃弱气虚人禁用。

李东垣曰：牵牛苦寒误矣，其味辛辣，久嚼猛烈雄壮，所谓苦寒安在哉？乃泻气之药，比诸辛药泄气尤甚。若湿从下受，下焦主血，血中之湿，宜苦寒之味，而反用辛热之药泄上焦之气，是血病泻气，使气血俱损也。

王好古曰：以气药引，则入气，以大黄引，则入血。

李时珍曰：一妇肠结，年几六十，服养血润燥药，则泥膈；服硝黄药，则若罔知，如此三十余年。其人体肥膏粱而多郁，日吐酸痰乃宽。此乃三焦气滞，有升无降，津液皆化为痰，不能下润肠腑，非血燥也。

润剂留滞，硝黄入血，不能入气，故无效。用牵牛为末，皂角膏丸，才服便通。外甥素多酒色病，二便不通，胀痛呻吟七昼夜，用通利药不效。予言，此乃湿热之邪在精，道路壅塞，病在二阴之间，故前阻小便，后阻大便，病不在大肠、膀胱也。用楝实、茴香、穿山甲诸药，倍牵牛，三服而平。李东垣补下焦阳虚，天真丹用牵牛盐水炒黑，佐沉香、杜仲、肉桂、破故纸诸药，深得补泻兼施之妙。

有黑白二种，黑者亦名黑丑。力速，取子淘去浮者，舂去皮用，得木香、干姜良。此药汉前未入《本草》，故仲景方中无此。《别录》始载之，宋后始多用者。

防己通，行水，泻下焦血分湿热。

大苦大寒，《本经》平。《别录》温。太阳膀胱经药，能行十二经，通腠理，利九窍，泻下焦血分湿热，为疗风水之要药。

治肺气喘嗽，水湿。热气诸痫，降气下痰。

湿疟脚气，足伤寒湿为脚气，寒湿郁而为热，湿则肿，热则痛，防已为主药，湿加苡仁、苍术、木瓜、木通，热加芩、柏，风加羌活、萆薢，痰加竹沥、南星，痛加香附、木香，活血加四物，大便秘加桃仁、红花，小便秘加牛膝、泽泻，痛连臂加桂枝、威灵仙，痛连胁加胆草。又有足跟痛者，属肾虚，不与脚气同论。水肿风肿，痈肿恶疮，或湿热流入十二经，致二阴不通者，非此不可。

然性险而健，阴虚及湿热在上焦气分者禁用。十剂曰：通可去滞。通草、防己之属是也。通草即木通，是徐之才亦以行水者，为通与燥剂无以别矣。木通甘淡，泻气分湿热；防己苦寒，泻血分湿热。本集以行水为通剂，改热药为燥剂。

出汉中，根大而虚通，心有花纹，色黄，名汉防己。黑点黄腥木强者，名木防已，不佳。陈藏器曰：治风用木防己，治水用汉防己。

酒洗用，恶细辛。畏萆薢。

葶苈大泻气闭，通，行水。

辛苦大寒，属火性急，大能下气，行膀胱水，肺中水气𣿭急者，非此不能除。破积聚癥结，伏留热气，消肿除痰，止嗽定喘，水湿泛滥，为肿胀，为痰嗽，为喘满。通经利便，久服令人虚。十剂曰：泄可去闭，葶苈大黄之属是也。大黄泄阴分血闭，葶苈泄阳分气闭，气味俱厚，不减大黄，然有甜苦二种，甜者性缓，苦者性急，泄肺而伤胃，宜大枣辅之。仲景有葶苈大枣泻肺汤，治肺气喘急不得卧。昂按：辅以大枣，补土所以制水。

子如黍米，微长色黄，合糯米微炒，去米用。得酒良。榆皮为使。

甘遂大通，泻经隧水湿。

苦寒有毒，能泻肾经及隧道水湿，直达水气所结之处，以攻决为用，为下水之圣药。仲景大陷胸汤用之。

主十二种水，大腹肿满，名水臌。

喻嘉言曰：肾为水谷之海，五脏六腑之源。脾不能散胃之水精于肺，而病于中；肺不能通胃之水道于膀胱，而病于上；肾不能司胃之关，时其蓄泄，而病于下，以致积水浸淫，无所底止。肾者胃之关也，前阴利水，后阴利谷。

王好古曰：水者，脾肺肾三经所主，有五脏六腑十二经之部分，上头面，中四肢，下腰脚，外皮肤，中肌肉，内筋骨，脉有尺寸之殊，浮沉之别，不可轻泻。当知在何经何脏，方可用之。按：水肿有痰裹食积瘀血，致清不升，浊不降而成者；有湿热相生，隧道阻塞而成者；有燥热冲击，闭结不通而成者，证属有余。有服寒凉伤饮食，中气虚衰而成者；有大病后，正气衰惫而成者；有小便不通，水液妄行，脾莫能制而成者，证属不足。宜分别治之。然其源多由中气不足而起。

朱丹溪曰：水病当以健脾为主，使脾实而气运，则水自行，宜参、苓为君，视所挟证加减。苟徒用利水药，多致不救。瘕疝积聚，留饮宿食，痰迷癫痫。

虚者忌用。

皮赤肉白，根作连珠，重实者良，面裹煨熟用。或用甘草、荠尼汁浸三日，其水如墨，以清为度，再面裹煨。

瓜蒂为使，恶远志，反甘草。张仲景治心下留饮，与甘草同用，取其相反以立功也。有治水肿及肿毒者，以甘遂末敷肿处，浓煎甘草汤服之，其肿立消，二物相反，感应如此。

大戟大泻，通脏腑水湿。

苦寒有毒，能泻脏腑水湿，行血发汗，利大小便。

治十二种水，腹满急痛，积聚癥瘕，颈腋痈肿，风毒脚肿，通经堕胎。误服损真气。

李时珍曰：痰涎为物，随气升降，无处不到。入心则迷，成癫痫；入肺则塞窍，为咳喘背冷；入肝则胁痛干呕，寒热往来；入经络则麻痹疼痛；入筋骨则牵引隐痛；入皮肉则瘰疬痈肿。陈无择并以控涎丹主之，殊有奇效。此乃治痰之本。痰之本，水也，湿也，得气与火，则结为痰。大戟能泄脏腑水湿，甘遂能行经络水湿；白芥子能散皮里膜外痰气。惟善用者能收奇功也。又曰：钱仲阳谓肾为真水，有补无泻，复云痘证变黑归肾者，用百祥膏下之，非泻肾也。泻其腑，则脏自不实。腑者，膀胱也。百祥为大戟一味，能行膀胱之水故也。窃谓非独泻腑，乃肾邪实而泻肝也，实则泻其子。大戟浸水青绿，肝胆之色也。痘证毒盛火炽，则水益涸，风挟火势，则土受亏，故津液内竭，不能化脓，而成黑陷之证。泻其风火之毒，所以救肾扶脾也。

昂按：泻心乃所以补心，泻肾即所以救肾，邪热退，则真阴复矣。《机要》用大戟一两，枣三枚，同煮焙干，去戟，用枣丸服，名枣变百祥丸。

杭产紫者为上，北产白者伤人，浆水煮，去骨用，得大枣则不损脾，畏菖蒲。反甘草。

商陆大通，行水。

苦寒有毒，诸家辛酸，李时珍：苦寒。沉阴下行，与大戟甘遂同功。

疗水肿胀满，肿属脾，胀属肝，肿则阳气犹行。如单胀而不肿者名臌胀，为木横克土，难治。肿胀朝宽暮急为血虚，暮宽朝急为气虚，朝暮俱急，为气血两虚。肿胀由心腹而散四肢者吉。由四肢而入心腹者危，男自下而上，女自上而下，皆难治。瘕疝痈肿，喉痹不通，薄切醋炒，涂喉中良。湿热之病。泻虫毒，敷恶疮，堕胎孕，令人见鬼神。

取花白者根，赤者伤人，只堪贴脐，入麝三分捣贴，小便利则肿消。黑豆汤浸蒸用，得蒜良。

芫花大通，行水。

苦寒有毒，去水饮痰癖。

疗五水在五脏皮肤，胀满喘急，痛引胸胁，咳嗽瘴疟。五水者，风水、皮水、正水、石水、黄汗也。水积胸中，坚满如石，名石水；汗如柏汁，名黄汗，久不愈，必致痈脓。

李时珍曰：仲景治伤寒太阳证，表未解，心下有水而咳，干呕发热，或喘或利者，小青龙汤主之。表已解，有时头痛，汗出恶寒，心下有水，干呕，痛引两胁，或喘或嗽者，十枣汤主之。盖青龙散表邪，使水从汗出，《内经》所谓‘开鬼门’也。十枣逐里邪，使水从两便出，《内经》所谓‘洁净府’，‘去陈莝’法也。十枣汤，芫花、甘遂、大戟等分，枣十枚。

叶似柳，二月开花紫碧色，叶生花落，陈久者良。醋煮过，水浸曝用，根疗疥，可毒鱼。反甘草。斗讼者，取叶擦皮肤，辄作赤肿，假伤以诬人。

荛花大通，行水。

辛散结，苦泄热，行水捷药，主治略同芫花。

泽漆通，行水。

辛苦微寒，消痰退热，止嗽杀虫，利大小肠。

治大腹水肿，益丈夫阴气。

生平泽，叶圆黄绿，颇类猫睛，一名猫儿眼睛草。茎中有白汁粘人。李时珍曰：《别录》云是大戟苗，非也，功相类耳。

常山宣，吐痰截疟，通，行水。

辛苦而寒有毒，能引吐行水，祛老痰积饮。痰有六：风痰、寒痰、湿痰、热痰、食痰、气痰也。饮有五：流于肺为支饮，于肝为悬饮，于心为伏饮，于经络为溢饮，于肠胃为痰饮也。常山力能吐之下之。

专治诸疟，然悍暴，能损真气，弱者慎用。

李时珍曰：常山蜀漆，劫痰截疟，须在发散表邪，及提出阳分之后用之。疟有经疟、脏疟、风、寒、暑、湿、痰、食、瘴、鬼之别，须分阴阳虚实，不可概论。常山蜀漆，得甘草则吐，得大黄则利，得乌梅、穿山甲则入肝，得小麦、竹叶则入心，得秫米、麻黄则入肺，得龙骨、附子则入肾，得草果、槟榔则入脾，盖无痰不作疟，一物之功，亦在驱逐痰水而已。

李士材曰：常山发吐，唯生用多用为然，与甘草同用亦必吐。若酒浸炒透。但用钱许，每见奇功，未见其或吐也。世人泥于雷敩老人久病忌服之说，使良药见疑，沉痾难起，抑何愚也。常山吐疟痰，瓜蒂吐热痰，乌附尖吐湿痰，莱菔子吐气痰，藜芦吐风痰。

鸡骨者良，酒浸蒸或炒用。

瓜蒌为使，忌葱、茗，茎叶名蜀漆。功用略同。古方有蜀漆散，取其苗性轻扬，发散上焦邪结。**甘草水拌蒸**。

藜芦宣，引吐。

辛寒，至苦有毒。入口即吐，善通顶，令人嚏，风痫证多用之。

张子和曰：一妇病风痫，初一二年一作，后渐日作，甚至一日数作，求死而已。值岁大饥，采百草食，见野草若葱，采蒸饱食，觉不安，吐胶涎数日，约一二斗，汗出如洗，甚昏困，后遂轻健如常人，以所食葱访人，乃憨葱苗，即藜芦是矣。

李时珍曰：和王妃年七十，中风不省，牙关紧闭，先考太医吏目月池翁诊视，药不得入，不得已。打去一齿，浓煎藜芦汤灌之，少顷噫气，遂吐痰而苏。药不瞑眩，厥疾不瘳，诚然。

取根去头，用黄连为使。反细辛、芍药、诸参。恶大黄。畏葱白。吐者，服葱汤即止。

木通

古名通草，轻，通，行水，泻小肠火。

甘淡轻虚，上通心包，降心火。清肺热，心火降，则肺热清矣。**化津液**，肺为水源，肺热清，则津液化，水道通。**下通大小肠膀胱。导诸湿热由小便出**，故导赤散用之。凡利小便者，多不利大便，以小水愈通，大便愈燥也。木通能入大肠，兼通大便。**通利九窍，血脉关节**。

治胸中烦热，遍身拘痛，杨仁斋曰：遍身隐热疼痛，拘急足冷，皆伏伤血。血属于心，宜木通以通心窍，则经络流行也。**大渴引饮**，中焦火。**淋沥不通**，下焦火，心与小肠相表里，心移热于小肠则淋秘。**水肿浮大**，利小便。**耳聋**泄肾火通窍。**目眩，口燥舌干**，舌为心苗。**喉痹咽痛**，火炎上焦。**鼻痈**热壅清道，则气室不通。**失音**，清金。**脾热好眠**，脾主四肢，倦则好眠，心为脾母，心热清，脾热亦除。**除烦退热，止痛排脓，破血催生，行经下乳**。火不亢于内，气顺血行，故经调有准，乳汁循常。

汗多者禁用。

李东垣曰：肺受热邪，津液气化之源

绝，则寒水断流，膀胱受湿热，癃闭约束，则小便不通，宜此治之。寒水，太阳膀胱也。

朱二允曰：火在上则口燥、眼赤、鼻干，在中则心烦、呕哕、浮肿，在下则淋秘、足肿，必藉此甘平之性，泻诸经之火，火退则小便自利，便利则诸经火邪，皆从小水而下降矣。君火宜木通，相火宜泽泻，利水虽同，所用各别。

藤有细孔，两头皆通。故通窍。

通草古名通脱木。轻，通，利水退热。

色白气寒，体轻味淡，气寒则降，故入肺经，引热下行而利上便味淡则升，故入胃经，通气上达而下乳汁，治五淋水肿，目昏耳聋，鼻塞失音，淡通窍，寒降火，利肺气。退热催生。

泽泻通，利水，泻膀胱火。

甘淡微咸，入膀胱，利小便，泻肾经之火邪，功专利湿行水。

治消渴痰饮，呕吐泻痢，肿胀水痞，脚气疝痛，淋沥阴汗，阴间有汗。**尿血泄精，**即利水，而又止泄精，何也？此乃湿热为病，不为虚滑者言也。虚滑则当用补涩之药。**湿热之病，湿热既除，则清气上行。又能养五脏益气力，起阴气，补虚损，止头旋，有聪耳明目之功。**脾胃有湿热，则头重耳鸣目昏，渗去其湿，则热亦随去，土乃得令，而清气上行，故《本经》列之上品，云聪耳明目，而六味丸用之。今人多以昏目疑之。**多服昏目。**小便过利，而肾水虚故也，眼中有水属膀胱，过利则水涸而火生，张仲景八味丸用泽泻，寇宗奭谓其接引桂附入肾经。

李时珍曰：非接引也，乃取其泻膀胱之邪气也。古人用补药，必兼泻邪，邪去则补药得力，一阖一辟，此乃玄妙，后人不知此理，专一于补，必致偏胜之患矣。

王履曰：地黄、山茱、茯苓、丹皮，皆肾经药，桂、附右肾命门之药，何待接引乎？钱仲阳谓肾为真水，有补无泻，或云脾虚肾旺，故泻肾扶脾，不知肾之真水不可泻，泻其伏留之邪耳。脾喜燥，肾恶燥，故兼补为难。

易老曰：去脬中留垢，以其微咸能泻伏水故也。

昂按：六味丸有熟地之温，丹皮之凉，山药之涩，茯苓之渗，山茱之收，泽泻之泻，补肾而兼补脾，有补而必有泻，相和相济，以成平补之功，乃平淡之神奇，所以为古今不易之良方也。即有加减，或加紫河车一具，或五味、麦冬、杜仲、牛膝之类，不过一二味，极三四味而止。今人或疑泽泻之泻而减之，多拣本草补药，恣意加入，有补无泻，且客倍于主，责成不专，而六味之功，且退处于虚位，失制方配合之本旨矣，此近世庸师之误也。

盐水拌，或酒浸用。忌铁。

车前草通，行水，泻热凉血。

甘寒，凉血去热，止吐衄，消瘕瘀，明目通淋。凡利水之剂，多损于目，惟此能解肝与小肠之热，湿热退，而目清矣。雷敩曰：使叶勿使茎蕊。**车前子甘寒，清肺肝风热，渗膀胱湿热，利小便而不走气，与茯苓同功，强阴益精，令人有子。**肾有二窍，车前子能利水窍而固精窍，精盛则有子，五子衍宗丸用之。枸杞、菟丝各八两，五味、复盆各四两，车前二两，蜜丸，惯遗泄者，车前易莲子。李时珍曰：人服食，须佐他药，如六味丸之用泽泻可也，若单用则过泻。

治湿痹五淋，暑湿泻痢，欧阳文忠患暴下，国医不能愈，夫人曰：市有药，三文一贴甚效，公不肯服，夫人杂他药进之，一服而愈，问其方，乃车前子为末，米饮下二钱。一云此药利水而不动气，水道利则清浊分，谷脏自止矣。目赤障翳，能除肝热，催生下胎。酒蒸捣饼，焙研。酒蒸捣饼，入滋补药，炒研，入利水泄泻药。

灯草轻，通，利水，清热。

甘谈而寒，降心火，心能入心。清肺热，利小肠，心与小肠相表里，心火清则肺热小肠亦清，而热从小便出矣。通气止血，治五淋水肿，烧灰吹喉痹，涂乳止夜啼，擦癣最良。缚成把，擦摩极痒时，虫从草出，浮水可见，十余次则能断也。

瞿麦通，利水，破血。

苦寒，降心火，利水肠，逐膀胱邪热，为治淋要药。故八正散用之。五淋大抵皆属湿热，热淋宜八正及山栀、滑石之类，血淋宜小蓟、牛膝，膏；肾虚淋，宜补肾，不可独泻。老人气虚者，宜参、术兼木通、山栀，亦有痰滞中焦作淋者，宜行痰兼通利药，最忌发汗，汗之必便血，破血利窍，决痈消肿，明目去翳，通经堕胎，性利善下，虚者慎用。寇宗奭曰：心经虽有热，而小肠虚者服之，则心热未清，而小肠别作病矣。

花大如钱，红白斑斓，色甚妩媚，俗呼洛阳花，用蕊壳。丹皮为使。恶螵蛸。产后淋当去血，瞿麦、蒲黄皆为要药。

扁蓄一名扁竹，通淋。

苦平，杀虫疥，利小便。

治黄疸、热淋，蛔扰腹痛，虫蚀下部。煮服。

叶细如竹，弱茎蔓引，促节有粉，三月开细红花。

天仙藤通，活血，消肿。

苦温，疏气活血。

治风劳腹痛，妊娠水肿。有天仙藤散，专治水肿。叶似葛，圆而小，有白毛，根有须，四时不凋。一云即青木香藤。

地肤子通，利水，补阴。

甘苦气寒，益精强阴，入膀胱，除虚热，利小便而通淋。

李时珍曰：无阴则阳无以化，亦犹东垣利小便不通，用知柏滋肾之意。

王节斋曰：小便不通或频数，古方多以为寒，而用温涩之药，殊不知属热者多，盖膀胱火邪妄动，水不得宁，故不能禁而频数也。故老人多频数，是膀胱血少，阳火偏旺也。治法当补膀胱阴血，泻火邪为主，而佐以收涩之剂，如牡蛎、山茱、五味之类，不可独用。病本属热，故宜泻火，因水不足，故火动而致便数。小便既多，水益虚矣，故宜补血，补血泻火，治其本也。收之涩之，治其标也。

治癞疝，散恶疮。煎汤洗疮疥良。叶作浴汤，去皮肤风热丹肿，洗眼除雀盲涩痛。

叶如蒿，茎赤，子类蚕砂。恶螵蛸。

石苇通淋，补劳。

甘苦微寒，清肺金以滋化源，凡行水之药，必皆能先清肺火。通膀胱而利水道，益精气，补五劳。利湿清热之功。高阳生对宣帝治劳伤，用石苇汁。

治淋崩、发背。炒末，冷酒调服。

生石阴。柔韧如皮，背有黄毛，去毛微炙用。

杏仁、滑石、射干为使。得菖蒲良。生古瓦上者名瓦苇，治淋。

海金砂通淋，泻湿热

甘寒淡渗，除小肠膀胱血分湿热。

治肿满五淋茎痛，得栀子、牙硝、硼砂，治伤寒热狂。大热利小便，此釜底抽薪之义也。

茎细如线，引竹木上，叶纹皱处，有砂黄赤色。忌火。

茵陈通，利湿热，治诸黄。

苦燥湿，寒胜热，入足太阴膀胱经，发汗利水，以泄太阴、阳明脾、胃之湿热。

为治黄疸之君药。脾胃有湿热则发黄，黄者，脾之色也。热甚者，身如桔色，汗如柏汁。亦有寒湿发黄，身薰黄而色暗，大抵治以茵陈为主。阳黄加大黄、栀子，阴黄加附子、干姜，各随寒热治之。又治伤寒时疾，狂热瘴疟，头痛头旋，女人瘕疝。皆湿热为病。

香薷宣通，利湿，清暑。

辛散皮肤之蒸热，温解心腹之凝结，属金水而主肺，为清暑之主药。肺气清，则小便行而热降。暑必兼湿，治暑必兼利湿，若无湿，但为干热，非暑也。

治呕逆水肿，熬膏服，小便利则消。脚气口气。煎汤含嗽。单服治霍乱转筋。

李时珍曰：暑月乘凉饮冷，致阳气为阴邪所遏，反中入内，遂病头痛发热恶寒，烦躁口渴，吐泻霍乱，宜用之，以发越阳气，散暑和脾则愈。若饮食不节，劳役作伤之人，伤暑大热大渴，汗出如雨，烦躁喘促，或泻或吐者，乃内伤之证，宜用清暑益气汤，人参白虎汤之类，以泻火益元可也。若用香薷，是重虚其表，而济之热矣。盖香薷乃夏月解表之药，如冬月之用麻黄，气虚者尤不宜多服。今人谓能解暑，概用代茶，误矣。

李士材曰：香薷为夏月发汗之药，其性温热，只宜于中暑之人，若中热者误服之，反成大害，世所未知。

按：洁古云：中暑为阴证，为不足；中热为阳证，为有余。经曰：气盛身寒，得之伤寒；气虚身热，得之伤暑。故中暑宜温散，中热宜清凉。身寒，“寒”字，当“热”字看，伤寒必病热。

陈者胜。宜冷饮，热服令人泻。

青蒿泻热，补劳。

苦寒，得春木少阳之令最早，二月生苗。故入少阳、厥阴胆、肝血分。

治骨蒸劳热，童便捣叶，取汁熬膏。蓐劳虚热，凡苦寒之药，多伤胃气。惟青蒿芬香入脾，独宜于血虚有热之人，以其不犯胃气也。风毒热黄，久疟久痢，瘙疥恶疮，鬼气尸疰。李时珍曰：《月令通纂》言伏内庚日，采蒿悬门庭，可辟邪。冬至元旦，各服一钱亦良，则青蒿之治鬼疰，盖亦有所伏也。补中明目。

童便浸叶用，熬膏亦良，使子勿使叶，使根勿使茎。

附子大燥回阳，补肾命火，逐风寒湿。

辛甘有毒，大热纯阳，其性浮而不沉，其用走而不守，通行十二经，无所不至，能引补气药以复散失之元阳，引补血药以滋不足之真阴，引发散药开腠理，以逐在表之风寒，同干姜、桂姜温经散寒发汗。引温暖药达下焦，以祛在里之寒湿。能引火下行，亦有津调贴足心者，入八味丸内，亦从地黄等补阴。

治三阴伤寒。

吴绶曰：附子阴证要药，凡伤寒传变三阴，中寒夹阴，身虽大热，而脉沉细者，或厥阴腹痛，甚则唇青囊缩者，急须用之，若待阴极阳竭而用之，已迟矣。

东垣治阴盛格阳，伤寒面赤目赤，烦渴引饮，脉七八至，但按则散，用姜附汤加人参，投半斤，得汗而愈，此神圣之妙也。

中寒中风，卒中曰中，渐伤曰伤，轻为感冒，重则为伤，又重则为中。

气厥痰厥，虚寒而厥者宜之。如伤寒阳盛格阴，身冷脉伏，热厥似寒者，误投立毙，宜承气、白虎等汤。

咳逆，风寒。呕哕，胃槁。隔噎，膈噎，多由气血虚，胃冷胃槁而成。饮可下而食不可下，槁在吸门，喉间厌之会也；食下胃脘痛，须臾吐出，槁在贲门，胃之上口也，此上焦为噎；食下良久吐出，槁在幽门，胃之下口也，此中焦名隔；朝食暮吐，槁在阑门，大小肠下口也，此下焦名反胃。又有痰饮、食积、瘀血壅塞胃口者，如寒痰胃冷，则宜姜、附、参、术，胃槁者当滋润，宜四物、牛、羊、乳。血瘀者加韭汁，当与韭汁、牛乳。二条参看论治。①

脾泄，命火不足。冷痢寒泻，霍乱转筋。脾虚寒客中焦为霍乱，寒客下焦肝肾为转筋。热霍乱者禁用。拘挛风痹，癥瘕积聚，督脉为病，脊强而厥。小儿慢惊，痘疮灰白。痈疽不敛，一切沉寒痼冷之证。经曰：阴盛生内寒，阳虚生外寒。助阳退阴，杀邪辟鬼，本草未载。通经堕胎。

凡阴证用姜、附药。宜冷服，热因寒用也。盖阴寒在下，虚阳上浮，治之以寒，则阴益盛，治之以热，则拒格不纳，用热药冷饮，下嗌之后，冷体既消，热性便发，情且不违，而致大益，此反治之妙也。又有寒药热饮治热证者，此寒因热用，义亦相同也。经曰：正者正治，反者反治。如用寒治热，用热治寒，此正治也。或以寒治寒，以热治热，此反治也。经所谓‘必伏其所主，而先其所因’。盖借寒药热药为反佐，以作向导也，亦曰从治。王好古曰：“用附子以补火，必防涸水，如阴虚之人，久服补阳之药，则虚阳益炽，真阴愈耗，精血日枯，而气无所附丽，遂成不救者多矣。

母为乌头，附生者为附子，连生者为侧子。细长者为天雄，两歧者为乌喙，五物同出异名。

附子以西川彰明、赤水产者为最，皮黑体圆，底平八角，重一两以上者良。或云二两者更胜，然难得。

生用发散，熟用峻补。

赵嗣真曰：“仲景麻黄附子细辛汤，熟附配麻黄，发中有补；四逆汤生附配干姜，补中有发。其旨微矣。

朱丹溪曰：乌、附行经，仲景八味丸用为少阴向导，后世因以为补药，误矣。附子走而不守，取其健悍走下，以行地黄之滞耳，相习用为风药及补药，杀人多矣。

昂按：附子味甘气热，峻补元阳，阳微欲绝者，回生起死，非此不为功，故仲景四逆、真武、白通诸汤多用之，其有功于生民甚大。况古人日用常方，用之最多，本非禁剂。朱丹溪乃仅以为行经之药，而运用作补药，多致杀人，言亦过矣。盖丹溪法重滋阴，故每訾阳药，亦其偏也。

王节斋曰：气虚用四君子汤，血虚用四物汤，虚甚者俱宜加熟附，盖四君四物，皆平和宽缓之剂，须得附子健悍之性行之，方能成功。附子热药，本不可轻用，但当病，则虽暑热时月亦可用也。

---

① 二条参看论治：此重校本原文，汪氏原版无此六字。

水浸面裹煨，令发拆，乘热切片炒黄，去火毒用。又法：甘草二钱，盐水、姜汁、童便各半盏煮熟用。今时人用黑豆者亦佳。

畏人参、黄芪、甘草、防风、犀角、绿豆、童便。

反贝母、半夏、瓜蒌、白芨、白蔹。中其毒者，黄连、犀角、甘草煎汤解之。黄土水亦可解。

乌头功同附子而稍缓，附子性重峻，温脾逐寒。乌头性轻疏，温脾逐风。寒疾宜附子，风疾宜乌头。

乌附尖吐风痰，治癫痫，取其锋锐，直达病所。朱丹溪治许白云，屡用瓜蒂、栀子、苦参、藜芦等剂，吐之不透，后用附子尖和浆水与之，始得大吐胶痰数碗。

天雄补下焦命门阳虚，寇宗奭、张元素皆曰补上焦。朱丹溪曰：可为下部之佐。李时珍曰：其尖皆向下生，故下行，然补下乃所以益上也。若上焦阳虚，则属心肺之分，当用参、芪，不当用雄、附矣。

治风寒湿痹，为风家主药。发汗又能止阴汗。

侧子散侧旁生，宜于发散四肢，充达皮毛，治手足风湿诸痹。

草乌头大燥，开顽痰。

辛苦大热，搜风胜湿，开顽痰，治顽疮，以毒攻毒，颇胜川乌，然至毒，无所酿制，不可轻投。

野生，头类川乌，亦名乌喙。

姜汁炒，或豆腐煮用。熬膏名射罔，敷箭射兽，见血立死。

白附子燥，祛风湿，治面疾。

辛甘有毒，大热纯阳，阳明经药，能引药势上行，治面上百病。阳明之脉荣于面，白附能去头面游风，作面脂，消斑疵。补肝虚，祛风痰，治心痛血痹，诸风冷气，中风失音，阴下湿痒。

根或草乌之小者，长寸许，皱纹有节，炮用。陶宏景曰：此药六绝，无复真者，今惟凉州生。

破故纸一名补骨脂，燥，补命火。

辛苦大温，入心包命门，补相火以通君火，暖丹田，壮元阳，缩小便。亦治遗尿。

治五劳七伤，五脏之劳，七情之伤。腰膝冷痛，肾冷精流，肾虚泄泻，肾虚则命门火衰，不能薰蒸脾胃，脾胃虚寒，迟于运化，致饮食减少，腹胀肠鸣，呕涎泄泻，如鼎釜之下无火，物终不熟，故补命门相火，即所以补脾。破故纸四两，五味三两，肉蔻二两，吴茱一两，姜煮枣丸，名四神丸，治五更泄泻。妇人血气，妇人之血脱气陷，亦尤男子肾冷精流。堕胎。

出南番者色赤，岭南者色绿，酒浸蒸用，亦有童便乳浸，盐水炒者。得胡桃、胡麻良。恶甘草。

唐郑相国方：破故纸十两，酒浸蒸为末，胡桃肉二十两，去皮烂研，蜜和。每日酒调一匙，或水调服。

白飞霞曰：破故纸属火，坚固元阳；胡桃属水，润燥养血，有水火相生之妙。忌芸苔、羊血，加杜仲，名青娥丸。芸苔，油菜也。

肉苁蓉补肾命，滑肠。

甘酸感温，入肾经血分，补命门相火，滋润五脏，益髓强筋。

治五劳七伤，绝阳不兴，绝阴不产，腰膝冷痛，崩带遗精，峻补精血。李时珍曰：补而不峻，故有苁蓉之号。骤用恐妨心，滑大便。

长大如臂，重至斤许，有松子鳞甲者良。酒浸一宿，刷去浮甲，劈破，除内筋膜，酒蒸半日，又酥炙用。忌铁。苏恭曰：今日所用，多草苁蓉，功力稍劣。

锁阳补阳，滑肠。

甘温补阴，益精兴阳，润燥养筋。强筋故能兴阳。

治痿弱，滑大便。便燥者啖之，可代苁蓉，煮粥弥佳。鳞甲栉比，状类男阳，酥炙。

巴戟天补肾，祛风。

甘辛微温，入肾经血分，强阴益精。

治五劳七伤，辛温散风湿，治风气脚气水肿。

根如连珠，击破中紫而鲜洁者伪也。中虽紫，微有白糁粉色，而理小暗者真也。蜀产佳，山葎根似巴戟，但色白，人或醋煮以乱之。去心，酒浸焙用。

复盆子为使。恶丹参。

胡卢巴燥，润肾命，除寒温。

苦温纯阳，入右肾命门，暖丹田，壮元阳。

治肾脏虚冷，阳气不能归元，同附子、硫黄。瘕疝冷气，同茴香、巴戟、川乌、川楝、吴茱萸。寒湿脚气。

出岭南番舶者良，云是番莱菔子，酒浸曝，或蒸或炒。

仙茅燥，补肾命。

辛热有小毒，助命火，益阳道，明耳目，补虚劳。

治失溺无子，心腹冷气不能食，温胃。腰脚冷痹不能行，暖筋骨。相火盛者忌服。

叶如茅而略阔，根如小指，黄白多诞，竹刀去皮，切，糯米泔浸，去赤汁，出毒用。忌铁。

唐婆罗门始进此方，当时盛传，服之多效，照前制，阴干蜜丸，酒服，禁牛乳、牛肉。许真君书曰：甘能养肉，辛能养节，苦能养气，咸能养骨，酸能养筋，滑能养肤，和苦酒服之必效也。

淫羊藿一名仙灵脾，补肾命。

辛香甘温，入肝肾，补命门，李时珍曰：手足阳明三焦、命门药。益精气，坚筋骨，利小便。

治绝阳不兴，绝阴不产，冷风劳气，四脚不仁，手足麻木。

北部有羊，一日百合，食此藿所致，故名。去枝，羊脂拌炒。

山药为使，得酒良。

蛇床子补肾命，去风湿。

辛苦而温，强阳益阴，补肾祛寒，祛风燥湿，治阴痿囊湿，女子阴痛阴痒，湿生虫，同矾煎汤洗。子脏虚寒，产门不闭。炒热熨之。肾命之病，及腰酸体痛，带下脱肛，喉痹齿痛，湿癣恶疮，杀虫，止痒。风湿诸病，煎汤浴，止风痒。

李时珍曰：肾命、三焦气分之药，不独补助男子，而且有益妇人，世人舍此而求补药于远域，岂非贵耳贱目乎？

似小茴而细，微妙，杀毒则不辣。以地黄汁拌蒸，三遍佳。

恶丹皮、贝母、巴豆。

菟丝子平，补三阴。

甘辛和平，凝正阳之气，入足三阴脾、肝、肾。强阴益精，温而不燥，不助相火。

治五劳七伤，精寒淋沥，口苦燥渴，脾虚肾燥而生内热，菟丝益阴清热。祛风明目，补卫气，助筋脉，益气力，肥健人。补肝肾之效。

《老学庵笔记》：予族弟少服菟丝子凡数年，饮食倍常，血气充盛，忽因浴，见背肿，随视随长，乃大疽也。适值金银花开，饮至数斤，肿遂消。菟丝过服，尚能作疽，以此知金石药，不可不戒。昂按：此人或感他毒，未可尽归咎于菟丝也。

无根，蔓延草上，子黄如黍粒，得酒良。淘去泥沙，酒浸一宿，曝干捣末，山药为使。

复盆子平，补肝肾。

甘酸微温，益肾脏而固精，补肝虚而明目，起阳痿，缩小便，寇氏曰：服之常复其溺器，故名。泽肌肤，乌髭发，杵汁涂发不白。女子多孕，同蜜为膏。

治肺气虚寒。李士材曰：强肾无燥热之偏，固精无凝涩之害，金玉之品也。

状如复盆，故名。去蒂淘净捣饼，用时酒拌蒸，叶绞汁，滴目中，出目弦虫，除肤赤，收湿止泪。

蒺藜子平，补肝肾。

苦温补肾，辛温泻肺气而散肝风，益精明目。肝以散为补，凡补肝药皆能明目。

治虚劳腰痛，遗精带下，咳逆肺痿，乳闭癥瘕，痔漏阴癀，音颓。肾肝肺三经之病，催生堕胎。刺蒺藜主恶血，故能破涉下胎。

沙苑蒺藜：绿色似肾，故补肾。炒用。亦可代茶。

刺蒺藜：三角有刺，去刺，酒拌蒸，风家宜刺蒺藜，补肾则沙苑者为优。余功略同。

《瑞竹堂方》：牙齿打动者，蒺藜根烧灰敷之。

使君子补脾，杀虫消积。

甘温，健脾胃，除虚热，杀脏虫。

治五疳便浊，泻痢疮癣，为小儿诸病要药。

《经疏》曰：五疳便浊，泻痢腹虫，皆由脾胃虚弱，因而乳停食滞，湿热瘀塞而成。脾胃健，则积滞消，湿热散，水道利，而前证尽除矣。

李时珍曰：凡能杀虫之药，多是苦辛，独使君子，榧子，甘而杀虫。每月上旬虫头向上，中旬头横，下旬向下。《道藏》曰：初一至初五，虫头向上，凡有虫病者，每月上旬，空心食数枚，虫皆死而出也。按：地黄、胡麻皆杀虫。

出闽蜀，五瓣有棱，内仁如榧，亦可煨食，久则油，不可用。忌饮热茶，犯之作泻。

益智子燥脾肾，补心肾。

辛热，本脾药，兼入心肾，主君相二火，补心气命门三焦之不足，心为脾母，补火故能生土。能涩精固气，本草未载。又能开发郁结，使气宣通，味辛能散。温中进食。摄涎唾，胃冷则涎涌。缩小便，肾与膀胱相表里。益智辛温固肾，盐水炒。同乌药等分。酒煮，山药糊丸，名缩泉丸，盐汤下。

治呕吐泄泻，客寒犯胃，冷气腹痛，崩带泄精。涩精固气，因热而崩浊者禁用。

出岭南，形如枣核，用仁。

砂仁即缩砂密，宣，行气，调中。

辛温香窜，补肺益肾，和胃醒脾，快气调中，通行结滞。

治腹痛痞胀，痞滞，有伤寒下早里虚邪入而痞者，有食壅痰塞而痞者，有脾虚气弱而痞者，须分虚实治之，不宜专用利气药，恐变为鼓胀。鼓胀内胀而外有形，痞胀惟觉痞闷而已，皆太阴为病也。噎隔呕吐，上气咳嗽，赤白泻痢，湿热积滞，客于大肠，砂仁亦入大肠经。霍乱转筋，奔豚崩带。祛痰逐冷，消食醒酒，止痛安胎，气行则痛止，气顺则胎安。散咽喉口齿浮热，化铜铁骨鲠。

王好古曰：得檀香、豆蔻入肺，得人参、益智入脾，得黄柏、茯苓入肾，得赤石脂入大小肠。

《医通》曰：辛能润肾燥，引诸药归宿丹田。地黄用之拌蒸，亦取其能达下也。

《经疏》曰：肾虚气不归元，用为向导，殆胜桂、附热药为害。

出岭南。研用。

白豆蔻宣，行气暖胃。

辛热，流行三焦，温暖脾胃，三焦利，脾胃运，则诸证自平矣。而为肺家本药，肺主气。散滞气，消酒积，除寒燥湿，化食宽膨。

治脾虚疟疾，感寒腹痛，吐逆反胃，肺胃火盛及气虚者禁用。白睛翳膜，白睛属肺，能散肺滞。太阳经目眦红筋。太阳脉起目眦。

番舶者良。研细用。

肉豆蔻一名肉果。燥脾涩肠。

辛温气香，理脾暖胃，下气调中，逐冷祛痰，消食解酒。

治积冷，心腹胀痛，挟痰、挟食者并宜之。中恶吐沫，小儿吐逆，乳食不下。又能涩大肠，止虚泻冷痢。初起忌用。

出岭南，似草蔻，外有皱纹，内有斑纹。糯米粉裹煨熟用。忌铁。

草豆蔻一名草果。燥湿祛寒，除痰截疟。

辛热香散，暖胃健脾，破气开郁，燥湿祛寒，除痰化食。

治瘴疠寒疟，佐常山能截疟，或与知母同用，取其一阴一阳。治寒热瘴疟，盖草果治太阳独胜之寒，知母治阳明独胜之火。寒客胃痛，散滞气，利膈痰，因滞因寒者多效。霍乱泻痢，噎隔反胃，痞满吐酸，痰饮积聚。解口臭气，酒毒鱼肉毒，故食料用之。

过剂助脾热，耗气损目。

闽产名草蔻，如龙眼而微长，皮黄白薄而棱峭，仁如砂仁，而辛香气和。滇广所产名草果，如诃子，皮黑厚而棱密，子粗而辛臭，虽是一物，微有不同。面裹煨熟，取仁用，忌铁。

香附一名莎草根。宣，调气开郁。

性平气香，味辛能散，微苦能降，微甘能和，乃血中气药，能行十二经八脉气分，主一切气。

人身以气为主，气盛则强，虚则衰，顺则平，逆则病，绝则死矣，经曰：怒则气上，恐则气下，喜则气缓，悲则气消，惊则气乱，思则气结，劳则气耗。此七情之气也。以香附为君，随证而加升降消补药。《素问》中仍有寒则气收，热则气泄，名九气。

利三焦，解六郁，痰郁、火郁、气郁、血郁、湿郁、食郁。止诸痛。通则不痛。

治多怒多忧，痰饮痞满，胸肿腹胀，饮食积聚，霍乱吐泻，肾气脚气；痈疽疮疡。

血凝气滞所致，香附一味末服，名独胜丸，治痈疽由郁怒得者。如疮初作，以此代茶，溃后亦宜服之。大凡疮疽喜服香药，行气通血，最忌臭秽不洁触之。故古人治疡，多用五香连翘饮。康祖左耳病痈，又臆间生核，痛楚半载，祷张王梦授以方，姜汁制香附为末，每服二钱，米饮下，遂愈。

吐血便血，崩中带下，月候不调。

气为血配，血因气行。经成块者气之凝；将行而痛气之滞，行后作痛气血俱虚也，色淡亦虚也；色紫气之热，色黑则热之甚也；错经者气之乱；肥人痰多而经阻，气不运也。香附阴中快气之药，气顺则血和畅，然须辅以凉血补气之药，朱丹溪曰：能引血药至气分而生血，此正阳生阴长之义。

胎产百病，能推陈致新。故诸书皆云益气。行中有补。朱丹淡曰：天行健运不息，所以生生无穷，即此理耳。李时珍曰：凡人病则气滞而馁，香附为气分君药，臣以参、芪，佐以甘草，治虚怯甚速也。

去毛用，生则上行胸隔，外达皮肤；熟则下走肝肾，旁彻腰膝。童便浸炒，则入血分而补虚；盐水浸炒，则入血分而润燥；或蜜水炒。**青盐炒，则补肾气；酒浸炒，则行经络；醋浸炒，则消积聚；且敛**其散。**姜汁炒，则化痰饮。**

炒黑又能止血。忌铁。

李时珍曰：得参、术则补气，得归、地则补血，得木香则散滞和中，得檀香则理气醒脾，得沉香则升降诸气，得芎穷、苍术则总解诸郁，得栀子、黄连则清降火热，得茯神则交济心肾，得茴香、破故纸则引气归元，得厚朴、半夏则决壅消胀，得紫苏、葱白则发汗散邪，得三棱、莪术则消积磨块，得艾叶则治血气暖子宫。乃气病之总司，女科之仙药也。大抵妇人多郁，气行则郁解，故服之尤效，非宜于妇人，不宜于男子也。

李士材曰：乃治标之剂，惟气实血未大虚者宜之，不然恐损气而燥血，愈致其疾矣。世俗泥于'女科仙药'之一语，惜未有发明及此者。

木香宣，行气。

辛苦而温，三焦气分之药，能升降诸气，泄肺气，疏肝气，和脾气，怒则肝气上。肺气调，则金能制木而平肝，木不克土而脾和。

治一切气痛，九种心痛，皆属胃脘，曰寒痛、热痛、气痛、血痛、湿痛、痰痛、食痛、蛔痛、悸痛。盖君心不易受邪，真心痛者，手足冷过腕节，朝发夕死。**呕逆反胃，霍乱泻痢，后重。**同槟榔用。刘河间曰：痢疾行血，则脓血自愈，调气则后重自除。**癃闭，痰壅气结，痃癖癥块，肿毒蛊毒，冲脉为病，气逆里急。杀鬼物，御瘴雾，去腋臭，实大肠，消食安胎。**气逆则胎不安。

过服损真气。

朱丹溪曰：味辛气升，若阴火冲上者，反助火邪，当用黄柏、知母，少以木香佐之。

王好古曰：本草主气劣气不足，补也；通壅导气，破也；安胎健脾胃，补也；除痰癖泠块，破也；不同如此。

汪机曰：与补药为佐则补，与泻药为君则泻。

李时珍曰：诸气膹郁，皆属于肺。上焦气滞用之者，金郁泄之也；中气不运，皆属于脾，中焦气滞用之者，脾胃喜芳香也；大肠气滞则后重，膀胱气不化则癃闭，肝气郁则为痛。下焦气滞用之者，塞者通之也。

番舶上来，形如枯骨，味苦粘舌者良，名青木香。今所用者，皆广木香、土木香。**磨汁用。东垣用黄连制，亦有蒸**

用，面裹煨用者，煨用实肠止泻。畏火。

藿香宣，去恶气。

辛甘微温，入手足太阴肺、脾。快气和中，开胃止呕，胃弱胃热而呕者忌用。去恶气，进饮食。

治霍乱吐泻，心腹绞痛，肺虚有寒，上焦壅热，能理脾肺之气，古方有藿香正气散，正气通畅，则邪逆自除。

出交广，方茎有节，叶微似茄叶。古惟用叶，今枝茎亦用之，因叶多伪也。

茴香古作蘹香。燥，补肾命门，治寒疝。

大茴辛热，入肾膀胱，暖丹田，补命门，开胃下食，调中止呕。

疗小肠冷气，癞疝阴肿，疝有七种，气、血、寒、水、筋、狐、癞也。肝经病，不属肾经，以厥阴肝脉络阴器也，多因寒湿所致，亦有挟虚者，当加参、术于温散药中。干湿脚气，多食损目发疮。小茴辛平，理气开胃，亦治寒疝。

食料宜之，大如麦粒，轻而有细棱者名大茴，出宁夏。他处小者名小茴。自番舶来实八瓣者，名八角茴香，炒黄用。得酒良，得盐则入肾，发肾邪，故治阴疝。受病于肝，见证于肾，大小茴各一两为末，猪脬一个，连尿入药，酒煮烂，为丸服。

甘松香宣，理气，醒脾。

甘温芳香，理诸气，开脾郁。

治腹卒然满痛，风疳齿䘌，脚气膝浮，煎汤淋洗。出凉州及黔蜀。叶如茅，用根。根极繁密。

山奈宣，温中，辟恶。

辛温，暖中辟恶。

治心腹冷痛，寒湿霍乱，风虫牙痛。

生广中，根叶皆如生姜，入合诸香用。

高良姜宣，燥，暖胃散寒。

辛热，暖胃散寒，消食醒酒。

治胃脘冷痛，凡心口一点痛，俗言心气痛，非也，乃胃脘有滞或有虫，及因怒因寒而起。以良姜酒洗七次，香附醋洗七次，焙研。因寒者，姜二钱，附一钱。因怒者，附二钱，姜一钱。寒怒兼者，每钱半，米饮加姜汁一匙，盐少许服。初梁绲患心脾痛，梦神授此方。二味等分服，后人各炒分用。霍乱泻痢，吐恶噎隔，瘴疟冷癖。

肺胃热者忌之。

出岭南高州。

良姜子：名红豆蔻，温肺散寒，醒脾燥湿，消食解酒。李东垣脾胃药中常用之，并陈壁土炒用。

荜茇茇，一作拨。除胃冷，散浮热。

辛热除胃冷，温中下气，消食祛痰。

治水泻气痢，牛乳点服。虚冷肠鸣，亦入大肠经。冷痰恶心，呕吐酸水，痃癖阴疝，辛散阳明之浮热，治头痛，偏头痛者，口含温水，随左右以末吹一字入鼻，效。牙痛，寒痛宜干姜、荜茇、细辛，热痛宜石膏、牙硝，风痛宜皂角、僵蚕、蜂房、二乌，虫痛宜石灰、雄黄。鼻渊。

多服泄真气，动脾肺之火，损目。

出南番，岭南亦有。类椹子而长，青色，去挺用头，醋浸，刮净皮粟，免伤人肺。

烟草新增。宣，行气辟寒。

辛温有毒，治风寒湿痹，滞气停痰。山岚瘴雾，其气入口，不循常度，顷刻而周一身，令人通体俱快，醒能使醉，醉能使醒；饥能使饱，饱能使饥，人以代酒代茗，终身不厌。故一名相思草。然火气薰灼，耗血损年，人自不觉耳。闽产者佳。烟筒中水，能解蛇毒。

金银花泻热解毒。

甘寒入肺，散热解毒，清热即是解毒。补虚凡物甘者皆补。疗风，养血止渴。朱丹溪曰：痈疽安后发渴，黄芪六一汤，吞忍冬丸切当。忍冬养血，黄芪补气，渴何由作？

治痈疽疥癣，杨梅恶疮，肠澼血痢，五种尸疰。

经冬不凋，一名忍冬，又名左壶藤。花叶同功，花香尤佳，酿酒代茶，熬膏并妙。

忍冬酒，治痈疽发背一切恶毒，初起便服奇效，干者亦可，惟不及生者力速。忍冬五两，甘草二两，水二碗，煎至一碗，再入酒一碗略煎，分三服，一日一夜吃尽，重者日二剂，服至大小肠通利，则药力到。忍冬丸：照前分两，酒煮晒干，同甘草为末，以所煮余酒打糊为丸。

陈藏器曰：热毒血痢，浓煎服之。为末，糖调常服，能稀痘。

蒲公英一名黄花地丁。泻热解毒。

甘平，花黄属土，入太阴、阳明，脾、胃化热毒，解食毒，消肿核。

专治乳痈，乳头属厥阴，乳房属阳明，同忍冬煎，入少酒服，捣敷亦良。疔毒，亦为通淋妙品，诸家不言治淋，试之甚验。擦牙乌髭发，瑞竹堂有还少丹，方取其通肾。李东垣曰：苦寒，肾经君药。白汁涂恶刺，凡螳螂诸虫，盛夏孕育，游诸物上，必遗精汁，干久则有毒。人手触之成疾，名狐尿刺，惨痛不眠，百疗难效，取汁厚涂即愈。《千金方》极言其功。

叶如莴苣，花如单瓣菊花，四时有花，花罢飞絮，断之茎中有白汁。郑方升曰：一茎两花，高尺许者，掘下数尺，根大如拳，旁有人形拱抱，捣汁酒服，治噎膈如神。

紫花地丁泻热解毒。

辛苦而寒。

治痈疽发背，疔肿瘰疬，无名肿毒。

叶如柳而细，夏开紫花结角，生平地者起茎，生沟壑者起蔓。

土牛膝

一名天名精，一名地松。泻热吐痰，破血解毒。

甘寒微毒，能破血，一妇产后口渴气喘，面赤有斑，大便泄，小便秘，用行血利水药不效，用牛膝浓煎膏饮，下血一桶，小便通而愈。能止血吐痰，除热解毒杀虫。

治乳蛾喉痹，砂淋血淋，《良方》曰：浓煎加乳麝少许神效。小儿牙关紧闭，急慢惊风，不省人事者，绞汁入好酒灌之即醒，以醋拌渣，敷项下。服汁吐疟痰，惊风服之，亦取其吐痰。漱汁止牙痛，捣之敷蛇虫螫毒。

根白如短牛膝。地黄为使。煎汤洗痔，渣塞患处良。

鹤虱泻，杀虫。

苦辛有小毒，杀五脏虫。

治蛔啮腹痛，面白唇红，时发时止，为虫痛，肥肉汁调末服。

《沈存中笔记》曰：是土牛膝子。或曰非也，别是一种。最粘人衣，有狐气，炒熟则香。

山豆根泻热解毒。

苦寒，泻心火以保金气，去肺、大肠之风热，心火降，则不灼肺而金清，肺与大肠相表里，肺金清则大肠亦清。消肿止痛。

治喉痈喉风，龈肿齿痛，含之咽汁。喘满热咳，腹痛下痢，五痔诸疮，解诸药毒。敷秃疮蛇狗蜘蛛伤，疗人马急黄。血热极所致。

苗蔓如豆，经冬不凋。

牛蒡子

一名鼠粘子，一名恶实。泻热解毒。

辛平，润肺解热，散结除风，利咽隔，理痰嗽，消斑疹，利二便，行十二经。

散诸肿疮疡之毒，利腰膝凝滞之气。性冷而滑利，痘证虚寒泄泻者忌服。

实如葡萄而褐色，酒拌蒸，待有霜，拭去用。根苦寒，竹刀刮净，绞汁，蜜和服，治中风，汗出乃愈。捣和猪脂，贴疮肿及翻花疮。肉翻出如花状。

山慈姑泻热解毒。

甘微辛，有小毒，功专清热散结。

治痈疮疔肿，瘰疬结核，醋磨涂。解诸毒蛊毒，蛇虫狂犬伤。

根与慈姑小蒜相类，去毛壳用。玉枢丹中用之。《广笔记》曰：出处州遂昌县洪山，无毛。云真者有毛，误也。

漏卢泻热解毒。

咸软坚，苦下泄，寒胜热，入胃大肠，通肺小肠，散热解毒，通经下乳，排脓止血，生肌杀虫。

治遗精尿血，痈疽发背，古方以漏卢汤为称首。及预解时行痘疹毒。取其寒胜热，又能入阳明故也。

出闽中，茎如油麻，枯黑如漆者真。甘草拌蒸，连翘为使。

贯众泻热解毒。

味苦微寒有毒，而能解邪热之毒。

治崩中带下，产后血气胀痛，破癥瘕，发斑痘，王海藏快斑散用之。化骨鲠，能软坚。杀三虫。

根似狗脊而大，汁能制三黄，化五金，伏钟乳，结砂制汞，解毒软坚。以此浸水缸中，日饮其水，能辟时疾。

射干泻火解毒，散血消痰。

苦寒有毒，能泻实火，火降则血散肿消，而痰结自解。故能消心脾老血，行太阴肺、脾厥阴肝之积痰。

治喉痹咽痛为要药，擂汁醋和，噙之引涎，《千金方》治喉痹有乌扇膏。治结核瘕疝，便毒疟母，鳖甲煎丸，治疟母用之，皆取其降厥阴相火也。通经闭，利大肠，镇肝明目。

扁竹花根也。叶横铺如乌羽及扇，故一名乌扇，乌翣。泔水浸一日，堇竹叶煮半日用。

续随子

一名千金子。泻，行水，破血解毒。

辛温有毒，行水破血。

治癥瘕痰饮，冷气胀满，蛊毒鬼疰，利大小肠，下恶滞物，涂疥癣疮。玉枢丹用之，治百病多效。《经疏》曰：乃以毒治毒之功。

去壳，取色白者，压去油用。

李时珍曰：续随子、大戟、泽漆、甘遂，茎叶相似，主疗亦相似，长于利水，用之得法，皆要药也。

马蔺子一名蠡实。泻湿热，解毒。

甘平。

治寒疝喉痹，痈肿疮疖。妇人血气烦闷，血运崩带，利大小肠。久服令人泻。

丛生，叶似薤而长厚，结角子如麻大，赤色有棱，炒用。治疝用醋拌，根叶同功。

蓖麻子泻，通，拔毒，出有形滞物。

辛甘有毒，性善收，亦善走，能开通诸窍经络。

治偏风不遂，㖞斜，捣饼，左贴右，右贴左，即止。口噤，鼻窒耳聋，捣烂绵裹，塞耳塞鼻。喉痹舌胀，油作纸燃烟薰。能利水气，治水症浮肿，研服。当下青黄水，壮人只可五粒。能出有形滞物，治针刺入肉，捣敷伤处，频看刺出，即去药，恐努出好肉。竹木骨鲠，蓖麻子一两，凝水石二两，研匀，以一捻置舌根，噙咽，自然不见。胞胎不下。蓖麻一粒，巴豆一粒，麝香一分，贴脐中并足心，胎下即去之，若子肠挺出者，捣膏涂顶心即收。能追脓拔毒，敷瘰疬恶疮，外用屡奏奇功。鹈鹕油，能引药气入内。蓖麻油，能拔病气出外，故诸膏多用之。

然有毒热，气味颇近巴豆，内服不可轻率。

去皮，黄连水浸，每晨用浸水吞一粒至三四粒，治大风疥癞。

形如牛蜱，黄褐有效，盐水煮。去皮研，或用油，忌铁。食蓖麻，一生不得食炒豆，犯之胀死。

白头翁泻热凉血。

苦坚肾，寒凉血，入阳明胃、大肠血分。

治热毒血痢，张仲景治热痢，有白头翁汤，合黄连、黄柏、秦皮。李东垣曰：肾欲坚，急食苦以坚之，痢则下焦虚，故以纯苦之剂坚之。温疟寒热，齿痛骨痛，肾主齿骨，龈属阳明。鼻衄秃疮，瘰疬疝瘕，血痔偏坠，捣敷患处。明目消疣。

有风反静，无风则摇，近根处有白茸，得酒良。

王瓜即土瓜根。泻热，利水行血。

苦寒，泻热利水。

治天行热疾，黄疸消渴，捣汁饮。便数带下，月闭瘀血，利大小肠，排脓消肿，下乳通乳药多用之，单服亦可。堕胎。

根如瓜蒌之小者，味如山药，根子通用。

《经疏》曰：主治略似瓜蒌，伤寒发斑，用王瓜捣汁，和伏龙肝末服，甚效。

王不留行通，行血。

甘苦而平，其性行而不住，能走血分通血脉，乃阳明冲任之药，阳明多气多血。除风去痹，止血定痛，通经利便，下乳俗云：穿山甲，王不留，妇人服之乳长流。催生。

治金疮止血。痈疮散血。出竹木刺。

孕妇忌之。

花如铃铎，实如灯笼，子壳五棱，取苗子蒸，浆水浸用。

冬葵子滑肠利窍。

甘寒淡滑，润燥利窍，通营卫，滋气脉，行津液，利二便，消水肿，用榆皮等分煎服。通关格，下乳滑胎。

秋葵复种，经冬至春作子者，名冬葵子，根叶同功。春葵子亦滑，不堪入药。

蜀葵花：赤者治赤带，白者治白带，赤者治血燥，白者治气燥，亦治血淋关格，皆取其寒润滑利之功也。

白鲜皮通，祛风湿。

气寒善行，味苦性燥，行水故燥。入脾胃，除湿热，兼入膀胱小肠，行水道，通关节，利九窍，为诸黄风痹之要药。一味白鲜皮汤，治产后风。李时珍曰：世医止施之疮科，浅矣。兼治风疮疥癣，女子阴中肿痛，湿热乘虚客肾与膀胱所致。

根黄白而心实，取皮用。恶桑螵蛸、桔梗、茯苓、萆薢。

萆薢通，祛风湿，补下焦。

甘苦性平，入足阳明、厥阴胃、肝祛风去湿，以固下焦。阳明主肉，属湿；厥阴主筋，属风。补肝虚，去风。坚筋骨，风湿去，则筋骨坚。益精明目。

治风寒湿痹，腰痛久冷，关节老血。膀胱宿水，阴痿失溺，茎痛遗浊，痔瘘恶疮。诸病皆阳明湿热流入下焦，萆薢能除浊分清。古方有萆薢分清饮。

史国信曰：若欲兴阳，先滋筋力；若欲便清，先分肝火。

《万金护命方》曰：凡人小便频数，便时痛不可忍者，此疾必因大肠秘热不通，水液只就小肠，大肠愈加干竭，甚则身热心燥思水，即重证也。此疾本因贪酒色，或过食辛热荤腻之物，积有热毒、腐物、瘀血，乘虚流入小肠，故便时作痛也。此便数而痛，与淋证涩而痛不同，宜用萆薢一两，盐水炒，为末，每服二三钱，使水道转入大肠，仍以葱汤频洗谷道，令气得通，则便数及痛自减也。肾有二窍，淋证出于溺窍，浊证出于精窍。

有黄白二种，黄长硬，音硬白虚软，软者良。薏苡为使。畏大黄、柴胡、前胡。忌茗、醋。

李时珍曰：萆薢、菝葜、土茯苓，形不同而主治不甚相远，岂一类数种乎？萆薢根细长浅白，菝葜根作快而黄。

土茯苓通，祛湿热，补脾胃。

甘淡而平，阳明胃、大肠主药，健脾胃，祛风湿。脾胃健则营卫从，风湿除则筋骨利。利小便，止泻泄。

治筋骨拘挛。杨梅疮毒。

杨梅疮，古方不载，明正德间起于岭表，其证多属阳明、厥阴而兼及他经，盖相火寄于厥阴，肌肉寄于阳明故也。医用轻粉式剂，其性燥烈，入阳明式去痰诞，从口齿出，疮即干愈。然毒气窜入经络筋骨，血液枯槁，筋失所养，变为拘挛痈漏，竟致废痼。土茯苓能制轻粉之毒，去阳明湿热，用一两为君，苡仁、金银花、防风、木通、木瓜、白鲜皮各五分，皂角子四分，气虚加人参七分，血虚加当归七分，名搜风解毒汤。

瘰疬疮肿。湿郁而为热，营卫不和，则生疮肿。经曰：湿气害人，皮肉筋脉是也。土茯苓淡能渗，甘能补，患脓疥者，煎汤代茶，甚妙。

大如鸭子，连缀而生，俗名冷饭团，有赤、白二种，白者良。可煮食，亦可生啖。忌茶。

白蔹泻火散结。

苦能泄，辛能散，甘能缓，寒能除热。杀火毒，散结气，生肌止痛。

治痈疽疮肿，面上疱疮，金疮扑损，箭镞不出者，同丹皮或半夏为末酒服。敛疮方多用之。故名。每与白芨相须。搽冻耳。同黄柏未油调。

蔓赤，枝有五叶，根如卵而长，三五枝同窠。皮黑肉白。一种赤蔹，功用皆同。郑奠乙曰：能治温疟血痢，肠风痔瘘，赤白带下。

预知子补劳，泻热。

苦寒，补五劳七伤。

治痃癖气块，天行温疾，蛇虫咬毒，杀虫疗蛊，缀衣领中，凡遇蛊毒，则闻其声而预知之，故名。利便催生。

藤生，子如皂角，褐色光润。出蜀中，云亦难得。

旱莲草一名鲤肠，又名金陵草。补肾。

甘咸，汁黑，补肾止血，黑发乌髭。《千金》曰：当及时多收，其效甚速。《经疏》曰：性凉不益脾胃，故《千金方》金陵煎丸，用姜汁和剂。

苗如旋覆，实似莲房，断之有汁，须臾而黑，熬膏良。

刘寄奴草泻，破血止血。

苦温，破血通经，除细下胀，止金疮血。多服令人吐利。

一茎直上，叶尖长糙涩，花白蕊黄，如小菊花，有白絮，如苦买，絮子细长，亦似苦买子，茎叶花子皆可用。

刘裕，小字寄奴，微时曾射一蛇，明日，见童子林中捣药，问之，答曰：吾王为刘寄奴所伤，合药敷之。裕曰：王何不杀之？童曰：寄奴王者，不可杀也。叱之不见，乃收药回。每遇金疮，敷之立愈。

马鞭草泻，破血，消胀杀虫。

味苦微寒，破血通经，杀虫消胀。

治气血癥瘕，痈疮阴肿。捣汁涂敷。墟陌甚多。

方茎，叶似益母，对生，夏秋开细紫花，穗如车前草，头蓬蒿而细，根白而小，用苗叶。

谷精草轻，明目。

辛温轻浮，上行阳明、胃兼入厥阴，肝明目退翳之功，在菊花之上，亦治喉痹齿痛，阳明风热。

收谷后，荒田中生。叶似嫩秧，花如白星。

小儿雀盲者，羯羊肝一具，不洗，竹刀割开，入谷精煮熟食之，或作丸，茶下。

青葙子一名草决明，泻肝明目。

味苦微寒，入厥阴，肝祛风热，镇肝明目，治青盲障翳，虫疥恶痈，瞳子散大者忌服。能助阳火。

类鸡冠而穗尖长。

决明子泻肝明目。

甘苦咸平，入肝经，除风热，治一切目疾，故有决明之名。又曰益肾精，瞳子神光属肾，陈日华曰：明目甚于黑豆，作枕治头风。

状如马蹄，俗呼马蹄决明。捣碎煎，恶大麻仁。

蓼实宣，温中。

辛温，温中明目，耐风寒，下水气。

李时珍曰：古人种蓼为蔬，收子入药。今惟酒曲用其汁耳，以香蓼、青蓼、紫蓼为良。

有香蓼、青蓼、紫蓼、赤蓼、木蓼、水蓼、马蓼。

马勃轻，解热，外用敷疮。

辛平轻虚，清肺解热，李东垣“普济消毒饮”中用之。散血止嗽。

治喉痹咽痛，吹喉中良。或加白矾，或硝扫喉，取吐痰愈。鼻衄失音。外用敷诸疮良。

生湿地朽木上，状如肺肝，紫色虚软，弹之粉出，取粉用。

木鳖子泻热，外用治疮。

苦温微甘，有小毒，利大肠。

治泻痢疳积，瘰疬疮痔，乳痈蚌毒，消肿追毒，生肌除䵟，音旱，黑斑。专入外科。

核扁如鳖，绿色，拣去油者，能毒狗。

新增二十七种

西洋参补肺清火。

苦甘凉，味厚气薄，补肺降火，生津液，除烦倦，虚而有火者相宜。

出大西洋佛兰西，一名佛兰参，补性轻，降性重。

东洋参补中益气。

苦甘温，气味微带羊膻气，主治与辽参相似，功用亦相近，但力薄耳。

出东洋日本，又一种出高丽一带，与关东接壤处，亦名东洋参。

党参补中益气。

甘平，补中益气，和脾胃，除烦渴，中气微虚，用以调补，甚为平安。今分西党、南产二种。

太子参

形细如参条，而补性不下人参，气味功用，均同人参。

出金陵朱太祖坟。

珠儿参补肺降火。

苦寒微甘，味厚体重，补肺降火，肺热者宜之。脏寒者服之即作腹痛，郁火服之，火不透发，反生寒热。其性大约与西洋人参相同，不过清热之功，热去则火不刑金，而肺肠受益，非真能补也。

出闽中。

土人参清肺生津。

甘微寒，气香味淡，性善下降，能伸肺经治节，使清肃下行，补气生津。

治咳嗽喘逆，痰壅火升。

出浙江，俗名粉沙参。

霍山石斛养胃清热。

甘平，解暑，养胃，生津止渴，清虚热，功过金石斛。

出霍山，细小而黄，形曲不直。

冬虫夏草保肺已劳嗽。

甘平，保肺益肾，止血化痰已劳嗽。

四川嘉定府所产者最佳，冬在土中，形似老蚕，有毛能动，至夏则毛出土上，连身俱化为草，若不取，至冬则复化为虫。

落得打行血治伤。

甘平，治跌打损伤，及金疮出血，并用根煎，能行血，炒酒。又能止血。炒醋。或捣敷。

苗高三四尺，叶如薄荷，根如玉竹，而无节，捣烂则粘。

水仙根疗大热。

苦微辛寒滑，治痈疽。切片贴火疮。

草棉花子疗疮。

苦辛性温，外科用治恶疮诸毒，俗呼棉花，花烧灰止血。

香蕉润肠凉肺。

甘凉润肠，清肺，产粤东。

淡竹叶泻火利便。

微苦而凉，利小便，泻火，凉肺清心。

建兰去陈腐气。

花除宿气，解郁催生，和气血，宽中，醒酒，叶通舒经络，宣咀风邪，开胃清肺，消痰，散结气。

秋海棠润肌悦颜。

酸寒，润肌肤，好颜色。

玫瑰花和血平肝。

紫入血分，白入气分。气香性温，味甘入脾肝经，和血行血理气，平肝气。

仙鹤草劳止血。

治劳伤吐血，有神功。

野蔷薇退热解毒。

治暑天疮疖，清暑退热，解毒，花叶根茎并用。

马兰凉血破血。

苦微辛，性凉，入阳明血分，与泽兰同功，能凉血，治吐血、衄血，口疮、舌疮。

蓝根凉血破血。

甘苦而凉，清热破血，解毒凉血，普济消毒饮用之。

百脚草凉血，治便血。

苦寒，凉血清热。

治血毒痢，肠风便血。

生人家墙阴，秋冬不凋，又名凤尾草，形如鸡脚，又名鸡脚草。

芭蕉根解毒，大疗痈疽。

甘寒，治一切肿毒火症，捣敷，或切片贴，内服捣汁用叶，收暑气，花明目润肌。

败酱排脓破血。

苦平，解毒排脓，行经破血，治痈肿，及内痈。

地锦止血破血。

辛平，通流血脉，能散血止血，治金刃损伤，扑跌出血，血痢下血，崩中血结，一切血瘀血滞之病，又名血见愁。

胭脂活血止血。

活血行血，外科用以生肌化血，油胭脂治痘疮毒，亦取其活血也。

鸡血藤活血止血。

活血舒筋，治男女干血劳，一切虚损劳伤，吐血咯血，咳血嗽血，诸病要药。

络石藤祛风舒筋。

苦温无毒，坚筋骨，利关节，治一切风。

本草备要卷一终

本草备要·卷二

木　部

茯苓补心脾，通行水。

甘温，益脾，助阳。淡渗，利窍除湿，色白入肺，泻热而下通膀胱，能通心气于肾，使热从小便出，然必其上行入肺，能清化源，而后能下降利水也。宁心益气，调营理卫，定魄安魂。营主血，卫主气，肺藏魄，肝藏魂。

治忧恚、惊悸，心肝不足。心下结痛，寒热烦满，口焦舌干，口为脾窍，舌为心苗，火下降则热除。咳逆，肺火。膈中痰水，脾虚。水肿淋沥，泄泻，渗湿。遗精。益心肾，若虚寒遗溺、泄精者，又当用温热之剂峻补其下，忌用茯苓淡渗之药。小便结者能通，多者能止。湿除则便自止。生津止渴，湿热去则津生。退热安胎。

松根灵气结成，以大块坚白者良。去皮，乳拌蒸，多拌良。白者入肺、膀胱气分，赤者入心、小肠气分。李时珍曰：白入气，赤入血。补心、脾，白胜；利湿热，赤胜。

恶白蔹。畏地榆、秦艽、龟甲、雄黄。忌醋。

茯苓皮专能行水，治水肿肤胀。以皮行皮之义，五皮散用之。凡肿而烦渴，便秘溺赤，属阳水，宜五皮散、疏凿饮。不烦渴，大便溏，小便数，属阴水，宜实脾饮、流气饮。腰以上肿，宜汗；腰以下肿，宜利小便。

茯神补心。

主治略同茯苓，但茯苓入脾、肾之用多，茯神入心之用多。开心益智，安魂养神。疗风眩心虚，健忘多恚。即茯苓抱根生者。昂按：以其抱心，故能补心也。去皮及中木用。

茯神心木名黄松节，疗诸筋挛缩，偏风㖞斜，心掣健忘。心木一两，乳香一钱，石器炒研，名松节散，每服二钱，木瓜汤下。治一切筋挛疼痛。乳香能伸筋，木瓜能舒筋也。

琥珀通，行水，散瘀，安神。

甘平，以脂入土而成宝，故能通塞以宁心。定魂魄，疗癫邪。从镇坠药，则安心神。色赤入手少阴、足厥阴心、肝血分，故能消瘀血，破癥瘕，生肌肉，合金疮。从辛温药，则破血生肌。其味甘淡上行，能使肺气下降而通膀胱。经曰：饮食入胃，游溢精气，上输于脾，脾气散精，上归于肺。通调水道，下输膀胱。凡渗药皆上行而后下降。故能治五淋，利小便，燥脾土。从淡渗药，则利窍行水，然石药终燥，若血少而小便不利者，反致燥急之苦。又能明目磨翳。

松脂入土，年久结成，或云枫脂结成，以摩热拾芥者真。市人多煮鸡子及青鱼枕伪之，摩呵亦能拾芥，宜辨。

用柏子仁末，入瓦锅同煮半日，捣末用。

松节燥湿，去风。

松之骨也，坚劲不凋，故取其苦温之性，以治骨节间之风湿，朱丹溪曰：能燥血中之湿。杵碎浸酒良。史国公药酒中用之。

松脂：苦甘，性燥，祛风去湿，化毒杀虫，生肌止痛。养生家炼之服食，今熬膏多用之。龋齿有孔，松脂纴塞，虫即从脂出。

松毛酿酒，煮汁代水。亦治风痹、脚气。

柏子仁补心脾，润肝肾。

辛甘而润，其气清香，能透心肾而悦脾。昂按：凡补脾药多燥，此润药而香能舒脾，燥脾药中兼用最良。养心气，润肾燥，助脾滋肝，王好古曰：肝经气分药。益智宁神，养心。聪耳明目，甘益血，香通窍。益血止汗，心生血，汗为心液。除风湿，愈惊痫，泽皮肤，辟鬼魅。

炒研去油，油透者勿用。

畏菊花。

侧柏叶补阴，凉血。

苦、涩、微寒。本草微温。养阴滋肺而燥土，最清血分为补阴要药。

止吐衄、崩淋，肠风、尿血、痢血，一切血证。去冷风湿痹，历节风痛，肢节大痛，昼静夜剧，名白虎历节风，亦风寒湿所致。涂汤火伤捣烂水调涂。生肌杀虫，炙罨冻疮，汁乌髭发，取侧者。朱丹溪曰：多得月令之气，随月建方取。

或炒，或生。用桂、牡蛎为使。恶菊花。宜酒。万木皆向阳，柏独西指，受金之正气，坚劲不凋，多寿之木，故元旦饮椒、柏酒以辟邪。

肉桂大燥，补肾命火。

辛、甘、大热，气厚纯阳。入肝、肾血分。平肝、补肾。补命门相火之不足，两肾中间，先天祖气，乃真火也，人非此火，不能有生。无此真阳之火，则无以蒸糟粕而化精微，脾胃衰败，气尽而亡矣。益阳消阴。

治痼冷沉寒，能发汗疏通血脉，宣导百药，辛则善散，热则通行。去营卫风寒，表虚自汗，阳虚。腹中冷痛，咳逆结气。咳逆亦由气不归元，桂能引火，归宿丹田。木得桂而枯，削桂钉木根，其木即死。又能抑肝风而扶脾土。肝木盛则克土，辛散肝风，甘益脾土。从治目赤肿痛，以热攻热，名曰从治。及脾虚恶食。命火不足。湿盛泄泻，土为木克，不能防水，古行水方中，亦多用桂，如五苓散、滋肾丸之类。补劳明目，通经堕胎。辛热能动血故也。

出岭南桂州者良。州因桂名。色紫肉厚，味辛甘者，为肉桂，入肝肾命门。去粗皮用；其毒在皮。去里外皮，当中心者，为桂心。入心，枝上嫩皮，为桂枝，入肺膀胱及手足。

得人参、甘草、麦冬良。

忌生葱、石脂，本草有菌桂、筒桂、牡桂、版桂之殊，今用者亦罕分别，惟以肉厚气香者良。

桂心燥，补阳，活血。

苦入心，辛走血。能引血化汗化脓，内托痈疽痘疮，同丁香治痘疮灰塌。益精明目，消瘀生肌，补劳伤，暖腰膝，续筋骨。

治风痹、癥瘕，噎膈、腹满，腹内冷痛，九种心痛。一虫，二疰，三风，四悸，五食，六饮，七冷，八热，九去来痛，皆邪乘于手少阴之络，邪正相激故令心痛。

桂枝轻，解肌，调营卫。

辛、甘而温，气薄升浮。入太阴肺、太阳膀胱经。温经通脉，发汗解肌。能利肺气。经曰：辛甘发散为阳。

治伤风头痛，无汗能发。中风自汗，有汗自止。中，犹伤也，古文通用。自汗属阳虚。桂枝为君，芍药、甘草为佐，加姜、枣名桂枝汤，能和营实表。调和营卫，使邪从汗出，而汗自止。亦治手足痛风、胁风。痛风，有风痰、风湿、湿痰、瘀血、气虚、血虚之异。桂枝用作引经。胁风属肝，桂能平肝。

李东垣曰：桂枝横行手臂，以其为枝也。又曰：气簿则发泄。桂枝上行而解表，气厚则发热。肉桂下行而补肾。王好古曰：或问桂枝止烦出汗，仲景治伤寒发汗，数处皆用桂枝汤，又曰‘无汗不得用桂枝’，‘汗多者桂枝甘草汤’，此又能闭汗也，二义相通否乎？曰：仲景云‘太阳病发热汗出’者，此为营弱卫强。阴虚，阳必凑之，故以桂枝发其汗。此乃调其营气，则卫气自和，风邪无所容，遂自汗而解，非若麻黄能开腠理，发出其汗也。汗多用桂枝者，以之调和营卫，则邪从汗出，而汗自止，非桂枝能闭汗孔也，亦惟有汗者宜之。若伤寒无汗，则当以发汗为主，而不独调其营卫矣。故曰‘无汗不得服桂枝，有汗不得服麻黄’也。《伤寒例》曰：桂枝下咽，阳盛则毙；承气入胃，阴盛则亡。

枸杞子平补而润。

甘、平。《本草》苦寒。润肺清肝，滋肾益气，生精助阳，补虚劳，强筋骨，肝主筋，肾主骨。去风明目，目为肝窍，瞳子属肾。利大小肠。

治嗌干消渴。昂按：古谚有云：出家千里，勿食枸杞。其色赤属火，能补精壮阳。然气味甘寒而性润，仍是补水之药，所以能滋肾、益肝、明目，而治消渴也。

南方树高数尺，北方并是大树。以甘州所产红润少核者良，酒浸捣用。根名地骨皮。见下。

枸杞叶名天精草，苦甘而凉，清上焦心肺客热，代茶止消渴。李时珍曰：皆三焦气分之药。

地骨皮泻热，凉血，补正气。

甘淡而寒。降肺中伏火，泻肝肾虚热，能凉血而补正气。故内治五内邪热，热淫于内，治以甘寒。地骨一斤，生地五斤，酒煮服，治带下，吐血尿血，捣鲜汁服。咳嗽消渴。清肺。外治肌热虚汗，上除头风痛。能除风者，肝肾同治也。肝有热，则自生风，与外感之风不同，热退则风自息。中平胸胁痛，清肝。下利大小肠。疗在表无定之风邪，传尸有汗之骨蒸。

李东垣曰：地为阴，骨为里，皮为表。地骨皮泻肾火，牡丹皮泻包络火，总治热在外无汗而骨蒸；知母泻肾火，治热在内有汗而骨蒸。四物汤加二皮，治妇人骨蒸。

朱二允曰：能退内潮，人所知也；能退外潮，人实不知。病或风寒散而未尽，作潮往来，非柴葛所能治，用地骨皮走表又走里之药，消其浮游之邪，服之未有不愈者，特表明之。

李时珍曰：枸杞、地骨，甘寒平补，使精气充足，则邪火自退。世人多用苦寒，以芩、连降上焦，知、柏降下焦，致伤元气，惜哉！予尝以青蒿佐地骨退热，累有殊功。

甘草水浸一宿用。

肠滑者忌枸杞子，中寒者忌地骨皮，掘鲜者同鲜小蓟煎浓汁，浸下疳甚效。

山茱萸补肝肾，涩精气。

辛、温、酸、涩。补肾温肝，入二经气分。**固精秘气，强阴助阳，安五脏，通九窍，**《圣济》曰：如何涩剂以通九窍？《经疏》曰：精气充则九窍通利。昂按：山茱通九窍，古今疑之。得《经疏》一言，而意旨豁然。始叹前人识见深远，不易测识，多有如此类者，即《经疏》一语而扩充之，实可发医人之慧悟也。**暖腰膝，缩小便。**

治风寒湿痹，温肝故能逐风。**鼻塞目黄，**肝虚邪客，则目黄。**耳鸣耳聋，**肾虚则耳鸣耳聋，皆固精通窍之功。

王好古曰：滑则气脱，涩剂所以收之，仲景八味丸用之为君，其性味可知矣。

昂按：《别录》甄权，皆云能发汗，恐属误文。酸剂敛涩，何以反发？仲景亦安取发汗之药以为君乎？

李士材曰：酸属东方，而功多在北方者，乙癸同源也。肝为乙木，肾为癸水。

去核核能滑精。**用。恶桔梗、防风、防已。**

酸枣仁补而润，敛汗，宁心。

甘、酸而润，凡仁皆润。**专补肝胆。炒熟酸温而香，亦能醒脾，**故归脾汤用之。**助阴气，坚筋骨，除烦止渴。**敛阴生津。**敛汗，**《经疏》曰：凡服固表药，而汗不止者，用枣仁炒研，同生地、白芍、五味、麦冬、竹叶、龙眼肉，煎服多效，汗为心液故也。**宁心。**心君易动，皆由胆怯所致，经曰：凡十一官，皆取决于胆也。

疗胆虚不眠，温胆汤中或加用之，肝虚则胆亦虚，肝不藏魂，故不寐。血不归脾，卧亦不安。《金匮》治虚劳虚烦不眠，用酸枣仁汤，枣仁二升，甘草一两炙，知母、茯苓、芎䓖各二两，深师加生姜二两，此补肝之剂。经曰：卧则血归于肝。苏颂曰：一方加桂一两，二方枣仁并生用，治不得眠，岂得以煮过便为熟乎？**酸痹久泻，**酸收涩，香舒脾。**生用酸平，疗胆热好眠。**李时珍曰：今人专以为心家药，殊昧此理。

昂按：胆热必有心烦口苦之症，何以反能好眠乎？温胆汤治不眠，用二陈加竹茹、枳实，二味皆凉药，乃以凉肺胃之热，非以温胆经之寒也。其以温胆名汤者，以胆欲不寒不燥，当温为候耳。'胆热好眠'四字，不能无疑也。

炒、研用，恶防已。

杜仲补腰膝。

甘温能补，微辛能润，色紫入肝经气分。润肝燥，补肝虚。子能令母实，故兼补肾。肝充则筋健，肾充则骨强，能使筋骨相著。皮中有丝，有筋骨相著之象。

治腰膝酸痛，经曰：腰者肾之府，转移不能，肾将惫矣。膝者筋之府，屈伸不能，筋将惫矣。一少年新娶，得脚软病，且痛甚，作脚气治不效。孙林曰：此肾虚也。用杜仲一两，半酒半水煎服，六日全愈。按腰痛不已者，属肾虚，痛有定处，属死血；往来走痛，属痰；腰冷身重，遇寒即发，属寒湿；或痛或止，属湿热；而其原多本于肾虚，以腰者肾之府也。**阴下湿痒，小便余沥，胎漏，**怀孕沥血。**胎坠。**惯坠胎者，受孕一两月，用杜仲八两，糯米煎汤浸透，炒断丝，续断二两，酒浸，山药六两，为糊丸，或枣肉为丸，米饮下。二药大补肾气，托住胎元，则胎不坠。

出汉中，厚润者良。去粗皮锉，或酥炙、酒炙、蜜炙，盐酒炒，姜汁炒，断丝用。

恶玄参。

女贞子平，补肝肾。

甘、苦而平。少阴之精，隆冬不凋。益肝肾，安五脏，强腰膝，明耳目，乌髭发，补风虚，除百病。女贞，酒蒸，晒干，二十两，桑椹干十两，旱莲草十两，蜜丸，治虚损百病。如四月即捣桑椹汁，七月即捣旱莲汁，和药，不必用蜜。李时珍曰：女贞，上品妙药，古方罕用何哉？

女贞、冬青，本草作二种，实一物也。冬至采佳。酒蒸用。近人放蜡虫于此树。

楮实平，补，助阳。

甘、寒、助阳气，起阴痿，补虚劳，壮筋骨，明目充肌。李时珍曰：《别录》、《大明》皆云'楮实大补益'，而《修真秘书》又云'久服令人骨痿'，《济生秘览》治骨鲠用楮实煎汤，岂非软骨之征乎？《本草发明》甚言其功，而云'今补药中罕用'，乃未之察耳。取子浸去浮者，酒蒸用。

楮皮善行水，治水肿气满。皮可为纸，楮汁和白芨飞面，调糊接纸，永不解脱。

桑白皮

泻肺，行水。《十剂》作燥，以其行水也。

甘、辛，而寒泻肺火。罗谦甫曰：是泻肺中火邪，非泻肺气也。火与元气不两立，火去则气得安矣。故本经又云'益气'。李东垣曰：甘固元气之不足而补虚，辛泻肺气之有余而止嗽。然性不纯良，不宜多用。钱乙泻白散，桑皮、地骨各一两，甘草五钱，每服二钱，入粳米百粒煎。李时珍曰：桑皮、地骨，皆能泻火从小便出，甘草泻火缓中，粳米清肺养血，乃泻肺诸方之准绳也。一妇鼻久不闻香臭，后因他疾，缪仲醇为处方，每服桑皮至七八钱，服久而鼻塞忽通。利二便，散瘀血，下气行水，止嗽清痰。《发明》曰：肺中有水，则生痰而作嗽，除水气正所以泻火邪，实则泻其子也。火退气宁，则补益在其中矣。《十剂》曰：燥可去湿，桑白皮、赤小豆之类是也。

治肺热喘满，唾血热渴，水肿肤胀。肺气虚，及风寒作嗽者慎用。为线可缝金疮，刮去外皮，取白用。如恐其泻气，用蜜炙之。

续断、桂心为使，忌铁。

桑乃箕星之精，其木利关节，养津液，行水《录验方》：枝皮细锉，酿酒服良。祛风，桑枝一升，细锉炒香，水三升，熬至二升，一日服尽，名桑枝煎，治风气、脚气、口渴。其火拔引毒气，祛风寒湿痹。凡痈疽不起，瘀肉不腐，瘰疬、流注、臁顽恶疮不愈，用桑木片，扎成小把，燃火，吹息，灸患处，内服补托药，良。煎补药，熬诸膏，宜用桑柴，内亦宜桑枝搅。

桑椹：甘、凉。色黑入肾而补水，利五脏关节，安魂镇神，聪耳明目，生津止渴，炼膏，治服金石药热渴。利水消肿，解酒乌髭。晒干为末，蜜丸良。取极熟者，滤汁熬膏，入蜜炼稠，点汤和酒并炒，入浇酒经年愈佳。每日汤点服，亦治瘰疬，名文武膏，以椹名文武实也。

桑叶：甘、寒，手足阳明大肠、胃之药，凉血，刀斧伤者，为末干贴之妙。燥湿，去风明目，采经霜者，煎汤洗眼，去风泪，洗手足，去风痹。桑叶、黑芝麻等分，蜜丸，名扶桑丸，除湿去风，乌须明目，以五月五日、六月六日，立冬日采者佳。一老人年八十四，夜能细书，询之，云得一奇方，每年九月二十三日，桑叶洗目一次，永绝昏暗。末服，止盗汗。严州有僧，每就枕，汗出遍身，比旦，衣被皆透，二十年不能疗。监寺教采带露桑叶，焙干为末，空心米饮下二钱，数日而愈。代茶止消渴。

桑寄生补筋骨，散风湿。

苦，坚肾，助筋骨而固齿长发；齿者骨之余，发者血之余。甘益血，止崩漏而下乳安胎。三症皆由血虚。外科散疮疡，追风湿，他树多寄生，以桑上采者为真，杂树恐反有害。茎叶并用，忌火。

栀子泻心、肺、三焦之火。

苦、寒，轻飘象肺，色赤入心。

泻心肺之邪热，使之屈曲下行，从小便出，王海藏曰：或用为利小便药，非利小便，乃肺清则化行，而膀胱津液化府，得此气化而出也。而三焦之郁火以解。热厥、厥有寒热二症。心痛以平，朱丹溪曰：治心痛，当分新久。若初起因寒、因食，宜当温散；久则郁而成热，若用温剂，不助痛添病乎？古方多用栀子为君，热药为之向导，则邪易伏。此病虽日久，不食不死，若痛止恣食，病必再作也。吐衄、血淋、血痢之病以息，最清胃脘之血，炒黑，末服，吹鼻治衄。《本草汇》曰：治实火之血，顺气为先，气行则血自归经，治虚火之血，养正为先，气壮则自能摄血。朱丹溪曰：治血不可单行单止，亦不可纯用寒药，气逆为火，顺气即是降火。治心烦懊侬不眠，仲景用栀子豉汤，王好古曰：烦者气也，燥者血也，故用栀子治肺烦。香豉治肾燥，亦用作吐药，以邪在上焦，吐之则邪散，经所谓‘其高者因而越之’也。按：栀豉汤，吐虚烦客热；瓜蒂散，吐痰食宿寒。五黄古方多用栀子、茵陈。五淋，亡血津枯，口渴目赤，紫癜白癞，疱皶疮疡，皮腠，肺所主故也。生用泻火，炒黑止血。姜汁炒止烦呕，内热用仁，表热用皮。

猪苓通，行水

苦，泄滞；淡，利窍；甘，助阳。入膀胱肾经，升而能降，开腠发汗，利便行水，与茯苓同而不补。

治伤寒温疫大热，《经疏》曰：大热利小便，亦分消之意。懊侬消渴，肿胀淋浊，泻痢痎疟。疟多由暑，暑必兼湿。经曰：夏伤于暑，秋为疟疾。然耗津液，多服损肾昏目。肾水不足则目昏。仲景五苓散，猪苓、茯苓、泽泻、白术、桂，为治水之总剂。昂按：经曰：膀胱者，州都之官，津液藏焉，气化则能出矣。用肉桂辛热引入膀胱，所以化其气也。除桂名四苓散，《资生经》曰：五苓散能生津液，亦通大便。曾世荣治惊风，亦用五苓散。白茯苓安心神，泽泻导小便，小肠利而心气平，木得桂而枯，能抑肝而风自止，可谓善用五苓者矣。

多生枫树下，块如猪屎故名。马屎曰通，猪屎曰苓，苓即屎也。古字通用。肉白而实者良，去皮用。

黄柏泻相火，补肾水。

苦、寒、微辛。沉阴下降，泻膀胱相火，足太阳引经药。补肾水不足，坚肾润燥。《发明》曰：非真能补也，肾苦燥，急食辛以润之；肾欲坚，急食苦以坚之也。相火退而肾固，则无狂荡之患矣。

按：肾本属水，虚则热矣；心本属火，虚则寒矣。

除湿清热，疗下焦虚，骨蒸劳热，阴虚生内热。**诸痿瘫痪，**热胜则伤血，血不荣筋，则‘软短而为拘’；湿胜则伤筋，筋不束骨，则‘弛长而为痿’。合苍术名二炒散，清热利湿，为治痿要药。或兼气虚、血虚、脾虚、肾虚、湿痰死血者，当随症加治。**目赤耳鸣，**肾火。**消渴便闭，黄疸水肿，**王善夫病便闭，腹坚如石，腿裂出水，饮食不下，治以利小便药，遍服不效。李东垣曰：此奉养太过，膏粱积热，损伤肾水，致膀胱干涸，小便不化，火又逆上，而为呕哕，《难经》所谓‘关则不得小便，格则吐逆’者，《内经》所谓‘无阴则阳无以化’也。遂处以北方大苦寒之剂，黄柏、知母各一两，酒洗焙研，桂一钱为引，名滋肾丸，每服二百丸，未几，前阴如刀刺火烧，溺出床下成流，肿胀遂消。**水泻热痢，痔血肠风，漏下赤白，**皆湿热为病。**诸疮痛痒、头疮、**研末敷之。**口疮，**蜜炒研含，凡口疮用凉药不效者，乃中气不足，虚火上炎，宜用反治之法，参、术、甘草补上之虚，干姜散火之标，甚者加附子，或噙官桂，引火归元。**杀虫安蛔。**

久服伤胃，尺脉弱者禁用。若虚火上炎，服此苦寒之剂，有寒中之变。

李时珍曰：知母佐黄柏，滋阴降火，有金水相生之义。古云‘黄柏无知母，犹水母之无虾’也。盖黄柏能制命门、膀胱阴中之火，知母能清肺金滋肾水之化源。

朱丹溪曰：君火者，人火也，心火也。可以水灭，可以直折，黄连之属可以制之。相火者，天火也，龙雷之火也，阴火也，不可以水湿制之，当从其性而伏之，惟黄柏之属，可以降之。

按：火有虚火、实火、燥火、湿火、郁火、相火之异，虚火宜补，实火宜泻，燥火宜滋润，郁火宜升发。湿火由湿郁为热，多病胕肿，经所谓‘诸腹胀大，皆属于热’、‘诸病胕肿，皆属于火’是也，宜利湿清热而兼补脾。相火寄于肝、肾，乃龙雷之火，非苦寒所能胜，宜滋阴养血，‘壮水之主，以制阳光’。

又按：诸病之中，火症为多，有本经自病者，如忿怒生肝火，焦思生心火之类是也。有子母相克者，如心火克肺金，肝木克脾土之类是也。有脏腑相移者，如肺火咳嗽，久则移热于大肠而泄泻；心火烦焦，久则移热于小肠，而为淋闭之类是也。又有别经相移者，有数经合病者，当从其重者而治之。

川产肉厚色深者良。生用降实火，蜜炙则不伤胃；炒黑能止崩带。酒制治上，蜜制治中，盐制治下。又末乳调，能涂冻疮。

枳实　枳壳

泻，破气，行痰。枳实小，枳壳大。

苦、酸、微寒。**其功皆能破气，气行则痰行喘止。痞胀消，**脾无积血，心下不痞。浊气在上，则生䐜胀。李东垣曰：枳实治下而主血，枳壳治上而主气。**痛刺息，后重除。**

治胸痹结胸，食积五膈，痰癖癥结，呕逆咳嗽，水肿胁胀，肝郁。**泻痢淋闭，痔肿肠风。除风去痹，**辛散风。**开胃健脾，所主略同，但枳实利胸膈，枳壳宽肠胃。枳实力猛，**大小承气汤皆用之。朱丹溪曰：枳实泻痰，能冲墙倒壁。**枳壳力缓为少异。**

孕妇及气虚人忌用。

按《本草》，壳实皆云‘明目’，思之不得其解，然目疾方中多用之，岂以其破浊气，即能升清气乎？本经又言枳实益气，想亦同此理也。故厚朴调中，亦有益气明目之文。

王好古曰：枳实佐以参、术、干姜则益气，佐以硝、黄、牵牛则破气。此本经所以言益气，而复言消痞也。

张元素曰：枳壳泄肺走大肠，多用损胸中至高之气。昔湖阳公主难产，方士进瘦胎饮，用枳壳四两，甘草三两，五月后日服一钱。张洁古改以枳、术名束胎丸，寇宗奭明其不然。盖孕妇全赖血气以养胎，血气充实，胎乃易生。彼公主奉养太过，气实有余，故可服之，若概施则误矣。

李时珍曰：入九月胎，气盛壅滞，用枳壳、苏梗以顺气，胎前无滞，则产后无虚也。气弱者，大非所宜矣。

皮厚而小为枳实，壳薄虚大为枳壳。陈者良，麸炒用。

李时珍曰：壳、实上世未分，魏、晋始分用。洁古、东垣始分壳治上，实治下。海藏始分壳主气，实主血。然仲景治上焦胸痹、痞满用枳壳；诸方治下血、痢、痔、肠秘后重用枳实。则实不独治下，而壳不独治高也。盖自飞门至魄门，皆肺主之，三焦相通，一气而已。飞门，口也。魄门，即肛门。

厚朴泻，下气，散满。

苦降能泻实满，辛温能散湿满。

王好古曰：《别录》言厚朴‘温中益气’，‘消痰下气’，果泄气乎？益气乎？盖与枳实、大黄同用，则泻实满，所谓消痰下气是也；与桔皮、苍术同用，则除湿满，所谓温中益气是也；与解利药同用，则治伤寒头痛；与泻利药同用，则厚肠胃。大抵味苦性温，用苦则泻，用温则补也。同大黄、枳实，即承气汤；同桔皮、苍术，即平胃散。

按：胀满症多不同，消补贵得其宜，气虚宜补气，血虚宜补血，食积宜消导，痰滞宜行痰，挟热宜清热，湿盛宜利湿，寒郁者散寒，怒郁者行气，蓄血者消瘀，不宜专用行散药。亦有服参、芪而胀反甚者，以挟食、挟血、挟热、挟寒，不可概作脾虚气弱治也。

入足太阴、阳明脾、胃。平胃调中，佐苍术为平胃散，平湿土之太过，以致于中和。消痰化食，厚肠胃，行结水，破宿血，杀脏虫。

治反胃呕逆，喘咳泻痢，冷痛霍乱。

误服脱人元气，孕妇忌之，榛树皮也，肉厚紫润者良。去粗皮，姜汁炙，或醋炒用。

干姜为使。恶泽泻、硝石。忌豆，犯之动气。

槟榔泻气行水，破胀攻坚。

苦温破滞，辛温散邪，泻胸中至高之气，使之下行，性如铁石，能坠诸药至于极下。攻坚去胀，消食行痰，下水除风，杀虫醒酒。

治痰癖癥结，瘴疠疟痢，水肿脚气。脚气冲心，尤须用之。童便、姜汁温酒调服。治大小便气秘，里急后重。同木香用，木香能利气。

过服则损真气。岭南多瘴，以槟榔代茶，其功有四：醒能使醉，醉能使醒，饥能使饱，饱能使饥。然泄脏气，无瘴之地忌用。

鸡心尖长，破之作锦纹者良。

程星海曰：阴毛生虱，世鲜良方，以槟榔煎水洗即除。又方，以心红擦之亦好。

大腹皮泻，下气。通，行水。

辛泄肺，温和脾，下气行水，通大小

肠。

治水肿脚气，痞胀痰膈，瘴疟、霍乱、气虚者忌用。大腹子似槟榔，腹大形扁。故与槟榔同功。

取皮酒洗，黑豆汤再洗，煨用。鸩鸟多栖其树，故宜洗净。

槐实即槐角。泻风热，凉大肠。

苦、寒纯阴，入肝经气分。疏风热，润肝燥，凉大肠。

治烦闷风眩，痔血肠风。粪前有血名外痔，粪后有血名内痔，谷道努肉名举痔，头上有孔名痔瘘，疮内有虫名虫痔。大法用槐角、地榆、生地以凉血，芩、连、栀、柏以清热，防风、秦艽以祛风湿，芎、归、人参以和血生血，枳壳宽肠，升麻升提，治肠风略同。不宜专用寒凉，须兼补剂收功。阴疮湿痒，明目止泪。清肝，泪为肝热。固齿乌髭，十月上巳采，渍牛胆中，阴干百日，食后吞一枚，明目补脑，发白还黑。肠风痔血，尤宜服之。杀虫，根皮皆能洗痔。堕胎。去单子及五子者，铜槌槌碎，牛乳拌蒸。槐乃虚星之精。

槐花：苦、凉。入肝、大肠血分而凉血。血凉则阴自足。

治风热目赤，赤白泄痢，五痔肠风，吐崩诸血。

舌上无故出血如线者，名血衄，炒研掺之。

陈者良。

苦楝子

一名金铃子，泻湿热，治疝，杀虫。

苦、寒、有小毒。能入肝舒筋，能导小肠、膀胱之热，因引心包相火下行，通利小便。

为疝气要药，亦治伤寒热狂、热厥、腹痛、心痛，杀三虫，疗疡疥。《夷坚志》：消渴症，有虫耗其津液者，取根皮浓煎，加少麝服，下其虫而渴自止。

脾胃虚寒忌之。

川产良。酒蒸，寒因热用。去皮取肉去核用，用核则槌碎。浆水煮一伏时，去肉用。

茴香为使。

蔓荆子轻，宣，散上部风热。

辛、苦微寒，轻浮升散。入足太阳、阳明、厥阴膀胱、胃、肝经。搜风凉血，通利九窍。

治湿痹拘挛，头痛脑鸣，太阳脉络于脑。目赤齿痛，齿虽属肾，为骨之余，而上龈属足阳明，下龈属手阳明。阳明风热上攻，则动摇肿痛。头面风虚之症。明目固齿，长发泽肌。

去膜，打碎用，亦有酒蒸炒用者。

恶石膏、乌头。

石楠叶宣，去风，补肾。

辛散风，苦坚肾。补内伤阴衰，利筋骨皮毛，为治肾虚脚弱风痹要药。妇人不可久服，令思男。

李时珍曰：今人绝不知用，盖为《药性论》有‘令人阴痿’之说也。不知此药能令肾强，人或藉此纵欲，以致痿弱。归咎于药，良可概也。

昂按：石楠补阴祛风则有之，然味辛不热，不助相火，亦未闻淫邪方中用石南者。《别录》思男之说，殆不可信。

关中者佳，炙用。

辛夷即木笔花。宣，散上焦风热。

辛、温轻浮。入肺胃气分。能助胃中清阳上行，通于头脑，温中解肌，通九窍，利关节。

主治鼻渊鼻塞，肺主鼻，胆移热于脑，则鼻多浊涕而渊。风寒客于脑则鼻塞。经曰：脑渗为涕。王冰曰：胆液不澄，则为浊涕，如泉不已，故曰鼻渊。及头痛面鼾，音旱，黑斑。可作面脂。目眩齿痛，九窍风热之病，然性走窜气虚，火盛者忌服。

李时珍曰：肺开窍于鼻，阳明胃脉环鼻上行。脑为元神之府，鼻为命门之窍。

人之中气不足，清阳不升，则头为之倾，九窍为之不利。吾乡金正希先生尝语余曰：人之记性，皆在脑中。小儿善忘者，脑未满也。老人健忘者，脑渐空也。凡人外见一物，必有一形影留于脑中。

昂按：今人每记忆往事，必闭目上瞪而思索之，此即凝神于脑之意也。不经先生道破，人皆习焉而不察矣。李时珍曰'脑为元神之府'，其于此义，殆暗符欤？

去外皮毛，毛射肺，令人咳。微炒用。

芎䓖为使，恶石脂，畏黄芪、菖蒲、石膏。

郁李仁润燥，泻气，破血。

辛、苦而甘。入脾经气分。性降下气行水，破血润燥。

治水肿癃急，大肠气滞，关格不通。用酒能入胆，治悸目张不眠。一妇因大恐而病，愈后目张不瞑。钱乙曰：目系内连肝胆，恐则气结，胆横不下，郁李润能散结，随酒入胆，结去胆下，而目瞑矣。然治标之剂，多服，渗人津液。

去皮尖，蜜浸研。

金樱子涩精，固肠。

酸、涩，入脾、肺、肾三经。固精秘气。

治梦泄遗精，和芡实为丸，名水陆丹。泄痢便数。朱丹溪曰：经络隧道，以通畅为平和，而昧者以涩性为快，熬膏食之，自作不靖，咎将谁执？

李时珍曰：无故而食以恣欲则不可，若精气不固者，服之何害？

似榴而小，黄、赤有刺，取半黄，熟则纯甘。去刺核用，熬膏亦良。《笔谈》曰：熬膏则甘，全失涩味。

诃子涩肠，敛肺，泻气。

苦以泄气消痰，酸以敛肺降火。李东垣曰：肺苦气上逆，急食苦以泄之，以酸补之。诃子苦重泄气，酸轻不能补肺，故嗽药中不用。涩以收脱止泻，温以开胃调中。

治冷气腹胀，膈气呕逆，痰嗽喘急，肺挟痰水，或被火伤，故宜苦酸以敛之。泻痢脱肛，肠风崩带，皆取其酸涩。开音止渴。肺敛则音开，火降则渴止，古方有诃子清音汤。然苦多酸少，虽涩肠而泄气，气虚及嗽、痢初起者忌服。同乌梅、倍子，则收敛；同陈皮、厚朴，则下气；得人参，治肺虚寒嗽；得陈皮、砂仁，治冷气腹胀；佐白术、莲子，治虚寒久泻；佐樗皮，治肠澼便血；同蛇床、五味、山茱、续断、杜仲，治虚寒带下。

从番舶来，番名诃黎勒，岭南亦有。六棱黑色，肉厚者良。酒蒸一伏时，去核取肉用，用肉则去核，生用清金行气，煨熟温胃固肠。海鱼放涎凝滑，船不能行，投诃子汤，寻化为水，其化痰可知。

乌药宣，顺气。

辛温香窜，上入脾肺，下通肾经，能疏胸腹邪逆之气。

一切病之属气者皆可治，气顺则风散，故用以治中气中风。

厥逆痰壅，口噤脉伏，身温为中风，

身冷为中气。又有痰为中风，无痰为中气。《局方》治此，亦用乌药顺气散。许学士曰：暴怒伤阴，暴喜伤阳，忧愁不已，气多厥逆，往往得中气之症，不可作中风治。及膀胱冷气，小便频数，反胃吐食，宿食不消，泻痢霍乱。女人血凝气滞，小儿痌蛔，外如疮疖疥疠，皆成于血逆，理气亦可治之。疗猫犬百病，气虚、气热者禁用。

李时珍曰：四磨汤，治七情郁结，上气喘急者，降中兼收，泻中兼补也。方用人参、乌药、沉香、槟榔，各浓磨汁七分合煎。缩泉丸，用同益智等分为丸，治虚寒便数者，取其通阳明、少阴也。

根有车毂纹，形如连珠者良，酒浸一宿用，亦有煅研用者。

五加皮宣，祛风湿。补，壮筋骨。

辛顺气而化痰，苦坚骨而益精，温祛风而胜湿，逐肌肤之瘀血。

疗筋骨之拘挛，肾得其养，则妄水去而骨壮，肝得其养，则邪风去而筋强。治五缓虚羸，五脏筋脉缓纵，《千金方》补曰：五月五日采茎，七月七日采叶，九月九日采根，合为末，治五劳。阴痿囊湿，女子阴痒。湿生虫。小儿脚弱，明目愈疮，酿酒尤良。王纶曰：风病饮酒，能生痰火，惟五加浸酒益人。

茎青，节白，花赤，皮黄，根黑，上应五车之精。芬香五叶者佳。

远志为使，恶玄参。

椿樗白皮涩肠，燥湿。

苦燥湿，寒胜热，涩收敛。入血分而涩血，去肺胃之陈痰。

治湿热为病，泄泻久痢，崩带肠风，梦遗便数，有断下之功。痢疾滞气未尽者勿遽用，勉强固涩，必变他证。去疳䘌，樗皮尤良。

李时珍曰：椿皮入血分而性涩，樗皮入气分而性利。凡血分受病不足者宜椿皮，气分受病有郁者宜樗皮。《乾坤生意》治疮肿下药，用樗皮水研，服汁取利，是其验矣。

昂按：樗皮止泻痢，终是涩剂。

寇氏曰：一妇年四十余，耽饮无度，多食鱼蟹，积毒在脏，日夜二三十泻，便与脓血杂下，大肠连肛门甚痛，用止血痢药不效，用肠风药益甚，盖肠风有血无脓也。服热药，腹愈痛，血愈下；服冷药，注泻食减；服温平药，则若不知。年余待毙。或教服人参散，樗皮、人参各一两为末，空心温酒或米饮下二钱遂愈。昂按：此方仍是作痢疾治。

香者为椿，肌实而赤嫩，其苗可茹；臭者为樗，肌虚而白，主治略同。根东引者良，去粗皮，或醋炙蜜炙用。

忌肉面。

榆白皮滑，利窍。

甘滑下降。入大小肠膀胱经。行经脉，利诸窍，通二便，渗湿热，滑胎产，或胎死腹中服汁可下。下有形留著之物。

治五淋肿满，《备急方》捣屑作粥食，小便利差。喘嗽不眠，嵇康《养生论》：榆，令人瞑。疗疥癣秃疮，消赤肿㖠乳。乳痈汁不出，内结成肿，名㖠乳。和陈醋滓调，日六七易，效。《十剂》曰：滑可去著，冬葵子、榆白皮之属是也。

有赤、白二种，去粗皮，取白用。采皮为面，荒年当粮可食。香剂以之调和，粘滑胜于胶漆。

秦皮涩而补，明目。

苦、寒。色青性涩。补肝胆而益肾，以能平木，能除肝热。故治目疾，洗目赤，退翳膜。惊痫以其收涩而寒，故治崩带下痢。仲景白头翁汤用之。以其涩而补下焦，故能益精有子。

李时珍曰：天道贵涩。唯收涩故能补，今人只知其治目一节，几于废弃，良为可惋。

出西土，皮有白点，渍水碧色，书纸不脱者真。

大戟为使，恶吴茱萸。

海桐皮宣，祛风湿。

苦，温。《经疏》曰：应兼辛。入血分。祛风、去湿、杀虫，能行经络，达病所。

治风蹶顽痹，腰膝疼痛，《传信方》：海桐、薏苡各二两，芎䓖、羌活、地骨皮、五加皮各二两，甘草五钱，生地七两，酒二斗浸。此方不得增减，早中晚饮，常令醺醺。疳䘌。疥癣，目赤，煎洗。牙虫。煎服，或含漱。

出广南，皮白坚韧，作索不烂。

蕤仁亦名白䘌，补，明目。

甘、温。《别录》微寒，入心、肝、脾三经。消风散热，益水生光。三经皆血脏也，血得其养，则目疾平。凡目病在表，当疏风、清热，在里属肾虚血少神劳，宜补肾、养血、安神。远视为肾水亏，近视为火不足。

治目赤肿痛，眦烂泪出。亦治心腹邪热，结气痰痞。今人唯用疗眼。陈藏器曰：生治足肿，熟治不眠。

丛生有刺，实如五味，圆扁有纹，紫赤可食。取仁浸，去皮尖，研用。

密蒙花润肝明目。

甘而微寒。入肝经气、血分。润肝燥。

治目中赤脉，青盲、肤翳，赤肿眵音鸱，眼脂泪。小儿疳气攻眼。

产蜀中，叶冬不凋，其花繁密蒙茸，故名。拣净酒浸一宿，候干，蜜拌蒸，晒三次。

芙蓉花泻，凉血解毒。

辛、平。性滑涎粘。清肺凉血，散热止痛，消肿排脓。

治一切痈疽、肿毒有殊功。用芙蓉花或叶或皮或根，生捣或干研末，蜜调涂四围，中间留头，干则频换。初起者即觉清凉，痛止肿消。已成者即脓出，已溃者则易敛。疡科秘其名为清凉膏、清露散、铁箍散，皆此物也，或加赤小豆末，或苍耳烧存性为末，加入亦妙。

山茶花泻，凉血。

甘、微辛、寒。色赤入血分。

治吐衄肠风，麻油调末，涂汤火伤。用红者为末，入童便、姜汁、酒调服，可代郁金。

木槿泻热。

苦、凉。活血润燥。

治肠风泻血，痢后热渴。作饮服，令人得睡。

川产者治癣疮。癣疮有虫，用川槿皮肥皂水浸，时时搽之，或浸汁磨雄黄尤妙。用根皮。

杉木宣，散肿胀。

辛、温。去恶气，散风毒。

治脚气肿痛，心腹胀满，洗毒疮。柳子厚纂《救死方》曰：得脚气夜半痞绝，胁块如石，昏困且死，郑洵美傅杉木汤，食顷大下，块散气通。用杉木节一升，桔叶一升，无叶以皮代，大腹槟榔七枚，连子槌碎，童便三升煮，分二服。若一服得快利，即停后服。

有赤、白二种，赤油斑如野鸡者，作棺尤贵，性直烧炭，最发火药。

乌臼木泻热毒。

苦、凉。性沉而降，利水通肠，功胜大戟。

疗疔肿，解砒毒，极能泻下，凡患肿毒，中砒毒者，不拘根皮、枝叶，捣汁多饮，得大利即愈，虚人忌用。臼子可作烛。

水杨柳宣，行气血。

苦、平。痘疮顶陷，浆滞不起者，用枝煎汤浴之。此因气凝血滞，或风寒外束而然，得此暖气透达，浆随暖而行，再用助气血药更效。柳枝煎汁。

治黄疸。

皂角通关窍，搜风。

辛、咸性燥，气浮而散。入肺、大肠经。金胜木，燥胜风，故兼入肝。搜风泄热，吹之导之，则通上下关窍，而涌吐痰涎，搐鼻立作喷嚏。

治中风口噤，胸痹喉痹。凡中风不省人事，口噤不能进药，急提头发，手掐人中，用皂角末或半夏末吹入鼻中，有嚏者生，无嚏者为肺气已绝，死。或用稀涎散吐之。皂角末一两，白矾五钱，每用一钱，温水调灌，或加藜芦少麝，鹅羽探喉，令微吐稀涎，再用药治。年老气虚人忌用。服之则除湿去垢，最去油腻，刮人肠胃。消痰破坚，取中段，汤泡服，治老人风秘。杀虫下胎，治风湿风癞，痰喘肿满，坚癥囊结，厥阴肝脉络阴器，寒客肝经，则为囊结。涂之则散肿、消毒，煎膏贴一切痹痛。合苍术焚之，辟瘟疫湿气。

一种小如猪牙，一种长而枯燥，一种肥厚多脂，多脂者良。去粗皮子弦，或蜜炙酥炙，绞汁烧灰。

用柏实为使，恶麦冬，畏人参、苦参、性能消铁，不结荚者，凿树一孔，入铁封之，则结荚矣，锤碾见之，久则成孔，故此木不能烧爨。

皂角刺辛温，搜风杀虫，功同皂荚。但其锋锐，能直达患处，溃散痈疽。

治痈肿妒乳，风疠恶疮。疠同癞疠乃营气热附，风寒客于脉而不去。经曰：脉风成为疠，脉与营皆血也。蒸晒为末，大黄汤调下。胎衣不下。

痈疽已溃者禁用，孕妇忌之。

皂角子通大便燥结，煅成性用。汪机曰：其性得湿则滑。李时珍曰：亦辛以润之之义，非得湿则滑也。

肥皂荚泻热毒。

辛、温。除风湿，去垢腻，故澡身盥面用之。

疗无名肿毒有奇功。不拘奇疡恶毒，用生肥皂去子弦及筋捣烂，酽醋和敷立愈。不愈，再敷奇验。此方方书未载，若贫人僻地仓卒无药者，用之甚便，故特著之。《集成》曰：生肥皂，火煅存性，生油腻粉调敷诸恶疮。

棕榈涩，止血。

苦能泄热，涩可收脱。烧黑能止血。红见黑则止，不可烧过。棕榈、侧柏、卷柏烧存性，饭丸止远年下血，亦可煎服。

治吐衄、下痢、崩带、肠风，失血过多者，初起未可遂用，年久败棕尤良。与发灰同用更良。

茶泻热，清神，消食。

苦、甘、微寒。下气消食，去痰热，

除烦渴，清头目。得春初生发之气，故多肃清上膈之功。《汤液》曰：茶苦寒下行，如何是清头目？《蒙筌》曰：热下降，则上自清矣。醒昏睡，清神。解酒食、油腻、烧炙之毒，利大小便，多饮消脂最能去油寒胃，故浓茶能引吐《千金》疗卒头痛如破，非中冷、中风，由痰厥气上冲所致，名厥头痛。单煮茶恣饮取吐，直吐出胆汁乃已，渴而即瘥。酒后饮茶，引入膀胱肾经，患瘕疝水肿，空心亦忌之。与姜等分浓煎，名姜茶饮，治赤白痢，茶助阴，姜助阳，使寒热平调，并能消暑解酒食毒。陈细者良，粗者损人。

吴茱萸燥，祛风寒湿。宣，下气开郁。

辛、苦大热，有小毒。入足太阴脾血分，少阴、厥阴肾、肝气分。其气燥，故专入肝而旁及脾肾。润肝燥脾，温中下气，除湿解郁，去痰杀虫，开腠理，逐风寒。

治厥阴头痛，仲景有吴茱萸汤。阴毒腹痛，痛在小腹。呕逆吞酸，俗名醋心，亦有吐酸者，宜降火清痰，用吴萸作向导。蔡中丞苦痰饮，率十日一发，头痛背寒，呕酸不食。得一方，茯苓吴萸汤泡七次，等分蜜丸，名吴仙丹，前后痰方无及此者。痞满噎膈，胃冷。食积泻痢，血痹阴疝，痔疾肠风，脚气水肿，口舌生疮，为末，醋调贴足心，过夜便愈，能引热下行。冲脉为病，气逆里急，宜此主之，性虽热，而能引热下行，段成式言：椒性善下，吴萸性上，似不尽然。寇宗奭曰：此物下气甚速。李东垣曰：浊阴不降，厥气上逆，膈塞胀满，非吴萸不可治也。昂按：吴萸辛热，故性上，气味俱厚，故善降。利大肠壅气，故治肠风、痔、痢。下产后余血。故产后必用之，然走气动火，昏目发疮，血虚有火者禁用。

陈者良。泡去苦烈汁用。须泡数次。止呕，黄连水炒。治疝，盐水炒。治血，醋炒。

恶丹参、硝石。

川椒宣，散寒湿，燥补火。

辛、热纯阳，入肺发汗散寒，治风寒咳嗽；入脾暖胃燥湿，消食除胀。

治心腹冷痛，吐泻澼痢，痰饮水肿。《千金方》：有人冷气入阴囊肿满，生椒择净，帛裹著丸囊，厚半寸，须臾热气大通，日再易，辄消瘥。梅师用桂末涂亦良。入右肾命门补火，治肾气上逆，能下行导火归元。每日吞三十粒，大能温补下焦。阳衰溲数，阴汗泄精，下焦虚寒。坚齿明目，破血通经，除缃安蛔，虫见椒则伏，仲景蛔厥乌梅丸用之。凡早啮腹痛者，面白唇红，时发时止。杀鬼疰，虫鱼毒，最杀痨虫。危氏神授丸，川椒炒出汗为末，米饮下三钱，有人病传尸劳，遇异人传此方，服至二斤，吐出虫如蛇而安。

肺胃素热者忌服。朱丹溪曰：食椒既久，则火自水中生，多被其毒也。

秦产名秦椒，俗名花椒，实稍大。蜀产肉厚皮皱为川椒，闭口者杀人。微炒去汗捣，去里面黄壳，取红用，名椒红。得盐良，入肾。

使杏仁。畏款冬、防风、附子、雄黄、麻仁、凉水。椒乃玉衡星之精，辟疫伏邪，故岁旦饮椒柏酒。

川椒子：名椒目，苦辛，专行水道，不行谷道，能治水臌，除胀定喘，及肾虚耳鸣。

胡椒燥，快膈，消痰。

辛热纯阳，暖胃快膈，下气消痰。

治寒痰食积，肠滑冷痢，阴毒腹痛，

胃寒吐水，牙齿浮热作痛。合荜茇散之。杀一切鱼肉、鳖、蕈音寻，上声。毒，食料宜之，嗜之者从。多食损肺，走气动火，发疮痔脏毒，齿痛目昏。毕澄茄，一类二种，主治略同。

苏木泻，行血，解表。

甘、咸、辛、凉，入三阴血分。行血去瘀，发散表里风气。宜与防风同用。

治产后血晕。《肘后》方：煮汁服。海藏方：加乳香酒服。胀满欲死，血痛血瘕，经闭气壅，痈肿扑伤，排脓止痛。多破血，少和血，出苏方国，交趾亦有。

忌铁。

沉香重，宣，调气，补阳。

辛、苦、性温。诸木皆浮，而沉香独沉，故能下气而坠痰涎，怒则气上，能平则下气。能降亦能升，气香入脾，故能理诸气而调中。李东垣曰：上至天，下至泉，用为使，最相宜。其色黑体阳，故入右肾命门，暖精助阳，行气不伤气，温中不助火。

治心腹疼痛，噤口毒痢，癥癖邪恶，冷风麻痹，气痢气淋。

色黑沉水者良，香甜者性平，辛辣者热。入汤剂，磨汁用。入丸散，纸裹置怀中，待燥碾之。

忌火。鹧鸪斑者名黄沉，如牛角黑者名黑沉，咀之软，削之卷者，名黄蜡沉，甚难得。浮者名栈香，半沉者名煎香，鸡骨香虽沉而心空，并不堪用。

檀香宣，理气。

辛、温。调脾肺，利胸膈，去邪恶，能引胃气上升，进饮食，为理气要药。内典曰：檀涂身，能除热恼。昂按：内兴欲念，亦称“热恼”，盖诸香多助淫火，唯檀香不然，故释氏焚之，道书又以檀为浴香，不可以供上真。

紫檀香重，和血。

咸、寒。血分之药。和荣气，消肿毒，敷金疮，止血定痛。

降真香

焚之能降诸真，故名。宣，辟恶，止血，生肌。

辛、温。辟恶气怪异，疗伤折金疮，止血定痛，消肿生肌，周崇逐寇被伤，血出不止，敷花蕊石散不效，军士李高，用紫金藤散敷之，血止痛定，明日结痂无瘢，曾救万人。紫金藤，即降真香之最佳者也。

丁香燥，暖胃，补肾。

辛、温纯阳，泄肺温胃，大能疗肾。壮阳事，暖阴户。

治胃冷壅胀，呕哕呃逆，朱丹溪曰：人之阴气，依胃为养，土伤则木挟相火，直冲清道而上作咳逆，古人以为胃寒，用丁香、柿蒂，不能清痰利气，唯助火而已。按：呃逆，有痰阻、气滞、食塞，不得升降者；有火郁下焦者；有伤寒汗吐下后，中气大虚者；有阳明内热失下者；有痢疾大下，胃虚而阴火上冲者。李时珍曰：当视虚、实、阴、阳，或泄热，或降气，或温或补，或吐或下可也。古方单用柿蒂，取其苦温降气。《济生》加丁香、生姜，取其开郁散痰。盖从治之法，亦尝有收效者矣。朱氏但执以寒治热，矫枉之过矣。痃癖奔豚，腹痛口臭，丹溪曰：脾有郁火，溢入肺中，浊气上行，发为口气。治以丁香，是扬汤止沸耳，唯香薷甚捷。脑疳齿䘌，痘疮胃虚灰白不发。

热症忌用。有雌雄二种。雌即鸡舌

香，力大。若用雄，去丁盖乳子。

畏郁金、火。

乳香一名薰陆香。宣，活血伸筋。

香窜入心，苦温补肾，辛温通十二经，能去风伸筋，筋不伸者，敷药加用。活血调气，托里护心，香彻疮孔，能使毒气外出，不致内攻。生肌止痛。

治心腹诸痛，口噤耳聋，痈疽疮肿，产难折伤，皆取其活血止痛。亦治癫狂。以能去风散瘀。灵苑辰砂散：辰砂一两，乳香、枣仁各五钱，酒下，恣饮沉醉，听睡一二日勿动，惊醒则不可治。《本事》加人参一两，名宁志膏。

出诸番，如乳头明透者良。市人多以枫香伪之。性粘难研，水飞过，用钵坐热水中研之，或用灯心同研则易细。

没药宣，散瘀，定痛。

苦、平。《经疏》曰：应兼辛。入十二经，散结气，通滞血，消肿、定痛、生肌，寇宗奭曰：血滞则气壅，气壅则经络满急，故肿且痛。补心胆虚，肝血不足。推陈致新，能生好血。

治金疮杖疮，血肉受伤，故瘀而发热作痛，恶疮痔漏，翳晕目赤，肝经血热。产后血气痛，破癥堕胎，乳香活血，没药散血，皆能消肿止痛生肌，故每兼用。疮疽已溃者忌用，脓多者勿敷。

出诸南番，赤色类于琥珀者良。主治与乳香同。

枫脂香即白胶香。宣，调气血。

苦、平。活血解毒，止痛生肌。

治吐衄咯血，齿痛风疹，痈疽金疮，外科要药。色白微黄，能乱乳香，功颇相近。

冰片

一名龙脑香。宣，通窍，散火。

辛、温。香窜善走能散，先入肺，传于心脾而透骨，通诸窍，散郁火。

治惊痫痰迷，李东垣曰：风病在骨髓者宜之，若在血脉肌肉，反能引风入骨，如油入面。目赤肤翳，乳调日点数次。王节斋曰：冰片大辛热，用之点眼，取其拔出火邪，盖火郁发之从治法也。世人误以为寒，而常用之遂致积热害目，故云眼不点不瞎者此也。耳聋鼻息，鼻中息肉，点之自入，皆通窍之功。喉痹舌出，散火。骨痛齿痛，治骨。痘陷，猪心血作引，酒服，或紫草汤服，引入心经能发之。产难，三虫五痔。

王纶曰：世人误以为寒，不知辛散性甚，似乎凉耳。诸香皆属阳，岂有香之至者，而反寒乎？

昂幼时曾问家叔建侯公曰：姜性何如？叔曰：体热而用凉，盖味辛者多热，然风热必藉辛以散之，风热散则凉矣。此即本草所云冰片性寒之义，向未有发明之者，附记于此。

出南番，云是老杉脂，以白如冰，作梅花片者良。以杉木炭养之则不耗，今人多以樟脑升，打乱之。

樟脑宣，通窍，除湿。

辛、热，香窜，能于水中发火。置水中焰益炽。通关利滞，除湿杀虫，置鞋中去脚气。《集要》曰：和乌头为末，醋丸弹子大，置足心，微火烘之，汗出为效。

薰衣箧，辟墠虫，以樟木切片，浸水煎成，升、打得法，能乱冰片。

苏合香宣，通窍，辟恶。

甘、温走窜，通窍开郁，辟一切不正

之气，杀精鬼。出诸番，合众香之汁煎成。以筋挑起，悬丝不断者真。

血竭补，和血，敛疮。

甘、咸。色赤入血分。补心包肝血不足，专除血痛，散瘀生新，为和血之圣药。

治内伤血聚，金疮折跌，疮口不合，止痛生肌，性急不可多使，引脓。血竭单入血分，乳香、没药兼入气分，皆木脂也。

出南番，色赤，以染透指甲者为真。假者是海母血，味大咸，有腥气。单碾用。同众药捣，则作尘飞。

阿魏泻，消积，杀虫。

辛、平。一曰温。入脾胃。消肉积，杀细虫，去臭气，谚曰'黄芩无假，阿魏无真'。刘纯曰：阿魏无真却有真，臭而止臭是为珍。解蕈幪自死牛马肉毒。

治心腹冷痛、疟、痢，疟、痢多由积滞而起。传尸疳劳、埤虫。

出西番，木脂熬成，极臭。试取少许，安铜器一宿，沾处白如银汞者真。人多以胡蒜白赝之。用钵研细，热酒器上薰过，入药。

芦荟泻热，杀虫。

大苦、大寒。功专清热杀虫，凉肝明目，镇心除烦。

治小儿惊痫、五疳、敷䘌齿、湿癣，甘草末和敷。吹鼻杀脑疳，除鼻痒。小儿脾胃虚寒作泻者勿服。

出波斯国，木脂也。味苦、色绿者真。

胡桐泪泻热，杀虫。

苦能杀虫，咸能入胃软坚，大寒能除热。

治咽喉热痛，磨扫取涎。齿䘌、风疳、瘰疬结核，苏颂曰：古方稀用。今口齿家，多用为要药。

出凉肃，乃胡桐脂入土，得斥卤之气结成，如小石片，木泪状如膏油。

芜荑宣，散风湿。泻，消积，杀虫。

辛散满，苦杀虫，温燥湿化食，诸虫皆因湿而生，气食皆因寒而滞。祛五脏、皮肤、肢节风湿，心腹积冷，细痛鳖瘕，《直指方》曰：嗜酒人，血入于酒为酒鳖；多气人，血入于气为气鳖；虚劳人，败血杂痰为血鳖。如虫之行，上侵人咽，下蚀人肛，或附胁背，或隐胸腹，唯用炒芜荑，兼暖胃理气、益血之药，乃可杀之。痔瘘、疮癣，小儿惊疳、冷痢，得诃子、豆蔻良。胃中有虫，食即作痛。和面炒黄为末，米饮下。形类榆荚，陈久气膻者良。

没石子涩精，外用染发。

苦、温入肾，涩精固气，收阴汗，乌须发。出大食诸番，颗小、纹细者佳。炒、研用，虫食成孔者拣去。

忌铜、铁器。

卫矛一名鬼箭羽。泻，破血。

苦、寒。李时珍曰：酸涩、破陈血，通经、落胎，杀虫祛祟。干有三羽，叶似野茶，酥炙用。

漆泻，破血，消积，杀虫。

辛、温，有毒，功专行血、杀虫，削年深坚结之积滞，丹溪曰：漆性急而飞补，用之中节，积滞去后，补性内行，人不知也。破日久凝结之瘀血，能化瘀血为水。续筋骨绝伤。损伤必有瘀血停滞。

治传尸劳瘵，瘕、疝、蛔虫。炒令烟尽入药，或烧存性。

用半夏为使，畏川椒、紫苏、鸡子、蟹。漆得蟹而成水。

巴豆大燥，大泻。

辛、热，有大毒。生猛而熟少缓，可升可降，能止能行，开窍宣滞，去脏腑沉寒，最为斩关夺门之将，破痰癖血瘕。

气痞食积，生冷、硬物所伤，大腹水肿，泻痢、惊痫，口㖞、耳聋，牙痛、喉痹，缠喉急痹，缓治则死。用解毒丸：雄黄一两，郁金一钱，巴豆十四粒，去皮油，为丸。每服五分，津咽下。雄黄破结气，郁金散恶血，巴豆下稠涎，然系厉剂，不可轻用，或用纸捻蘸巴豆油燃火刺喉，或捣巴豆绵裹，随左右纳鼻中，吐出恶涎、紫血即宽。鼻虽小，生疮无碍。其毒性又能解毒杀虫，疗疮疡、蛇蝎诸毒，峻用大可劫病，微用亦可和中，通经烂胎。

巴豆禀火烈之气，烂人肌肉。试以少许擦皮肤，即发一泡，况肠胃耶？不可轻用。

王好古曰：去心、皮、膜、油，生用，为急治水谷道路之剂。炒去烟令紫黑用，为缓治消坚磨积之剂，可以通肠，可以止泻，世所不知也。

李时珍曰：一妇年六十余，溏泻五载，犯生冷、油腻、肉食，即作痛，服升涩药，泻反甚。脉沉而滑。此乃脾胃久伤，积冷凝滞，法当以热下之，用蜡匮巴豆丸五十粒，服二日，不利而愈。自是每用治泻痢，愈者近百人。

一名刚子。

雷敩曰：紧小色黄者为巴，三棱色黑者为豆，小而两头尖者为刚子。刚子杀人。

李时珍曰：此说殊乖，盖紧小者为雌，有棱及两头尖者是雄，雄者更峻耳。用之得宜，皆有功力。不去膜则伤胃，不去心则作呕。藏器法，连白膜服。

或用壳、用仁用油，生用、炒用，醋煮烧存性用，研去油，名巴豆霜。

芫花为使，畏大黄、黄连、凉水。中其毒者，以此解之，或黑豆、绿豆汁亦佳。得火良。

巴豆油：作纸捻燃火，吹息，或薰鼻，或刺喉，能行恶涎恶血。

治中风中恶，痰厥气厥，喉痹不通，一切急病。

大黄、巴豆，同为峻下之剂，但大黄性寒，腑病多热者宜之；巴豆性热，脏病多寒者宜之，故仲景治伤寒传里多热者，多用大黄；东垣治五积属脏者，多用巴豆。与大黄同服，反不泻人。

大风子燥痰，外用治疮。

辛热，有毒，取油治疮癣、疥癞，有杀虫劫毒之功。丹溪曰：粗工治大风，佐以大风油。殊不知此物性热，有燥痰之功而伤血，至有病将愈而先失明者。

出南番，子中有仁，白色，久则油黄，不可用。入丸药，压去油。

荆沥宣，通经络，滑痰，泻热。

甘、平。除风热，化痰涎，开经络，行血气。

治中风失音，惊痫痰迷，眩晕烦闷，消渴热痢，为去风化痰妙药。气虚食少者忌之。

《延年秘录》曰：热多用竹沥，寒多用荆沥。

朱丹溪曰：虚痰用竹沥，实痰用荆沥，并宜姜汁助送，则不凝滞。

牡荆俗名黄荆，截取尺余，架砖上，

中间火炙，两头承取汁用。

竹沥泻火，滑痰，润燥。

甘、寒而滑，消风降火，润燥行痰，养血益阴，竹之有沥，尤人之有血也，故能补阴清火。利窍明目。

治中风口噤，痰迷大热，风痉癫狂，烦闷，产乳方，妊娠苦烦名子烦，竹沥不限多少，细服。梅师加茯苓煎。消渴，血虚自汗，然寒胃滑肠，有寒湿者勿服。

《经疏》曰；中风要药。凡中风未有不因阴虚火旺，痰热壅结所致。如果外来风邪，安得复用此寒滑之药治之哉？

朱丹溪曰：痰在经络四肢，皮里膜外者，非此不能达行。又曰：味甘性缓，能除阴虚之有大热者，寒而能补，胎后不碍虚，胎前不损子。世人因《本草》“大寒”二字，弃而不用，然人食笋，至老未有因寒而病者。沥即笋之液也，又假火而成，何寒如此之甚耶？

治法曰：竹沥和米煮粥，能治反胃。

竹类甚多，淡竹肉薄，节间有粉，多汁而甘，最良。筀竹坚而节促，皮白如霜。苦竹本粗叶大，笋味苦，入药。唯此三种功用略同。竹茹即刮取青皮，竹沥如取荆沥法。

姜汁为使，姜能除痰，且济其寒。

笋尖发痘疮。本草未载。

昂按：笋、蕨多食，皆能燥血，故笋有刮肠篦之名，唯同肉煮食，则无害也。

竹茹泻上焦烦热，凉血。

甘而微寒，开胃土之郁，清肺金之燥，凉血除热。

治上焦烦热，皮入肺，主上焦，温胆汤用之。温气寒热，噎膈呕膠，胃热。吐血衄血，清肺凉胃，齿血不止，浸醋含之。肺痿惊痫，散肺火。崩中胎动。凉胎气。

淡竹叶泻上焦烦热。

辛淡，甘寒，凉心缓脾，消痰止渴。

除上焦风邪烦热，叶生竹上，故治上焦。仲景治伤寒发热大渴，有竹叶石膏汤，乃假其辛寒，以散阳明之邪热也。咳逆喘促，呕哕吐血，中风失音，小儿惊痫。竹生一年以上者，嫩而有力。

天竹黄泻热，豁痰，凉心。

甘而微寒，凉心经，去风热，利窍豁痰，镇肝明目，功同竹沥，而性和缓，无寒滑之患。

治大人中风不语，小儿客忤惊痫为尤宜。

出南海，大竹之津气结成，即竹内黄粉。片片如竹节者真。

雷丸泻，消积，杀虫。

苦、寒有小毒，入胃、大肠经，功专消积杀虫，杨勉得异疾，每发语，腹中有小声应之，久渐声大。有道士曰：此应声虫也。但读《本草》，取不应者治之。读至“雷丸”不应，服之而愈。

竹之余气，得霹雳而生，故名。大小如栗，竹刀刮去黑皮，甘草水浸一宿，酒拌蒸，或炮用。

厚朴、芫花为使，恶葛根。

赤柽柳一名西河柳。宣，解毒。

能使疹毒外出，末服四钱，治痧疹不出，喘嗽闷乱，沙糖调服，治疹后痢。

新增六种

伽南香和气开胃。

辛热气香，下气辟恶，通窍醒神固脾，缩二便，益命火，能闭精固气。

治一切心痛胃痛，腹痛气痛，极有验。出两广，一又作琪瑜。

金鸡勒达表止痛。

辛热达营卫，行气血，截疟神效。出西洋树皮也。霜由炼而成，性尤烈。

安息香安神开窍。

辛香、苦平，入心经。行血下气，安神辟秽，安息诸邪，故名。或云出安息国，一种水安息，最难得，功倍胜。

南烛益肝肾。

苦，酸涩平，强筋益气力，止泄除睡，肝肾之药。久服令人不老，子功用同，一名南天烛。

合欢皮和调心脾。

甘平，安五脏，和心脾，令人欢乐忘忧，和血止痛，明目消肿，续筋骨，长肌肉，得酒良。

黄楝芽止渴生津。

甘、解暑。止渴利便，生津明目，清热醒酒，解毒点茶佳。

本草备要卷二终

本草备要·卷三

果　部

大枣补脾胃，润心肺，和百药。

甘温，脾经血分药。补中益气，滋脾土，润心肺，调营卫，缓阴血，生津液，悦颜色，通九窍，助十二经，和百药。伤寒及补剂加用之，以发脾胃升腾之气。多食损齿。齿属肾，土克水。中满症忌之，甘令人满。大建中汤心下痞者，减饧、枣与甘草同例。

成无己曰：仲景治奔豚用大枣者，滋脾土以平肾气也。治水饮胁痛，有十枣汤，益脾土以胜妄水也。

北产肥润者良。昂按：金华南枣，更胜于北。徽宁所产，亦有佳者。杀乌、附毒，忌葱、鱼同食。

桃仁泻。破血，润燥。

苦平，微甘。孙思邈，辛；孟诜，温。孙思邈著《千金方》，孟诜著《食疗本草》。厥阴心包、肝，血分。药苦以泄血滞，甘以缓肝气而生新血。成无己曰：肝者，血之源，血聚则肝气燥。肝苦急，宜急食甘以缓之。通大肠血秘，治热入血室，冲脉。血燥、血痞，损伤积血，血痫经闭，咳逆上气，血和则气降。皮肤血热，燥养蓄血，发热如狂。

仲景治膀胱蓄血，有桃仁承气汤，即调胃承气汤加桃仁、桂枝。又抵当汤，用桃仁、大黄、虻虫、水蛭。水蛭即马蟥，蛭食血之虫，能通肝经聚血，性最难死，虽炙为末，得水即活，若入腹中，生子为患，田泥和水饮，下之。虻虫，即蚊虫，因其食血，故用以治血。

血不足者禁用，行血连皮尖生用，润燥去皮尖炒用，俱研碎，或烧存性用。双仁者有毒，不可食。香附为使。

桃花苦平，下宿水，除痰饮，消积聚，利二便，疗风狂。

范纯佑女，丧夫发狂，夜断窗棂，登桃树，食花几尽，自是遂愈，以能泻痰饮滞血也。

桃叶，能发汗。

凡伤寒风痹，发汗不出，以火煅地，用水洒之铺干桃叶厚二三寸于上，卧上，温覆取大汗，敷粉极燥，即瘥。麦麸、蚕沙，皆可如此法用。桃为五木之精，其枝、叶、花、仁，并能辟邪。《食医心镜》：桃仁煮粥，治鬼疰咳嗽。生桃食多，生痈疖。

杏仁泻肺，解肌，润燥，下气。

辛苦、甘温而利。泻肺解肌，能发汗。除风散寒，降气行痰，润燥消积，索面、豆粉，近之则烂。通大肠气秘。

治时行头痛，上焦风燥，咳逆上气，杏仁炒研，蜜和丸含咽。烦热喘促。

有小毒，能杀虫治疮，制狗毒、可毒狗，消狗肉积，解锡毒。肺虚而咳者禁用。

李东垣曰：杏仁下喘治气，桃仁疗狂治血，俱治大便秘，当分气、血。昼便难属阳气，夜便难属阴气。妇人便秘，不可过泄。脉浮属气，用杏仁、陈皮；脉沉属血，用桃仁、陈皮。肺与大肠相表里，贲门上主往来，魄门下主收闭，为气之通道，故并用陈皮佐之。贲门，胃之上口；魄门，即肛门。杏仁、紫菀，并能解肺郁，利小便。

去皮尖炒研，发散连皮尖研。双仁者杀人。得火良，恶黄芪、黄芩、葛根。

乌梅涩肠，敛肺。

酸、涩而温，脾肺血分之果。敛肺，肺欲收，急食酸以收之。涩肠、涌痰、消肿、清热解毒，生津止渴，醒酒杀虫。

治久嗽泻痢。梁庄肃公血痢，陈应之用乌梅、胡黄连、灶下土等分为末，茶调服而愈。会鲁公血痢百余日，国医不能疗，应之用盐梅肉研烂，合腊茶入醋服，一啜而安。瘴疟，诸证初起者忌用。霍乱，吐逆返胃，劳热骨蒸，皆取其酸收。安蛔厥，蛔虫上攻而眩仆，虫得酸则伏，仲景有蛔厥乌梅丸。去黑痣，蚀恶肉。痈疮后生恶肉，烧梅存性研末敷之。多食损齿伤筋。《经》曰：酸走筋，筋病无多食酸。

白梅功用略同，治痰厥、僵仆、牙关紧闭，取肉揩擦牙龈，涎出即开。盖酸先入筋，齿软则易开，若用铁器撬开，恐伤其齿。治惊痫、喉痹，敷乳痈肿毒。刺入肉中，嚼烂罨之即出；疮中努肉，捣饼贴之即收。

青梅薰黑，乌梅。稻灰汁淋蒸则不虫。孟诜曰：乌梅十颗，汤煮去核，纳肛中，通大便。盐渍为白梅。

李时珍曰：梅花于冬而实，于夏得木之全气，故最酸。胆为甲木，肝为乙木，人舌下有四窍，两通胆液，故食酸则津生。食梅齿楚者，嚼胡桃即解。衣生霉点者，梅叶煎汤洗之，捣洗葛衣亦佳。

栗补肾。

咸温，厚肠胃，补肾气。

寇宗奭曰：小儿不可多食，生则难化，熟则滞气。能解羊膻。

陈皮

能燥，能宣；有补，有泻；可升，可降。

辛能散，苦能燥能泻，温能补能和。同补药则补，泻药则泻，升药则升，降药则降。为脾肺气分之药。脾为气母，肺为气龠，凡补药、涩药，必佐陈皮以利气。调中快膈，导滞消痰。大法治痰，以健脾顺气为主。张洁古曰：陈皮枳壳利其气，而痰自下。利水破癥，宣通五脏，统治百病，皆取其理气燥湿之功。人身以气为主，气顺湿除，则百病散。《金匮》曰：能解鱼毒、食毒。多服久服，损人元气。入补养药则留白，入下气消痰药则去白。《圣济》曰：不去白，反生痰。

去白名橘红，兼能除寒发表。皮能发散皮肤。核治疝痛，叶散乳痈。皆能入厥阴，行肝气，消肿散毒。腰肾冷痛，橘核炒酒服良。

《十剂》曰：宣可去壅，生姜、橘皮之属是也。

《泊宅篇》曰：莫强中，食已辄胸满不下，百治不效，偶家人合橘皮汤，尝之似有味，连日饮之。一日坐厅事，觉胸中有物坠下，目瞪汗濡，大惊扶归，腹疼痛下数块如铁弹，臭不可闻，自此胸次廓然。盖脾之冷积也，半年服药，不知功乃在橘皮。方用橘红一斤，甘草、盐各四两，煮干点服，名二贤散；蒸饼丸，名润下丸，治痰特有验。世医惟知半夏、南星、枳壳、茯苓之属，何足语此哉！

朱丹溪曰：治痰，利药过多则脾虚，痰易生而反多。又曰：胃气亦赖痰以养，不可攻尽，攻尽则虚而愈剧。

广中陈久者良，故名陈皮。陈则烈气消，无燥散之患，半夏亦然，故同用名二陈汤。**治痰咳童便浸晒；治痰积姜汁炒；治下焦盐水炒，去核皮炒用。**橘络入络化痰，理气止嗽，为嗽血虚劳要药。

青皮泻肝，破气，散积。

辛苦而温，色青气烈，入肝胆气分。疏肝泻肺，柴胡疏上焦肝气，青皮平下焦肝气。凡泻气药，皆云泻肺。**破滞削坚，除痰消痞。**

治肝气郁积，胁痛多怒，久疟结癖。入肝散邪，入脾除痰，疟家必用之品，故清脾饮以之为君。**疝痛乳肿。**

朱丹溪曰：乳房属阳明，乳头属厥阴。乳母或因忿怒郁闷，厚味酿积，致厥阴之气不行，故窍不得出，阳明之血沸腾，故热甚而化脓。亦因其子有滞痰膈热，含乳而睡，嘘气致生结核者，初起便须忍痛揉软，吮令汁透，自可消散。治法以青皮疏肝滞，石膏清胃热，甘草节行浊血，栝蒌消肿导毒，或加没药、橘叶、金银花、蒲公英、皂角刺、当归，佐以少酒，若于肿处炙三五壮尤捷。久则凹陷名乳岩，不可治矣。

最能发汗，皮能达皮，辛善发散。**有汗及气虚人禁用。**陈皮升浮，入脾肺治高；青皮沉降，入肝胆治低。炒之以醋，所谓肝欲散，急食辛以散之，以酸泻之，以苦降之也。**橘之青而未黄者，醋炒用。**古方无用者，宋以后始与陈皮分用。

柿干润肺，涩肠，宁嗽。

甘平性涩，生柿性寒。**脾肺血分之药。健脾涩肠，润肺宁嗽，而消宿血。**

治肺痿热咳；咯血反胃，有人三世病反胃，得一方，柿干同干饭日日食，不饮水，遂愈。**肠风痔漏。**肺与大肠相表里，脏清则腑热亦除。《泊宅篇》：柿干烧灰饮，服二钱，治下血。**忌蟹。**

霜乃其精液，生津化痰，清上焦心肺之热为尤佳。治咽喉口舌疮痛。

柿蒂止呃逆。古方单用，取其苦温降气。《济生》加丁香生姜，取其开郁散痰，亦从治之法。《产宝》曰：产后呃逆烦乱，柿饼一个，煮汁热饮。

木瓜补，和脾，舒筋；涩，敛肺。

酸涩而温，入脾肺血分。敛肺和胃，理脾伐肝，化食，酸能敛，敛则化，与山楂同。**止渴，**酸能生津。**气脱能收，气滞能和，调营卫，利筋骨，去湿热，消水，治霍乱转筋。**

夏月暑湿，邪伤脾胃，阳不升，阴不降，则挥霍撩乱，上吐下泻，甚则肝木乘脾，而筋为之转也。《食疗》曰：煮汁饮良。

李时珍曰：肝主筋，而转筋则因风寒湿热，袭伤脾胃所致。转筋必起于足腓，腓音肥，足肚也。腓及宗筋，皆属阳明。木瓜治转筋，取其理筋以伐肝也。土病则金衰而木盛，故用酸温以收脾肺之耗散，而藉其走筋以平肝邪，乃土中泻木以助金也。

陶宏景曰：凡转筋呼木瓜名，写木瓜字皆愈。

泻痢脚气。脾主四肢，或寒湿热伤于足络，或胃受湿之物，上输于脾，下流至足，则成脚气。恶寒发热，状类伤寒，第胫肿挛痛为异耳。宜利湿清热，忌用补剂及淋洗。昔有患足痹者，乘舟见舟中一袋，以足倚之，比及登岸，足已善步矣。询袋中何物，乃木瓜也。

治腰足无力。多食损齿骨、病癃闭。酸收太甚。郑奠一曰：木瓜乃酸涩之品，世用治水肿腹胀误矣。有大僚舟过金陵，爱其芬馥，购数百颗置之舟中，举舟人皆病溺不得出，医以通利药罔效。迎予视之，闻四面皆木瓜香，笑谓诸人曰：撤去此物，溺即出矣，不必用药也。于是尽投江中，顷之，溺皆如旧。

陈者良。香薷饮用之，取其和脾去湿，补肺生金。**忌铁。**

山查

查字古作樝，一名棠球子。泻滞气，消积，散瘀，化痰。

酸甘咸温。健脾行气，散瘀化痰，消食磨积。消油腻腥膻之积，与麦芽消谷积者不同。凡煮老鸡、硬肉，投数枚则易烂，其消肉积可知。**发小儿痘疹。止儿枕作痛。**恶露积于太阴，少腹作痛，名儿枕痛，沙糖调服。**多食令人嘈烦易饥，反伐脾胃生发之气。**破泄太过，中气受伤，凡服人参不相宜者，服山查即解。一补气，一破气也。**有大、小二种，小者入药，去皮核用。**一云核亦有力化食磨积。

梨润肠，泻火，清热。

甘微酸寒。润肺凉心，消痰降火，止渴解酒，利大小肠。

治伤寒发热，热嗽痰喘，中风失音，捣汗频服。《圣惠方》：梨汁煮粥，治小儿心脏风热、昏躁。**切片贴汤火伤。多食冷利，脾虚泄泻及乳妇血虚人忌之。**

生者清六腑之热，熟者滋五脏之阴。实火宜生虚火宜熟。

《泊宅篇》：有仕宦病消渴，医谓不过三十日死。亟弃官，归途遇一医，令致北梨二担，食尽则瘥。宦如其言，食及五六十枚而愈。杨吉老介医术甚著，一士有疾，厌厌不聊，往谒之。杨曰：汝症热已极，气血全消，三年当以疽死，不可为也。士不乐而退。闻茅山一道士，医术通神，但不肯以技自名。乃衣僮仆之服，诣山拜之，愿执役席下。道士喜留，只事左右。历两月久，觉其与常隶别，扣所从来，再拜谢过，始以实告。道士笑曰：世间那有医不得的病？试诊脉，又笑曰：吾亦无药与汝，便可下山买好梨，日食一颗，梨尽取干者泡汤，和滓食之疾自当平。士人如戒，经一岁复见吉老。颜貌腴泽，脉息和平。惊曰：君必遇异人！士人以告。杨衣冠焚香，望茅山设拜。盖自咎其学之未至也。

捣汁用，熬膏亦良。加姜汁、蜂蜜佳，清痰止嗽。与莱菔相间收藏则不烂，或削梨蒂扦莱菔上。

枇杷叶泻肺，降火。

苦平。清肺和胃而降气，气下则火降痰消。气有余便是火，火则生痰。

治热咳、呕逆、口渴。李时珍曰：火降痰顺则逆者不逆，呕者不呕，咳者不咳，渴者不渴矣。一妇肺热久嗽，身如火炙，肌瘦将成劳，以枇杷叶、款冬花、紫菀、杏仁、桑皮、木通等分，大黄减半，蜜丸樱桃大。食后，夜卧，各含化一丸，未终剂而愈。

叶湿重一两，干重三钱为气足。拭净毛，毛射肺，令人咳。**治胃病姜汁炙，治肺病蜜炙。**

橄榄宣，清肺。

甘涩而温，肺胃之果。清咽生津，除

烦醒酒，解河豚毒。投入煮佳。及鱼骨鲠。如无橄榄，以核磨水服。橄榄木作舟楫，鱼拨着即浮出，物之相畏有如此者。

橄榄核烧灰，敷疰疳良。

白果一名银杏。涩，敛肺，去痰。

甘苦而温，性涩而收。熟食温肺益气。色白属金，故入肺。定痰哮，敛喘嗽，缩小便，止带浊。生食降痰解酒，消毒杀虫。花夜开，人不得见，性阴有小毒，故能消毒杀虫。多食则收涩太过，令人壅气腹胀，小儿发惊、动疳。食千枚者死。

白果浆，泽手面，浣油腻。李时珍曰：去痰浊之功可以类推。

石榴皮涩肠。外用染须。

酸、涩而温。能涩肠，止泻痢下血，煅末服。崩带脱肛。泻痢至于脱肛者，以石榴皮、陈壁土加明矾少许，浓煎薰洗，再用五倍子炒研敷托而止之。

浸水汁黑如墨，乌须方绿云油中用之。勿犯铁器。

《客座新闻》曰：一人患腹胀，夏成诊之曰：饮食如常，非水肿、虫胀，乃湿生虫之象也。以石榴、椿树、东引根皮、槟榔各五钱，空心服，腹大痛，泻虫长丈余，逐愈。

枳椇子一名木蜜。润，解酒。

甘、平。止渴除烦，润五脏，解酒毒。

葛根解酒，而发散不如枳椇。屋外有枳椇树，屋内酿酒多不佳。赵以得，治酒毒房劳病热者，加葛根于补气血药中，一帖微汗，反懈怠，热如故，知气血虚，不禁葛根之散也，必得枳椇方可。偶得干者加入即愈。

《东坡集》曰：杨颖臣病消渴，日饮水数斗，饭亦倍进，小便频数，服消渴药日甚。延张肱诊之，笑曰：君几误死。取麝香当门子以酒濡，作数十丸，枳椇子煎汤吞之，遂愈。问其故，肱曰：消渴、消中皆脾弱胃败，土不制水而成。今颖臣脾脉热，肾脏不衰，当由酒果过度，积热在脾，所以多食多饮。饮多，泄不得不多，非消非渴也。麝香坏酒果，枳椇能胜酒，故假二物以去其酒果之毒也。

雷敩曰：凡使麝香，用当门子尤妙。

俗名鸡距，以突拳曲，如鸡距。蜀呼为棘枸。经霜黄赤，甚甘。其叶入酒，酒化为水。

胡桃补命门，肉润，皮涩。

味甘气热，皮涩。皮，敛肺定喘，固肾涩精，今药中罕用。昂谓：若用之，当胜金樱、莲须也。肉润，皮汁青黑，属水入肾。通命门，利三焦，温肺润肠，补气养血。佐补骨脂，一木一火，大补下焦。

胡桃属木，破故纸属火，有木火相生之妙。

古云：黄柏无知母，破故纸无胡桃，尤水母之无虾也。

李时珍曰：三焦者，元气之别使；命门者，三焦之本原。命门指所居之府而言，为藏精系胞之物；三焦指所治之部而名，为出纳腐熟之司。一为体，二为用也。其体非脂非肉，白膜裹之，在脊骨第七节两肾中央，系著于脊，下通二肾，上通心肺贯脑。为生命之原。相火之主，精气之府，人物皆有之。生人生物，皆由此出。《内经》所谓七节之旁，中有小心是也。《难经》误以右肾为命门，高阳生承谬熊诀，至朱肱、陈言、戴起宗始辟之。夫肾命相通，藏精而恶燥。胡桃颇类其状，汁青黑，故入北方。破故纸润燥而调血，使精气内充，血脉通利，诸疾自除矣。男女交媾，皆禀此命火而结胎。人之穷通寿夭，皆根于此。

三焦通利，故上而虚寒喘嗽。能温肺化痰。洪迈有痰疾，晚对，上谕以胡桃三枚、姜三片，卧时嚼服，即饮汤，复嚼姜、桃如前数，静卧必愈。迈如旨服，旦而痰消嗽止。洪辑幼子病痰喘，梦观音令服人参胡桃汤，服之而愈。明日剥去皮，喘复作，仍连皮用，是信宿而瘳。盖皮能敛肺也。胡桃、葱白、姜茶等分捣煎，能发汗散寒。

下而腰脚虚痛，能补肾。内而心腹诸痛；外而疮肿诸毒，能调中和营。皆可除也。然动风痰，助肾火。连皮同烧酒细嚼三枚，能久战。有痰火积者少服。

油者有毒，故杀虫治疮。壳外青皮，厌油，乌须发。润燥养血，去皮用；敛涩，连皮用。

龙眼肉补心脾。

甘温归脾。益脾长智，一名益智。养心补血，心为脾母。故归脾汤用之。

治思虑劳伤心脾，及肠风、下血。心生血，脾统血，思虑过多则心脾伤而血耗，致有健忘、怔忡、惊悸诸病。归脾汤能引血归脾而生补之。肠风亦由血不归脾而妄行。

荔枝核宣，散寒湿。

甘涩而温，入肝肾。散滞气，辟寒邪。

治胃脘痛，妇人血气痛。煅存性五钱，香附一两，名蠲痛散，每服二钱，盐汤或米饮下，单服醋汤下亦效。其实双结，核似睾丸。睾音高，肾子也。故治颓疝、卵肿，有述类象形之义。煅存性，酒调服，加茴香、青皮，各炒为末，酒服亦良。壳发痘疮，烧存性用。荔枝连壳煅研，止呃逆。生荔枝多食则醉，以壳浸水解之，此即食物不消，还以本物解之之义。

榧实润肺。

甘涩，润肺。本草未尝言润，然润剂也。故寇氏曰：多食润肠。

杀虫。有虫积者，宜上旬日日食之，食一斤，虫乃绝。

海松子润燥。

甘温。润肺温胃，散水除风，治咳嗽，松子一两，胡桃二两，炼蜜和服，治肺燥咳嗽。虚秘，同柏子仁、麻仁，溶蜡为丸，名三仁丸。出辽东、云南。

落花生补脾，润肺。

辛能润肺，香能舒脾。果中佳品，出闽广。藤生花落地而结实，故名。

按：落花生，《本草》未收，本无当医药之用，然能益脾润肺，实佳果也。因世人谤之者多，附见于此，明其有利无害也。

炒食。

莲子补脾，涩肠，固精。

甘温而涩。脾之果也。脾者，黄宫，故能交水火而媾心肾，安靖上下君相火邪。古方治心肾不交，劳伤白浊，有莲子清心饮；补心肾有瑞连丸。

益十二经脉血气，涩精气，厚肠胃，除寒热，治脾泄久痢，白浊梦遗，女人崩带，及诸血病。大便燥者勿服。去心皮，蒸熟焙干用。得茯苓、山药、枸杞良。

黑而沉水者为石莲，清心除烦，开胃进食。专治噤口痢、淋浊诸证。石莲入水则沉，入卤则浮。煎盐人以之试卤，莲浮至顶，卤乃可煎。落田野中者，百年不坏，人得食之，发黑不老。肆中石莲产广中树上，其味大苦，不宜入药。

莲心为末，米饮下，疗产后血竭。

莲蕊须涩精。

甘温而涩。清心通肾，益血固精，乌须黑发。止梦泄遗精。吐崩诸血，略与莲子同功。

藕凉血，散瘀。

涩平。解热毒，消瘀血，止吐衄，淋痢、一切血症。和生地汁、童便服良。

藕生甘寒，凉血散瘀，宋大官作血蜭，误落藕皮，血遂涣散不凝。一人病血淋，痛欲胀气，李时珍以发灰二钱，藕汁调服，三日而愈。梅师方：产后余血上冲，煮汁服。止渴除烦。《圣惠方》：藕汁蜜和服，治时气烦渴。解酒毒、蟹毒，捣烂热酒调服。煮熟甘温，益胃补心。多孔象心。止泻，能实大肠。止怒，久服令人欢。益心之效。生捣罨金疮伤折；熟捣涂坼裂冻疮。

《肘后方》：卒中毒箭者，藕汁饮，多多益善。孟诜曰：产后忌生冷，独藕不忌，为能散瘀血也。

澄粉亦佳，安神益胃。

荷叶轻，宣。升阳，散瘀。

苦平。其色青，其形仰，其中空，其象震。震仰盂。感少阳甲胆之气，烧饭合药，裨助脾胃而升发阳气。洁古枳求丸，用荷叶烧饭为丸。痘疮倒靥者用此发之。

僵蚕等分为末，胡荽汤下，《闻人规》曰：胜于人牙龙脑。能散瘀血，留好血。治吐衄崩淋，损伤产瘀，熬香末服。一切血证。洗肾囊风。

李东垣曰：雷头风证，头面疙瘩肿痛，憎寒恶热，状如伤寒，病在三阳，不可过用寒药重剂，诛罚无过，宜清震汤治之。荷叶一枚，升麻、苍术各五钱煎服。郑奠一曰：荷叶研末。酒服三钱，治遗精极验。

芡实一名鸡头子。补脾，涩精。

甘涩。固肾益精，补脾去湿。

治泄泻滞浊，小便不禁，梦遗滑精。同金樱膏为丸，名水陆二仙丹。腰膝瘀痛。

吴子野曰：人之食芡，必枚啮而细嚼之，使华液流通，转相灌溉，其功胜于乳石也。《经验后方》：煮熟研膏，合粳米煮粥食，益精气。

蒸熟捣粉用，涩精药或连壳用。

李惟熙曰：菱寒而芡暖，菱花背日，芡花向日。

甘蔗补脾，润燥。

甘寒。和中助脾，除热润燥，止渴治消渴。消痰，解酒毒，利二便。《外台》方：嚼咀或捣汁，治发热、口干、便秘。

治呕哕反胃。梅师方：蔗汁、姜汁和服。治大便燥结。

蔗汁熬之名石蜜，即白霜糖。唐大历间有邹和尚始传造法。性味甘温，补脾缓肝，润肺和中，消痰止嗽。多食助热、损齿、生虫，紫砂糖功用略同。

荸荠

一名凫甏茈，一名乌芋，一名地栗。补中，泻热，消食。

甘，微寒滑。益气安中，开胃消食。饭后宜食之。除胸中实热。治五种噎膈。

五膈：忧膈、恚膈、气膈、热膈、寒膈；噎亦五种：气噎、食噎、劳噎、忧噎、思噎。

消渴、黄疸，血证虫毒。末服辟蛊。能毁铜。

汪机曰：食铜钱，食之则钱化。可见为消坚削积之物，故能开五膈，消宿食，治误吞铜也。

菱

俗名菱角，一名芰。泻，解暑，止渴。

甘寒。安中消暑，止渴解酒。有两角、三角、四角，老嫩之殊。

《武陵记》：以三角、四角者为芰，两角者为菱。花随月而转，犹葵花之向日。

西瓜泻暑。

甘寒。解暑除烦，利便醒酒，名天生白虎汤。

西瓜、甜瓜，皆属生冷，多食伤脾、助湿。《卫生歌》曰：瓜桃生冷宜少食，免致秋来成疟痢。瓜性寒，暴之尤寒。《稽食赋》曰：瓜暴由寒，油煎则冷，物性之异也。

新增九种

巴旦杏仁润肺化痰止嗽

甘平。止咳下气，消心腹逆闷。形扁皮白，尖弯如鹦歌者真，功专润肺。

梅花解先天胎毒、痘毒。

酸涩平。清香开胃，散郁，止渴生津，解热涤烦。得先天气，助清阴上升，清肺气，去痰壅，解胎毒、痘毒要药。梗通上下湿气。

南枣补中益气。

甘温，色红，长寸余。补中益气，润心肺，调营卫，补血生津，功十倍大枣。

香橼佛手理气、止呕、健脾、进食。

辛苦、微温，入脾肺二经，兼入肝经。理上焦之气而止呕，进中州之食而健脾。除心头痰水，平肝胃气痛。陈者良。花功同用。性缓。

香栾俗称香圆。

苦甘、辛酸而平。下气消食，快膈化痰，解酒毒。

治饮酒人口气；去肠胃中恶气；散愤懑之气；疗痰气、咳嗽；又能去浊恶之气。无滞而虚者忌之。下气消食，快膈化痰。

樱桃散，达表透疹。

性热达表，透发痘疹，得春气最早。

化州橘红化痰利气

辛、微温。理气化痰，功力十倍，出化州。

金柑皮平肝化痰。

辛，微温。理气化痰，平肝。同橘皮。

胖大海润肺止嗽

味甘、微涩；平，微凉。润肺、化痰、止嗽。治嗽痰肺热。一名大洞子；一名安南子。

本草备要卷三终

本草备要·卷四

谷菜部

粳米粳，硬也。补脾、清肺。

甘凉，得天地中和之气，和胃补中，色白入肺，除烦清热，煮汁止渴。仲景白虎汤、桃花汤、竹叶石膏汤，并用之以清热，补不足。张文潜《粥记》：粥能畅胃气、生津液。每晨空腹食之，所补不细。昂按：今人终日食粥，不知其妙。迨病中食之，觉与脏腑相宜，故非他物之所能及也。粳乃稻之总名，有早、中、晚三收。晚者得金气多，性凉，尤能清热。北粳凉，南粳温；白粳凉，红粳温。新米食之动气。

陈仓米冲淡可以养胃，煮汁煎药，亦取其调肠胃，利小便，去湿热，除烦渴之功。《集成》曰：陈米饭扎成团，火煅存性，麻油、腻粉调，敷一切恶疮百药不效者。

糯米

糯也，《本草》名稻米。按《诗》：黍、稷、稻、粱；禾、麻、菽、麦。稻与禾所以有异乎？补温脾肺。

甘温补脾肺虚寒，坚大便，缩小便，收自汗。同龙骨、牡蛎为粉，且能扑汗、发痘疮，解毒化脓。

然性粘滞，病人及小儿忌之。糯米酿酒则热，熬饧尤甚。饧即饴糖，润肺和脾，化痰止嗽。仲景建中汤用之，取其甘以补脾缓中。多食发湿热、动痰火、损齿。

谷芽健脾，消食。

甘温，开胃，快脾，下气和中，消食化积。炒用。

大麦芽开胃，健脾，行气，消积。

咸温，能助胃气上行，而资健运，补脾宽肠，和中下气，消食除胀，散结祛痰：咸能软坚。化一切料面果食积；通乳下胎。《外台》方：麦芽一升，蜜一升服，下胎神验。薛立斋治一妇人，丧子乳胀，几欲成痈，单和麦芽一二两炒，煎服立消，其破血散气如此。《良方》曰：神曲亦善下胎，皆不可轻用。久服消肾气。王好古曰：麦芽、神曲，胃虚人宜服之，以伐戊己，腐熟水谷。李时珍曰：无积而服之，消人元气，与白术诸药，消补兼施，则无害也，胃为戊土，脾为己土。炒用。豆蔻、砂仁、乌梅、木瓜、芍药五味为使。

小麦补。

味甘微寒。养心除烦，利溲止血。李时珍曰：《素问》麦属火，心之谷也。郑玄谓属木，许慎谓属金，《别录》云养肝。与郑说合。孙思邈云养心，与《素问》合，当以《素问》为准。

按：麦秋种夏熟。备受四时之气，南

方地暖下湿，不如北产者良。张仲景治妇人脏燥证，悲伤欲绝，状若神灵，用甘麦大枣汤：大枣十枚，小麦一升，甘草一两。每服一两，亦补脾气。《圣惠方》：小麦饭治烦热少睡多渴。

面粉甘温，补虚养气，助五脏，厚肠胃，然能壅气作渴，助湿发热。陈者良。寒食日，纸袋盛悬风处，名寒食面，年久不热，入药尤良。

浮小麦即水淘浮起者。咸凉，止虚汗、盗汗、劳热骨蒸。汗为心液，麦为心谷。浮者无肉，故能凉心。麦麸同功。

麦麸醋拌蒸，能散血止痛。熨腰脚折伤、风湿痹痛、寒湿脚气，互易至汗出良。

麦之凉，全在皮，故面去皮即热，凡疮疡痘疮溃烂不能著席者，用麦麸装褥卧，性凉而软，诚妙法也。

稷补。和中。

甘平。益气和中，宣脾利胃。

陶宏景曰：稷米人亦不识，《书》、《记》多云：黍与稷相似。又《注黍米》云：穄米与稷相似，而粒殊大，食之不宜，人发旧病。《诗》云：黍、稷、稻、梁，禾、麻、菽、麦，此八谷也。俗犹不能辨证，况芝英乎？

按：黍稷辨者颇多，皆无确义。

李时珍曰：稷、黍一类二种，黏者为黍，不黏者为稷。

昂谓：诗人既云八谷，何必取一类者强分二种，是仍为七谷矣。盖穄、稷同音，故世妄谓为穄稷，不知穄乃黍类，似粟，而粒大疏散，乃北方下谷，南土全无，北人亦不之重，安能度越粳、糯而高踞八谷之上乎？陶氏所说，因是穄黍，所以疑也。若稷当属高大如芦，世之所谓芦稷者，实既香美，性复中和，杆又高大，所以能为五谷之长，而先王以之名官也。况穄黍所生不偏，而芦稷薄海蕃滋，《本草》乃指芦稷为蜀黍，其名义亦不伦矣。此实从来之误，敢为正之，以质明者。又芦稷最能和中，煎汤温服，治霍乱吐泻如神。昂尝病腹中啾唧，经两月，有友人见招，饮以芦稷烧酒，一醉，而积病畅然。性之中和，又可见矣。

粟补肾。

甘咸微寒，养肾益气，治胃热消渴，止霍乱，利二便。《千金方》：粟米粉水丸，梧子大，煮七枚纳醋中，细吞之，治反胃吐食。即粱米，有青、黄、赤、白、黑诸色，陈者良。

荞麦泻。利肠，下气。

甘寒。降气，宽肠胃沉积。孟诜曰：能炼五脏垢秽。昂按：亦能解酒积。泄痢带浊。敷痘疮溃烂、汤火灼伤。脾胃虚寒人勿服。

黑大豆补肾，解毒。

甘寒色黑，属水似肾，肾之谷也。豆有五色，各入五脏。故能补肾，镇心，肾水足则心火宁。明目，肾水足，则目明。利水下气，古方治水肿，每单用，或加他药。散热祛风，炒热酒沃，饮其汁，治产后中风危笃，及妊娠腰痛，兼能发表。《千金》曰：一以去风，一以消血结；活血。《产书》曰：熬令烟绝，酒淋服，下产后馀血，解毒。苏颂曰：古称大豆解百药毒，试之不然，又加甘草，其验乃奇。消肿止痛，捣涂一切肿毒，煮食稀痘疮。紧小者良。小者名马料豆，每晨盐水吞，或盐水煮食，补肾。畏五参、龙胆、猪肉，忌厚朴。犯之动气。得前胡、杏仁、牡蛎、石蜜、诸胆汁良。

赤小豆

通。行水，散血。《十剂》作燥。

甘酸。孙思邈云：咸冷。色赤，心之谷也。性下行，通小肠，利小便，心与小肠表里。行水，散血，消肿排脓，清热解毒，治泻痢脚气。

昔有患脚气者用赤小豆，袋盛，朝夕践踏之，遂愈。同鲤鱼煮，食汁，能消水肿，煮粥亦佳。敷一切疮疽，鸡子白调末箍之，性极黏，干则难揭，入根末则不黏。

宋仁宗患痄腮，道士赞能，取赤小豆四十九粒咒之，杂他药敷之而愈。中贵任承亮亲见，后任自患恶疮，傅永投以药立愈，问之，赤小豆也。承亮始悟道士之咒伪也。后过豫章，见医治胁疽甚捷。任曰：莫非赤小豆耶？医惊拜曰：用此活三十余口，愿勿复宣。

止渴解酒，通乳下胎。然渗津液，久服令人枯瘦。《十剂》曰：燥可去湿，桑白皮、赤小豆之属是也。按：二药未可言燥，盖取其行水之功，然以木通、防已为通剂，通燥二义似重，故本集改热药为燥剂，而以行水为通剂。

绿豆泻热，解毒。

甘寒，行十二经，清热解毒，一切草木金石砒霜毒皆治之。利小便，止消渴，治泻痢，连皮用。其凉在皮。

绿豆粉扑痘疮溃烂良。一市民诵《观音经》甚诚，出行折一足，哀叫菩萨，梦僧授一方，绿豆粉新铫炒紫色，井水调，厚敷纸贴，杉木扎定，其效如神。

白扁豆补脾，除湿，消暑。

甘温腥香，色白微黄，脾之谷也。调脾暖胃，通利三焦，降浊升清；消暑除湿，能消脾胃之暑。止渴止泻，专治中宫之病，土强湿去，正气自旺。解河豚毒、酒毒。《备急方》：新汲水调末服，能解砒毒。

多食壅气。子粗圆色白者入药，连皮炒研用，亦有浸去皮及生用者。

淡豆豉宣。解表，除烦。

苦泄肺，寒胜热。陈藏器曰：豆性生平，炒熟、热煮食，寒，作豉冷。发汗解肌，调中下气。

治伤寒头痛，烦躁满闷，懊侬不眠，发斑呕逆。凡伤寒呕逆烦闷，宜引吐，不宜用下药以逆之，淡豉合栀子，名栀子豉汤，能吐虚烦。治血痢温症。

李时珍曰：黑豆性平，作豉则温，既经蒸窨，故能升能散，得葱则发汗，得盐则能吐，得酒则治风，得薤则治痢，得蒜则止血，炒熟又能止汗。孟诜治盗汗，炒香渍酒服。《肘后》合葱白煎，名葱豉汤，用代麻黄汤通治伤寒发表，亦治酒病。

造淡豉法：用黑大豆水浸一宿，淘净蒸熟，摊匀蒿覆，侯生黄衣，取晒，簸净，水拌，干湿得所，安瓮中，筑实，桑叶厚盖，泥封，晒七日取出曝一时，又水拌入瓮，如此七次，再蒸，去火气，瓮收用。

刀豆宣，下气。

甘平，温中止呃，煅存性服。胜于柿蒂。

胡麻

即芝麻，一名巨胜子，种出大宛，故曰胡麻，补肝肾，润五脏，清肠。

甘平。补肺气，益肝肾，润五脏，填精髓，坚筋骨，明耳目，耐饥渴。可以辟肠，与白术并用为胜。乌须发，利大小肠，逐风湿气。

刘河间曰：麻木谷而治风。又曰：治风先治血，血活则风散，胡麻入肝益血，故风药中不可缺也。郑奠一用鳖虫、胡麻，佐苦参、蒺藜，治大疯疥癞，屡有愈者。

凉血解毒，生嚼敷小儿头疮，皮肉俱黑者良。入肾

麻油滑胎疗疮，熬膏多用之。凉血解毒，止痛生肌。

栗色者名鳖虫胡麻，更佳，九蒸九晒可以服食。陶宏景曰：八谷之中，惟此为良。

昂按：若云自大宛来，则非八谷之麻明矣。又按：《月令》仲秋之月，天子以犬尝麻，则其为八谷之麻又可见矣，种出大宛之说，何以称焉？岂白者产中原，黑者产大宛乎？

大麻仁

大麻即作布之麻，俗作火麻，润燥，滑肠。

甘平滑利，脾胃大肠之药。治阳明病胃热、汗多而便难。三者皆燥也，汗出愈多，则津枯而大便愈燥。张仲景治脾约有麻仁丸。成无已曰：脾欲缓，急食甘以缓之，麻仁之甘，以缓脾润燥。张子和曰：诸燥皆三阳病。破积血，利小便，通乳催生。又木谷也，亦能治风。极难去壳，帛裹置沸汤，待冷，悬井中一夜，晒干，就新瓦上挼去壳，捣用。

畏茯苓、白薇、牡蛎。

薏苡仁补脾胃，通，行水。

甘淡。微寒而属土，阳明胃药也。甘益胃，土胜水，淡渗湿。泻水所以益土，故健脾。

治水肿湿痹，脚气疝气，泄痢热淋；益土所以生金，故补肺清热，色白入肺，微寒清热。治肺痿肺痈，咳吐脓血。以猪肺蘸苡仁米煎服，扶土所以抑木。故治风热筋急拘挛。厥阴风木主筋，然治筋骨之病，以阳明为本，阳明主润宗筋，宗筋主束骨而利机关者也，阳明虚则宗筋纵驰，故经曰：治痿独取阳明。又曰：肺热叶焦，发为痿躄。盖肺者相傅之官，治节出焉。阳明湿热上蒸于肺，则肺热叶焦，气无所主而失其治节，故痿躄。薏苡理脾，而兼清热补肺。筋寒则急，热则缩，湿则纵，然寒湿久留亦变为热。又有热气薰蒸，水液不行，久而成湿者，薏苡去湿要药，因寒因热，皆可用也。

《衍义》曰：因寒筋急者不可用，恐不然。但其力和缓，用之须倍于他药。杀蛔坠胎。炒熟微研。

御米壳即罂粟壳，涩肠，敛肺，固肾。

酸涩微寒，敛肺涩肠而固肾。

治久嗽泻痢，遗精脱肛，心腹筋骨诸痛。李东垣曰：收涩固气，能入肾，故治骨病尤宜。嗽痢初起者忌用。朱丹溪曰：此是收后药，要先除病根。

一名丽春花，红黄紫白，艳丽可爱。凡使壳，洗去蒂及筋膜，取薄皮，醋炒或蜜炒用。性紧涩，不制多令人吐逆。得醋、乌梅、陈皮良。罂中有米极细，甘寒润燥，煮粥食，治反胃。加参尤佳。

神曲宣。行气，化痰，消食。

辛散气，甘调中，温开胃，化水谷，消积滞。《医馀》曰：有伤粽子成积，用曲末少加木香，盐汤下，数日口中闻酒香，积遂散。

治痰逆癥结，泻痢胀满。回乳。研，酒服二钱，日二。下胎，产后血晕，末服亦良。亦治目病。《启微集》曰：生用能

发其生气，熟用能敛其暴气。

造曲法：以五月五日、六月六日，用白面百斤，赤豆末、杏仁泥、青蒿、苍耳、红蓼汁各三升，以配青龙、白虎、朱雀、玄武、螣蛇、勾神六神，通和作饼，窨生黄衣，晒收，陈者良，炒用。

红曲宣，破血。燥，消食。

甘温色赤，入营而破血，燥胃消食，活血和血，治赤白下痢，跌打损伤，产后恶露不尽。

李时珍曰：人之水谷入胃，中焦湿热薰蒸，游溢精气，化为营血，此造化自然之妙也。红曲以白米饭杂曲母，湿热蒸窨，即变为真红。此入窥造化之巧者也。故治脾胃营血，得同气相求之理也矣。

红入米心，陈久者良。昂按：红曲温燥，能腐生物，使熟，故鱼肉鲊用之，不特取其色也。

醋一名苦酒，散瘀，敛气，消痈肿。

酸温。散瘀解毒，下气消食。食敛缩则消矣。开胃气，令人嗜食，《本草》未载。散水气。治心腹血气痛，磨木香服。产后血晕，以火淬醋，使闻其气。癥结痰癖，疸黄痈肿，外科敷药多用之，取其敛壅热散瘀解毒。昂按：贝母性散而敛疮口，盖能散所以能敛，醋性酸收而散痈肿，盖消则内散，溃则外散，收处即是散处，两者一义也。口舌生疮，含漱。损伤积血，面和涂能散之。杀鱼、肉、菜、蕈、诸虫毒。多食伤筋。收缩太过。酒醋无所不入，故制药多用之。米造陈久者良。寇宗奭曰：食酸则齿软者，齿属肾，酸属肝木，气强水气弱故也。

酒宣。行药势。

辛者能散，苦者能降，甘者居中而缓，厚者热而毒，淡者利小便。用为向导，可以通行一身之表，引药至极高之分。热饮伤肺；温饮和中；少饮则和血行气。壮神御寒，遣兴消愁，辟邪逐秽，暖水脏，行药势；过饮则伤神耗血，亦能乱血，故饮之身面俱赤。损胃烁精，动火生痰，发怒助欲，酒是色媒人。致生湿热诸病。

过饮则相火昌炎，肺金受烁，致生痰嗽。脾因火而困怠，胃因火而呕吐，心因火而昏狂，肝因火而善怒，胆因火而忘惧，肾因火而精枯，以致吐血、消渴、劳伤、蛊膈、痈疽、失明，为害无穷。

汪颖曰：人知戒早饮，而不知夜饮更甚，醉饱就床，热壅三焦，伤心损目。夜气收敛，酒以发之，乱其清明，劳其脾胃，停湿动火，因而致病者多矣。

朱子曰：以醉为节可也。醇而无灰陈久者良。畏枳实、葛花、赤豆花、绿豆粉、咸卤。得咸则解，水制火也。

韭补阳，散瘀。

辛温微酸，肝之菜也。入血分而行气，归心益胃，助肾补阳。一名土钟乳，言温补也。除胃热充肺气，散瘀血，逐停痰。治吐衄损伤，一切血病，捣汁童便和服。噎膈反胃。能消瘀血停痰在胃口，致反胃及胃脘痛。

朱丹溪曰：有食热物及忧怒，致死血留胃口作痛者，宜加韭汁、桔梗入药，开提气血；有肾气上攻，致心痛者，宜韭汁和五苓散为丸，空心茴香汤下；治反胃宜用牛乳加韭汁、姜汁，细细温服，盖韭汁散瘀，姜汁下气消痰和胃，牛乳解热润燥补虚也。

《单方总录》曰：食不得入，是有瘀也，食久反出，是无火也。

昂按：治法虽然有寒热虚实之别，要

以安其胃气为本，使阴阳升降平均，呕逆自顺而愈矣。

解药毒、食毒、狂犬蛇虫毒。多食昏神，忌蜜、牛肉。昂按：今人多以韭炒牛肉，其味甚佳，未见作害。经曰：毒药攻邪，五谷为养，五畜为益，五菜为充，五果为助，气味合而服之，以补精益气。五菜，菜、韭、薤、葱、葵、藿也；五果，桃、李、枣、杏、栗也。

韭子辛甘而温，补肝肾，助命门，暖腰膝，治筋痿遗尿，泄精溺血，白带白淫。经曰：足厥阴病则遗尿，思想无穷，入房太甚，发为筋痿及白淫。韭子同龙骨、桑螵蛸，能治诸病，以其入厥阴补肝肾命门。命门者，藏精之府也。蒸曝炒研用。烧烟薰牙虫。

葱

轻，发表，和里；宣，通阳，活血。

生辛散，熟甘温。陶宏景曰：白冷青热，伤寒汤中不得用青。**外实中空，肺之菜也。肺主皮毛，其合阳明大肠。故发汗解肌，以通上下阳气，**仲景白通汤、通脉四逆汤，并加之以通脉回阳。**益目睛，**白睛属肺。**利耳鸣，通二便。**李时珍曰：葱管吹盐入玉茎中，治小便不通及转脬危急者极效。

治伤寒头痛，时疾热狂，阴毒腹痛。阴证厥逆，用葱白安脐上熨之。**气通则血活，**气为血帅。**故治吐血衄血，便血痢血，**《食医心镜》：葱煮粥食，治赤白痢，薤粥亦良。**折伤血出，火煨研封，止痛无瘢。乳痈风痹，通乳安胎。**妇人妊娠伤寒，葱白一物汤，发汗而安胎，加生姜亦佳。《删繁方》：合香豉、阿胶，治胎动。**通气故能解毒，杀药毒、鱼肉毒、蚯蚓毒、狂犬毒，诸物皆宜，故曰菜伯，又曰和事草。取白连须用，亦有用青者。同蜜食杀人，同枣食令人病。**

《百一方》：患外痔者，先用木鳖煎汤薰洗，以青葱涎对蜜调敷，其凉如冰。《独行方》：水病足肿，煮汤渍之，日三五度佳。

大蒜

张骞使西域，始得种入中国，故一名葫。宣，通窍，辟恶。

辛温开胃健脾，通五脏，达诸窍。凡极臭极香之物，皆能通窍。**去寒湿，解暑气，辟瘟疫，消痈肿，**捣烂麻油调敷。**破癥积，化肉食，杀蛇虫蛊毒，**治中暑不醒，捣和地浆温服。**鼻衄不止，**捣贴足心，能引热下行。

关格不通，捣纳肛中，能通幽门。**敷脐能达下焦，消水利大小便，切片炼艾，**炙音九　**一切痈疽、恶疮肿核，独头者尤良。**

李迅曰：痈疽著灸，胜于用药，缘热毒中隔，上下不通，必得毒气发泄，然后解散。初起便用独头大蒜切片灸之，三壮一易，百壮为率。但头顶之上，切不可灸，恐引气上，更生大祸也。

史源曰：有灸至八百壮者，约艾一筛，初坏肉不痛，直灸到好肉方痛。至夜火满背高阜，头孔百数，则毒外出，否则内逼五脏而危矣。

《纲目》曰：《精要》谓头上毒不得灸，此言过矣。头为诸阳所聚，艾宜小如椒粒，灸宜三五壮而已。又按：李东垣灸元好问脑疽，艾大如两核许，灸至百壮，始觉痛而痊。由是推之，头毒若不痛者，艾大壮多，亦无妨也。

然其气薰臭，多食生痰动火，散气耗血，损目昏神。五荤皆然，而蒜尤甚。

《楞严经》曰：五荤热食发淫，生啖增恚，故释氏戒之。释家以大蒜、小蒜、兴渠、慈葱、茖葱为五荤。慈葱，冬葱也；茖葱，山葱也；兴渠，西域菜，云即中国之荽。道家以韭、薤、慈蒜、胡荽、芸苔为五荤。芸苔，油菜也。忌蜜。

薤

一名藠子，蠘音叫。滑，利窍，助阳。

辛苦温滑，调中助阳，散血生肌，泄下焦大肠气滞。治泄痢下重。

王好古曰：下重者，气滞也。四逆散加此以泄滞。按：后重亦有气虚、血虚、火热、风燥不同。

胸痹刺痛，张仲景用栝楼薤白白酒汤。肺气喘急，安胎利产。涂汤火伤。和蜜捣用。《肘后方》：中恶卒死者，用薤汁灌鼻中，韭汁亦可。叶似韭而中空，根如蒜，取白用。忌牛肉。其叶光滑，露亦难贮，故云薤露。

胡荽宣，发痘疹，辟恶气。

辛温香窜，内通心脾，外达四肢，辟一切不正之气。痧疹痘疮不出，煎酒喷之。心脾之气，得芳香而运行，含喷遍身，勿喷头面。痘疹家悬挂，辟邪恶。故荽入食，令人多忘，病人不宜食胡荽、黄花菜。

生姜宣，散寒，发表，止呕，开痰。

辛温。行阳分而祛寒发表，宣肺气而解郁调中，畅胃口而开痰下食。

治伤寒头痛，伤风鼻塞，辛能入肺，通气散寒。咳逆呕哕，有声有物为呕，有声无物为哕，有物无声为吐。其证或因寒、因热、因食、因痰，气逆上冲而然。生姜能散逆气，呕家圣药。

李东垣曰：辛药生姜之类治呕吐，但治上焦气壅表实之病，若胃虚谷气不行，胸闭塞而呕者，惟宜益胃推扬谷气而已，勿作表实用辛药泻之。

朱丹溪曰：阴分咳嗽者，多属阴虚，宜用贝母勿用生姜，以其辛散也。

昂按：人特知陈皮、生姜能止呕，不知亦有发呕之时，以其性上升，如胃热者非所宜也，藿香亦然。

胸壅痰膈，寒痛湿泻，消水气，行血痹。产后血上冲心，及污秽不尽，煎服亦良。通神明，去秽恶，救暴卒。凡中风、中气、中暑、中恶、暴卒等证，姜汁和童便饮效。姜汁开痰，童便降火也。疗狐臭，姜汁频涂。搽冻耳，熬膏涂。

杀半夏、南星、菌蕈、野禽毒。野禽多食半夏，故有毒，生姜能解之。辟雾露山岚瘴气，早行含之。捣汁和黄明胶熬，贴风湿痹痛。久食兼酒，则患目发痔，积热使然。疮痈人忌食。

秦椒为使，恶黄连、黄芩、夜明砂。糟姜纳入蝉蜕，虽老无筋。

姜皮辛凉，和脾行水，治浮肿胀满。以皮行皮，五皮散用之。

成无已曰：姜枣辛甘，能行脾胃之津液而和营卫，不专于发散也。李东垣曰：夜不食姜者，夜主合而姜主辟也；秋不食姜者，秋主收而姜主散也。妊妇多食，令儿歧指，象形也。

干姜黑姜燥，回阳。宣，通脉。

生用辛温，逐寒邪而发表；炮则辛苦，大热，除胃冷而守中。辛则散，炮则稍苦，故止而不移，非若附子走而不守。温经止血，炮黑止吐衄诸血，红见黑则止也。定呕消痰，去脏腑沉寒痼冷，能去恶生新，使阳生阴长。故吐衄下血有阴无阳者宜之。亦能引血药入气分而生血。故血虚发热产后大热者宜之。此非有余之热，乃阴虚生热也。忌用表药、寒药，干姜入肺利气，能入肝引血药生血，故与补阴药同用。乃热因热用，从治之法。故亦治目睛久赤。

引以黑附，能入肾而祛寒湿，能回脉绝无阳。仲景四逆、白通姜附汤，皆用之。**同五味，利肺气而治寒嗽。**肺恶寒。**燥脾湿而补脾，**脾恶湿。**通心助阳而补心气，**苦入心。**开五脏六腑，通四肢关节，宣诸络脉，治冷痹、寒痞，反胃下利。多用损阴耗气，孕妇忌之。**辛热能动血。王好古曰：服干姜以治中者必僭上，宜大枣辅之。李东垣曰：宜甘草以缓之。

母姜晒干者为干姜，炮黑为黑姜。

山药古名薯芋。补脾肺，涩精气。

色白入肺，味甘归脾，入脾肺二经，补其不足，清其虚热。阴不足则内热，补阴故能清热。**固肠胃，润皮毛，化痰涎，止泻痢。**

渗湿故化痰止泻。《百一方》：山药半生半炒，米饮下，治噤口痢。

肺为肾母，故又益肾强阴，治虚损劳伤。王履曰：八味丸用之以强阴。**脾为心子，故又益心气，**子能令母实。**治健忘遗精。**

昂按：山药性涩，故治遗精泄泻。而诸家俱未言涩。

生捣敷痈疮，消肿硬。山药能消热肿，盖补其气，则邪滞自行。朱丹溪曰：补阳气，生者，能消肿硬是也。

百合润肺，止嗽。

甘平。润肺宁心，清热止嗽，益气调中，止涕泪。涕泪，肺肝热也。《经》曰：肺为涕，肝为泪，心为汗，脾为涎，肾为唾。

利二便，治浮肿、腹胀，痞满寒热，疮肿乳痈，伤寒百合病。行住、坐卧不安，如有鬼神状。

苏颂曰：病名百合，而用百合治之，不识其义。李士材曰：亦清心安神之效耳。朱二允曰：久嗽之人，肺气必虚，虚则宜敛，百合之甘敛，胜五味之酸收。

花白者入药。

莱菔

俗作萝卜。宣。行气，化痰消食。

辛甘属土。生食升气，熟食降气。宽中化痰，散瘀，消食。朱丹溪曰：气升则食自降。

治吐血衄血，咳嗽吞酸，利二便，解酒毒。制面毒、豆腐积。

昔有人病，梦红裳女子引入宫殿，小姑歌曰：五云楼阁晓玲珑，天府由来是此中。惆怅闷怀言不尽，一丸莱菔火吾宫。一道士曰：此犯大麦毒也。女子，心神；小姑，脾神。医经：莱菔制面毒。遂以药并莱菔治之，果愈。腐浆见莱菔则难收。

生捣治噤口痢，止消渴，涂跌打汤火伤。多食渗血，故白人须发。

服何首乌、地黄者忌之。生姜能制其毒。夏月食其菜数斤，秋不患痢。冬月以菜叶摊屋瓦上，任霜雪打压，至春收之，煎汤饮，治痢得效。有人避难入石洞中，贼烧烟薰之，口含莱菔一块，烟不能毒，嚼汁濡水饮之亦可。王荆公患偏头痛，捣莱菔汁，仰卧，左痛注右鼻，右痛注左鼻，或两鼻齐注。数十年之患，数注而愈。

莱菔子，辛入肺，甘走脾。长于利气，生能升，熟能降。升则吐风痰，散风寒，宽胸膈，发疮疹；降则定痰喘咳嗽，调下痢后重，止内痛。皆利气之功。

朱丹溪曰：莱菔子治痰，有冲墙倒壁之功。《食医心镜》：研汤煎服，治气嗽、痰喘、吐脓血。**炒用。**

白芥子宣。利气，豁痰。

辛温入肺，通行经络，温中开胃，发汗散寒，利气豁痰，消肿止痛。痰行则肿消，气行则痛止。为末醋调敷，消痈肿。

治咳嗽反胃，痹木脚气，筋骨诸病。痰阻气滞。久嗽肺虚人禁用。

朱丹溪曰：痰在胁下及皮里膜外，非此不能达行，古方控涎丹用之，正此义。韩悉三子养亲汤：白芥子主痰，下气宽中；紫苏子主气，定喘止嗽；莱菔子主食，开痞降气。各微炒研，看病所主为君，治老人痰嗽、喘满、懒食。

北产者良，煎汤不可过熟，熟则力减。

芥菜子，豁痰利气，主治略同。

蔓菁子即芜菁。泻热，利水，明目。

苦辛。泻热解毒，利水明目。古方治目，用之最多。治黄疸，捣服。腹胀，捣研泸汁饮。或吐或利，腹中自宽，得汁愈。癥瘕积聚，小儿血痢，蜜和汁服。一切疮疽，凡疮疽捣敷皆良。醋调敷秃疮，盐捣敷乳痈，冬取根用。敷蜘蛛咬毒。陈藏器曰：蔓菁园中无蜘蛛。

李时珍曰：蔓菁子可升可降，能汗、能吐、能下，能利小便，明目解毒，其功甚伟！世罕知用，何哉?

蔓菁根捣敷阴囊肿大如斗。末服，解酒毒。和芸苔，油菜也。根捣汁，鸡子清调，涂诸热毒。单盐捣，不用芸苔亦可。

芸苔宣。散血，消肿。

辛温。散血消肿，捣贴乳痈丹毒。孙思邈曰：捣贴丹毒，随手即消，其效如神。

动疾发疮。即油菜，道家五荤之一。

芸苔子与叶同功，治产难。

马齿苋一名九头狮子草。泻热，散血。

酸寒。散血解毒，祛风杀虫。治诸淋疳痢。《海上方》：捣汁合鸡子白服，治赤白痢。

血癖恶疮，多年恶疮，敷两三偏即瘥。烧灰煎膏，涂秃疮、湿癣。

小儿丹毒，捣汁饮，以滓涂之。利肠滑产。叶如马齿，有大、小二种，小者人药，性至难燥，去茎用。亦忌鱼鳖同食。

甜瓜蒂

宣。涌吐，与淡豉、赤小豆并为吐药。

苦寒。阳明胃，吐药。能吐风热痰涎，上膈宿食。

吐去上焦之邪，经所谓‘其高者因而越之’。‘在上者涌之’、‘木郁达之’是也。越以瓜蒂、淡豉之苦。涌以赤小豆之酸。吐去上焦有形之物，则木得舒畅。天地交而万物通矣。当吐而胃弱者，代以参芦。

朱丹溪曰：吐中就有发散之义。

张子和曰：诸汗法，古方多有之，惟以吐发汗世罕知之。故予尝曰，吐法兼汗以此夫。

昂按：汗、吐、下、和，乃治疗之四法，仲景瓜蒂散、栀豉汤，并是吐药。子和治病，用吐尤多。丹溪治许白云，大吐二十余日；治小便不通亦用吐法，甚至用四物、四君以引吐。成法具在，今人惟知汗、下、和，而吐法绝置不用。遇邪在上焦，及当吐者，不行涌越，致结塞而成坏症。轻病致重，重病致死者多矣。时医背弃古法，枉人性命，可痛也夫！

治风眩头痛，懊侬不眠，痰痫喉痹，头目湿气，水肿黄疸。或合赤小豆煎，或吹鼻中，取出黄水。湿热诸病，上部无实邪者禁用。能损胃耗气。语曰：大吐亡阳，大下亡阴。凡取吐者，须天气清明，巳午以前。令病人隔夜勿食，卒病者不拘。《类编》曰：一女子病齁喘不止，遇道人教取瓜蒂七枚为末，调服其汁，即吐痰如胶粘，三进而病如扫。

冬瓜又名白瓜，泻热，补脾。

寒泻热，甘益脾。利二便，消水肿，冬瓜任吃，效。止消渴，苗叶皆治消渴。散热毒痈肿，切片敷之。

朱丹溪曰：冬瓜性急而走，久病阴虚者忌之。

昂按：冬瓜，日食常物，于诸瓜中尤觉宜人。且味甘而不辛，何以见其性急而走乎？

冬瓜子补肝明目。风药中所用瓜子，皆冬瓜子也。

丝瓜泻热，凉血。宣，通经络。

甘平，苏颂曰冷。凉血解毒，除风化痰，通经络，行血脉。老者筋络贯穿，象人经络，故可借其气以引之。消浮肿，稀痘疮，出不快者，烧存性，入朱砂蜜水调服。治肠风崩溃，疝痔痈疽。滑肠下乳。

茄根泻。散血，消肿。

散血消肿，煮汁渍冻疮。

史国公药酒：用白茄根为君，茄根以马尿浸三日，晒，炒为末，点牙即落。茄子甘寒，散血宽肠，动风发病。

新增四种

豆腐清热下浊

甘咸寒。清热散血，和脾胃，消肿胀，下大肠浊气。中其毒者，以莱菔解之。性能解酒，腐浆润肠肺、清咽喉。

锅巴消滞开胃。

开胃、消食、逐积。即饭菜锅底，所结焦巴也，晒焙用。

饭锅焦滞健脾化食。

开胃健脾，化食，止泄。一名黄金粉。

范志神曲消食，解表和里。

气味、主治均同六曲，而功倍之。

本草备要卷四终

本草备要·卷五

金石水土部

金重，镇心肝，定郁悸。

辛平，有毒。生金屑，服之杀人。昂按：金性至刚，重坠，与血肉之体不相宜，故服之致死。非其性之有毒也，人被金银者，并不溃烂，无毒可知矣。精金碎玉，世之宝器，岂有毒气哉！

金制木，重镇怯，故镇心肝，安魂魄。虽云重坠，亦籍其宝气也。古方有红雪、紫雪，并皆金、银煮汁，亦假其气耳。

治惊痫风热肝胆之病。肝经风热，则为惊痫失志，魂魄飞扬。肝属木而畏金，与心为子母之藏。故其病同源一治。

丸散用箔为衣，煎剂加入药煮。畏锡、水银，遇铅则碎。五金皆畏水银，银功用略同。

铜绿即铜青，宣，去风痰。

酸平，微毒。治风烂泪眼，恶疮，疳疮，妇人血气心痛。吐风痰，合金疮，止血杀虫。治皆肝胆之病，亦金生水之义也。用醋制铜刮用。

自然铜重，续筋骨。

辛平。主折伤，续筋骨，散瘀止痛。

折伤必有死血，瘀滞经络。然须审虚实，佐以补血养气。温经之药，铜非煅不可用，火毒、金毒相煽，复挟香药，热毒内攻，难有接骨之功，必多燥散之祸，用者慎之。

产铜坑中，火煅、醋淬七次，细碎，甘草水飞用。

昔有铜折翅雁者，雁飞去，故治折伤。

铅重，压痰、解毒。

甘寒属肾。禀壬癸之气，水中之金，金丹之母，八石之祖。丹灶家必用之。

安神解毒，坠痰杀虫，乌须，制为梳以梳须。明目。

铅丹，即黄丹用黑铅加硝、黄、盐、矾炼成。咸寒沉重，味兼盐矾。内用坠痰，去怯，消积，杀虫。治惊疳，兼疟痢。外用解热拔毒，去瘀长肉，熬膏必用之药。

用水漂去盐、硝、砂石，微火炒紫色，摊地上去火毒用。

铅粉主治略同，亦名胡粉、锡粉。李时珍曰。铅粉亦可代铅丹熬膏。然未经盐、矾火煅，又有豆粉、蛤粉杂之，只入气分，不能入血分也。

铁重，压痰，镇惊。

辛平，重坠。镇心平肝，定惊疗狂，消痈，解毒。诸药多忌之。李时珍曰：补肾药多忌之。畏磁石、皂荚。皂荚木作薪则斧裂。

煅时砧上打落者名铁落，《素问》用

治怒狂。如尘飞起者，名铁精；器物生衣者，名铁锈；盐醋浸出者，名铁华。时珍曰：大抵借金气以平木，坠下解毒，无他义也。

铁砂消水肿、黄疸，散瘿瘤，乌髭发。乌须方多用之。

密陀僧重，镇心，祛痰，消积。

辛咸，小毒。感银铅之气而结，坠痰，镇惊，止血散肿，消积杀虫。疗肿毒，愈冻疮，用桐油调敷。解狐臭，油调搽腋，以馒头蒸熟，劈开参末夹腋下，尤佳。染髭须。出银坑难得，今用者，乃倾银炉底，入药煮一伏时。

丹砂重。镇心，定惊，泻热。

体阳性阴，内含阴汞，味甘而凉，色赤属火。性反凉者，离中虚有阴也；味不苦而甘者，火中有土也。

泻心经邪热，心经血分主药。镇心，清肝，明目，发汗，汗为心液。定惊，祛风辟邪。

胡玉少时多恶梦，遇推官胡用之。胡曰：昔尝患此，有道士教戴灵砂而验。遂解髻中绛囊授之，是夕即无梦。

解毒，胎毒、痘毒宜之。止渴安胎。《溥救方》：水煮一两，研，酒服，能下死胎。

李时珍曰：同远志、龙骨之类，养心气；同丹参、当归之类，养心血；同地黄、枸杞之类，养肾；同厚朴、川椒之类，养脾；同南星、川乌之类，去风。多服反令人痴呆。

辰产明如箭镞者良，名箭镞砂。细研水飞三次用。生用无毒，火炼则有毒，服耳常杀人。恶磁石，畏盐水，忌一切血。郑康成注《周礼》，以丹砂、雄黄、石胆、矾石、磁石为五毒，古人用以攻伤。

水银重，外用杀虫。

辛寒，阴毒。功专杀虫。治疮、疥、虮、虱虫。性滑重，直入肉，头疮切不可用，恐入经络，令人筋骨拘挛。解金、银、铜、锡毒，能杀五金。坠胎绝孕。

从丹砂烧煅而出，畏磁石、砒霜。得铅则凝，得硫则结。并枣肉入唾，研则碎。散失在地者，以花椒、茶末收之。

轻粉燥。祛痰涎，外用杀虫。

辛冷。时珍曰：燥有毒。杀虫。治疮、祛痰、消积。能消涎积，十枣汤加大黄、牵牛、轻粉，名三化神囊散。

善入经络，瘈疭药多用之，不可过服常用。

时珍曰：水银阴毒，用火煅丹砂而出，再加盐矾，炼为轻粉。轻扬燥烈，走而不守。今人用治杨梅毒疮。虽能祛风痰、湿热从牙龈出，邪郁暂解。然毒气窜入经络筋骨，血液耗亡，筋失所养，变为筋挛骨痛、痈疽疳漏，遂成废痼，贻害无穷。下、上齿龈属手足阳明肠胃经，毒气循经上行至齿龈薄嫩之处而出者也。

土茯苓、黄连、黑铅、铁浆、陈酱能制其毒。

空青重，明目。

甘酸而寒。益肝明目，通窍利水。产铜坑中，大块中空有水者良。

云母补中。

甘平属金，色白入肺。下气补中，坚肌续绝。治劳伤泻痢，疮肿痈疽。

同黄丹熬膏贴之，《千金翼》用敷金疮。青城山人康道丰有云母粉方，能治百病。

有五色，以色白光莹者为上。古人亦

有炼服者。云母入火，经时不焦，入土不腐。故云：服之长生矣。

使泽泻，恶羊肉。

石膏体重，散火

甘辛而淡，体重而降。足阳明经，胃大寒之药。色白入肺，兼入三焦，诸经气分之药也。寒能清热降火，辛能发汗解肌，甘能缓脾益气。生津止渴。治伤寒郁结，无汗，阳明头痛，发热恶寒，日晡潮热，肌肉壮热。经曰：阳盛生外热。治小便赤浊，大渴引饮，中暑自汗。能发汗，又能止自汗。舌焦。胎厚无津。牙痛，阳明经热，为末擦牙固齿。又胃主肌肉，肺主皮毛，为发斑、发疹之要品。色赤如锦纹者为斑，隐隐见红点者为疹。斑重而疹轻，率由胃热。然亦有阴阳二症，阳症宜用石膏。又有内伤阴症见斑疹者，为红而稀少，此胃气极虚，逼其无根之火，游行于外。当补益气血，使中有主，则气不外游，血不外散。若作热治，死生反掌矣！医者自宜审之。但用之甚少，则难见功。白虎汤以之为君，或自一两加至四两，竹叶、麦冬、知母、粳米亦加四倍，甚者加芩、连、柏，名三黄石膏汤；虚者加人参，名人参白虎汤。然能寒胃，胃弱血虚及病邪未入阳明者禁用。

成无已解大龙汤曰：风，阳邪伤卫；寒，阴邪伤营。营卫阴阳俱伤，则非轻剂所能独散，必须重轻之剂同散之，乃得阴阳之邪俱去，营卫俱和。石膏乃重剂而又专达肌表也。质重气轻。又成氏以桂麻为轻剂，石膏为重剂也。

东垣曰：石膏，足阳明药，仲景用治伤寒阳明症，身热、目痛、鼻干，不得卧。邪在阳明，肺受火制，故用辛寒以清肺气，所以有白虎之名。肺按西方也，按阳明主肌肉，故身热；脉交额中，故目痛；脉起于鼻，循鼻外，金燥，故鼻干；胃不和，则卧不安，故不得卧。然亦有阴虚发热及脾胃虚寒。伤寒，阴盛格阳，内寒外热，类白虎汤症，误投之，不可救也。

按：阴盛格阳，阳盛格阴二证，至为难辨。盖阴盛极而格阳于外，外热而内寒；阳盛极而格阴于外，外冷而内热。经所谓重阳必阴，重阴必阳，重寒则热，重热则寒是也。当于小便分之，便清者外虽燥热而中实寒；便赤者外虽厥冷而内实热也。再有口中之润燥，及口胎之浅深。胎黄黑者为热，宜白虎汤。然亦有舌黑属寒者，舌无芒刺，口无津液也，急宜温之。误投寒剂即死矣。

亦名寒水石。时珍曰：古方所用之寒水石，是凝水石，唐宋诸方用寒水石，即石膏。凝水石乃盐精渗入水中，年久结成。清莹有棱，入水即化。辛咸大寒，治时气热盛，口渴水肿。

莹白者良，研细，甘草水飞用。近人因其寒或用火煅，则不伤胃。味淡难出，若不煎剂，须先煮数十沸。鸡子为使，忌巴豆、铁。

滑石

滑，利窍；通，行水。体重，泻火气，轻解肌。

滑，利窍；淡，渗湿；甘，益气，补脾胃；寒，泻热，降心火。色白入肺，上开腠理而发表，肺主皮毛。下走膀胱而行水，通六腑九窍津液，为足太阳膀胱经本药。

治中暑积热，呕吐烦渴，黄疸、水肿、脚气，淋闭。偏主石淋。水泻热痢，六一散加红曲治赤痢，加干姜治白痢。治吐血、衄血，诸疮肿毒，为荡热除湿之要剂。消暑散结，通乳滑胎。

时珍曰：滑石利窍，不独小便也。上开腠理而发表，是除上下之湿热；下利便溺而行水，是除中下之湿热。热去则三焦宁而表里和，湿去则阑门通而阴阳利矣。阑门分别清浊，乃小肠之下口。河间益元散，通治上下表里诸病，盖是此意。益元散一名天水散，一名六一散。取天一生水，地六成之之义。滑石六钱，甘草一钱或加辰砂。滑石治渴，非实止渴，资其利窍，渗去湿热，则脾胃中和，而渴自止耳。若无湿，小便利而渴者，内有燥热，宜滋润。或误服此，则愈亡其津液，而渴转甚矣。故好古以为至燥之剂。

白而润者良，石苇为使，宜甘草。走泄之性，宜甘草以和之。

朴硝、芒硝

朴硝，即皮硝。大泻，润燥软坚。

辛能润燥，咸能软坚，苦能下泄，大寒能除热。朴硝酷涩性急，芒硝经炼稍缓，能荡涤三焦肠胃实热，推陈致新。按：致新则泻，亦有补，与大黄同。盖邪气不除，则正气不能复也。

治阳强之病伤寒。经曰：人之伤于寒也，必病热，盖寒郁而为热也。**治疫痢，结癖，留血，停痰，黄疸，淋闭，瘰疬，疮肿，目赤，障翳，通经，堕胎。**

丰城尉，家有猫，子死腹中，啼叫欲绝，医以硝灌之，死子即下。后有一牛，亦用此法得活。本用治人，治畜亦验。

《经疏》曰：硝者消也，五金八石，盖能消之，况脏腑之积聚乎？其直往无前之性，所谓无坚不破，无热不荡者也。病非热邪深固，闭结不通，不可轻投。恐误伐下焦真阴故也。

成无己曰：热淫于内，治以咸寒；气坚者，以咸软之；热盛以寒消之。故仲景大陷胸汤、大承气汤、调胃承气汤皆用芒硝以软坚，去实热。结不至坚者，不可用也。佐之以苦，故用大黄相须为使。

许誉卿曰：芒硝消散、破结、软坚。大黄推荡。走而不守。故二药相须，同为峻下之剂。

王好古曰：本草言芒硝堕胎，然妊娠伤寒不可下者，兼用大黄以润燥、软坚、泻热，而母子相安。经曰：有故无殒，是无殒也。此之谓欤？谓药自病当之，故母与胎俱无患也。

硝则柔五金，化七十二种石为水，生于卤地。刮取煎炼在底者为朴硝，在上有芒者为芒硝，有牙者为马牙硝。置风日中，消尽水气，轻白如粉，为风化硝。大黄为使。

《本经别录》：朴硝、硝石，虽分二种而气味，主治略同。后人辩论纷然，究无定指。李时珍曰：朴硝下降属水，性寒。造炮焰硝，上升属火，性温。**昂按：**世人用硝，从未升而温者，李氏之说，恐非确论。

元明粉润燥，软坚泻热。

辛甘而冷。去胃中之实热，荡肠中之宿垢，润燥破结，消肿明目。血热去则肿消而目明。

昂按：泻痢不止，用大黄、元明粉推荡之，而泻痢反止。盖宿垢不净，疾终不除。经所谓通因通用也。

朴硝煎化，同莱菔煮，再用甘草煎。入罐，火煅，以去其咸寒之性。阴中有阳，性稍和缓。大抵用代朴硝。若胃虚实热者禁用。俱忌苦参。

太阴元精石泻热补阴

太阴之精，咸寒而降。治上盛下虚，救阴助阳。有扶危拯溺之功。正阳丹用治伤寒壮热，来腹丹用治伏暑热泻。

出解池通泰积盐处，咸卤所结，青白莹澈，片皆六棱者良。今世用者，多是绛石。

赤石脂重涩，固大、小肠。

甘而温，故益气生肌而润中。酸而涩，故收湿。《独行方》：煅末敷小儿脐中，汁出赤肿。

止血而固下。《经疏》云：大、小、肠下后虚脱，非涩剂无以固之。其他涩药，轻浮不能达下，唯赤石脂体重而涩，直入下焦阳分，故为久痢，泄癖要药。仲景桃花汤用之，加干姜、粳米。

疗肠癖、泄痢、崩带、遗精、痈痔、溃疡，收口长肉，催生下胞。《经疏》云：能去恶血，恶血化则胞胎无阻。东垣曰：胞胎不出，涩剂可以下之。又云：固肠胃有收敛之能，下胎衣无推荡之峻耳。

细腻粘舌者良。赤入血分，白入气分。五色石脂，各入五脏。研粉水飞用。恶芫花，畏大黄。

禹余粮

甘平，性涩。手足阳明大肠、胃　血分重剂。治咳逆下痢，血闭，癥瘕，血崩。能固下。李先知云：下焦有病，人难会，须用余粮、赤石脂。又能催生。石中黄粉，生于池泽，无砂者良。牡丹为使。

浮石海石。泻火，软坚。

咸润下，寒降火。色白体轻，入肺清其上源，肺乃水之上源。止渴止嗽，通淋软坚。除上焦痰热，消瘿瘤、结核。顽痰所结，咸能软坚。

《愈后席上腐谈》云：肝属木，当浮而反沉；肺属金，当沉而反浮。何也？以肝实而肺虚也。故石入水则沉，南海有浮水之石。木入水则浮，而南海有沉水之香。其虚实之反有如此。水沫日久结成，海中者，味咸更良。

硼砂润。生津，去痰热。

甘，微咸凉。色白质轻，故除上焦、胸膈之痰热，生津止嗽。

治喉痹、口齿诸病。初觉喉中肿痛，含化咽津，则不成痹。能柔五金，而去垢腻。故治噎膈积块，结核胬肉，目翳骨哽。咸能软坚，含之咽汁。

出西番者，白如明矾；出南番者，黄如桃胶。能制汞哑铜。硼砂、硇砂并可作金银焊。南沙硼砂一钱五分研细末，救吞洋烟。

硇砂泻。消肉积。

咸苦，辛热，有毒。消食破瘀，治噎膈、癥瘕，去目翳胬肉。暖子宫，助阳道。

性大热，能烂五金。《本草》称其能化人心为血，亦甚言不可多服耳。凡煮硬肉投少许即易烂。故治噎膈、癞瘕、肉积有殊功。

鸡峰方云：人之脏腑多因触冒成病，而脾胃最易受触，饮食过多，则停滞难化；冷热不调则呕吐泻痢。而膏粱者尤甚。口腹不节，须用消化药。

或言：饮食既伤于前。难以毒药反攻于后。不使硇砂、巴豆等，只用曲蘖之类。不知古今立方用药，各有主对。曲蘖只能消化米谷。如伤肉食，非则硇砂、阿魏不能治也。如伤鱼蟹，须用橘叶、紫苏、生姜；伤菜果，须用丁香、桂心；伤水饮，须用牵牛、芫花。必审所伤之因，对用其药，则无不愈。其间多少，亦随患人气血以增损之而已。又有虚人沉积，不可直取，当以蜡匮其药。盖蜡能久留肠胃，又不伤气，能消磨至尽也。又有脾虚，饮食迟化者，正宜和养脾胃，自能消磨，更不须用克化药耳。病久积而成癥瘕者，须用三棱、鳖甲之类。寒冷成积者，轻则附子厚朴，重则矾石硫黄。瘀血结块者，则用大黄、桃仁之类。用者详之。

出西戎，乃卤液结成，状成盐块。置冷湿处，即化。白净者良。水飞过，醋煮煎干如霜用之。畏醋，并忌羊血。

磁石重，补肾。

辛咸色黑，属水。能引肺金之气入肾。补肾益精，除烦祛热，聪耳明目。耳为肾窍，肾水足则目明。

治羸弱周痹，骨节酸痛，肾主骨。惊痫，重镇怯。肿核，咸软坚。误吞针铁，末服。止金疮血。

《十剂》曰：重可去怯，磁石、铁粉之属是也。

《经疏》云：石药皆有毒，独磁石冲和，无悍猛之气。又有补肾益精。然体重，渍酒优于丸散。

时珍曰：一士病，目渐生翳。珍以羌活胜湿汤加减，而以磁石丸佐之，两月而愈。盖磁石入肾，镇养真阴，使神水不外移。朱砂入心，镇养心血，使邪火不上侵；佐以神曲，消化滞气，温食脾胃生发之气。乃道家黄婆媒合婴姹之理。方见孙真人《千金方》。但云：明目而未发出，用药微义也。黄婆，脾也；姹女，心也；婴儿，肾也。

色黑能吸铁者真。火煅醋淬，研末，水飞。或醋煮三日夜。用柴胡为使，杀铁消金，恶牡丹。

礞石重，泻痰。

甘咸，有毒。体重沉坠，色青入肝，制以硝石。能平肝下气，为治惊、利痰之圣药。

吐痰水上，以石末渗之，痰即随下。王隐居有礞石滚痰丸，能治百病。礞石、焰硝各二两，煅研水飞净一两，大黄酒蒸八两，黄芩酒洗八两，沉香五钱，为末水丸，量虚实服。

时珍曰：风木太过，来制脾土，气不运化，积滞生痰，壅塞上中二焦，变生诸病。礞石重坠，硝性疏快，使痰积通利，诸症自除矣。

气弱脾虚者禁用。坚细青黑中有白星点，硝石、礞石等分，打碎拌匀，入坩锅煅至硝尽，石色如金为度。如无金星者不入药。研末以水飞去硝毒用。

代赭石重，镇虚，养阴血。

苦寒。养血气，平血热。入肝与心包。专治二经血分之病。吐衄崩带，胎动产难，小儿慢惊。赭石半钱，冬瓜仁汤调服。金疮长肉。

仲景治伤寒汗、吐、下后，心下痞硬噫气，用代赭石旋复汤，取其重以镇虚，逆以养阴血也。今人用治膈噎，甚效。

煅红，醋淬水飞。用干姜为使。畏雄、附。

花蕊石酸涩止血。

酸涩气平，专入肝经血分，能化瘀血为水，止金疮出血。刮末敷之即合，仍不作脓。《局方》治损伤诸血，胎产恶血，血运，有花蕊石散。

下死胎胞衣。恶血化，则胎胞无阻。

出陕、华、代地，体坚色黄，煅研水飞用。

炉甘石燥湿。治目疾。

甘温。阳明胃经药，受金银之气。金胜水，燥胜湿，故止血消肿，收湿除烂，退赤去翳，为目疾要药。产金银坑中，金银之苗也。壮如羊脑，松似石脂。能点赤铜为黄。今之黄铜，皆其所点也。煅红，童便淬七次，研粉，水飞用。

阳起石重，补肾命。

咸温。补右肾命门。治阴痿精乏，子宫虚冷，腰膝冷痹，水肿癥瘕。

寇宗奭曰：凡石药冷热皆有毒，宜酌用。按：经曰石药发癫，芳草发狂。芳草之气美，石药之气悍。二者相遇，恐内伤脾。

出齐州。阳起石，云母根也。虽大雪遍境，此山独无。以云头雨脚，鹭鸶毛，色白滋润者良。真者难得。火煅醋淬七次，研粉水飞用。亦有用烧酒、樟脑升炼取粉者。

桑螵蛸为使，恶泽泻、菌、桂，畏菟丝子，忌羊血。

石钟乳补阳。

甘温。阳明气分药，胃　木石之精。强阴益阳，通百节，利九窍，补虚劳，下乳汁。

服之令人阳气暴充，饮食倍进，形体壮盛。然其性慓悍，须命门真火衰者，可偶用之。若藉以恣欲，不免淋渴、痈疽之患。

出洞穴中，石液凝成，下垂如冰柱，通中轻薄，如鹅翎管。碎之如爪甲光明者真。炼合各如本方。

蛇床为使。恶牡丹、紫石英，忌参、术、羊血、葱、蒜、胡荽。

白石英重。润肺。

甘辛，微温。肺、大肠经气分之药，润以去燥，利小便，实大肠。治肺痿吐脓、咳逆上气。但系石类，只可暂用。

《十剂》曰：湿可去枯，白石英、紫石英之属是也。湿即润也。

按：润药颇多，石药终燥，而徐之才取二石英为润，存其意可也。

白如水晶，如紫石英而差大。

紫石英重，镇心。润，补肝。

甘平，性温而补。重以去怯，湿以去枯。入心肝血分。故心神不安，肝血不足，女子血海虚寒，不孕者宜之。冲为血海，任为胞胎。《经疏》云：女子系胞于肾及心包络。虚则风寒乘之，故不孕。紫石英辛温走二经，散风寒，镇下焦，为暖子宫要药。

色深紫，莹澈，五棱，火煅醋淬七次，研末水飞用。二英俱畏附子，恶黄连。石英五色，各入五脏。

雄黄重，解毒、杀虫。

辛温，有毒，得正阳之气，入肝经气分，搜肝强脾，散百节大风，杀百毒，辟鬼魅。

治惊痫、痰涎、头痛、眩晕、暑疟、澼利、泻泄、积聚。

虞雍公，道中冒暑，泄痢连月。梦至仙居，延之坐。壁中有词云：暑害在脾，湿气连脚；不泄则痢，不痢则疟；独炼雄黄，蒸饼和药；甘草作汤，食之安乐；别作治疗，医家大错。如方服之遂愈。

又能化血为水，燥湿杀虫。治劳疳、疮疥、蛇伤。赤似雄冠，明澈不臭。重三、五两者良。孕妇佩之，转女生男。醋浸入莱菔汁煮干用。生山阴者，名雌黄，功用略同。劣者名薰黄，烧之则臭。只堪薰疮疥杀虫虱。

石硫黄燥。补阳，杀虫

味酸有毒，大热纯阳。硫黄阳精极热，与大黄极寒，并号将军。补命门真火不足。性虽热而疏利大肠，与燥湿者不同。热药多秘，惟硫黄暖而能通；寒药多泄，惟黄连肥肠而止泻。

若阳气暴绝，阴毒伤寒，久患寒泻，脾胃虚寒，命欲垂尽者，用之，亦救危妙药也。

治寒痹冷癖，足寒无力，老人虚秘，《局方》用半硫丸。治妇人阴蚀，小儿慢惊。暖精壮阳，杀虫疗疮。辟鬼魅，化五金，能干汞。

王好古曰：太白丹、莱菔丹皆用硫黄，佐以硝石。至阳佐以至阴，与仲景白虎汤佐以人尿、猪胆汁意同。所以治内伤生冷，外冒暑湿，霍乱诸病。能除扞格之寒，兼有伏阳，不得不尔。如无伏阳，只是阴虚，更不必以阴药佐之。

《夷坚志》云：唐与正亦知医，能以意治病。吴巡检病不得溲，卧则微通，立则不能涓滴，遍用通药不效。唐问其平日自制黑锡丹常服，因悟曰：此必结砂时硫飞去，铅不死，铅砂入膀胱。卧则偏重犹可溲，立则正塞水道，故不通。取金液丹三百粒，分十服，瞿麦汤下。铅得硫则化，水道遂通。

家母舅童时亦病溺涩，服通淋药罔效。老医黄五聚视之曰：此乃外皮窍小，故溺时艰难，非淋症也。以牛骨作塞于皮端，窍渐展开，勿药而愈。使重服通利药，得不更变他症乎？乃知医理非一端也。硫能化铅为水，修炼家尊之为金液丹。

番舶者良，难得。取色黄坚如石者，以莱菔剜空，入硫合定，糠火煨熟，去其臭气；以紫背浮萍煮过，消其毒；以皂荚汤调其黑浆。一法：绢袋盛，煮酒三日夜。一法：入猪大肠，烂煮三时用。畏细辛、诸血、醋。

土硫黄，辛热腥臭，只可入疮药，不可服饵。

石蟹重，泻，明目。

咸寒。治青盲、目翳，天行热疾，解一切金石药毒。醋磨敷痈肿。

出南海，身全似蟹，而质石也，细研水飞用。

无名异重，和血，行伤。

入血，甘，补血。治金疮、折伤、痈疽、肿毒，醋磨涂。止痛生肌。人受杖时，须服三、五钱，不甚痛伤。

生川广，小黑石子也。一包数百枚。

矾石重，燥。去寒积。

辛热，有大毒。治坚癖、痼冷、寒湿、风痹。

苏恭曰：攻寒冷之病最良。《别录》曰：不炼服，杀人。此石生于山无雪，入水不冰。时珍曰：性气与砒石相近。《博物志》言：鹳伏孵时：取此石暖足，证也。

有苍、白数种。火烧但解散，不能脱其坚，置水不冻者真。恶羊血。

砒石大燥。祛痰。

辛苦而咸，大热大毒。砒霜尤烈。专能燥痰，可作吐药。

疗风痰在胸膈，截疟除哮。外用蚀败肉，杀虫枯痔。

出信州，故名信石。衡州次之。锡之苗也。故锡壶亦云有毒。生者名砒黄，炼者名砒霜。畏绿豆、冰水、羊血。

石灰重。燥湿，止血，生肌。

辛温，性烈。能坚物，散血定痛，生肌，止金疮血。腊月用黄牛胆汁和纳胆中，阴干用。

杀疮虫。有人脚肚生一疮，久遂成漏，百药不效，自度必死。一村人见之曰：此鳝漏也。以石灰温泡薰洗，觉痒，即是也，洗不数次遂愈。

蚀恶肉，减瘢疵，和药点痣。解酒酸。酒家多用之，然有灰之酒伤人。

内用止泻痢崩带，收阴挺。阴肉挺出亦名阴菌。或产后玉门不闭。熬黄水泡，澄清暖洗。治脱肛，消积聚、结核。

风化者良，灰火毒已出。主顽疮，脓水淋漓。敛疮口，尤妙。

白矾涩。燥湿，坠痰。

酸咸而寒，性涩而收。燥湿追涎，化痰坠浊，解毒生津，除风杀虫，止血定痛，通大小便。蚀恶肉，生好肉。除痼热在骨髓。体为热所劫则空，故骨痿而齿浮。

治惊痫，黄疸，血痛，喉痹，齿痛风眼，鼻中息肉，崩带，脱肛，阴蚀，阴挺。阴肉挺出，肝经之火。治疗肿痈疽，瘰疬疥癣，虎、犬、蛇、虫咬伤。

时珍曰：能吐风热痰涎，取其酸苦涌吐也；治诸血痛、阴挺、脱肛、疮疡，取其酸涩而收也；治风眼、痰饮、泄痢、崩带，取其收而燥湿也；治喉痹、痈蛊、蛇伤，取其解毒也。多服损心肺伤骨。

寇宗奭曰：却水故也。书纸上，水不能濡，故知其性却水也。

李迅曰：凡发背当服蜡矾丸以护膜，防毒气内攻。矾一两，黄腊七钱，溶化和丸。每服十丸，渐加至二十丸，日服百丸则有力。此药护膜托里解毒化脓之功甚大。以白矾、芽茶捣末，冷水服，解一切毒。

取洁白光莹者煅用。又法：以火煅地，洒水于上，取矾布地，以盘覆地，四面灰拥一日夜，矾飞盘上，扫收之为矾精。未尽者，更如前法，再以陈苦酒醋也。化之，名矾华。七日可用，百日弥佳。甘草为使，畏麻黄，恶牡蛎。生用解毒，煅用生肌。

胆矾一名石矾。宣。

吐风痰，酸涩，辛寒。入少阳胆经。性敛而能上行，涌吐风热痰涎，发散风木相火。

治喉痹，醋调咽，吐痰涎，立效。治咳逆、痉痫、崩淋。能杀虫。治牙虫、疮毒、阴蚀。产铜坑中，乃铜之精液。故能入肝胆治风木。磨铁作铜色者真，形似空青，鸭嘴色为上。市人多以醋揉清矾伪之。畏桂、芫花、辛夷、白薇。

皂矾一名绿矾。涩。燥湿化痰。

酸涌，涩收。燥湿化痰，解毒杀虫之功与白矾同，而力差缓，主治略同白矾。

利小便，消食积，同健脾消食药为丸。散喉痹，醋调咽汁。

时珍曰：胀满、黄肿、疟痢、疳疾方往往用之。其源则自仲景用矾石、硝石治女劳、黄疸方中变化而来。

深青莹净者良。煅赤用。煅赤名绛矾。能入血分，伐肝木，燥脾湿。张三丰治肿满，有伐木丸。用苍术二斤，米泔浸黄酒曲四两炒，绛矾一斤，醋拌晒干入瓶，火煅为末，醋糊丸酒下。或云：皂矾乃铜之精液，用醋制以平肝，胜于针铁。不必忌盐，后亦不发。多服令人泻。

青盐即戎盐。补肾，泻血热。

甘咸而寒，入肾经，助水脏，平血热。

治目痛赤涩，吐血溺血，齿舌出血。坚骨固齿。擦牙良。明目乌发。余皆食盐。

食盐

泻热，润燥，补心，通二便。宣，引吐。

咸甘辛寒。咸润下，故通大、小便。咸走血，而寒胜热，故治目赤痈肿、血热热疾。咸补心，故治心虚。以水制火，取既济之义，故补心药用盐炒。

一人病笑不休，用盐煅赤，煎沸饮之而疗。经曰：神有余则笑不休。神，心火也，用盐水制火也。一妇病此半年，张子和变用此法而全愈。

咸入肾而主骨，故补肾药用盐水下。故坚肌骨，治骨病齿痛。擦牙亦佳，清火固齿。齿缝出血，夜以盐厚敷龈上，沥涎尽乃卧。或谓咸能软坚，何以坚肌骨？不知骨消筋缓，皆曰湿热。热淫于内，治以咸寒。譬如生肉易溃败，乃得咸性，寒则能坚久不坏也。

咸润燥而辛泄肺，煎盐用皂角收，故味微辛。故治痰饮喘逆。《本经》治喘逆，惟哮症忌之。

咸软坚，故治结核积聚，又能涌吐醒酒。水胜火。解毒，火热即毒也。能散火凉血。杀虫。浙西将军，中蚓毒，每夕蚓鸣于体。一僧教以盐浸身，数次而愈。定痛止痒，体如虫行，风热也。盐汤浴三、四次佳。亦治一切风气。凡烫火伤，急以盐末渗之，护肉不坏，再用药敷。

多食伤肺，走血、渗津、发渴。经曰：盐走血。血病毋多食盐，食盐则口干者，为能渗胃中津液也。凡血病哮喘，水肿，消渴，人为大忌。

盐品颇多。江淮南北盐生于海；山西解州盐生于池；四川云南盐生于井；戎盐生于土；光明盐或生于阶或山崖或产于五原盐池。状若水晶，不假煎炼，一名水晶盐。石盐生于石，木盐生于树，蓬盐生于草。造物之妙，诚难穷矣。

急流水通。

性速而趋下，通二便。风痹药宜之。

若有病小便闭者，众不能瘥。张子和易以急流之水煎前药，一饮而溲。

时珍曰：天下之水，减火濡枯则同。至于性从地变，质与物迁者，未尝同也。

逆流迴澜水宣。

性逆而倒上。中风卒厥。宣。痰饮之药宜之。

甘澜水补。

水性咸而重劳之，用流水以瓢扬至万遍，亦曰劳水。则甘而轻。仲景用煎伤寒、劳伤等药，取其不助肾气，而益脾胃也。

井泉水补。

将旦，首汲曰井华水；出瓮未放曰无根水；无时初出曰新汲水。解热闷烦渴。凡热病不可解者，新汲水浸青布互熨之，妙。心闷汗出，新汲水蜜和饮，妙。煎补阴之药宜之。

井以有地脉、山泉者为上，从江湖渗来者次之。其城市近沟渠污秽者咸而有硷，煮粥煎茶，味各有异，以之入药，其可无择乎？

百沸汤宣。助阳气。

助阳气，行经络。

汪颖曰：汤须百沸者佳。寇宗奭曰：患风冷气痹，人以汤淋脚至膝，厚覆取汗。然别有药，特假汤气而行耳。四时暴泻痢，四肢脐腹冷，坐深汤中，浸至腹上。生阳之药，无速于此。

张从正曰：凡伤风寒、酒食，初起无

药，便饮太和汤，或酸齑水。揉肚探吐，汗出即已。

昂按：感冒风寒，而以热汤澡浴，亦发散之一法。故《内经》亦有可汤熨，可浴及摩之、浴之之文。

《急方》：治心腹卒胀痛欲死，煮热汤以渍手足，冷即易之。

阴阳水一名生熟水。宣，和阴阳。

治霍乱吐泻，有神功。

阴阳不和而交争，故上吐下泻而霍乱。饮止辄定者，分其阴阳，使和平也。

按：霍乱有寒、热二症，药中能治此者甚多，然未尝分别言之。仓卒患此，脉候未审，慎勿轻投偏热寒之剂。尝见有霍乱，服姜汤而立毙者，惟饮阴阳水为最稳。霍乱，邪在上焦则吐；邪在中焦则吐泻兼作。湿霍乱，症轻易治也。又有心腹绞痛，不得吐渲者，名干霍乱。俗名绞肠痧，其死甚速。古方用盐熬热，童便调饮，极为得治。勿与谷食，即米汤下咽亦死。

以沸汤半钟，井水半钟，和服。

黄齑水宣。涌吐。

酸咸吐痰饮、宿食。酸苦涌泄为阴也。

露水润肺。

甘平止消渴，宜煎。润肺之药。秋露造酒最清洌。百花上露，令人好颜色。

露杀物，露滋物，性随时异也。露能解暑，故白露降则处暑矣。疟必由于暑，故治疟药，露一宿服。稻叶上露，清肺和中；荷叶上露，辟暑清热；芭蕉叶上露，明目驻颜。以三者为最，其他各视所浥为异。

腊雪水泻热。

甘寒。治时行瘟疫。宜煎。伤寒火谒音谒、伤暑。之药。抹痱良。

冰泻热。

甘寒。太阴之精，水极似土。伤寒阳毒，热甚昏迷者，以一块置膻中者良。两乳中间。解烧酒毒。

陈藏器曰：盛夏食冰，与气候相反，冷热相激，却致诸疾。宋徽宗食冰太过，病脾疾。国医不效，召杨介，进大理中丸，上曰：服之屡矣。介曰：疾因食冰。请以冰煎此药，治受病之源也。后疾果愈。

地浆泻热，解毒。

甘寒。治泄痢，冷热赤白，腹内热痛、绞痛。解一切鱼肉菜果、药物、诸菌毒。菌音郡。生朽木、湿地上、亦名蕈，音寻，上声。及虫蜞入腹。如误食马蟥蜞，入腹生子为患，用地浆下之。

中暍，暑热卒死者。取道上热土围脐，令人尿脐中，以热土、大蒜等分，捣水去滓，灌即活。

以新水沃黄土，搅浊再澄清用。

凡跌打、损伤，取净土蒸热，以布裹更互熨之。勿大热，恐破肉。虽瘀血凝积，气绝欲死者亦活之。

宋神宗皇子病瘈疭，国医不能治。召钱乙，进黄土汤而愈。帝问其故，对曰：以土伏水，水得其平，风自止矣。

孩儿茶泻热生津。涩，收湿。

苦涩。清上膈热，化痰、生津、止血、收湿、定痛、生肌。涂金疮、口疮，硼砂等分。阴疳痔肿。

出南番，云是细茶末，纳竹筒，埋土

中，日久取出，捣汁熬成。块小而润泽者上，大而枯者次之。

百草霜轻。止血，消精。

辛温止血。鼻衄者，水调涂之。红见黑则止，水克火也。消积，治诸血病、伤寒阳毒发斑、疸膈疟痢、咽喉口舌、白秃诸疮。

时珍曰：皆兼取火化，从治之法。

灶突上烟煤。

墨

辛温。止血生肌。飞丝、尘芒入目，浓磨点之。点鼻止衄。猪胆汁磨，涂诸痈肿，醋磨亦可。酒磨服，治胎不下。

伏龙肝重，调中，止血，燥湿，消肿。

辛温。调中止血，去湿消肿。

治咳逆，反胃吐衄，崩带尿血，遗精肠风；痈肿，醋调涂。脐疮，研敷。丹毒。腊月猪脂或鸡子白调涂。催生下胎，《博救方》：子死腹中，水调三钱服，其土当儿头上戴出。

釜心多年黄土。一云：灶额内火气积久，结成如石，外赤中黄，研细水飞用。

硷一作碱。泻，磨去积垢。

辛苦涩，温。消食，磨积，去垢，除痰。

治反胃噎膈，点痣靥、疣赘。与炉灰等分，用小麦捍灰，煎干为末，挑破痣，三点即瘥。

发面、浣衣用之。

取蓼、蒿之属浸晒烧灰，以原水淋汁，每百斤入粉面二、三斤，则凝定如石。只用以去垢、磨积则可，若用之入药，得无有坏肠之患乎？

新增四种

古文钱重，平肝；通，下行。

辛平，有毒。治目中障翳、胬肉、坏肉。内用重镇平肝。

烧醋淬，煮汁各用。

新绛止血，行血。

止血、行血。大红帽纬也。或用红绸绫代。皆备以入血之功。

石燕通，利窍；行湿热。

甘凉，利窍，行湿热。治诸般淋沥，月水沉浊，赤白带下，肠风痔瘘，眼目障翳。

磨汁，或煮汁，或为末。水飞。

各种药露

清暑化热，和中利膈。

芳香清冽，和中利膈，清暑化热，有气无质，能透窍入络，疏瀹灵府。各种不同，各以药性为用。代茶最妙。其力最薄，今人用以入药，断难倚仗。

金银花露

开胃宽中，解毒，清暑，消火。治夏月疮痱，服之最宜。并解痘毒、胎毒。《拾遗》曰：甘凉。

薄荷露

微辛凉。散头目风热，凉膈发汗，解热祛暑。

玫瑰露

气香味淡，微甘。能和血、平肝、养胃。宽膈散邪，治肝气、胃气极效。

佛手露

气香，味淡，微辛。能疏膈气。专治气膈，解郁，大能宽胸。

香橼露

气香，味淡，微辛。消痰逐滞，利膈宽中，平肝解郁。

此即香橼也。今人呼为香圆，又误为香橼。不知香橼即佛手柑也。功用相似，但香圆则消痰功多，佛手柑则平肝功多也。

金橘露橙子露

二味气味、主治皆同香橼。

桂花露

气香，味微苦。明目、疏肝、止口臭。

治龈胀、牙痛、口燥、咽干。

茉莉露

气香，味淡。其气上能透顶，下至小腹。解胸中一切陈腐之气。久服令人胸漏。

蔷薇露

气香，味淡。温中达表。今人有用野蔷薇露者，能透热，解暑毒，疮疖毒。

赵恕轩引大食诸国所出为蔷薇露，虽自矜其博，亦未免不思之甚矣。

兰花露

气芳，味薄。明目舒郁，能除胸膈间陈腐之气。

鸡露

气清，味甘。消痰、益血、助脾、长力，生津明日。为五损虚劳神药。

米露

气清，味淡。补脾胃，生肺金。

鲜稻露

和中纳食，清肺开胃。稻花蒸露更妙。

姜露

气清，味辛。辟寒，解中霜雾毒，驱瘴，消食化痰。

椒露

明目，开胃，运食健脾。辟寒用鲜椒蒸取。

丁香露

气烈，味辛。治寒咮胃痛，止呕吐。

梅露

芳香。能解先天胎毒。小儿未出痘，服之最宜。用绿萼梅花蒸取。

地骨皮露

解肌热、骨蒸，一切虚火。

藿香露

清暑解秽，和中止呕。

白荷花露

清暑凉肺，止血化痰。

桑叶露

治目疾，去头面风热。

夏枯草露

治瘰疬鼠瘘，目痛羞明。

枇杷叶露

清肺宁嗽，润燥解渴，和胃。

甘菊花露

清心明目。去头面风热，止眩晕。

本草备要卷五终

本草备要·卷六

禽　兽　部

鸡补。

属巽、属木，故动风。其肉甘温，补虚温中。《日华》曰：黑雌鸡补产后虚劳。

马益卿曰：妊妇宜食母鸡，取阳精之全于天也。

崔行功曰：妇人产死，多是富贵扰攘，致产妇惊乱故耳。屏人静产，更烂煮母鸡汁，作粳米粥与食，自然无恙。鸡汁性滑而濡，不食其肉，恐难化也。俗家每产后即食鸡啖卵，壮者幸无事，弱者因而致疾矣。

龚云林曰：四五年老母鸡，取汤煮粥食，可以能固胎。

鸡冠居清高之分，其血乃精华所聚，雄而丹者属阳，故治中恶、惊忤。以热血沥口涂面吹鼻良。本乎天者亲上，故涂口眼㖞邪。用老者取其阳气充足也，能食百虫，故治蜈蚣、蚯蚓、蜘蛛咬毒。

鸡子甘平。镇心安脏，益气补血，清咽开音，散热定惊，止嗽止痢。醋煮食，治赤白久痢。利产安胎。胎衣不下者，吞卵黄二三枚，解发刺喉令吐，即下。多食令人滞闷。

哺雏蛋壳，细研，麻油调，搽痘毒神效。

鸡肫皮，一名鸡内金，一名膍胵，音皮鸱。甘平性涩，鸡之脾也。能消水谷，除热止烦，通小肠膀胱。治泻痢便数，遗溺溺血，崩带肠风，膈消反胃，小儿食疟。男用雌，女用雄。

鸡矢，温、微寒。下气消积，利大小便。《内经》用治蛊胀。腊月取雄鸡屎白，取之醋和，涂蜈蚣、蚯蚓咬毒。合米炒，治米瘕。

乌骨鸡补虚劳。

甘平。鸡属木而骨黑者属水，得水木之精气，故能益肝肾，退热，补虚。

治虚劳、消渴、下痢，噤口，煮汁益胃。治带下，崩中。肝肾血分之药，鬼击卒死者，用其血涂心下效。《睽车志》：夏侯弘捉得一小鬼，问所恃何物？曰：杀人以此矛戟，中心腹者，无不辄死。弘曰：治此有方否？鬼曰：以乌鸡血敷之即瘥。

骨肉俱黑者良，舌黑者，骨肉俱黑。男用雌女用雄。女科有乌鸡丸治百病。

鸭

甘冷。入肺肾血分，滋阴补虚，除蒸止嗽，利水道，治热痢。白毛乌骨者，为虚劳圣药，取金肃水寒之象也。葛可久有白凤膏。

老者良，酒或童便煮热。血解金、银、丹、石、砒霜诸毒，及中恶溺死者。

卵甘咸微寒，能滋阴，除心腹膈热。盐藏食良。

五灵脂宣。行血，止痛。

甘温纯阴，气味俱厚。入肝经血分，通利血脉，散血和血。血闭能通，生用。经多能止，炒用。

治血痹、血积、血眼、血痢、肠风、崩中，一切血证。《图经》云：血晕者，半炒半生，末服一钱。心腹血气，一切诸病。又能除风化痰，杀虫消积。诸痛皆属于木，诸病皆生于风。

治惊、疳、疟、疝，蛇、蝎、蜈蚣伤。血伤无瘀者忌用。

五灵脂一两，雄黄五钱，酒敷、服，滓敷患处，治毒蛇咬伤。

李仲南曰：五灵脂治崩中，非正治之药，乃去风之剂。冲任经虚；被风袭伤营血，以致崩、暴下，与荆芥、防风治崩义同。方悟古人识风深远若此。

时珍曰：此亦一说，但未及肝虚血滞，亦有生风之义。

按：冲为血海，任主胞胎。任脉通，冲脉盛，则月事以时下，无崩漏之患，且易有子。

北地鸟名，寒号矢也，即鶡鸟，夜鸣求旦，夏月毛彩五色，鸣曰：凤凰不如我。冬月毛落，忍寒而号曰：得过且过。

高士奇曰：月令仲冬之月，鶡鸣不鸣，考其意气，似与寒号之名未协。黑色，气甚燥恶。糖心润泽者真，研末酒飞去砂石用。行血宜生，止血宜炒。恶人参。

夜明砂一名天鼠矢。泻，散血，明目。

辛寒，肝经血分药。活血消积，治目盲翳障。和石决明、猪肝煎，名决明夜灵散，治鸡盲眼。疟魃，音奇。小儿鬼。惊疳。蝙蝠及矢，并治惊、疳、疟、痫厥阴之病。

治血气腹痛。《经疏》曰：辛能散内外滞气，寒能除血热气壅。明目之外，余皆可略。吴鹤皋曰：古人每用虻虫、水蛭治血积，以其善吮血耳。若天鼠矢乃食蚊而化者也，当亦可以攻血积。《本草》称其下死胎，则其能攻血块也何疑？

同鳖甲烧烟辟蚊。蝙蝠矢也，食蚊。砂皆蚊眼，故治目疾。淘净，焙用。恶白薇、白蔹。

猪脏腑，引经。

水畜，咸寒。心、血用作补心药之向导。盖取以心归心，以血归血之意。

《延寿丹书》曰：猪临杀，惊气入心，绝气入肝，皆不可多食。

尾血和龙脑冰片治痘疮倒大黡，能发之。时珍曰：取其动而不息，亦有用心血者。

肝主藏血，补血药多用之。入肝明目。雄者良，同夜明砂作丸，治雀目。雀目者，夜不能睹，湿疾及肝火盛也。

肺补肺，治肺虚咳嗽。咳血者，蘸薏仁末食。

肚入胃健脾。仲景治消渴，有黄连猪肚丸。用雄猪肚一枚，入黄连末五两，栝蒌根、白粱米各四两，知母三两，麦冬二两，缝定蒸熟。丸如桔子大，每服三十九，米饮下。

《直指方》：治小儿疳热，黄连五两，入猪肚蒸烂，饭丸，米饮下，仍服调血清心药佐之。且曰：小儿之病，非疳即热，当须识此。

肾咸冷而通肾，治腰痛耳聋。《日华》曰：补水脏，暖腰膝。又曰：久食令人少子。孟诜曰：久食令人肾虚。李时珍是之，谓其咸冷，能虚肾气也。

昂按：枸杞、元参、知母、黄柏性皆寒而能补肾，猪肾乃肉食，何独泻肾若斯之酷也。古今补腰肾药，用猪肾者颇多，未见作害。大抵诸家食忌，不可尽信。《琐碎录》：猪肾一对，童便二分，酒一分，与瓦罐煨，五更食之，治痨瘵，一月愈。《经验后方》：猪肾、枸杞叶、豉汁，入葱，椒盐作薤，治阴痿羸瘦。

肠入大肠，治肠风、血痢。《奇效》方：治脏毒，乃有脏连丸。

胆汁，苦入心，寒胜热，滑润燥。泻肝胆之火，明目，杀疳，沐发光泽。醋和灌谷道，治大便不通。仲景治阳明证，内无热者，便虽闭，勿攻。故用胆汁外导之法，不欲苦寒伤胃腑也。

成无已曰：仲景治厥逆无脉，用白通汤加猪胆汁。盖阳气大虚，阴气内胜，纯与阳药，恐阴气格拒不得，加猪胆汁，苦入心而通脉，寒补肝而和阴，不至格拒也。昂按：此即热因寒用之义。胆汁浴初生小儿，永无疮疥。

猪脬，亦作胞。治遗溺、疝气。用作引经。

猪脂甘寒，凉血润燥，行水散风，解毒。《千金方》：凡中恶及牛肉毒，百兽肝毒，服猪脂一斤佳。杀虫，故疮药多用之。利肠，能通大便，退诸黄。滑产。煎膏药，主诸疮。腊月者佳，古方用之最多。治咳嗽亦用之。

猪蹄煎汤，通乳汁，加通草二两佳。洗败疮。悬蹄甲，治寒热痰喘，痘疮入目，五痔肠痈。古人有用左甲者，有用后甲者。

猪肉反黄连、乌梅、桔梗，犯之泻痢。

时珍曰：方有脏连丸、黄连猪肚丸，岂忌肉而不忌脏腑乎？

昂按：《别录》云，猪肉闭血脉、弱筋骨、虚人肌，不可久食。陶弘景曰：猪为用最多，惟肉不可食。

孙思邈曰：久服令人少子，发宿病筋骨碎痛之气。

孟诜曰：久食杀药，动风发疾。

韩悉曰：凡肉皆补，惟猪肉无补。

李时珍：南猪味厚汁浓，其毒尤甚，若将为大禁者。然今人终日食肉，外滋内腴，子孙蕃衍，未见为害若斯之甚也。又云：合黄豆、荞麦、葵菜、生姜、胡荽、吴萸、牛肉、羊肝、龟、鳖、鲫鱼、鸡子食之，皆有忌。然肴馔中合食者，多未见丝毫作害也。大抵肉能补肉，其味隽永。食之润肠胃，生津液，丰肌体，泽皮肤，固其所也。惟多食则助热生痰，动风作湿。伤风寒及病初起人为大忌耳。先王教民畜牧，养彘为先，岂故为是以厉民欤？明太祖释家字之义，亦曰无猪不成家。诸家之说，稽之于古则无徵，试之于人则不验，徒令食忌，不足取信于后世而已。伤寒忌之者，以其补肌固表，油腻缠粘，风邪不能解散也。病初愈忌之者，以肠胃久粘，难受肥浓厚味也。

又按：猪肉生痰，惟风痰、湿痰、寒痰忌之。如老人燥痰干咳，更须肥浓以滋润之，不可执泥于猪肉生痰之说也。

犬肉补虚寒。

酸而咸温，暖脾益胃。脾胃暖，则腰肾受荫矣。补虚寒，助阳事。两肾、阴茎尤胜。黄者补脾，黑者补肾。畏杏仁，忌大蒜。道家以为地厌。黄犬血，酒服二碗，治痫。

羊肉补虚劳。

甘热属火。补虚劳，益气血，壮阳道，开胃健力，通气发疮。

仲景治虚羸蓐劳，有当归羊肉汤。《十剂》曰：补可去弱，人参羊肉之属是也。东垣曰：人参补气，羊肉补形。凡味同羊肉者，皆补血虚，阴生则阳长故也。

青羊肝苦寒，苏颂曰温。**色青补肝而明目。**肝以泻为补，羊肝丸治目疾加黄连。

胆苦寒，点风泪眼、赤障、白翳。腊月入蜜胆中，纸套笼住悬檐下。待霜出扫去，点眼，又入蜜胆中蒸之，候干研为膏。每含少许，或点之。名二味百花膏。以羊食百草，蜂采百花也。时珍曰：肝窍开于目，胆汁减则目暗。目者肝之外候，胆之精华也。故诸胆皆治目疾。

胫骨入肾而补骨，烧灰擦牙良。时珍曰：羊胫骨灰，可以磨镜，羊头骨可以销铁。误吞铜钱者，胫骨三钱，米饮下。

羊血解金银、丹石、砒硫一切诸毒。

乳甘温，补肺肾虚，润胃脘大肠之燥。治反胃、消渴、口疮、舌肿，含嗽。**蜘蛛咬伤，**有浑身生丝者，饮之瘥。

肉肝，青羖羊良；胆，青羯羊良；乳，白羚羊良。

骨煅用。反半夏、菖蒲，忌铜器。

牡羊曰羖，曰羝，去势曰羯。子曰羔羊，五月曰羚。

牛肉补。

甘温属土，安中补脾，益气止渴。

倒仓法：用牡黄牛肉二十斤洗净。煮为糜，滤去渣，熬成琥珀色。前一晚不食，至日，空腹坐密室，取汁每饮一钟，少时又饮。积数十钟，身体觉痛。如病在上则吐，在下则利，在中则吐而利，利后必渴，即饮已溺数碗，以涤余垢。饥倦先与米饭，二日与淡粥，次与厚粥软饭。将养一月，沉疴悉安矣。须断房事半年，牛肉五年。

丹溪曰：牛坤土，黄中色。肉胃药，液无形之物也。积聚既久，回薄肠胃曲折之处，岂铢两丸散所能窥犯乎？肉液充满流行，无处不到。如洪水泛涨，一切凝滞，皆顺流而去矣。此方传于西域异人。中年后行一、二次，亦却疾养寿之一助也。

王纶曰：牛肉补中，非吐下药，借补为泻，因泻为补，亦奇方也。丹溪治林德方，咳而咯血，为肺壅，非吐不可，血耗非补不可，惟倒仓二法兼备，服之补愈。又治肖伯善，便浊滑精，亦用倒仓法而愈。又治许文懿公，病心痛，用燥药灵丹艾炙杂治，数年不效，自分为弃人。丹溪先以防风通圣散下其积滞，而病稍起思食。然两足难移，次年行倒仓法，节节应手，复生子，活十四年。又临海林兄，久嗽吐血，发热消瘦。众以为瘵，百方不应。丹溪诊之，两手弦数，日轻夜重，计无所出，时冬月也，以倒仓法而安，仍次年生子。

牛乳，味甘微寒。润肠胃，解热毒，补虚劳。治反胃噎膈。

胃槁胃冷，脾不磨食，故气逆而成反胃。气血不足，其本也；曰痰饮，曰食积，其标也。胃槁者，滋血生津；胃冷者，温中调气。

东垣曰：上焦吐者由乎气，治在和中而降气；中焦吐者由乎积，治在行气而消积；下焦吐者由乎寒，治在温中而散寒。

丹溪曰：反胃噎膈，大便燥结，宜牛羊乳时时咽之，而兼服四物汤为上策。不可服人乳。人乳有五味之毒，七情之火也。

昂按：噎膈不通，服香燥药，取快一时，破气燥血，是速其死也，不如少服药。饮牛乳，加韭汁或姜汁或陈酒为佳。江南臬司多公，患噤口痢。粒米不进。邓奠一令服牛乳，久之亦瘥。

白水牛喉，治反胃，吐食肠结不通。除两头，去脂膜，醋炙末。每服二钱，陈米饮下。酥酪醍醐，皆牛羊乳所作，滋润滑泽，宜于血热枯燥之人。

牛胆纳石灰于内，悬挂风处，百日，治金疮良。霞天膏，用牛肉煎成，功胜牛肉。

牛黄泻热，利痰，凉惊。

甘凉。牛有病，在心、肝胆之间凝结成黄，故还以治心、肝、胆之病。《经疏》云。牛食百草，其精华凝结成黄，犹人之有内丹，故能散火消痰解毒。为世神物。或云牛病乃生黄者，非也。

清心解热，利痰，凉惊通窍，辟邪。治中风入脏，惊痫口噤。心热则火自生炎，肝热则木自生风。风火相搏，胶痰上壅，遂致中风不语。

东垣曰：中脏宜之，若中腑及血脉者，用之反能引风入骨，如油入面。

按：中风，中脏者重，多滞九窍；中腑稍轻，多著四肢。若外无六经形证，内无便溺阻隔，为中经络，为又轻。初宜顺气开痰，次宜养血活血，不宜专用风药。大抵五脏皆有风，犯肝者为多。肝属风木而主筋。肝病不能荣筋，故有舌强口噤，㖞邪瘫痪，不遂不仁等证。若口开为心绝，手散为脾绝，眼合为肝绝，遗尿为肾绝，吐沫鼻鼾为肺绝，发直头摇、面赤如妆、汗缀如珠者皆不治。若止见一二证，有可治者。

小儿百病，皆胎毒痰热所生。儿初生时未食乳，用三五厘合黄连、甘草末蜜调令咂之，良。发痘堕胎，善通窍。

牛有黄，必多吼唤。以盆水承之，伺其吐出，迫喝即坠水，名生黄，如鸡子黄大。重叠可揭，轻虚气香者良。观此则非病，乃生黄矣。杀死角中得者，名角黄。心中者名心黄，肝胆中者名肝胆黄。成块成粒总不及生者。但磨指甲上，透指甲者为真。骆驼黄极易得，能乱真。得牡丹、菖蒲良。聪耳明目。人参为使，恶龙骨、龙胆、地黄、常山。

白马溺泻，杀虫，消疟。

辛寒杀虫，破症积，治反胃。

祖台之《志怪》云：昔有人与奴皆患心腹痛病，奴死剖之，得一鳖尚活。以诸药投口中不死，有人乘白马观之，马溺堕鳖，而鳖缩。遂以灌之，即化成水。主乃服马溺而愈。

驴溺泻，杀虫。

辛寒杀虫。治反胃、噎膈。须热饮之。

张文仲《备急方》云：昔患反胃，奉敕调治，竟不能疗。一卫士云：服驴溺极验，遂服二合，只吐一半。再服二合，食粥便定。宫中患反胃者五、六人，同服之俱瘥。

阿胶平，补而润。

甘平清肺。养肝滋肾，益气，肺主气，肾纳气。和血，补阴，肝主血，血属阴。除风化痰，润燥定喘，利大小肠。

治虚劳，咳嗽，肺痿，吐脓，吐血，衄血，血淋，血痔，肠风，下痢，伤寒伏热成痢者必用之，妊娠血痢尤宜。腰酸骨疼，血痛，血枯，经水不调，崩带，胎动，或人参，下血，酒煎服，痈疽肿毒及一切风病。泻者忌用。大抵补血与液，为肺、大肠要药。

寇宗奭曰：驴皮煎胶，取其发散皮肤之外，用乌者，取其属水以制热，则生风之义，故又忌风也。陈自明曰：补虚用牛皮胶，去风用驴皮胶。

杨士瀛曰：小儿惊风后，瞳仁不正

者，以阿胶倍人参最良。阿胶育神，人参益气也。按：阿井乃济水伏流，其性趋下，用搅浊水则清，故治瘀浊，乃逆上之痰也。

用黑驴皮，阿井水煎成。苏颂曰：《本经》阿胶亦用牛皮，见二胶可通用。牛皮胶制作不精，故不堪用。以黑光带绿色，夏月不软者真。锉，炒成珠，或面炒，蛤粉炒，去痰。酒化、水化，童便和用。得火良。山药为使，畏大黄。

黄明胶即牛皮胶，补虚。

甘平。功与阿胶相近，亦可代用。用葱白煮粥，通大便。

李时珍曰：真阿胶难得，牛皮胶亦可权用。其味性皆平补，宜于虚热之人。张仲景治泻痢，阿胶与黄胶、黄腊并用。

陈藏器曰：诸胶皆能疗风、补虚、止泄，驴皮主风为最。

《经验方》云：痈疽初起，酒顿黄明胶四两服尽，毒不可攻。唐氏方：和穿山甲四片烧，存性用。

昂谓：此方若验，胜于服蜡矾丸也。

虎骨宣，去风，健骨。

味辛，微热。虎属金而制木，故啸则风生。追风健骨，定痛辟邪。

治风痹拘挛，疼痛惊悸，颠痫，犬咬，骨哽。为末水服，犬咬，敷患处。

以头骨、胫骨良。虎虽死，尤立不仆。其气力皆在前胫。时珍曰：凡辟邪疰，治惊痫，瘟疟，头风，当用头骨。治手足风，当用胫骨。治腰痛风，当用脊骨。各从其类也。

虎肚治反胃。取生者，存滓秽，勿洗，新瓦固煅存性为末，入平胃散一两，每服三钱，效。

昂按：虎肚丸，宜于食膈，若肺气膈、血膈、痰膈，恐难见功。

虎睛为散，竹沥下。治小儿惊痫、夜啸。

犀角泻心肾大热。

苦酸咸寒。凉心泻肝，清胃中大热，祛风利痰，辟邪解毒。

治伤寒时疫，发黄发斑。伤寒下早，热乘虚入胃则发斑；下迟，热留胃中，亦发斑。吐血，下血，畜血，谵狂，痘疮，黑陷。消痈化脓，定惊明目。妊妇忌之。能消胎气。

时珍曰：五脏六腑皆禀气于胃，风邪热毒必先干之。饮食药物，必先入胃。角，犀之精华所聚，足阳明胃药也。故能入阳明解一切毒，疗一切血及惊狂斑痘之证。

抱朴子云：犀食百草之毒及棘，故能解毒。饮食有毒，以角搅之，则生白沫。

乌而光润者胜，角尖尤胜。鹿取茸，犀取尖。其精气皆在是也。

现成器物，多被蒸煮，不堪入药。入汤剂，磨汁用。入丸散，锉细纸裹，纳怀中，待热，捣之立碎。《归田录》云：人气粉犀。升麻为使，忌盐。

羚羊角泻心肝火。

苦咸，微寒。羊属火，而羚羊属木。入足厥阴，肝。手太阴、少阴经，肺心。目为肝窍，此能清肝，故明目去障；肝主风，其合在筋，此能祛风舒筋，故治惊痫，搐搦，骨痛，筋挛；肝藏魂，心主神明，此乃能泻心肝邪热，故治狂越，僻谬，梦魇，惊骇；肝主血，此能散血，故治瘀滞恶血，血痢肿毒；相火寄于肝胆，在志为怒，经曰：大怒则形气绝而血菀于上。此能下气降火，故治伤寒伏热，烦满，气逆食噎不通；羚之性灵，而精在角，故又辟邪而解诸毒。

昂按：疸科多用以清肝火，而本草不言治疸。

出西地，似羊而大，角有节，最坚劲，能碎金刚石与貘骨。貘音麦，能食铁。夜宿防患，以角挂树而棲。角有挂纹者真，一边有节而疏，乃山驴、山羊，非羚也。多两角，一角者胜。错研极细，或磨用。

鹿茸大补虚劳

甘温，一云咸热。纯阳。生精，补髓，养血，助阳。

治筋健骨，治腰肾虚冷，《百一方》：鹿角屑熬黄为末，酒服，主腰脊虚冷刺痛，四肢酸痛。头眩眼黑，崩带遗精，一切虚损伤劳。惟脉沉细，相火衰者宜之。

鹿角初生，长二、三寸，分歧如鞍，红如玛瑙，破之如朽木者良。太嫩者血气未足无力。酥涂微炙用。不酥涂则伤茸。或酒炙。不可臭之，有虫，恐入鼻颡。

猎人得鹿縶之，取茸然后毙鹿，以血未散故也。最难得不破未出血者。

沈存中《笔谈》云：凡含血之物，血易长，筋次之，骨最难长，故人二十岁骨体方坚。麋鹿角，无两月长至二十余斤，凡骨之长，无速于此，草木亦不及之。头为诸阳之会，钟于茸角，岂与凡血比哉？鹿，阳，默，喜居山；麋，阴，默，喜居泽。麋似鹿，色青而大，皆性淫。一牡辄交十余牝。麋补阴，鹿补阳。故冬至麋角解，夏至鹿角解也。麋鹿茸角，罕能分别。

雷敩曰：鹿角胜麋角。孟洗、苏恭、苏颂并云：麋茸、麋胶胜于鹿也。时珍曰：鹿补右肾精气，麋补左肾血液也耳。

鹿角，咸温。生用则散热、行血、消肿，醋磨涂肿毒，为末酒服治折伤。

《医余》曰：有臁疮赤肿而痛，用黄连凉药久不愈者，却当用温药如鹿角灰、发灰、乳香之类，此阴阳寒暑往来之理也。

辟邪，治梦与鬼交，酒服一撮，鬼精即出，能逐阴中邪气恶血。炼霜熬膏，则专于滋补。

时珍曰：鹿乃仙类，纯阳多寿，能通肾脉。又食良草，故其角、肉，食之有益无损。鹿一名斑龙。西蜀道士尝货斑能丸，歌曰：尾闾不禁沧海竭，九转灵丹都漫说，惟有斑龙项上珠，能补玉堂关下穴。盖用鹿茸与胶霜也。

造胶霜法：取新角寸截，河水浸七日，刮净，桑火煮七日，入醋少许，取角捣成霜。用其汁，加无灰酒，熬成膏用。畏大黄。

鹿峻，鹿相交之精也，设法取之，大补虚劳。

麝香宣，通窍。

辛温香窜，开经络，通诸窍，透骨，暖水脏。

治卒中诸风，诸气，诸血，诸痛，痰厥，惊痫。

严用和云：中风不醒者，以麝香、清油灌之，先通其关。

东垣曰：风病在肾髓者宜之，若在肌肉，用之反引风入骨，如油入曲。时珍曰：严氏言风病必先用，东垣谓必不可用，皆非通论。若经络壅闭，孔窍不利者，安得不用为引导以开通之耶？但不可过耳。

昂按：据李氏之言，似仍以严氏为长。

《广利方》：中恶客忤，垂死，麝香一钱，醋和以灌之。

癥瘕，瘴疟，鼻窒，耳聋，目翳，阴

冷。辟邪解毒，杀虫堕胎，坏果败酒，治果积、酒积。

东垣曰：麝香入脾治肉，牛黄入肝治筋，冰片入肾治骨。

研用。凡使麝香，用当门子尤妙。忌蒜。不可近鼻，防虫入脑。

麝见人捕之则自剔出其香，为生香，尤难得，其香聚处，草木皆黄。市上多以荔枝核为之。

熊胆宣。通窍。

苦寒凉心，平肝，明目，杀虫。

治惊痫，五痔，涂之即瘥，

通明者佳。性善辟尘，扑尘水上，投胆少许，则豁然而开。每次磨服金胆五厘，豆浆下，能治不愈之子宫瘤出血。

象皮外用，敛金疮。

象肉臃肿，以刀刺之半日即合。治金疮不合者，用其皮灰。亦可以熬膏。入散。

象胆，亦能辟尘，与熊胆同功。

獭肝补肝肾，杀传尸。

甘咸而温。益阴补虚，杀虫止嗽。

治传尸、鬼疰有神功。尸疰，鬼疰，乃五疰之一。变动有三十三种，乃到九十九种，其症使人寒热，沉沉默默不知病之所苦，而无处不恶。死后传人，乃至灭门。

按：古方有獭肝丸：獭肝烘干炙为末，水服二钱，日三，瘥为度。

诸肝皆有叶数，惟獭肝一月一叶，其间又有退叶。须于獭身取下，不尔多伪。

猬皮泻。凉血。

苦平。治肠风，泻血，五痔，烧末酒调敷，水服亦佳。阴肿，脂滴耳中。治聋。

胆点痘后风眼。

似鼠而圆大，褐色，攒毛，外如栗房。煅黑存性用。

兔矢一名明目砂。宣。明目杀虫

杀虫明目。治劳瘵，痘后生翳。

兔肝泻肝热，故能明目。

兔肉治消渴，《海上方》：澄汁冷饮。小儿食之稀痘疮。

陶弘景曰：孕妇之食，令儿缺唇。保寿堂兔血丸，令小儿永不出痘，虽出亦稀。腊八日取生兔刺血，和荞麦面，加雄黄四、五分，和丸如菉豆大。初生小儿，乳汁送下二、三丸，遍身发出红点，此其验也。

猳鼠矢宣。调阴阳。

甘而微寒。治伤寒，劳复，发热，男子阴易腹痛。妇人伤寒初愈，即与交接，毒中男人，名阴易。若女人与伤寒男子交接，名阳易。《活人》有鼠矢汤。

两头尖者为雄鼠屎。

鼠胆明目，汁滴耳中，治二十年老聋。

陶弘景曰：鼠胆随死辄消，乃不易得也。

鼠肉治儿疳、鼠瘘。河间曰：鼠性善穿而治疮瘘。因其性为用也。

新增六种

燕窝养肺阴，润化痰。

甘淡平。大养肺阴，化痰止嗽，补而能清。为调理虚劳之圣药。一切病，由于肺虚，不能肃清下行者，用此皆可治之。

开胃气，润大小肠，已劳痢，益小儿

痘疹。

出沿海，有红、白、乌三色，可入煎。

药脚，功用相仿。性重达下。微咸，能润下，治噎膈甚效。

雀补阳、益精。

甘温，壮阳气，益精髓。暖腰膝，缩小便。

治血崩、带下。不可同李及诸肝食，妊娠妇食之，令子多淫。服白术人忌之。

头、血治雀盲。卵；酸温，益精血，治男子阴痿不起。女子带下，便溺不利。粪，名白丁香，苦温，治疝瘕，积胀痃癖及目翳、胬肉，痈疽疮疖，咽喉齿䶗。

腊月采得研细，以甘草水浸一宿，去水焙干用。

鸽一名鹁鸽。解毒。

咸平。解诸药毒及人马久患疥。治恶疮，风癣，白癜风，疬风。

唯白色者入药。

卵，解疮毒，痘毒。

屎，名左盘龙，消腹中痞块，瘰疬，诸疮，疗破伤风及阴毒垂死者。

雉即野鸡。补气，止痢。

甘微寒。补中益气力，止泄痢。

鹅

甘温，有毒。发风动疮血，愈噎膈、反胃。卵甘温，补中益气。

麋茸　麋角

功有与鹿相仿。而温性差减。

本草备要卷六终

本草备要·卷七

鳞介鱼虫部

龙骨涩，泻。固肠，敛疮。

甘涩，微寒。入手足少阴心肾、手阳阳大肠、足厥阴肝经。能收敛浮越之正气，涩肠益肾，安魂镇惊，辟邪解毒。

治多梦纷纭，惊痫疟痢，吐衄崩带，遗精，脱肛。利大、小肠，固精，止汗，定喘。气不归元则喘。敛疮。皆涩以止脱之义。

《十剂》曰：涩，去脱，牡蛎、龙骨之属是也。白地锦纹，舐之粘舌者良。又或以古塘灰伪之。酒浸一宿，水飞三度用。或酒煮酥，炙，火煅。亦有生用者。又云：水飞晒干，黑豆蒸过用。否则着人肠胃，晚年作热。忌鱼及铁，畏石膏、川椒。得人参、牛黄良。

许洪云：牛黄恶龙骨，而龙骨得牛黄更良，有以制伏也。

龙齿涩，镇惊。

涩凉，镇心安魂。治大人痉、癫、狂、热，小儿五惊、十二痫。

《卫生宝监》曰：龙齿安魂，虎睛定魄。龙属木主肝，肝藏魂；虎属金主肺，肺藏魄也。

治同龙骨。

鲤鱼通，行水。

甘平。下水气，利小便。治咳逆上气，脚气黄疸，妊娠水肿。

古方治水肿有鲤鱼汤、鲤鱼粥。刘河间曰：鲤之治水，鸭子利水，所谓因其气相感也。

骨灰疗鱼骨哽。

鲫鱼补土和胃。

甘温。诸鱼属火，独鲫属土。土能制水，故有和胃、实肠、行水之功。

作脍食，治脚气及上气。

忌麦冬、芥菜、沙糖、猪肝。

石首鱼补，调胃。

甘平。开胃消食。治暴痢、腹张。

《菽袁杂记》曰：痢疾最忌油、腻、生、冷。惟白鲞相宜，以其无脂不腻，而能消宿食理肠胃也。

即干白鱼鲞，首中有石，故名。石治石淋。

昂按：今人多以石首鱼鳔合破故纸等为丸，名鱼鳔丸。云暖精种子。而《本草》全未之及，何也？

青鱼胆泻热。治目疾。

苦寒，色青入肝胆。治目疾，点睛，消赤肿障翳。咽津，吐喉痹、痰涎。涂火热疮。疗鱼骨哽。

腊月收，阴干。

鳢鱼胆泻热。

凡胆皆苦，惟鳢鱼胆甘。昂按：味甘带苦。

喉痹将死者。点入即瘥。病深者，水调灌之。

俗名乌鱼，即七星鱼。

首有七星，夜朝北斗。道家谓之水厌。雁为天厌，犬为地厌。

《卫生歌》云：雁行有序，犬有义，黑鱼拱北知巨礼，人无礼义反食之，天地鬼神皆不喜。

杨洪《医方摘要》云：除夕黄昏时，取大黑鳢一尾，小者二、三尾，煮汤浴儿遍身，七窍俱到，能免出痘，不可嫌腥而以清水洗去了。如不信，留一手或一足不洗，一遇出痘，特不洗处，痘必多。此异人所传，不可轻易。《食医心镜》：鳢鱼一斤以上，和冬瓜、葱白作羹，治十种水气。

鳝鱼去风。

甘温。补五脏，除风湿。尾血疗口眼㖞斜，和少麝香左㖞涂右，右㖞涂左，正即洗去。《千金方》云：鳖鱼、鸡冠血和伏龙肝，并可兼治口㖞。滴耳，治耳痛；滴鼻，治鼻衄；点目，治痘后生翳。

时珍曰：鳝善穿穴，与蛇同性。故能走经络，疗风邪及诸窍之病。风中血脉，用血主之，从其类也。

鳗鲡补虚，杀虫。

甘平，去风杀虫。按：虫由风生，故风字从虫。

治骨蒸、痨瘵、湿痹、阴户蚀痒。皆有虫。张鼎云：其骨烧灰，蚊化为水。熏竹木辟蛀虫；置衣箱，辟诸虫。

补虚损。有病瘵者，相染已死数人。乃取病者钉之棺中，弃于流水，永绝传染。渔人异之，开视，见一女子尚活，取置渔舍。多食鳗鲡，病愈，遂以为妻。《圣惠方》，鳗鲡淡炙食，治诸虫心痛、多食吐、冷气上攻满闷。

蚺蛇胆泻热，明目，护心。

蚺禀己土之气，胆属甲己风木，气寒有小毒，其味苦而带甘。

凉血明目，疗疳杀虫。主厥阴、太阴之病。肝木脾土。肉极腴美，主治略同。

取胆粟许，置水上旋行，极速者真。

胆，上旬近头；中旬近心；下旬近尾。能护心止痛，受杖时噙之，杖多不死。

白花蛇宣，去风湿。

甘咸而温。蛇善行数蜕，如风之善行数变。花蛇又食石南，食石南藤、花、叶，石南辛苦治风。故能内走脏腑，外彻皮肤，透骨搜风，截惊定搐。

治风湿瘫痪，大风疥癞。《开宝本草》云：治中风，口眼㖞斜，半身不遂。《经疏》云：前证定缘阴虚血少，内热而发，与得之风湿者殊科。白花蛇非所宜也，宜辨之。凡服蛇酒药，切忌见风。

出蕲州。龙头虎口，黑质白花，胁有二十四方胜纹，腹有念珠斑，尾有佛指甲。虽死而眼光不枯，他产则否。头尾有毒，各去三寸。亦有单用头尾，酒浸三日。去尽皮骨，大蛇一条，只得净肉四两。

乌梢蛇宣，去风湿。

功用同白花蛇，而性善无毒，性善不噬物。眼光至死不枯。

以尾细能穿百钱者佳。重七钱至一两者为上，十两至一镒者中，大者力减。去头与皮骨，酒煮，或酥炙用。

蛇蜕轻宣，去风毒。

甘咸无毒，甄权：有毒。性灵而能辟恶，故治鬼魅、虫毒；性窜而善去风，故治惊痫、风疟、重舌，《圣惠方》烧末敷喉风、性毒；而能杀虫，故治疥癣、恶疮、疔肿、痔漏；属皮而性善蜕，故治皮肤疮疡、产难目翳。

用白色如银者，皂荚水洗净。或酒，或醋，或蜜浸，炙黄用。或烧存性，或盐泥固煅，各随本方。

海狗肾一名腽肭脐。补肾助阳。

甘咸，大热。补肾助阳。治虚损劳伤，阴痿精冷。功近苁蓉、锁阳。

出两番，今东海亦有之。似狗而鱼尾，置器中，常年湿润，腊月浸水不冻。置睡犬旁，犬惊跳者为真。

或曰连脐取下，故名脐；或曰乃温肭兽之脐也。昂按：两名不类，恐一是海鱼之肾，一乃山兽之脐也。《纲目》以此条入兽部。

穿山甲一名鲮鲤。宣通经络。

咸寒，善窜，性喜穿山。专能行散，通经络，达病所。某处病用某处之甲更良。入厥阴阳明，肝胃。

治风湿冷痹，通经下乳，消肿溃痈，止痛排脓，和伤发痘。无气虚者慎用。

风疟疮科，须为要药。以其穴山寓水，故能出入阴阳，贯穿经络，达于营分，以破邪结。故用为使。

以其食蚁，又治蚁瘘，漏也。

有妇人项下忽肿一块，渐延至颈。偶刺破出水一碗，疮久不合。有道人曰：此蚁漏也，缘饭中遇食蚁得之。用穿山甲烧存性为末敷之。立愈。刘伯温《多能鄙事》云：油笼涌漏，刮甲里肉靥投入，自至漏处补住。

《永州记》云：不可与堤岸杀之，恐血入土，则堤岸渗漏。观此二说，其性之善窜可知矣。

痈疡已溃者忌服。如鼍而短，似鲤有足，尾甲力更胜。或生或烧酥。炙，醋炙，童便油煎土炒。随方用。

海螵蛸一名乌贼骨。宣通血脉。

咸走血，温和血。入厥阴血分，通血脉，祛寒湿。

治血枯，《内经》血枯，治之以乌贼骨。血瘕、血崩、血闭、腹痛环脐、阴蚀肿痛，烧末酒服。治虐痢、疳虫、目翳、泪出、聤耳出脓。性能燥脓收水，为末，加麝少许掺入。治厥阴、少阴肝肾经病。

出东海，亦名黑鱼。腹中有墨，书字逾年乃灭。常吐黑水自罩其身，人即于黑水处取之。取骨，鱼卤浸，炙黄用。恶附子、白芨、白蔹。能淡盐。

龟板补阴，益血。

甘平，至阴。属金与水。补心益肾，滋阴资智。性灵，故资智，通心益肾以滋阴。

治阴血不足，劳热骨蒸，腰脚酸痛，久泻久痢，能益大肠，久嗽咳疟。老疟也，或经数年中有痞块名疟母。

治癥瘕，崩漏、五痔、产难，为末酒服，或加芎、归煅发。

治阴虚血弱之症。益阴清热，故治之。

时珍曰：龟、鹿皆灵而寿。龟首常藏向腹，能通任脉，故取其甲以补精、补肾、补血以养阴也。鹿首常还向尾，能通督脉，故取共角以补命、补猜、补气以养阳也。昂按：《本草》有鹿胶而不及龟胶，然板不如胶，诚良药也。合鹿胶以一阴一阳，故名龟鹿二仙膏。

大者良。上、下甲皆可用。酥炙，或酒炙、醋炙、猪脂炙，煅灰用，洗净槌碎，水浸三日。用桑柴熬膏良。自死败龟尤良，得阴气更全也。恶人参。龟尿走窍透骨，染须发，治哑聋。以镜照之，龟见其形，则淫发而尿出。或以猪鬃、松毛刺其鼻，尿亦出。

鳖甲补阴退热。

咸平，属阴，色青入肝。

治劳瘦骨蒸，往来寒热，温疟疟母。疟必暑邪，类多阴虚之人。疟久不愈，元气虚羸，邪陷中焦，则结为疟母。鳖甲能益阴除热而散结，故为治疟要药。

治腰痛，胁坚，血瘕，痔核，或能软坚；治经阻，产难，肠痈，疮肿，惊痫，斑痘，厥阴血分之病。

时珍曰：介虫阴类，故皆补阴。或曰本物属金与土，故入脾肺而治诸证。

色绿，九肋重七两者为上。醋炙苦，治劳，童便炙，亦可熬膏。鳖肉凉血、补阴，亦治疟痢。煮作羹食，加生姜、沙糖，不用盐酱，名鳖糖汤，畏矾石，又最忌苋菜。

鳖色青，故走肝肾而退热；龟色黑，故入心肾而滋阴。阴性虽同，所用略别。

鳖胆味辣，可代椒解醒。

蟹泻，散血。

咸寒。除热，解结，散血通经，续筋骨。筋绝伤者，取蟹黄、足髓敷内疮中，筋即续生。骨节脱离者，生捣热酒调服，滓涂半日，骨内谷谷有声即好。

涂漆疮，能败漆。

然寒胃动风。蟹爪堕胎。产难及子死腹中者，服蟹爪汤即出。其螯烧烟能集鼠于庭。中蟹毒者，捣藕节热酒调服。醃蟹中，入蒜则不沙。

虾补阳。

甘温。托痘疮，下乳汁，吐风痰，壮阳道。

中风证，以虾半斤入姜、葱、酱料，水煮。先吃虾，次吃汁，以鹅翎探引，吐出痰涎，随症用药。

牡蛎涩肠，补水，软坚。

咸以软坚化痰，消瘰疬、结核、老血、疝瘕。涩以收脱，治遗精、崩带，止嗽，敛汗。或同麻黄根、糯米为粉扑身或加入煎剂。固大小肠。微寒，以清热补水。治虚劳烦热、温疟赤痢、利湿止渴。为肝肾血分之药。

王好古曰。以柴胡引之去胁下硬；茶引之，消颈核；大黄引，消股间肿；以地黄为使，益精收涩，止小便利；以贝母为使，消积。

盐水煮一伏时，煅粉用，亦有生用者。贝母为使。恶麻黄、辛夷、吴茱萸，得甘草、牛膝、远志、蛇床子良。海气化成，纯雄无雌，故名牡。

蛤粉涩

蛤蜊壳煅为粉，与牡蛎同功。

海藏曰：肾经血分药。宋徽宗宠妃，病痰嗽，面肿不寐。李防御治之，三日不效当诛。李技穷忧泣。忽闻市人卖嗽药，一文一帖，吃了今夜得睡，色淡碧。李市之，恐药猛悍，先自试，觉无害，遂并三帖为一以进。妃服之，是夕寝安嗽止，面肿亦消。帝大悦，赐值万金。李不知其方，惧得罪，伺得市人，重价求之。乃蚌壳研粉，少加青黛也，以淡芥水加麻油数滴调服。《圣惠方》：白蚬壳研粉，米饮调，治咳嗽不止。

肉咸冷。止渴解酒。

牡蛎、蛤蜊、海蛤、文蛤并出海中，大抵海物咸寒，功用略同。江湖蛤蚌无咸水浸渍，即能清热利湿，但性不能软坚。

文蛤皆有花纹，兼能除烦渴，利小便。

瓦楞子即蚶壳。泻，消癞，散痰。

甘咸。消血块，散痰积。

煅红醋淬三次为末，醋膏丸。治一切气血癥瘕。

田螺泻热。

味甘大寒。利湿，清热，止渴，消渴，醒酒，利大小便。

能引热下行。熊彦诚病前后不通，腹胀如鼓，医莫措。遇一异人曰：此易耳，奉施一药。即脱靴入水，采得一大螺曰：事济矣！以盐和，壳捣碎，帛系脐下一寸三分。曾未安席，砉然暴下。归访异人，无所见矣。董守约以脚气攻注，或教槌数螺，系二股，便觉冷气趋下至足，既而亦安。

治脚气，黄疸，噤口，毒痢。田螺少加麝捣饼，烘热贴脐下，引热下行，自然思食。治目热赤痛，入蓝花取汁点之。搽痔疮、狐臭。

石决明泻风热，明目。

咸平。除肺、肝风热，除青盲内障，水飞点目外障。亦治骨蒸劳热，通五淋。能清肺肝故也，古方多用治疡疽。解酒酸，为末，投热酒中，即解。

如蚌而扁，惟一片，无对。七孔、九孔者良。盐水煮一伏时，或面裹煨熟，研粉极细，水飞用。恶旋覆。

珍珠

甘咸性寒，感月而胎。语云：上已有风梨有蠹，中秋无月蚌无珠。水精所孕，水能制火。入心肝二经。

镇心安魂。肝藏魂。

昂按：虽云泻热，亦藉其宝气也。大抵宝物多能镇心安魂，如金箔，琥珀、珍珠之类。龙齿安魂，亦假其神气也。

坠痰拨毒，收口生肌。治惊热痘疔，下死胎、胞衣。珠末一两，苦酒服。涂面，好颜色，点目去翳膜，绵裹塞耳治聋。

取新洁未经钻缀者，乳浸三日，研粉极细用。不细伤人脏腑。

陆佃曰：蛤蚌无阴阳牡牝，须雀化成，故能生珠，专一于阴精也。

蛤蚧补肺润肾，止喘定嗽。

咸平。补肺，润肾，益精，助阳，治渴，通淋，定喘，止嗽。肺痿咳血，气虚血竭者食之。能补肺益水源。

李时珍曰：补肺止渴，功同人参，益气扶羸，功同羊肉。《经疏》曰：咳嗽由风寒外邪者不宜用。

出广南。首如蟾蜍，背绿色，斑点如锦纹。雄为蛤，鸣声亦然，因声而名。皮粗口大，身小尾粗。雌为蚧，皮细口尖，身大尾小。雌雄相呼，屡曰乃交，两两相抱。捕者擘之，虽死不开。房术用之甚效。

不论牝牡者，只可入杂药。口含少许，奔走不喘者，真。药力在尾，见人捕之，辄自嚼断其尾。尾不全者不效。凡使去头足。雷敩曰：其毒在眼，用须去眼。洗去鳞肉、不净及肉毛，酥炙或蜜炙或酒浸，焙用。

蜂蜜

亦名石蜜、岩蜜。补中、润燥、滑肠。

草木精英，含露气以酿成。生性凉，能清热。熟性温，能补中。甘而和，故解毒。柔而滑，故润燥。甘缓可以去急，故止心腹肌肉、疮疡诸痛。甘缓可以和平，故能调营卫，通三焦，除众病，和百药。故凡药多用之。而与甘草同功。

止嗽治痢。解毒润肠，最治痢疾。姜汁和服，甚佳。明目悦颜。同薤白捣涂烫火伤，煎炼成胶，通大便秘。乘热纳谷道中，名蜜煎导。然能滑肠泄泻，与中满者忌用。

以白如膏者良。汪颖曰：蜜以花为主。闽、广蜜热，川蜜温，西蜜凉。安宣州有黄莲蜜，味小苦，点目热良。西京有梨花蜜，色白如脂。用银、石器，每蜜一斤，入水四两，桑火慢熬，掠出浮沫，至滴水成珠用。忌葱、鲜莴苣食。

昂按：生葱同蜜食，杀人，而莴苣蜜渍点茶者颇多，未见作害，岂腌过则无害乎？抑药忌亦有不尽然者乎？

黄蜡甘温，止痛生肌。疗下利。蜜质柔性润，故滑肠胃。蜡质坚性涩，故止下痢。续绝伤。

按：蜡蜜皆蜂所酿成，而蜜味至甘，蜡味至淡。故今之人言，无味者谓之嚼蜡。

露蜂房宣。解毒，杀虫。

甘平有毒。治惊痫瘈疭，附骨痈疽，根在脏腑。和蛇蜕、乱发烧灰酒服。

按：附骨疽不破，附骨成脓故名。不知者误作贼风治。附骨疽，痛处发热，四体作热乍寒，小便赤，大便秘而无汗。泻热发散则消。贼风痛处，不热，亦不发寒热，觉身冷，欲得热熨则小宽，时有汗，以风药治之。

涂瘰疬成瘘。音漏，炙研，猪脂和涂。

止风虫牙痛。煎水含漱。时珍曰：阳明药也。取其以毒攻毒，兼杀虫之功也。

敷小儿重舌。烧灰酒和敷舌下，日数。

起阴痿。烧灰敷阴上。

取悬于树受风露者，炙用。治痈肿醋调涂，洗疮煎用。

僵蚕轻虚。去风化痰。

辛咸微温，僵而不腐。得清化之气，故能治风化痰，散结行经。蚕病风则僵，故因以治风，能散相火逆结之痰，其气味俱薄，经浮而升，入肺、肝、胃三经。

治中风失音，头风齿痛，喉痹咽肿。炒为末，姜汤调下一钱，当吐出顽痰。丹毒、瘙痒，皆风热之病。瘰疬、结核、痰疟，血病崩中、调下，风热乘肝。小儿惊疳，肤如鳞甲。由气血不足，亦名胎垢，煎汤浴之。下乳汁，减瘢痕。若诸症由于血虚，而无风寒客邪者勿用。

以头蚕色白、条直者良。糯米泔浸一日，待桑涎浮出，漉起焙干，拭净肉毛口甲，捣用。恶桑螵蛸、茯神、茯苓、桔梗、萆薢。

蚕茧甘温，能泻膀胱相火，引清气，上朝于口，止消渴。蚕与马并属午，为离，主心。作茧退藏之际，故缫丝汤饮之，能抑心火而治消渴。痈疽无头者，烧灰酒服。服一枚，出一头，二枚出二头。

雄蚕蛾，气热性淫，主固精，强阳，交接不倦。

蚕退纸烧存性，入麝少许，蜜和，敷走马牙疳，加白矾尤妙。《百一方》：蚕纸烧灰，酒水任下，能治邪祟发狂、悲泣。

原蚕砂燥湿去风。

蚕食而不饮，属火性燥，能去风胜湿。经曰：燥胜风，燥属金，风属木也，其砂辛甘而温。炒黄浸酒，治风湿为病，肢节不随，皮肤顽痹、脚腰冷痛、冷血、瘀血。史国公药酒中用之。炒热熨患处，亦良。

寇氏曰：醇酒三升拌蚕砂五斗，蒸暖，铺暖室席上，令患冷风气痹人，以患处就卧，厚覆取汗。不愈，间日再作。须防昏闷。

麻油调敷，治烂弦风眼。目上下胞属脾，脾有风湿则虫生弦烂。又新瓦炙为末，少加雄黄、麻油调敷，治蛇串疮。有人食乌梢蛇，浑身变黑渐生鳞甲，见者惊缩。郑奠一令日服晚蚕砂五钱，尽二斗余，久之乃退。晚蚕矢也，淘净晒干。

桑螵蛸补肾。

甘咸，入肝肾命门。益精气而固肾。

治虚损阴痿，梦遗白浊，血崩腰痛，伤中疝瘕，肝肾不足。通五淋，缩小便。能通故能缩。肾与膀胱相表里，肾得所养，气化则能出，故能通。肾气既固，则水道安常，故又能止也。寇宗奭治便数，有桑螵蛸散：茯神、远志、菖蒲、人参、当归、龙骨、龟甲醋炙，各一两为末，卧时人参汤下二钱。能补心安神，亦治健忘。

炙饲小儿止夜尿。

螳螂卵也。桑树产者为好。房长寸许，有子如蛆，芒种后齐出，故仲夏螳螂生也。如用他树者，以桑皮佐之。桑皮善行水，故能通肾经。炙黄，或醋煮，汤泡，煨用。畏旋覆花。

螳螂能出箭簇，螳螂一个，巴豆半个，炙敷伤处，微痒且忍，极痒及撼拔之。黄连贯众汤洗，石灰敷之。杨氏万，用蜣螂，簇出后，敷生肌散，螳螂、蜣螂皆能治惊风，今人罕用。螳螂兼治腹痛、便秘、下痢、脱肛、疮疽、虫痔。

蝉蜕轻散风热。

蝉乃土木余气所化，饮风露而不食，其气清虚而味甘寒。故除风热。其体轻浮，故发痘疹。其性善蜕，故退目翳。催生下胞。其蜕为壳，故治皮肤疮瘾疹。与薄荷等分，酒调服。其声清响。故治中风失音，又昼鸣夜息，故止小儿夜啼。

蝉类甚多，惟大而色黑者入药。洗去泥土、翅足，浆水煮，晒干用，攻毒全用。

蚱蝉，治小儿惊痫、夜啼，杀疳，去热，出胎，下胞。时珍曰：治皮肤疮疡风热当用蝉蜕，治脏腑经络当用蝉身，各从其类也。

五倍子涩。敛肠。

咸酸。其性涩，能敛肺。其气寒，能降火，生津化痰，止嗽止血，敛汗，郑赞寰曰：焙研极细，以自己漱口水调敷脐上，止盗汗如神。解酒，疗消渴、泄痢、疮癣、五痔、下血、脱肛、脓水湿烂、子肠坠下。散热毒，消目肿，煎水洗之。敛疮口，热散疮口自敛。其色黑，能染须。

丹溪曰：倍子属金与水，噙之善收顽痰、解热毒。黄昏咳嗽，乃火浮肺中，不宜用凉药。宜五倍、五味敛而降之。《医学纲目》云：元王珪虚而滑精，屡与加味四物汤吞河间秘真丸及珍珠粉丸，不止。后用五倍子一两，茯苓二两，丸服，遂愈。此则倍子敛涩之功敏于龙骨、蛤粉。

昂按：凡用秘涩药，能通而后能秘。此方用茯苓倍于五倍，一泻一收，是以能尽其妙也。

嗽由外感，泻非虚脱者禁用。

生盐肤木，乃小虫食汁，遗种结毬于叶间，故主治之症，与盐肤子、叶同功。壳清脆而中虚。可以染皂。或生或炒用。

白蜡外用生肌

甘温，属金。生肌止血。郑赞寰曰：汪御章年十六，常患尿血。屡医不效。子以白腊加入凉血滋肾药中，遂愈。定痛，补虚，续筋接骨。外科要药。

斑蝥大泻，以毒攻毒。

辛寒，有毒。外用蚀死肌，敷疥癣、恶疮；内用破石淋，拔瘰疬疔毒。杨登甫云：瘰疬之毒，莫不有根，大抵治以斑蝥、地胆为主。制度如法，能令其根从小便出，如粉片血块烂肉，此其验也。以麦冬、滑石、灯心辈导之。斑蝥捕得，屁射出，臭不可闻，故奔下窍直至精溺之处。能下败物，痛不可当。用须斟酌。下猘犬毒，九死一生之候，急用斑蝥七枚，去头翅足，糯米炒黄为末，酒煎空心下。取下小狗三四十枚。如数少，再服。又方：糯米一勺，斑蝥二十一枚，分三次炒，至青烟为度，去蝥，取米为粉，冷水清油少许，空心下。取利下毒物，如不利，再进。愈后忌闻钟鼓声，复发则不可治。服之肚痛急者，用靛汁或黄连水治之。溃肉，肌肉近之则烂。堕胎。

豆叶上虫，黄黑斑文，去头足，糯米炒熟。生用则吐泻。人亦有用米，取气不取质者。畏巴豆、丹参，恶甘草、豆花。

斑蝥、芫青、葛上亭长、地胆四虫，形色不同，功略相近。食芫花为芫青，青绿色，尤毒；春生食葛花，为亭长，黑身赤头；夏生食豆花，为斑蝥，斑色；秋生冬入地，为地胆，黑头赤尾。陶隐居云：乃一物而四时变化者。苏恭云：非也。皆极毒，慎用。

蝎宣，去风。

辛甘有毒，色青属木。故治诸风眩掉，皆属肝木，惊痫搐掣，口眼㖞斜，白附、僵蚕、全蝎等分为末，为牵正散。酒服二钱，甚效。疟疾，风疮，耳聋，带疝，厥阴风木之病。

东垣曰：凡疝气、带下，皆属于风欤？蝎乃治风要药，俱宜加而用之。

按：汪机曰，破伤风宜以全蝎、防风为主。

类中风、慢脾惊属虚者，忌用。

全用去足，焙。或用尾，尾力尤紧。形紧小者良。人被螫者涂蜗牛即解。

蜈蚣宣，去风

辛温有毒，入厥阴肝经。善走，能散。治脐风撮口，炙末猪乳调服。惊痫，瘰疬。蛇症，能制蛇。疮甲，指甲内恶肉突出，俗名鸡眼睛，蜈蚣焙研敷之。以南星末，醋调敷四围。杀虫，古方治多生用之。堕胎。

取赤足黑头者火炙，去头足尾甲，将荷叶火煨用。或酒炙。畏蜘蛛，蜒蚰，不敢过所行之路，触着即死。鸡屎，桑皮，盐。

中其毒者，以桑汁、盐、蒜涂之。被咬者捕蜘蛛置咬处，自吸其毒，蜘蛛死，放水中吐而活。

蟾蜍即癞蝦蟆。泻，疗疽拔毒。

蟾土精而应月魄。辛凉微毒，入阳明胃。发汗，退热，除湿，杀虫。

治疮疽发背，未成者，用活蟾蜍系疮上半日，蟾必昏愦。置水中救其命，再易一个，三易则毒散矣。热重者剖蟾蜍合疮上，不久必臭不可闻，如此二、三易，其肿自愈。小儿劳瘦疳疾。

蟾蜍辛温，大毒，助阳气。治疗肿，发背，小儿疳疾。脑疳，即蟾蜍眉间白汁，能烂人肌肉。惟疗疳或合他药服一二厘，取其以毒攻毒。脑疳，乳和滴鼻中，外科多用之。蟾蜍肪涂玉，刻之如蜡。肪音方，脂也。

白颈蚯蚓泻热利水。

蚓土德而星应轸水，味性咸寒。故能清热下行，故能利水。

治温病，大热，狂言，大腹，黄疸，肾风，脚气。苏颂曰：脚气必须用之为使。

白头者，乃老蚯蚓。治大热，捣汁，井水调下。

入药，或晒干为末，或盐化为水，或微炙，或烧灰，各随本方。

中其毒者，盐水解之。张将军病蚯蚓咬毒，每夕，蚓鸣于体，浓煎盐水浸身数遍而愈。

蚯蚓泥，即蚯蚓屎，甘寒。泻热，解毒。治赤白久痢，敷小儿阴囊热肿、肿腮、丹毒。

五谷虫即粪蛆。泻热疗疳。

寒。治热病谵妄，音占，妄语，毒痢作吐，小儿疳积，疳疮。

漂净晒干，或炒，或煅，为末用。

新增七种

海蛇泻，消积血。

咸辛。治妇人劳损、积血、带下，小儿风疾，丹毒，烫火伤。功能退热。化痰。食品珍之。

海马温，补肾。

甘温。暖水脏，壮阳道，消瘕块。

治疗疔疮肿毒，妇人产难及血气痛。

海龙

功同海马，而力能倍之。

海参补肾。

甘咸，温。补肾，益精，壮阳，疗痿。

有刺者名刺参，无刺者名光参。出辽海者良。

淡菜补阴。

甘咸。温补五脏，益阳事，理腰脚气。

治虚劳伤惫，精血衰少及吐血、久痢。又能润肺，化痰。止嗽，滋阴。

贝子散热明目。

咸平。利水道，散结热，点目翳。

马珂明目。

咸平。消目翳，去面黑干。

本草备要卷七终

本草备要·卷八

人　部

发一名血余。补，和血。

发者，血之余。味苦微寒，入足少阴、厥阴，肾肝。补阴，消瘀，通关格，利二便。

治诸血疾，能去瘀窍之血，故亦治惊痫。血痢，血淋，舌血，煅末，茅根汤下。鼻血，烧灰吹鼻。转胞不通，烧灰服。小儿惊热，合鸡子黄煎为汁服，鸡子能去风痰。合诸药煎膏，凉血，去瘀，长肉。

发属心，禀火气而上生。眉属肝，禀木气而侧生。须属肾，禀水而下生。

或曰：发属肝，禀木气而直生。眉属金，禀金气则横生。金无余气，故短而不长。至老金气钝，则眉长矣。

昂按：肺主皮毛，毛亦短而不长者也，何以独无所属乎？毛既为肺之合，自当属肺属金。眉属肝属木，以其侧生象木枝也。此乃臆说，附质明者。

《经》曰：肾者，精之处也，其华在发。王冰注曰：肾主髓，脑者髓之海，发者脑之华，脑髓减则发去。

时珍曰：发入土，千年不朽。以火煅之，凝为血质，煎炼至枯，复有液出，误吞入腹，化为癥虫。煅炼服食，使发不白，故《本经》有自还神化之称。

陈藏器曰：生人发挂果树上，则乌鸟不敢来。又人逃走，取其发于纬车上缚之，则迷乱不知所适。此皆神化。

《子母秘录》：乱发烧灰，亦治尸疰。猪脂调涂小儿燕口，即两角生疮也。宋丞相王郇公腹切痛，备治不效。用附子、硫黄、五夜叉丸之类，亦不瘥。张附马取妇人油头发，烧灰研筛，酒服二钱，其痛立止。《内经》脑为髓海，冲为血海，命门为精海，丹田为气海，胃为水谷之海。

皂荚水洗净，入罐，固煅存性。用胎发尤良，补衰涸。头垢治淋及噎膈、劳复。

人牙宣，发痘。

咸温有毒。治痘疮、倒靥。

《痘疹论》：出不快而黑陷者，猪血调下一钱。服凉药而血涩倒陷者，麝香酒调服。时珍曰：欲其窜入肾经，发出毒气，盖劫剂也。若伏毒在心，不省人事，气虚色白，痒塌无脓及热痱紫泡之症，只宜补虚解毒。苟误服此，则郁闷声哑，反成不救。

煅，退火毒，研用。

人乳补虚，润燥。

甘咸。润五脏，补血液，止消渴，泽皮肤。

治风火症。昂按：老人便秘，服人乳最良，本血所化，目得血而能视，用点赤涩多泪。热者黄连浸之。然性寒滑，脏寒胃弱人，不宜多服。

时珍曰：人乳无定性，其人和平，饮食冲淡，其乳必平。其人燥暴，饮酒食辛，或有火病，其乳必热，又有孕之乳为忌，乳最有毒，小儿食之，吐泻成疳魃之病，内亦损胎。

昂按：乳乃阴血所化，生于脾胃，摄于冲任。未受孕则下为月水，既受孕则留而成胎，已产则变赤为白，上为乳汁以食小儿。乃造化之玄微也。服之益气血，补脑髓，谓以人养人也。然能滑肠、湿痹、腻膈。天设之以为小儿，非壮者所当常服。惟制为粉，则有益无损。又须旋用，久则油膻，须用一妇人之乳为佳，乳杂则其气杂。乳粉、参末等分蜜丸，名参丸，大补气血。

取年少无病妇人，乳白而稠者，如儿食良。黄赤清色，气腥秽者，并不堪用。或暴晒用，茯苓粉收。或水炖取粉尤良。取粉法：小锅烧水滚，用银瓢如碗大，锡瓢亦可。倾乳少许入瓢、滚水上炖，再浮冷水上立干。刮取粉用，再炖再刮。如摊粉皮法。

紫河车

紫河车即胞衣，一名混沌皮。大补气血。

甘咸，性温。本人之血气所生，故能大补气血。

治一切虚劳损极，虚损，一损肺，皮槁毛落；二损心，血脉衰少；三损脾，肌肉消脱；四损肝，筋缓不收；五损肾，骨痿不起。六极，曰：气极、血极、筋极、肌极、骨极、精极。恍惚、失志、癫痫。

以初胎及无病妇人者良。有胎毒者害人。以银器插入熔煮不黑则不毒。长流水，洗极净，酒蒸焙干，研末。或煮烂捣碎入药。如新瓦炙反损其精汁。亦可调和煮食。

李时珍曰：崔行功《小儿方》云，包衣宜藏天德、月德吉方，深埋紧筑，若为猪狗食，令儿癫狂；蝼蚁食，令儿疮癣；鸟雀食，令儿恶死；弃火中，令人疮烂。近庙社、井灶、街巷，皆有所忌。此亦铜山西崩，洛钟东应，自然之理，今人以之炮炙入药，虽曰以人补人，然食其同类，独不犯崔氏之戒乎？以故，本集天灵盖等药不入录。

童　便

一名还原水。饮自己溺，名轮回酒。平。泻火，补阴，散瘀血。

咸寒。时珍曰：温。能引肺火下行，从膀胱出，乃其旧路。降火滋阴甚速，润肺散瘀。咸走血。

治肺痿，失音，吐衄，损伤。凡跌打损伤，血闷欲死者，劈开口，以热尿灌之，下咽即醒。一切金疮、受杖，并宜用之，不伤脏腑，若用他药，恐无瘀者，反致伤人矣。胞胎不下，皆散瘀之功。凡产后血晕，败血入肺，阴虚久嗽，火蒸如燎者，惟此可以治之。

晋褚澄《劳极论》云：降火甚速，降血甚神，饮溲溺，百无一死；服寒凉药，百无一生。

取十二岁以下童子，少知识而无相火。不食荤腥，酸咸者佳。去头尾，取中间一节，清澈如水者用。当热饮。热则真气尚存，其行自速，冷则惟有咸寒之性。入姜汁，行痰：韭汁，散痰更好。冬月用汤温之。

李士材曰：炼成秋石，真元之气渐失，不及童便多矣。《普济方》：治目赤肿痛，用自己小便乘热沫洗，即开目少顷。此以真气退其邪热也。

秋　石

咸温。滋肾水，润三焦，养丹田，安五脏，退骨蒸，软坚块。

治虚劳咳嗽，白浊遗精。为滋阴降火之圣药。若煎炼失道，多服误服，反生燥渴之患。咸能走血，且经煅炼中寓暖气，使虚阳妄作，则真水愈亏。

《蒙筌》曰：每月取童便，每缸用石膏七钱，桑条搅澄，倾去清液。如此二、三次，乃入秋露水搅澄，故名秋石。如此数次，滓秽净，咸味减。以重纸铺灰上，晒干刮去在下重浊，取轻清者为秋石。世医不取秋时，集收人溺，以皂荚水澄晒为阴炼，火煅为阳炼。尽失于道，安能应病？况经火煅，性却变温耶？

秋石再研入罐，铁盏盖定，盐泥固济，升打，升起盏上者，即名为秋冰。味淡而香，用秋石之精英也。《保寿堂方》：用童男、童女小便，各炼成秋石，其色如雪，和匀加乳汁，日晒夜露，取日精月华，干即加乳，待四十九日足，收贮配药。《摘玄》云：肿胀忌盐，只以秋石拌饮食佳甚。

人中黄泻热。

甘寒。入胃清痰火，消石积，大解五脏实热。治天行热狂，痘疮血热，黑陷不起。

纳甘草末于竹筒中，紧塞其孔。冬月浸粪缸中，至春取出洗，悬风处阴干，取甘草用。亦有用皂荚末者。竹须刮去青皮。一云即粪缸多年黄垽，煅存性用。

粪清一名金汁。泻火热。

主治同人中黄。

用棕皮棉纸上铺黄土，淋粪滤汁，入新瓮，碗覆，埋土中一年。则清若泉水，全无秽气。用年久者弥佳。

野间残粪入土，筛敷痈疽，如冰着背。

人中白泻火。

咸平。降火散瘀。

治肺瘀鼻衄，刮人中白，新瓦火上逼干，调服即止。劳热，消渴，痘疮倒陷，牙疳口疮，即溺垽。

煅研用。以蒙馆童子便桶、山中老僧溺器，刮下尤佳。

本草备要八卷终

汤头歌诀

汤头歌诀原序

古人治病，药有君臣，方有奇偶，剂有大小，此汤头所由来也。仲景为方书之祖，其《伤寒论》中，既曰太阳症、少阳症、太阴症、少阴症矣；而又曰麻黄症、桂枝症、柴胡症、承气症等。不以病名病，而以药名病，明乎因病施药，以药合症，而后用之，岂苟焉而已哉！今人不辨症候，不用汤头，率意任情，治无成法，是犹制器而废准绳，行阵而弃行列，欲以已病却疾，不亦难乎？盖古人制方，佐、使、君、臣，配合恰当，从治正治，意义深良，如金科玉律，以为后人楷则。惟在善用者，神而明之，变而通之，如淮阴背水之阵，诸将疑其不合兵法，而不知其正在兵法中也。旧本有《汤头歌诀》辞多鄙率，义弗该明，难称善本。不揣愚瞽，重为编辑，并以所主病症，括之歌中，间及古人用药制方之意，某病某汤，门分义悉，理法兼备，体用具全，千古心传，端在于此。实医门之正宗，活人之彀率也。然古方甚多，难以尽录，量取便用者，得歌二百首，正方附方共三百有奇。盖益易则易知，简则易从，以此提纲挈领。苟能触类旁通，可应无穷之变也。是在善读者加之意耳。

康熙甲戌夏月休宁八十老人汪昂题

汤头歌诀凡例

一、本集诸歌，悉按沈约诗韵，其中平仄，不能尽协者，以限于汤名药名，不可改易也。

二、古歌四句，仅载一方，尚欠详顺。本集歌不限方，方不限句，药味药引，俱令周明；病症治法，略为兼括。或一方而连汇多方，方多而歌省，并示古人用药触类旁通之妙。间及加减之法，便人取裁。

三、《医学入门》载歌三百首，东垣歌二百八十八首，皆不分门类。每用一方，搜寻殆遍。本集歌止二百首，而方三百有奇，分为二十门。某病某汤，举目易了。方后稍为训释，推明古人制方本义，使用药者有所依据，服药者得以参稽，庶觉省便。

四、歌后注释，所以畅歌词之未备，颇经锤炼。读者倘不鄙夷，亦可诵习也。

五、拙著《医方集解》，网罗前贤方论，卷帙稍繁，不便携带，故特束为《歌诀》，附于本草之末，使行旅可以轻赍，缓急得以应用也。

六、是书篇章虽约，苟熟读之，可应无穷之变，远胜前人盈尺之书数部。有识之士，当不以愚言为狂僭也。

讱庵汪昂漫识

目 录

一、补益之剂十首　附方七

四君子汤助阳。

四君子汤《局方》中和义，

参术茯苓甘草比；人参、白术、茯苓各二钱，甘草一钱，气味中和，故名君子。

益以夏陈半夏、陈皮名六君，子汤。

祛痰补气阳虚弭；二陈除痰，四君补气，脾弱阳虚宜之。

除却半夏名异功，散，钱氏。

或加香砂胃寒使。

加木香、砂仁行气温中，名香砂六君汤。

升阳益胃汤升阳益胃

升阳益胃汤，东垣 参术芪，

黄连半夏草陈皮；

苓泻防风羌独活，

柴胡白芍枣姜随。

黄芪二两，人参、半夏、炙甘草各一钱、羌活、独活、防风、白芍炒各五钱、陈皮四钱，白术、茯苓、泽泻、柴胡各三钱，黄连二钱，每服三钱，加姜、枣煎。六君子助阳补脾除痰，重用黄芪补气固胃，柴胡、羌活除湿升阳，泽泻、茯苓泻热降浊，加芍药和血敛阴，少佐黄连以退阴火。

按：东垣治疗首重脾胃，而益胃又以升阳为先，故每用补中上升下渗之药。此方补中有散，发中有收，脾胃诸方多从昉此也。

黄芪鳖甲散劳热

黄芪鳖甲散，罗谦甫 地骨皮，

艽菀参苓柴半知；

地黄芍药天冬桂，

甘桔桑皮劳热宜。

治虚劳骨蒸，晡热咳嗽，食少盗汗。黄芪、鳖甲、天冬各五钱，地骨、秦艽、茯苓、柴胡各三钱、紫菀、半夏、知母、生地、白芍、桑皮、炙草各二钱半，人参、肉桂、桔梗各钱半，每服一两，加姜煎。鳖甲、天冬、知、芍补水养阴，参、芪、桂、苓、甘草固卫助阳，桑、桔泻肺热，菀、夏理痰嗽，艽、柴、地骨退热升阳，为表里气血交补之剂。

秦艽鳖甲散风劳

秦艽鳖甲散 治风劳，

地骨柴胡及青蒿；

当归知母乌梅合，

止嗽除蒸敛汗高。

鳖甲、地骨皮、柴胡各一两，青蒿五钱，秦艽、当归、知母各五钱，乌梅五钱，治略同前，汗多倍黄芪。此方加青蒿、乌梅皆敛汗退蒸之义。

秦艽扶羸汤肺劳

秦艽扶羸汤，《直指》鳖甲柴，

地骨当归紫菀偕；

半夏人参兼炙草，

肺劳蒸嗽合之谐。

治肺痿骨蒸，劳嗽声嗄，自汗体倦。

柴胡二钱，秦艽、鳖甲、地骨、当归、人参各钱半，紫菀、半夏、甘草炙各一钱，加姜，枣煎。

按：黄芪鳖甲散，盖本此方除当归加余药，透肌解热，柴胡、秦艽，干葛为要剂，故骨蒸方中多用之。此方虽表里交治，而以柴胡为君。

紫菀汤肺劳

紫菀汤海藏 中知贝母，
参苓五味阿胶偶；
再加甘桔治肺伤，
咳血吐痰劳热久。

治肺伤气极，劳热咳嗽，吐痰吐血，肺痿肺痈。紫菀、知母、象贝、阿胶各二钱，人参、茯苓、甘草、桔梗各五分，五味十二粒。一方加莲肉。以保肺止嗽为君，故用阿胶、五味；以清火化痰为臣，故用知母，贝母；佐以参、苓、甘草扶土以生金；使以桔梗上浮而利膈。

百合固金汤肺伤咳血

百合固金汤，赵蕺庵二地黄，
玄参贝母桔甘藏；
麦冬芍药当归配，
喘咳痰血肺家伤。

生地二钱，熟地三钱，麦冬钱半，贝母、百合、当归、白芍、甘草各一钱，玄参、桔梗各八分。火旺则金伤，故以玄参、二地助肾滋水、麦冬、百合保肺安神，芍药、当地平肝养血，甘桔、贝母清金化痰，皆以甘草培本，不欲以苦寒伤生发之气也。

补肺阿胶散止嗽生津

补肺阿胶散，钱氏马兜铃，
鼠粘甘草杏糯停；
肺虚火盛人当服，
顺气生津嗽哽宁。

阿胶两半，马兜铃、焙鼠粘子炒、甘草炙、糯米各一两，杏仁七钱。牛蒡利膈滑痰，杏仁降气润嗽。

李时珍曰：马兜铃非取其补肺，取其清热降气，肺自安也。其中阿胶、糯米乃补肺之圣药。

小建中汤建中散寒

小建中汤仲景芍药多，即桂枝加芍药汤，再加饴糖名建中。
桂姜甘草大枣和；
更加饴糖补中藏，
虚劳腹冷服之瘥；芍药六两，桂枝、生姜各三两，甘草一两，枣十二枚，饴糖一升。

增人黄芪名亦尔，再加黄芪两半名黄芪建中汤。《金匮》若除饴糖，则名黄芪五物汤，不名建中矣。今人用建中者，绝不用饴糖何哉？
表虚身痛效无过；
又有建中十四味，
阴斑劳损起沉疴；亦有阴症发斑者，淡红隐隐散见肌表，此寒伏于下，逼其无根之火薰肺而然，若服寒药立死。
十全大补加附子，
麦夏苁蓉仔细哦。即十全大补汤加附子、麦冬、半夏、肉苁蓉、名十四味，除茯苓、白术、麦冬、川芎、熟地、肉苁蓉名八味大建中汤。治同。

益气聪明汤聪耳明目

益气聪明汤东垣蔓荆，
升葛参芪黄柏并；
更加芍药炙甘草，
耳聋目障服之清。

参、芪各五钱，蔓荆子、葛根各三钱，黄柏、白芍各二钱，升麻钱半，炙草一钱，每服四钱。人之中气不足，清阳不升，则耳目不聪明。蔓荆、升、葛升其清气，参、芪、甘草补其中气，而以芍药平肝木，黄柏滋肾水也。

二、发表之剂十四首　附方八

麻黄汤　寒伤营无汗

麻黄汤仲景中用桂枝，
杏仁甘草四般施；
发热恶寒头项痛，
伤寒服此汗淋漓。

麻黄去节三两，桂枝二两，杏仁七十枚去皮尖，甘草炙一两。伤寒太阳表症无汗用此发之。麻黄善发汗，恐其力猛，故以桂枝监之，甘草和之，不令大发也。

按：麻、桂二汤虽治太阳症，而先正每云皆肺药，以伤寒必自皮入，而桂、麻又入肺经也。

桂枝汤寒伤卫有汗

桂枝汤仲景治太阳中风，
芍药甘草姜枣同；桂枝、芍药、生姜各三钱，炙草三两，大枣十二枚。治太阳中风有汗，用此解肌，以和营卫。中犹伤也，仲景《伤寒论》通用。
桂麻相合名各半，汤
太阳如疟此为功。热多寒少如疟状者宜之。

大青龙汤两解伤寒

大青龙汤仲景　麻桂黄，
杏草石膏姜枣藏；麻黄六两，桂枝、炙草各三两、杏仁四十枚，石膏鸡子大，生姜三两，大枣十二枚。
太阳无汗兼烦躁，烦为阳为风，躁为阴为寒，必太阳症兼烦躁者方可用之。以杏仁佐麻黄发表，以姜、枣佐桂枝解肌，石膏质重泻火气，轻亦达肌表，义取青龙者，龙兴而云升雨降，郁热顿除烦躁乃解也。若少阴烦躁而误服此则逆。
风寒两解此为良。麻黄汤治寒，桂枝汤治风，大青龙兼风寒而两解之。

陶节庵曰：此汤险峻，今人罕用。

小青龙汤太阳行水发汗

小青龙汤仲景治水气，
喘咳呕哕渴利慰；太阳表证未解，心下有水气者用之。或喘、或咳、或呕、或哕、或渴、或利、或短气　或小便闭皆水气内积所致。
姜桂麻黄芍药甘，
细辛半夏兼五味。

干姜、桂枝、麻黄、芍药酒炒，炙草、细辛各二两，半夏、五味子各半升，桂枝解表使水从汗泄，芍药敛肺以收喘咳，姜、夏、细辛润肾行水以止渴呕，亦表里分消之意。

葛根汤太阳无汗恶风

葛根汤仲景内麻黄襄，
二味加入桂枝汤；桂枝、芍药、炙草各二两，姜三两，枣＋二枚，此桂枝汤也，加葛根四两，麻黄三两。
轻可去实因无汗，中风表实，故汗不得出。《十剂》曰：轻可去实，葛根麻黄之属是也。
有汗加葛无麻黄。名桂枝加葛根汤，

仲景治太阳有汗恶风。

升麻葛根汤阳明升散

升麻葛根汤钱氏，钱乙，

再加芍药甘草是；升麻三钱，葛根、芍药各二钱，炙草一钱。轻可去实、辛能达表，故用升麻发散阳明表邪；阳邪盛则阴气虚，故加芍药敛阴和血；升麻、甘草升阳解毒，故亦治时疫，

阳明发热与头疼，

无汗恶寒均堪倚；及目痛、鼻干、不得卧等症，

亦治时疫与阳斑，

痘疹已出慎勿使。恐升散重虚其表也。

九味羌活汤解表通剂

九味羌活汤，张元素 用防风，

细辛苍芷与川芎；

黄芩生地同甘草，

三阳解表益姜葱；羌活、防风、苍术各钱半，白芷、川芎、黄芩、生地、甘草各一钱，细辛五分，加生姜、葱白煎。

阴虚气弱人禁用，

加减临时在变通。

洁古制此汤，以代麻黄、桂枝、青龙各半等汤。用羌、防、细、苍、芎、芷各走一经，祛风散寒为诸路之应兵；加黄芩泄气分之热，生地泄气冲之寒，甘草以调和诸药。然黄芩、生地寒滞，未可概施，用时宜审。

十神汤时行

十神汤《局方》 里葛升麻，

陈草芎苏白芷加；

麻黄赤芍兼香附，

时行悽瘟疫感冒效堪夸。

葛根、升麻、陈皮、甘草、川芎、紫苏、白芷、麻黄、赤芍、香附等分，加姜、葱煎。治风寒两感，头痛发热，无汗恶寒，咳嗽鼻塞。芎、麻、升、葛、苏、芷、香附辛香利气，发表散寒；加芍药者敛阴气于发汗之中；加甘草者和阳气于疏利之队也。

吴绶曰：此方用升麻、干葛能解阳明瘟设时气，若太阳伤寒发热用之，则引邪入阳明传变发斑矣。慎之。

神术散散风寒湿

神术散《局方》 用甘草苍，

细辛藁本芎芷羌；苍术二两，炙草、细辛、藁本、白芷、川芎、羌活各一两，每服四钱，生姜、葱白煎。

各走一经祛风湿，太阴苍术，少阴细辛，厥阴少阳川芎，太阳羌活藁本，阳明白芷，此方与九味羌活汤意同，加藁本除黄芩生地、防风，较羌活汤更稳。

风寒泄泻总堪尝；

太无神术散、太无，丹溪之师 即平胃，散，

加入菖蒲与藿香；陈皮为君二钱，苍术、厚朴各一钱，炙草、菖蒲、藿香各钱半，治岚瘴，瘟疫时气。

海藏神术散苍防草，

太阳无汗代麻黄；苍术、防风各二两，炙草一两，用代仲景麻黄汤，治太阳伤寒无汗。

若以白术易苍术，

太阳有汗此汤良。名白术汤，用代桂枝汤，治太阳伤风有汗。二术主治略同，特有止汗发汗之异。

麻黄附子细辛汤少阳表症。

麻黄附子细辛汤，仲景。

发表温经两法彰；麻黄、细辛各二两，附子一枚也。麻黄发太阳之汗，附子

温少阴之经，细辛为肾经表药，联属其间。

若非表里相兼治，

少阴反热曷能康。少阴症脉沉属里，当无热，今反发热，为太阳表症未除。

人参败毒散暑湿热时行。

人参败毒散，活人毒即湿热也。茯苓草，

枳桔柴前羌独芎；

薄荷少许姜三片，

时行感冒有奇功；人参、茯苓、枳壳、桔梗、柴胡、前胡、羌活、独活、川芎各一两，甘草五钱，每服二两，加薄荷、生姜煎。羌活理太阳游风，独活理少阴伏风，兼能去湿除痛，川芎、柴胡和血升清，枳壳、前胡行痰降气，甘、桔、参、苓清肺强胃辅正匡邪也。俞嘉言曰：暑、湿、热三气，门中推此方为第一，俗医减却人参，曾与他方有别耶。

去参名为败毒散，

加入消风散，见风门治亦同。合消风散，名消风败毒散。

再造散阳虚不能作汗。

再造散节庵用参芪甘，

桂附羌防芎芍参；

细辛加枣煨姜煎，

阳虚无汗法当谙。

人参、黄芪、甘草、川芎、白芍酒炒、羌活、防风、桂枝、附子炮、细辛煨、姜、大枣煎。以参、芪、甘、姜、桂、附大补其阳虚，羌、防、芎、细散寒发表，加芍药者于阳于敛阴，散中有收也。

陶节庵曰：发热头痛、恶寒无汗服汗剂，汗不出者为阳虚，不能作汗者名无阳症，庸医不识，不论时令，逐以升麻重剂动取其汗，误人死者多矣。又曰：人第知参芪能止汗，而不知其能发汗，以在表药队中，则助表药而解散也。

麻黄人参芍药汤内感虚寒

麻黄人参芍药汤，东垣。

桂枝五味麦冬襄；

归芪甘草汗兼补，

虚人外感服之康。

麻黄、芍药、黄芪、归身、甘草炙各一钱，人参、麦冬各三分，桂枝五分，五味五粒。东垣治一人内蕴虚热，外感大寒而吐血，法仲景麻黄汤加补剂制此方，一服而愈。

原解曰：麻黄散外寒，桂枝补表虚，黄芪实表益卫，人参益气固表，麦冬、五味保肺气、甘草补脾，芍药安太阳，当归和血养血。

神白散一切风寒

神白散《卫生家室》用白芷甘，

姜葱淡豉与相参；白芷一两，甘草五钱，淡豉五十粒，姜三片，葱白三寸；煎服取汁。

一切风寒皆可服，

妇人鸡犬忌窥探；煎要至诚，服乃有效。

《肘后》单煎葱白豉，葱一握，豉一升，名葱豉汤。

用代麻黄汤功不惭。伤寒初觉头痛身热便宜服之，可代麻黄汤。

三、攻里之剂 七首　附方四

大承气汤胃府三焦大热大实。

大承气汤仲景用芒硝，

枳实大黄厚朴饶；大黄四两酒洗，芒硝三合，厚朴八两，枳实五枚。

救阴泻热功偏擅，

急下阳明有数条。

大黄治大实，芒硝治大燥大坚，二味治无形血药；厚朴治大满，枳实治痞，二味治有形气药。热毒传入阳明胃府，痞满燥实全见，杂症三焦实热并须以此下之。胃为水谷之海，土为万物之母，四旁有病皆能传入胃，已入胃府则不复传他经矣。

陶节庵曰：伤寒热邪传里，须看热气浅深用药，大承气最紧，小承气次之，调胃又次之，大柴胡又次之。盖恐硝性燥急，故不轻用。

小承气汤胃府实满。

小承气汤仲景朴实黄，大黄四两，厚朴二两姜炒，枳实三枚麸炒。

谵狂痞鞕硬上焦强；热在上焦则满，在中焦则鞕，胃有燥粪则谵语。不用芒硝者恐伤下焦真阴也。

益以羌活名三化，汤。

中气闭实可消详。用承气治二便，加羌活治风，中风体实者可偶用，然涉虚者多不可轻投。

调胃承气汤胃实缓攻。

调胃承气汤，仲景硝黄草，大黄酒浸、芒硝各一两，甘草炙五钱。

甘缓微和将胃保；用甘草，甘以缓之，微和胃气，勿令大泄下。

不用朴实伤上焦，不用厚朴、枳实恐伤上焦氤氲之气也。

中焦燥实服之好。

木香槟榔丸一切实积。

木香槟榔丸，张子和青陈皮，

枳壳柏连棱莪随；

大黄黑丑兼香附，

芒硝水丸量服之；

一切实积能推荡，

泻痢实疟用咸宜。

木香、槟榔、青皮醋炒、陈皮壳炒、黄柏酒炒、黄连吴茱萸汤炒、三棱、莪术并醋煎各五钱，大黄酒浸一两，香附、牵牛各二两，芒硝水丸，量虚实服。木香、香附、青、陈、枳壳利气宽肠，黑牵牛、槟榔下气尤速，气行得则无痞满后重之患矣，连，柏燥湿清热，棱、莪行气破血，硝、黄去血中伏热，并为推坚峻品，湿热积滞去则二便调而三焦通泰矣。盖宿垢不净，清阳终不得升，亦通因通用之义也。

枳实导滞丸

枳实导滞丸，东垣首大黄，

芩连壳实茯苓勦；

泽泻蒸饼糊丸服，

湿热积滞力能攘；大黄一两，枳实麸炒、黄芩酒炒、黄连酒炒、神曲炒各五钱，白术土炒、茯苓各三钱，泽泻二钱，蒸饼糊丸，量虚实服之。黄、枳实荡热荡积，芩、连佐之以清热，苓、泽佐之以利湿，神曲佐之以消食，又恐苦寒力峻，故加白术补土固中。

若还后重兼气滞，

木香导滞加丸槟榔。

温脾汤温药攻下

温脾汤，《千金》参附与干姜，

甘草当归硝大黄；

寒热并行治寒积，

脐腹绞结痛非常。

人参、附子、甘草、芒硝各一两，大黄五两、当归、干姜各三两，煎服日三，本方除当归、芒硝，亦名温脾汤，治久痢赤白，脾胃冷实不消。硝、黄以荡其积，姜、附以祛其寒，参、草、当归以保其血气。

按：古人方中多有硝、黄、连、柏与姜、茱、桂、附寒热并用者，亦有参、术、硝、黄补泻并用者，亦有大黄、麻黄汗下兼行者，今人罕识其指，姑录此方以见治疗之妙不一端也。

蜜煎导法肠枯便秘。

蜜煎导法通大便，仲景用蜜熬如饴，捻作挺子，掺皂角末，乘热纳谷道中，或掺盐。或将猪胆汁灌肛中；用猪胆汁醋和，以竹管插入肛中，将汁灌入，顷当大便，名猪胆汁导法。仲景。

不欲苦寒伤胃府，

阳明无热勿轻攻。胃府无热而便秘者，为汗多津液不足，不宜用承气忘攻。此仲景心法，后人罕知，故录三方于攻下之末。

四、涌吐之剂 二首　附方六

汗、吐、下、和乃治疗之四法。经曰：在上者涌之，其高者因而越之。故古人治病用吐法者最多。朱丹溪曰：吐中就有发散之义。张子和曰：诸汗法古方多有之，惟以吐发汗者世罕知之，今人医疗惟用汗下，和而吐法绝置不用，可见时师之阙略，特补涌吐一门，方药虽简，而不可废也。若丹溪四物用四君引吐，又治小便不通亦用吐法，是又在用者之园神矣。

瓜蒂散痰食实热

瓜蒂散仲景中**赤小豆**，甜瓜蒂炒黄、赤豆，共为末，热水或脲水调量虚实服。

或入藜芦郁金凑；张子和去赤豆加藜芦、防风，一方去赤豆加郁金、韭汁，俱名三圣散，鹅翎探吐，并治风痰。

此吐实热与风痰，瓜蒂吐实热，藜芦吐风痰。

虚者参芦散一味勾；虚人痰壅不得服瓜蒂者，参芦代之或加竹沥。

若吐虚烦栀豉汤，仲景栀子十四枚，豉四合，治伤寒后虚烦。

剧痰乌附尖方透；丹溪治许白云，用瓜蒂、梔子、苦参、藜芦，屡吐不透，后以浆水和乌附尖服，始得大吐。

古人尚有烧盐方，

一切积滞功能奏。烧盐热汤调服，以指探吐，治霍乱、宿食冷痛症。《千金》曰凡病宜吐，大胜用药。

稀涎散吐中风痰

稀涎散，严用和**皂角白矾班**，皂角四挺去皮弦炙，白矾一两，为末，每服五分。白矾酸苦涌泄，能软痰疾；皂角辛酸通窍，专制风木。此专门之兵也。初中风时宜用之。

或益藜芦微吐间；

风中痰升人眩仆，

当先服此通其关；今微吐稀涎，续进他药。

通关散用细辛皂，角为末。

吹鼻得嚏保生还。卒中者用此吹鼻，有嚏者可治，无嚏者为其肺气已绝矣。

五、和解之剂 九首 附方五

小柴胡汤和解。

小柴胡汤仲景和解供，
半夏人参甘草从；
更加黄芩并姜枣，
少阳百病此为宗。

柴胡八两，半夏半升，人参、甘草、黄芩、生姜各三两，大枣十二枚。治一切往来寒热，胸满肋痛，心烦喜呕，口苦耳聋、咳渴悸利，半表半里之症。属少阳经者但见一症即是，不必悉具。胆府清净，无出无入，经在半表半里法宜和解。柴胡升阳达表，黄芩退热和阴，半夏祛痰散逆，参、草补正补中使邪不得复传入里也。

四逆散阳邪热厥。

四逆散仲景里用柴胡，

芍药枳实甘草须；柴胡、芍药炒、枳实麸炒、甘草炙、等分。

此是阳邪成厥逆，阳邪入里，四肢逆而不温。

敛阴泄热平剂扶。

芍药敛阴，枳实泄热，甘草和逆，柴胡散邪，用平剂以和解之。

黄连汤升降阴阳。

黄连汤仲景内用干姜，
半夏人参甘草藏；
更用桂枝兼大枣，
寒热平调呕痛忘。

黄连炒、干姜炮、甘草、桂枝各三两，人参二两，半夏半升，大枣十二枚。治胸中有热而欲呕，胃中有寒而作痛，或丹田有热胸中有寒者，仲景亦用此汤。

按：此汤与小柴胡汤同义，以桂枝易柴胡，以黄连易黄芩，以干姜易生姜，余药同皆和解之义。但小柴胡汤属少阳药，此汤属太阳阳明药也。

黄芩汤太阳合病下利。

黄芩汤仲景用甘芍并，

二阳合利枣加烹；治太阳、少阳合病下利。黄芩三两，芍药、甘草各二两，枣十二枚。阳邪入里，故以黄芩彻其热，甘草、大枣和其太阴。

此方遂为治痢祖，

后人加味或更名；利泻泄也；痢：滞下也。仲景本治伤寒下利，机要用此治痢，更名黄芩芍药汤。洁古治痢，加木香、槟榔、大黄、黄连、当归、官桂，名芍药汤。

再加生姜与半夏，名黄芩加生姜半夏汤，仲景。

前症兼呕此能平；

单用芍药与甘草，炙，等分，名芍药甘草汤。仲景。

散逆止痛能和营。

虞天民曰：白芍不惟治血虚，兼能行气。腹痛者，营气不和，逆于肉里，以白芍行营气，以甘草和逆气，故治之也。

逍遥散解郁调经。

逍遥散《局方》用当归芍，

柴苓术草加姜薄；柴胡、当归酒拌、白芍酒炒、白术土炒、茯苓各一钱，甘草炙五分，加煨姜、薄荷煎。

散郁除蒸功最奇，肝虚则血病，归、芍养血平肝，木盛则土衰，术、草和中补土，柴胡升阳散热，茯苓利湿宁心，生姜暖胃祛痰，薄荷消风理血。《医贯》曰：方中柴胡、薄荷二味最妙，栀木喜风摇，寒即摧萎，温即发生，木郁则火郁，火郁则土郁，土郁则金郁，金郁则水郁，五行相因自然之理也。余以一方治木郁，而诸郁皆解，逍遥散是也。

调经八味丹栀著。加丹皮、栀子名八味逍遥散，治肝伤血少。

藿香正气散治一切不正之气。

藿香正气散《局方》大腹苏，

甘桔梗苓术朴俱；

夏曲白芷加姜枣，

感伤外感、内伤岚瘴并能驱。

藿香、大腹皮、紫苏、茯苓、白芷各三两，陈皮、白术土炒、厚朴姜汁炒、半夏曲、桔梗各二两，甘草一两，每服五钱，加姜、枣煎。藿香理气和中，辟恶止呕；苏、芷、桔梗散寒利膈，以散表邪；腹、朴消满，陈、夏除痰以疏里滞；苓、术、甘草益脾去湿，以辅正气，正气通畅，则邪逆自已矣。

六和汤调和六气。

六和汤《局方》藿朴杏砂呈，

半夏木瓜赤茯并；

术参扁豆同甘草，

姜枣煎之六气平；藿香、厚朴、杏仁、砂仁、半夏、木瓜、赤茯苓、白术、人参、扁豆、甘草，加姜枣煎。能御风、寒、暑、湿、燥、火六气，故曰六和。藿香，杏仁理气化食、参、术、陈、夏补正匡脾，豆、瓜祛暑，赤茯行水，大抵以理气健脾为主，脾胃既强则诸邪不能干矣。

或益香薷或苏叶，

伤寒伤暑用须明。伤寒加苏叶，伤暑加香薷。

清脾饮温疟。

清脾饮严用和用青朴柴，

芩夏甘苓白术偕；

更加草果姜煎服，

热多阳疟此方佳。

青皮、厚朴醋炒、柴胡、黄芩、半夏姜制、甘草炙、茯苓、白术土炒、草果煨、加姜煎。疟不止加酒炒常山一钱，乌梅二个，大渴加麦冬、知母。疟疾一名脾寒，盖因脾胃受伤者居多。此方乃加减小柴胡汤从温脾诸方而一变也，青、柴平肝平滞，朴、夏平胃祛痰，芩苓清热利湿，术、草补脾调中，草果散太阴积寒除痰截虐。

痛泻要方痛泻。

痛泻要方刘草窗　陈皮芍，

防风白术煎丸酌；白术土炒三两，白芍酒炒四两，陈皮炒两半，防风一两，或煎或丸，久泻加升麻。

补土泻木理肝脾，陈皮理气补脾，防、芍泻木益土，

若作食伤医便错。

吴鹤皋：伤食腹痛，得泻便减，今泻而痛不减，故责之土败木贼也。

六、表里之剂 八首 附方五

大柴胡汤发表攻里。

大柴胡汤仲景 用大黄，
枳实苓夏白芍将；
煎加姜枣表兼里，
妙法内攻并外攘；柴胡八两，大黄二两，枳实四枚，半夏半升，黄芩、芍药各三两，生姜二两，大枣十二枚。治阳邪入里，表症未除，里症又急者。柴胡解表，大黄、枳实攻里，黄芩清热，芍药敛阴，半夏和胃止呕，姜、枣调和营卫。按本方次方少阳阳明，后方治太阳阳明为不同。

柴胡加芒硝汤义亦尔，小柴胡汤加芒硝六两，仲景。

仍有桂枝加 大黄汤。仲景桂枝汤内加大黄一两，芍药三两。治太阳误下，转太阴大实痛者。

防风通圣散表里实热。

防风通圣散，河间 大黄硝，
荆芥麻黄栀芍翘；
甘桔芎归膏滑石，
薄荷芩术力偏饶
表里交攻阳热盛，
外科疡毒总能消。

大黄酒蒸、芒硝、防风、荆芥、麻黄、黑栀、白芍炒、连翘、川芎、当归、薄荷、白术各五钱，桔梗、黄芩、石膏各一两，甘草二两，滑石三两，加姜、葱煎。荆、防、麻黄、薄荷发汗而散热搜风，栀子、滑石、硝、黄利便而降火行水，芩、桔、石膏清肺泻胃，川芎、归、芍养血补肝，连翘散气聚血凝，甘、术能补中燥湿，故能汗不伤表，下不伤里也。

五积散解散表里。

五积散《局方》 治五般积，寒积、食积、气积、血积、痰积。

麻黄苍芷芍归芎
枳桔桂姜甘茯朴，
陈皮半夏加姜葱；当归、川芎、白芍、茯苓、桔梗各八分，苍术、白芷、厚朴，陈皮各六分，枳壳七分，麻黄、半夏各四分，肉桂、干姜、甘草各三分。重表者用桂枝，桂麻解表散寒，甘草和里止痛，苍、朴平胃，陈、夏消痰，芎、归养血，茯苓利水，姜、芷祛寒湿，枳、桔利膈肠，一方统治多病，唯善用者变而通之。

陈桂枳陈余略炒，三味生用，余药微炒，名熟味五积散。

熟料尤增温散功；
温中解表祛寒湿，
散痞调经用名充。

陶节庵曰：凡阴症伤寒，脉浮沉无力者，均服之，亦可加附子。

葛根黄芩黄连汤太阳阳明解表消里。

葛根黄芩黄连汤，仲景

甘草四般治二阳；治太阳桂枝症，医误下之邪入阳明，胁热下利脉促喘而汗出者。葛根八两，炙草、黄芩各二两，黄连三两。

解表清里兼和胃，

喘汗自利保平康。

成无已曰：邪在里，宜见阴脉，促为阳盛，知表未解也，病有汗出而喘者，为邪气外甚，今喘而汗出，里热气逆，与此方散表邪清里热。脉数而止，曰促。用葛根者，专主阳明之表。

参苏饮内伤外感。

参苏饮元戎内用陈皮，

枳壳前胡半夏宜；

干葛木香甘桔茯，

内伤外感此方推；人参、紫苏、前胡、半夏姜制、干葛、茯苓各七钱半，陈皮、枳壳麸炒、桔梗、木香、甘草各二钱，每服二钱，加姜、枣煎。治外感内伤、发热头痛，呕逆咳嗽，痰眩风泻。外感重者，去枣加葱白、紫苏、葛、前胡解表，参、苓、甘草补中，陈皮、木香行气破滞，半夏、枳、桔利膈祛痰。

参前若去芎柴入，

饮号芎苏治不差；去人参、前胡，加川芎、柴胡，名芎苏饮，不服参者宜之。

香苏饮《局方》仅陈皮草，

感伤内外亦堪施。香附炒、紫苏各二钱，陈皮去白一钱，甘草七分，加姜、葱煎。

茵陈丸汗吐下兼行。

茵陈丸《外台》 用大黄硝，

龟甲常山巴豆邀；

杏仁栀豉蜜丸服，

汗吐下兼三法超；

时气毒疠及疟痢，

一丸两服量病调。

茵陈、芒硝、龟甲、炙栀子各二两，大黄五两，常山、杏仁炒各三两，巴豆一两去心皮炒，豉五合，蜜丸梧子大，每服一丸。或吐或汗，或利不应，再服一丸不应，以热汤投之。栀子淡豉，栀子汤也，合常山可以涌吐，合杏仁可以解肌；大黄、芒硝，承气汤也，可以荡热去实，合茵陈可以利湿退黄，加巴豆大热以去藏府积寒，加龟甲滋阴以退血分寒热。此方备汗、吐、下三法，虽云劫剂实是佳方。

大羌活汤

大羌活汤即九味

已独知连白术暨；即九味羌活汤加防已、独活、黄连、白术、知母各一两，余药各三钱，每服五钱。

散热培阴表里和

伤寒两感差堪慰。

两感伤寒：一日太阳与少阴俱病，二日阳明与太阳俱病，三日少阳与厥阴俱病。阴阳表里同时俱病，欲汗则有里症，欲下则有表证。经曰：其两感于寒者必死。仲景无治法，洁古为制此方间有生者。羌、独、苍、防、细辛以散寒发热，芩、连、防已，知母、芎、地以清里，培药白术、甘草以固中和表里。

三黄石膏汤解表清里。

三黄石膏汤芩柏连，

栀子麻黄豆豉全；

姜枣细茶煎热服，寒因热用。

表里三焦热盛宣。

石膏两半，黄连、黄芩、黄柏各七钱，栀子三十个，麻黄、淡豉各二合，每服一两，姜三片，枣二枚、茶一撮煎热服。治表里三焦大热，谵狂，斑衄，身目俱黄。黄芩泻上焦，黄连泻中焦，黄柏泻下焦，栀子通泻三焦之火以清里；麻黄、淡豉散寒发汗而解表；石膏体重能解肺胃之火气，轻亦能解肌也。

七、消补之剂 七首 附方六

平胃散除湿散满。

平胃散《局方》是苍术朴，

陈皮甘草四般药；苍术泔浸二钱，厚朴姜汁炒、陈皮去白、甘草炙各一钱，姜、枣煎。

除湿散满驱瘴岚，

调胃诸方从此扩；苍术燥湿强脾，厚朴散满平胃，陈皮利气行痰，甘草和中补土，泄中有补也。

或合二陈名平陈汤，治痰。或五苓，名胃苓汤，治泻。

硝黄麦曲均堪著；加麦芽、神曲消食，加大黄、芒硝消积。

若合小柴胡名柴平，汤

煎加姜枣能除疟，

又不换金正气散，

即是此方加夏藿。半夏、霍香。

保和丸饮食触伤。

保和丸神曲与山楂，

苓夏陈翘菔音卜子加；

曲糊为丸麦芽汤下

亦可方中用麦芽；山楂去核三两，神曲、茯苓、半夏各一两，陈皮、菔子微炒、连翘各五钱，山楂消肉食，麦芽消谷食，神曲消食解酒，菔子下气制曲，茯苓渗湿，连翘散结，陈、夏健脾化痰。此内伤而气未病者，故但以和平之品消而化之不必攻补也。

大安丸内加白术，二两。

消中兼补效堪夸。

健脾丸补脾消食。

健脾丸参术与陈皮，

枳实山楂麦蘖芽随；

曲糊作丸米饮下，

消补兼行胃弱宜；人参、白术土炒各二两，陈皮，麦芽各一两，山楂两半，枳实麸炒三两。陈皮、枳实理气化积，山楂消肉食，曲麦消谷食，人参、白术益气强脾。

枳术丸洁古亦消兼补，白术土炒枳实麸炒等分。

荷叶烧饭上升奇。荷叶包陈皮饭煨干为丸，引胃气及少阳甲胆之气上升。

参苓白术散补脾。

参苓白术散扁豆陈，

山药甘莲砂薏仁；数药利气强脾。

桔便上浮载药上行兼保肺；恐燥上偕。

枣汤调服益脾神。人参、茯苓、白术土炒、陈皮、山药、甘草炙各一斤，扁豆炒十二两，莲肉炒、砂仁、苡仁炒、桔梗各半斤，共为末，每服二钱，枣汤或米饮调下。

枳实消痞丸固脾消痞。

枳实消痞丸，东垣四君全，

麦芽夏曲朴姜连；

蒸饼糊丸消积满，

清热破结补虚痊。

枳实麸炒，黄连姜汁炒各五钱，人参、白术炒、麦芽炒、半夏曲、厚朴姜汁炒、茯苓各三钱，甘草炙、干姜各二钱。黄连、枳实治痞君药，麦、夏、姜、朴温胃散满，参、术、苓、草燥湿补脾，使气足脾运，痞乃化也。

鳖甲饮子　疟母

鳖甲饮子严氏治疟母，久疟不愈，中有积癖。

甘草芪术芍芎偶；

草果槟榔厚朴增，

乌梅姜枣同煎服。鳖甲醋炙、黄芪、白术土炒、甘草、陈皮、川芎、白芍酒炒、草果面煨、槟榔、厚朴等分，姜三片，枣二枚，乌梅少许煎。鳖甲属阴入肝退热散结为君，甘陈、芪、术助阳补气，川芎、白芍养血和阴，草果温胃，槟榔破积，厚朴散满，甘草和中，乌梅酸敛，姜、枣和营卫。

葛花解酲汤解酲。

葛花解酲汤香砂仁，

二苓参术蔻青陈；

神曲干姜兼泽泻，

温中利湿酒伤珍。

葛花、砂仁、豆蔻各一钱，木香一分，茯苓、人参、白术炒、青皮、陈皮各四分，神曲炒、干姜、猪苓、泽泻各五分，专治酒积及吐泻痞塞，砂、蔻、神曲皆能解酒，青皮、木香、干姜行气温中，葛花引湿热从肌肉出，苓、泻引湿热从小便出，益以参、术固其中气也。

八、理气之剂 十一首　附方八

补中益气汤补气升阳。

补中益气汤，东垣芪术陈，

升柴参草当归身；黄芪蜜炙钱半，人参、甘草炙各一钱、白术土炒、陈皮留白、归身各五分，升麻、柴胡各三分，加姜、枣煎，表虚者升麻用蜜水炒用。东垣曰：升、柴味薄性阳，能引脾胃清气行于阳道，以资春气之和；又行参、芪、甘草上行，充实腠理，使卫外为固。凡备脾胃之药，多以升阳补气，名之者此也。

虚劳内伤功独擅，

亦治阳虚外感因；虚人感冒不任发散者，此方可以代之，或加辛散药。

木香苍术易归术，

调中益气畅脾神。

除当归、白术加木香、苍术，名调中益气汤。前方加白芍、五味子，发中有收，亦名调中益气汤。俱李东垣方。

乌药顺气汤中气。

乌药顺气汤，严用和　芎芷姜，

橘红枳桔及麻黄；

僵蚕炙草姜煎服，

中气厥逆此方详。

厥逆痰塞，口噤脉伏，身温为中风，身冷为中气。中风多痰涎，中气无痰涎，以此为辨。许学士云：中气之症不可作中风治。喻嘉言曰：中风症多挟中气。

乌药、橘红各二钱，川芎、白芷、枳壳、桔梗、麻黄各一钱，僵蚕去绿嘴炒、炮姜、炙草各五分，加姜、枣煎。麻、梗、芎、芷发汗散寒以顺表气，乌、姜、陈、枳行气祛痰以顺衰气，加僵蚕清化消风、甘草协和诸药。古云：气顺则风散。风邪卒中当先治标也。

越鞠丸六郁。

越鞠丸丹溪　治六般郁，

气血痰火湿食因；此六郁也。

芎苍香附兼栀曲，

气畅郁舒痛闷伸；吴鹤皋曰：香附开气郁，苍术燥湿郁，抚芎调血郁，栀子清火郁，神曲消食郁，各等分，曲糊为丸。又湿郁加茯苓、白芷，火郁加青黛，痰郁加星、夏、括蒌、海石，血郁加桃仁、红花，气郁加木香、槟榔，食郁加麦芽、山楂，挟寒加吴茱萸。

又六郁汤苍芎附，

甘苓橘半栀砂仁。

苍术、川芎、香附、甘草、茯苓、桔红、半夏、栀子、砂仁，此前方加味兼治痰郁，看六中之重者为君，余药听加减用之。

苏子降气汤降气行痰。

苏子降气汤《局方》橘半归

前胡桂朴草姜依；

下虚上盛痰嗽喘，

亦有加参贵合机。

苏子、橘红、半夏、当归、前胡、厚朴姜汁炒各一钱，肉桂、炙甘草各五发，加姜煎。一方无桂加沉香。苏子、前胡、橘红、半夏降气行痰，气行则痰行也。数药兼能发表，如当归和血，甘草缓中，下虚上盛故又用官桂引火归元。如气虚者亦有加人参、五味者。

四七汤舒郁化痰。

四七汤《三因》　理七情气，七气寒、热、喜、怒、忧、愁、恚也，亦名七气汤。

半夏厚朴茯苓苏；半夏姜汁炒五钱，厚朴姜汁炒三钱，茯苓四钱，紫苏二钱。郁虽由乎气，亦多挟湿挟痰，故以半夏厚、朴除痰散滞，茯苓、苏叶利湿宽中，湿去痰行，郁自除矣。

姜枣煎之舒郁结，

痰涎呕痛尽能舒；

又有《局方》名四七，汤，

参桂夏草炒更殊。人参、官桂、半夏各一钱，甘草五分加姜煎。人参补气，官桂平肝，姜半夏祛痰，甘草和中，并不用利气之药汤名四七者，以四味治人之七情也。

四磨汤七情气逆。

四磨汤，平氏亦治七情侵，

人参乌药及槟沉；人参、乌药、槟榔、沉香等分。气逆故以乌药、槟榔而顺之，加参者恐伤其气也。

浓磨煎服调逆气，

实者枳壳易人参；

去参加入木香枳，

五磨饮子白酒斟。白酒磨服治暴怒，怒卒死，名气厥。

代赭旋覆汤。

代赭旋覆汤，仲景用人参，

半夏甘姜大枣临；

重以镇逆咸软痞，

痞鞭音硬。噫音嗳。气力能禁。

赭石一两，参二两，旋覆、甘草各三两，半夏半升，生姜五两，枣十二枚。旋覆之咸以软坚，赭石之重以镇逆，姜、夏之辛以散虚痞，参、甘、大枣之甘以补胃弱。

绀珠正气天香散顺气调经。

绀珠正气天香散，

香附干姜苏叶陈；

乌药舒郁兼除痛，

气行血行经自匀。

香附八钱，乌药二钱，陈皮、苏皮各一钱，干姜五分，每服五、六钱。乌、陈入气分而理气，香、苏入血分而利气，干姜兼入气血，用辛温以顺气平肝，气行则血行，经自调而痛自止矣。

橘皮竹茹汤　胃虚呃逆

橘皮竹茹汤治呕呃，

参甘半夏陈皮麦；

赤茯再加姜枣煎，

方由《金匮》此加辟。

《金匮》方。橘皮、竹茹各二两，人参一两，甘草五分，生姜半斤，枣三十枚，名橘皮竹茹汤。治哕逆即呃逆也。后人加半夏、麦冬、赤茯苓、枇杷叶、呃逆由胃火上冲肝胆之火助之，肺金之气不得下降也，竹茹、枇杷叶清肺和胃而降气，肺金清则肝木自平矣；二陈降痰逆，赤茯泻心火，生姜呕家圣药；久病虚羸，故以参、甘、大枣扶其胃气。

丁香柿蒂汤　哮喘

丁香柿蒂汤，严氏人参姜，

呃逆因寒中气戕；丁香、柿蒂各二钱，人参一钱，生姜五片。

《济生》香蒂仅二味，亦名丁香柿蒂汤加姜煎。古方单用柿蒂取其苦温降气，济生加丁香、生姜取其开郁散痰，加参者扶其胃气也。

或用竹橘用皆良。加丁香、橘红，名丁香柿蒂竹茹汤。治同。

定喘汤

定喘汤　白果与麻黄，
款冬半夏白皮汤；
苏杏黄芩兼甘草
肺寒膈热喘哮尝。

白果三十枚炒黄。麻黄，半夏姜制、款冬各三钱，桑皮蜜炙，苏子各二钱，杏仁、黄芩各钱半，甘草一钱，加姜煎。麻黄杏仁、桑皮、甘草散表寒而清肺气，款冬温润，白果收涩定喘而清金，黄芩清势，苏子降气，半夏燥痰，共成散寒疏壅元功。

九、理血之剂 十三首　附方七

四物汤养血通剂。

四物汤《局方》 地芍与归芎，

血家百病此方通；当归酒洗，生地各三钱，白芍二钱，川芎钱半。当归辛苦甘温，入心脾主血为君；生地甘寒，入心肾滋血为臣；芍药酸寒，入肝脾敛阴为佐；川芎辛温，通行血中之气为使。

八珍汤合入四君子，参、术、苓、草。

气血双疗功独崇；四君补气，四物补血。

再加黄芪与肉桂，加黄芪助阳固卫，加肉桂引火归元。

十全大补汤 补方雄；补方之首。

十全除却芪地草，除生地、黄芪、甘草。

加粟米百粒 煎之名胃风。汤 张元素治风客肠胃，食泄完谷及瘈疭牙闭。

人参养荣汤

人参养荣汤 即十全，汤 见前四物下。

除却川芎五味联；

陈皮远志加姜枣，

脾肺气血补方先。

即十全大补汤除川芎，加五味、陈皮、远志。薛立斋曰：气血两虚，变生利症，不问脉病，但服此汤，诸证悉退。

归脾汤引血归脾。

归脾汤《济生》用术参芪，

归草茯神远志随；

酸枣木香龙眼肉，

煎加姜枣益心脾；

怔忡健忘俱可却，

肠风崩漏总能医。

人参、白术土炒、茯神、枣仁、龙眼肉各二钱，黄芪蜜炙钱半，当归酒洗、远志各一钱，木香、甘草炙各八分，血不归脾则忘行，参、芪、甘、术之甘温以补脾，志、茯、枣仁、龙眼之甘温酸苦以补心，当归养血，才香调气，气壮则自能摄血矣。

当归四逆汤益血复脉。

当归四逆汤，仲景桂枝芍，

细辛甘草木通芪；

再加大枣治阴厥，

脉细阳虚由血弱；当归、桂枝、芍药、细辛各二两，甘草炙、木通各二两，枣二十五枚。成氏曰：通脉者，必先入心补血，当归之苦以助心血；心苦缓急，食酸以收之，芍药之酸以收心气；肝苦急，急食甘以缓之，甘草、大枣，木通以缓阴血。

内有久寒加姜茱，素有酒寒者加吴茱萸二升，生姜半斤酒煎，名四逆加吴茱萸生姜汤，仲景。

发表温中通脉络；桂枝散表风，吴茱

萸，姜，细辛温经，当归、木通通经复脉。

不用附子及干姜，

助阳过剂阴反灼。

姜附四逆在于回阳，当归四逆在于益血复脉。故虽内有久寒，止加生姜、吴茱萸，不用干姜、附子，恐反灼其阴也。

养心汤补血宁心。

养心汤用草芪参，

二茯芎归柏子寻；

夏曲远志兼桂味，

再加酸枣总宁心。

黄芪蜜炙、茯苓、茯神、川芎、当归酒洗、半夏曲各一两，甘草炙一钱，人参、柏子仁去油、肉桂、五味子、远志、枣仁炒各二钱半，每服五钱。参、芪补心气，芎、归养心血，二茯、柏仁、远志泄心热而宁心神，五味、枣仁收心气之散越，半夏去扰心之痰涎，甘草培土以培心子，赤桂引药以达心经

桃仁承气汤膀胱畜血。

桃仁承气汤，仲景五般奇，

甘草硝黄并桂枝；桃仁五十枚去皮尖研，大黄四两，芒硝、桂枝、甘草各二两。硝、黄、甘草调胃承气也。热甚搏血，故加桃仁润噪缓肝；表症未除，故加桂枝调经解表。

热结膀胱小腹胀，

如狂畜血最相宜。

小腹胀而小便自利，知为畜血，下焦畜血，发热故如狂。

犀角地黄汤胃热吐衄。

犀角地黄汤芍药丹，生地半两，白芍一两，丹皮、犀角二钱半，每服五钱。

血升胃热火邪干；

斑黄阳毒皆堪治，犀角大寒，解胃热而清心火；芍药酸寒，和阴血而散肝火；丹皮苦寒，散血中之伏火；生地大寒，凉血而滋水以其平诸药之偕逆也。

或益柴芩总伐肝。因怒致血者，加柴明、黄芩。

咳血方咳嗽痰血。

咳血方丹 中诃子收

栝蒌海石山栀投；

青黛蜜丸口噙化，

咳嗽痰血服之瘳。

诃子煨取肉、括蒌仁去油、海石去砂、栀子炒黑、青黛水飞，等分蜜丸。嗽甚加杏仁。青黛清泻肝火，栀子清肺凉心，栝蒌润燥滑痰，海石软坚止嗽，诃子敛肺定喘。不用血药者，火退而血自止也。

秦艽白术丸血痔便秘。

东垣秦艽白术丸，

归尾桃仁枳实攒；

地榆泽泻皂角子，

糊丸血痔便艰难；大肠燥结，故便难。秦艽、白术、归尾酒洗、桃仁研、地榆一两，枳实麸炒、泽泻、皂角子烧存性各五钱，糊丸。归尾、桃仁以活血，秦艽、皂子以润燥，枳实泄胃热，泽泻泻色邪，地榆以破血止血，白术以燥湿益气。

仍有苍术防风剂，

润血疏风燥湿安。

本方除白术、归尾、地榆，加苍术、防风、大黄、黄柏、槟榔，名秦艽苍术汤。除枳实、皂角、地榆，加防风、升麻、柴胡、陈皮、炙甘草、黄柏、大黄、红花、名秦艽除风汤。治并同。

槐花散便血。

槐花散用治肠风，
侧柏叶黑荆芥枳壳充；
为末等分米饮下，
宽肠凉血逐风功。

槐花、柏叶凉血，枳实宽肠，荆芥理血疏风。

小蓟饮子

小蓟子饮藕节 蒲黄，炒黑
木通滑石生地襄；
归草当归、甘草栀子淡竹叶，等分煎服。
血淋热结服之良。

小蓟、藕节散瘀血，生地凉血，蒲黄止血，木通泻心火达小肠，栀子散郁火出膀胱，竹叶清肺凉心，滑石泻热利窍，当归引血归经，甘草和中调气。

四生丸血热妄行。

四生丸《济生》用三般叶，
侧柏艾荷生地协；侧柏叶、艾叶、荷叶、生地黄
等分生捣如泥煎，
血热妄行止衄惬。

侧柏、生地补阴凉血，荷叶散瘀血留好血，艾叶生者性温，理气止血。

复元活血汤损伤积血。

复元活血汤《发明》柴胡，
花粉当归山甲俱；
桃仁红花大黄草，
损伤瘀血酒煎祛。

柴胡五钱，花粉、当归、穿山甲炮、甘草、红花各三钱，桃仁五十枚去皮尖研，大黄一两，每服一两，酒煎。血积必于两胁，属肝胆经，故以柴胡引用为君，以当归活血脉，以甘草缓血急，以大黄、桃仁、红花、山甲、花粉破血润血。

十、祛风之剂 十二首 附方四

小续命汤风症通剂。

小续命汤《千金》桂附芎，
麻黄参芍杏防风；
黄芩防己兼甘草，
六经风中此方通。

通治六经中风，㖞邪不遂，语言蹇涩，及刚柔二痉，亦治厥阴风湿。防风一钱二分，桂枝、麻黄、人参、白芍酒炒、杏仁炒研、川芎酒洗、黄芩酒炒、防已、甘草炙各八分，附子四分，姜、枣煎。麻黄、杏仁、麻黄汤也，治寒；桂枝、芍药，桂枝汤也，治风；参、草补气、芎、芍养血，防风治风淫，防已治湿淫，附子治寒淫，黄芩治热淫，故为治风套剂。

刘宗厚曰：此方无分经络，不辨寒热虚实，虽多亦奚以为。

昂按：此方今人罕用，然古今风方，多从此方损益为治。

大秦艽汤搜风活血降火。

大秦艽汤《机要》羌活防
芎芷辛芩二地黄；
石膏归芍苓甘术。
风邪散见可通尝。

治中风，风邪散见不拘一经者。秦艽、石膏各三两，羌活、独活、防风、川芎、白芷、黄芩酒炒、生地酒洗、熟地、当归酒洗、芍药酒炒、茯苓、甘草炙、白术土炒各一两，细辛五钱，每服一两。刘宗厚曰：秦艽汤愈风汤，虽有补血之药，而行经散风之剂居其大半，将何以养血而益筋骨也？

昂按：治风有三法，解表攻里行中道也。初中必挟外感，故用风药解表散寒，而用血药气药调里活血降火也。

三生饮卒中痰厥。

三生饮《局方》用乌附星，
三生皆用木香听；生南星一两，生川乌、附子去皮各五钱，木香二钱。

对参对半扶元气，每服一两，加参一两。

卒中痰迷服此灵；乌、附燥热行经逐寒，南星辛烈除痰散风，重用人参以扶元气，少佐木香以行逆气。《医贯》曰：此行经散痰之剂，斩关擒王之将，宜急用之。凡中风口闭为心绝，手撒为脾绝，眼合为肝绝，遗尿为肾绝，鼻鼾为肺绝；吐沫直视，发直头摇、面赤如朱，汗缀如珠者，皆不治。若服此汤间有生者。

星香散亦治卒中，
体肥不渴邪在经。中藏中府者重，中经者稍轻。胆星八钱，散痰；木香二钱，行气，为末服易煎，如姜煎服名星香散。

地黄饮子痰厥风邪。

地黄饮子河间山茱斛，
麦味菖蒲远志茯；
苁蓉桂附巴戟天，
少入薄荷姜枣服；熟地、山茱肉、石斛、麦冬、五味、石菖蒲、远志、茯苓、肉苁蓉、官桂、附子炮、巴戟天等分，每服五钱加薄荷少许煎。

喑厥风痱能治之，口噤身疼为喑厥，四肢不收为风痱。

火归水中水生木。

熟地用滋根本之阴，桂、附、苁蓉、巴戟以返真元之火，山茱、石斛平胃温肝，志、苓、菖蒲补心通肾，麦、味保肺以滋水源，水火既交，风火自息矣。

刘河间曰：中风非外中之风，良由将息失宜，心火暴甚，肾水虚衰，不能制之，故卒倒无知也。治宜和脏腑通经络，便是治风。

《医贯》曰：痰涎上涌者，水不归元也；面赤烦渴者，火不归元也。惟桂、附能引火归元，火归水中则水能生木，木不生风而风自息矣。

独活汤瘈疭昏愦。

独活汤丹溪中羌独防，
芎归辛桂参夏菖；
茯神远志白微草，
瘈疭音炽纵。昏愦力能匡。

羌活、独活、防风、当归、川芎、细辛、桂心、人参、半夏、菖蒲、茯神、远志、白微各五钱，甘草炙二钱半，每服一两，加姜、枣煎。肝属风而主筋，故瘈疭为肝邪。二活、防风治风，辛、桂温经，半夏除痰，芎、归和血，血活则风散也，肝移热于心则昏愦，人参补心气，菖蒲开心窍，茯神、远志安心，白微退热止风，风静火息，血活神宁，瘈疭自已矣。

顺风匀气散㖞僻偏枯。

顺风匀气散 术乌沉，
白芷天麻苏叶参；
木瓜甘草青皮合，
㖞僻偏枯口舌喑。

口眼㖞斜僻枯不遂，皆由宗气不能用于一身。白术二钱，乌药钱半，天麻、人参各五分，苏叶、白芷、木瓜、青皮、甘草炙、沉香磨各三分，加姜煎。天麻、苏、芷以疏风气，乌药、青、沉以行滞气，参、术、炙草以补正气，气匀则风顺矣，木瓜伸筋，能于土中泻木。

上中下通用痛风汤上中下痛风。

黄柏苍术天南星，
桂枝横行 防已下行 及威灵；仙上下行。
桃仁红花龙胆草，下行。
羌芷上行 川芎上下行 神曲停；
痛风湿热兴痰血，
上中下通用之听。

黄柏酒炒、苍术泔浸、南星、姜、各二两半、防风、桃仁去皮尖、胆草、白芷、川芎、神曲炒各一两，桂枝、威灵仙、红花、羌活各二钱半，枣各二钱半，曲糊丸，名上中下通用痛风汤。丹溪：黄柏清热，苍术燥湿，龙胆泻火，防已利水，四者治湿与热；桃仁、红花活血去瘀，川芎血中气药，南星散风燥痰，四者活血与痰；羌活去百节风，白芷去头面风，桂枝、威灵去臂胫风，四者所以治风；加神曲者消中焦陈积之气也，症不兼者，加减为治。

独活寄生汤风寒湿痹。

独活寄生汤《千金》艽防辛，
芎归地芍桂苓均；
杜仲牛膝人参草，
冷风顽痹屈能伸；独活、桑寄生、秦艽、防风、细辛、川芎酒洗、当归酒洗、白芍酒炒、熟地、桂心、茯苓、杜仲姜汁炒断丝牛膝、人参、甘草等分，每服四钱。

若去人参加芪续，黄芪、续断。

汤名三痹古方珍。名三痹汤，治风寒湿三痹。

喻嘉言曰：此方用参、芪、四物一派补药，加艽、防胜风湿，桂、辛胜寒，细辛、独活通肾气，凡治三气袭虚成痹者，宜准诸此。

消风散消风散热。

消风散内羌防荆，
芎朴参苓陈草并；
僵蚕蝉蜕霍香入，
为末茶调或酒行；
头痛目昏项背急，
顽麻瘾疹服之清。

人参、茯苓、防风、川芎、羌活，僵蚕炒、蝉蜕、霍香各二两，荆齐，厚朴姜汁炒、陈皮去白、甘草炙各五钱，每服三钱，茶调下，疮癣酒下。羌、防、芎、荆治头目项背之风，僵蚕、蝉脱散咽膈皮肤之风，藿香、厚朴去恶散满，参、苓、甘、桔辅正调中。

川芎茶调散头目风热。

川芎茶调散《局方》荆防，
辛芷薄荷甘草羌；
目昏鼻塞风攻上，
正偏头痛悉平康；

薄荷三钱，川芎、荆芥各四钱，防风钱半，细辛一钱，羌活、白芷、甘草炙各二钱，为末，每服三钱，茶调下。羌活治太阳头痛，白芷治阳明头痛，川芎治少阳厥阴头痛，细辛治少阴头痛，防风为风药，卒徒薄荷、荆芥散风热而清头目，以风热上攻，宜于升散，巅顶之上，惟风药可到也，加甘草以缓中，加茶调以清降。

方内如加僵蚕菊，

菊花茶调散用亦藏。菊花清头目，僵蚕去风痰。

青空膏风湿头风。

青空膏东垣芎草柴芩连，
羌防升之人顶巅；
为末茶调如膏服，
正偏头痛一时蠲。

川芎五钱，甘草炙两半，柴胡七钱，黄芩酒炒、黄连酒炒、羌活、防风各一两，每服三钱。风热湿热上攻头脑则痛，头两旁属少阳，偏头痛属少阳相火。芩、连苦寒，以羌、防、川、柴升之，则能去湿热于高湿之上矣。

人参荆芥散妇人血风劳。

人参荆芥散《妇宝》熟地，
防风柴枳芎归比；
酸枣鳖羚桂术甘，
血风劳作风虚治。

血脉空疏，乃感风邪，寒热盗汗，久渐成劳。人参、荆芥、熟地、柴胡、枳壳、枣仁炒、鳖甲童便炙、羚羊角、白术各五分，防风、甘草炙、当归、川芎、桂心各三分，加姜煎。防风、柴、羚以疏风平木，地黄、龟、鳖以退热滋阴，芎、归、桂枝以止痛调经，参、术、炙草、枣仁以敛汗补虚除烦进食。

十一、祛寒之剂 十二首　附方二

理中汤寒客中焦。

理中汤仲景主理中乡，仲景曰：理中者，理中焦。

甘草人参术黑姜；白术土炒二两，人参、干姜炮、甘草炙各一两。治太阴厥逆，自利不渴，脉沉无力。人参利气益脾为君，白术健脾燥湿为臣，甘草和中补土为佐，干姜温胃散寒为使。

呕利腹痛阴寒盛，

或加附子总扶阳。名附子理中汤。

真武汤阴症厥逆。

真武汤仲景 壮肾中阳，

茯苓术芍附生姜；附子一枚炮、白术二两炒、茯苓、白芍炒、生姜各三两。

少阴腹痛有水气，

悸眩瞤惕保安康。

中有水气故必悸，头眩汗多亡阳，故肉瞤筋惕。瞤：音纯，动貌。苓、术补土利水以疗悸眩，姜、附回阳益火以逐虚寒，芍药敛阳和营以止腹痛。真武，北方水神，肾中火足，水乃归元。此方补肾之阳，壮火而利水，故名。

四逆汤阴盛格阳。

四逆汤仲景　中姜附草，

三阴厥逆太阳沉；附子一枚生用，干姜一两，甘草炙二两，冷服。专治三阴厥逆，太阳初症脉沉亦用之。

或益姜葱参芍桔，

通阳复脉力能任。音仁。

面赤，格阳于上也。加葱白通阳；腹痛加白芍和阴，咽痛加桔梗，呕吐利止，脉不出加人参补气复脉，呕吐加生姜以散逆气。

白通加人尿猪胆汁汤吐利寒厥。

白通加人尿猪胆汁，汤，仲景。尿：音鸟，去声，小便也。俗读平声，非。

干姜附子兼葱白；附子一枚炮，干姜一两，葱白四茎，此白通汤也。葱白以通阳气，姜、附以散阴寒，加人尿五合，猪胆汁一合。

热因寒用妙义深，

阴盛格阳厥无脉。

阴寒内盛，格阳于外，故厥热无脉。纯与热药，则寒气格拒不得达入，故于热剂中加尿汁，寒药以为引用，使得入阴而回阳也。

吴茱萸汤

吴茱萸汤仲景人参枣，

重用生姜温胃好；

阳明寒呕太阳热呕忌用。少阴下利，

厥阴头痛皆能保。

吴茱萸一升炮，人参三两，生姜六两，枣十二枚。姜、茱、参、枣补土散寒，茱萸辛热能入厥阴，治肝气上逆而致呕利腹痛。

益元汤戴阳烦躁。

益元汤《活人》艾附与干姜，

麦味知连参草将；附子炮、艾叶、干姜、麦冬、五味、知母、黄连、人参、甘草。艾叶辛热能回阳。

姜枣葱煎入童便，冷服。

内寒外热名戴阳。

此乃阴盛格阳之症。面赤身热，不烦而躁，但饮水不入口，为外热内寒。此汤姜、附加知、连与白通加人尿猪胆汁同义，乃热因寒药为引用也。

按：内热曰烦，为有根之火；外热曰躁，为无根之火。故但躁不烦及先躁后烦者皆不治。

回阳救急汤三阴寒泻。

回阳救急汤，节庵曰：即四逆汤。用六君，

桂附干姜五味群；附子炮、干姜、肉桂、人参各五分，白术、茯苓各一钱，半夏陈皮各七分，甘草三分，五味九粒，姜煎。

加麝三厘或猪胆汁，

三阴寒厥见奇功。

姜、桂、附子去其阴寒，六君温补助其阳气，五味、人参以生其脉，加麝香者以通其窍，加胆汁者热因寒用也。

四神丸肾虚脾泻。

四神丸故纸吴茱萸，

肉蔻五味四般须；

大枣百枚姜八两，破故纸四两酒浸炒，吴茱萸一两盐水炒，肉豆蔻三两面裹煨，五味子三两姜炒，生姜同煎，枣烂即去姜，捣枣肉为丸，临卧盐汤下。若早服，不能敌一夜之阴寒也。

五更肾泻火衰扶。

由肾命火衰不能生脾土，故五更将交阳分，阳虚不能键闭而泄泻，不可专责脾胃也。故纸辛温能补相火以通君火，火盛乃能生土，肉蔻暖胃固肠，吴茱燥脾去湿，五味补肾涩精，生姜温中，大枣补土，亦以防水也。

厚朴温中汤虚寒胀满。

厚朴温中汤陈草苓，

干姜草蔻木香停；

煎服加姜治腹痛，

虚寒胀满用皆灵。

厚朴、陈皮各一钱，甘草、茯苓、草豆蔻、木香各五分，干姜三分，加姜煎。干姜，草蔻辛热以散其寒，陈皮、木香辛温以调其气，厚朴辛温以散满，茯苓甘淡以利湿，甘草甘平以和中，寒散气行痛胀自已矣。

导气汤寒疝。

寒疝痛用导气汤，

川楝茴香与木香；

吴茱煎以长流水，

散寒通气和小肠。

疝亦名小肠气。川楝四钱，木香五钱，茴香二钱，吴茱一钱，温泡同煎。川楝苦寒，入肝舒筋，能导小肠膀胱之热从小水下行，为治疝君药；茴香暖胃散寒；吴茱温肝燥湿；木香行三焦通气。

疝气方寒湿疝气。

疝气方丹溪用荔枝核，

栀子山楂枳壳益；荔枝双结状类睾丸，能入肝肾，辟寒散滞；栀子泻火利水；枳壳行气破癥；山楂散瘀磨积。睾：音皋，肾子也。

再入吴茱暖厥阴，疝乃厥阴肝邪，非肾病，以肝木络阴器也。

长流水煎疝痛释。等分或为末，空心服。

橘核丸利疝。

橘核丸《济生》中川楝桂，
朴实延胡藻带昆；
桃仁二术酒糊合，
癞疝痛顽盐酒吞。

橘核、川楝子、海藻、海带、昆布、桃仁各二两，桂心、厚朴、枳实、延胡索、木通、木香各五钱，酒糊为丸，盐汤或酒下。橘核、木香能入厥阴气分而行气，桃仁，延胡能入厥阴气分而活血，川楝、木通能导小肠膀胱之湿，官桂能祛肝肾之寒，厚朴、枳实行结水而破宿血，昆布、藻、带寒行水而咸软坚。

十二、祛暑之剂 六首 附方十

三物香薷饮散暑和脾。

三物香薷饮《局方》 豆朴先，香薷辛温香散，能入脾肺，发越阳明以散蒸热；厚朴除湿散满；扁豆清暑和脾。

若云热盛加黄连；名黄连香薷饮，《活人》，治中暑热盛，口渴心烦。

或加苓草茯苓，甘草名五物香薷饮，

利湿去暑木瓜宜；加木瓜名六味香薷饮，木瓜、茯苓治湿盛。

再加参芪与陈术，

兼治中伤十味全；六味加参、芪、陈皮、白术名十味香薷饮。

二香散合入香苏饮，五味香薷饮合香苏饮，香附、紫苏、陈皮、苍术名二香散，治外感内伤，身寒腹胀。

仍有藿薷汤 香葛汤 传。三物香薷饮合藿香正气散名藿薷汤，治伏暑吐泻。三物香薷饮加葛根名香葛根，治暑伤风。

清暑益气汤补肺生津清热燥湿。

清暑益气汤、东垣参草芪，
当归麦味青陈皮；
曲柏葛根苍白术，
升麻泽泻枣姜随。

人参、黄芪、甘草炙、当归酒洗、麦冬、五味、青皮麸炒、陈皮留白、神曲炒、黄柏酒炒、葛根、苍术、白术土炒、升麻、泽泻，加姜、枣煎。热伤气，参、芪补气敛汗；湿伤脾，二术燥湿强脾；火旺则金病而水衰，故用麦、味保肺生津；黄柏泻火滋水，青皮理气而破滞，当归养血而和阴，曲、草和中而消食，升、葛以升清，泽泻以降浊也。

缩脾饮温脾清暑。

缩脾饮用清暑气，
砂仁草果乌梅暨；
甘草葛根扁豆加，
吐泻烦渴温脾胃；砂仁、草果煨、乌梅、甘草炙各四两，扁豆炒研、葛根各二两。暑必兼湿，而湿属脾土，故用砂仁、草果利气温脾，扁豆解暑渗湿，葛根升阳生津，甘草补土和中，乌梅清热止渴。

古人治暑多用温，如香薷饮、大顺散之类。

暑为阴症此所谓；洁古曰：中热为阳症，为有余；中暑为阴症，为不足。经曰：脉虚身热，得之伤暑。

大顺散杏仁姜桂甘，
散寒燥湿斯为贵。先将甘草、白砂仁，次入干姜、杏仁炒，合肉桂为末，每服一钱。吴鹤皋曰：此非治暑，乃治暑月饮冷受伤之脾胃耳。

生脉散大补复脉。

生脉散 麦味与人参，
保肺清心治暑淫；
气行汗多兼口渴，
病危脉绝急煎斟。

人参五分，麦冬八分，五味子九粒。人参大补肺气，麦冬甘寒润肺，五味酸收敛肺并能泻火生津。盖心主脉，肺朝百脉，补肺清心则气充，而脉将死脉绝者服之，能令复生。夏月火旺灼金，尤宜服之。

六一散清暑利湿。

六一散滑石同甘草，
解肌行水兼清燥；
统治表里及三焦，
热渴暑烦泻痢保。

滑石六两，甘草一两，灯心汤下，亦有用姜汤下者。滑石气轻解肌，质重泻火，滑能入窍，淡能行水，故能通治上下表里之湿热；甘草泻火和中，又以缓滑石之寒滑。

鸡苏散

益元散碧玉散与鸡苏散，
砂黛薄荷加之好。前方加辰砂名益元散，取其清心；加青黛名碧玉散，取其凉肝；加薄荷名鸡苏散，取其散肺也。

十三、利湿之剂 十三首　附方八

五苓散行水经剂。

五苓散仲景 治太阳府，太阳经热传入膀胱府者用之。

白术泽泻猪茯苓；

膀胱气化添官桂，

利便消暑烦渴清；猪苓、茯苓、白术炒各十八铢，泽泻一两六铢，桂半两，每服三钱。二苓甘淡利水，泽泻甘咸泻水，能入肺肾而通膀胱，导水以泄火邪，加白术者补土以制水，加官桂者，气化乃能出也。经曰：膀胱者州都者之官，津液藏焉，气化则能出矣。

除桂名为四苓散，

无寒但渴服之灵；湿胜则气不得施化，故渴，利其湿则渴自止。

猪苓汤仲景除桂与术，

加入阿胶滑石停；猪苓、茯苓、泽泻、阿胶、滑石各一两。滑石泻火解肌，最能行水。吴鹤皋曰：以诸药过燥，故加阿胶以存津液。

此为和湿兼泻热，

黄疸小便闭渴呕宁。

五苓治湿胜，猪苓兼热胜。

小半夏加茯苓汤行水消痞。

小半夏加茯苓汤，仲景。

行水消痞有生姜；半夏一升，茯苓三两。生姜、半夏除茯苓名小半夏汤。

加桂除夏治悸厥，

茯苓甘草汤名彰。

加桂枝、甘草除半夏，名茯苓甘草汤。仲景治伤寒水气乘心，厥而心下悸者，先治其水却治其厥，火因水而下行则眩，悸止而痞满治矣。

肾著汤湿伤腰肾。

肾着汤《金匮》内用干姜，

茯苓甘草白术襄；

伤湿身痛与腰冷，

亦名干姜苓术汤；干姜炮、茯苓各四两，甘草炙、白术炒各二两。此数药行水补土，此湿邪在经而未入府脏者。

黄芪防己汤《金匮》除姜茯，

术甘姜枣共煎尝；

此治风水与诸湿，

身重汗出服之良。

黄芪、防己各一两，白术七钱半，甘草炙五钱，加姜、枣煎。防己大辛苦寒，通行十二经开窍行水，黄芪生用达表，白术燥湿强脾并能止汗，加甘草者益土所以制水，又缓防己之峻急性也。

舟车丸燥实阳水。

舟车丸，河间牵牛及大黄，

遂戟芫花又木香；

青皮橘皮加轻粉，

燥实阳水却相当。

口渴面赤气粗，便秘而肿胀者，为阳水。黑牵牛四两炒，大黄二两酒浸，甘遂面裹煨、芫花醋炒、大戟面裹煨、青皮炒、橘红各一两，木香五钱，轻粉一钱，水丸。牵牛、大黄、遂、戟、芫花行水厉药，木香、青、陈以行气，少加轻粉以透经络，然非实证不可轻投。

疏凿饮阳水。

疏凿饮子 槟榔及商陆，
苓皮大腹同椒目；
赤豆艽羌泻水通，
煎益姜皮阳水服。

槟榔、商陆、茯苓皮、大腹皮、椒目、赤小豆、秦艽、羌活、泽泻、木通等分，加姜皮、枣煎。艽、羌散湿上升，通、泻泻湿下降，苓、腹、姜皮行水于皮肤，椒、豆、商、槟攻水于腹里，亦上下表里分消之意。

实脾饮虚寒阴水。

实脾饮，严氏苓术与木瓜，
甘草木香大腹加；
草蔻附姜兼厚朴，
虚寒阴水效堪夸。

便利不渴而肿胀者为阴水。茯苓、白术土炒、木瓜、甘草、木香、大腹子、草豆蔻煨、附子炮、黑姜、厚朴炒、加姜、枣煎。脾虚补以苓、术、甘草，脾寒温以蔻、附、黑姜，脾湿利以茯苓、大腹皮，脾湿导以厚朴、木香。又：土之不足由于木之有余，木瓜、木香皆能平肝泻木，使木不克土，而脾和则土能制水而脾实矣。

经曰：湿胜则地泥实土，正所以制水也。

五皮饮脾虚肤肿。

五皮饮《澹寮》用五般皮，
陈茯姜桑大腹奇；陈皮、茯苓皮、姜皮、桑白皮、大腹皮。
或用五加皮 易桑白，
脾虚肤胀此方司。

脾不能为胃行其津液故水肿，半身以上宜汗，半身以下宜利小便。此方于泻水之中仍寓调补之意。皆用皮者，水溢皮肤，以皮行皮也。

羌活胜湿汤湿气在表。

羌活胜湿汤，《局方》羌独芎，
甘蔓藁本与防风；
湿气在表头腰重，痛。
发汗升阳有异功；
风能胜湿升能降，气升则水自降。
不与行水渗湿同；湿气在表宜汗，又风能胜湿，故用风药上升，使湿从汗散。羌活、独活各一钱，川芎、甘草、炙藁本、防风各五分，蔓荆子三分。如有寒湿加附子、防已。
若除独活芎蔓草，
除湿汤升麻苍术充。除独活、川芎、蔓荆、甘草，加升麻、苍术名羌活除湿汤。治风湿身痛。

大橘皮汤水肿泻泄。

大橘皮汤治湿热，
五苓六一二方缀；
陈皮木香槟榔增，
能消水肿及泻泄。

用五苓散：赤茯苓一钱，猪苓、泽泻、白术、桂各五分。用六一散：滑石六钱，甘草一钱。加陈皮钱半，木香、槟榔各三分，每服五钱，加姜煎。小肠之水并入大肠，致小肠不利而大便泄泻。二散皆行水泻热之药，加槟榔峻下，陈皮、木香理气以利小便而实大便也。水肿亦湿热为病，故皆治之。

茵陈蒿汤黄疸。

茵陈蒿汤仲景治黄疸，
阴阳寒热细推详；

阳黄大黄栀子入，瘀热在里，口渴便秘，身如橘色，脉沉实者为阳黄。茵陈六两，大黄二两酒浸，栀子十四枚。茵陈发汗利水，能泄太阴阳明之湿热，栀子导湿热出小便，大黄导湿出大便。

阴黄附子与干姜；以茵陈为主，如寒湿阴黄，色暗便溏者，除栀子、大黄加干姜、附子以燥湿散寒。

亦有不用茵陈者，

仲景柏皮栀子汤。黄柏二两，栀子五十枚，甘草一两。

按：阳黄，胃有瘀热者宜下之，如发热者则势外出而不内入，不必汗下，惟用栀子、黄柏清热利湿以和解之。若小便利，色白无热者，仲景作虚劳治，用小建中汤。

八正散淋痛尿血。

八正散，《局方》木通与车前，
扁蓄大黄滑石研；
甘草梢瞿麦兼栀子，
煎加灯草痛淋蠲。

一方有木香治湿热下注，口渴咽干，淋痛尿血，小腹急满。

木通、灯草、瞿麦降心火入小肠，车前清肝火入膀胱，栀子泻三焦郁火，大黄、滑石泻火利水之捷药，扁蓄利便通淋，草梢入茎止痛。虽治下焦，而不专于治下，必三焦通利，水乃下行也。

萆薢分清汤肾淋白浊。

萆薢分清饮 石菖蒲，
甘草梢乌药益知俱；甘草梢减半，余药等分。

或益茯苓盐煎服，加盐少许。

通心固肾浊精驱；遗精白浊。萆薢能泄厥阴、阳明湿热，去浊分清；乌药疏逆气而止便数；益智固脾胃而开郁结；石菖蒲开九窍而通心；甘草梢达肾茎而止痛；使湿热去而心肾通，则气化行而淋浊止矣。以此疏泄为禁止者也。

缩泉丸益智同乌药，等分。

山药为糊丸便数需。盐汤下，治便数遗尿。

当归拈痛汤湿气疮疡。

当归拈痛汤，东垣羌防升，
猪泽茵陈芩葛朋；
二术苦参知母草，
疮疡湿热服皆应。

当归酒洗、羌活、防风、升麻、猪苓、泽泻、茵陈、黄芩酒炒、葛根、苍术、白术土炒、苦参、知母并酒炒、甘草炙。羌活通关节，防风散留湿，苦参、黄芩、茵陈、知母以泄湿热，当归以和气血，升、葛助阳而升清，苓、泻泻湿降浊，参、甘、二术补正固中，使苦寒不伤胃，疏泄不伤气也。

刘宗厚曰：此东垣本治湿热脚气，后人用治诸疮甚验。

十四、润燥之剂 十三首　附方二

炙甘草汤虚劳肺痿。

炙甘草汤仲景 参姜桂，
麦冬生地大麻仁；
大枣阿胶加酒服，
虚劳肺痿效如神。

甘草炙、人参、生姜、桂枝各三两，阿胶蛤粉炒二两，生地一斤，麦冬、麻仁研各半斤，枣十二枚，水酒各半煎。

仲景治伤寒脉结代心动悸及肺痿唾多。

《千金翼》用治虚劳。《宝鉴》用治呃逆。《外台》用治肺痿。参、草、麦冬益气复脉，阿胶、生地补血养阴，枣、麻润滑以缓脾肾，姜、枣辛温以散余邪。

滋燥养荣汤血虚风燥。

滋燥养荣汤 两地黄，
芩甘归芍及艽防；艽、防风药润剂。
爪枯肤燥兼风秘，
火灼金伤血液亡。

当归酒洗二钱，生、熟地、白芍炒、黄芩酒炒、秦艽各一钱，防风、甘草各五分。

活血润燥生津饮内燥血枯。

活血润燥生津液，丹溪。
二冬熟地兼栝蒌；
桃仁红花及归芍，
利便通幽善泽枯。

熟地、当归、甘、芍各一钱，天冬、麦冬、栝蒌各八分，桃仁研、红花各五分。

润肠丸

润肠丸东垣用归尾羌，
桃仁麻仁及大黄；归尾、羌活、大黄各五钱，桃仁、大麻仁各一两，蜜丸。归尾、桃仁润燥活血，羌活散火搜风，大黄破结通幽，麻仁滑肠利窍。

或加艽防皂角子，风湿加秦艽、防风，皂角子烧存性研。皂角子得湿则滑，善通便秘；艽、防治风。

风秘血秘善通肠。风燥、血燥致大便秘。

韭汁牛乳饮反胃噎膈。

韭汁牛乳饮，丹溪 反胃滋，
养荣散瘀润肠奇；
五汁安中饮，张任候 姜枣藕，
三般加入用随宜。

牛乳半斤，韭叶汁少许，滚汤顿服，名韭汁牛乳饮。牛乳六分，韭汁、姜汁、藕汁、梨汁各一分，和服，名五汁安中饮。并治噎膈反胃。噎膈由火盛或血枯，有瘀血寒痰阻滞胃口，故食入反出也。牛乳润燥养血，为君；韭汁、藕汁消瘀益胃；姜汁温胃散痰；梨汁消痰降火；审证用之，加陈酒亦佳，以酒乃米汁也。

通幽汤噎塞便秘。

通幽汤东垣 中二地俱，

桃仁红花归草濡；

升麻升清以降浊，清阳不升则浊阴不降，故大便不通。生地，熟地各五分，桃仁研、红花、当归身、甘草炙、升麻各一钱。

噎塞便秘此方需；

有加麻仁大黄者，

当归润肠汤名殊。上药皆润燥通肠。

搜风顺气丸风秘肠风。

搜风顺气丸大黄蒸，

郁李麻仁山药增；

防风车前及槟枳，

兔丝牛膝山茱仍；

中风风秘及气秘，

肠风下血总堪凭。

大黄九蒸九晒五两，大麻仁、郁李仁去皮、山药酒蒸、车前子、牛膝酒蒸、山萸肉各三两，兔丝子酒浸、防风、独活、槟榔、枳壳麸炒各一两，蜜丸。防风润肾搜风，槟榔顺气破滞，大黄经蒸晒则性和缓，同二仁滑利润燥通幽，牛膝，车前下行利水，加山药、山茱、兔丝固本益阳，不使过于攻散也。

消渴方胃热消渴。

消渴方丹溪 中花粉连，

藕汁生地汁 牛乳研；粉、连研末，诸汁调服。

或加姜汁蜜为膏服，

泻火生津益血痊。

黄连泻心火，生地滋肾水，藕汁益胃，花粉生津，牛乳润燥益血。

白茯苓丸肾消。

白茯苓丸治肾消，

花粉黄连萆薢调；

二参熟地覆盆子，

石斛蛇床膍胵要。音皮鸱，鸡肫皮也。

茯苓、花粉、黄连、萆蛸、人参、元参、熟地黄、覆盆子各一两，石斛、蛇床子各七钱半，鸡肫皮三十具微炒，蜜丸，磁石汤下。黄连降心火，石斛平胃热，熟地、元参生肾水，覆盆、蛇床固肾精，人参补气，花粉生津，茯苓交心肾，萆蛸利湿热。顿服治肾消。磁石也黑属水，假之入肾也。

猪肾荠苨汤解毒治肾消。

猪肾荠苨汤，《千金》参茯神，

知芩甘草石膏因；

磁石天花同黑豆，

强中消渴此方珍。

下消之证，茎长兴盛不交精出，名强中缘，服邪术热药而毒盛也。

猪肾一具，大豆一升，荠苨、人参、石膏各三两，磁石绵裹、茯神、知母、黄芩、葛根、甘草、花粉各二两，先煎豆、肾去渣，以药分三服。知、芩、石膏以泻邪火，人参、甘草以固正气，葛根、花粉以生津，荠苨、黑豆最能解毒，磁石、猪肾引之入肾也。

地黄饮子消渴烦躁。

地黄饮子《易简》参芪草，

二地二冬枇斛参；

泽泻枳实疏二府，

躁烦消渴血枯含。

人参、黄芪、甘草炙、天冬、麦冬、生地、枇杷叶蜜炙、石斛、泽泻、枳实麸炒，每服二钱。参、芪、甘草以补其气，气能生水；二地、二冬以润其燥，润能益血；石斛平胃，枇杷降气，泽泻泻膀胱之火，枳实泻大肠之滞，使二府清，则心肺二藏之气得以下降而渴自止。

酥蜜膏酒气令声嘶。

酥蜜膏酒《千金》用饴糖，
二汁百部及生姜；
杏枣补脾兼润肺，
声嘶气惫酒温尝。

酥蜜、饴糖、枣肉、杏仁细研、百部汁、生姜汁共煎一饮，久如膏，酒温细细咽下，服之自效也。

清燥汤燥金受湿热之邪。

清燥汤，东垣 二术与黄芪，
参苓连柏草陈皮；
猪泽升柴五味曲，
麦冬归地痿方推。

治肺金受湿热之邪，痿躄喘促口干便赤。黄芪钱半，苍术炒一钱，白术炒、陈皮、泽泻各五分，人参、茯苓、升麻各三分，当归酒洗、生地、麦冬、甘草炙、神曲炒、黄柏酒炒、猪苓各二分，柴胡、黄连炒各一分，五味九粒，煎。肺为辛金，主气；大肠为庚金，主津燥。金受湿热之邪，则寒水生化之源绝，而痿躄喘渴诸症作矣。参、芪、苓、术、陈、草补土以生金，麦、味保金而生水，连、柏、归、地泻火滋阴，猪、泽、升、柴升清降浊，则燥金肃清，水出高原，而诸病平矣。

此方不尽润药，因清燥二字，故附记于此。然东垣所云清燥者，盖指肠与大肠为燥金也。

十五、泻火之剂 二十七首　附方九

黄连解毒汤三焦实热。

黄连解毒汤毒即大热也。四味，

黄柏黄芩栀子备；等分。

躁狂大热呕不眠，

吐血衄鼻血，音：女六切。斑黄均可使；

若云三黄石膏汤，

再加麻黄及淡豉；见《表里门》。

此为伤寒温毒盛，

三焦表里相兼治；

栀子金花丸加大黄，黄芩、黄柏、黄连、栀子、大黄水丸。

润肠泻热真堪倚。

附子泻心汤恶寒痞满。

附子泻心汤，仲景用三黄，

寒加热药以维阳；芩、连各一两，大黄二两，附子一枚炮。恐三黄重损其阳、故加附子。

痞乃热邪寒药治，伤寒痞满从外之内，满在胸而不在胃，多属热邪，故宜苦泻。若杂病之痞从内之外，又宜辛散。

恶寒加附始相当；经曰：心下痞按之软，关脉浮者，大黄黄连泻心汤；心下痞而复恶寒汗出者，附子泻心汤。

大黄附子汤同意，

温药下之妙异常。大黄、细辛各二两，附子一枚炮。《金匮》：阳中有阴，宜以温药下其寒，后人罕识其旨。

半夏泻心汤胸下虚痞。

半夏泻心汤，仲景黄连芩，

干姜甘草与人参；

大枣和之治虚痞，

法在降阳而和阴。

半夏半斤，黄连一两，干姜、黄芩、甘草炙、人参各三两，大枣十二枚。治伤寒下之早。胸满而不痛者为痞，身寒而呕，饮食不下，非柴胡证，凡用泻心者，多属误下。非传经热邪，否而不泰为痞。泻心者，必以苦，故用芩、连；散痞者，必以辛，故用姜、夏；欲交阴阳通上下者，以和其中，故用参、甘、大枣。

白虎汤肺胃实热。

白虎汤仲景 用石膏煨，

知母甘草粳米陪；石膏一斤，知母六两，甘草二两，粳米六合。

亦有加入人参者，名人参白虎汤。

躁烦热渴舌生胎。

白虎西方金神，此方清肺金而泻火，故名然。必实热方可用之，或有血虚身热，脾虚发热，及阴盛格阳类，白虎汤证投之，不可救也。

按：白虎证：脉洪大有力；类白虎证：脉大而虚，以此为辨。又当观小便，赤者为内热，白者为内寒也。

竹叶石膏汤脾胃虚热。

竹叶石膏汤仲景人参，

麦冬半夏与同林；

甘草生姜兼粳米，

暑烦热渴脉虚寻。

竹叶二把，石膏一斤，人参三两，甘草炙三两，麦冬一升，半夏、粳米各半斤，加姜煎。治伤寒解后呕泻少气。竹叶、石膏之辛，以散余热；参、甘草、粳、麦之甘平，以补虚生津；姜、夏之辛温以豁痰止呕。

升阳散火汤火郁。

升阳散火汤，东垣葛升柴，

羌独防风参芍侪；

生炙二草加姜枣，

阳经火郁发之佳。

柴胡八钱，葛根、升麻、羌活、独活、人参、白芍各五钱，防风二钱半，甘草炙三钱，生甘草二钱，每服五钱，加姜、枣煎。火发多在肝胆之经，以木盛能生火，而二经俱挟相火。故以柴胡散肝为君，羌、防以发太阳之火，升葛以发阳明之火，独活以发少阴之火，加参、甘者补土以泄火，加白芍者泻肝而益脾，且令散中有补，发中有收也。

凉膈散膈上实热。

凉膈散，《局方》硝黄栀子翘，

黄芩甘草薄荷饶；

竹叶蜜煎疗膈上，叶生竹上，故治上焦。

中焦燥实服之消。

连翘四两，大黄酒浸、芒硝、甘草各二两，栀子炒黑，黄芩酒炒、薄荷各一两为末，每服三钱，加竹叶、生蜜煎。连翘、薄荷、竹叶以升散于上，栀、芩、硝、黄以推泻于下，使上升下行而膈自清矣，加甘草、生蜜者，病在膈，甘以缓之也。

潘思敬曰：仲景调胃承气汤，后人加味一变而为凉膈散，再变而为防风通圣散。

清心莲子饮胃火淋渴。

清心莲子饮，《局方》石莲参，

地骨柴胡赤茯苓；

芪草麦冬车前子，

躁烦消渴及崩淋。

石莲、人参、柴胡、赤茯苓、黄芪各三钱，黄芩酒炒、地骨皮、麦冬、车前子、甘草炙各二钱。参、芪、甘草补虚泻火，柴胡、地骨导热平肝，黄芩、麦冬清热上焦，赤茯、车前利湿下部，中以石莲交其心肾。

甘露饮胃中湿热。

甘露饮《局方》两地生、熟与茵陈。

芩枳枇杷黄芩、枳壳、枇杷叶石斛伦；

甘草二冬天、麦平胃热，等分煎。二地、二冬、甘草、石斛平胃肾之虚热，清而兼补，黄芩、茵陈折热而去湿，枳壳、枇杷抑气而降火。

桂苓犀角可加均。加茯苓、肉桂名桂苓甘露饮。《本事》方，加犀角通治胃中湿热口疮吐衄。

清胃散胃火牙痛。

清胃散，东垣用升麻黄连，

当归生地牡丹全，

或益石膏平胃热，

口疮吐衄口血、鼻血及牙宣。

齿龈出血，黄连泻心火亦泻脾火，丹皮、生地平血热，当归引血归经，石膏泻阳明之火，升麻升阳明之清。

昂按：古人治血，多用升麻，然上升之药终不可轻施。

泻黄散胃热口疮。

泻黄散甘草与防风，
石膏栀子藿香充；
炒香蜜酒调和服，
胃热口疮并见功。

防风四两，甘草二两，黑栀子一两，藿香七钱，石膏五钱。栀子、石膏泻肺胃之火，藿香辟恶调中，甘草补脾泻热，重用防风者，能发脾中伏火，又能与土中泻木也。

钱乙泻黄散脾胃火郁。

钱乙泻黄散升防芷，
芩夏石斛同甘枳；
亦治胃热及口疮，
火郁发之斯为美。

升麻、防风、白芷各钱半，黄芩、枳壳、石斛各一钱，甘草七分。升、防、白芷以散胃火，芩、夏、枳壳以清热开郁，石斛、甘草以平胃调中。

泻白散肺火。

泻白散，钱乙桑皮地骨皮，
甘草粳米四般宜；桑白皮、地骨皮各一钱，甘草五分，粳米百粒。桑皮泻肺火，地骨透虚热，甘草补土生金，粳米和中清肺。李时珍曰：此泻肺诸方之准绳也。

参茯知芩皆可入，人参、茯苓、知母、黄芩听加。名加减泻白散
肺炎喘嗽此方施。

泻青丸肝火。

泻青丸钱乙用龙胆栀，
下行泻火大黄资；
羌防升上芎归润，
火郁肝经用此宜。

龙胆草、黑栀子、大黄酒蒸、羌活、防风、川芎、当归酒洗，等分蜜丸，竹叶汤下。羌、防引火上升，栀、胆、大黄抑火下降，芎、归养肝血而润肝燥。

龙胆泻肝汤肝经湿火。

龙胆泻肝汤，《局方》栀芩柴，
生地车前泽泻偕；
木通甘草当归合，
肝经湿热力能排。

胆草酒炒、栀子酒炒、黄芩酒炒、生地酒炒、柴胡、车前子、泽泻、木通、当归、甘草生用。龙胆、柴胡泻肝胆之火；黄芩、栀子泻肺与三焦之热以佐之；泽泻，泻肾经之湿；木通、车前泻小肠膀胱之湿以佐之；归、地，养血补肝；甘草缓中益胃，不令苦寒过于泄下也。

当归龙荟丸肝火。

当归龙荟丸，《宣明》用四黄，
龙胆芦荟木麝香；
黑栀青黛姜汤下，
一切肝火尽能攘。

当归酒洗、胆草酒洗、栀子炒黑、黄连酒炒、黄柏酒炒、黄芩酒炒各一两，大黄酒浸、青黛水飞、芦荟各五钱，木香二钱，麝香五分，姜汤蜜丸下。肝木为生火之原，诸经之火因之而起。故以青黛、龙胆入本经而直折之，而以大黄、芩、连、柏、栀通平上下三焦之火也，芦荟大苦大寒，气燥入肝，恐诸药过于寒泻，故用当归养血补肝，用姜汤辛温为引，加木麝者取其行气通窍也，然非实热不可轻投。

左金丸肝火。

左金丸，丹溪茱连六一丸，
肝经火郁吐吞酸；黄连六两姜汁炒，吴茱萸一两盐汤泡，亦名茱连丸。肝实则

作痛或呕酸，心为肝子。故用黄连泻心清火，使火不克金，则金能制木，而肝平矣；吴茱能入厥阴，行气解郁又能引热下行，故以为反佐。寒者，正治；热者，反治，使之相济以立功也。左金者，使肺右之，金得行于左，而平肝也。

再加芍药名戊己，丸

热泻热痢服之安；戊为胃土，已为脾土，加芍药伐肝安脾，使木不克土。

连附六一汤治胃痛；

寒因热用理一般。黄连六两，附子一两。亦反佐也。

导赤散淋小肠火。

导赤散，钱乙 生地与木通，

甘草梢竹叶四般攻；

口糜淋痛小肠火，

引热同归小便中。

等分煎，生地凉心血，竹叶清心气，木通泻心火入小肠，草梢达肾茎而止痛。

清骨散骨蒸劳热。

清骨散用银柴胡，

胡连秦艽鳖甲符；

地骨青蒿知母草，

骨蒸劳热保无虞。

银柴胡钱半，胡黄连、秦艽、鳖甲童便炙、地骨皮、青蒿，知母各一钱，甘草炙五分。地骨、胡连、知母以平内热，柴胡、青蒿、秦艽以散表邪，鳖甲引诸药入骨而补阴，甘草和诸药而泻火。

普济消毒饮大头天行。

普济消毒饮东垣 芩连鼠，

玄参甘桔蓝根侣；

升柴马勃连翘陈，

僵蚕薄荷为末咀；黄芩酒炒、黄连酒炒各五钱，玄参、甘草生用、桔梗、柴胡、陈皮去白各二钱，鼠粘子、板蓝根、马勃、连翘、薄荷各一钱，僵蚕、升麻各七分，末服，或蜜丸噙化。

或加人参及大黄，虚者加人参，便秘加大黄。

大头天行力能御。大头天行，亲戚不相访问，染者多不救。

原文曰：芩、连泻心肺之火为君；玄参、陈皮、甘草泻火补肝为臣；连翘、薄荷、鼠粘、蓝根、僵蚕、马勃散肿消毒定喘为佐；升麻、柴胡散阳明少阳二经之阳，桔梗为舟楫，不令下行为载。

李东垣曰：此邪热客心肺之间，上攻头面为肿，以承气泻之，是为诛伐无过，遂处此方，全活甚众。

清震汤雷头风。

清震汤河间治雷头风，

升麻苍术两般充；二味《局方》为升麻汤。

荷叶一枝升胃气，

邪从上散不传中。

头面肿痛疙瘩名雷头风。一云头如雷鸣。

东垣曰：邪在三阳，不可过用寒药重剂诛伐无过处。清震汤升阳解毒，盖取震为雷之义。

桔梗汤肺痈咳吐脓血。

桔梗汤《济生》中用防己，

桑皮贝母栝蒌子；

甘枳当归薏杏仁，

黄芪百合姜煎此；桔梗、防己、瓜蒌、贝母、当归、枳壳、杏仁、桑皮各五分，黄芪七分，杏仁、百合、甘草各三分，姜煎。

肺痈吐脓或咽干，

便秘大黄可加使。

一方有人参无枳壳。

黄芪补肺气，杏仁、薏仁、桑皮、百合补肺清火，栝蒌、贝母润肺除痰，甘、桔开提气血，利膈散寒，防已散肿除风泻湿清热，当归以和其血，枳壳以利其气。

清咽太平丸肺火咯血。

清咽太平丸 薄荷芎，
柿霜甘桔及防风；
犀角蜜丸治膈热，
早间咯血颊常红。

两颊肺肝之部，早间寅卯木旺之时，木能生火来克肺金。

薄荷十两，川芎、柿霜、甘草、防风、犀角各二两，桔梗三两，蜜丸。川芎血中气药散瘀升清，防风血药之使搜肝泻肺，薄荷理血散热，清咽除蒸，犀角凉心平肝，柿霜生津润肺，甘草缓炎上之火势，桔梗载诸药而上浮。

消斑青黛饮胃热发斑。

消斑青黛饮，陶节庵 栀连犀，
知母玄参生地齐；
石膏柴胡人参甘草，
便实参去大黄跻；去人参加大黄。
姜枣煎加一匙醋，
阳邪里实此方稽。

发斑虽由胃热，亦诸经之火有以助之。青黛、黄连清肝火，栀子清心肺之火，玄参、知母、生地清肾火，犀角、石膏清胃火，引以柴胡使达肌表，使以姜、枣以和营卫，热毒入里亦由胃虚，故以人参、甘草益胃，加醋者酸以收之也。

辛夷散热湿鼻痣。

辛夷散严氏 里藁防风，本。
白芷升麻与木通；
芎细川芎、细辛 甘草茶调服，
鼻生瘜肉此方攻。

肺经湿热上蒸于脑，入鼻而生痔肉，犹湿地得热而生芝菌也。诸药等分末服三钱。辛夷、升麻、白芷能引胃中清阳上行头脑，防风、藁本能入巅燥热祛风，细辛散热通窍，川芎散郁疏肝，木通、茶清泻火下行，甘草甘平缓其辛散也。

苍耳散风热鼻渊。

苍耳散陈无择 中用薄荷，
辛夷白芷四般和；
葱茶调服疏肝肺，
清升浊降鼻渊瘥。

苍耳子炒二钱半，薄荷、辛夷各五钱，白芷一两，末服。凡头面之疾，皆由清阳不升浊阴逆上所致，浊气上灼于脑，则鼻流浊涕为渊。数药升阳通窍，除湿散风，故治之也。

妙香散惊悸梦遗。

妙香散，王荆公 山药与参芪，
甘桔二茯远志随；
少佐沉香木香麝，
惊悸郁结梦中遗。

山药二两乳汁炒，人参、黄芪蜜炙、茯苓、茯神、远志炒各一两，桔梗、甘草各三钱，辰砂二钱，木香二钱半，麝香一钱，为末，每服二钱，酒下。山药固精，参、芪补气，远志、二茯清心宁神，桔梗、木香疏肝清肺，丹、麝镇心散郁辟邪，甘草补中协和。诸药使精气神相依，邪火自退，不用固涩之药，为泄遗良剂。以其安神利气，故亦治惊悸郁结。

十六、除痰之剂 十首　附方五

二陈汤一切痰饮。

二陈汤《局方》用半夏陈，

益以茯苓甘草陈；半夏姜制二钱，陈皮去白，茯苓各一钱，甘草五分，加姜煎。

利气调中兼去湿。

一切痰饮此为珍；陈皮利气，甘草和中，苓、夏除湿顺气，湿除气顺，痰饮自散。

导痰汤内加星枳，

顽痰胶固力能驯；加胆星以助半夏，加枳实以成冲墙倒壁之功。

若加竹茹与枳实，

汤名温胆宁可神；二陈汤加竹茹、枳实名温胆汤，治胆虚不眠。

润下丸丹溪仅陈皮草，

利气祛痰妙绝伦。

陈皮去白八两，盐五钱水浸洗，甘草二两，蜜炙蒸饼糊丸，姜汤下。或将陈皮盐水煮晒，同甘草为末，名二贤散。不可多服，恐损元气。

涤痰汤中风痰证。

涤痰汤严氏 用半夏星，

甘草橘红参茯苓；

竹茹菖蒲兼枳实，

痰迷舌强服之醒。

治中风痰迷心窍，舌强不能言。半夏姜制、胆星各二钱半，橘红、枳实、茯苓各三钱，人参、菖蒲各一钱，竹茹七分，甘草五分，加姜煎，此即导痰汤。加人参扶正，菖蒲开痰，竹茹清金。

青州白丸子风痰惊悸。

青州白丸星夏并，

白附川乌俱用生；

晒露糊丸姜薄引，

风痰瘫痪小儿惊。

半夏水浸去衣七两，南星、白附子各二两，川乌去皮脐五钱。四味俱生用为末，袋盛水摆出粉，再擂再摆，以尽为度，磁盆盛贮，日晒夜露，春五夏三秋七冬十日，糯米糊丸，姜汤下，瘫痪酒下，惊风薄荷汤下。痰之生也，由于风寒湿。星、夏辛温，祛痰燥湿；乌、附辛热，散寒逐风；浸而暴之杀其毒也。

清气化痰丸顺气行痰。

清气化痰丸 星夏橘，

杏仁枳实栝蒌实；

芩苓姜汁为糊丸，

气顺火消痰自失。

半夏姜制，胆星各两半，橘红、枳实麸炒、杏仁去皮尖、栝蒌仁去油、黄芩酒炒、茯苓各一两，姜制糊丸淡姜汤下。气能发火，火能生痰。陈、杏降逆气，枳实破滞气，芩、栝平热气，星、夏燥湿气，茯苓行水气。水湿火热皆生痰之本也，故化水必以清气为先。

常山饮痰疟。

常山饮《局方》 中知母取，
乌梅草果槟榔聚；
姜枣酒水煎露之，
祛痰截疟功堪诩。

常山烧酒炒二钱，知母、贝母、草果煨、槟榔各一钱，乌梅二个。一方加穿山甲、甘草。疟未发时面东温服。知母治阳明膀胱之热，草果治太阴独胜之寒，二经和则阴不致交争矣；常山吐痰行水，槟榔下气破积，贝母清火散痰，乌梅敛阴退热，须用在发散表邪及提出阳分之后为宜。

滚痰丸顽痰怪病。

滚痰丸王隐君用青礞石，
大黄黄芩沉木香；
百病多因痰作祟，
顽痰怪症力能匡。

青礞石一两，用焰硝一两，同入瓦罐盐泥固济，煅至石色如金为度；大黄酒蒸、黄芩酒洗各八两，沉香五钱为末，水丸，姜汤下，量虚实服。礞石慓悍能攻陈积伏匿之痰，大黄荡实热以开下行之路，黄芩凉心肺以平上僭之火，沉香能升降诸气，以导诸药为使，然非实体不可轻投。

金沸草散小肠为丙火，心为丁火。

金沸草散《活人》前胡辛，
半夏荆甘赤茯因；
煎加姜枣除痰嗽，
肺感风寒头自颦；旋覆花、前胡、细辛各一钱，半夏五分，荆芥钱半，甘草炙三分，赤茯苓六分。风热上壅故生痰作嗽。荆芥发汗散风，前胡、旋覆清痰降气、半夏燥痰散逆，甘草发散缓中，细辛温经，茯苓利湿，用赤者入血分而泻丙丁也。

局方金沸草散不用细辛茯，
加入麻黄赤芍均。治同。

半夏天麻白术汤痰厥头痛。

半夏天麻白术汤，东垣。
参芪橘柏及干姜；
苓泻麦芽苍术曲，
太阴痰厥头痛良。

半夏，麦芽各钱半，白术、神曲炒各一钱，人参、黄芪、陈皮、苍术、茯苓、泽泻、天麻各五分，干姜三分，黄柏酒洗二分。痰厥非半夏不能除，风虚非天麻不能定，二术燥湿益气，黄芪泻火补中，陈皮调气升阳，苓、泻泻热导水，曲、麦化滞助脾，干姜以涤中寒，黄柏以泻在泉少火也。

顺气消食丸咳嗽多痰。

顺气消食化痰丸，瑞竹堂。
青皮星夏菔子苏攒；
曲麦山楂葛杏附，
蒸饼为糊姜汁抟。

半夏姜制、胆星各一斤，陈皮去白、青皮、苏子、沉香水炒、莱菔子、生姜、麦芽炒、神曲炒、山楂炒、葛根、杏仁去皮尖炒、香附醋炒各一两，姜汁和蒸饼为糊丸。痰因湿生，星、夏燥湿；疾因气升，苏子、杏仁降气；痰因气滞，青、陈、香附导滞；痰生于酒食，曲、葛解酒，楂、麦消食。湿去食消，则痰不生，气顺则喘满自止矣。

截疟七宝饮祛痰截疟。

截疟七宝饮《易简》常山果，
槟榔朴草青陈伙；
水酒合煎露一宵，
阳经实疟服之妥。

常山酒炒、草果煨、槟榔、厚朴、青皮、陈皮、甘草等分。水酒各半煎露之，发日早晨面东温服。常山吐痰，槟榔破积，陈皮利气，青皮伐肝，厚朴平胃，草果消膏粱之痰，加甘草入胃佐常山以引吐也。

十七、收涩之剂 九首 附方二

金锁固精丸梦遗精滑。

金锁固精丸芡莲须，
龙骨蒺藜牡蛎需；
连粉为糊丸盐酒下，
涩精秘气滑遗无。

芡实蒸、莲须蕊、沙苑蒺藜各二两，龙骨酥炙、牡蛎盐水煮一日夜，煅粉各一两，莲子粉为糊丸，盐汤或酒下。芡实固精补脾，牡蛎涩精清热，莲子交通心肾，蒺藜补骨益精，龙骨、莲须固精收脱之品。

茯菟丹遗精消渴。

茯菟丹《局方》疗精滑脱，
菟苓五味石莲末；
酒煮山药为糊丸，
亦治消中及消渴。

强中者，下消之人茎长兴盛不交精出也。菟丝子十两酒浸，五味子八两，白茯苓、石莲各三两，山药六两，酒煮为糊丸。漏精、盐汤下；赤浊，灯心汤下；白浊，茯苓汤下；消渴，米饮下。菟丝强阴益阳，五味涩精生水，石莲清心止浊，山药利湿固脾，茯苓甘淡渗湿，于补阴之中能泄肾邪也。

治浊固本丸湿热精浊。

治浊固本丸莲蕊须，
砂仁莲柏二苓俱；
益智半夏同甘草，
清热利湿固兼驱。固本之中兼利湿热。

莲须、黄连炒各二两，砂仁、黄柏、益智仁、半夏姜制、茯苓各一两，猪苓二两，甘草炙三钱。精浊多由湿热与痰，连、柏清热，二苓利湿，半夏除痰；湿热多由郁滞，砂、智利气兼能固肾益脾；甘草补土和中，莲须则涩以止脱也。

诃子散寒泻脱肛，便数健忘。

诃子散东垣用治寒泻，
炮姜粟壳橘红也；诃子煨七分，炮姜六分、罂粟壳去蒂蜜炙、橘红各五分，末服。粟壳固肾涩肠，诃子收脱住泻，炮姜逐冷补阳，陈皮升阳调气。

河间诃子散木香诃草连，
仍用术芍煎汤下；诃子一两半生半煨，木香五钱，黄连三钱，甘草二钱，为末煎，白术、白芍汤调服。久泻以此止之，不止加厚朴二钱。

二方药异治略同
亦主脱肛便血者。

桑螵蛸散数频也、欠短也。

桑螵蛸散寇宗奭治便数，
参苓龙骨同龟壳；
菖蒲远志及当归，
补肾宁心健忘觉。桑螵蛸盐水炒，人参、茯苓一用茯神、龙骨煅、龟板酥炙、菖蒲盐炒，远志、当归等分为末，临卧服二钱，人参汤下。治小便数而欠，补心虚安神。虚则便数，故以人参、螵蛸补之；热则便欠，故以龟板滋之，当归润之；菖蒲、茯苓、远志并能清心热而通心肾，使心藏行则小肠之府宁也。

真人养藏汤虚寒脱肛久痢。

真人养藏汤，罗谦甫诃粟壳，
肉蔻当归桂木香；
术芍参甘为涩剂，
脱肛久痢早煎尝。

诃子面裹煨一两二钱，罂粟壳去蒂蜜炙三两六钱，肉豆蔻面裹煨五钱，当归、白术炒、白芍酒浸、人参名六钱，木香二两四钱，桂枝八钱，生甘草一两八钱，每服四钱。脏寒甚加附子，一方无当归，一方有干姜。脱肛，由于虚寒。参、术、甘草以补其虚，官桂、豆蔻以温其寒入木香调气，当归和血，芍药酸以收敛，诃子、粟壳涩以止脱。

当归六黄汤自汗盗汗。

当归六黄汤治汗出，醒而汗出曰自汗。寐而汗出曰盗汗。

芪柏芩连生熟地；当归、黄柏、黄连、黄芩、二地等分，黄芪加倍。

泻火固表复滋阴，汗由阴虚，归、地以滋其阴；汗由火扰，黄芩、柏、连以泻其火；汗由表虚，倍用黄芪以固其表。

加麻黄根功更异；李时珍曰：麻黄根走表，能引诸药至卫分而固腠理。

或云此药太苦寒，
胃弱气虚在所忌。

柏子仁丸肾虚盗汗。

柏子仁丸人参术，
麦麸牡蛎麻黄根；
再加半夏五味子，
阴虚盗汗枣丸吞。

子仁炒研去油一两，人参、白术、牡蛎煅、麻黄根、半夏、五味各一两，麦麸五钱，枣肉丸米饮下。心血虚则卧自汗出，柏仁养心宁神，牡蛎、麦麸凉心收脱，北五味敛汗，半夏燥湿，麻黄根专走肌表引参术以固卫气。

牡蛎散阳虚自汗。

阳虚自汗牡蛎散，

黄芪浮麦麻黄根；牡蛎煅研，黄芪、麻黄根各一两，浮小麦百粒煎。牡蛎、浮麦凉心止汗，黄芪、麻黄根走肌表而固卫。

扑法芎藁牡蛎粉，扑汗法：白术、藁本、川芎各二钱半，糯米粉两半，为半袋盛，周身扑之。

或将龙骨牡蛎扪。龙骨、牡蛎为末，合糯米粉等分，亦可扑汗。

十八、杀虫之剂 二首

乌梅丸寒厥。

乌梅丸仲景用细辛桂，
人参附子椒姜继；
黄连黄柏及当归，
温脏安蛔寒厥剂。

乌梅三百个醋浸蒸，细辛、桂枝、附子炮、人参、黄柏各六两，黄连一斤，干姜十两，川椒去核、当归各四两。治伤寒厥阴证寒厥吐蛔。虫得酸则伏，故用乌梅；得苦则安，故用连、柏；蛔因寒而动，故用附子、椒、姜；当归补肝，人参补脾，细辛发肾邪，桂枝散表风。程郊倩曰：名曰安蛔，实是安胃。故仲景云：并主下痢。

化虫丸肠胃诸虫。

化虫丸 鹤虱及使君，
槟榔芜荑苦楝群；
白矾胡粉糊丸服，
肠胃诸虫永绝氛。

鹤虱、槟榔、苦楝根东引者、胡粉草各一两，使君子、芜荑各五钱，枯矾一钱半，面粉丸，亦可末服。数药皆杀虫之品，单服尚可治之，汇萃为丸，而虫焉有不死者乎。

十九、痈疡之剂 六首　附方二

真人活命散

一切痈疽，金银花一名忍冬。

真人活命散 金银花，

防芷归陈草节加；

贝母天花兼乳没，

穿山甲角刺酒煎嘉；金银花二钱，当归酒洗、陈皮去白各钱半，防风七分，白芷、甘草节、贝母、天花粉、乳香各一钱，没药五分，二味另研，候药熟，下皂角刺五分，穿山甲三大片，锉蛤粉炒，去粉，用好酒煎服，恣饮尽醉。忍冬、甘草散热解毒痈疡圣药，花粉、贝母清痰降火，防风、白芷燥湿排脓，当归和血，陈皮行气，乳香托里护心，没药散瘀消肿，山甲、角刺透经络而溃坚，加酒以行药势也。

一切痈疽能溃散，已成者溃，未成者散。

溃后忌服用毋差；

大黄便实可加使，

铁器酸物勿沾牙。

金银花酒

金银药酒加甘草，

奇疡恶毒皆能保；金银花五两生者更佳，甘草一两，酒水煎，一日一夜服尽。

护膜须用蜡矾丸，黄腊二两，白矾一两，溶化为丸酒服，十丸加至百丸则有力，使毒不攻心。一方加雄黄，名雄矾丸，蛇咬尤宜服之。

二方均是疡科宝。

托里十补散痈疽初起，解里散表。

托里十补散，即《局方》十宣散。参芪芎，

归桂白芷及防风；

甘桔厚朴酒调服，

痈疡脉弱赖之充。

人参、黄芪、当归各二钱，川芎、桂心、白芷、防风、甘草、桔梗、厚朴各一钱，热酒调服。参、芪补气，当归和血，甘草解毒。防风发表，厚朴散满，桂、芷、桔梗排脓，表里气血交治，共成内托之功。

托里温中汤寒疡内陷。

托里温中汤，孙彦和姜附羌，

茴木丁沉共四香；

陈皮益智兼甘草，

寒疡内陷呕泻良。

附子炮四钱，炮姜、羌活各三钱，木香钱半，茴香、丁香、沉香、益智仁、陈皮、甘草各二钱，加姜五片煎。治疮疡变寒内陷。心痞、便溏、呕呃、昏聩、疡寒内陷。故用姜、附温中助阳，羌活通关节，炙草益脾元，益智、丁、沉以止呃进食，茴、木、陈皮以散满除痞。

此孙彦和治王伯禄臂疡。盛夏用此，亦舍时从症之变法也。

托里定痛汤内托止痛。

托里定痛汤四物兼，当归、地黄、川芎、白芍。

乳香没药桂心添；

再加蜜炒罂粟壳，

溃疡虚痛去如拈。

罂粟壳收涩，能止诸痛，桂心、四物活血托里充肌，乳香能引毒气外出不致内攻，与没药并能消除痈肿止痛。

散肿溃坚汤消坚散肿。

散肿溃坚汤，东垣知柏连，

花粉黄芩龙胆宜；

升柴翘葛兼甘桔，

归芍棱莪昆布全。

黄芩八钱半酒炒半生用，知母、黄柏酒炒、花粉、胆草酒炒、桔梗、昆布各五钱，柴胡四钱，升麻、连翘、甘草炙、三棱酒炒、莪术酒洗炒各三钱，葛根、归尾酒洗、白芍酒炒各二钱，黄连二钱，每服五、六钱，先浸后煎。连翘、升、葛解毒升阳，甘、桔、花粉排脓利膈，归、芍活血，昆布散瘀，棱、莪破血行气，龙胆、知、柏、芩、连大泻诸经之火也。

二十、经产之剂 十二首 附方二十二

妇人诸病与男子同，惟行经妊娠则不可例治，故立经产一门。

妊娠六合汤妊娠作寒。

海藏妊娠六合汤，

四物为君妙义长；当归、地黄、川芎、白芍。

伤寒表虚地骨桂，表虚自汗，发热恶寒，头痛脉浮。四物四两，加桂枝、地骨皮各七钱，二药解肌实表，名表虚六合汤。

表实细辛兼麻黄；头痛身热无汗脉紧。四物四两，加细辛、麻黄各五钱，二药温经发汗，名表实六合汤。

少阳柴胡黄芩入，寒热胁痛，心烦善呕，口苦脉弦为少阳症。加柴胡解表，黄芩清里，名柴胡六合汤。

阳明石膏知母藏；大热烦渴，脉大而长为阳明症。加白虎汤清肺泻胃，名石膏六合汤。

小便不利加苓泻，加茯苓、泽泻利水，名茯苓六合汤。

不眠黄芩栀子良；汗下后不得眠，加黄芩、厶子养阴除烦，名栀子六合汤。

风湿防风与苍术，兼风兼湿，肢节烦痛，心热脉浮。加防风搜风，苍术燥湿，名风湿六合汤。

胎动血漏名胶艾；伤寒汗下后，动胎漏血，加阿胶、艾叶益血安胎，名胶艾四物汤。

虚痞朴实颇相当，胸满痞胀，加厚朴、枳实炒散满消痞，名朴实六合汤。

脉沉寒厥益桂附；身冷、拘急腹痛、脉沉，亦有不得已而加附子、肉桂散寒回阳者，名附子六合汤。

便秘畜血桃仁黄，大便秘，小便赤，脉实数，或膀胱畜血，亦有加桃仁、大黄润燥通幽者，名大黄六合汤。

安胎养血先为主；

余因各症细参详，后人法此。

经水 过多过少别温凉；

温六合汤加芩术，加黄芩、白术治经水过多。黄芩抑阳，白术补脾，脾能统血。

色黑后期连附商；加黄连清热，香附行气，名连附六合汤。

热六合汤栀连益，加栀子、黄连治血海虚热。

寒六合汤加附姜；加炮姜、附子治血满虚寒。

气六合汤加陈朴，加陈皮、厚朴治气郁经阻。

风六合汤加艽羌；加秦艽、羌活治血虚风痉。

此皆经产通用剂，

说与时师好审量。

胶艾汤胎动漏血。

胶艾汤《金匮》中四物先，

阿胶艾叶甘草全；阿胶、川芎、甘草各二两，艾叶、当归各三两，芍药、地黄各四两，酒水煎，内阿胶烊化服。四物养血，阿胶补阴，艾叶补阳，甘草升胃，加酒行经。

妇人良方单胶艾，亦名胶艾汤。

胎动血漏腹痛痊；

胶艾四物加香附，香附用童便盐水酒醋各浸三日炒。

方名妇宝丹调经专。

当归散养血安胎。

当归散《金匮》益妇人妊，

术芍芎归及子芩；

安胎养血宜常服，

产后胎前功效深。

妇人怀妊宜常服之，临盆易产，且无众疾。

当归、川芎、芍药、黄芩各一斤，白术半斤为末，酒调服。丹溪曰：黄芩、白术安胎之圣药。盖怀妊宜清热凉血，血不妄行则胎安，黄芩养阴退阳能除胃热；脾胃健则能化血养胎，白术补脾亦除胃热，自无半产胎动血漏之患也。

黑神散消瘀下胎。

黑神散《局方》中熟地黄，

归芍甘草桂炮姜；

蒲黄黑豆童便酒，

消瘀下胎痛逆忘。瘀血攻冲则作痛，胞胎不下，亦由血滞不行。

诸药各四两，黑豆炒去皮，半斤酒，童便合煎。熟地、归、芍以濡血，蒲黄、黑豆滑以行血，黑姜、官桂热以动血，缓以甘草，散以童便，行以酒力也。

清魂散产中昏晕。

清魂散严氏用泽兰叶，

人参甘草川芎协；

荆芥理血兼祛风，

产中昏晕神魂贴。

泽兰、人参、甘草炙各三分，川芎五分，荆芥一钱，酒调下。川芎、泽兰和血，人参、甘草补气，外感风邪荆芥能疏血中之风。

肝藏魂，故曰清魂。

羚羊角散子痫。

羚羊角散《本事方》杏薏仁，

防独芎归又茯神；

酸枣木香和甘草，

子痫风中可回春。

羚羊角屑一钱，杏仁、薏仁、防风、独活、川芎、当归、茯神、枣仁炒各五分，木香、甘草各二分半，加姜煎。治妊娠中风，涎潮僵仆，口噤搐掣，名子痫。羚羊平肝火，防、独散风邪，枣、茯以宁神，芎、归以和血，杏仁、木香以利气，苡仁、甘草以调脾。

当归生姜羊肉汤蓐劳。

当归生姜羊肉汤，《金匮》。当归三两，生姜五两，羊肉一斤。

产中腹痛蓐劳匡；产后发热，自汗身痛，名蓐劳。腹痛，瘀血未去，新血尚未生也。

亦有加入参芪者，气能生血，羊肉辛热，用气血之属以补气血，当归引入血分，生姜引入气分，以生新而加参、芪者，气血交补也。

千金四物甘桂姜。千金羊肉汤，芎、归、芍、地、甘草、干姜、肉桂加羊肉煎。

达生散经产。

达生散，丹溪。达：小羊也，取其易生。紫苏大腹皮，

参术甘草归芍随；

再加葱叶黄杨脑；

孕妇临盆先服之；大腹皮三钱，紫苏、人参、白术土炒，陈皮、当归酒洗、白芍酒洗各一钱，甘草炙三钱，青葱五叶，黄杨脑七个煎。归、芍以益其血，参、术以补其气，陈、腹、苏、葱以疏其壅，不虚不滞，产自无难矣。

若将川芎易白术，

紫苏饮子严氏子悬宜。胎气不和，上冲心腹，名子悬。

参术饮妊娠转胞。

妊娠转胞参术饮，丹溪：转胞者，气血不足或痰饮阻塞，胎为胞逼压在一边，故脐下急痛，而小便或数或闭也。

芎芍当归熟地黄；

炙草陈皮留白兼半夏，

气升胎举自如常。此即人参汤除茯苓加陈皮、半夏以除痰。加姜煎。

牡丹皮散血瘕。

牡丹皮散《妇人良方》延胡索，

归尾桂心赤芍药；

牛膝棱莪酒水煎，

气行瘀散血瘕削。瘀血凝聚则成瘕。

丹皮、延胡索、归尾、桂心各三分，赤芍、牛膝、莪术各六分，三棱四分，酒水各半煎。桂心、丹皮、赤芍、牛膝行其血，三棱、莪术、归尾、延胡兼行血中气滞，气中血滞，则结者散矣。

固经丸经多崩漏。

固经丸《妇人良方》用龟板君，

黄柏樗皮香附群；

黄芩芍药酒丸服，

漏下崩中色黑殷。

治经多不止，色紫黑者属热。

龟板炙四两，黄柏酒炒，芍药酒炒各二两，樗皮炒、香附童便浸炒各两半，黄芩酒炒二两，酒丸。阴虚不能制胞经之火，故经多，龟板、芍药滋阴壮水，黄芩清上焦，黄柏泻下焦，香附辛以散郁，樗皮涩以收脱。

柏子仁丸

柏子仁丸《良方》熟地黄

牛膝续断泽兰芳；

卷柏加之通血脉，

经枯血少肾肝匡。

柏子仁去油、牛膝酒浸、卷柏各五钱，熟地一两，续断、泽兰各二两，蜜丸米饮下。经曰：心气不得下降则月事不来，柏子仁安神养心，熟地、续断、牛膝补肝益肾，泽兰、卷柏活血通经。

附：便用杂方

望梅丸生津止渴。

望梅丸讱庵用盐梅肉，
苏叶薄荷与柿霜；
茶末麦冬糖共捣，
旅行赍服胜琼浆。

盐梅肉四两，麦冬去心、薄荷叶去梗、柿霜、细茶各一两，紫苏叶去梗五钱，为极细末，白霜糖四两，共捣为丸，鸡子大。旅行带之，每含一丸生津止渴。加参一两尤好。

骨灰固齿牙散固齿。

骨灰固齿牙散猪羊骨，
腊月腌成煅研之；
骨能补骨咸补肾，
坚牙健啖老尤奇。

用腊月腌猪、羊骨，火煅细研，每晨擦牙，不可间断，至老而其效益彰，头上齿牙亦佳。

软脚散远行健足。

软脚散中芎芷防，
细辛四味研如霜；
轻撒鞋中行远道，
足无箴疱汗皆香。

防风、白芷各五钱，川芎、细辛各二钱半，为末。行远路者撒少许于鞋内，步履轻便，不生箴疱，足汗皆香。

稀痘神方小儿稀痘方。

稀痘神丹米以功 三种豆，
粉草细末竹筒装；
腊月厕中浸洗净，
风干配入梅花良；
丝瓜藤丝煎汤服，
一年一次三年光；用赤小豆、黑豆、绿豆、粉草各一两，细末入竹筒中，削皮留节，凿孔入药，杉木塞紧，溶蜡封固浸腊月厕中一月，取出洗浸风干，每药一两，配腊月梅花片三钱，以雪中花片落地者，不著人手，以针刺取更妙。如急出用，入纸套中略烘即干，儿大者服一钱，小者五分。以霜后丝瓜藤上小藤丝煎汤空腹服。忌荤腥十二日，解出黑粪为验，每年服一次，三次可稀，三次永不出矣。

又方蜜调忍冬末，顾骧宇。

不住服之效亦强；金银花为末，糖调，不住服之。

更有元参菟丝子，娄江王相公。

蜜丸如弹空心尝；

白酒调化日二次，菟丝子半斤，酒浸二宿煮干去皮，元参四两，共为细末，蜜丸，弹子大，白汤调下，每日二次。

或加犀麦生地黄；又方加生地、麦冬四钱，犀角二两。

此皆验过稀痘法，
为力简易免仓皇。

经络歌诀

经络歌诀原序

古云：不熟十二经络，开口动手便错。如审病在某经，必用某经之药以治之。庶乎药病相当，成功可必。而不然者，病源莫辨，部分差讹，舍此有辜，伐彼无过，其序贻致邪失正之祸者，几希矣。《灵枢·经脉》一篇，为证治之纲领，奈其文句参差繁复，讽诵不易，记忆尤难，读者苦之。偶阅东垣《医宗起懦》书中有经络歌诀十二首，假①为七言，以便诵习，良为尽善。第其中词句音韵，未尽谐畅，不揣愚瞽，僭为增润，复加奇经歌诀四首，补所未备。其经脉所行，病症所发，下为详注，使考者无烦钩索，读者不复聱牙，昔日蚕丛，今成坦道，适口爽心，讵不快欤？此医家必读之书，特为梓之，以公同好。

康熙三十三年甲戌秋月休宁八十老人汪昂题

① 假：浒湾桂华堂原本作“淑”，疑为笔误。

目　　录①

① 该目录原本无，据内容整理添加，以便阅读。

经络歌诀

十二经脉歌增润古本，加润详释。

手太阴肺经①

手太阴肺脉中焦起。

下络大肠肺与大肠相表里。胃口行；胃之上脘，即贲门。

上膈属肺从肺系，即喉管。

横从腋下臑肉萦；膊下对腋处名臑。音柔。

前干心与心包脉，行少阴心主之前。

下肘循臂骨上廉；臑尽处为肘，肘以下为臂。

遂入寸口上鱼际，关前动脉为寸口，大指后肉隆起处为鱼口。际，其间穴名。

大指内侧爪甲根；少商穴止。

支络还从腕后出，臂骨尽处为腕。

接次指交阳明经。大肠。

此经多气而少血，

是动则为喘满咳；肺主气。

膨膨肺胀缺盆痛，肩下横骨陷中名缺盆，阳明胃经穴。

两手交瞀音茂。为臂厥；

肺所主病咳上气，

喘渴金不生水。烦心心脉上肺。胸满结；脉布胸中。

臑臂之内前廉痛，

为厥或为掌中热；脉行少阴心主之前，掌心劳宫穴，属心包。

肩背痛是气盛有余，脉络交于手上肩背。

小便数而久便频而短。或汗出；肺主皮毛。

气虚亦痛肩臂寒痛。溺色变，母病及子。

少气不足以报息。肺虚。

手阳明大肠经

手阳明经大肠脉，

次指内侧起商阳；本经穴名。

循指上廉出合谷，俗名虎口穴。

两骨两指歧骨间。两筋中间行；手背外侧两筋陷中阳谿穴。

循臂入肘外廉。行臑外，廉。

肩髃音隅，肩端两骨。前廉柱骨傍，上出膀胱经之天柱骨，会于督脉之大椎。

会此六阳经皆会于大椎，故经文云：上出于椎骨之会上。下入缺盆内，肩下横骨陷中。

络肺下隔属大肠；相为表里。

支从缺盆上入颈，

斜贯两颊下齿当；

挟口人中鼻下沟。交左右，

上挟鼻孔尽迎香。本经穴名，交足阳明。

此经气盛血亦盛，

是动齿痛足亦肿；

是主津液病所生，大肠主津。

目黄无津。口干大肠内热。鼽衄痛；鼽音九，鼻水；衄，鼻血。

---

① 此小标题原本无，校注者据内容增加，下同。

喉痹金燥。痛在肩前臑，

大指次指痛不用。不随人用，皆经脉所过。

足阳明胃经

足阳明胃脉鼻頞山根起，

下循鼻外入上齿；

环唇挟口交承浆，下唇陷中。

颐后大迎颊车里；腮下为颔，颔下为颐，其下为颊车。大迎，颔下穴名。

耳前发际至额颅，

支循喉咙缺盆入；

下隔属胃络脾宫，相为表里，

直者下乳侠脐中；

支者起胃口循腹里，

下行直合气街逢；即气冲。

遂由髀关抵伏兔。下膝膑，挟膝两筋为膑。一曰膝盖。

循胫外廉下。足跗足面。中指通；

支从中指人大指，

厉兑之穴经尽矣。交足太阴。

此经多气复多血，

振寒呻欠呻吟呵欠。而颜黑；

病至恶见火与人，血气盛而热甚。

忌闻木声心惕惕；阳明土，恶木也。

闭户塞牖欲独处，

甚则登高而歌弃衣而走；

贲奔。响腹胀脉循腹里，水火相激而作声。为骭厥，足胫为骭。

狂疟温淫及汗出；阳明法多汗。

鼽衄口㖞并唇胗，音轸，唇疮。脉挟口环唇。

颈肿喉痹循颐循喉。腹水肿；土不制水。

膺乳膺窗、乳中、乳根，皆本经乳间穴。膝膑股伏兔，膝上六寸肉起处。

骭外足跗上皆痛；

气盛热在身以前，阳明行身之前，

有余消谷善饥溺黄甚；

不足身以前皆寒，

胃中寒而腹胀壅。

足太阴脾经

太阴脾脉起足大指，

循指内侧白肉际；

过核骨后孤拐骨。张景岳曰：非也。即大指后圆骨。内踝前，胫旁曰踝。

上腨音善，足肚也。一作踹，音短，足根也。然经中二字通用。循胫膝股里；

股内前廉入腹中，

属脾络胃相为表里。上隔通；

挟咽连舌舌本根也。散舌下，

支者从胃上隔。注心宫。

此经血少而气旺，

是动即病舌本强；上声。

食则呕出胃脘痛，

心中善噫噫即嗳。而腹胀；

得后与气大便嗳气。快然衰，病衰。

脾病身重脾主肌肉。不能动摇；

瘕泄瘕积泄泻。水闭及黄疸，脾湿。

烦心心痛即胃脘痛。食难消；食不下。

强立股膝内多肿，脾主四肢。

不能卧因胃不和。

手少阴心经

手少阴心脉起心经，

下隔直络小肠承；相为表里。

支者挟咽系目系

直者从心系上肺腾；

下腋循臑后廉出，

太阴肺。心主心包。之后行；行二脉后。

下肘循臂内后廉。抵掌后，

锐骨之端掌后尖指。小指停。少冲穴，交手太阳。

此经少血而多气，
是动咽干少阴火脉挟咽。心痛应；
目黄胁痛系目出胁。渴欲饮，
臂臑内后廉。痛掌热蒸。

手太阳小肠经

手太阳经小肠脉，
小指之端少起泽；本经穴。
循手外侧。上腕臂骨尽外为腕出踝中，掌侧腕下脱骨为踝。
上臂骨下廉。出肘内侧；
两筋之间臑外后廉，
出肩解脊旁为膂，膂上两角为肩解。而绕肩胛；肩下成片骨。
交肩之上入缺盆，肩下横骨陷中，
直络心中循嗌咽；
下膈抵胃属小肠，小肠与心为表里。
支从缺盆上颈颊；
至目锐眦行入耳中，至本经听宫穴。
支者别颊复上𩑋；音拙，目下。
抵鼻至于目内眦，内角。
络颧交足太阳接。
此经少气而多血，
嗌痛颔肿循咽循颈。头难回；不可以顾。
肩似拔兮臑似折，出肩循臑。
耳聋目黄肿颊间；入耳至眦，上颊。
是所生病为主液，小肠主液。
颈颔肩臑肘臂外廉。痛。

足太阳膀胱经

足太阳经膀胱脉，
目内眦上额交巅；
支者从巅入耳上角，
直者从巅络脑间；
还出下项循肩膊，肩后之下为膊。
挟脊去脊各一寸五分，十二俞等穴。抵腰循膂旋；脊旁为膂。
络肾正属膀胱府，相为表里。
一支贯臀入腘传；从腰脊下中中行，行上中下髎等穴，入腘委中穴。膝外筋处为腘。
一支从膊别贯胛，膂肉为膊。
挟脊去脊各三寸，行附分、魄户、膏肓等穴。循髀髀枢，股外为髀。合腘行；与前入腘者合。
贯腨足肚。出踝胫旁曰踝。循京骨，本经穴，足外侧赤白肉际。
小指外侧至阴穴全。交足少阴。
此经少气而多血，
头痛脊痛腰如折；
目似脱兮项似拔，
腘如结兮腨如裂；
痔脉入肛。疟太阳疟。狂癫疾并生，癫狂篇亦有刺太阳经者。
鼽衄太阳经气不能循经下行，上冲于脑而为鼻衄。目黄而泪出；
囟项背腰尻苦高切。腘腨，
痛若动时痛皆彻。以上病皆经脉行过。

足少阴肾经

足肾经脉属少阴，
斜从小指趋足心；涌泉穴。
出于然骨一作谷，足内踝骨陷中。循内踝，
入跟足后跟。上腨腘内廉寻；
上股内后廉直贯脊，会于督脉长强穴。
属肾下络膀胱深；相为表里。
直者从肾贯肝膈，
入肺挟舌本循喉咙；
支者从肺络心上，
注于胸膻中。交手厥阴。心包络。
此经多气而少血，
是动病饥不欲食；腹内饥而不思食。

咳唾有血脉入肺故咳。肾主唾，肾损故有血。喝喝喘，肾气上奔。

目䀮瞳子属肾。心悬脉络心，水不制火。坐起辄；坐而欲起，阴虚不宁。

善恐心惕惕。如人将捕之，肾志恐。

咽肿舌干兼口热；少阴火。

上气肾水溢而为肿。心痛或心烦，脉络心。

黄疸肾水乘脾，或为女劳疸。肠游肾移热于脾、胃、大肠，或痢或便血。及痿骨痿。厥；下不足则上厥。

脊股后廉之内痛，

嗜卧少阴病，但欲寐。足下热痛切。

手厥阴心包经

手厥阴经心主标，

心包下膈络三焦，心包与三焦为表里。

起自胸中膻中。支者出胁，

下腋三寸循臑内迢；

太阴肺。少阴心。中间走，

入肘下臂两筋超；掌后两筋横纹陷中。

行掌心劳宫穴。从中指出，中冲穴。

支从小指次指交。小指内之次指，交三焦经，

是经少气原多血，

是动则病手心热；肘臂挛急，腋下肿甚，则支满在胸胁。心中憺憺，时大动，面赤目黄，笑不歇。

是主脉所生病者，心主脉。

掌热心烦心痛掣。皆经脉所过。

手少阳三焦经

手少阳经三焦脉，

起手小指次指间；无名指关冲穴。

循腕表，手背。出臂外之两骨，天井贯肘循臑外上肩；

交出足少阳胆之后，

入缺盆布膻中传；两乳中间。

散络心包而下膈，

循属三焦表里联；三焦与心包为表里。

支从膻中缺盆出，

上项出耳上角巅；

以屈下颊而至䪼，

支从耳后入耳中缘；

出走耳前过胆经客主人穴。交两颊，

至目锐眦外角。胆经连。交足少阳。

是经少血还多气，

耳聋嗌痛及喉痹；少阳相火。

气所生病气分三焦心包，皆主相火。汗出多，火蒸为汗。

颊肿痛及目锐眦；

耳后肩臑肘臂外，

皆痛废及小次指。小指、次指不用。

足少阳胆经

足少阳脉胆之经，

起于两目锐眦边；

上抵头角下耳后，

循颈行手少阳前；三焦。

至肩却出少阳后，

入缺盆中支者分；

耳后入耳中耳前走，

支别锐眦下大迎；胃经穴，在颔前一寸三分，动脉陷中。

合手少阳抵于䪼，目下。

下加颊车下颈连；

复合缺盆下胸贯膈，

络肝属胆表里萦；相为表里。

循胁里向气街出，挟脐四寸，动脉。

绕毛际入髀厌横；横入。髀厌即髀枢。

直者从缺盆下腋，

循胸季胁过章门；胁骨下为季，胁即

肝。章门，经穴。

下合髀厌即脾枢。髀阳外，循髀外，行太阳阳明之间。

出膝外廉外辅骨，即膝下两旁高骨。缘；

下抵绝骨出外踝，外踝以上为绝骨，少阳行身侧，故每言外。

循跗足面。入小次指间；

支者别跗入大指，

循指歧骨出其端。足大指本节后为歧骨，交肝经。

此经多气而少血，

是动口苦胆汁上溢。善太息；本气不舒。

心胁痛疼转侧难，

足热足外反热。面尘体无泽；木郁不能生荣。

头痛颔痛锐眦痛，

缺盆肿痛及痛胁；

马刀侠瘿颈腋生，少阳疮痛，坚而不溃。

汗出少阳相火。振寒多疟疾；少阳居半表半里，疟发寒热，多属少阳。

胸胁髀膝外胫绝骨，

外踝皆痛及诸节。皆经脉所过。

足厥阴肝经

足厥阴肝脉所终，

大指之端毛际丛；起大敦穴。

循足跗上廉上内踝，中封穴。

出太阴后脾脉之后。入腘中；内廉。

循股阴入毛中绕阴器，

上抵小腹挟胃通；

属肝络胆相为表里。上贯膈，

布于胁肋循喉咙；之后。

上入颃颡咽颡，本篇后又云络舌本。连目系，

出额会督顶巅逢；与督脉会于巅百会穴。

支者后从目系出，

下行颊里交环唇；

支者从肝别贯膈，

上注于肺乃交宫。交于肺经。

是经血多而气少，

腰痛俛仰难为工；不可俛仰。

妇少腹肿男㿉疝，脉抵小腹，环阴器。

嗌干脉络喉咙。脱色面尘蒙；木郁。

胸满呕逆及飧泄，本克土。

狐疝遗尿肝虚。或闭癃。肝火。

奇经八脉讱菴补辑

任　　脉

任脉起于中极底，脐下四寸，穴名中极。任脉起于其下二阴之交会阴之穴，任由会阴而行腹。督出会阴而行背。

以上毛际循腹里；行中极穴。

上于关元脐下三寸，穴名。至咽喉，

上颐循面入目是。络于承泣。

冲　　脉

冲脉起气街并少阴，肾脉。

挟脐上行胸中至；任脉当脐中而上。冲脉挟脐旁而上，以上并出《素问·骨空论》。

冲为五脏六腑海，冲为血海。

五脏六腑所禀气；

上渗诸阳经灌诸精，上出颃颡。

从下冲上取兹义；故名冲。

亦有并肾下行者，

注少阴络气街出；

阴股内廉入腘中，膝后曲处。

伏行骭骨内踝际；

下渗三阴肝、肾、脾。灌诸络，

以温肌肉至跗指。循足而下涌泉，入

足大指。此段出《灵枢·顺逆肥瘦》篇。

督　　脉

督脉起小腹骨中央，

入系廷孔女人阴廷溺孔之端，即窈漏穴。络阴器；

会篡二阴之交名篡。至后别绕臀，

与巨阳络太阳中络。少阴比；与膀胱、肾二脉相合。

上股内后廉贯脊属肾行，

上同太阳起目内眦；

上额交巅络脑间，

下项循肩膊内仍挟脊；

抵腰络肾此督脉并太阳而行者。循男茎，男子阴茎。

下篡亦与女子类；

又从少腹贯脐中，央。

贯心入喉颐及唇；环唇。

上系目下中央际，

此为并任此督脉并任脉而行者。亦同冲，脉。

大抵三脉同一本，冲、任、督三脉皆起于会阴之下，一原而三岐，异任而同体。

《灵》《素》言之每错综。

《灵枢·五音五味》篇：冲脉任脉皆起于胸中，上循背里。是又言：冲任行背，故经亦有谓冲脉为督脉者。古图经有以任脉循背者，谓之督。自少腹直上者，谓之任，亦谓之督。今人大率以行身背者为任，从中起者为冲。然考督、任二经所行穴道。一在身前，一在身后。而冲脉居中无穴道，似当以此说为正。

督病少腹上冲心痛，

不得前后二便不通。冲疝攻；此督脉为病同于冲脉者。

其在女子为不孕，冲为血海，任主胞胎。

嗌干脉循咽喉。遗溺及痔癃；络阴器合篡间，此督脉为病同于冲任者。

任病男疝内结七疝。女瘕带，带下瘕聚，妇人之疝。

冲病里急气逆冲。血不足故急，气有余故逆。此段出《素问·骨空论》。督者，督领诸经之脉也。冲者，其气上冲也。任者，女子得之以任养也。

跻阴跻脉。乃少阴肾之别脉，

起于然骨足内踝大骨之下照海穴。至内踝；

直上阴股入阴间，

上循胸入缺盆过；

出人迎前胃经颐旁动脉。入頄颧眦，目内眦睛明穴。

合于太阳阳跻和；阳跻脉始于膀胱经之中脉穴，足外踝下陷中。此段出《灵枢·脉度》篇。

此皆《灵》《素》说奇经，任脉、冲脉、督脉、带脉、阳跻、阴跻、阳维、阴维，谓之奇经八脉，

带及二维未说破。带脉约束一身，如带。阳维、阳维周维一身之脉，《内经》俱未言其行度。

汪昂医学学术思想研究

汪昂医学学术思想研究

汪昂是我国明末清初的著名中医学家。他在中医学理论的继承与阐扬，医学教育与临床理论的发挥等方面均有巨大的贡献。本书收编了他现存的五部医学著作，即由他撰写的《黄帝素问灵枢类纂约注》三卷，《医方集解》六卷，《本草备要》八卷，《汤头歌诀》一卷，《经络歌诀》一卷，共十九卷，计七十八万言。这是自清初以来最完备的汪昂医学著作全集。为今后研究汪昂的学术思想，学习继承其医学经验，提供了一份较为完整的文献资料。

一、汪昂生平

汪昂，字讱庵，（1615—1699），晚年里人尊称其为“浒湾老人”。居休宁西门，邑之秀才。明末，曾寄籍浙江丽水。明亡，不愿入仕。清·顺治初年，年三十余，乃弃儒攻医，笃志方书，复经名师共对，声名籍籍。

汪氏本是一位声闻邑里的儒生，据《讱庵填词图》载，少年既以古今文辞知名，后为一方辞学宗工。有《讱庵诗文集》若干卷行世。以其文才，仕途进取，《休宁县志》称“易如拾芥”。该志书又谓先生“淡薄名利，少甘蓬纍，终鲜通荣”。其于而立之年弃儒从医，人所不解。据熊宝堂本《金忠节公文集》记载，明末，明王朝正处在内扰外患之交，时休宁著名士人金声（1598—1645）字正希（崇祯元年进士，兵部右侍郎），乃汪氏师友，过往甚密。当是时，明廷交困，崇祯帝于平台四度召见金声，金氏以组织民军进对。清军破南京，金氏率众拒守，唐王授之以右都御史兼兵部右侍郎，总督诸军道，曾收复宁国、旌德、泾县、南陵诸县城，后因其弟子江天一失机，于宁国金沙丛山关为清兵所败，不幸被执，于南京就义。谥“忠节”。汪昂对此沉痛万分，誓不仕清。很可能讱庵先生这种心情就曾经在他约注《素问·至真要大论篇》关于“平气”的“不恒其德，则所胜来复；政恒其理，则所胜同化”句时有所议论。先生注云：“恃己而凌犯他位，所胜者必来复仇。若不肆威刑，政理和恒则胜己，与所胜者皆同治化。由是言之，则医道与治道亦有相会通者矣。”先生这一注语，很难说不隐藏着对当时清政府攻城略地之后的滥杀，因愤懑而跃然纸上。相传休邑古城洼有汪氏“哭忠节公碑”，后因故被毁。

汪昂于明亡不愿入仕，其关健原因，或与此有关。金正希先生是一位热心医学的仕人。新安歙县槐塘医学名家程敬通（约 1573—1662）断荤缩饮而重梓王焘《外台秘要》，金氏为之作序云：“如欲知医，必好学。读书而不能医者有之，决未有不读书而能医者。是道也，非苦心十年不可得。”金氏闲暇，曾告知讱庵先生曰：“人之记性　在脑中，小儿善忘者，脑未满也；老人健忘者，脑渐空也。凡人外见一物，必有一形影留于脑中。”金氏所见

“元神在脑”的观点较王清任《医林改错》“人之记性不在心而在脑”的观点要早两个世纪。汪氏有医学上如此真知灼见的良师益友，而专志从医，是有他一定的特定的氛围的。

汪昂先生之亲叔汪健侯先生系邑城一代名医，名闻乡里。《本草备要》冰片条下亦有记载。

讱庵先生擅于诊务，长于论辨，笃志方书，直至晚年，依然晨宵砥砺，毕倾全力，投身著述。一生有《黄帝素问灵枢类纂约注》《本草备要》《医方集解》《汤头歌诀》《经络歌诀》《勿药元诠》等医著盛行于世。据《休宁县志》《徽州卫生志，书目》所载，汪氏还著有《汤头钱数抉微》四卷，《本草易读》八卷，《经络图说》一卷，《续增日用菜物》及《痘科宝镜全书》若干卷。

二、汪昂的医学著作及其学术思想

《素问灵枢类纂约注》作于清·康熙二十八年（1689）。全书分上、中、下三卷。该书历三十余年心力，经精心研穷，专志比照，到七十五岁，方始告竣。有关《灵》《素》的注释工作，唐代王冰于宝应元年（公元762）第一次编次并注释了《黄帝内经素问》，至元代至正间襄城滑伯仁作《素问钞》，明代新安祁门汪机（1463—1539），在滑氏基础上重新以类注释，而为《读素问钞》，明·嘉靖间新安祁门徐春甫，以太医院吏目，得读皇室秘藏《黄帝内经素问》，而著《内经要旨》两卷，至明·万历间，马元台于1568年对《素问》再度注释，名《素问注证发微》，但谬误较多。而《灵枢》一书，文字古奥，也是马氏于1586年第一个作注，名《灵枢注证发微》。明·万历二十二年（1594年）新安歙人吴崑作《素问吴注》，内容间有发挥，能补前注所未备。汪氏注释《素问》乃合王冰、马时、吴崑诸家，遵前人所注十成其七，而增入己见者十之二三，经过删繁、辨误、畅文、释意而成，务求语简义明，故谓之“约注”。《中国医学大辞典》认为：痛氏之作，在《素》、《灵》节注中，可称善本。《中国医学史讲义》认为：汪氏所辑《素灵类纂》是以“脏腑”、“经络”领先，而依次叙述，阅读起来，更有条理。

历来以儒从医，都是士宦不售，便在“不为良相则为良医”思想影响下，因而以儒入医，以求一技而行天下。汪氏则不同，他对医学的重视与行政、刑典相提并论。他认为：古圣人发明医术，使物不疵疠，民不夭札，日用之必需，其功用简直与刑政相表里。他之所以撰编《素问灵枢类纂》是因为滑伯仁等割裂全文，穿贯经典，门类虽分而凌躐错杂，这是贻误后学而获罪先圣的行为。因之，汪氏从医的思想观点，一直是纯正的。就这一点来说，汪氏三十余年心力所成《类纂约注》，在诸多注本中至今依然是颇受读者欢迎的。

《素问灵枢类纂》有不少地方充分地体现出别开生面的学术见解。如《素问》云：肝者，罢极之本，魂之居也，其华在爪，其充在筋，以生血气。汪氏注云：肝主筋，筋主运动，故疲劳。又云：肝属春，属木，为生发之本。并进一步指出：世医动言伐肝，益未究《内经》之旨耳。因此可见，汪氏在临床上不主张伐肝。有云“肝无补法，肾无泻法”的观点与此殊异。在汪氏看来，人生，昼则寤，寤则动，且阳主动，人之生身大旨在于运动，故疲则劳，劳而极，劳动过度是造成人体消耗疲劳的关键，也是肝用过度的前提。再者，肝“生气血”，“主生发”是人体后天生化的源泉。肝用的生理负荷的特殊地位，是不可轻用药物以损害的。故汪氏不主张“伐肝”，否则便是未究《内经》经旨的表现。从现代临床角度来看，肝的功能在生理代谢过程中占有重要的生化地位，其病变在治疗上也颇棘手，如慢肝、肝硬变等，除有传染病学因素外，因劳而过耗所造成的肝病，亦颇难措手。有一同乡，暇时试一诊脉，四十六、七岁以前，脉皆弦意甚著，其性气亦颇心高志刚，健康状况尚佳。然自五十岁而后，每次诊脉则弦意大减。此后，其健康状况亦大不如前，精力亦渐有见退。足见生理性弦脉之旺衰，亦是肝气强弱之征象。若见弦劲而伐肝，亦非治疗所能轻投。故汪氏治肝而不主张“伐肝”的观点，这在现代临床治疗学上有着特别的意义。

历代以来，凡注解《内经》的名家，对《素问·解精微论》都忽略了一个极其重要的问题，即对该篇经文：“夫心者，五藏之专精也；目者，其窍也”的解说。这是中医学神脑学说的重要基点之一，也是阐述“心之官则思”的理论桥梁。而讱庵先生在《素灵类纂·杂论第九》中却一语破的地指出：“目为肝窍”，“然能辨别事物，故又为：心窍”。先生能从《内经》的精微中发扬出“目为心窍”的理论来，这给解开困扰中医数千年的神脑学说奠定了不可动摇的理论基础，也是直接沟通心脑体系与神脑关系的重要理论支柱。明代李时珍的“脑为元神之府”及讱庵先生的“目为心窍”及其“人之记性不在心而在脑”的记述，为明清中医史上发扬《内经》神脑理论开拓了先河，并为完善中医神脑学说作出了巨大的贡献！

在《素问灵枢类纂》的编撰中，汪氏十分注重经旨对临床指导与应用，这又是该书的一大特色。如《灵枢》云：形寒寒饮则伤肺，以其两寒相感，中外皆伤，故气逆而上行。汪氏认为今人惟知形寒为外伤寒，而不知饮冷为内伤寒，讹为‘阴证’，非也。汪氏曰：“饮冷者，虽无房事，而亦每患伤寒也。若房事饮冷而患伤寒，亦有在三阳经者，当从阳证论治，不得便指为阴症也。世医不明，妄以热剂投人，杀人多矣，特揭出以告世人。值得一提的是，《素》《灵》之中，有很多经文是很难解释，亦是难言其所以然的，自古而降，注经之家不少，而某些关键处能使人得解而通者，并不多见。除非是妙识潜通其意趣者，自有一二高见。汪氏便是一位肯得深求经旨的先哲。如《素问》“心移寒于肺”句，讱庵先生认为：痈肿、狂、膈、肺消之症，多属火热，而经文俱云“移寒”。若作“热”解，则下文又有“移热”一段。诸注随症训释，或言热，或言寒，语虽不一，义实难“移”。窃谓“移寒”，“寒”字当作受病之始言，如膈寒多属热结，若云膈症无有寒膈，痈肿间有寒疡，然属热者多，与狂、癫、肺消均当作寒久变热解，于义始通。若下文移肾涌水，则始终均属阴寒也。这里要说明的是；汪氏此处是否皆尽合经旨呢？这只能是仁者见仁，智者见智。但有一点是值得提倡的，即汪氏对经文的研讨是精到而认真的，这种研究经典内容的精神，及其在学术上的创获，给后学留下了深刻的印象，也为后人的探求拓宽了难能可贵的思路。

自《内经》以降，历来的学者对中医学的运气学说，因探讨的深度不一，而所持的观点也不一致。隋代杨上善作《太素》，对运气之学有过较系统的研究，王冰注《素问》也有相应发挥。多少学者对《内经》涉及运气学的七篇大论皆有畏难却步之感。《素灵类纂》对运气学内容有过中肯的评述：按运气一书，后世有信其说者，有不信其说者，愚伏读其书，析理渊深，措辞奇伟，上穷天文，下察地气，中究人事，孰能创是鸿篇乎？所以历百世而咸宗之，率不可废也。汪氏十分重视运气学说篇章，以为是鸿篇大论，是历百世率不可废的精要之言。

历来对运气学说所强调的“亢则害，承乃制”“制则生化，外列盛衰”及“害则败乱，生化大病”的观点，是为医家所注重的。但其核心是什么呢？从一些资料看来，确有说焉不详，语焉不畅之感。而讱庵先生在《运气第六》中指出：经文言运气有“生、克”而又有“制、化”。盖五行之理不独贵于相生，而尤妙于相克，有克之者以制其太过，则亢害可以化为和平而盛衰之，故“外列”而可见（指损益显现出来的状况）。若任其亢害，必至于败乱，而生化之原由此而被破坏。生克关系是运气学的根本内容，而制之化之又所以借五运之理而协调人类与六气的联系。先生认为：古圣人著作经典，研究化、育的动机关键就在于此。这是整个运气学说的要点或重心。这是先生约注《素》《灵》而写运气的动机。这也是讱庵先生提纲挈领，阐述“五运六气”的用心。其中对阴阳太过、不及，生、克，制、化，胜、复等内容的理解，包括着深刻而古老的相对论的内涵。这对研究“五运六气”学说有着重要的承前启后作用。历代以来，对某些深刻而晦涩的文化的发掘，均有漫难措手之感，而在文化衍申的历史长河中，就有那么一二位大师，要言不繁地道破其中袖里。我们认为：讱庵先生，以其博学的资质，对中医学很多方面的问题，无论是一般性，还是特殊性内容的阐发上，起了这种作用。这一学术观点，对后世研究运气学说有着重要的启迪作用。

医学理论的完善与发展，有一个显而易见的因素是儒家学子以儒入医，即儒学的观点、方法、识见溶入医学，使得医学理论及其临床应用，无论是深度或广度上出现了蓬勃升华的局面。这在《素灵类纂》中，除了对一些难解字、辞或经句的注解方面体现出来以外，对某些经文的解释也证明这一状况的客观性。如《灵枢》关于“人之耳中鸣者，何气使然？”汪氏以为：人夜卧之时，五官皆有用事，惟耳能听，岂非以宗脉所聚，故有所警觉也乎？又人在母腹中，仅一血胚，闻雷霆火爆之声，则惊而跳，此时五官未备，而闻性已与外物相通，故《楞严》二十五圆通，独重耳根。孔子亦言‘六十而耳顺’，则耳之异于诸官也明矣。汪氏引《楞严经》及孔子言以理解此处经文，虽是概念性思维，却有助于加深理解。又《素问》关于“七节之傍，中有小心”一句，汪氏注云：心者性之郛，肾者命之根，两肾中间，一点真阳，乃生身之根蒂，义取命门，盖以此也。《论语》“性相近也，习相远也”。儒家性理之学与生命之生机虽非一途，但在说明生命内容上有其共通之处。封建时代唯儒家举子业是大端，而医则小道，尽管系乎人的生命而不为所重。而汪氏以儒道引入于医，即以大端而入小道，这一做法也是汪氏对封建氛围的突破。

更典型的是，在汪氏的《勿药元铨》中，贯彻三教的“调息之法”，佛门道教的“小周天”、道经的“六字诀”、苏子瞻的《养生颂》等，这些对说明医学有关内容均起着重要作用。

《医方集解》，书成于清·康熙二十一年，汪氏时年六十八岁。全书六卷，分二十一门，收入正方三百七十余首，附方四百九十有奇。末附“急救良方”和《勿药元诠》。汪氏认为：古今方书繁多，于方前只载治某病，而未尝阐明受病之因，及病在某经某络；一方之中，只注用某药，亦未述明药之气味功能，及入某经某络所以治某病之故。这使浅术的庸医，视之懵然。宋代陈无择将仲景《伤寒杂病论》先解释病情，次陈明药性，使读者知其端绪，渐得领会。历数百年后，至明代万历间始有吴崑著《医方考》，分病列方，词意明畅，风行海内。故讱庵先生仿无择之意，沿用吴氏《医方考》之体例，扩而充之。此书博采古方，先解受病之由，次明用药之意，更采古贤的名言硕论，分别宜忌，唯求义明。此书刊行之后，流行海内，医家奉为圭臬。近代曹炳章先生将此书编入《中国医学大成》。该书经海内诸家一再重梓，至解放前，已有各类版本六十余种。

《医方集解》自解放以来，研究文章不少，但从总体反映汪氏治学的论文不多。汪氏集数十年精力，从数以百计的医学文献中，而客观地反映出一个门类，一道方剂的具体内容的学术观点，则是汪氏对中医学的较为突出的贡献。

《医方集解》是系统地从方剂学角度体现中医药关于人体机能盛衰、虚实调节作用的体现。即中医药对人体机能具有调节作用的思想观点的认定和提出。汪氏在补养之剂的导言中指出："人之气禀，罕得其平，有偏于阳而阴不足者，有偏于阴而阳不足者，故必假药以滋助之。而又须优游安舒，假之岁月，使气血归于和平，乃能形神俱茂，而疾病不生也。实则，中医的虚丰卜实泻，祛邪扶正，固本培元等等，都是方剂学诸门类中，各方剂功能对人体病态失衡的调节；而汪氏在《医方集解》中强调得更为明显。这种突出与强调，使得方剂、药物的作用更加上升到客观的角度。

《医方集解》特别强调中医治疗学上的相对论观点。在述及六味地黄丸药物制方配伍内容方面，汪氏认为："肾气丸熟地温而丹皮凉，山药涩而茯苓渗，山茱收而泽泻泻，补肾而兼补脾，有补而必有泻，相和相济，以成平补之功，乃平淡之精奇，所以为古今不易之良方也。"在介绍李东垣治王善夫而用滋肾丸法时曰：王善夫病小便不通，渐成中满，腹坚如石，腿裂出水，夜不得眠，不能饮食。"李氏因记《素问》云：膀胱者，州都之官，津液藏焉，气化则能出矣。此病癃秘，是无阴则阳无以化也。此因膏粱积热，损伤肾水，火又逆上而为呕哕，内关、外格之证悉具，死在旦夕矣。遂处北方大苦寒之剂，黄柏、知母各一两，桂一钱为引，须臾前阴如刀刺火烧，溺如瀑泉，肿胀遂消。"在论述加味肾气丸方义中，汪氏引棚白斋曰："论造化之机，水火而已，宜平不宜偏，宜交不宜分。火宜在下，水宜在上，则易交也，交则为既济，不交则为未济，分而离则死矣。消渴证不交，而火偏盛也；水气证不交，而水偏盛也。乾始坤成，至其交合变化之用，则水火二气也。大旱而物不生，火偏盛也；大涝而物亦不生。人之脏腑，以脾胃为主，然脾胃能化物与否，实出于水火二气，非脾胃之能也。火盛则脾胃燥，水盛则脾胃湿，皆不能化物，乃生诸病。水肿之痛，盖水病而火不能化也，导水补火，使二气和平，则病去矣。"这些内容则充分地体现出中医治疗学上的相对因素观点，既相对论观点。中医的八纲辨证已经充分体现出阴阳、表里、寒热、虚实等内容的相对观点，运气学上的太过、不及亦属此类。但临床应用的灵活，于盘根错节的证候群中，提纲挈领，慧目一观，便了如指掌，这方是相对论从产生以致于纯熟地运用，汪氏《医方集解》中将之突出出来，使得中医学相对论的应用上升到实用阶段而系统地理性总结，是功不可没的。汪氏在阐述大建中汤方义时还说："俗云诸痛无补法，此证至于不可触近，痛亦盛矣，仲景乃用人参、饴糖大补之药，将以仲景为信欤？抑以后人为然欤?"临床上有文献谓"痛无补法"，或"虚无泻法"，这均是指特定的状况而论，若从总体理论而言，任何事物均有两重性，都有相对的两面性，一偏之见是不可能永久的，故《老子》谓无党无偏，宁执厥中。这个"中"即科学上的中正、全面。事物的两层性，即两点论。

《医方集解》读后，给人以鲜明的印象之一即是传统医学的免疫学思想非常突出。汪氏的中医免疫学思想集中地表现在方剂的应用与药物的配伍上。在评述攻里剂硇砂丸方义时，汪氏引用洁古老人之意云："壮人无积，虚人则有之，皆由脾胃虚弱，气血两衰，四时有感，皆能成积。若遂以磨坚破结之药治之，疾似去人已衰矣。干漆、硇砂、三棱、大黄、牵牛之类，得药则暂快，药过则依然，气愈消，疾愈大，竟何益哉？故善治者，当先补虚，使气血旺，积自消。"在述及痞气丸的功能方面，汪氏对张洁古的观点十分推崇，以为"养正积自除"。疏凿饮条下汪氏引赵养葵《医贯》所言，认为治疗肿满宜补中益气，纯补之剂，初觉不快，过时药力得行，渐有条理矣。汪氏亦认为此即《内经》"塞因塞用"之义。在养血之剂的人参养荣汤注文中，汪氏引薛立斋的观点说："勿论其病，勿论其脉，但用此汤，诸证悉退。"上述观点说明：人体发病的一个重要因素是免疫功能缺陷，一般形体壮实，正气旺盛者，抵抗力、免疫力均佳。扶养正气，补益气血，即是增强人体抵抗力，人参养荣汤之所以"无论其病，勿论其脉"均可适应，是因为大补气血，增强免疫机制。汪氏之书读后，给人形成上述观念以鲜明的印象，故汪讱庵先生是系统地强调中医传统免疫学观点的重要医家之一。

《医方集解》提出中风一证的病位是"神明之府"，是大脑。在祛风剂小续命汤按语中，汪氏以为："中络者，邪方入卫，尚在经络之外，故但肌肤不仁；中经则入荣之中，骨肉皆失所养，故身体重著。至中腑中脏，则离外而内，邪入深矣。中腑必归于胃者，胃为六腑之总司也；中脏必归于心者，心为神明之主也。风入胃中，胃热必盛，蒸其津液，结为痰涎。胃之大络入心，痰涎壅盛，堵其出入之窍，故中腑则不识人也。诸脏受邪，进入于心，则神明无主。"汪氏《本草备要》木部·辛夷条下说："吾乡金正希先生尝语余曰：人之记性皆在脑中，小儿善忘者，脑未满也；老人健忘者，脑渐空也。凡人外见一物，必有一形影留于脑中。昂思今人每记忆往事，必闭目上瞪而思索之，此即凝神于脑之意也，不经先生道破，人皆习焉而不察矣。李时珍云'脑为元神之府'，其于此义，殆有暗符欤?"汪氏经过考较，结合种种迹象，得出中风一证，病在元神之府的大脑，这一发现是中医理论的客观性由外现症状的判断向解剖学角度大大推进了一步。

除《医方集解》所集历代医家对方剂学的成就之外，汪氏本身对方剂作了大量注文。从注文看来，汪氏是一位临床经验十分丰富的中医临床家。其中很多学术观点不见于历代诸家的文献记载，这应该说是一种创见。下引数条以资参证：

1、"补养之剂·四君子汤"，小儿表热去后又发热者：汪氏云："世医到此，尽不能晓，或再用凉药，或再解表，或谓不治。此表里俱虚，气不归元，而阳浮于外，所以再热非热证也。宜用此汤（四君）加粳米煎，和其胃气，则收阳归内，而身凉矣。”

按：能于一般中见其特别处，是汪氏成功的要点。

2、“祛风之剂·大秦艽汤”，昂按：此方用之者众，获效亦多，未可与愈风、三化同日语也。此盖初中之时，外挟表邪，故用风药以解表，而用血药、气药以调里，非专于燥散者也。治风有解表、攻里、行中道三法。内外证俱有者，先解表而后攻里是也。若愈风解表而风药太多，三化攻里而全用承气，则非中证所宜。”

按：学业俱丰，积久乃成。临症诊病，有同见。有异见，即一般性认识。汪氏识见深广，透析之下，迎刃而解。

3、“祛风之剂，牵正散”，汪氏认为：“木不及则金化缩短乘之。木为金乘，则土寡于畏，故口眼㖞邪。口目常动，故风生焉；耳鼻常静，故风息焉。”

按：肌体部位的动静，预示着疾病变化的属性。

4、“清暑之剂·六一散”治诸虚不足，盗汗消渴：汪氏以为：“凡渴证防发痈疽，宜黄芪六一散，吞忍冬丸。”

按：确属临证经验体现。

5、“利湿之剂·防己黄芪汤”，汪氏引曰：“麻木为风，三尺童子皆知之。细核则有区别，如久坐亦麻木，绳缚之人亦麻木，非风邪，乃气不行也。当补肺气，麻木自去矣。愚谓：因其气虚，故风邪入而踞之，所以风为虚象，气虚其本也。”

按：能从细微处而体察病证源本，乃是认识疾病，分析机理的先导。

6、“利湿之剂·舟车丸”：肿属刁脾，胀属于肝，水之有行，由于脾之不运；脾之不运，由于木盛而来侮之。”

按：以此理论探讨肝硬变，及门脉高压腹水，颇有启迪。

7、“利湿之剂·防己散”：汪氏云：脚气自外感得者，山岚雨水，或履湿热之地；自内伤得者，生冷、茶、酒、油、面，湿热之毒，有湿有热，湿又能生热。湿性下流，故注于足。湿热分争，湿胜则憎寒，热胜则壮热。有兼头痛诸证者，状类伤寒，亦有六经传变，但胫肿掣痛为异耳。此痛忌用补剂及淋洗，以湿热得补而增剧也，亦不宜大泻治之，喜通而恶塞。若脚气冲心，喘急不止，呕吐不休者死，水凌火故也。先痛而后肿者，气伤血也；先肿而后痛者，血伤气也；筋脉弛长，痛肿者，名“湿脚气”，宜利湿疏风。卷缩枯细，不肿而痛者，名“干脚气”，即热也，宜润血清燥。”

按：汪氏不仅从分类学上能比照脚气症的异同，并能在治疗上加以区分其区别，汪氏分析概括，论理穷原，学力赅博，当是《集解》一大特色。

8、“利湿之剂·当归拈痛汤”，汪氏云：“凡手足前廉属阳明，后廉属太阳，外廉属少阳，内廉属厥阴，内前廉属太阴，内后廉属少阴。以臂贴身垂下，大指居前，小指居后，定之手足痛者，当分是何经络，用本经药为引，行其血气则愈。太阳羌活、防风；阳明升麻、白芷、葛根；少阳柴胡；厥阴吴茱萸、川芎、青皮；太阴苍术、白芍；少阴独活、细辛。”

按：汪氏似从小处引人识见经络分布所属，而其指导后起之灵见，颇可深思。

9、“润燥之剂·导言”，汪氏曰：“盖物之化从于生，物之成从于杀。造化之道，生杀之气，犹权衡之不可轻重也。生之重，杀之轻，则气殚散而不收；杀之重，生之轻，则气怆涩而不通。怆涩则伤其分布之政，不惟生气不得升，而杀气亦不得降。经曰：逆秋气则太阴不收，肺气焦满。”

按：汪氏从年干气运及生物规律上理解燥邪发病机理，能补燥证论述之未备。

10、“润燥之剂·消斑青黛散”，汪氏曰：“斑证有六：曰伤寒发斑，或下早或下迟也；曰温毒发斑，冬令感寒，至春始发也；曰热病发斑，冬令感寒，至夏乃发也；曰时气发斑，天疫时行之气也，治略相同；曰内伤发斑，先因伤暑，又食凉物，逼其暑火浮游于表也，宜加香薷、扁豆；曰阴证发斑，元气大虚，寒伏于下，逼其无根失守之火，上腾熏肺，传于皮肤，淡红而稀少也，宜大建中汤，误投寒剂则殆矣。”

按：汪氏斑证分类，甚为详尽，其中阴证发斑观点，对临床血液病学上再生障性贫血，原发性血小板减少性紫癜等证的治疗，均有深刻的启发作用。

11、“除痰之剂·二陈汤”，汪氏曰：“大凡痰饮变生诸证，当以治饮为先，饮消则诸证自愈。如头风眉棱骨痛，投以风药不效，投以痰药见功；又如眼赤羞明，与之凉药不瘳，畀以痰剂获愈。凡此之类，不一而足。有人坐处吐痰满地，不甚稠粘，只是沫多，此气虚不能摄涎，不可用利药，宜六君子加益智仁一钱以摄之。”

按：汪氏能从细处观察，而定治法方药，加深了“痰多怪证”理论的内涵。

12、“理血之剂·槐花散”，汪氏曰：“血之在身，有阴有阳，阳者顺气而行，循流脉中，调和五脏，洒陈六腑，谓营血；阴者居于络脉，专守脏腑，滋养神气，濡润筋骨。若感内外之邪而受伤，则或循经之阴血，至其伤处为邪气所沮，漏泄经外。或居络之阴血，因留着之邪溃裂而出，则皆渗入肠胃而泄矣。”

按：这是离经之血与伤处为邪所沮而发病的最早记载。也是离经血症发病先期理论的开端。

历来药物服后，关于药物成份消化吸收状况，文字记载是不多的。而《医方集解》中，可以说是别开生面，对前代一些记述提出质疑。讱庵先生认为：服药节度，有食前食后之分，古今相传，没有认为不是。其实不然，凡人饮食入腹，皆受纳于胃中，胃气散精于脾，脾复传精于肺，肺主治节，然后分布于五脏六腑。故脾胃就象人身水谷营养的分金之炉一样。未有药不入胃，而能至六经的道理。又肺为华盖，以受饮食营养的熏蒸。药入胃脘，疾趋而下，是无法停留的。从来未闻心药饮至心间，而即可入心；肺药饮至肺间，而即能入肺。先生还设想：上膈之药，食后而服。食后则胃中先为别食所填塞，必须等待前所食入化完，方能及后药，这是欲速而反缓，且经脉在肉理之中，药力如何便能就到？其所到只不过药物气味而已。如果说上膈的药物须令在上，下膈的药物须令在下，则治头之药必须入头，治足之药必须入足。这都是相传已久的看法。但先生对此表示相当怀疑，并且以此而“质之明者”。这些《医方集解·凡例》中记述的内容，是讱庵先生对药物的饮入，消化、吸收，代谢作用等一系列问题提出的质疑。药物的消化代谢及作用，中医学上记载甚少。而先生则早已认真思考过，这应该是一种创造思维，这一思维的延伸，似是中药学作用机制与归经的发展。讱庵先生对中医学的创造思维。值得进一步探索。

上述乃《医方集解》中之一鳞半爪，汪氏学术见解决非区区数例所能概括，读完该书之后，恨少时但知其书，而未精读该书；知先哲之伟，而未究其所以伟。何其误也！

《本草备要》是汪讱庵先生的代表作之一。该书刊行后，于清·康熙三十三年（1694），先生以八十高龄，又因原刻字迹漫灭，又再行扩充药味而重订出版。全书八卷，又“总义”一卷，“药图”一卷。先生因唐宋而下，百氏方书非不灿陈，义蕴殊少诠释；《本草》第言治某病某病，而不明所以主治之由；间有辨析源流，训解药性，率说焉不详，语焉不畅。因取诸家之长，辑成《本草备要》。首论药性，次述功效，再及主治之由，以至禁忌、产地、收集等等。选取常用药物461种，并附图400余幅，颇切实用，是一部简要而包罗万象，详细而类列纷呈，必备的药物学专书。此书由富文堂再刊于清·康熙三十三年（1694），后经吴谦审定重刊，时至解放初年仅二百七十年间，各种版本达76种，几乎达到了家喻户晓的地步。1729年（日本享保14年）东传至日本、琉球，由植树藤治郎重广刊行海外。

读过《本草备要》，而抚今追昔，深为讱庵先生对中医学的敬业思想精神而由衷感佩。先生以一代词章的宗工而弃儒就医，除了“蹉跎世变”的具体情况外，他肯切地认定：医药之书，虽无当于文章钜丽，而能起人沉疴，益人神智，且弱可令壮，郁可使宽。医技虽无关于儒家道脉，而能有助人的生命安危；虽无关于治国安邦的刑政，而实有裨于百姓的生成之大德。先生寓意于医，旨在保元寿世。因之，而立之年以后，怀抱着献身医学的愧疚之心，数十年如一日，疲精瘁神，将心身所有投入了著辑工程及医疗事业。在封建统治年代，医技一直被视为小道，是被人不为看重的行业。而先生确能摒除俗见，投入到这个“民生日用之实”的小道中来。这本身是一种超凡脱俗的行为，是十分难能可贵的精神。

《本草备要》的写作规模除博大而外，具极度精深。据初步不完全统计，除列述四百六十余种药味而外，先生鉴古借今，去粗取精，引用了百十余家医学文献著作。为解说药物的性味、功能、主治，乃至禁忌、产地、采集、炮制等，引用《素问》《灵枢》而下，包括历代诸名家医学文献达84种；引名而不及书名的医学名家67家；引用非医学而涉及医学的民间著作34部；其中援引说明药学典故的故事达41处；其中举用的列代验案、奇案、疑案37例；其中列述药学内容而辨误、辨疑、辨伪、质疑条文达38条；其中包括先生自身体验在内的医疗经验47处；其间佐证药物功能的验方、效方、秘方36道；其中考校、评议药物种类及药性内容18处；其中提出药用龟鉴警语14条；陈述用药卓见11项，标及药物奇异传说24处；旁征博引有关医学内容7件等等。这是一部溶合中医药物方面知识性极强，而趣味性、故事性、真实性、考据性、通俗性、文献性为一体的药学专书。

《本草备要》对相当部分中药进行辨误、辨疑及辨伪工作，这不单是辨析真伪，开释疑难，而是从中药学主治内容出发，以生民疾痛为基准，完善和增进学术的客观实际效果的认识，将中药学推向理论发展的高度。

该书人参条下，昂按：“东垣辨内伤、外感最详，恐人以治外感者治内伤也。今人缘东垣之言，凡外伤风寒发热、咳嗽者，概不轻易表散，每用润肺退热药，间附秦艽、苏梗、柴胡、前胡一二味，而羌活、防风等绝不敢用。不思秦艽阳明药，柴胡少阳药，于太阳有何涉乎？以致风寒久郁，嗽热不止，变成虚损，杀人多矣。此又以内伤治外感之误也。附此正之。”此误在按图索骥，辨证不明，药理缺乏，故先生陈此以矫其弊。

又附子条下云："朱丹溪曰：乌附行经，仲景八味丸用为少阴向导，后世因以为补药，误矣。附子走而不守。取其健悍走下，以行地黄之滞耳。相习用为风药补药，杀人多矣。昂按：附子味甘气热。峻补元阳，阳微欲绝者，回生起死，非此不功，故仲景四逆、真武、白通诸汤多用之。其有功于生民甚大。况古人日用常方，刚之最多，本非禁剂，朱丹溪乃仅以为行经之药，而运用作补药多致杀人，言亦过矣。盖丹溪法重滋阴，故每訾阳药，亦其偏也。"所言较为客观。

又枳壳、枳实条下，先生曰："按《本草》，壳、实皆云明目，思之不得其解。然目疾方中多用之，岂以其破浊气即能升消气乎？（本经》又言：枳实益气，想亦同此理也。故厚朴调中，亦有益气明曰之文。王好古曰：枳实佐以参、术、干姜则益气。佐以硝、黄、牵牛则破气。此《本经》所以言益气，而复言消痞也。张元素曰：枳壳泄肺走大肠，多用损胸中至高之气。昔湖阳公主难产，方士进瘦胎饮，用枳壳四两，甘草三两，五月后日服一钱。张洁古改以枳、术，名束胎丸。寇宗奭谓其不然，盖孕妇全赖血气以养胎，血气充实，胎乃易生，彼公主奉养太过，气实有余，故可服之，若概施则误矣。李时珍曰：入九月胎气盛壅滞，用枳壳、苏梗以顺气。胎前无滞，则产后无虚也。气弱者，大非所宜矣。"文中对枳实、枳壳能明目是不易理解的，复引用名家王好古、张元素、寇宗奭、李时珍所论。而所见略同，引阳湖案例，寇、李二氏所见皆与张同，可见先生对《神农本草》"壳、实"皆云"明目"的经旨提出质疑，并通过金、元、明代以后诸名家文献佐证，而将其"不得其解"加以论证。足见先生的学术态度是十分慎密而详明的，其他质疑也皆如此。

《本草备要》对中药学提出不少具有独到的见解，对后学有着相当启悟。

香薷条下，先生云："暑必兼湿，治暑必兼利湿。"此见多年来众皆以为是叶天士语，实则叶氏《外感热篇》问世，比（本草备要》梓行至少迟 62 年。这好比新安休宁雍乾间汪广期先生于《济世良方》所载"湿去热白解，不必苦寒"句，被视作叶天士氏所吉一样。

又生姜条下，先生云："人特知陈皮、生姜能止呕，不知亦有发呕之时，以其性上升，如胃热者非所宜也。藿香亦然。"语虽平淡。似是一点小小临证经验之谈，其实不然，姜、藿是内科常用之药，亦居家必备佐料，滥用则多致无辜而人不识，岂学识之浅，亦医德之亏也。此即先生着此笔墨之良苦用心处。

又山药条下，先生言："山药性涩，故治遗精泄泻，而诸家俱未言涩。"读书至此，或皆顺文一过，仅当其文章补白之言而已。实则乃是先生对中药药性理论的高度责任心，以昭示后人之灼见。

又山茱萸条下，先生曰："山茱通九窍，古今疑之。得《经疏》一言（《经疏》曰：精气充则九窍通利。）而意旨豁然，始叹前人识见深远，不易测识，多有如此者。"中医药之整体观念，有如上述之妙。实则近世相当疑难重症，及生理代谢功能低下性疾病，包括慢性消耗性疾病，皆缘整体调整之功，而收渐复之效。这与讱庵先生一笔点破，则功能使沉疴复起，则再生之德又莫大矣。

《本草备要》载有先生从医大量经验之文。学术上的慎思明辨，足为后世参照。

泽泻条下，先生云："古人用补药，

必兼泻邪，邪去则补药得力，一阖一辟，此乃玄妙。后人不知此理，专一于补，必致偏胜矣。”先生有感于此而申此见。实则这便是相对论观点在中医学上的应用。六味地黄丸三补三泻即是此理，故数百年来，历用不衰。

又大戟条下，先生说：“泻心乃所以补心，泻肾即所以救肾，邪热退，则真阴复矣。”古人原有“肝无补法，肾无泻法。”之见，无论从两点论，还是相对论角度，先生的观点都是良有深心的。一个素质较高的医生，很大程度上决定于他思维的素质的高低，也决定于他吸取知识状况的优劣。

如龙胆草条下，先生云：“若目疾初起，宜发散，忌用寒凉。”乍一看去，所言平平，但设若身临其境，细一深思，寓意甚深。一般炎症初起，均由外来感受风邪所致。则发散是一的当之法。

又苦参条下，先生曰：“按人参补脾，沙参补肺，紫参补肝，丹参补心，玄参补肾，苦参不属五参之内，然各参皆补也。”所言虽有套用五行之嫌，然所说不为无见。这种总结参类功用的说法颇切实用，一经道破，便有指导临证之效，诚经验之谈。

又辛夷条下，先生说：“吾乡金正希先生尝语余曰：人之记性，皆在脑中。小儿善忘者，脑未满也，老人健忘者，脑渐空也。凡人外观一物，必有一形影留于脑中。昂按：今人海记忆往事，必闭目上瞪而思索之。此即凝神于脑之意也，不经先生道破，人皆习焉不察矣。”中医学上的神脑学说，历尽千般，才得出人的思维在脑的认识。古来“心之官则思”的学说，几乎统治医坛一千数百余年，实则“思”乃是“心”、“囟”相贯一气的产物，惜汉代篆、隶更替，以“囟”为“田”，文字学上的差谬，几乎影响自然科学进程而阻滞。讱庵先生悟定大脑是思维的发源，这对中医学思维解剖的认识做出了前无古人的认识，乃是中医学上五彩斑烂的一笔。由此，也显见先生与正希先生过从甚密，“切磋商榷，日以为常”。

又升麻条下，先生说：“柴胡引少阳清气上升，升麻引阳明清气上升，故补中益气汤用为佐使。若下元虚者，用此升之，则下元愈虚又当慎用。”于柴胡条下：“昂按：人第知柴胡能发表，而不知柴胡最能和里。故劳药、血药，往往用之。补中益气汤、逍遥散，皆用柴胡，取其和中，皆非解表也。”所见并非一般的经验之谈。处方遣药，往往升、柴并施，亦未必思及少阳、阳明，但经先生指出，始觉寓意良深。其云“和中”盖指人之内环境。往往因病而失平衡，其中尤以气、血之乱为最著，无论外因六淫或内动七情，皆可为乱，临床柴胡之用，却有立杆见影之效，药理研究之课题亦不可忽。

《本草备要》出版十年后，先生时年八十高龄，仍振发精神，强拭眵昏，增补药物，重新付梓。其中新增品种：草部二十七种，木部六种，果部九种，谷菜部四种，金石水土部四种，禽兽部六种，鳞介鱼虫部七种，计63种。中药品种的增加，是中医药发展的必然趋势，也是讱庵先生学术思想跟随这一趋势而发展的必然体现。他对民间一些简捷或效验丹方十分关切，验则必录，神则必载，甚至穷乡僻壤之间均有他的足迹。书中大量验方、效方，甚一些秘方，有的则来自民间，且必自经历验而后载诸简篇，这种学业上的求实精神，异常可贵而难能。如其中西洋参一味，称：出大西洋、佛兰西，一名佛兰参。大西洋地中海的佛兰西，即现在的西欧法兰西，身已八十高龄，处清·康熙三十三年（1694），能将西洋参及东洋参载入《本草备要》，这是件值得思索的事情。古老的“丝绸之路，从河西走廊，直达西欧地中海，却没有与西洋参有什么联系；哥伦布（1451—1506）带着西班牙国王伊萨伯拉和斐迪南致中国皇帝的国书，最终也没有到过中国；郑和（1371—1435）下西洋，最远只到达非洲东岸和红海海口，而“佛兰参”在讱庵先生笔下，已是性味、功能、主治、产地昭之天下。当时“徽商”的足迹几遍海内，生意做到东南亚，这也促使医学的发展，使中医学的东西方交流起着潜移默化的作用。

《本草备要》对药物考核精详，品评的当，它体现了徽派朴学及训诂学的风韵，如谷菜部稷谷条下，先生初引陶宏景曰：稷米人亦不识，书、记多云：黍与稷相似。又注黍米云“穄米与稷相似，而粒殊大，食之不宜，人发旧病。《诗》云：黍、稷、稻、粱，禾、麻、菽、麦此八谷也。俗犹不能辨识，况芝英乎？按：黍、稷辨者颇多，皆无确义。李时珍曰稷、黍一类二种，黏者为黍，不黏者为稷。昂谓诗人即云八谷，何必取一类者强分二种，不知穄乃黍类，似粟，而粒大疏散，乃北方下谷，南土全无，北人亦不敬重，安能度越粳、糯而高踞八谷之上乎？陶氏所说，因是穄黍，所以疑也。若稷当属高大如芦，世之所谓芦稷者，既香美，性复中和，杆又高大，所以能为五谷之长，而先王以之名官也。况穄黍所生不偏，而稷薄海蕃滋，《本草》乃指芦稷为蜀黍，其名义亦不伦矣。此实从来之误，敢为正之，以质明者。又芦稷最能和中，煎汤温服，治霍乱吐泻如神。昂常病腹中啾唧，经两月，有友人见招，饮以芦稷烧酒一醉，而积病畅然。性之中和，又可见矣。”由此可见稷谷之探，涉及古今记载，后以亲尝而定性，足见学风之淳。

《本草备要》岂只阐述本草而已，盖先生是以良医济世，述药之际，每每言及医理，故该书之所以能为后世法者，由于医药一体，深为医家所敬重。先生于石膏条下，有感而发：“按阴盛格阳，阳盛格阴二证，至为难辨。盖阴盛而格阳于外，外热而内寒；阳盛而格阴于外，外冷而内热。经所谓重阴必阳，重阳必阴；重寒则热，重热则寒是也，当于小便分之。便清者，外虽燥热而中实寒；便赤者，外虽厥冷而内实热也。再有口中之润燥，及口苔之浅深，苔黄黑者，为热，宜白虎汤。然亦有舌黑属寒者，舌无芒刺，口无津液也，宜温之，误投寒则死矣。”文中实用之处，先生并未言脉以辨真假，盖脉乃是“脉理精微，其体难辨”的东西，抑或“在心易了”而“指下难明”。故择定看得见，认得真的小便与苔色以鉴危证之阴阳属性，即使穷山僻壤，缺乏高明的情况下，也能识病取药。这便是讱庵先生“简则简从，易则易知”的思想，学术上能如此深入而浅出者，则是先生此书数百年来，历用不衰，版本丛出的关键之处，其功德又莫大焉。

《本草备要》一书引术了大量医疗案例，其中有很多验案、奇案，乃至是疑案或异传。这些内容都有相当高的学术内涵，也给人留下深刻的思考，如硫黄条下，先生引《夷坚志》：“唐与正亦知医，能以意治病。吴巡检病不得溲，卧则微通，立则不能涓滴，遍用药不效。唐问其平日自制黑锡丹常服，因悟曰：此必结砂时硫飞去，铅不死。铅砂入膀胱，卧则偏重犹可溲，立则正塞水道，故不通。”

又如赤小豆条下，先生据引：“宋仁宗患痄腮，道士赞能，取赤小豆四十九粒咒之，杂他药敷之而愈。中贵任承亮亲见。后任自患恶疮，傅永投以药立愈，问之，赤小豆也。承亮始悟道士之能为也，后过豫章，见医治胁疽甚捷。任日：莫非赤小豆耶？医惊，拜曰：用此活三十余口，愿勿复宣。”

又果部·梨条下，先生引《泊宅篇》曰：“杨吉老介，医术甚著。一士有疾，厌厌不聊，往谒之。杨曰：当汝症热已极，气血全消，三年当以疽死，不可为也。士不乐而退。闻茅山一道士，医术通神，但不肯以技自名。乃衣僮仆之衣服，诣山拜之，愿执役席下，道士喜留，祗事左右。历两月久，觉其与常隶别，扣所从来，再拜谢过，始以实告。道士笑曰：世间那有医不得的病？试诊脉，又笑曰：吾亦无药与汝，便可下山，买好梨，日食一颗，梨尽，取干者泡汤，和滓食之，自当平。士人如戒。经一岁复见吉老，颜貌腴泽，脉息和平。惊曰：君必遇异人。士人以告。杨衣冠焚香，望茅山设拜，盖自咎其学之未至也。”

又胡桃条下，先生述云：“洪迈有疾，晚对，上谕以胡桃三枚，姜三片，卧时嚼服。即饮汤，复嚼姜、桃如前数，静卧必愈。迈如旨服，旦而痰消嗽止。洪辑幼子病痰喘，梦观音令服人参胡桃汤，服之而愈。明日剥去皮，喘复作，仍连皮用，信宿而瘳，盖皮能敛肺也。胡桃、葱、姜、茶等分捣煎，能发汗散寒。”

上述故事或案例，言简意赅，均寓有很深的医理、药理，还具有浓厚的行为医学思想。先生笔下从不涉及神鬼怪诞之例，而选用日常人生所遇真人真事，不矜奇眩异而以有助于理解应用为宗旨。这是讱庵先生治学的又一特色。

《本草备要》中还引援了很多医药故事，这些对加深药物性味、功能、主治的理解，含意极深。过去或古代的医疗经验是值得发掘和继承的。这典故往事，是成功的记载，也是教训的体现。人是不可能永久的，而他的思想心血和历验是可以用文字的形式流传至永久。讱庵先生丰富的学术思想，正是通过他的著述永远地留给后人。

《本草备要》除引据医代医家的精辟内容外，还引用了含有医药道理的野史稗乘，摘取了其中精华之笔，以润养了药理与医理，如《沈存中笔记》《老学庵笔记》《月令通纂》《笔谈》《谈薮》《客座新闻》《见闻录》《席上腐谈》等等，几达三十余家。要想丰富医药学的内容、见解，不但要从历代医家的煌然著述中去遨游，还需从诸子百家，经、史、子、集，以致野史，民间杂记等等文献中去汲取有用的与医药相关的内容藉以扩充闻见，这也是医学发展的必由之路之一。讱庵先生的做法确是为后来者，做一个才技并茂的医生，树立了扩充知识的典范。

上面这些内容的分析很难说是先生于《本草备要》中的学术思想，而仅是读完该书的肤浅体会。

《汤头歌诀》编写于清·康熙三十三年(1694)，书一问世即风行海内。世上的事就是有那么个两面性，讱庵先生撰写《汤头歌诀》的动机是：他认为仲景为方书之祖，在他的《伤寒论》中，诸经证候发病有着很典型的规律性，其立法用方也同样有严密的规律，仲景不以病名病，而以方药名病。这是张仲景“因病施药，以药合证，而后用之”的学术思想。这不是一种偶然的法度，这一思想动机为讱庵先生识透之后，先对当时医者那种“不辨证候，不用汤头，率意任情，治无成法”的状况十分感慨。他一针见血地指出，这是“制器而废准绳，行阵而弃行列，欲以已疾，不亦难乎”？先生认为仲景论证、论治、论方、论药，是一种“成法”，否则便是“治无成法”。因之，他着意指出：“古人制方，佐使君臣，配合恰当，从治、正治，意义深长，如金科玉律”。由此可以看出，先生对治病讲求理、法、方、药的法度。坚持这一法度，乃是后人的“楷则”。至于“神而明之，变而通之”，或如“淮阴背水之阵”，那只是法度中的变法，亦在兵法之中。他斥责不循法度，喻之“制器而废准绳，行阵而弃行列，是必难以却疾愈病”。因此，我们可以这样认为，讱庵先生编写《汤头歌诀》的动机，不单是便于学者对汤方的诵习，而是通过对方剂的记忆，而维护并实行中医临床对理、法、方、药的规范应用。这才是先生编写该书的最大用心所在。因之，可以说先生于《汤头歌诀》中的一个最大思维是，通过歌诀的形式诵习，使得每一位中医临床工作者都能掌握中医临床理论最基本模式，即理、法、方、药的应用。某些医者，读过《汤头歌诀》，仅以为是熟记几个汤方，临床便于开方，这种看法是十分片面的，也不是先生苦心孤诣编写《歌诀》的本旨。

因之，先生于“汤头歌诀叙”中强调：“以所主病括之歌中，间及古人用药制方之意，某病某汤，门分义悉，理法兼备，体用具全，千古心传，端在于此。”这些内容也即临床的理、法、方、药，他肯定地说：“实医门之正宗，话人之彀率也。”

两面性的另一面是什么呢？即个别者以粗浅之思而度深湛之意，以为先生只是一位写写歌诀的医者，沽此以传其名而已，这种看法是十分错误的。先生为了矫时救弊，正本澄源，使方书之祖这一事业的核心，即医疗方剂中理法方药这一“医门之正宗”要法，纯正地传之后人。他苦思冥想，找到了歌诀这个形式，即“易则易知，简则简从”，且能“提纲挈领”，“触类旁通”，而“应无穷之变，”的良好办法。前面说过讱庵先生乃是地方邑里一代诗词宗工。他在诗古文辞方面有极深的造诣，他以少年之学成，而能与休邑四大姓的金正希先生过从甚密，足见先生在学识上是金氏很为敬慕的才人，以地方一代宗工而潜心编写中医学方剂歌诀以致家喻户晓，流传了三百多年而不衰，这乃是中医基础理论发展史上十分幸运的事件，假若这一位先哲潜心仕途，恐怕不仅是新安医学文献库里必然少此数种著述，而中医理论宝库中则必然少却不少明珠。

《汤头歌诀》也是汤头诗篇，凡诗，则是语言精炼，寓意深远，它以极为简要的文字，来高度集中地表现某一事件及思维。自古迄今，诗作之所被人所重，是因它的韵律，文字，以及创意隽永，众口成诵，而能留传后世。诗的格律运用于方剂，也不一定是讱庵先生所创，但其传世的影响，列代以降，则以讱庵先生《汤头歌诀》为最著。其流风所及，几乎是达到了鼎盛的地步。

其间以诗歌形式而概括中医临床的理、法、方、药的法度，试举例如下：

发表之剂・麻黄附子细辛汤：

麻黄附子细辛汤，发表温经两法彰；

若非表里相兼治，少阴反热曷能康？

理：少阴病，外被寒邪侵袭。

法：表里兼治，发表温经。

方：麻黄附子细辛汤。

药：麻黄　附子　细辛

按：证属少阴病，即“脉微细，但欲寐”。患者平素肾阳亏虚，又被寒邪所袭，但少阴证不发热，今发热为有表邪，故表里兼治方为全可。

又攻里之类・温脾汤：

温脾参附与干姜，甘草当归硝大黄；

寒热并行治寒积，脐腹交结痛非常。

理：里寒与实积相并，腹痛大便不通。显出脐腹部绞结疼痛，疼痛难以忍受。

法：祛寒积与驱里寒并行。

方：温脾汤。

药：大黄、芒硝逐积；干姜、附子除寒；人参、甘草、当归补气和血益胃，

按：寒热并用，皆因里寒非温不散，实积非攻不除，而讱庵先生于此歌诀中寥寥数句，而包揽无余。

又理气之剂补中益气汤：

补中益气芪术陈，升柴参草当归身；虚劳内伤功独擅，亦治阳虚外感因。木香苍术易归术，调中益气畅脾神。

理：此乃金元四大家派李东垣的名方。饮食劳倦所伤，气虚身热，虚劳内伤之证以此为宜。或阳虚外感，亦是的对之方。

法：补中益气，升阳举陷而兼解表邪。

方：补中益气汤。

药：方中以黄芪补肺气以固表，人参、甘草补脾气，和中焦，清虚热。白术健脾，当归身补血，陈皮理气，升麻、柴胡，各腾清阳之气。

方中去白术、当归，加木香、苍术，称调中益气汤。有益气调中，舒畅脾胃功能。

上举三方，文简意赅，音韵流畅，内涵殊深。每一歌诀均紧扣中医用方之理、法、方、药。一首歌诀，包容一方之法度，而使学者易颂、易记、易用，既使变化亦不离其宗，即便初学，也可供研究。其间平仄、起承、转合皆循七言律诗规范，先生将诗作之才情，运之于方剂歌诀，则功垂不朽。这便是先生于原序中所言“词章诗赋，月露风云，纵极精工，无裨实用”的感受。孔子说：君子务本。医学是济生救疾的事业，是根本；而风花雪月之文，是微末。先生一生投身日用生民的事业，这便是他与他的著作并传不朽之处。

关于《经络歌诀》，讱庵先生因古代医经，文句参差繁复，讽诵不易，记忆尤难，读者苦于难识而难辨。他发现李东垣所著《医宗起儒》书中有经络歌诀十二首，缀为七言，便于诵习，很有启发。只是词句音韵，不够流畅，经过增补和润色便形成了《经络歌诀》。先生增润而成《经络歌诀》的动机，从歌诀原序中可以透见。他说：不熟十二经络，开口动手便错。他从应用中药的角度认为：如审病在某经，而必用某经之药以治之，使药病相当，则必然成功。否则病源莫辨，部位差讹，舍此而导致诛伐无辜的结果。这种设想，依然是学术上一种精益求精，慎密以求其真的正统学术思想。

读完先生诸书之后，令人感慨良深的是，年轻时没有认真地通读或再读这些文献，不然的话，一些模糊的概念早就疏通了。关键是对《医方集解》和《本草备要》两书没有引起足够的重视，加之一些“闲时且著书”的思想影响，对所谓“闲时”所著的书更未重视。导致了今日扼腕之叹。特别是《医方集解》一书，愈是往下细看，愈是懊恼当初为什么没有仔细地通读它?!

现在才感觉到：凡《集解》一方之出，一方义之呈，先生自古以来均引据了大量名家的见解。鉴于篇幅，诸见解又经过极为精细地比较与筛选，复经过先生研究比较，条附于诸方义之后。如仲景方，先生是必首先吃透仲师原意，再将各家议论细为比较。凡附方义之后的注文，首先

对仲师方有深切独步的理解，还须有一定的发挥，即有相应之卓识。要做到这些，引选诸家所见，采集诸家议论，首先引据者自身是必有取精用宏的阅历及学力。集诸家之解，谈何容易？集的能力有大小，选取解义则必需是独具只眼，能挑擅拣，取其精要。也就是素日读书时，所看到古人慨叹为“仲景之功臣”一流名家要论。先生从茫茫学海，或汗牛充栋的书山中，提炼出今日案头的《集解》来，足见学力赅博，殆非常人？

读过《集解》的人皆有一种感觉：读此书，似已读万卷书。另一种感觉是：读此书，胜读万卷书。攻读中医学的学子，切不可将《集解》作为方剂学的参考书来读。应该作为深造中医基础、深造《伤寒》《金匮》以降的其他中医理论来读。自感读完“发表之剂”、“祛寒之剂”后，学习《伤寒论》之际，悔没有读《集解》。读完“补益之剂”之后，深感中医免疫学思想在数百年之前便已形成体系。读完“祛痰之剂”之后，方信中医对奇难杂证的辨治，的是炉火纯青。一种恨读《集解》之晚的心情，是一种悔疚的心情。该书古今版本达七十余种，且是乡先辈之力作，少年而没有卒读。则十分遗憾！由此可见，博览群书，涉猎诸学，是一个学者十分重要的素质体现。未读讱庵先生书，则当引以为戒！

今年是讱庵先生逝世三百周年，时逢国家刊行《明清名医全成大成》之际，将这部《汪昂医学全书》谨献于先生之灵前，以对先生这种“淡于名利，长甘蓬藁，终鲜通荣”，而兢兢业业投身中医事业的杰出医家的一点纪念。讱庵先生的一生，就象群星隐隐的天宇，划过天际的一道璀灿的慧光，这道慧光永远印刻在人们的心中，并时刻激励着后人为中医事业去奋进！

附：汪昂医学研究论文题录

徐宝圻，等. 试论《医集解》对方剂学的贡献。安徽中医学院学报 1993；12（3）：10～12.
叶显纯.《医方集解》初探。成都中医学院学报 1984；（3）：33～35.
马仁智.《本草备要》及其学术成就。安徽中医学院学报 1986；（4）：66～68.
闫俊杰. 浅谈《医方集解》之气功。气功 1987；8（6）：274.
马仁智. 汪昂对中医学普及的贡献。江苏中医杂志 1987；8（4）：38～40.
李和平. 汪昂引“得鱼者忘筌”于《医方集解》序中的本义刍言。中医药学报 1992；（25）：3～4.
彭静山. 汪昂与《汤头歌诀》。山东中医杂志 1995；14（9）：424.
黄孟居. 浅谈汪昂对方剂学说的贡献。湖南中医学院学报 1995；15（3）：8～9.
黄一九. 汪昂治痛风六法临床运用举隅。安徽中医学院学报 1988；7（3）：34～35.
江克明. 谈汪昂的方剂归经学说。安徽中医学院学报 1989；8（2）：49～51.
尚志钧. 汪讱庵及其《本草备要》。安徽中医学院学报 1990；9（2）：61～63.
周时厚，等.《本草备要》浅谈。四川中医 1990；8（5）：50～51.
吴曼衡. 等. 略论明清时期新安医家对方剂学的贡献。安徽中医学院学报 1991；10（2）：9～11.
杨玉岫. 金锁固精丸临床运用验案。湖北中医杂志 1992；14（6）：45.
吴曼衡. 新安医家对医学普及教育的贡献。安徽中医学院学报 1993；12（3）：11～13.
过伟峰.《医方集解》的编写特点及其对方剂学的贡献。贵阳中医学院学报 1988；（1）：15～18.